Lexikon Musiktherapie

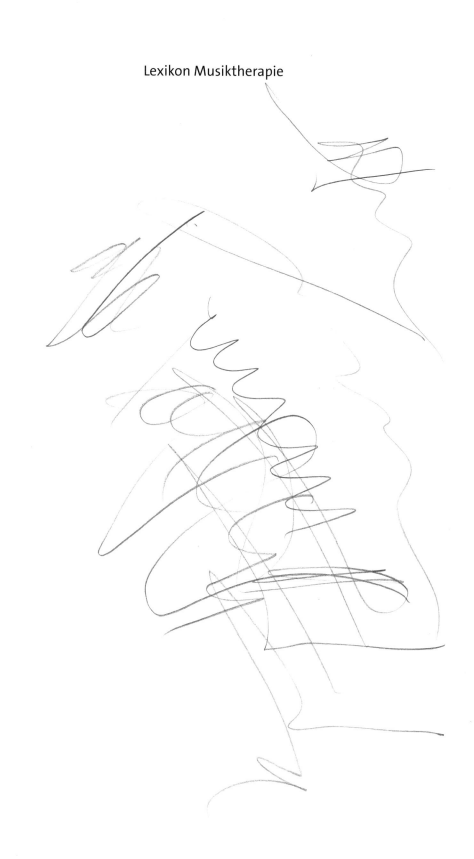

Lexikon Musiktherapie

herausgegeben von
Hans-Helmut Decker-Voigt
und Eckhard Weymann

Redaktion
Christine Decker-Voigt

2., überarbeitete und erweiterte Auflage

HOGREFE 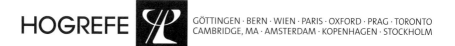 GÖTTINGEN · BERN · WIEN · PARIS · OXFORD · PRAG · TORONTO
CAMBRIDGE, MA · AMSTERDAM · KOPENHAGEN · STOCKHOLM

Prof. Dr. sc. mus. Hans-Helmut Decker-Voigt, M. A. Expressive Therapy/Lesley College, Cambridge/USA, geb. 1945. Prof. h. c. der Kunstwissenschaften der Rostropovitch-Hochschule Orenburg/Russland. Musiktherapeut, Ausdruckstherapeut, Hypnotherapeut, Supervisor. Mitbegründer und seit 1990 Direktor des Instituts für Musiktherapie der Hochschule für Musik und Theater Hamburg. Seit 1997 ehrenamtlicher Präsident der Akademie der Herbert-von- Karajan-Stiftung Berlin/Salzburg. Autoren-, Herausgeber- und schriftstellerische Tätigkeit mit Übersetzungen in elf Sprachen (Gründungsmitglied des Verbandes deutscher Schriftsteller, VS). Gast- bzw. Stiftungsprofessuren in Japan, Taiwan, Ungarn, Estland und Russland. Weitere Informationen unter www.decker-voigt-archiv.de

Prof. Dr. sc. mus. Eckhard Weymann, geb. 1953. Studium der Musikpädagogik in Köln. Musiktherapiestudium im Mentorenkurs Musiktherapie Herdecke. Diplom-Musiktherapeut Hochschule für Musik und Theater Hamburg. Seit 1986 Dozent und später Professor für Theoriebildung der Musiktherapie, Improvisation und Gruppenmusiktherapie an der Hochschule für Musik und Theater Hamburg. Bis 2002 dort stellvertretender Direktor des Instituts für Musiktherapie. 2002 Berufung zum Professor für Theorie und Praxis der Musiktherapie an die Fachhochschule/University of Applied Sciences Frankfurt am Main. Seit 2003 Leiter des dortigen Masterstudiengangs Musiktherapie.

Bibliografische Information der Deutschen Nationalbibliothek

Die Deutsche Nationalbibliothek verzeichnet diese Publikation in der Deutschen Nationalbibliografie; detaillierte bibliografische Daten sind im Internet über http://dnb.d-nb.de abrufbar.

Die 1. Auflage des Buches ist 1996 unter der Herausgeberschaft von Hans-Helmut Decker-Voigt, Paolo J. Knill und Eckhard Weymann erschienen.

© 1996 und 2009 Hogrefe Verlag GmbH & Co. KG
Göttingen · Bern · Wien · Paris · Oxford · Prag · Toronto
Cambridge, MA · Amsterdam · Kopenhagen · Stockholm
Rohnsweg 25, 37085 Göttingen

http://www.hogrefe.de
Aktuelle Informationen · Weitere Titel zum Thema · Ergänzende Materialien

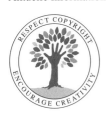

Das Werk einschließlich aller seiner Teile ist urheberrechtlich geschützt. Jede Verwertung außerhalb der engen Grenzen des Urheberrechtsgesetzes ist ohne Zustimmung des Verlags unzulässig und strafbar. Das gilt insbesondere für Vervielfältigungen, Übersetzungen, Mikroverfilmungen und die Einspeicherung und Verarbeitung in elektronischen Systemen.

Umschlagabbildung: © Mauritius Images, Simone Fichtl
Satz: Grafik-Design Fischer, Weimar
Druck: Hubert & Co, Göttingen
Printed in Germany
Auf säurefreiem Papier gedruckt

ISBN 978-3-8017-2162-6

Vorwort

Semper reformandum est

hieß es im Vorwort der ersten Ausgabe unseres Nachschlagewerkes.

Wie sehr diese Verpflichtung zur ständigen Änderung und Veränderung von Wissen und Wissenschaft und deren Dokumentation wichtig ist – erst recht bei einer Heilkunst, die mit Musik als Zeitkunst arbeitet – zeigte sich uns Herausgebern bei der Bearbeitung dieser zweiten, aktualisierten und entsprechend ausgeweiteten Dokumentation des Wissens zur Disziplin der Musiktherapie. Die erste Ausgabe erschien zum VIII. Weltkongress 1996 vor 13 Jahren und wurde noch von Prof. Dr. Dr. h. c. Paolo J. Knill Ph. D. mit herausgegeben. Diese erste Ausgabe hat es – zumindest geographisch – weit gebracht: Bis zur Übersetzung in das Japanische als Vollausgabe und in einzelnen Kapitelabschnitten in weitere fünf Sprachen.

Ein Lexikon, ein Handbuch, ein Nachschlagewerk ist immer ein Spiegel der Veränderung des Faches, das ein Nachschlagewerk schildern will, in der leiblich-physischen Gestalt eines Buches. Dieser Ihnen jetzt vorliegende Spiegel zeigt, was sich in dem runden Jahrzehnt seit der Erstausgabe verändert hat in Richtung Ausweitungen, Differenzierungen, in Lehre, Forschung, Praxeologie und Methodeninventar, was sich zudem in einer enorm gewachsenen Fachliteratur abbildete.

Zwischenzeitlich Neues und Weiterentwickeltes

Erstmals beschreiben unsere Autorinnen und Autoren – auch aus den nachgewachsenen Generationen – Praxisfelder wie Suchtbehandlung, Onkologie, Kardiologie und psychodynamische Psychiatrie. Neu aufgenommen bzw. differenziert wurden die Bereiche Musiktherapie in der Gerontologie/Geriatrie, bei Tinnitus und Hyperakusis und in der Schmerzbehandlung. Dazu grenzüberschreitende aktuelle Bereiche wie Musiktherapie im Kontext von Beratung und Coaching.

Die musiktherapeutische Arbeit mit Kindern soll hier besonders herausgestellt werden, weil sie erstmals neben einem Überblicksartikel (Kindermusiktherapie) mit speziellen Themen entfaltet wird, wie der Behandlung von Schreibabys, hyperaktiven Kindern sowie von Kinder, die in der Schule bzw. in der Musikschule Musiktherapie begegnen.

Neben den klassischen Behandlungskontexten, wie sie die erste Ausgabe schilderte, dürfte die Aufnahme dieser neuen Themenbereiche gleichzeitig auch „Spiegel in die Zukunft" sein und damit ein Spiegel für zweifellos sich ausweitende Arbeitsfelder für Musiktherapeutinnen und Musiktherapeuten.

Ebenfalls erstmals als gesonderte Aufsatzthemen wurden aufgenommen: Indikation/Kontraindikation für Musiktherapie, Gruppen- und Kurzzeitmusiktherapie. Diese Themen sind schon länger für die Praxis bedeutsam, aber relativ neu als Gegenstand wissenschaftlicher Reflexion. Zu den praxeologischen Themen zählen auch die Darstellungen der „Leiborientierten Musiktherapie", der „Ethno-Musiktherapie" und der „Community Music Therapy".

Musiktherapie als komplexe wissenschaftliche Disziplin

Die Weiterentwicklung der Musiktherapie als Gesundheitswissenschaft spiegelt sich auch in Beiträgen, die die Verhältnisse zu Nachbarwissenschaften thematisieren: Säuglingsforschung, psychoanalytisch orientierte Selbstpsychologie und Musikmedizin. Es werden Polaritätsverhältnisse in der Improvisation beschrieben und das Analogiekonzept in der Musiktherapie verfolgt. Erstmals wird auch das Thema Musiktherapie und Spiritualität eigens reflektiert.

Nach einem guten halben Jahrhundert sind nun – noch zu Lebzeiten etlicher ihrer Pioniere – auch historische Themen der Musiktherapie als Gesundheitswissenschaft zu erörtern, wie z. B. die (ganz unterschiedlich verlaufene) Geschichte der Musiktherapie und Musikmedizin nach 1945 in beiden Teilen Deutschlands oder die (musiktherapeutischen) Entwicklungen, die von Wien ausgingen, der Geburtsstätte „akademisch unterrichteter Musiktherapie" im europäischen Hochschulbereich.

Von den in der ersten Ausgabe 53 beteiligten Autorinnen und Autoren sind 43 auch mit ihrem Basiswissen in der neuen Auflage vertreten, mit entsprechender Aktualisierung bzw. Neufassung ihrer Artikel. 30 weitere Autorinnen und Autoren konnten die Herausgeber begrüßen – mit den o. g. Themen und erweiternden Perspektiven.

Oftmals liegen den Artikeln umfangreiche wissenschaftliche Vorarbeiten wie Dissertationen im Fach Musiktherapie zugrunde – für unser Lexikon Musiktherapie auch so formuliert, dass Interessierte aus Nachbarbereichen, anderen Gesundheitswissenschaften oder Laienkreisen sich einlesen und kundig machen können.

Herausgeberabsichten

Ziel dieser zweiten Ausgabe des Lexikons Musiktherapie ist es wie in der ersten, einen Überblick mit gewisser Tiefenschärfe in den einzelnen Stichworten zu vermitteln. Die Unterzeichner haben sich bemüht, sich nicht in den Dienst einer bestimmten Musiktherapieschule oder musiktherapeutischen Strömung zu stellen.

Da beide Herausgeber in ihrer eigenen musiktherapeutischen Ausrichtung phänomenologisch-tiefenpsychologischen Bahnen folgen, sind Überbetonungen einerseits oder Unterbetonungen andererseits nicht auszuschließen – wie bei jedem Kompendium dieser Art.

Um diese Subjektivität auf ein Minimum abzusenken, waren die Autorinnen und Autoren in der ersten Einladung zur (erneuten) Zusammenarbeit an dieser aktualisierten Ausgabe aufgerufen, weitere relevante Themen und Autorinnen und Autoren vorzuschlagen, was auch ausgiebig geschah.

Danksagung

Mit dem Hinweis, dass sich viele Kolleginnen und Kollegen unter den Autorinnen und Autoren über die eigenen Stichworte hinaus um die Ausweitung und Differenzierung der in der ersten Ausgabe bearbeiteten Stichworte bemühten, sind wir beim Dank: eben den Kolleginnen und Kollegen, die den Teppich des vielfältig verknüpften Wissens unseres Faches mitgewebt haben!

Weiter ein großer Dank für die redaktionelle und inhaltlich intensive Mitarbeit sowie das ständige „Mitdenken" den beiden Dipl.-Psychologinnen Karen Fries und Kerstin Kielhorn im Lektorat des Hogrefe Verlages für Psychologie in Göttingen. Außerdem ein besonderer Dank an Christine Decker-Voigt für alle Arbeiten der Koordination und Einzelkommunikation mit unseren Autorinnen und Autoren, mit der sie uns Herausgebern direkt zuarbeitete.

Ein seit den Vorbereitungen zur ersten Ausgabe durchgängiger Dank dem „Patron" dieses Lexikonwerkes, dem wissenschaftlichen Leiter des Hogrefe Verlages, Dr. Michael Vogtmeier. Sein nun über anderthalb Jahrzehnte andauerndes lebhaftes Interesse an der Entwicklung der Musiktherapie auch durch persönliche Unterstützung dieses Projekts wird aktuell zudem dadurch verdeutlicht, dass parallel zu dieser neuen Ausgabe des Lexikons eine lose Buchreihe „Praxis der Musiktherapie" starten konnte.

Von wem und wie dies Buch genutzt sein will

Das „Lexikon" ist ein Wörterbuch, das wir auch als „Lesebuch" und Studienbuch präsentieren
- für Praktiker als Quelle der Anregung zur Reflexion und Ausweitung ihres Methodenrepertoires,
- für die Teilnehmer an Fortbildung und Weiterbildung im privaten wie staatlichen Bereich,
- für unsere Studierenden in allen Studiengängen,
- für in der Musiktherapie Forschende als Einstieg in die Verästelungen gedanklichen Netzwerkes, das die Hintergründe unserer Disziplin bildet,
- für die uns nahen Therapeuten aus anderen künstlerischen und kreativen Therapien,
- für Interessierte aus den benachbarten Gesundheitswissenschaften wie etwa psychologische Psychotherapeuten, Ärzte, Logopäden usw.,
- für Wissenschaftsjournalisten aus dem Gesundheitswesen.

Last but not least wünschen wir uns vielfältige Nutzung und Feedback zu dieser zweiten Ausgabe durch die Kolleginnen und Kollegen.

Hamburg/Allenbostel (Lüneburger Heide),
Frankfurt am Main/Kakenstorf, im Januar 2009

Hans-Helmut Decker-Voigt
Eckhard Weymann

Inhaltsverzeichnis

Abhängigkeitserkrankungen
Hartmut Kapteina 1

Ästhetik und Musiktherapie
Christian G. Allesch 7

Aktive Musiktherapie
Johannes Th. Eschen 9

Altersdemenz und Musiktherapie
Barbara Dehm-Gauwerky 11

Von einer „Altorientalischen" zur „Ethnomusiktherapie"
Gerhard Tucek 18

Analogie und Musiktherapie
Henk Smeijsters 25

Anthroposophische Musiktherapie
Till Mathias Florschütz 33

Appelle und Appellwirkung von Musikinstrumenten
Ulrike Höhmann 42

Archaische Musikinstrumente
Johannes Oehlmann 46

Archivierung und Dokumentation von musiktherapeutischem Material
Johannes Th. Eschen 53

Assoziative Improvisation
Johannes Th. Eschen 54

Atemtherapie und Musiktherapie
Gabriele Engert-Timmermann 57

Auditive Stimulation
Monika Nöcker-Ribaupierre 60

Ausdruck
Paolo J. Knill 62

Ausdruckstherapie und Musiktherapie
Paolo J. Knill 64

Autismus
Karin Schumacher 67

Balint-Arbeit
Adeleid Krautschik 74

Behandlungsschritte
Rosemarie Tüpker 76

Berufsethik
Frauke Schwaiblmair 83

Berufsrecht in der Musiktherapie
Stefan Flach 85

Berufsständische Organisationen der Musiktherapeutinnen und Musiktherapeuten
Hanna Schirmer und Ilse Wolfram 88

Beschreibung und Rekonstruktion
Eckhard Weymann 99

Beziehung Patient – Therapeut
Peter Petersen 104

Bildnerisches Gestalten
Paolo J. Knill 108

Cardiologische Rehabilitation und Musiktherapie
Friedrich-Karl Maetzel 110

Community Music Therapy
Thomas Wosch 115

Denkprozesse
Johannes Th. Eschen 120

Empathie
Johannes Th. Eschen 122

Ethnologische Aspekte in der Musiktherapie
Tonius Timmermann 123

Evaluationsforschung, Musiktherapeutische
David Aldridge 127

Formenbildung
Frank G. Grootaers 132

Forschungsmethodik
Rosemarie Tüpker 135

Frühe Mutter-Kind-Spiele
Karin Schumacher 139

Funktionale Musiktherapie am Beispiel der neurologischen Rehabilitation von Schlaganfallpatienten
Hermann Rauhe 141

Geschichte der Musiktherapie/MusikMedizin nach 1945 in Deutschland
Axel Ster 144

Geschichte der ostdeutschen Musiktherapie
Petra Jürgens 147

Geschichtlicher Hintergrund zu musiktherapeutischen Methoden der Gegenwart
Henk Smeijsters 150

Gestalttherapie und Musiktherapie
Isabelle Frohne-Hagemann 155

Gruppendynamik
Stella Mayr 160

Gruppenfunktionen und Phasen der Gruppenbildung
Stella Mayr 163

Gruppenmusiktherapie
Tilman Weber 166

Guided Imagery and Music (GIM)/Musikimagination (MI)
Isabelle Frohne-Hagemann 172

Handlungsbegriff
Susanne Metzner 176

Harmonikale Forschung
Tonius Timmermann 179

Hörorgan: Entwicklung und Bedeutung
Monika Nöcker-Ribaupierre 183

Hyperaktive und verstummte Kinder
Waltraut Barnowski-Geiser 187

Improvisation und Musiktherapie
Eckhard Weymann 190

Improvisationsbewegung, geschichtlicher Abriss
Hartmut Kapteina 195

Improvisationsgehalt
Tilman Weber 200

Indikation
Isabelle Frohne-Hagemann 203

Innere Medizin
Josef Escher 207

Integrales Bewusstsein
Klaus-Benedikt Müller 209

Integrative Musiktherapie
Isabelle Frohne-Hagemann 214

Intermusiktherapie
Johannes Th. Eschen 220

Introjekt, Introjektion
Dietmut Niedecken 221

Katamnese (im Sinne: Wirkung von Behandlung)
Frank G. Grootaers 223

Kindermusiktherapie
Thomas Stegemann 228

Klangtrance
Sabine Rittner, Jörg Fachner und Peter Hess 234

Körperwahrnehmung
Gertrud Katja Loos † 241

Komponenten
Fritz Hegi 244

Kristallisationstheorie
Paolo J. Knill 253

Kultur- und sozialpsychologische Aspekte
Christian G. Allesch 255

Kurzzeittherapie
Dorothee Storz 257

Lehrmusiktherapie
Johannes Th. Eschen 260

Leiborientierte Musiktherapie
Udo Baer und Gabriele Frick-Baer 262

Lenkung der Aufmerksamkeit (Fokussierende Musiktherapie)
Johannes Th. Eschen 265

Methoden der psychotherapeutischen Musiktherapie
Henk Smeijsters 267

Morphologische Musiktherapie
Eckhard Weymann 274

Musikanthropologische und ethnologische Aspekte
Wolfgang Suppan 278

Musikbegriff
Maria Becker 285

Musikethnologie – Schamanismus – Musiktherapie
Wolfgang Mastnak 290

Musik-imaginative Schmerzbehandlung (Entrainment)
Susanne Metzner 295

Musikinstrumente in der Therapie
Ulrike Höhmann 299

Musikmedizinische Forschung heute und morgen
Ralph Spintge 303

Musikorientierte Methoden in den Praxisfeldern Beratung, Supervision und Coaching
Hannes Jahn 307

Musikpädagogik – Musiktherapie, Berührung
Wolfgang Mastnak 311

Musikpsychologie
Herbert Bruhn 317

Musiktherapie an Musikschulen
Gisela Peters 322

Musiktherapie international
Monika Nöcker-Ribaupierre 326

Musiktherapie in der Schule
Rosemarie Tüpker 337

Musiktherapie mit alten Menschen
Rosemarie Tüpker und Barbara Keller 341

Neurorehabilitation bei Menschen mit erworbenen Hirnschäden
Claudia Senn-Böning 346

Nordoff/Robbins-Musiktherapie (Schöpferische Musiktherapie)
Dagmar Gustorff 353

Onkologie und Musiktherapie
Ute Hennings 357

Phasen der Gruppenmusiktherapie
Hartmut Kapteina 362

Poesie-Therapie
Margot Fuchs 367

Polaritätsverhältnisse in der Improvisation
Martin Deuter 371

Polyästhetische Therapie
Wolfgang Mastnak 375

Polyaisthesis, Therapie und Kunst
Michaela Schwarzbauer 381

Pränatale und perinatale Psychologie und ihre Relevanz für Musiktherapie
Monika Nöcker-Ribaupierre 386

Psychodynamic Movement
Susanne Metzner 391

Psychodynamische Psychiatrie und Musiktherapie
Ingo Engelmann 393

Psychosomatik
Ole Teichmann-Mackenroth 398

Rating Scales
Lutz Neugebauer 402

Rezeptionsforschung
Heiner Gembris 404

Rezeptive Musiktherapie
Isabelle Frohne-Hagemann 411

Rhythmisches Prinzip
Isabelle Frohne-Hagemann 416

Rondo – Beziehungsrondo
Johannes Th. Eschen 419

Säuglingsforschung und Musiktherapie
Frauke Schwaiblmair 421

Schizophrenie und Musiktherapie in der Psychiatrie
Sylvia Kunkel 428

Schreibaby
Gisela M. Lenz 437

Schwabe-Musiktherapie
Ulrike Haase und Axel Reinhardt 441

Selbstpsychologie
Rosemarie Tüpker 453

Sinneswahrnehmung
Peter Petersen 457

Soziale Arbeit
Hartmut Kapteina 460

Sozialrecht in der Musiktherapie
Stefan Flach 465

Spielraum
Gertrud Katja Loos † 469

Spieltherapeutische Elemente in der Musiktherapie mit Kindern
Eckhard Thiel 471

Spiritualität und Seelsorge in der Musiktherapie
Hartmut Kapteina 475

Stimme
Sabine Rittner 481

Stimmforschung
Sabine Rittner 490

Stimmung
Sabine Rittner 496

Stationäre Behandlung von Suchtkranken
Hartmut Kapteina 501

Suchtkrankenberatung und -behandlung, Ambulante
Hartmut Kapteina 509

Supervision und Musiktherapie
Eckhard Weymann 517

Symbol
Dietmut Niedecken 521

Technische Medien in der Musiktherapie
Hans-Helmut Decker-Voigt 525

Therapeut als Künstler – Kunst als Therapie
Peter Petersen 529

Tinnitus und Hyperakusis
Elisabeth Sigron Krausse 533

Trance
Sabine Rittner, Jörg Fachner und Peter Hess 538

Trauma und sexueller Missbrauch und Musiktherapie
Gitta Strehlow 542

Verändertes Wachbewusstsein
Peter Hess, Jörg Fachner und Sabine Rittner 550

Wiener Schule der Musiktherapie
Elena Fitzthum 558

Die Autorinnen und Autoren des Bandes 562

Sachwortregister 567

Abhängigkeitserkrankungen

Hartmut Kapteina

Eine Abhängigkeitserkrankung liegt vor, wenn die Person sich zwanghaft auf die unablässige Einnahme eines Stoffes oder die Wiederholung bestimmter Handlungen (spielen, essen, arbeiten etc.) fixiert, ohne damit aufhören zu können; sie erlebt dabei den Verlust sozialer Bindungen, den eigenen psychischen und physischen Zusammenbruch, ohne sich dem entziehen zu können. Die Krankheitsursache wird in „frühen Störungen der mitmenschlichen Kommunikation" (Tölle, 1985, S. 162) gesehen, unter denen sich „Urvertrauen in diese Welt" nicht entwickeln konnte (Jores, 1981, S. 86).

Die Wirksamkeit der Musiktherapie bei Suchtkranken resultiert aus der Tatsache, dass sich im nichtsprachlichen Melodie-, Klang- und Rhythmusereignis der Musik die frühe prä- und postnatale Mutter-Kind-Symbiose re-inszeniert. „Musik ist Mutterersatz" (Rotter, 1984, S. 25). Auch die Droge kann die frühe Mutterbeziehung symbolisieren: Sie bietet Trost, befreit von Angst (z. B. Alkohol), sie gibt das Gefühl von Wärme und Geborgenheit (z. B. Heroin) oder sie wiegt in Träumen, erzählt Märchen und Phantasiegeschichten (z. B. Haschisch oder LSD), sie ermuntert, spornt an und bestätigt (Kokain und Ecstasy). So wird kurzzeitig im Rauscherlebnis der existenzielle Mangel aufgehoben „die Sehnsucht nach Verschmelzung der Gegensätze und der Gegenüber" gestillt; wie sich der Säugling einer guten Mutter, so kann sich der Konsument der Droge überlassen: Ihre Wirkung tritt zuverlässig ein, die Wünsche werden erfüllt, die Sehnsucht gestillt, das „Absolute" verwirklicht „ohne Weg dorthin" (Dörner & Plog, 1986, S. 247). Auch in anderer Weise ist die Droge „Mutterersatz": Sie re-inszeniert traumatische Verletzungen, indem sie am Ende die Rauschwirkung entzieht und den Süchtigen sich selbst überlässt. Der Abhängige sucht diesen Ort frühen seelischen Geschehens immer wieder auf, sucht das Verlassenheitstrauma zu überwinden, indem er den Glückszustand gelungener Symbiose im erneuten Rausch erlebt, um letztendlich doch wiederum dem Trauma ausgesetzt zu sein und so fort. Unterdessen verarmt sein Wirklichkeitsbezug immer mehr, bis sein Denken und Handeln schließlich nur noch um die Droge kreist. Die Psychodynamik der Sucht ist zwanghafte Regression, die die Auflösung der Ich-Funktionen zur Folge hat.

Auch das Musikerleben ist mit Regression verbunden und basiert auf Projektion und Identifikation (Klausmeier, 1978, S. 231 ff.). Bei musikogener Regression fühlt man sich verstanden und aufgehoben vor und jenseits des sprachlichen Begriffs. Wie die intrauterine Flüssigkeit oder die zärtlichen Berührungen der Mutterhände umgibt und stimuliert Klang als vibrierende Luft die Haut und dringt wie nahrhafte Muttermilch ins Innere des Menschen, was sich in psycho-physischer Resonanz bemerkbar macht (vgl. Willms, 1975, S. 25). Pulsschlag- und Atemfrequenz, galvanischer Hautwiderstand, Hormonhaushalt, Stoffwechsel, Verdauung, Muskelpotenziale, Blutdruck, Status des Immunsystems und anderes verändern sich (vgl. Auerbach, 1982, S. 45; Scheytt, 1983, S. 222 ff.; Liedtke, 1985, S. 219 ff.; Haselauer, 1986; Bolin, 1994, S. 32 ff.; Ewers, 1994, S. 85; Müller, 1994; Jourdain, 1998; Neugebauer, 1998; Spitzer, 2000; Panksepp & Bernatzki, 2002; Koelsch, 2005). Claudia Schumann sieht die Gefahr der Sucht, der Abhängigkeit von

Musik nicht nur bei Hörern von populärer Musik, sondern auch bei Klassikfans: Die Rauschfunktionen von Wagner-Opern werde in den „sich immer wieder erhebenden Entrüstungsstürmen bei zeitgemäßen Neugestaltungen" deutlich; die Protestierenden fühlten sich „des Wiedererkennungswertes, dem sie ihr erhebendes Gefühl verdanken, beraubt" (1982, S. 30). Verlässlichkeit, wie sie eine gute Mutter bietet, verlangt der Regredierende von der Droge wie von der Musik. Aber auch bei der Musikausübung kann es zu suchtähnlichem Verhalten kommen, da sie eine Art von Gefühlsersatz zu bieten vermag. So könne man sich etwa „über Probleme, die das Zusammenleben mit anderen Menschen bringt, hinwegtäuschen, indem man sich in eine musikalische Welt illusionären Verständnisses flüchtet" (ebd. S. 32).

Musik erfüllt die Kriterien, „die die Voraussetzung zur Suchtentwicklung darstellen, nämlich: Regression in den primären Zustand, Einschränkung der Ich-Funktion, Kompensation struktureller Mängel durch narzisstische Ersatzbefriedigung" (Frohne, 1987, S. 246). Dennoch ist sie in ihrer psychotropen Wirksamkeit der Droge nicht vergleichbar. Der entscheidende Unterschied liegt in dem ihr innewohnenden Appell an die Ich-Funktionen; sie öffnet nicht nur den Weg in die Regression, wie die Droge, sondern auch den in die Progression; sie ermöglicht Regression im „Sinne vorübergehender Rekreation", bei der der Mensch neue Kräfte sammelt, Ideen oder Visionen erhält, mit denen er sich gestärkt und motiviert der ihn umgebenden Wirklichkeit zuwendet (vgl. Haselauer, 1986, S. 89). Auch das Musikerleben reinszeniert frühe Traumata, jedoch in anderer Art als die Droge. Akustische Erfahrung basiert nämlich nicht nur auf frühen Verschmelzungszuständen mit der Mutter, sondern ebenfalls auf frühen Trennungserfahrungen: Geräuschangst gegenüber der akustischen Umgebung (vgl. Willms, 1975, S. 26) wehrt der Säugling in seinem Schreien ab und verändert damit die ihn umgebende und beunruhigende Umwelt. Aus dieser wesensmäßigen Spezifik des Musikerlebens wurden musiktherapeutische Vorgehensweisen abgeleitet, die zunehmend in der Arbeit mit Suchtkranken angewandt werden. Dabei wird gezielt die regressionsfördernde Qualität des Musikerlebens eingesetzt, durch die der Patient in Kontakt zu frühen Traumata kommt. Die dabei erlebten Gefühle von Schmerz, Angst und Wut, die sonst mit Hilfe der Droge umgangen wurden, können jetzt in gemeinsamer Improvisation und verbaler Reflexion erlebt, gestaltet, bearbeitet und integriert werden (→ Suchtkrankenberatung und -behandlung, Ambulante; → Stationäre Behandlung von Suchtkranken).

Literatur

Auerbach, L. (1982). Musik als Massendroge unserer Zeit. *Intervalle, 4*, 41–48.
Bolin, N. (1994). Musik – eine Droge!? *Musik und Unterricht 24*, 9–35.
Dörner, K. & Plog, U. (1986). *Irren ist menschlich*. Bonn: Psychiatrie-Verlag.
Evers, S.(1994). Musik als biologische Droge? *Musik und Unterricht, 24*, 40–42.
Frohne, I. (1987). Musik in der Therapie Drogenabhängiger. In R. Spintge & R. Droh (Hrsg.), *Musik in der Medizin* (S. 243–256). Basel: Springer.
Haselauer, E. (1986). *Berieselungsmusik. Droge und Terror*. Wien: Böhlau.
Jores, A. (1981). *Praktische Psychosomatik* (2. Aufl.). Stuttgart: Huber.
Jourdain, R. (1998). *Das Wohltemperierte Klavier. Wie Musik im Kopf entsteht*. Heidelberg: Spektrum.

Klausmeier, F. (1978). *Die Lust, sich musikalisch auszudrücken*. Reinbek: Rowohlt.
Koelsch, S. (2005). Ein kognitives Modell der Musikrezeption. *Musiktherapeutische Umschau, 26*, 365–381.
Liedtke, R. (1985). *Die Vertreibung der Stille*. München: dtv.
Müller, A. (1994). *Aktive Musiktherapie: Stimmungen, Therapieerleben und immunologisch relevante Speichelparameter*. Frankfurt am Main: Lang.
Neugebauer, L. (1998). Musik als Dialog – eine Untersuchung zu physiologischen Veränderungen während der Musiktherapie. *Musiktherapeutische Umschau, 19*, 29–43.
Panksepp, J. & Bernatzki, G. (2002). Emotional sounds and the brain; the neuro-affective foundations of musical appreciation, *Behavioural Process, 60*, 133–155.
Rotter, F. (1984). Sozialpsychologie der Musik – einige Grundannahmen und Überlegungen. *Musik und Kommunikation, 10*, 25–26.
Scheytt, N. (1983). Vegetative Veränderungen durch Musik. In H.-H. Decker-Voigt (Hrsg.), *Handbuch Musiktherapie* (S. 221–227). Lilienthal: Eres.
Schumann, C. (1982). *Musiktherapie und Psychoanalyse*. Freiburg: Schumann-Gehrmann.
Spitzer, M. (2000). *Musik im Kopf. Hören, Musizieren, Verstehen und Erleben im neuronalen Netzwerk*. Stuttgart: Schattauer.
Tölle, R. (1985). *Psychiatrie* (7. Aufl.). Heidelberg: Springer.
Willms, H. (1975). *Musiktherapie bei psychotischen Erkrankungen*. Stuttgart: G. Fischer.

Weiterführende Literatur

Arnold, O. (2003). Musik- und Tanztherapie in der ambulanten Rehabilitation Drogenabhängiger. Begründung, Erstellung und Umsetzung eines wissenschaftlichen Konzepts am Beispiel einer ambulanten Suchtberatungsstelle in Baden-Württemberg. *Zeitschrift für Musik-, Tanz- und Kunsttherapie, 19*–31 und 100–117.
Auerbach, L. (1971). *Hören lernen – Musik erleben*. Wolfenbüttel: Möseler.
Barthel, R. & Fierlings, S. (1985). Laß 1000 Steine rollen. Hilfe für alkoholgefährdete Kinder und Jugendliche. In G. M. Krauß & W. Stefan (Hrsg.). *„… nichts mehr reindrücken". Drogenarbeit, die nicht bevormundet* (S. 85–94). Weinheim: päd.extra.
Berendt, E. (1985). *Das dritte Ohr*. Reinbek: Rowohlt.
Breitenfeld, D. (1971). Erfahrungen mit Musiktherapie bei hospitalisierten Alkoholikern. In C. Kohler (Hrsg.), *Musiktherapie* (S. 141–142). Jena: Fischer.
Bullinger, M. E. & Will, D. (1984). *Wirkungen von Musiktherapie im Rahmen der Behandlung Alkoholkranker*. Heidelberg: Dissertation.
Butzko, H. (1979). Freie Gruppenimprovisation mit Drogenabhängigen. In K. Finkel (Hrsg.), *Handbuch Musik und Sozialpädagogik* (S. 147–160). Regensburg: Bosse.
Butzko, H. (1986). Musikimprovisation. Ein Beitrag zur Suchtprophylaxe. In Bundeszentrale für gesundheitliche Aufklärung (Hrsg.), *Dokumentation gemeindenaher Projekte zur Drogenprävention* (S. 45–86). Köln: BZgA.
Casriel, D. (1975). *Die Wiederentdeckung des Gefühls. Schreitherapie und Gruppendynamik*. München: Goldmann.
Cohn, R. (1975). *Von der Psychoanalyse zur Themenzentrierten Interaktion*. Stuttgart: Klett-Cotta.
Dentler, K. H. (1993). *Rockmusik-Machen als Medium sozialpädagogischen Handelns*. Siegen: Universität.
Dentler, K. H. (2001). *„Partytime". Musikmachen und Lebensbewältigung. Eine lebensgeschichtlich orientierte Fallstudie der Jugendarbeit*. Opladen: Leske + Budrich.

Dentler, K. H. (2006a). *Rockmusik-Machen als sozialpädagogisches Handeln mit straffällig gewordenen Jugendlichen zur Förderung sozialer Kompetenzen.* Forum Musiktherapie und Soziale Arbeit. Verfügbar unter: http://www.musiktherapie.uni-siegen.de/forum/jugendliche/vortraege/34_dentler_rockmusikmachen.pdf [21. 9. 2007].

Dentler, K. H. (2006b). Punkmusik als Musik sozialpädagogischer Arbeit. Forum Musiktherapie und Soziale Arbeit. Verfügbar unter: http://www.musiktherapie.uni-siegen.de/forum/jugendliche/vortraege/33_dentler_punkmusik.pdf [21. 9. 2007].

Ehrhardt, H. (1985). Musiktherapie innerhalb eines Modellversuchs zur Therapie Abhängigkeitskranker. In Berliner Studiengruppe für Musiktherapie, BSMT (Hrsg.), *Musiktherapeutische Ausbildung und Praxis* (S. 246–268). Berlin: Express Edition.

Ernst, A. (1982). Musik und Sozialpädagogik. Zur Neuorientierung der Schulmusik. *Zeitschrift für Musikpädagogik, 18,* 44–49.

Feuerlein, W. (1995). Alkoholkrankheit. In V. Faust (Hrsg.), *Psychiatrie* (S. 269–283). Stuttgart: Fischer.

Fey, W. (1993). „Lasting Value"-Blues in der therapeutischen Nachsorgewohngemeinschaft Eschenbachhaus. In W. Hering et al. (Hrsg.), *Praxishandbuch Rockmusik in der Jugendarbeit* (S. 157–158). Opladen: Leske + Budrich.

Finkel, H. (1980). „Einer spielt, wir alle spielen". Musikalisch erweitertes Psychodrama mit Suchtkranken. *Musik und Medizin 1,* 33–45.

Flögel, U. (2005). Veränderungen durch Improvisation – Beobachtungen von musikalischen Abläufen und Interaktionen in der Gruppentherapie von Suchtpatienten. In U. Haase & A. Stolz (Hrsg.), *Improvisation – Therapie – Leben* (S. 346–349). Crossen: Akademie für angewandte Musiktherapie.

Formann-Radl, I. & Kryspin-Exner, K. (1976). Möglichkeiten der Musiktherapie bei Drogenabhängigen. *Psychotherapie medizinische Psychologie 26,* 85–95.

Friedemann, L. (1971). *Kinder spielen mit Tönen und Klängen.* Wolfenbüttel: Möseler.

Friedemann, L. (1973). *Einstiege in neue Klangbereiche durch Gruppenimprovisation.* Wien: Universal Edition.

Friedemann, L. (1983). *Trommeln, Tanzen, Tönen.* Wien: Universal Edition.

Frohne, I. (1979). Therapeutische Ansätze mit Musik, Bewegung, Sprache und Szene in der Drogenberatung. In K. Finkel (Hrsg.), *Handbuch Musik und Sozialpädagogik* (S. 161–168). Regensburg: Bosse.

Frohne, I. & Maak, M. M. (1976). *Musiktherapie in der Drogenberatung.* Lilienthal: Eres.

Fuchtmann, E. (1994). *Ambulante Suchttherapie.* Freiburg i. Br.: Lambertus.

Golomski, A. (2007). Musiktherapie mit alkohol- und drogenabhängigen Erwachsenen in einer Klinik für Psychiatrie und Psychotherapie. Forum Musiktherapie und Soziale Arbeit, Verfügbar unter: http://www.musiktherapie.uni-siegen.de/forum/erwachsene/vortraege/432_golomski.pdf [21. 9. 2007].

Hartgenbusch, K. (1993). Erfahrungen mit Rockmusik in der Drogenarbeit. In W. Hering et al. (Hrsg.), *Praxishandbuch Rockmusik in der Jugendarbeit* (S. 159–161). Opladen: Leske + Budrich.

Hegi, F. (1986). *Improvisation und Musiktherapie.* Paderborn: Junfermann.

Hering, W. et al. (Hrsg.). (1993). *Praxishandbuch Rockmusik in der Jugendarbeit.* Opladen: Leske + Budrich.

Holthaus, K. (1993). *Klangdörfer. Musikalische und soziale Vorgänge spielend erleben.* Boppard: Fidula.

Jetter, U. (1986). Musiktherapie in einem psychiatrischen Landeskrankenhaus. In G. Laux et al. (Hrsg.), *Klinische Psychiatrie,* Band II (S. 306–323). Stuttgart: Hippokrates.

Jetter, U. (1991). *Musiktherapeutisches Märchenspiel*. Tübingen: Schwäbische Verlagsgesellschaft.
Kapteina, H. (1989). Musiktherapie für Suchtkranke. Am Beispiel der stationären Langzeitbehandlung. *Musiktherapeutische Umschau*, 17–32.
Kapteina, H. (1994). Musikunterricht und Suchtprävention. *Musik und Unterricht, 27*, 12–15.
Kapteina, H. (2004). Rezeptive Musiktherapie bei Suchtkranken. In I. Frohne-Hagemann (Hrsg.), *Rezeptive Musiktherapie* (S. 253–269). Wiesbaden: Reichert.
Kapteina, H. (2007). Einführung in die Musiktherapie. Musikpsychologische und klinische Grundlagen des Helfens und Heilens mit Musik. Verfügbar unter: http://www.musiktherapie.uni-siegen.de/kapteina/material/lehrgebiete/skript_zur_vorlesung_september_2006.pdf [21. 9. 2007].
Kapteina, H. & Hörtreiter, H. (1993). *Musik und Malen in der therapeutischen Arbeit mit Suchtkranken*. Stuttgart: Fischer/Kassel: Bärenreiter.
Kapteina, H. & Kröger M. (2004). Musik in der Therapie und Prävention bei Suchterkrankung und -gefährdung. In T. Hartogh & H. H. Wickel (Hrsg.), *Handbuch Musik und Soziale Arbeit* (S. 427–434). Weinheim: Juventa, Weinheim.
Klemm, A. & Klemm, H. (1982). *Musiktherapie. Selbsterfahrung durch Musik*. Wilhelmshaven: Heinrichshofen.
Küntzel-Hansen, M. (1993). *Musikspielen*. Seelze-Velber: Kallmeyer.
Langenberg, M. (1983). Grenzenlosigkeit als Verführung. *Musiktherapeutische Umschau*, 117–134.
Lecourt, E. (1979). *Praktische Musiktherapie*. Salzburg: Müller.
Leidecker, K. (2002). Studie „Klänge der Betäubung" – Musiktherapie mit Alkoholikern. In K. Leidecker (Hrsg.), *Musik als Begegnung. Schöpferisches Handeln zwischen Pädagogik und Therapie* (S. 85–154). Wiesbaden: Reichert.
Lutz, R. (1987). Musik und Genuß. In R. Spintge & R. Droh (Hrsg.), *Musik in der Medizin* (S. 413–422). Basel: Springer.
Marx, H. (1985). Gruppenunterstützte außerstationäre Therapie VgSeV. In G. M. Krauß & W. Steffan (Hrsg.), *„… nichts mehr reindrücken." Drogenarbeit, die nicht bevormundet* (S. 167–177). Weinheim: päd. extra Buchverlag.
Mehlmann, U. (2000). *Musiktherapie im Kontext stationärer Behandlung von Abhängigkeitsstörungen: Konzepte, Methoden, Wirkungen*. Diplomarbeit: Universität Siegen.
Merkt, I. (1984). Wenn im Knast das Keyboard klingt. Sozialpädagogische Arbeit auch mit Musik in der Justizvollzugsanstalt. *Neue Musikzeitung, 5*, 32.
Merkt, I. (1986). Lieber Klänge als Koks und Heroin. Musiktherapie mit Drogenabhängigen: Aus der Arbeit einer Beratungsstelle. *Neue Musikzeitung, 2*, 29.
Meyer-Denkmann, G. (1970). *Klangexperimente und Gestaltungsversuche, im Kindesalter*. Wien: Universal.
Meyer-Denkmann, G. (1972). *Struktur und Praxis Neuer Musik im Unterricht*. Wien: Universal.
Mund, F. (2000). Lebensgenuss und Freude – in der Musiktherapie Suchtkranker? In Ch. Schwabe & I. Stein (Hrsg.), *Ressourcenorientierte Musiktherapie* (S. 348–361). Crossen: Akademie für angewandte Musiktherapie.
Mund, F. (2005). Wie frei ist freie Improvisation? Improvisation in der Entwöhnungsbehandlung persönlichkeitsgestörter suchtkranker Rechtsbrecher. In U. Haase & A. Stolz (Hrsg.). *Improvisation – Therapie – Leben* (S. 340–345). Crossen: Akademie für angewandte Musiktherapie.
Munderloh, W. (1993). „With a little help of my friends" – Rockmusik in der stationären Drogentherapie. In W. Hering et al. (Hrsg.), *Praxishandbuch Rockmusik in der Jugendarbeit* (S. 151–156). Opladen: Leske + Budrich.
Peter, T. (1987). Ganz normales Konzert einer jungen Band. Spiel-Raum für Spaß und Therapie-Musik im Kinder- und Jugendheim. *Neue Musikzeitung, 5*, 29.

Pfeiffer, H. & Timmermann, T. (1986). Fallstudie: Gruppentherapie bei Süchtigen mit musiktherapeutischen Elementen. Gruppenpsychotherapie. *Gruppendynamik, 21*, 236–247.

Pleiner, G. & Müller, T. (1997). Rockmobil 1986–1996. Aufsuchende Musikpädagogik zwischen Drei-Akkord-Cover und originärer Schöpfung. In O. Kruse (Hrsg.), *Kreativität als Ressource für Veränderung und Wachstum* (S. 185–202). Tübingen: dgvt.

Purdon, C. & Hutschenreuter, U. (1983). Musiktherapie bei der Entwöhnungsbehandlung von alkohol- und medikamentenabhängigen Patientinnen und Patienten. In O. Schrappe (Hrsg), *Methoden der Behandlung von Alkohol-, Drogen- und Medikamentenabhängigen* (S. 197–203). Stuttgart: Schattauer.

Pütz, W. (1989). Auf der Suche nach der verlorenen Ganzheit. Anmerkungen zur Rolle des Subjekts bei der Aneignung von Musik. *Zeitschrift für Musikpädagogik, 49*, 20–25.

Pütz, W. et al. (1987). Neue Musik handelnd erfahren. *Musik und Bildung, 8*, 350–358.

Rieger, G. (1992). Rockmusik mit jungen Aussiedlern. *Musiktherapeutische Umschau, 13*, 217–220.

Roth, D. (1977). *Modelle der Drogentherapie, Theorien und Praxisberichte*. Köln: Point-Press.

Rothenbacher, H. & Truöl, L. (1981). Ein differentielles Behandlungsprogramm für Suchtkranke im stationären Bereich. In E. Knieschewiski (Hrsg.), *Alkoholismustherapie. Vermittlung von Erfahrungsfeldern im stationären Bereich* (S. 185–204). Kassel: Nicol.

Schmidtbauer, W. & Scheidt, J. v. (1981). *Handbuch der Rauschdrogen* (6. Aufl.). München: Nymphenburger.

Schulz, J. v. (1982). *Heilende Kräfte in der Musik*. München: Drei Eichen.

Schwabe, C. (1983). *Aktive Gruppenmusiktherapie für erwachsene Patienten*. Stuttgart: Fischer.

Schwabe, C. (1987). *Entspannungstraining mit Musik*. Leipzig: Thieme.

Schwabe, C. & Rudloff, H. (1997). *Die Musikalische Elementarerziehung*. Crossen: Akademie für angewandte Musiktherapie.

Schwabe, M. (1992). *Musik spielend erfinden*. Kassel: Bärenreiter.

Seidel, A. (1976). *Musik und Sozialpädagogik*. Wiesbaden: Breitkopf und Härtel.

Smeijsters, H. (1994). *Musiktherapie als Psychotherapie*. Stuttgart: Fischer/Kassel: Bärenreiter.

Sondermann, D. (2003). Musiktherapie im Allgemeinen Krankenhaus Harburg. *Musik und Gesundsein, 3*, 4–6.

Täschner, K.-L. (1995). Rauschdrogen. In V. Faust (Hrsg.), *Psychiatrie* (S. 285–330). Stuttgart: Fischer.

Timmermann, T. (1983). Einzelmusiktherapie mit einem suchtkranken Rockmusiker. *Musiktherapeutische Umschau 4*, 39–50.

Tischler, B. (1990). *Musik aktiv erleben*. Frankfurt am Main: Diesterweg.

Voeller, J. (1983). Musiktherapie bei Drogenabhängigen. In H.-H. Decker-Voigt (Hrsg.), *Handbuch Musiktherapie* (S. 85–87). Eres: Lilienthal.

Wahl, Ch. (1967). Die rollenden Steine von Hamburg. *Sozialmagazin, 6*, 27–29.

Ästhetik und Musiktherapie

Christian G. Allesch

Der Begriff „Ästhetik" bezeichnet seiner etymologischen Wurzel nach die Wissenschaft von der sinnlichen Erfahrung (aisthesis) im Unterschied zur geistigen Reflexion (noesis). In diesem Sinne wurde Ästhetik als wissenschaftliche Disziplin von Alexander Baumgarten (1714–1762) als „Wissenschaft von den niedrigen Erkenntnisvermögen" (gnoseologia inferior) der Logik als „Wissenschaft von den höheren Erkenntnisvermögen" (gnoseologia superior) gegenübergestellt. Diese Definition spiegelt zugleich die Geringschätzung der Sinne als Erfahrungsquelle wider, die die Entwicklung der abendländischen Wissenschaften im Gefolge der neuplatonischen Tradition bis in die Neuzeit kennzeichnete.

In weiterer Folge setzte sich jedoch zunehmend eine engere inhaltliche Bestimmung der Ästhetik als „Wissenschaft vom Schönen und von der Kunst" durch, die damit den Gegenstandsbereich von Ästhetik auf – zumeist normativ festgelegte – „schöne" bzw. „künstlerische" Objekte bzw. deren konstituierende Merkmale beschränkte. Als Alternative zu dieser normativen Ästhetik entwickelte sich im 19. Jahrhundert, ausgehend von den Arbeiten Gustav Th. Fechners, die „psychologische Ästhetik" als empirisches Forschungsprogramm, das allerdings im 20. Jahrhundert zunehmend durch auf die einzelnen Ausdrucksbereiche spezialisierte Disziplinen abgelöst wurde (Allesch, 1987).

In Bezug auf die Musik hat sich der Begriff der Musikästhetik als Oberbegriff für die formale, historische und wirkungsbezogene Analyse musikalischer Werke eingebürgert, sofern diese deren konkreten Werkcharakter reflektiert und sie nicht auf psychoakustisch erfassbare Ton- und Klangcharakteristiken reduziert. Gerade wegen der Breite der dadurch angesprochenen Inhalte ist Musikästhetik jedoch kaum als klar abgrenzbare Disziplin anzusehen und weist starke Überschneidungen mit der Musikpsychologie, Musikgeschichte, Musiksoziologie und anderen Disziplinen auf.

In neuerer Zeit entwickelt sich das Selbstverständnis der Ästhetik als Disziplin zunehmend von dem einer Philosophie des Schönen und der Künste zu einer weiteren und interdisziplinären Auffassung, die einerseits die Eigenart der sinnlichen Erfahrung akzentuiert (wie sie der griechische Begriff „aisthesis" zum Ausdruck bringt), andererseits die „Öffnung des Geltungsbereichs der Ästhetik über Kunst und Künste hinaus für andere Bereiche von Wissen, Alltag, Politik und Natur" reflektiert, die auch durch die Rede von der „Ästhetisierung" aller Lebensbereiche angesprochen wird (Barck, 2000, S. 309; siehe auch Welsch, 1996).

Gerade der Rückbezug des Ästhetischen auf die sinnliche Erfahrung ermöglicht auch neue Anknüpfungspunkte für die Musiktherapie. In neuerer Zeit hat etwa Gernot Böhme (1995) das „Atmosphärische" als zentrale Kategorie einer „Neuen Ästhetik" vorgeschlagen (siehe dazu auch Allesch, 2006, S. 142 ff.). Auf der Basis dieser Überlegungen wurde auch versucht, Wahrnehmungsvorgänge und Wirkungen in der Musiktherapie neu zu interpretieren, nämlich als „Gestalten von Atmosphäre" (Deuter, 2005; Weymann, 2005).

Die Bedeutung einer ästhetischen Untermauerung bzw. Reflexion musiktherapeutischen Handelns ist vielfach mit dem Argument angezweifelt worden, dass Musik als Medium therapeutischer Begegnung zwischen Therapeut und Patient nicht durch künstlerische Qualitätsansprüche überfrachtet werden dürfe. Dies hängt einerseits mit der Vorherrschaft von Therapieformen zusammen, die im Sinne einer aktiven Musiktherapie die improvisatorische oder kommunikative Eigenaktivität der Patienten in den Vordergrund stellen und daher deren oft beschränkte Ausdrucksfähigkeiten nicht durch künstlerische Maßstäbe relativieren wollen. Andererseits führt die eben dargelegte Einengung des Begriffs Ästhetik auf eine Theorie der Kunst dazu, dass ästhetische Reflexion vielfach als normative Wertung missverstanden wird.

Tatsächlich können aber von einer Ästhetik, die sich im Wortsinne des Begriffes „aisthesis" als Theorie sinnlicher Bedeutungswahrnehmung versteht, sehr wohl wesentliche Impulse für das Verständnis musiktherapeutischer Prozesse ausgehen. Gerade im Kontext einer „psychologischen Ästhetik" (Allesch, 2006) kann Ästhetik als systematische Theorie des Wahrnehmens und Herstellens von Bedeutung konzipiert werden, die künstlerische Objekte und Ereignisse ebenso einschließt wie auch Alltagsgegenstände und Alltagssituationen, ohne in die wertende Attitüde der Festlegung von „richtigen" oder „falschen" Bedeutungszuordnungen zu verfallen. Aufgabe einer derartigen ästhetischen Empirie wäre es demnach, Bedeutungserlebnisse und deren sinnlichen Ausdruck im kreativen Tun, aber auch deren Wandel in der individuellen und kulturellen Entwicklung beschreibend zu erfassen und zu interpretieren. Musiktherapeutische Prozesse können dabei einerseits als Erfahrungsquelle dienen, andererseits kann eine in empirisch begründetem Wissen fundierte Ästhetik ein Fundament für theoriegeleitetes Handeln in der musiktherapeutischen Praxis bilden.

Literatur

Allesch, C. G. (1987). *Geschichte der psychologischen Ästhetik*. Göttingen: Hogrefe.
Allesch, C. G. (2006). *Einführung in die psychologische Ästhetik*. Wien: Wiener Universitätsverlag/UTB.
Barck, K. (2000). Ästhetik/ästhetisch. In K. Barck et al. (Hrsg.), *Ästhetische Grundbegriffe* (Bd. 1, S. 308–400). Stuttgart: Metzler.
Böhme, G. (1995). *Atmosphäre. Essays zur neuen Ästhetik*. Frankfurt am Main: Suhrkamp.
Deuter, M. (2005). Atmosphären – Wahrnehmungseinstellungen und Wirkungen in der musiktherapeutischen Behandlung. *Musiktherapeutische Umschau, 26*, 222–235.
Welsch, W. (1996). Ästhetik außerhalb der Ästhetik – Für eine neue Disziplin. In W. Welsch (Hrsg.), *Grenzgänge der Ästhetik* (S. 135–177). Stuttgart: Reclam.
Weymann, E. (2005). Atmosphäre – ein Grundbegriff für die Musiktherapie. *Musiktherapeutische Umschau 26*, 236–249.

Aktive Musiktherapie

Johannes Th. Eschen

„Aktive Musiktherapie" (aM) ist ein Sammelbegriff für alle Arten der Musiktherapie, bei denen der Patient selbst mit Instrument oder Stimme handelnd beteiligt ist.

In der Regel spielt oder singt der Therapeut mit – ganz gleich ob in der Gruppen- oder Einzelmusiktherapie – und ist dadurch in besonderer Weise affektiv eingebunden in das musikalische Geschehen. Zugleich versucht er, rational und emotional wahrzunehmen und zu verstehen, was sich im musiktherapeutischen Prozess ereignet, und wenn nötig, hilfreich-steuernd einzugreifen.

In aM spielen Improvisationen eine wichtige Rolle, und durch vorbereitende Absprachen kann – wenn gewünscht – die Aufmerksamkeit entweder stärker auf die Musik, ihre Form, ihr Material etc. gelenkt werden oder z. B. bei „assoziativen Improvisationen" (Eschen, 2002, S. 14 f., 24 ff., 44) auf die Tagtraumbilder und Einfälle, die in, mit und unter dem Improvisieren kommen.

Wenn in aM komponierte Musik verwendet wird, so kann es sich um bereits bekannte Stücke, Lieder etc. handeln oder um improvisierte Lieder, Stücke oder Spielmuster, die durch Aufschreiben oder Auswendiglernen fixiert und wiederholbar gemacht wurden. Für dieses Grenzgebiet zwischen Improvisation und Komposition finden sich zahlreiche Beispiele in Nordoff und Robbins (1975).

Dem Spielen folgt zumeist eine Gesprächsphase, in der Patient und Therapeut austauschen, was sie beobachtet und erlebt haben und was ihnen dazu einfällt. Daraus ergibt sich oft das Thema für die weitere Bearbeitung durch die nächste Improvisation.

Eine Schlussimprovisation oder ein Schlusslied (auch dieses kann aus einer Improvisation entwickelt sein) können die aM-Sitzung beenden.

Zahlreiche Sonderformen der aM wurden im Lauf der Musiktherapie-Geschichte unseres Jahrhunderts entwickelt, die z. T. sehr an die Persönlichkeit des Therapeuten gebunden blieben. Weit verbreitet und erprobt bei jungen und alten Patienten ist die „Gruppen-Singtherapie" (Schwabe, 1972, S. 147–170). Gemeinsames Singen kann zu wirksamer Gruppenkohäsion führen. Zudem haben Lieder oft einen starken Erinnerungswert und sind deshalb hervorragend geeignet, jene Situationen, in denen wir sie kennengelernt, „gegenwärtig zu setzen", und damit zugleich Gedanken und Gefühle bewusst zu machen, die damals wichtig gewesen waren und vielleicht bis heute belasten.

Vielen Entwicklungen in der Musiktherapie ist gemeinsam, dass eine verbale Einstimmung erfolgt und den Patientinnen verbale Aufarbeitung des deutlich gewordenen Konfliktmaterials zumindest angeboten wird.

Grenzgebiete der aktiven Musiktherapie

Aktive Musiktherapie wird häufig mit anderen Formen der Psychotherapie verbunden (Liste in Anlehnung an Petersen, 1994, S. 4 f.):
- mit einer der „sich heute in 300 verschiedenen Schulen ausgebreiteten Psychotherapien und Gemeinschaftstherapien",
- Poesie- und Schauspieltherapie und Psychodrama,
- Bewegungs-, Leib- und Tanztherapien (wie Eutonie, Heileurythmie, Rhythmik, konzentrative Bewegungstherapie, konzentrative Entspannungstherapie, Psychodynamic Movement (nach Priestley, 1975 etc.) Kunsttherapien (Malen, Zeichnen, Plastizieren, Gestalten, Poetry-Therapy) oder mit
- integrativen Kunsttherapien wie Ausdruckstherapie (expressive therapy).

Literatur

Eschen, J. T. (2002). *Analytical Music Therapy*. London: Kingsley.
Nordoff, P. & Robbins, C. (1975). *Musik als Therapie für behinderte Kinder*. Stuttgart: Klett.
Petersen, P. (1994). Heil-Kunst. *Musiktherapeutische Umschau, 15*, 3–8.
Priestley, M. (1975). *Music Therapy in Action*. London: Constable.
Schwabe, C. (1972). *Musiktherapie* (2. Aufl.). Stuttgart: Fischer.

Altersdemenz und Musiktherapie

Barbara Dehm-Gauwerky

Die Diagnose „Demenz" wird in der Regel mit Hilfe der Beschreibung der Symptomatik und des Verlaufs der Erkrankung gestellt. Mit Ausnahme der frühen Kindheit können Demenzen in jedem Lebensalter beginnen. Sie treten jedoch gehäuft bei älteren Menschen auf.

Nach dem ICD-10 gehören Demenzen zu den organisch bedingten psychischen Erkrankungen. Organisch bedeutet hier, dass das so klassifizierte Syndrom auf jeden Fall einer unabhängig davon diagnostizierbaren zerebralen Krankheit zugeordnet werden kann. Abzugrenzen hiervon sind die Pseudodemenzen, die als Symptome schwerer depressiver Erkrankungen ohne fassbares organisches Korrelat bezeichnet werden müssen. Demenzen kommen bei vaskulären und degenerativen Hirnerkrankungen vor. „Die wesentliche Voraussetzung für die Diagnose einer Demenz ist der Nachweis einer Abnahme des Gedächtnisses und des Denkvermögens mit beträchtlicher Beeinträchtigung der Aktivitäten des täglichen Lebens. Die Störung des Gedächtnisses beeinträchtigt typischerweise Aufnahme, Speichern und Wiedergabe neuer Informationen. Früher gelerntes und vertrautes Material kann besonders in den späteren Stadien ebenfalls verloren gehen" (ICD-10, S. 61). Auch die Fähigkeit zu vernünftigem Urteilen ist erheblich reduziert, der Ideenfluss ist herabgesetzt und die Informationsverarbeitung eingeschränkt. Für die Betroffenen wird es zunehmend schwieriger, die Aufmerksamkeit zu fokussieren oder sie von einem zum anderen Thema zu wechseln.

Zu den häufigsten Formen der Altersdemenzen zählen die Multiinfarkt- und die Alzheimerdemenz. Über deren Genese existieren unterschiedliche theoretische Erklärungsmodelle. Am gebräuchlichsten ist das biologische. Daneben finden sich psychologische und tiefenpsychologische Beschreibungsmodelle und psychoanalytische und psychosomatische Erklärungsversuche.

Das biologische Erklärungsmodell fokussiert die Hirnveränderungen. Degenerationen im Gehirn bei der Alzheimerdemenz zeigen sich in einer ausgeprägten Verminderung von Neuronenpopulationen. Es treten neurofibrilläre Verklumpungen auf und neuritische Plaques, die vorwiegend aus Amyloid bestehen und einer eindeutig progredienten Entwicklung unterliegen. Bei der Multiinfarktdemenz betreffen meist kleinere Infarkte, die durch eine Artherosklerose hervorgerufen werden, verschiedenste Regionen des Gehirns, kumulieren aber in ihrer Wirkung. Wenn auch die kleineren intrakraniellen Gefäße befallen sind, entsteht wie bei der Alzheimerdemenz ein irreversibles Stadium der Erkrankung. Beide Formen der Demenz können gleichzeitig auftreten.

Dieses Modell fokussiert die hirnorganischen Prozesse als Krankheitsbedingung. Damit wird gleichsam ein organisches Segment des erkrankten Menschen als Ursache für einen katastrophalen bio-psycho-sozialen Zustand angenommen.

In der psychologischen Literatur werden die verminderten Organleistungen des Gehirns der Dementen hervorgehoben und die Symptome, die auch in der Bewältigung der Anforderungen des täglichen Lebens bestehen, als deren Folgeerscheinungen aufgefasst (z. B. Junkers, 1994).

Auch in der psychoanalytischen Literatur findet sich die Tendenz, die Krankheitsbedingungen in den hirnorganischen Prozessen zu suchen. So spricht Radebold (1994) von einer Regression aufgrund eines hirnorganisch bedingten Zerfalls von Ich-Funktionen, der bis in Bereiche völliger Desorganisation reichen kann. Die regressiven Prozesse in der Demenz können nach Radebold unterschiedliche Aspekte des Es, des Ich und des Über-Ich betreffen. Sie prägen sich bei fortschreitender Demenz stärker aus und haben u. a. folgende Merkmale:
1. Die Reaktionsweisen sind unangemessen, wirken undifferenziert im Vergleich mit früheren Verhaltensweisen.
2. Die Realitätsprüfung ist eingeschränkt oder zeigt schnellere Dekompensation.
3. Die Realitätsbeziehung beruht auf dem Hier-und-Jetzt-Prinzip.

Alle bisher erwähnten Modelle gehen dabei von einem Realitätsbegriff aus, der allein die Bedingungen der äußeren Umwelt meint.

Nun ist aber gerade der Begriff der Realität in der Psychoanalyse einer Revision unterzogen worden. Freud unterscheidet schon in seinen „Vorlesungen zur Einführung in die Psychoanalyse" (1916, 1917) zwischen psychischer Realität und einer materiellen. Zwar erkannte er bereits in seiner Aphasiestudie (1891) die heute noch gültigen Annahmen über die Auswirkungen der Zerstörungen von Hirnzentren – der durch Broca und Wernicke entdeckten Sprachzentren – an, deutete jedoch „Unterfälle als komplexe Störungen im Zusammenspiel der zerebralen Funktionen. Das Gehirn insgesamt hat er als ein dynamisches System aufgefasst" (Lorenzer, 1993, S. 161). Dieser Gesichtspunkt wird für die Alzheimerdemenz besonders bedeutsam, da keine signifikante Korrelation zwischen der Dichte der Plaquebesiedelung im Gehirn und dem Demenzgrad besteht.

Mit der dynamischen Betrachtungsweise führte Freud eine neue Dimension in die psychiatrische Diagnostik ein, die zu weitreichenden Konsequenzen auch für das Verstehen der irreversiblen Altersdemenzen führt. Die dynamische Betrachtungsweise verwandelt die Krankengeschichte des Patienten aus ihrer Vergegenständlichung in eine Leidens- und Lebensgeschichte. Es geht jetzt nicht mehr um eine Behandlung des „Körperdings", sondern um ein Verstehen des leiblich-seelisch-sozialen Zusammenhanges.

Diesem Zusammenhang versucht das Erklärungsmodell der Genese irreversibler Altersdemenzen von Drerup (1994) Rechnung zu tragen. Da die Ätiologie der Alzheimerdemenz bis jetzt noch als ungeklärt gilt, andererseits die grundsätzliche Möglichkeit einer Einflussnahme psychischer Faktoren auf den Hirnmetabolismus oder auf die Hirndurchblutung auch bei der Multiinfarktdemenz besteht, stellt er eine psychosomatische Betrachtungsweise zur Diskussion. In der Demenz sind nach Drerup durch frühe Identifizierungen organisch verfestigte Über-Ich-Strukturen geschädigt. Über eine chronisch-progrediente Labilisierung funktioneller Abläufe im Gehirn kann es beim Auftreten psychischer Belastungen schließlich zur Ausbildung eines Demenzsyndroms kommen. Der Kranke hat in einem Zustand von Hilflosigkeit und Hoffnungslosigkeit im Bezug zu seiner Umwelt aufgegeben. Indem Drerup auf diese Weise der Interaktion der Dementen mit ihrer Umwelt in ihrer aktuellen Situation Rechnung trägt, wendet er implizit einen Realitätsbegriff an, der zwischen dem Außen und dem Innen der Kranken zu vermitteln sucht und sowohl deren psychische Realität als auch deren soziale Bedingungen im Blick behält.

Lorenzer hat für das Verstehen dieses Vorgangs in Sprachzerstörung und Rekonstruktion (1970) die Bezeichnung „sinnvolle Realität" gewählt. Sinnvolle Realität meint die Bedeutung einer szenischen Anordnung, in der psychische Realität und äußere Realität zusammenspielen. Betrachten wir die referierten Modelle unter diesem Gesichtspunkt, dann entsteht ein neues und genaueres Bild von den Inszenierungen, die sich hinter den irreversiblen Demenzerkrankungen verbergen. In allen erwähnten Erklärungsmodellen und in der Diagnostik wird der Zwangsläufigkeit des biologischen Krankheitsverlaufs Rechnung getragen. Ebenso eindeutig werden der Verlust von Intelligenzleistung und von an die Umwelt angepassten Verhaltensweisen gepaart mit hirnorganischen Schädigungen als irreversible Symptome beschrieben. Auch das Konzept der Regression von Radebold und das Konzept der gegenseitigen Unerreichbarkeit von Subjekt und Umwelt, auf das Drerup sich bezieht, bezeichnen einen regressiven Sog. Dabei herrscht Einigkeit über den letalen Ausgang der biologischen Entwicklung.

So formulieren Andreasen und Black die Prognose für die Betroffenen denn auch drastisch: „Schließlich werden die Patienten völlig stumm und reagieren auf nichts mehr. In diesem Stadium tritt der Tod üblicherweise innerhalb von Monaten ein, während einige Patienten länger überleben" (Andreasen & Black, 1993, S. 130). Die häufigste akute Todesursache ist dann schließlich meist eine Bronchopneumonie (siehe Lauter & Kurz, 1986). Wenn nun noch berücksichtigt wird, dass nach der zurzeit gültigen Definition des Todes dieser als Tod des Gesamthirns festgelegt ist (z. B. Saerbeck, 1975, S. 21 f.; Geilen, 1975, S. 17), dann erhärtet sogar diese biologische Definition, dass die irreversiblen Altersdemenzen als langsamer Sterbeprozess aufgefasst werden müssen. Die Altersdementen sind nicht mehr ganz von dieser Welt und ihre „sinnvolle Realität" besteht darin, dass sie sich unaufhaltsam daraus entfernen.

Musiktherapie

Vor dem Hintergrund dieser Gedankengänge fasse ich Musiktherapie mit Altersdementen als Sterbebegleitung auf. Sie wird durchgeführt als Gruppentherapie und in Form von Einzelbehandlungen. Die Schulen und Methoden der Musiktherapie sind dabei vielfältig und setzen einen je unterschiedlichen Musikbegriff (→ Musikbegriff) voraus. Entsprechend der theoretischen Ausrichtung resultieren hieraus auch unterschiedliche Vorgehensweisen und Einstellungen dem Sterbeprozess gegenüber. An dieser Stelle sei auf die Arbeiten von Muthesius (1990, 2000) und Muthesius und Ganß (2004) hingewiesen sowie auf die Ansätze aus der Schule von Tüpker (→ Musiktherapie mit alten Menschen).

Ausgehend von der Interaktionstheorie Lorenzers ist Musiktherapie als eine spezifische Form der psychoanalytischen Psychotherapie aufzufassen, in der es um „szenisches Verstehen" (Lorenzer, 1970a, b, 1983) geht. Damit ist ein Symbolbildungsprozess ge-

meint, in dessen Zentrum die Aufgabe steht, dem Zusammenspiel von Übertragung und
Gegenübertragung einen Namen zu geben. Die „Namensgebung" kann auf unterschiedlichem Symbolniveau stattfinden: auf der Ebene der Sprache, der Musik und derjenigen
der Handlungen. Im Endstadium der Demenzerkrankung kann sogar die ganze Szene mit
all ihren gestisch-musikalisch-sprachlichen Anteilen diese Funktion annehmen. Der in der
psychoanalytischen Musiktherapie übliche Wechsel von Spielen und Sprechen verliert
hier seine Konturen. Dies impliziert den Begriff des therapeutisch-präsentativen Symbols und der symbolischen Regression (analog zum Begriff der symbolischen Progression
nach Böhme-Bloem, 2002). Symbolbildung wird dabei immer als Produkt einer Einigung
(Lorenzer, 1970a, b; Niedecken, 1988) aufgefasst. Voraussetzung dafür, dass der Symbolbildungsprozess in der Musiktherapie mit Altersdementen und damit auch der Sterbeprozess gelingt, ist, dass sich der Therapeut von den Patienten auch auf der Handlungsebene verwickeln lässt und diese Verwicklung in den Reflexionsprozess einbindet. Der
Reflexionsprozess selber ist getragen von klinischen psychoanalytischen Theorien, die
in einem hermeneutischen Zirkel von der Praxis her zu ergänzen und zu modifizieren
sind und von der Metapsychologie vermessen werden.

In diesem Verstehens- und Erkenntnisprozess kann das musikalische Material sehr unterschiedliche Gestalt annehmen, welche jeweils mit der individuellen Form des Übertra-
gungsgeschehens im Sterben zusammenhängt und auf die je individuelle Ausgestaltung
der Lebensthemen eines Menschen hinweist. Es lassen sich aber auch überindividuelle
Züge erkennen.

Es besteht die Möglichkeit der Einigung in der freien musikalischen Improvisation. Es
besteht ebenfalls die Möglichkeit der Einigung mit Hilfe von bekanntem musikalischen
Material, z. B. von Liedern oder von komponierten Musikstücken. Letztere müssen als
Zitate aufgefasst werden, die als eingefrorene Interaktionsmuster aus einem anderen geschichtlichen Zusammenhang stammend einerseits durch den neuen Kontext infrage gestellt werden und andererseits selber zu einer „gewissen Form des Kommentars" (Lissa
nach Niedecken, 1988, S. 127) für diesen aktuellen Zusammenhang werden. Dadurch
kann das Vergessene aus der Lebensgeschichte der sterbenden Menschen wieder lebendig und ihre Gegenwart in ein anderes Licht gerückt werden. Dabei ist es nicht erforderlich, dass die Sterbenden diese Musik kennen. Ausschlaggebend ist, dass mit dem Zitat
die Inszenierung treffend benannt wird, sich die dementen Menschen in der musikalischen
Formulierung mit ihrem Identitätsthema gehalten fühlen können.

Zitate unterscheiden sich von der freien musikalischen Improvisation sowohl durch
ihren Bezug zur Subjekt-Objekt-Differenzierung und zur Diskursivität als auch zum gesellschaftlichen Ganzen. Eine gelungene Einigung in der freien Improvisation benennt
den intersubjektiven Erlebnisgehalt und bereitet die Subjekt-Objekt-Differenzierung und
Diskursivität vor, lässt sie in Kritik am Idiom entstehen. Das Zitat stammt direkt aus einem
gesellschaftlichen Zusammenhang. Es setzt beim Zitierenden triadische Strukturen
voraus, denn sowohl vorgeformtes musikalisches Material als präsentativ organisierte
Kunstform oder Bruchstücke davon als auch eine in anderen Formen fixierte musikalische Idiomatik, z. B. als Lied, erfordern im Kommentieren Bewusstsein. Beide Formen
von musikalischem Material können in der psychoanalytischen Musiktherapie mit Al-

tersdementen sich gegenseitig ergänzen, kommentieren oder sogar miteinander verschmelzen. Mit steigendem Demenzgrad übernimmt dabei der Therapeut die Funktion der musikalischen Formulierung. Von hierher wird die Kontur der Übertragungsfigur der Sterbenden deutlich. Die Auflösung des Ausdrucksmaterials verweist zusammen mit der Funktionalisierung des Therapeuten auf die Aktivierung eines frühen oralen Introjekts. Da im Zitieren aber triadische Beziehungsstrukturen vorausgesetzt werden müssen, bedeutet das für die Übertragungsfigur, dass jene in die Übertragung des oralen Introjekts eingeschlossen werden. Wenn der Symbolbildungsprozess in der Musiktherapie mit Altersdementen auf dieser präsentativen Ebene „gelingt", dann führt das zu einer Entlastung ihrer Ich-Funktionen. Die Sterbenden können sich dem Sterbeprozess anheim geben. Von Außen betrachtet zeigt sich dies darin, dass sie friedlich einschlafen und sich ihr allgemeiner körperlicher Zustand verschlechtert.

Diese Entwicklungen implizieren neben der Auflösung des Ausdrucksmaterials ebenfalls eine Umkehrung der Symbolfunktion. Da die präsentativen Symbole eine Schalterfunktion (Lorenzer, 1970a, b) in der Persönlichkeitsentwicklung innehaben und in ihnen das dyadische Erleben immer mitläuft, werden sie in besonderer Weise der Paradoxie des Sterbeprozesses gerecht. Sie ermöglichen, wenn sie in den Reflexionsprozess eingebunden sind, über die Aktivierung des dyadischen Erlebens die Auflösung der Körperfunktionen der Sterbenden und von deren Bezug zur äußeren Umwelt. Gleichzeitig aber können sie der Sublimierung und einer totalen Metaphorisierung dienen.

Dies wird deutlich, wenn die metaphorischen Qualitäten des musikalischen Materials in den Blick genommen werden. Es verbindet sich in der Musiktherapie mit altersdementen Menschen mit Vorstellungen, die einen spezifischen Bezug zum Sterbeprozess und zur subjektiven Identität der sterbenden Menschen haben. So können z. B. das Bild des Himmlischen Bräutigams, des Tanzes oder einer Blumenwiese im Mai auftauchen. Alle Metaphern enthalten ödipale Beziehungsmuster. Die Metaphern sind je nach der subjektiven Geschichte und Identität des Sterbenden einerseits unverwechselbar, andererseits tragen sie überindividuelle Züge. Dies macht die Funktion von Musik als Metapher im Sterben augenfällig. In ihrer Subjekt-Objekt übergreifenden Struktur wird die musikalische Metapher nicht nur zum Ausdruck und Container bestimmter individueller Beziehungsmuster. Über den intersubjektiven Erlebnisgehalt hinaus werden Verallgemeinerungen im Sinne spezifischer allgemein menschlicher Beziehungsstrukturen möglich. Es lässt sich sagen, dass in einem gelingenden Sterbeprozess das Urszenenerleben mit dem dyadischen Erleben verschmilzt. Die Sterbenden gehen symbolisch ein in den Mutterleib. Sie können sich in die metaphorische Bedeutung der Musik hinein auflösen, wenn der Therapeut in einer therapeutischen Ich-Spaltung die Sicherung ihres Identitätsthemas in der äußeren Realität garantiert.

Misslingt der Symbolbildungsprozess auf dieser basalen Ebene, dann versuchen die altersdementen Menschen mit reagierenden Aktivitäten ihre subjektive Identität zu sichern. Sie stellen zwangsläufig Chaos her, halten an Stereotypien fest oder bekommen somatische Beschwerden. In diese Reaktionen wird auch die Umwelt involviert, was zu einem Mitagieren mit deren Abwehrmechanismen führt, sofern die Verwicklung nicht verstanden werden kann.

Literatur

Andreasen, N. C. & Black, D. W. (1993). *Lehrbuch Psychiatrie*. Weinheim: Beltz.
Böhme-Bloem, Ch. (2002). Das Ergriffene im Begriff, Gedanken zum Symbolisierungsprozess. *Zeitschrift für psychoanalytische Theorie und Praxis, 17,* 371–392.
Drerup, U. (1994). Psychoanalytische Aspekte der Demenz. In R. D. Hirsch (Hrsg.), *Psychotherapie bei Demenzen*. Darmstadt: Steinkopff.
Freud, S. (1895/1992). *Zur Auffassung der Aphasien*. Frankfurt am Main: Fischer.
Freud, S. (1999). Vorlesungen zur Einführung in die Psychoanalyse 1916–17. *Gesammelte Werke XI* (S. 3–487). Frankfurt am Main: Fischer.
Geilen, S. (1975). Euthanasie und Selbstbestimmung, *Recht und Staat, 446*.
Junkers, G. (1994). Psychotherapie bei Demenz? In R. G. Hirsch (Hrsg.), *Psychotherapie bei Demenzen*. Darmstadt: Steinkopff.
Lauter, A. & Kurz, A. (1986). Demenzerkrankungen im mittleren und höheren Lebensalter. In A. Lauter (Hrsg.), *Untersuchungs- und Behandlungsverfahren in der Gerontopsychiatrie* (S. 136–195). Berlin: Springer.
Lorenzer, A. (1970a). *Sprachzerstörung und Rekonstruktion*. Frankfurt am Main: Suhrkamp.
Lorenzer, A. (1970b). *Kritik des psychoanalytischen Symbolbegriffs*. Frankfurt am Main: Suhrkamp.
Lorenzer, A. (1983). Sprache, Lebenspraxis und szenisches Verstehen in der psychoanalytischen Therapie. *Psyche, 37,* 97–115.
Lorenzer, A. (1993). *Intimität und soziales Leid*. Frankfurt am Main: Suhrkamp.
Muthesius, D. (1990). „Denkt man doch im Silberhaar gern vergangner Zeiten". *Musiktherapeutische Umschau, 11,* 132–141.
Muthesius, D. (2000). Gefühle altern nicht: Musiktherapie mit dementen Patienten. In Deutsche Alzheimergesellschaft (Hrsg.), *Fortschritte und Defizite im Problemfeld Demenz* (S. 167–179). Berlin: Hrsg.
Muthesius, D. & Ganß, M. (2004). Kreativitätsorientierte Interventions- und Kommunikationsformen. In P. Wissmann (Hrsg.), *Werkstatt Demenz*. Hannover: Vincentz.
Niedecken, D. (1988). *Einsätze*. Hamburg: VSA.
Radebold, H. (1994). Das Konzept der Regression. In R. D. Hirsch (Hrsg.), *Psychotherapie bei Demenzen*. Darmstadt: Steinkopff.
Saerbeck, K. (1975). *Beginn und Ende als Rechtsbegriffe*. Berlin: de Gruyter.

Weiterführende Literatur

Aldridge, D. (2000). *Music Therapy in Dementia Care*. London: Kingsley.
Bauer, J. et al. (1994). Psychosomatische Aspekte der Alzheimerdemenz. In R. D. Hirsch (Hrsg.), *Psychotherapie bei Demenzen*. Darmstadt: Steinkopff.
Dehm-Gauwerky, B. (2000). Das Sterben der 70jährigen dementen Frau S. In G. Kimmerle (Hrsg.), *Zeichen des Todes in der psychoanalytischen Erfahrung*. Tübingen: Diskord.
Dehm-Gauwerky, B. (2002a). Über die Veränderung von Stereotypien in der Musiktherapie mit Dementen. In M. Peters & J. Kipp (Hrsg.), *Zwischen Abschied und Neubeginn*. Gießen: Psychosozialverlag.
Dehm-Gauwerky, B. (2002b). Tod und Sterben in der Musiktherapie mit Dementen. In R. Tüpker & H.-H. Wickel (Hrsg.), *Musik bis ins hohe Alter*. Münster: LIT.
Dehm-Gauwerky, B. (2006a). *Inszenierungen des Sterbens – innere und äußere Wirklichkeiten im Übergang*. Marburg: Tectum.

Dehm-Gauwerky, B. (2006b). Wenn die Vernunft schläft, singen die Sirenen. *Psychotherapie im Alter, 2,* 77–88.

Dehm-Gauwerky, B. (2007). „Doch alle Lust will Ewigkeit …". Über die totale Metaphorisierung im Prozess des Sterbens. *Psyche, 61,* 493–515.

Dilling, H. et al. (Hrsg.). (1993). *Internationale Klassifikation psychischer Störungen ICD-10, Kapitel V (F). Klinisch-diagnostische Leitlinien.* Bern: Huber.

Engel, G. & Schmale, A. (1969). Psychoanalytische Theorie der somatischen Störung. *Psyche, 23,* 241–261.

Grümme, R. (1998). *Situation und Perspektive der Musiktherapie mit dementiell Erkrankten.* Regensburg: Transfer.

Grün, M. (1997). „… was da alles möglich ist". *Musiktherapeutische Umschau, 18,* 132–138.

Hirsch, R. D. (Hrsg.). (1994). *Psychotherapie bei Demenzen.* Darmstadt: Steinkopff.

Kipp, J. & Jüngling, G. (1994). *Verstehender Umgang mit alten Menschen.* Frankfurt am Main: Fischer.

Tüpker, R. & Wickel, H. (Hrsg.). (2004). *Musik bis ins hohe Alter.* Münster: LIT.

Winnicott, D. W. (1994). *Reifungsprozesse und fördernde Umwelt.* Frankfurt am Main: Fischer.

Von einer „Altorientalischen" zur „Ethnomusiktherapie"

Gerhard Tucek

Historische Aspekte

Altorientalische Musiktherapie (AM) ist ein seit ca. 1.000 Jahren dokumentiertes und praktisch bewährtes System mit therapeutischer, prophylaktischer und rehabilitativer Bedeutung. (Der Begriff „Altorientalisch" ist ein in der Therapieszene eingeführter Terminus, der nichts mit dem in der Turkologie gebräuchlichen Begriff zu tun hat.)

In ihrer historischen Form wurde sie im Rahmen der islamischen Heilkunde ab dem 9. Jahrhundert im Rang einer regulären medizinischen Hilfsdisziplin in den Spitälern zur Anwendung gebracht.

Theoretische Grundlagen waren zum einen die Humoralpathologie (Vier-Säfte-Lehre) sowie die religiös-philosophisch begründete Überzeugung, dass Musik – als hörbare musikalische Umsetzung des kosmischen Klanges – sowohl die „Geistseele" wie auch den „materiellen Leib" nähre. Man war der Überzeugung, mittels unterschiedlicher mikrotonaler Tonskalen (Makamat) sogar gezielte Wirkungen auf Organsysteme und Emotionen ausüben zu können, indem die dargebotene Musik regulierend auf die „Säfte" einwirke.

Im Zuge des Wechsels vom humoralpathologischen zum biomedizinischen Behandlungsmodell verschwand dieser Therapieansatz aus den Spitälern der Türkei und des Arabischen Raumes. Oruc Güvenc griff Mitte der 1980er Jahre in Istanbul diese alte therapeutische Idee wieder auf (Güvenc, 1985). Durch die Zusammenarbeit mit dem Autor erhielt dieser Versuch seit 1984 eine interkulturelle Dimension (Tucek, 2003).

Zusammenfassend: Musik wurde in früheren Zeiten als *objektive Eigenschaft des Seins* selbst gedeutet, die der Mensch zwar hörbar werden lassen konnte, selbst aber nicht hervorzubringen vermochte.

Heutiges Verständnis

Im Gegensatz dazu wird Musik in ihrem therapeutischen Wirkkontext heute als *subjektiver menschlicher Ausdruck* gedeutet, der seine Erfüllung in der Schönheit zu finden vermag. Für das Verständnis der AM (wie sie heute in Österreich praktiziert und gelehrt wird) bedeutet dieser Wandel in der Sichtweise, dass sich der therapeutische Effekt nicht mehr auf einem von außen einwirkenden „kosmischen Ordnungsprinzip" gründet, sondern auf der Restrukturierung *innerer (psychischer und körperlicher) Ordnungsstrukturen*. Dies wird durch bedeutungsvoll erlebten musikalischen Ausdruck der am Prozess beteiligten Personen ebenso hervorgerufen wie durch Tanz- und Bewegungsübungen und konzentrative (rezeptive) Hörsitzungen (vgl. Tucek, 2005a).

Aufgrund konkreter klinischer Erfahrungen wurde die Altorientalische Musiktherapie in den letzten Jahren methodisch durchlässiger. Sie bezieht nunmehr bei Repertoire wie auch Instrumentarium die jeweilige therapeutischen Situation sowie das (kulturelle) Verstehen des Patienten stärker mit ein. Dies hat zur Folge, dass sich das orientalische Instrumentarium durch Instrumente mit anderem kulturellen Hintergrund erweiterte. In diesem Sinne scheint eine Erweiterung des bisherigen Verständnisses in Richtung „Ethnomusiktherapie" angebracht.

Ging es in der Arbeit des Instituts für Ethno-Musik-Therapie vor einigen Jahren noch um die Wiederbelebung einer „alten Tradition", stellen wir heute die Frage in folgender Weise: Welches therapeutische Angebot vermag welchem Patienten in welcher Situation und Therapiephase die sinnvollste Hilfestellung anzubieten? Damit verrückte sich der Fokus von „Tradition" zur „Person".

Aspekte des Kulturtransfers

Vor obigem Hintergrund stellt sich die Frage nach dem heutigen Selbstverständnis der AM.

Moderne Erkenntnisse der Hirnforschung lassen das menschliche Gehirn auch als ein Organ begreifen, das aufgrund seiner spezifischen dynamischen Struktur eine ideale biologische Basis für sozio-kulturelles Verhalten bietet. Neben der genetischen Grundlegung ist menschliches Erleben von einer Vielzahl „epigenetischer" Faktoren (kulturelles, soziales, individuelles Erfahrungsumfeld) beeinflusst (vgl. Hüther, 2004).

Vor diesem Hintergrund scheint die ursprüngliche Theorie einer 1:1-Übertragbarkeit spezifischer emotionaler Inhalte mittels arabischer oder türkischer Musikstile auf einen europäischen Patienten fragwürdig. Dies liegt weniger in möglichen kulturellen Vorurteilen, als vielmehr in kulturell geprägten (Klang)Idealen und Vorstellungsbildern (des Therapeuten und des Patienten). Mehrere Studien hierzu sind zurzeit in Durchführung bzw. Vorbereitung.

Der Wandel der ursprünglich für unseren Ansatz identitätsbildenden Theorie einer organ- und emotionsspezifischen Wirkung der Makamstrukturen sowie die Erweiterung des therapeutischen Instrumentariums waren für unser Institut als Schulungsinstitution eine große Herausforderung. In meiner Funktion als Studiengangsleiter stand ich hinsichtlich des Traditionsverständnisses vor einer schwerwiegenden Entscheidung: Folgen wir einer Traditionstheorie, die das Vormalige als ein Ursprünglicheres und daher „Besseres" begreift, oder entscheiden wir uns für ein Traditionsverständnis, das aus der Zuversicht handelt, dass der Höhepunkt noch vor uns liegt?

Während Güvenç einen *essenzialistischen Kulturbegriff* mit dem Postulat in sich geschlossener und klar unterschiedener Kulturen und deren Streben nach idealtypischer Autochthonie in größtmöglicher „Reinheit" und „Unverfälschtheit" bevorzugt, vollzog ich selbst in den letzten Jahren einen konzeptionellen Wandel in Richtung *„Hybridität"*, welcher (Therapie-)Kulturen in permanenter wechselseitiger Durchdringung sieht (vgl. Bhabha, 2000).

Den langjährigen Prozess zusammenfassend: Ich entschied mich für die Trennung der Musiktherapie in Praxis und Lehre von der Wahrheits-Lehre Sufismus und leitete entsprechende Veränderungen in den Ausbildungsstrukturen ein. Es galt klarzulegen, dass eine Ausbildung zum (Altorientalischen) Musiktherapeuten keine Sufis hervorbringen soll, sondern Therapeuten, welche die nötigen Kompetenzen entwickeln, um Patienten auf ihrem Weg durch die Krankheit zu begleiten. Die sich daraus ergebenden Konsequenzen schlugen sich im Curriculum nieder, welches sich von einem auf einen (Sufi-) Meistermusiker zentrierten Lehrgang zu einem fächerbezogenen Studium wandelte (siehe www.ethnomusik.com/Ausbildung).

Exemplarische Überlegungen zur Musikwirkung aus kulturanthropologischer Sicht

Der Mensch ist gleichermaßen ein universelles wie auch kulturspezifisches Wesen:
- Rhythmen (Trommel, Rassel etc.) und Klangflächen (Obertongesang, Gong etc.) rufen unabhängig vom jeweiligen kulturellen Erfahrungshintergrund ähnliche psycho-physiologische Reaktionen hervor.
- Die *Ebene gemeinsamer kultureller Erfahrung* lässt sich modellhaft an folgendem (faktischen) Beispiel exemplifizieren: Das Weihnachtslied „Stille Nacht, heilige Nacht" wird von der Mehrzahl der Menschen in unserem Kulturraum mit festlich-freudvoller Stimmung assoziiert.
- Für die Kinder und die Ehegattin jener Familie, deren Vater während des gemeinsamen Singens vor dem erleuchteten Weihnachtsbaum mit Herzinfarkt zusammenbricht und verstirbt, ruft dieses Lied in weiterer Folge anstatt festlicher Stimmung Trauer und schmerzliche Erinnerung hervor. Dieses Beispiel, das ich Wolfgang Mastnak (Ordinarius für Musikpädagogik an der Hochschule für Musik und Theater in München) verdanke, verdeutlicht die *Ebene subjektiver Erfahrung*.

Für die Arbeit mit AM bedeutet dies, dass sich das musikalische Material im Zuge der Ausbildung und supervidierten Praxis tief in Erfahrungs- und Erlebniswelt des Therapeuten verankern muss. Erst auf dieser Grundlage vermag der Transfer musikinduzierter emotionaler Stimmungen wie Freude, Ruhe, Frieden etc. über den Weg einer liebevollen therapeutischen Beziehung zu gelingen. Eine grundsätzlich offene Grundhaltung des Rezipienten ist die Voraussetzung für positive neuartige Klangerfahrungen (mittels Makam-Skalen und orientalischen Instrumenten). Seitens des Therapeuten gilt es dabei zu beachten, dass die musikalischen Strukturen der ausgewählten Modi und Musikstücke nicht allzu weit von den Hörgewohnheiten des jeweiligen Patienten entfernt liegen. Vereinfacht gesagt gilt es den Weg zwischen der potenziellen Faszination durch das Neue, und der potenziellen Ablehnung des „allzu Fremden" zu finden.

Einzelnen Bestrebungen, die Ausübung der AM direkt an eine humoralpathologische Diagnostik zu knüpfen (vgl. Bachmaier-Eksi, 2007, S. 170), steht der Autor aus zwei Gründen kritisch gegenüber: Zum einen, weil Musiktherapeuten keine medizinische Diagnostik ausüben dürfen, und zum anderen, weil eine in früheren Jahrhunderten „weltumspannende" Humoraldiagnostik nicht automatisch den Schluss nach sich zieht, dass weltumspannend einheitliche Wirkeffekte der Makammusik zu erwarten sind. Hier ist zwischen Diagnostik und Therapie zu differenzieren. Praktische klinische Erfahrungen sowie kulturanthropologische Reflexionen rufen die Vertreter der AM zu differenzierter Wahrnehmung hiesiger klinischer und pädagogischer Kontexte auf. Selbst bei Patienten mit arabisch-türkisch-persischem Migrationshintergrund zeigen sich individuell unterschiedliche Reaktionen auf das Angebot der Makammusik, wiewohl das Makamschema einheitliche Reaktionen erwarten ließe. Zudem zeigt auch die historische Quellenlage hinsichtlich der Makamzuordnungen durchaus divergierende Aussagen. In diesem Sinne ist bei der Anwendung des Makamkonzeptes Differenzierung und Beobachtung angebracht, die auch auf den jeweiligen psycho-sozialen Kontext eingeht.

Allgemein lässt sich als *übergeordnetes Therapieziel* der AM das Anliegen formulieren, den Patienten dabei zu unterstützen, ein stimmiges Zusammenspiel zwischen nach außen gewandtem kulturellen Entwurf von Lebensgestaltung und innerer subjektiver Stimmigkeit (wieder-)herzustellen.

In diesem Sinne ist „... *Musik nicht einfach was sie ist; sie ist das, was sie dem Menschen bedeutet, was sie für ihn tun kann. ... Die Beschäftigung mit Musik kann den Menschen zeigen, was sie miteinander verbindet*" (Simon Rattle).

Für einen gelingenden therapeutischen Prozess spielt neben der Persönlichkeit des Therapeuten, dem Musikmaterial sowie der Klangqualität der Instrumente (siehe weiter unten) auch Kontext und Setting eine wesentliche Rolle.

Wir konnten vielfach dokumentieren, dass etwa Patienten und deren Angehörige im klinischen Kontext zur rezeptiven AM ein überaus positives Verhältnis aufbauten, das nach Entlassung jedoch keine weitere Fortsetzung im privaten Lebensalltag fand. Erst bei Wiederaufnahme in die Klinik wurde diese Art von Musik wieder bedeutsam. Ein Angehöriger: „*Jetzt, wo ich wieder in der Gruppe sitze, weiß ich, was mir im letzten halben Jahr gefehlt hat*".

Ein wichtiger Wirkaspekt der AM scheint gemäß bisheriger klinischer Erfahrungen darin zu liegen, dass beim Erstkontakt durch die Neu- und Andersartigkeit des Klangbildes (Instrumentarium, Makamstruktur) etwaige – durch Vorerfahrung – etablierte (individuelle) Assoziationen zu bekannten Musikstilen vermieden werden. Dies schafft den Raum für den Aufbau neuer Strukturen und Assoziationen, die mit positiven Gefühlsinhalten bzw. Sehnsüchten zu tun haben. Gemäß unserer Erfahrungen führt dies bisweilen zu erstaunlichen Ergebnissen, wie etwa die eines Patienten nach schwerem Schädel-Hirn-Trauma am Neurologischen Rehabilitationszentrum der AUVA in Wien Meidling. Er bezeichnete sich im Anschluss an eine Therapiestunde gegenüber anderen Mitpatienten im Gemeinschaftsraum als „Künstler". Im Sinne Aldridges sind wir – im positiven Sinne – uns permanent inszenierende Wesen, die in ihrer „performance" stimmige Resonanz zu anderen sich ebenfalls inszenierenden Wesen suchen. Hierzu Aldridge: „... *health is a performance that can be achieved. Health is not simply a singular performance; it is performed with others*" (2005, S. 264). Ich benenne diesen Prozess mit dem Begriff „Beziehungsästhetik". Im Mittelpunkt steht das Medium Musik und sein Potenzial als bedeutsames therapeutisches Erlebnis- und Gestaltungsmedium im Patienten Veränderung, Reifung und Wachstum zu ermöglichen. Musik ist demnach das zentrale Begegnungsfeld zwischen Patient und Therapeut.

Aus der Empirie in eine wissenschaftliche Fundierung

Seit vielen Jahren evaluieren wir am Institut klinische Therapieverläufe anhand empirischer Fallbeschreibungen und Videodokumentationen. Darüber hinaus bemühten wir uns auch um eine Fundierung der AM auf der Grundlage physiologischer „hard-facts".

Eine erste klinische EEG-Studie am Neurologischen Rehabilitationszentrum Meidling bei Patienten nach schwerstem Schädel-Hirn-Trauma zeigte (trotz vielfacher organisatorischer Erschwernisse durch die Regelabläufe eines Klinikbetriebs), dass der rezeptive Ansatz der AM in den frühesten Remissionsphasen dieser schwerstverletzten Patienten eine Reduktion von Spasmen bei gleichzeitiger Erhöhung der Vigilanz hervorzurufen vermag (Murg et al., 2002; Tucek et al., 2006).

Ähnliche relaxierende und anxiolytische Wirkungen ließen sich auch im Rahmen einer Studie bei 64 Patienten am kardiologischen Rehabilitationszentrum Groß Gerungs erzielen (Tucek, 2005b).

Aufgrund vielfach einengender forschungsmethodischer Vorgaben blieben wir auf der Suche nach Forschungsmodellen, die den Musiktherapeuten (im Sinne eines „Best practice-Modells") nicht mehr auf ein bestimmtes Setting bzw. eine spezifische Interventionsmethode (aktiv/rezeptiv) festlegen. Unsere Bemühungen führten u. a. zu einer engen Zusammenarbeit mit David Aldridges Lehrstuhl für qualitative Forschung in der Medizin.

Das Ansinnen historische Anteile der AM (regulationsmedizinisches Denken) mit modernen Erkenntnissen und Konzepten (beziehungsmedizinisches Denken) zu verbinden, führte uns letztlich zum Konzept von Case-Study-Designs und der Systematisierung von Videodokumentationen zur Evaluierung des Beziehungsgeschehens. Dieses verknüpften wir mit chronobiologischen Messmethoden (Herzratenvariabilität, Muskelaktivität (EMG), Hautpotenzial, Hautwiderstand) (vgl. Moser et al., 1999; Balzer & Hecht, 2000; Fritz, 2005; Ferstl, 2005).

Im Unterschied zur historischen Humoralmedizin, die „Regulation" im Sinne des ausgeglichenen Mischverhältnisses von vier „Säften" verstand, spricht die Chronobiologie von „Regulation" im Sinne der zeitlichen Organisation in Physiologie und Verhalten biologischer Organismen. Unsere Überlegungen hierzu waren, dass musiktherapeutisch induzierte Veränderungen des autonomen Nervensystems (Aktivierung/Deaktivierung) ebenso darstellbar sein müssten (regulationsmedizinisches Denken), wie ein gemeinsames (synchrones) Erleben (beziehungsmedizinisches Denken) zwischen Patient und Therapeut (vgl. Tucek, 2006a,b). Eigene Fallstudien (Tucek et al., 2006; Tucek, 2007) sowie eine aktuelle klinische Studie im Rahmen der stationären Behandlung depressiver Episoden zeigten ermutigende Ergebnisse (Scharinger, 2006).

Zusammenfassung

Altorientalische Musiktherapie durchlief in den letzten Jahren im Zuge ihrer Etablierung im deutschsprachigen Europa und der prozessbegleitenden kulturanthropologischen und klinischen Beforschung einen tief greifenden Wandlungsprozess. Während der Patient ins

Zentrum rückte, wandelte sich der Traditionsbegriff von einem „essenzialistischen" zu einem Konzept der Hybridität. Damit ging eine konzeptionelle Öffnung einher, die in Österreich mit einer begrifflichen Erweiterung von „Altorientalisch" in Richtung Ethnomusiktherapie geht.

Literatur

Aldridge, D. (Ed.). (2005). *Music Therapy and Neurological Rehabilitation Performing Health*. London: Kingsley.

Bachmaier-Eksi, M. (2007). Humoralpathologische Diagnostik in der Konstitutionellen Altorientalischen Musiktherapie. *Schweizerische Zeitschrift für GanzheitsMedizin, 19* (3), 156–161.

Balzer, H.-U. & Hecht, K. (2000). Chrono-Psychobiologische Regulationsdiagnostik (CRD) – Ein neuer Weg zur objektiven Bestimmung von Gesundheit und Krankheit. In K. Hecht & H.-U. Balzer (Hrsg.), *Stressmanagement, Katastrophenmedizin, Regulationsmedizin, Prävention* (S. 134–154). Lengerich: Pabst.

Bhabha, H. (2000). *Die Verortung der Kultur*. Tübingen: Stauffenburg.

Ferstl, E. (2005). *Untersuchung von Zusammenhängen zwischen psycho-physiologischen Reaktionen und dem Leistungsverhalten von Musikern in Auftrittssituationen*. Unveröffentlichte Dissertation, Universität Mozarteum Salzburg.

Fritz, F. M. (2005). *Eine Methode zur Klassifizierung von Regelvorgängen biologischer und musikalischer Prozesse mit Hilfe eines künstlichen neuronalen Netzes*. Unveröffentlichte Dissertation, Universität Mozarteum Salzburg.

Güvenc, R. O. (1985). Geschichtlicher Abriss der Musiktherapie im Allgemeinen und im Besonderen bei den Türken. Band 1 der Studientexte der Schule für Altorientalische Musik- und Kunsttherapie. Eigenverlag (A-3924 Schloss Rosenau, Niederneustift 66).

Hüther, G. (2004). *Biologie der Angst. Wie aus Stress Gefühle werden*. Göttingen: Vandenhoeck & Ruprecht.

Moser, M., Frühwirth, M., Bonin, D. von, Cysarz, D., Penter, R., Heckmann, C. & Hildebrandt, G. (1999). Das autonome (autochrone) Bild als Methode zur Darstellung der Rhythmen des menschlichen Herzschlags. In P. Heusser (Hrsg.), *Hygiogenese* (S. 207–223). Bern: Lang.

Murg, M., Tucek, G., Auer-Pekarsky, A. & Oder, W. (2002). *Traditionelle Altorientalische Musiktherapie bei Patienten nach schwerstem Schädel Hirn Trauma*. Posterpräsentation am Rehabilitationszentrum der AUVA Wien-Meidling, Köglergasse 2a, A-1120 Wien & dem Institut für Ethnomusiktherapie, Niederneustift 66; 3924 Schloß Rosenau.

Scharinger, E. (2006). *Altorientalische Musiktherapie als adjuvante Therapieform bei Patienten mit Depressiven Episoden*. Abschlussarbeit des Studiengangs Altorientalischer Musiktherapie (Jg. 2000–2005) am Institut für Ethnomusiktherapie. Schloss Rosenau.

Tucek, G. (2003). Altorientalische Musiktherapie im interkulturellen Dialog – Kulturimmanente und kulturtranszendente Aspekte im Menschenbild. In H. Egner (Hrsg.), *Heilung und Heil. Begegnung – Verantwortung – Interkultureller Dialog* (S. 120–148). Düsseldorf/Zürich: Patmos.

Tucek, G. (2005a). „Traditional Oriental Music Therapy" in neurological rehabilitation. In D. Aldridge (Ed.), *Music Therapy and Neurological Rehabilitation Performing Health* (pp. 211–230). London: Jessica Kingsley.

Tucek, G. (Hrsg.). (2005b). *Musik und Medizin – Beiträge zur Musik- und Therapieforschung 1995–2004*. Wien: GAMED.

Tucek, G. (2006a). Traditional Oriental Music Therapy – a regulatory and relational approach. Music Therapy Today Vol. VII (3), 623–647. Available at http://musictherapyworld.net. Download complete issue October 2006 as pdf.

Tucek, G. (2006b). (Hrsg.). Neuere Forschungsmethoden der Musiktherapie in Österreich (Themenheft). *Musik-, Tanz- und Kunsttherapie, 17* (2), 59–116.

Tucek, G. (2007). Altorientalische Musiktherapie als regulations- und beziehungsorientierter Therapieansatz. In G. Bernatzky et al. (Hrsg.), *Nichtmedikamentöse Schmerztherapien – komplementäre Methoden in der Praxis* (S. 199–211). Wien/New York: Springer.

Tucek, G. et al. (2006). The revival of Traditional Oriental Music Therapy discussed by cross cultural reflections and a pilot scheme of a quantitative EEG-analysis for patients in Minimally Responsive State. *Music Therapy Today – Online,* VII (1), 39–64. Available at http://musictherapyworld.net. Download complete issue March 2006 as pdf.

Weiterführende Literatur

Hildebrandt, G., Moser, M. & Lehofer, M. (1998). *Chronobiologie und Chronomedizin. Biologische Rhythmen. Medizinische Konsequenzen.* Stuttgart: Hippokrates.

Analogie und Musiktherapie

Henk Smeijsters

Die Analoge Prozesstheorie ist das Resultat des Versuchs, eine neue, die verschiedenen Medien (Drama, Musik, Kunst, Tanz/Bewegung) übergreifende Theorie zu entwickeln, die dennoch die unterschiedlichen Charakteristika der Medien und der Behandlungen unterschiedlicher Klienten berücksichtigt. Kurz gesagt: *den* analogen Prozess gibt es nicht. Jede Behandlung kennzeichnet sich durch die spezifischen Charakteristika der Problematik, Eigenschaften und Möglichkeiten des Klienten und die daraus resultierenden analogen Prozesse im Medium.

Diese Theorie der Analogie, die in dem Buch *Grundlagen der Musiktherapie* (Smeijsters, 1999b), in verschiedenen Artikeln (Smeijsters, 1998, 1999a, 2003a, b, 2005a), im *Handboek creatieve therapie* (Smeijsters, 2000), in *Sounding the Self* (2005b), im *Handboek muziektherapie* (Smeijsters, 2006) und in *De kunsten van het leven* (Smeijsters, 2008) vorgestellt wurde, wird in einem kontinuierlichen Forschungsprozess in der Praxis überprüft.

Definition

Die folgende Auflistung gibt den heutigen theoretischen Stand der Dinge in Bezug auf die Definition von Analogie, zugespitzt auf die Musiktherapie wieder:
– Musiktherapie unterscheidet sich vom alltäglichen Leben, da man im alltäglichen Leben normalerweise nicht mit Hilfe musikalischer Aktionen kommuniziert. Eine Analogie in der Musiktherapie ist deshalb keine Replik einer Situation aus dem alltäglichen Leben, weil der Klient sich in der Musiktherapie in einem anderen nicht-alltäglichen Medium (Musik) ausdrückt.
– Der dadurch entstehende Unterschied ermöglicht es dem Klienten, die Musiktherapie wie einen sicheren Ort, an dem er experimentieren darf, zu erleben. Es entsteht ein Spielraum (Kenny, 1989: *field of play*), in dem die alltäglichen Spielregeln nach Belieben und Vermögen außer Kraft gesetzt werden können.
– Obwohl, wie gesagt, dieser Spielraum nicht identisch ist mit alltäglichen Situationen, unterscheiden sich die psychischen Phänomene (Gedanken, Gefühle, Verhalten usw.), die während der musiktherapeutischen Aktionen erlebt werden, nicht von den psychischen Phänomenen, die in alltäglichen Situationen erlebt werden.
– Die musikalischen Prozesse des Klienten in der Musiktherapie sind Analogien seiner psychischen Prozesse, weil es keinen Dualismus zwischen den musikalischen Ausdrucksformen und den Erlebnisformen der inneren Psyche gibt. Darin unterscheidet die Analogie sich vom Symbol. Beim Symbol entsteht ein Dualismus zwischen der äußeren Form des Symbols und dem psychischen Phänomen, auf das die symbolische Form verweist.
– Da bei Analogie die musikalischen Prozesse des Klienten keine Symbole seiner inneren psychischen Phänomene sind, erübrigt sich die Interpretation, die hinter der Form eine tiefere Bedeutung sucht (man vergleiche die Traumdeutung). Bei Analo-

gie ist die manifeste musikalische Form kein Symbol für eine latente psychische Bedeutung. Das heißt nicht, dass Musik nicht auch symbolisch oder metaphorisch sein kann. Bei Analogie ist dem aber nicht so.
- Die Analogie hat also keine Bedeutung außerhalb ihrer selbst, sondern immanente Bedeutung (Meyer, 1970: *embodied meaning*). Die Bedeutung ist manifest. Es sind die analogen Prozesse, um die es geht. Im musikalischen Prozess zu sein, bedeutet das direkte Erleben des psychischen Prozesses.
- Analogie beachtet die Art und Weise, wie der Klient die rhythmischen, melodischen, dynamischen Motive usw. arrangiert und die psychologische Bedeutung dieser Arrangements. Psychologische Bedeutung zeigt sich in den Beziehungen der musikalischen Motive zueinander.
- Theoretisches Fundament von Analogie ist die Gleichheit der grundlegenden Parameter der musikalischen und psychischen Formen. Diese Gleichheit bewirkt, dass Musik uns ohne einen vermittelnden Prozess von Erinnern, Denken, Assozieren, Vorstellen usw. direkt berühren kann. Analogie stellt einen primären Typus des Wissens dar (Wilber, 1987: *intimate knowledge*), der intuitiv, nicht-vermittelnd, nicht-substituierend, nicht-dualistisch, direkt und nicht-abstrakt ist. Musik ist eine Sprache der Unmittelbarkeit. Dies wird neuerdings neuropsychologisch begründet durch die Eigenschaften des bewussten, aber nicht-kognitiv verarbeitenden *Kernselbst* nach Damasio (2004, 2005).
- Die Gleichheit der grundlegenden Parameter ist eine Gleichheit der temporalen und dynamischen Muster in der Musik und der Psyche. Es ist möglich, musikalische Formen mit Hilfe der gleichen dynamischen, kinetischen Formen der Psyche (Stern, 1985, 2004: *vitality affects*) zu beschreiben. Umgekehrt ist es möglich die dynamischen, kinetischen Formen der Psyche mit Hilfe der temporalen und dynamischen Muster der Musik zu beschreiben (man denke an Beschreibungen wie: vorübergehend, auslöschend, explodierend, crescendo, descrescendo, explodierend usw.). Durch die Integration von temporalen und dynamischen Mustern entstehen Prozesse von Spannungsaufbau und -abbau. In der Musik gibt es Prozesse von Spannungsaufbau und -abbau, die den *lived stories* (Stern, 2004) der psychischen Prozesse gleichen. Eine *lived story* ist die präverbale dramatische Spannungslinie der psychischen Erlebnisform, die sich im Hier und Jetzt ereignet.
- Da eine Person in der Lage ist, (a-modale) temporale und dynamische Muster in verschiedenen Prozessen und Medien zu erkennen, ist es möglich, intrapsychische und interpsychische Erlebnisformen in musikalischen Mustern auszudrücken und zu erkennen.
- In der Musiktherapie drückt der Klient in seiner musikalischen Aktivität die Musik seines Selbst aus. Er drückt sich in der Musik auf die gleiche Art aus, wie er sich in anderen Situationen und anderen Medien ausdrückt.
- In der Musiktherapie drückt der Klient seine pathologischen *lived stories* in der Musik aus, die er durch Experimentieren im musikalischen Spiel löst und ersetzt durch gesündere *lived stories*. Es besteht auch die Möglichkeit mit dem Patienten musikalische Welten zu erforschen, die ihm helfen, seine starken Seiten weiter auszuarbeiten damit er besser mit seinen Problemen umgehen (salutogenischer Ansatz). Musiktherapie ist Therapie weil sie, früher oder später, den Patienten in musikalische Welten bringt die seine psychische Lebensqualität verbessern.

– Der Klient transformiert seine inneren Erlebnisformen und die inneren Erlebnisformen anderer in musikalisch hörbare Formen. Umgekehrt transformiert er musikalisch hörbare Formen in innere Erlebnisformen.
– Analogie beschränkt sich nicht auf Gefühle, sondern trifft für verschiedene intrapsychische und interpsychische Prozesse zu, die sich durch temporale und dynamische Muster auszeichnen.
– Musiktherapie ist indiziert, wenn musikalische Prozesse hervorgerufen werden können, deren Muster den *lived stories* gleichen, und die dazu führen, dass die psychische Störung oder Behinderung verschwindet, sich verringert, der Klient damit leben kann oder neben der Störung oder Behinderung neue psychische Kapazitäten aktualisiert.
– Das Konzept der Analogie passt sich den psychischen Phänomenen an, was bedeutet, dass es *den* analogen Prozess nicht gibt. Ein schizophrener Klient verhält sich in der Musik anders als ein depressiver Klient, ein Klient mit einer Persönlichkeitsstörung oder ein autistisches oder geistig behindertes Kind. In all diesen Beispielen handelt es sich deshalb um andere analoge Prozesse.
– Analogie ist ein Kernkonzept der Musiktherapie, weil viele Musiktherapeuten, unabhängig von ihrer Ausbildung und ihrem Arbeitsfeld, sich in irgendeiner Form darauf beziehen.
– Analogie ist ein Meta-Konzept, das andere Konzepte mit einschließt und eine zentrale Position zwischen diesen einnimmt.

Bei Analogie handelt es sich um ein psychologisches Konzept, das empirisch begründet ist. Analogie meint die Gleichheit der temporalen und dynamischen Muster der Musik und der Psyche und schließt damit esoterische, magische, kosmische, mystische, semantische, mathematische, quasi-philosophische, und andere spekulative Theorien aus. Was Hartogh (2002) als *Homologie* definiert, der Vergleich zwischen vergleichbaren Strukturen, ist genau das, was in der Analogen Prozesstheorie mit dem Konzept Analogie gemeint ist. Es geht tatsächlich um die Homologie der psychischen und musikalischen Prozesse.

Forschung

Sehr wichtig ist, dass das Analogiekonzept seine Gültigkeit nicht nur durch quantitative Forschung, durch Expertenpanels und dergleichen erhält, sondern seine Glaubwürdigkeit auch durch die Anerkennung des (individuellen) Klienten bestätigt wird. Um sicher zu sein, ob von Analogie die Rede ist, sollte der Musiktherapeut, wenn möglich, die Aussagen der Klienten miteinbeziehen. Wenn der Klient die Gleichheit der Erlebnisformen innerhalb und außerhalb der Musiktherapie nicht intuitiv als solche empfindet, gibt es keine Analogie.

Im Bereich der Musiktherapie gibt es zahlreiche Arbeiten, die eine Verbindung mit der Stern'schen Entwicklungpsychologie herstellen. In der Musiktherapie gibt es einige theoretische Konzepte die mit dem Analogiekonzept verbunden sind. Ich möchte einige nennen. Bruscia (1987) hat bei der Entwicklung der Improvisation Assessment Profiles

(IAP) das Analogiekonzept hinzugezogen. Aldridge (1989, 1996) hat mit Konzepten wie Analogie und Isomorphismus gezeigt, dass eine starke Übereinstimmung zwischen musikalischem Rhythmus, biologischem Rhythmus und Persönlichkeitsstörungen (zum Beispiel die sogenannte Type A Persönlichkeit) besteht. Innerhalb der → morphologischen Musiktherapie wurden von Tüpker (1988, 1996), Weymann (1990, 2004) und anderen, anhand der morphologischen Psychologie von Salber Analogien zwischen psychischen und musikalischen Formen nachgewiesen. Pavlicevic (1997) hat das Konzept der *dynamic form* ausgearbeitet. Sie hat, ausgehend von der Stern'schen Entwicklungspsychologie, die dynamische Form als das Zusammenfließen musikalischer und emotionaler Form definiert, deren Kennzeichen die gleichen Strukturen sind, die Stern bei den *vitality affects* beschrieben hat. Die dynamische Form unterscheidet sich von der puren musikalischen Form und der puren psychischen Form, weil sie beide enthält. Ich möchte ebenfalls auf die fundierte wissenschaftliche Arbeit von Schumacher hinweisen (1994, 1999).

Analogie *vitality affects* und Kernselbst im *present moment*

Meines Erachtens handelt es sich bei der Psychologie von Daniel Stern (1985, 1995, 2004; Stern et al., 1998) um eine Psychologie, die musikalische Prozesse mit einschließt. Die Theorie beschreibt die prä- und nonverbale frühkindliche Kommunikation anhand musikalischer Parameter und ist in der Lage zu erklären, wie Analogien zwischen psychischen und musikalischen Prozessen zustande kommen.

Stern hat gezeigt dass ein Baby in der Lage ist, eine Form, die es gefühlt, doch vorher nicht gesehen hat, im Nachhinein visuell von anderen Formen zu unterscheiden. Ein Baby ist ebenfalls in der Lage einen visuellen Rhythmus wiederzuerkennen, wenn er als auditiver Rhythmus vorgeführt wird, und umgekehrt. Ein Baby vermag auch eine Lichtintensität als Lautintensität wiederzuerkennen. Laut Stern zeigt diese Forschung, dass das Baby von der Wahrnehmung eines Stimulus irgendwie abstrakte Muster behält, die es bei Stimuli in anderen sensorischen Bereichen wiedererkennen kann. Stern nannte diese abstrakten Muster a-modale Muster und das Wiedererkennen in anderen sensorischen Bereichen *cross-modality*.

Diese Muster kommen zustande durch *vitality affects,* dynamische, kinetische Qualitäten des psychischen Erlebens. Dass bei der Beschreibung der *vitality affects* musikalische Begriffe wie crescendo und decrescendo herangezogen wurden (siehe Stern, 1985, S. 54), verdeutlicht, dass zwischen der musikalischen Formen und dem psychischen Erleben eine enge Verbindung besteht. Sterns Psychologie ist also musikorientiert, was die Validität für Musiktherapie steigert.

Vitality affects spielen auch bei Erwachsenen in den nicht-kognitiven und nicht-verbalen Erfahrungen eine entscheidende Rolle. Die neueste Entwicklung der Theorie der Analogie stellt eine Verbindung zwischen den *vitality affects* und dem *present moment* von Stern (2004), dem *Kernselbst* von Damasio (2004, 2005) und der *emotion focused therapy* von Greenberg (2002) her. Die neuropsychologischen Erkenntnisse von Damasio, dass Personen eine Art von Wissen besitzen die nicht-kognitiv ist, führt zu der Einsicht, dass jemand wenn ihm etwas widerfährt schon ein leibliches/emotionales Wissen spürt, ohne dass er imstande ist, dieses Wissen in Wörter zu fassen. Dieses widerspricht den heutigen Modellen der kognitiven Therapie, womit nicht gemeint ist, dass kognitive Therapie nicht gute Erfolge erzielt. Allerdings sollte kognitive Therapie ergänzt werden durch Therapien, die das emotionale Schema der Person ansprechen.

Entscheidend bei dem analogen Ansatz ist also, dass er sich auf das Wissen im Kernselbst bezieht, das sich formt, bevor es kognitiv ausgelegt werden kann. Das Wissen im Kernselbst wird geformt durch die *vitality affects* die durch musikalische Parameter charakterisiert sind. *Vitality affects* sind also die nicht-verbalen und nicht-kognitiven Formen des Erlebens und Verstehens des *Kernselbst*.

Wenn Personen Musik spielen oder hören, geschieht dies *auch* auf einer bewussten, jedoch nicht-kognitiven, nicht-rationalen, gefühlsmäßigen Ebene. Es geht bei der Erfahrung der *vitality affects* des Kernselbst um eine emotionale und intuitive *lived experience* die im *present moment* stattfindet. Das Gespräch über die Erfahrungen ist etwas anderes als mit Leib und Seele in der Erfahrung zu sein. Wörter ermöglichen es uns im Nachhinein über die Erfahrung zu reflektieren und damit kognitiv klar zu kommen. Aber Wörter machen auch einen abstrakten Schritt von der leiblichen und emotionalen Kernselbsterfahrung weg. Stern (2004) nennt es den „après coup" (im Nachhinein) der Wörter.

Analogie und Metapher

Es wurde erwähnt, dass Musik eine analoge, metaphorische und symbolische Funktion haben kann. Die drei Ansätze unterscheiden sich voneinander. Ich befassen mich hier kurz mit dem metaphorischen Ansatz, weil dieser in aktuellen Studien eine wichtige Rolle spielt (Jungaberle, Verres & Dubois, 2001; Spitzer, 2004; Aigen, 2005; Bonde, 2007).

Wie bei der Analogie schlägt der metaphorische Ansatz eine Brücke zwischen der Psyche und der Musik. Anders als in der kognitiven Therapie, die davon ausgeht, dass die kognitive Interpretation des Geschehens das Fühlen und Verhalten bestimmt, bezieht sich der metaphorische Ansatz auf die Theorie von Lakoff und Johnson (1980). Diese Theorie geht davon aus, dass die Psyche die im Leib verankerten Schemata (wie z. B. hin – zurück, hoch – tief, weit weg – in der Nähe, innen – außen usw.) dazu verwendet, andere Phänomene besser zu verstehen. Die Schemata werden als Metaphern auf diese übertragen. Durch diesen Transfer kann die Psyche die Musik verstehen. Umgekehrt ist es möglich, musikalische Strukturen und Prozesse als Metaphern der psychischen Prozesse heranzuziehen. Der Mensch versteht Musik mit Hilfe der leiblichen Metaphern und versteht sich selbst mit Hilfe der musikalischen Metaphern. Musik wurde immer schon mit Hilfe von Metaphern gedeutet.

Der metaphorische und der analoge Ansatz unterscheiden sich beide von der kognitiven Therapie durch die Verankerung im Leib. Kognition bezogen auf die Metapher ist anders als Kognition in der kognitiven Therapie. Analogie unterscheidet sich jedoch von der Metapher, weil Analogie ohne Kognition auskommt. Der analoge Ansatz braucht den Transfer zwischen Musik und Psyche mit Hilfe von im Leib gegründeten kognitiven Schemata nicht. Deshalb ist der analoge Ansatz weniger „kognitiv", nicht nur im

Sinne der kognitiven Psychotherapie, sondern auch im Sinne der metaphorischen Theorie nach Lakoff und Johnson. Analogie meint, dass der Mensch auf einer emotionalen Ebene, intuitiv und nicht-kognitiv musikalische Strukturen als vitality affects seines Kernselbst erfährt. In der Analogie gibt es keinen metaphorischen Transfer eines konzeptuellen Modells, sondern der Mensch spürt „im Bauch" die Gleichheit in der Musik. Die *vitality affects* des Kernselbst gleichen musikalischen Prozessen, die kognitiven Schemata nach Lakoff und Johnson werden auf musikalische Prozesse projiziert.

Morphologische, analoge und metaphorische Musiktherapie sind miteinander verwandt. Jede Theorie nährt sich jedoch aus anderen Quellen. Die Morphologie aus der morphologischen Psychologie nach Salber, die analoge Theorie aus der Stern'schen Psychologie und Neuropsychologie von Damasio. Die Theorie de *dynamic forms* ebenfalls aus der Stern'schen Psychologie. Die metaphorische Musiktherapie nährt sich aus der kognitiven Psychologie von Lakoff und Johnson, ist aber auch stark der *music-centered* Musiktherapie verwandt.

Analogie und Ästhetik

Die Aussage, dass Analogie wenig mit Ästhetik zu tun hat, könnte ein Missverständnis hervorrufen. Auch bei Analogie geht es um die Musik als Strukturgebilde. Auch bei Analogie ist Musik als Strukturgebilde ein unabdingbarer Tatbestand, der nicht vernachlässigt werden darf. *Analogie* meint die Resonanz der musikalischen und psychischen Form. Musik, komponiert oder improvisiert, ist „psychologisch" weil der Mensch in der Musik sein Selbst, rezeptiv oder aktiv, ausdrücken kann und weil er in der Musik Erfahrungen machen kann, die ihm als Person weiter helfen.

Das Analogieprinzip versucht also die Struktur der Musik mit der Psyche zu verbinden. Kritik an der Musikästhetik und Musiktheorie besteht nur da, wo Musiktherapeuten sich vorwiegend mit der Analyse musikalischer Strukturen beschäftigen ohne eine Verbindung mit den psychischen Prozessen herzustellen. Beim analogen Ansatz wird Musik als *psychisches Gebilde* aufgefasst, womit gemeint ist, dass die musikalischen Strukturen im Menschen etwas auslösen, dass sie psychologische Relevanz haben. Damit ist gemeint, dass Musik vom Menschen gemacht und gehört wird und deshalb kognitiv und emotional resoniert.

Literatur

Aigen, K. (2005). *Music-centered music therapy*. Gilsum, NH: Barcelona Publishers.
Aldridge, D. (1989). A phenomenological comparison of the organisation of music and the Self. *The Arts in Psychotherapy, 16,* 91–97.
Aldridge, D. (1996). *Music therapy research and practice in medicine. From out of silence*. London: Kingsley.
Bonde, L.O. (2007). Music as metaphor and analogy. *Nordic Journal of Music Therapy, 16* (1), 60–81.
Bruscia, K.E. (1987). *Improvisational models of music therapy*. Springfield: Charles C Thomas.

Damasio, A. R. (2004). *Descartes' Irrtum. Fühlen, Denken und das menschliche Gehirn.* Berlin: List.

Damasio, A. R. (2005). *Der Spinoza-Effekt. Wie Gefühle unser Leben bestimmen.* Berlin: List.

Greenberg, L. S. (2002). *Emotion-focused therapy: Coaching clients to work through their feelings.* Washington, DC: American Psychological Association.

Hartogh, T. (2002). Analogiebildung in der Musiktherapie. Eine wissenschaftstheoretische Betrachtung. *Zeitschrift für Musik-, Tanz- und Kunsttherapie, 13* (2), 51–60.

Jungaberle, H., Verres, R. & DuBois, F. (2001). New steps in musical meaning. The metaphoric process as an organizing principle. *Nordic Journal of Music Therapy, 10* (1), 4–16.

Kenny, C. B. (1989). *The field of play. A guide for the theory and practice of music therapy.* Atascadero: Ridgeview.

Lakoff, G. & Johnson, M. (1980). *Metaphors we live by.* Chicago: University of Chicago Press.

Meyer, L. B. (1970). *Emotion and meaning in music.* Chicago: University of Chicago Press.

Pavlicevic, M. (1997). *Music therapy in context. Music, meaning and relationship.* London: Kingsley.

Schumacher, K. (1994). *Musiktherapie mit autistischen Kindern.* Stuttgart: Fischer.

Schumacher, K. (1999). *Musiktherapie und Säuglingsforschung. Zusammenspiel. Einschätzung der Beziehungsqualität am Beispiel des instrumentalen Ausdrucks eines autistischen Kindes.* Frankfurt am Main: Lang.

Smeijsters, H. (1998). Developing concepts for a general theory of music therapy. In D. Aldridge (Ed.), On *Music Therapy Info.* Vol. II (CD). Witten-Herdecke: University Witten-Herdecke.

Smeijsters, H. (1999a). Feelings of doubt, hope and faith. In J. Hibben (Ed). *Inside music therapy. Client experiences* (pp. 277–294). Gilsum, NH: Barcelona Publishers.

Smeijsters, H. (1999b). *Grundlagen der Musiktherapie. Theorie und Praxis zur Behandlung von spezifischen psychischen Störungen und Behinderungen.* Göttingen: Hogrefe.

Smeijsters, H. (2000). *Handboek creatieve therapie.* Bussum: Coutinho.

Smeijsters, H. (2003a). Analogie als Kernkonzept der Musiktherapie. Eine psychologische und empirische Betrachtung. *Zeitschrift für Musik-, Tanz- und Kunsttherapie, 14* (1), 9–18.

Smeijsters, H. (2003b). Forms of feeling and forms of perception. The fundamentals of analogy in music therapy. *Nordic Journal of Music Therapy: Theory building in music therapy. An international archive, 12* (1), 71–85.

Smeijsters, H. (red.). (2005a). *Praktijkonderzoek in vaktherapie.* Bussum: Coutinho.

Smeijsters, H. (2005b). *Sounding the Self. Analogy in improvisational music therapy.* Gilsum, NH: Barcelona Publishers.

Smeijsters, H. (red.). (2006). *Handboek Muziektherapie.* Houten: Bohn Stafleu Van Loghum.

Smeijsters, H. (2008). *De kunsten van het leven. Hoe kunst bijdraagt aan een emotioneel gezond leven.* Diemen: Veen Magazines.

Spitzer, M. (2004). *Metaphor and musical thought.* Chicago: University of Chicago Press.

Stern, D. N. (1985). *The interpersonal world of the infant. A view from psychoanalysis and developmental psychology.* New York: Basic Books.

Stern, D. N. (1995). *The motherhood constellation: A unified view of parent-infant therapy.* New York: Basic Books.

Stern, D. N. (2004). *The present moment in psychotherapy and everyday life.* New York: W. W. Norton.

Stern, D. N., Sander, L. W., Nahum, J. P., Harrison, A. M., Lyons-Ruth, K., Morgan, A. C., Bruschweiler-Stern, N. & Tronick, E. Z. (1998). Non-interpretive mechanisms in psychoanalytic therapy: The ‚something more' than interpretation. *International Journal of Psycho-Analysis, 79,* 903–921.

Tüpker, R. (1988). *Ich singe, was ich nicht sagen kann. Zu einer morphologischen Grundlegung der Musiktherapie.* Regensburg: Bosse.

Tüpker, R. (1996). *Konzeptentwicklung musiktherapeutischer Praxis und Forschung.* Münster: Lit.

Weymann, E. (1990). Kunstanaloges Vorgehen in der Musiktherapie. In I. Frohne-Hagemann (Hrsg.), *Musik und Gestalt. Klinische Musiktherapie als integrative Psychotherapie* (S. 49–68). Paderborn: Junfermann.

Weymann, E. (2004). *Zwischentöne. Psychologische Untersuchungen zur musikalischen Improvisation.* Gießen: Psychosozial-Verlag.

Wilber, K. (1987). *Das Spektrum des Bewußtseins.* Bern: Scherz.

Weiterführende Literatur

Lee, C. A. (2003). *The architecture of aesthetic music therapy.* Gilsum, NH: Barcelona Publishers.

Anthroposophische Musiktherapie

Till Mathias Florschütz

Im Mittelpunkt der verschiedenen anthroposophisch orientierten Musiktherapie-Verfahren stehen die Wesensart der Musik und die vom Musikalischen ausgehenden Wirkungen auf den Menschen. Hierbei wird die Musik nicht in erster Linie als individuell seelisch-emotional zu besetzendes akustisches Phänomen verstanden. Vielmehr wird dem Musikalischen eine ihm wesensimmanente seelisch-geistige Qualität zugesprochen, die auch über-individuell gültige (geistige) Gesetzmäßigkeiten in sich birgt und so bestimmte objektive Wirkungen vermittelt.

Die von Rudolf Steiner erkenntnistheoretisch herausgearbeitete phänomenologische Methodik Goethes zur Erfassung des Lebendigen und eine auf der Morphologie Goethes aufbauende, erweiterte phänomenologische Forschungsmethodik bilden eine wichtige Grundlage der anthroposophisch erweiterten Medizin wie auch der Musiktherapie. Um eine für den individuellen Fall geeignete musikalische Behandlungsform zu finden werden in der Regel einer differenzierten morphologisch-phänomenologischen Beschreibung des jeweiligen Krankheitsbildes eines Patienten einzelne Ergebnisse musikalisch-phänomenologischer Forschung so gegenübergestellt, dass daran sozusagen eine musikalische „Auflösung" des beschriebenen Problems gefunden werden kann. Diese wird in einen musiktherapeutischen Behandlungsansatz gefasst, der dann ergänzend zu einer anthroposophisch-medizinischen Behandlung durchgeführt wird.

Darüber hinaus werden Ergebnisse anthroposophisch-musiktherapeutischer Forschung auch im musikalisch-heilpädagogischen Bereich integriert, sowohl im Rahmen der individuellen therapeutischen Arbeit als auch im Bereich der Psychohygiene und Prophylaxe.

Konkrete gemeinsame Bemühungen anthroposophisch orientierter Ärzte, Musiker und musikalisch ambitionierter Heilpädagogen um musiktherapeutische Grundlagen und Behandlungskonzepte gehen bis in die Mitte der dreißiger Jahre zurück (Walter, Bort, Pracht, Gärtner & Kolisko in der Zeitschrift Natura, 1927). Auf Grundlage dieser nunmehr siebzigjährigen Tradition und der Einrichtung musiktherapeutischer Ausbildungen seit über dreißig Jahren ist heute die Musiktherapie in den weltweit verbreiteten anthroposophischen Kliniken und heilpädagogischen Instituten ein fester und anerkannter Bestandteil des therapeutischen Angebotes.

Zur Menschenkunde Rudolf Steiners

Die Anthroposophie betrachtet den Menschen als gegliedert in Leib, Seele und Geist und demgegenüber die sichtbare Welt als ein Ineinanderwirken physisch-materieller, lebendig-seelischer und geistiger Gesetzmäßigkeiten. Hierbei wird versucht, diesen verschiedenen Aspekten in ihrem Ineinanderwirken ein ganzheitliches, sozusagen integratives Menschenbild gegenüberzustellen mit Hilfe einer Forschungsmethode, die naturwissenschaftlich erfassbare Daten und Tatsachen ebenso zu integrieren versucht wie die im Rahmen qualitativer, goetheanistisch-phänomenologischer Forschung zu erarbeitenden Aussagen zur Qualität des individuell Seelisch-Geistigen.

Im Sinne dieses Menschenbildes ergeben sich neben der grundsätzlichen Gliederung des Menschen in Leib, Seele und Geist zahlreiche weitere Untergliederungen und Differenzierungen, anhand derer das Wesensbild des Menschen verstehbarer gemacht und zur Erweiterung der Medizin, der Therapie und der Pädagogik verdeutlicht werden kann.

Als Beispiel soll hier die Dreigliederung des Menschen dienen, zunächst physisch-leiblich in:
– das Nerven-Sinnes-System (das im Kopfbereich sein Zentrum hat),
– das mittlere System, in dem Blutzirkulation und Atemrhythmus ihre organische Grundlage haben (Brustbereich) und
– das Stoffwechsel-Gliedmaßen-System des Menschen (das gegenüber den anderen als im unteren Bereich zentral gelegen angesehen werden kann. In Bezug auf die Gliedmaßen könnte auch vom „äußeren" System gesprochen werden.).

Sowohl morphologisch als auch funktionell gesehen bilden diese Systeme jeweils eine gewisse Einheit.

Auch das seelische Leben des Menschen wird nun in dieser Weise als dreigegliedert betrachtet, indem Denken, Fühlen und Wollen (bzw. Handeln) als die drei grundlegenden seelischen Äußerungen des Menschen den drei genannten physisch-organischen Bereichen der Leiblichkeit zugeordnet werden können:
– das Denken dem Nerven-Sinnes-System,
– das Fühlen dem mittleren System (Kreislauf, Atmung) und
– das Wollen/Handeln dem Stoffwechsel-Gliedmaßen-System.

Über diese grundsätzliche Zuordnung seelischer Aktivitäten zu deren organisch-leiblicher Grundlage im dreigliedrigen menschlichen Organismus hinaus werden im Rahmen anthroposophischer Menschenkunde und Medizin zahlreiche weitere Entsprechungen und Wirkenseinheiten zwischen leiblicher und seelischer Natur des Menschen aufgezeigt, wie z. B. einzelne Organfunktionen und deren qualitative Entsprechung und Wirkung im individuell Seelischen.

Entsprechungen im Musikalischen

Die Musik wird von Seiten der anthroposophischen Anschauung vor allem als seelisch-geistiges Phänomen verstanden, das im physikalisch-akustischen Geschehen nur seine „leiblich"-materielle Grundlage findet (vgl. Ruland, 1989, S. 17 ff.). Auch hier lassen sich Entsprechungen und Wirkungszusammenhänge finden, wie für das leiblich-seelische Wesensgefüge des Menschen bereits beschrieben. Zum Beispiel wird auch die Gliederung musikalischer Erscheinungsformen in Melodie, Harmonie und Rhythmik/Takt eng in Zusammenhang mit der Dreigliedrigkeit von Denken, Fühlen und Wollen, bzw. auf der leiblichen Ebene Nerven-Sinnes-System, mittleres System und Stoffwechsel-Gliedmaßen-System gebracht.

Insgesamt wird allerdings das musikalische Erleben des Menschen vor allem mit dem mittleren Menschen (d. h. dem Bereich des Fühlens) in Beziehung gesehen. Das Melodiehafte in der Musik wird dabei dem zum oberen Bereich (Denken, Nerven-Sinnes-System) hin orientierten Fühlen und das Erleben des Rhythmus/Takt in der Musik dem zum Stoffwechsel usw. (Wollen) hintendierenden Bereich zugeordnet.

Gesundheitsbegriff und musiktherapeutische Wirkung

Gemäß den Vorstellungen der anthroposophischen Menschenkunde ist es nun vor allem das mittlere System, in dem ausgleichende rhythmische Prozesse (auch leiblich zwischen Polaritäten vermittelnd: Systole – Diastole, Einatmung – Ausatmung) vorwiegend beheimatet sind, von dem Gesundheit und Gesundung ausgehen. Krankheit bedeutet nach dieser Auffassung immer ein unangemessenes Überwiegen entweder verfestigender Kräfte (Formpol, Kopfbereich) oder im Gegenteil auflösender Kräfte (Bewegungspol, Stoffwechsel etc.) in einem bestimmten leiblich-organischen oder seelischen Kontext.

Das insbesondere in Atmung und Kreislauf getragene, also in rhythmischen Prozessen bestehende mittlere System ist, auch in seiner Entsprechung als Träger des menschlichen Fühlens, für musikalische Prozesse besonders empfänglich. Das eigentlich musikalische Erleben ist eben vor allem dem Fühlen verwandt (Ruland, 1990). Hierdurch kann nach Auffassung der anthroposophischen Musiktherapie insbesondere in diesem mittleren Bereich der menschlichen Konstitution die Musik ihre spezifische Wirksamkeit entfalten:

„Im kreativen musiktherapeutischen Prozess (gleichermaßen in der aktiven wie rezeptiven Form) verwandelt und ordnet sich auf der Ebene des Seelischen die subjektive, in irgendeiner Weise durch Krankheit oder Behinderung korrumpierte Gefühlswelt an den musikalischen Urbildern, die sich in den musikalischen Phänomenen aussprechen. Diese Wirkung beschränkt sich nicht auf den Seelenorganismus, sondern erreicht über den Lebensorganismus auch den somatischen Bereich (funktionelle, prozessuale Vorgänge, Tonus)" (Fausch, 1990).

Zur musikalisch-phänomenologischen Forschung in der Anthroposophischen Musiktherapie

Die anthroposophische Musiktherapieforschung gründet sich im Wesentlichen auf beschreibende qualitative Verfahren, aufbauend auf grundsätzliche Äußerungen und methodische Hinweise Rudolf Steiners zur Phänomenologie. Ähnlich den heutigen Grundannahmen qualitativer psychologischer Forschung gegenüber primär seelischen Erscheinungen, wie zum Beispiel auch innerhalb der morphologischen Musiktherapieforschung, kann nach dessen Auffassung die seelisch-geistige Seite einer Sache nur mittels der individuell-menschlichen, in besonderer Weise zu gestaltenden wahrnehmenden Haltung dem Phänomen gegenüber erforscht werden. Anders als in der morphologischen Forschungspraxis, die durch die Beteiligung einer Gruppe von Forschenden die Bedingung „kontrollierter Subjektivität" als wesentliches Grundmerkmal wissenschaftlichen Arbeitens im Bereich qualitativer Forschung zu verwirklichen sucht, steht innerhalb der anthroposophisch-phänomenologischen Arbeit vor allem das Prinzip der persönlichen Schulung im Vordergrund. Auch die in der morphologischen Forschung geforderten Bedingungen, wie Unterscheidungsvermögen und Unvoreingenommenheit (Tüpker, 1988, S. 63), werden in unabhängigen einzelnen Vorübungen zu erreichen versucht.

Zwar werden im Rahmen der bestehenden musikalisch-phänomenologischen Arbeit in anthroposophischen Studien- und Ausbildungsgruppen Beschreibungen der Eindrücke und Erfahrungen der anderen Teilnehmer als Erkenntnismittel für den einzelnen mit berücksichtigt, doch wird der Austausch nicht zur wissenschaftlichen Fundierung im engeren Sinne genutzt (vgl. Florschütz, 1992).

Ausgangspunkt der anthroposophisch-musiktherapeutischen Forschung sind in der Regel zunächst einfache musikalische Strukturen (Intervalle, Einzeltöne, Skalen, Materialklänge etc.). Diese werden gemeinsam gehört und anschließend deren Qualität empfindungsgemäß bildhaft zu erfassen versucht, wobei rationales, urteilendes und intellektuelles Denken zunächst aus dem Prozess möglichst herausgehalten wird und der innere Eindruck ausschließlich beschreibend, auch sinnbildlich, symbolisch mitgeteilt werden soll. Dabei wird angestrebt, auch auditive, kinästhetische und andere nicht-visuelle Empfindungsqualitäten im Bild zu erfassen. „Wärmebilder", „Tastbilder" usw. werden hier genutzt (vgl. Steiner, 3.10.1920, GA 322). Auch persönlich Emotionales, auftauchende Erinnerungen u. Ä. sollen hier zunächst zurücktreten, indem immer nach der Empfindungsqualität gesucht wird, die diese auslöst. Ziel des Verfahrens ist es, dass eine Erklärung oder Interpretation des Phänomens ganz und gar ausbleibt, jedoch das Wesenhafte selbst, das in dem Phänomen begründet liegt, sich in den gefundenen bildlichen Vorstellungen ausspricht.

Die im Rahmen der phänomenologischen Arbeit gefundenen Erkenntnisse werden dann in verschiedenen Arbeitsgruppen und Tagungen der medizinischen Sektion der anthroposophischen Hochschule ausgetauscht, in Zusammenarbeit mit anthroposophischen Medizinern, Heilpädagogen und Musikwissenschaftlern weiterentwickelt und schließlich in der musiktherapeutischen Praxis erprobt.

Zu betonen ist, dass letztendlich jede anthroposophische Schulung, die im oben genannten Sinne zur wichtigsten methodischen Grundlage auch der anthroposophischen Musiktherapie wird, das Ziel hat, das Wahrnehmungsvermögen des Übenden dauerhaft so auszubilden, dass seelische wie geistige Phänomene hierdurch tatsächlich wirklichkeitsentsprechend erfasst werden können, im Sinne eines bildschaffenden („imaginativen") Erlebens, das Wahrnehmungscharakter hat.

Im Bestreben, diesem Ziel zumindest möglichst nahe zu kommen, muss die anthroposophische Musiktherapie immer in eine spirituelle, übende Betätigung des jeweiligen Therapeuten eingebettet sein. Ohne diese, um eigene Erkenntnis ringende Betätigung, sei es durch intensive phänomenologische Arbeit, sei es durch im engeren Sinne „esoterische" anthroposophische Schulung, stände sie immer in der Gefahr, zum Musikapothekertum zu degenerieren, indem individuell auf jeweils ganz bestimmte Patienten bezogene und konzeptualisierte Therapien symptomorientiert verallgemeinert, überliefert und nachgeahmt werden.

Beispiele anthroposophischer Musiktherapiepraxis

Zur Veranschaulichung sollen hier drei mögliche Formen anthroposophischer Musiktherapie exemplarisch etwas näher beschrieben werden:

Die verbreitetste Form anthroposophisch-musiktherapeutischen Handelns ist es, die Musik quasi in Form eines nach jeweils spezifischer Indikation gefundenen *Heilmittels* an den Patienten heranzubringen. Die Behandlung erfolgt in diesem Sinne auf Grundlage mehrerer vorbereitender Schritte:

Am Anfang steht zunächst eine phänomenologisch-morphologische Betrachtung und Beschreibung des individuellen Krankheitsbildes. [Beispiel (skizziert): Der Patient ist im „unteren" Bereich (z. B. Stoffwechsel, Bewegung) zu fest, im „oberen" Bereich (Denken) dagegen haltlos, überbeweglich, ohne festen Bezug oder Mittelpunkt, die Atmung (mittlerer Bereich) ist eher flach.]

Auf der Grundlage allgemeiner musikalisch-phänomenologischer Erfahrungswerte wird nun z. B. eine Musik vom Therapeuten herausgesucht oder selbst komponiert, die sich aufgrund ihrer musikalischen Gestalt von der Charakteristik des Krankheitszustands in einen ausgleichenden Zustand bewegt. [Beispiel s. o.: eine gewisse Festigkeit und Schwere im „unteren" Bereich (Rhythmus/Takt) geht nach und nach über in eine bewegtere, „beschwingtere" rhythmische Gestaltung. Gleichzeitig wird eine anfangs vielleicht wenig grundtonbezogene oder z. B. septimenreiche Melodieführung („oberer" Bereich) in eine etwas gleichmäßigere, vielleicht mehr quintenbezogene Melodie überführt. Der Schwerpunkt der musikalischen Gestaltung könnte darin bestehen, durch eine bestimmte harmonische Ordnung (Dur-Moll-Übergänge etc.), Instrumentenwahl usw., den mittleren Bereich zu stärken, die Atmung zu vertiefen, Ausgleich und Mitte zu schaffen usw.] Es kann auch sein, dass weniger komplexe Formen wie z. B. bestimmte Intervallfolgen jeweils aufgrund ihrer spezifischen Wirksamkeit ausgewählt werden, dass entsprechende Instrumente in einer jeweils bestimmten Reihenfolge festgelegt werden u. v. m. (vgl. Bissegger, 1995).

Die so gefundene Therapie wird gegebenenfalls zunächst eingeübt, und erst dann wird sie an den Patienten herangebracht. Dies geschieht in bestimmten, menschenkundlich begründeten rhythmischen Abständen und Wiederholungen und wird im Laufe der Gesamttherapie jeweils der Entwicklung des Patienten gemäß modifiziert.

Eine der wesentlichen Begründerinnen dieser therapeutischen Richtung ist die Musiktherapeutin Maria Schüppel, die Gründerin der ersten und lange Zeit einzigen anthroposophisch-musiktherapeutischen Ausbildungsstätte in Deutschland, der Musiktherapeutischen Arbeitstätte e. V. in Berlin. Ein Hauptmerkmal der von ihr vertretenen Richtung ist auch die langjährige Forschung und Therapiepraxis im Bereich der besonderen Wirkung der einzelnen Musikinstrumente im therapeutischen Kontext.

Auf diese Tradition gründet sich der in anthroposophischen Zusammenhängen übliche, differenzierte Einsatz unterschiedlichster Instrumente in der Therapie wie Leier, Chrotta, Krummhorn, Gemshorn, Kupferflöte, Kupfer-Klangspiele, Glocken, gestimmte Gongs u. v. m.

Leider liegen aus der fast fünfzigjährigen Therapieerfahrung von Maria Schüppel (u. a. Heilpädagogik, Innere Medizin und Psychiatrie) keine Veröffentlichungen vor.

Eine weitere Möglichkeit ist das mehr übungszentrierte Arbeiten mit den Patienten anhand sehr grundlegender musikalischer Übungen, die z. B. ein bestimmtes harmonisches Verhältnis urbildhaft vermitteln sollen. Die vom Patienten in dieser Weise erlebte Begegnung mit dem objektiv Geistigen innerhalb der Musik soll seelische Kräfte entbinden können, die dann ordnend und heilend in das Wesensgefüge des Menschen hineinwirken (Ruland, 1990, S. 9).

„Um an dieses Urbildlich-Urphänomenale übend heranzukommen, ist es ... notwendig, die Übungen so einfach wie möglich zu machen, ohne dass dabei das künstlerische Erleben verloren geht. Die Kunst des Musiktherapeuten und das Geheimnis seiner Wirkung besteht zu einem großen Teil darin, aus dem musikalisch Einfachsten – ohne jedes mystifikante Brimborium – schlagend das tiefste Erleben des menschlich Urphänomenalen herausspringen zu lassen. Was etwa an Eigenwillig-Orginellem oder Willkürlich-Kreativem, meist zu Kompliziertem vom Patienten kommt, darf deswegen nicht abgeblockt werden; aber wir sollten es zunächst strikt diagnostisch anschauen und dann suchen, wie es therapeutisch auf ein Urbildhaftes, musikalisch Urphänomenales zurückgeführt werden kann" (Ruland, 1990, S. 62).

Als eine dritte Möglichkeit wird auch im Rahmen der anthroposophischen Musiktherapie das Medium der Improvisation genutzt. Im Unterschied zur Praxis gängiger Musikpsychotherapie-Verfahren hat jedoch hier auch die Improvisation einen eindeutig übungszentrierten Charakter. Das Heraussetzen oder Bearbeiten persönlicher emotionaler Anteile ist dabei nicht intendiert. Vielmehr soll das gemeinsame künstlerische Bemühen um die Musik im Mittelpunkt stehen. Das Gewahrwerden und Erspüren der künstlerischen Intentionen des anderen wie auch der dem Musikalischen selbst innewohnenden Gesetzmäßigkeiten wird geübt, der Umgang hiermit und das wohldosierte Einbringen eigener musikalischer Intentionen erprobt. Kreativität, Eigenständigkeit, soziale Wahrnehmungsfähigkeit und vor allem künstlerisches Empfindungsvermögen sollen hier geschult und erweitert werden.

Neue Formen der musikalischen Improvisation wurden ursprünglich vor allem von Julius Knierim entwickelt und speziell im Rahmen der heilpädagogisch-musiktherapeutischen Arbeit zur Anwendung gebracht. Eine der bekanntesten Improvisationsformen dieser Art wurde das von ihm entwickelte „freie Tongespräch" (Knierim, 1988).

Die genannten drei Verfahrensschwerpunkte werden oft auch kombiniert oder wechseln sich im Laufe einer musiktherapeutischen Behandlung ab.

Berufspolitische und wissenschaftliche Einbindung

Während heute die Musiktherapie im Rahmen der inzwischen etablierten Hochschulstudiengänge als eigenständiges therapeutisches und überwiegend auch als psychotherapeutisches Verfahren verstanden wird, definiert sich die anthroposophische Musiktherapie als rein adjuvantisches Verfahren gegenüber der (anthroposophisch erweiterten) Medizin. (Dies wird dadurch bekräftigt, dass 1994 zur Aufnahmebedingung für die sich neu formierende Sektion der Musiktherapeuten im Berufsverband Künstlerischer Therapie auf anthroposophischer Grundlage neben einer anthroposophischen Musiktherapieausbildung der Nachweis einer mindestens zweijährigen Zusammenarbeit mit einem Arzt und dessen positive Stellungnahme gemacht wurden.) Berufspolitisch ergibt sich hieraus eine gewisse Gegenbewegung zu den Hauptzielen und Bestrebungen der großen musiktherapeutischen Verbände, die eine berufsrechtliche Einbindung und Absicherung des Berufs Musiktherapeut/Musiktherapeutin als eigenständiges Verfahren oder im Kontext anerkannter psychotherapeutischer Ansätze anstreben.

Eine erste Veröffentlichung zur Anthroposophischen Psychotherapie im Zusammenhang mit musikpsychotherapeutischen Konzepten erfolgte 2009 (Florschütz, 2009).

Zum Verständnis der vergleichsweise noch geringen Bekanntheit der anthroposophischen Musiktherapie kann angemerkt werden, dass zu allen anthroposophisch fundierten Musiktherapieverfahren bisher – trotz ihrer vergleichsweise sehr langen Tradition, ihrer weit verbreiteten Praxis und der damit wahrscheinlich überaus umfangreich vorhandenen Erfahrungswerte – nur wenige Veröffentlichungen vorliegen. Während allgemeine anthroposophisch geisteswissenschaftliche Überlegungen zur Wesensart des Musikalischen noch in größerem Umfang dokumentiert sind (siehe Literaturverzeichnis), ist zur spezifisch musiktherapeutischen Anwendung, abgesehen von Ruland (1990), Felber, Reinhold und Stückert (2000) und Bissegger (2001), nur wenig Ausführliches zu finden. Die vorhandenen Beschreibungen konkreter einzelner Therapiemaßnahmen aus Veröffentlichungen vor den beiden letztgenannten beschränken sich weitgehend auf die Frage der Indikation und der Auswahl des jeweiligen musikalischen Mittels anhand der vorliegenden Anamnese und des Krankheitsbildes. Erste ausführliche Beschreibungen und Auswertungen musiktherapeutischer Therapieverläufe, in der jeweilige weitere Schritte des Therapeuten und die Reaktionen und Entwicklungsschritte des Klienten im Einzelnen differenzierter und systematisch dokumentiert sind, finden sich in den oben genannten Veröffentlichungen sowie zunehmend im Rundbrief für anthroposophische Musiktherapie (zu beziehen unter *www.musiktherapeutische-arbeitsstaette.de*) einem internen Rundbrief mit Artikeln und Berichten anthroposophisch arbeitender Musiktherapeutinnen und Musiktherapeuten.

Literatur

Bissegger, M. (1995). Anthroposophische Musiktherapie am Beispiel der Inneren Medizin in der Filderklinik. *Musiktherapeutische Umschau, 16,* 289–298.
Bissegger, M. (2001). Anthroposophische Musiktherapie. In H.-H. Decker-Voigt (Hrsg.), *Schulen der Musiktherapie.* München/Basel: Reinhardt.
Bort, J. (1927). Die Musik in der heilpädagogischen Praxis. *Natura, 2* (1), Die Bedeutung der Musik für die Heilkunst.
Fausch, P. (1990). *Zur Theorie und Methodik der Musiktherapie.* Berlin: Musiktherapeutische Arbeitsstätte.
Felber, R., Reinhold, S. & Stückert, A. (2000). *Musiktherapie und Gesang* (Anthroposophische Kunsttherapie, Bd. 3). Stuttgart: Urachhaus.

Florschütz, T. M. (1992). *Aspekte zur Untersuchung musikalischer Eigenwirkungen in musiktherapeutischer Theorie und Praxis*. Norderstedt: BOD.
Florschütz, T. M. (2009). *Sinn & Sein – Aussagen Rudolf Steiners zum Phänomen des Unbewussten und deren Bedeutung für die künstlerisch-psychotherapeutische Behandlungsmethode – unter besonderer Berücksichtigung der Musiktherapie*. Norderstedt: BOD.
Gärtner, L. (1927). Zur Gestaltung der Leier. *Natura, 2*(1), Die Bedeutung der Musik für die Heilkunst.
Knierim, J. (1988). *Zwischen Hören und Bewegen*. Wuppertal: Freies Geistesleben.
Kolisko, E. (1927). Musik und Heilkunst bei Druiden und Barden. *Natura, 2*(1), Die Bedeutung der Musik für die Heilkunst.
Pracht, E. (1927). Zur Musikpflege in der Heilpädagogik. *Natura, 2*(1), Die Bedeutung der Musik für die Heilkunst.
Ruland, H. (1989). *Die Neugeburt der Musik aus dem Wesen des Menschen*. Schaffhausen: Novalis.
Ruland, H. (1990). *Musik als erlebte Menschenkunde*. Stuttgart: Möllmann.
Tüpker, R. (1988). *Ich singe, was ich nicht sagen kann*. Regensburg: Bosse.
Walter, H. (1927). Die Bedeutung der Musik für die Heilkunst. *Natura, 2*(1), Die Bedeutung der Musik für die Heilkunst.

Weiterführende Literatur

Baltz, K. v. (1961). *Rudolf Steiners musikalische Impulse*. Dornach: Verlag am Goetheanum.
Beckh, H. (1977). *Die Sprache der Tonart in der Musik von Bach bis Bruckner*. Stuttgart: Urachhaus.
Beilharz, G. (Hrsg.) (1989). *Erziehen und Heilen durch Musik*. Stuttgart: Urachhaus.
Bindel, E. (1950). *Die Zahlengrundlagen der Musik im Wandel der Zeiten*. Stuttgart: Freies Geistesleben.
Blume, W. (1985). *Musikalische Betrachtungen*. Dornach: Verlag am Goetheanum.
Dörfler, W. (1975). *Das Lebensgefüge der Musik*. Dornach: Verlag am Goetheanum.
Florschütz, T. M. (1989). *Das Musikerleben des Kindes bis zum neunten Lebensjahr aus der Sicht der anthroposophischen Geisteswissenschaft*. Norderstedt: BOD.
Führmann, M. (1959). *Die Praxis des Gesanges unter geisteswissenschaftlichem Gesichtspunkt*. Freiburg: Die Kommenden.
Hagemann, E. (1974). *Vom Wesen des Musikalischen (Wortlaute Rudolf Steiners)*. Freiburg: Die Kommenden.
Husemann, A. (1982). *Der musikalische Bau des Menschen*. Stuttgart: Freies Geistesleben.
Jacobs, R. (1984). *Musiktherapie. Ein Beitrag aus anthroposophischer Sicht*. Stuttgart: Verein für ein erweitertes Heilwesen.
Knierim, J. (1990). Über Freiheit im musiktherapeutischen Handeln. *Musiktherapeutische Umschau, 11* (5), 281–290.
Lange, A. v. (1956, 1960). *Mensch, Musik und Kosmos. Anregungen zu einer goetheanistischen Tonlehre* (Bd. 1 und 2). Freiburg: Novalis.
Lauer, H. E. (1960). *Die Entwicklung der Musik im Wandel der Tonsysteme*. Köln/Bad Liebenzell: Pforte.
Muche, F. (1980). *Die Kunst – Therapie unserer Zeit*. Marquartstein: Verlag Freie Ausbildung.
Muche, F. (1982). *Intervallstudien und andere Beispiele aus dem musikalischen und toneurythmischen Unterricht*. Marquartstein: Verlag Freie Ausbildung.
Oberkogler, F. (1978). *Heilende Kräfte der Musik*. Wien: Selbstverlag.

Oerter, U. (1991). *Hintergrund, Beschreibung und Vergleich zweier Arten musiktherapeutischer Improvisation*. Unveröffentlichte Diplomarbeit. Heidelberg: Universität Heidelberg.
Pfrogner, H. (1976). *Lebendige Tonwelt*. München: Langen-Mueller.
Pfrogner, H. (1978). *Die sieben Lebensprozesse. Eine musiktherapeutische Anregung*. Freiburg: Die Kommenden.
Reinhold, S. (1993). Musiktherapie in der Intensivmedizin. In M. Glöckler & J. Schürholz (Hrsg.), *Anthroposophische Medizin* (S. 93–100). Stuttgart: Freies Geistesleben.
Renold, M. (1986). *Von Intervallen, Tonleitern, Tönen und dem Kammerton c= 128 Hertz*. Dornach: Verlag am Goetheanum.
Ruland, H. (1981). *Ein Weg zur Erweiterung des Tonerlebens*. Basel: Die Pforte.
Ruland, H. (1987). *Die Neugeburt der Musik aus dem Wesen des Menschen*. Schaffhausen: Novalis.
Steiner, R. (1980a). *Die Kunst im Lichte der Mysterienweisheit* (GA 275). Dornach: Rudolf Steiner Verlag.
Steiner, R. (1980b). *Wege der Übung*. Stuttgart: Rudolf Steiner Verlag.
Steiner, R. (1981). *Das Wesen des Musikalischen und das Tonerlebnis im Menschen* (GA 283). Dornach: Rudolf Steiner Verlag.
Steiner, R. (1986). *Grundlinien einer Erkenntnistheorie der Goetheschen Weltanschauung* (GA 2). Dornach: Rudolf Steiner Verlag.
Steiner, R. & Wegmann, I. (1925). *Grundlegendes für eine Erweiterung der Heilkunst* (GA 27). Dornach: Rudolf Steiner Verlag.
Visser, C. (1997). *Musiktherapeutische Erfahrungen*. Dornach: Verlag am Goetheanum.
Werbeck-Svaärdström, V. (1938). *Die Schule der Stimmenthüllung*. Dornach: Freies Geistesleben.
Ziemann, J. (1970). *Die Musik in der medizinischen Therapie und Praxis des 19. Jahrhunderts*. Unveröffentlichte Dissertation. Frankfurt am Main: Universität Frankfurt.

Appelle und Appellwirkung von Musikinstrumenten

Ulrike Höhmann

In der aktiven Musiktherapie benutzen Patientinnen und Therapeutin Musikinstrumente für das gemeinsame improvisatorische Handeln. Die Musikinstrumente und der Umgang mit ihnen stehen im Dienste des Selbstausdrucks, der Interaktion und der Kreativität. Für die musiktherapeutische Praxis und Forschung stellt sich daher die Frage: Zum Ausdruck von welchen Gefühlen, Bedürfnissen und Zuständen ist ein Musikinstrument geeignet? An welche Gefühle, Bedürfnisse und Zustände appelliert es, und welche Eigenschaften des Instrumentes führen dazu?

Appelle sind Reize oder Signale, die zu etwas aufrufen oder an etwas erinnern. Von Musikinstrumenten gehen viele solcher Appelle aus. Als erste beschäftigte sich die Niederländerin W. Waardenburg mit der Appellwirkung von Musikinstrumenten. Sie verwandte die von Maks Kliphuis entwickelte „Appellspektrumsanalyse" zur Erforschung des Ausdruckspotenzials von Musikinstrumenten. Kliphuis ging davon aus, dass jedes Individuum eine spezifische Bedürfnishierarchie in sich trägt und dass Materialien jeglicher Art ein Individuum an einer ganz bestimmten Stelle dieser Hierarchie ansprechen. Das heißt, von einem Material gehen Appelle aus, die auf jeden Menschen eine spezifische Wirkung haben (Kliphuis, 1977, S. 80 ff.). Waardenburg übertrug dies auf die Erforschung der Wirkungsweise von Musikinstrumenten (Waardenburg, 1977). Dabei hob sie hervor, dass nicht nur der Klang eines Instrumentes zum Spiel verlockt, sondern auch das Aussehen, das Material, die Bau- und Spielweise. Unter Appellen werden daher im musiktherapeutischen Zusammenhang alle Reize verstanden, die von einem Instrument ausgehen und dazu führen, dass eine Person sich von diesem Instrument angesprochen fühlt oder es ablehnt, dass bestimmte Erinnerungen, Befindlichkeiten oder Bedürfnisse wachgerufen werden und bewusste oder unbewusste Reaktionen hervorrufen. Von allen Eigenschaften eines Instrumentes gehen Appelle aus: Klingt es hoch oder tief, laut oder leise, weich oder hart? Fühlt sich seine Oberfläche glatt oder rau an, ist es schwer oder leicht, alt oder neu? Erinnert seine Form an einen menschlichen Körper oder an ein Tier, wird es geschlagen oder leicht berührt? Auch die Frage, ob ein Instrument technisch schwer oder leicht handhabbar ist, hat einen Einfluss auf seine Appellwirkung. Ein Instrument, auf dem leicht ein wohltönender Klang, eine Melodie oder ein Rhythmus gespielt werden kann, wie z. B. eine Trommel oder das Xylophon, besitzt für viele Menschen einen hohen Aufforderungscharakter. Im Gegensatz dazu reizt es andere Menschen, ein schwer zu spielendes Instrument, wie z. B. das Cello oder die Trompete auszuprobieren, vielleicht um die eigene Geschicklichkeit unter Beweis zu stellen.

Dem musikalischen Laien wird durch die Appellwirkung der Musikinstrumente der Zugang zu ihnen erleichtert. Neugierde und Spielfreude werden angeregt. Dies hilft, die Hemmschwelle gegenüber dem Fremden und Unvorhersehbaren in der therapeutischen Improvisation zu überwinden.

Musikinstrumente appellieren an alle menschlichen Sinne. Dies ist der Grund, warum sie sich, nach Klausmeier, besonders gut als Träger von symbolischen Bedeutungen eignen (Klausmeier, 1978). Die Symbolik der Instrumente ist in der Musikpsychotherapie von großem Interesse (Decker-Voigt, 2000). Die Pauke z. B. übt auf viele Menschen eine Anziehungskraft aus, weil sie für sie Macht und Durchsetzungsvermögen symbolisiert. Genau dies kann bei anderen zu ängstlicher Distanzierung führen. Damit sind Themen von hoher therapeutischer Relevanz angesprochen. Instrumente appellieren an Erfahrungen und Erinnerungen aus der persönlichen Lebensgeschichte einer Person. Sie sprechen diese in einem bestimmten Bereich ihres seelischen Lebens an. Auf der akustischen, optischen, taktil-sensorischen und motorischen Ebene appellieren sie an Gefühle, Bedürfnisse und Fähigkeiten und ermöglichen deren Ausdruck.

In der musiktherapeutischen Aufstellungsarbeit wird das äußere Erscheinungsbild der Instrumente genutzt, um sie als Stellvertreter für eine Person oder einen Teilaspekt eines Konfliktes oder Traums auszuwählen und im Raum aufzustellen. Irgendeine Eigenschaft des jeweiligen Instrumentes appelliert an eine Eigenschaft der zu repräsentierenden Thematik, sei es die Größe, die Form oder die Art und Weise der Klangerzeugung. Erst in einem zweiten Schritt werden die Instrumente zum Klingen gebracht und damit dem Gefühl einer Person oder einer seelischen Position innerhalb eines Systems nachgespürt (Timmermann, 2003).

Zur Ermittlung der spezifischen Appellwirkung eines Instrumentes auf eine Person benutzt Waardenburg die von Kliphuis entwickelte Appellspektrumsanalyse: Auf einem Fragebogen sind 32 Appelle aufgelistet. Eine Person wird aufgefordert anzugeben, an welche Gefühle, Bedürfnisse und Zustände ein Instrument bei ihr appelliert. Umfasst die Antwort viele der aufgelisteten Appelle, so verfügt das Instrument für diese Person über ein breites Appellspektrum, d. h. es ist geeignet, verschiedenartige, auch entgegen gesetzte Gefühle zum Ausdruck zu bringen. Appelliert es in hohem Maße an wenige, miteinander verwandte Bedürfnisse, so verfügt es zwar über einen hohen Appellwert, jedoch ein schmales Appellspektrum (Kliphuis, 1977, S. 107 f.).

Kliphuis unterteilte die Appelle in drei Gruppen (Kliphuis, 1977, S. 83 f.):
– Die sensopathisch-libidinöse Bedürfnisse ansprechenden Appelle. Darunter sind physische Bedürfnisse zu verstehen, etwas anzufassen, zu halten, mit dem Material umzugehen, in Kontakt zu kommen.
– Die dimensionale Bedürfnisse ansprechenden Appelle. Damit sind Bedürfnisse gemeint, die mit Zeit, Raum und Form zusammenhängen, z. B. Endlosigkeit, Unbegrenztheit, Allmacht, oder, sich auf sich selber beziehen, sich abschließen, sich umgeben.
– Die thematisch-inhaltliche Bedürfnisse ansprechenden Appelle. Damit sind Bedürfnisse gemeint, die durch den Symbolwert eines Instrumentes angesprochen werden. Symbolwert können wiederum alle Eigenschaften von Instrumenten haben: Klang, Farbe, Größe, Form, materielle Beschaffenheit, Bau- und Spielweise.

Genauso, wie Bedürfnisse aufgrund der persönlichen Lebensgeschichte bewusst oder unbewusst abgewehrt werden oder eine Befriedigung anstreben, so werden Instrumente von einer Person bewusst oder unbewusst abgelehnt oder üben eine Anziehungskraft auf sie aus. Das Appellspektrum eines Instrumentes ist abhängig von der individuellen psychischen Befindlichkeit einer Person. Es bezeichnet also keinen objektivierbaren Wert. Untersuchungen mit Musiktherapiestudentinnen zeigten jedoch, dass einzelne Instrumente für verschiedene Versuchspersonen über ein ähnliches Appellspektrum verfügten. So wurde die Pauke, das Bassxylophon und das Becken z. B. von signifikant vielen Personen mit einem breiten Appellspektrum versehen. Der Psalter, das Glockenspiel, die Lotosflöte dagegen mit einem schmalen Appellspektrum, dafür aber hohem Appellwert (Höhmann, 1988).

Für die Musiktherapie von besonderer Bedeutung sind die bei Kliphuis genannten thematischen Appelle. Es sind die Appelle, die von der Symbolkraft eines Instrumentes ausgehen. Die Symbolisierung geschieht in der Regel unbewusst, bzw. entspringt einem verdrängten Bedürfnis oder Gefühl, und bewirkt, dass eine Person sich auf höchst individuelle Art und Weise einem Instrument gegenüber verhält.

Beispiel: Eine junge Frau, die ihr Kind durch eine Fehlgeburt verloren hatte, ging während der ersten Musiktherapiestunde spontan auf die Pauke zu. Diese appellierte an die Form ihres Bauches während der Schwangerschaft. Wie sich später herausstellte, appellierte die potenzielle Lautstärke der Pauke gleichzeitig an die bis dahin verdrängte Wut über den Tod des Kindes. Das Ausmaß ihrer Verdrängung äußerte sich darin, dass sie zwar die Schlegel in die Hand nahm, es aber nicht fertig brachte, einen einzigen Ton zu spielen. Ohne sich ihrer Beweggründe bewusst zu sein, hatte die Patientin sich von der Pauke angezogen gefühlt. Das Instrument appellierte aufgrund der ihm unbewusst zugeschriebenen Symbolik an die persönliche Geschichte der Patientin (Höhmann, 1994a).

Symbole sind sinnlich wahrnehmbare Gegenstände, die auf etwas Hintergründiges hinweisen, eine Bedeutung, die im ersten Moment gar nicht ausgeschöpft werden kann. Sie sprechen nicht so sehr unseren Intellekt, sondern mehr unser ganzheitliches Denken und Erleben an, unser Bezogensein auf eine unsichtbare Wirklichkeit. Dabei handelt es sich nie um eine einfache genaue Entsprechung, sondern um Vieldeutigkeit. Ein Symbol, auf das man sich aktiv einlässt, kann eine ganze Palette psychischer Erfahrungen beleben, insbesondere dann, wenn wir damit emotional in Kontakt kommen, wie es beim Spielen eines Instrumentes nahe liegt (Kast, 1990). Was macht ein Instrument zum Symbol? Der Theologe Paul Tillich nennt vier Wesensmerkmale des Symbols, welche auch bezüglich der Appellanalyse von Musikinstrumenten bedeutsam sind (Tillich):
1. *Die Uneigentlichkeit.* Symbole weisen auf etwas hin, was außerhalb ihrer selbst liegt, was nur indirekt anwesend ist. Die Pauke wies auf die nicht bewusste Wut der Patientin hin. Dies war möglich aufgrund des zweiten Merkmales der Pauke als Symbol.
2. *Die Selbstmächtigkeit.* Das Symbol hat durch seine konkrete, eigentliche Beschaffenheit an der Wirklichkeit dessen teil, auf das es hinweist und das es repräsentiert. Es hat eine ihm selbst innewohnende Mächtigkeit. Die Selbstmächtigkeit der Pauke liegt in ihrer dicken und runden Form und in ihrer potenziellen Lautstärke. Die symbolische Bedeutung der Pauke war von der Patientin also nicht willkürlich erfunden. Sie entstand aufgrund der Verbindung zwischen der spezifischen Form und Lautstärke des Instrumentes und dem unbewussten Gefühl.
3. *Die Anerkanntheit.* Ein Symbol muss von irgendeiner Instanz als solches anerkannt werden. Diese Instanz kann der seelische Zustand eines Individuums sein. Ein Symbol kann aber auch von einer Gruppe, einem Kulturkreis, ja sogar der ganzen Menschheit als solches anerkannt werden. Mit letzterem sind die von C. G. Jung entwickelten Archetypen gemeint, u. a. das weibliche und männliche Prinzip. Die Pauke kann mit

ihrem runden Resonanzkörper das weibliche Prinzip, die phallische Form der dazu gehörenden Schlegel, das männliche Prinzip symbolisieren (Höhmann, 1994b).
4. *Die Anschaulichkeit.* Ein Symbol veranschaulicht eine außer ihm liegende Wirklichkeit. Es wird zum Symbol aufgrund einer Vergleichbarkeit zwischen sich selber und dem, was es symbolisiert. Die potenzielle Lautstärke der Pauke war z. B. mit der Stärke der Wut vergleichbar. Sie veranschaulichte die innere Wirklichkeit der Patientin und umgekehrt ermöglichte deren innere Wirklichkeit die unbewusste Zuordnung einer symbolischen Bedeutung zur Pauke.

Die einem Instrument innewohnende bzw. zugeschriebene Symbolkraft bestimmt über sein Appellspektrum und seinen Appellwert. Zwar legt die „Selbstmächtigkeit" des Symbols eine gewisse Wirkung nahe. Das entscheidende Kriterium für die jeweilige Appellwirkung ist jedoch die höchst individuelle seelische und körperliche Befindlichkeit, Bedürfnislage und Vorgeschichte der Person, die mit einem Instrument in Berührung kommt.

Literatur

Decker-Voigt, H.-H. (2000). *Aus der Seele gespielt.* München: Goldmann.
Höhmann, U. (1988). *Zur Symbolik des Musikinstrumentes im Schnittfeld zwischen allgemeiner und individueller Bedeutung.* Unveröffentliche Diplomarbeit. Hochschule für Musik und Darstellende Kunst Hamburg.
Höhmann, U. (1994a). Erfahrungen mit aktiver und rezeptiver Musiktherapie. In H.-H. Decker-Voigt & J. Escher (Hrsg.), *Neue Klänge in der Medizin* (S. 34–43). Bremen: Trialog.
Höhmann, U. (1994b). Das Innenleben des Balafon. Das Musikinstrument – der Körper der Musik. In H.-H. Decker-Voigt & J. Escher (Hrsg.), *Neue Klänge in der Medizin* (S. 103–107). Bremen: Trialog.
Kast, V. (1990). *Die Dynamik der Symbole.* Olten und Freiburg: Walter.
Klausmeier, F. (1978). *Die Lust, sich musikalisch auszudrücken.* Reinbek: Rowohlt.
Kliphuis, M. (1977). Bausteine der Kreativen Situation. In L. Wils (Hrsg.), *Spielenderweise* (S. 80 f., 107 f., 83 f.). Wuppertal: Putty.
Tillich, P. (1964). *Gesammelte Werke* (Bd. 5). Stuttgart: Evangelisches Verlagswerk.
Timmermann, T. (2003). *Klingende Systeme. Aufstellungsarbeit und Musiktherapie.* Heidelberg: Auer.
Waardenburg, W. (1977). Instrumente. In L. Wils (Hrsg.), *Spielenderweise* (S. 246–259). Wuppertal: Putty.

Archaische Musikinstrumente

Johannes Oehlmann

Mit diesem Begriff werden Instrumente bezeichnet, deren Herkunft bis in die Frühgeschichte der Steinzeit und der Bronzezeit reicht, die aber gleichwohl eine heute noch lebendige, manchmal traditionell überlieferte Spieltradition haben. Das Gemeinsame dieser Instrumente ist ihre Einfachheit und Ursprünglichkeit. Sie bieten in der vielfach fragmentierten modernen Zivilisation gleichsam kulturelle Anker des Einfachen, sie laden ein zu Unmittelbarkeit, Anfassbarkeit und zum Experimentieren. Sie können sowohl in Gruppen wie in der Einzelarbeit verwandt werden, und haben Einzug gehalten in Praxen und psychosomatische Kliniken (Oehlmann, 2003). Vom improvisatorisch-interaktiven Zusammenspiel in der Gruppe bis zur geleiteten Trancereise, die zu tiefer Entspannung und zum Erfahren von Innenbildern und unbewusstem Material einlädt, gibt es einen weiten Bogen des Gebrauchs archaischer Musikinstrumente in der Musiktherapie. Sie stellen für musikalische Laien zunächst keine großen Anforderungen an Vorkenntnisse. Stattdessen wird mit den Aspekten von Fremdheit, Faszination, Mystifikation, und der Atmosphäre (Weymann, 2005) des Geheimnisvollen gerechnet werden können.

Die zum Teil tiefgehenden *Tranceprozesse*, die im Hören und Spielen mit diesen einfachen Instrumenten erlebt werden können, führen bisweilen an eine existenzielle Grenze, an der sich Musiktherapie und *Schamanismus* berühren. Das Durchführen von *Klangreisen* gerade mit diesen Instrumenten ist zu einem Bestandteil der rezeptiven Musiktherapie geworden, vor allem im Bereich der Selbsterfahrung. Zu dem professionellem Gebrauch dieser Instrumente gehört der therapeutisch sinnvolle Umgang mit Tranceprozessen als spezifischer Form einer kooperativen Arbeit mit dem Unbewussten. Hypnotherapeutische Ansätze nach Milton Erickson geben dafür eine ergänzende Grundlage (Revenstorff, 2000; Oehlmann, 2001, 2005), deren meist verbale Arbeitsweisen auf das Umgehen mit den spezifischen Klang-Rhythmus-Tranceprozessen abzustimmen sind (Strobel, 1988, 1992).

Die *Faszination* vor allem von Gongs und Klangschalen hat vielfach neue Mythologien hervorgebracht („Der Heilgong", „Planetenklänge wirken auf „Chakren"), die einem erfahrungsorientierten, identitätsbildenden musiktherapeutischen Arbeiten im Weg stehen. Einen substanzielleren Weg der Akkulturation und Integration der ursprünglichen Instrumente in die Musiktherapie öffnet das handwerkliche, körperlich gefühlte Spiel. Dies erst ergibt die persönliche Identifikation, die eine Voraussetzung zu ihrem Gebrauch in der Musiktherapie ist.

Die hier zusammengefassten Instrumente sind sowohl vom Material her, in der Herstellungsweise, in den Spielweisen und Wirkungsaspekten sehr heterogen, da sie aus verschiedenen Kulturkreisen stammen. Die Wichtigsten sind Trommeln, Rasseln, Rainmaker, Gongs, Tam-Tams, Klangschalen, Didgeridoo, Berimbao und das Monochord.

Die Instrumente

Die *Rassel* ist eines der ältesten Rhythmusinstrumente. Rasseln sind meist geflochtene Körbchen oder Kürbisschalen, mit Steinchen oder Samenkörnern gefüllt, an einem Stiel befestigt, der in der Hand gehalten und hin und her geschüttelt wird. Herkunft: vor allem Afrika und Südamerika. Einfache pulsative oder komplexe Rhythmen, wie im Samba, wo die Rassel in Blech ausgeführt ist, um eine größere Lautstärke zu erhalten, sind möglich. Die Rassel ist sowohl Einzel- wie Gruppeninstrument (zur Verwendung im einzeltherapeutischen Setting: Oehlmann, 2004). Man kann beim Rasseln gleichzeitig singen oder sprechen, die Lautstärke ist nicht allzu groß. Bei vielen Völkern wird die Rassel als Tranceinstrument benützt. Das helle, rasselnde, Geräusch, dem die Tiefen fehlen, scheint eine ähnliche Funktion zu haben wie kühle, klare Luft und scheint eine Verstärkung der inneren Aufmerksamkeit zu bewirken. Die Rassel passt auch als klangliche Ergänzung zu eher dunkel klingenden Trommeln.

Rainmaker. Ein Verwandter der Rassel ist der „Rainmaker", der aus den Andenstaaten Südamerikas wie Chile und Bolivien stammt. Wie der Name schon andeutet, kommt er aus dem Bereich des Schamanismus der Naturvölker, aus der mythisch-magischen Zeit der Entwicklung der Menschheitsgeschichte (Wilber, 1990). Der „Regenmacher" ist ein getrockneter Kaktus, mit ca. 30 bis 100 cm Länge und ca. 6 bis 20 cm Durchmesser, dessen Stacheln nach Innen gesteckt sind. Gefüllt ist er mit kleinen Steinchen oder Samenkörnern. Der Kaktus wird meist von zwei Händen gehalten und hin- und herbewegt, so dass ein regenartiges Rauschen entsteht.

Ein Instrument, das von Stille und Sammlung aus gespielt wird, und zum intensiven Lauschen einlädt. Das Rauschen und die leichte, konzentrierte Bewegung des Rainmakers scheint Entspannungs- und Trancezustände zu erleichtern.

Die *Oceandrum* ist eine moderne Verwandte des Rainmakers. Sie ist eine zweifellige Rahmentrommel, die mit Bleikügelchen so gefüllt ist, dass sie bei der waagerechten Bewegung der Trommel auf dem Fell hin- und herrollen – dies ergibt ein naturnahes intensives Geräusch ähnlich dem Meeresrauschen. Sie ist sehr einfach zu spielen. Die Oceandrum ist eine Neuentwicklung. Gleichwohl gehört sie zur Familie der einfachen und ursprünglichen Instrumente.

Trommeln vermitteln Rhythmusgefühl, das unmittelbar körperlich ist. Verschiedenste Trommelweisen und Rhythmen werden weltweit sehr spezifisch im jeweils eigenen kulturellen Kontext tradiert. Zu Recht kann von „Trommelsprachen" gesprochen werden. Das Trommelspiel unterstützt die Körperwahrnehmung, rhythmische Bewegungen fördern direkt physiologische Prozesse der organismischen Selbstregulation (zur rhythmischen Codierung der neuralen Kommunikation: Thaut 2003, 2005). Das Trommeln steht damit am Übergang von Musiktherapie, Körpertherapie und Tanz. Das Verständnis gruppeninteraktioneller, psychodynamischer wie körpertherapeutischer Prozesse schafft gute Voraussetzungen für die Integration rhythmischer Arbeit in die Musiktherapie. Das rhythmisch strukturierte Trommeln kann in der Praxis fruchtbar mit improvisatorischen stimmlichen Elementen kombiniert werden. Die Verbindung körperlich-übender und spielerischer Aspekte lässt das Trommeln gerade auch im klinischen Bereich als Bestandteil psychosomatischer Behandlungen passend erscheinen (Oehlmann, 2007). Assoziationen zum Herzschlag werden besonders vom pulsativen Trommeln unterstützt, auch pränatale Erfahrungsbereiche können angesprochen werden.

Trommeln gibt es in einer Vielzahl von verschiedenen Formen, Fellen und Holzarten, es gibt kleine, große, tiefe, hellklingende. Die gebräuchlichsten Trommeln in der MT sind Congas (Brasilien), Djembés (Senegal), der Surdo (Brasilien, vor allem in der Taketina-Rhythmuspädagogik benutzt, einem der Musiktherapie benachbarten Verfahren: Flatischler, 1993), und die Rahmentrommel. Sie ist die älteste und einfachste Trommel. Die Möglichkeit, einfache Pulsation oder komplexe Rhythmusfiguren zu spielen, ist bei allen Trommeln gegeben, die passendste Trommel für pulsatives Trommeln ist jedoch die Rahmentrommel (Oehlmann, 2006), die im Sitzen, im Stehen, wie in Bewegung gespielt werden kann. Da sie traditionell von sibirischen und indianischen Schamanen benutzt wird (Hoppal, 2002; Hultkrantz et al., 2002), wird sie vielfach auch als Schamanentrommel bezeichnet.

Die *Pow-Wow-Trommel* oder Tischtrommel ist eine ein- oder zweifellige Rahmentrommel mit ca. 70 bis 100 cm Durchmesser. Sie wird bei manchen Stämmen Nordamerikas zu Ratsversammlungen – *Pow-Wows* – gespielt. Bis zu acht Personen können gleichzeitig, im Kreis um die Trommel sitzend, in einer gemeinsamen Pulsation spielen. Es kann mit Gruppentranceprozessen und Innenbildwahrnehmungen gearbeitet werden, es kann gesungen, stimmlich improvisiert oder dabei miteinander gesprochen werden oder mit Visionsarbeit und Prozessarbeit verbunden werden. Diese verbindende, soziale Bezüge stärkende Art zu trommeln setzt allerdings eine gewisse Gruppenfähigkeit voraus. Konflikte sollten vorher geklärt sein, da sie in der konfluenzunterstützenden gemeinsamen Pulsation eher verdrängt werden. Das Setting mit der Pow-Wow-Trommel erlaubt musiktherapeutische Arbeitsweisen, die soziale Verbindlichkeit und gemeinsames Tun mit der Individuation in Verbindung zu bringen vermögen (vgl. die aktuelle Diskussion der individualistischen, feldunabhängigen Paradigmen in der Psychotherapie bei Wheeler, 2006).

Gongs. Gongs werden seit ca. 2.000 Jahren gespielt. Es sind Instrumente mit einer großen Vielfalt an Formen und Größen mit meist sehr obertonreichen Klängen, die eher Klangfelder oder Klangspektren bilden als Einzeltöne. Ihre Frequenzen umfassen Bereiche von 7 bis 50.000 Hertz (!). Erste schriftliche Quellen stammen aus China um 500 n. Chr. Sie sind traditionell aus Bronze gegossen und gehämmert und stammen aus China, Korea, Thailand, Burma und Indonesien. Die inzwischen vielfach erhältlichen europäischen Gongs, deren Grundlage gezogenes Blech darstellt, unterscheiden sich durch Klangvolumen und Herstellungsart von den traditionell hergestellten. Gemessen daran, dass bei Gongs wenig Tun viel hervorruft, haben sie eine sehr tiefgründige Wirkung bis in physiologische Bereiche hinein. Unterschieden werden meditative, körperlich-physiologische und Trance-Aspekte (Oehlmann, 1990, 1993). Die Komplexität ihrer Wirkungsaspekte erfordert viel Erfahrung, die im Kontrast mit der scheinbar allzu einfachen Spielbarkeit steht. Es sind Instrumente, die entgrenzend wirken können.

Die Herausforderung der *Tam-Tams* liegt in der Auflösung jeglicher struktureller Konzepte. Sie lösen die chronologische Zeit auf und führen zur Erfahrung der unendlichen Zeit (Oehlmann, 2005). Diese Instrumente können tiefe existenzielle Schichten ansprechen, in denen Gegensätze ebenso drastisch erfahren werden können wie ihre Aufhebung (Moser, 1989). Aspekte von Geburt und Tod sind nur eine Schicht des möglichen Erfahrungsspektrums, die Erfahrung vom Ich und die Selbsttranszendenz eine andere.

Es gibt unterschiedlichste Gongs mit und ohne Rand, große und kleine, hell-scharf klingende und tief aufrauschende, die sehr mächtig klingen können. Die wichtigste Unterscheidung ist die zwischen *Gongs* und *Tam-Tams*: Der Begriff Gong ist einerseits ein Oberbegriff, andererseits bezeichnet das Wort Gong eine Familie von Instrumenten mit einem Buckel in der Mitte der Klangfläche, der den Klang homogener macht und damit die Möglichkeit gibt, die Instrumente zu Skalen zu gruppieren, um sie orchestral zu integrieren (Gongs aus Burma, Thailand, Indonesien (Gamelan-Orchester), Philippinen). Die Familie der Tam-Tams aus China hat dagegen eine flache Oberfäche, sie können stark aufrauschen. Sie können sowohl in der Improvisation, wie in der rezeptiven MT genutzt werden.

Ebenso wie Klangschalen, haben Gongs einen Bezug zur *Stille*: ihr langandauerndes, schwebendes Ausklingen öffnet Stille als subjektiv bedeutsamen, erlebbaren Raum. Paradox dazu können große Tam-Tams mit ihren über 30 Kilogramm schweren, großen, schwingenden Klangflächen Lautstärken von über 120 dB erzeugen, die körperlich und psychisch verletzend wirken können. Es kommt hier sehr auf die Spielweise an. Eine eindeutige und vor allem positive Wirkung der Gongs, wie sie oft suggeriert wird („der Therapiegong"), kann es gar nicht geben. Wegen des intensiven Wirkungsspektrums und des direkten Ansprechens von physiologischen Prozessen durch Körperresonanz ist vor allem bei dem Spiel von größeren Instrumenten in der rezeptiven MT ein stabiles, beziehungsorientiertes Setting und genügend therapeutische Erfahrung für die Integrationsarbeit erforderlich. Vorher völlig unbewusste Traumen und Ängste können spontan und unbeabsichtigt evoziert werden. Dies gilt vor allem für größere Lautstärke (Oehlmann, 1992). Und nicht zu vergessen: auch die Erfahrungsebenen anderer Wirklichkeiten – die für viele Menschen in einer sich vornehmlich rational gebenden Kultur faszinierend sind – erfordern ein gutes Maß an psychischer Integrationsfähigkeit.

Sehr praktikable Instrumente, die sowohl in der Hand wie in einem Ständer aufgehängt gespielt werden können, sind die Feng-Luo aus China mit 55 cm Durchmesser. Diese Tam-Tams können in den meisten Räumen gespielt werden. Sie sind nicht zu laut, verfügen über einen weichen, vollen Klang wenn sie leise gespielt werden, und erzeugen ein kräftiges Rauschen bei größerer Lautstärke. Bekannt sind vor allem die eindrucksvollen großen Chau-Luo mit über einem Meter Durchmesser, die wesentlich lauter und mächtiger sind.

Klangschalen stammen meist aus den Regionen Tibets, Nordindiens und Nepals. Sie sind wie die Gongs und die Glocken aus Bronze gegossen, handgearbeitet, und zum großen Teil alt und gebraucht: nämlich als Tee- und Reisschalen. Wie bei den Gongs gibt es fein klingende Instrumente ebenso wie schräg oder taub klingende. Sie sind sehr unterschiedlich, von Tassen- bis Topfgröße. In Japan werden Klangschalen von vornherein für den zeremoniellen Gebrauch als Klanginstrumente hergestellt, die bei uns weniger bekannt sind, da die indisch/nepalesische („die tibetische Klangschale") einen größeren mystifikatorischen Anreiz bietet. Das Klangverhalten der Klangschalen ändert sich, im Gegensatz zu den Tam-Tams, bei verschiedener Lautstärke nur wenig. Es gibt solche mit besonders schönen Schwebungen und Obertonbögen. Das Hervorrufen eines schwebenden

Klanges ist typisch für das Klangschalenspiel. Es wird durch gleichmäßiges, kreisförmiges Reiben des Schlegels am Rand erzeugt (zum hier musiktherapeutisch bedeutsamen Begriff von Schwebungen: Weymann, 2000. Eine therapeutische Einzelarbeit mit einer Klangschale schildert Oehlmann, 2004).

Klangschalen öffnen stille, feine Räume. Ebenso wie Gongs lassen sie sich bevorzugt aus einer Grundhaltung von Meditation heraus spielen, der Haltung des stillen Gewahrseins. Ihr Spiel kann in der rezeptiven Musiktherapie ein nährendes, unterstützendes Klangerlebnis herbeiführen, das in Entspannungszustände führt, weniger jedoch in Tieftrancebereiche, wie das bei Gongs und Rahmentrommeln der Fall sein kann. Klangschalen belasten nicht mit der Möglichkeit existenzieller Tiefe, es sind Instrumente der zauberhaften Klänge. Übrigens sind sie Verwandte der Glocken: beide schwingen über den Rand. Gongs und Klangschalen weisen dichte Frequenzspektren mit Partialtongruppen mit nichtganzzahligen, irrationalen Zahlenverhältnissen auf.

Didgeridoo. Das Didgeridoo ist ein australisches Holzblasinstrument, das dort von den Ureinwohnern im Zusammenhang ihrer viele tausend Jahre alten überlieferten Trance-Traumkultur gespielt wird. Es ist ein ca. 1 bis 1,50 m langer Ast von Eukalyptusholz, das innen weich ist. Termiten höhlen es aus, der Rand wird etwas abgerundet, ggf. noch etwas Wachs aufgebracht. Der Mund formt den Ton. Das Didgeridoo braucht viel Luft, zudem wird es mit Zirkularatmung gespielt. Ein tiefer, kräftiger, röhrender Ton entsteht, der in gewissem Umfang modulierbar ist, zudem kann mit gleichzeitigem Singen und Grunzen eine vielschichtige, eindrucksvolle, urtümliche Musik entstehen, die rhythmisch oder arhythmisch phrasiert werden kann. Durch die Zirkularatmung können bei Spielern ähnliche Prozesse in Gang gesetzt werden wie z. B. mit dem *Holotropen Atmen* nach Grof (1987). Erfahrungen mit dem Didgeridoo in der Musiktherapie werden von Strobel (1992) beschrieben.

Der *Berimbao* ist in Afrika entstanden und wurde später in Brasilien modifiziert. Er ist das Begleitinstrument für den dort entwickelten Kampfsport Capoeira, der zugleich ein Tanz ist. Er wird auch Musikbogen genannt, ist er doch ursprünglich aus dem Jagdinstrument entwickelt. Ein Stock, der durch die Spannung eines Metalldrahtes gekrümmt wird, ein Stück Bindfaden, womit eine getrocknete und oft bemalte Kalebasse am Stock befestigt wird – fertig. So simpel wie diese Konstruktion ist, so komplex ist die Spielweise des Berimbaos, die viel Übung erfordert. Durch Hin- und Herbewegen des Berimbaos vom Bauch weg und zum Bauch hin entsteht ein Wah-Wah-Effekt (lautmalerisch: bao, bao), der das Eigentümliche des Instruments ausmacht. Man kann mit ihm wunderbar rhythmisch-bezogene Singstimmen unterstützen, er ist in begrenztem Umfange auch stimmbar. Er wird vor allem während des Anleitens der Gruppen in der *Taketina-Rhythmuspädagogik* benutzt, dort hat er in Kombination mit dem Surdo, der den Grundbeat vorgibt, eine zentrale Bedeutung.

Das *Monochord* besteht aus einem Holzkasten als Resonanzraum, über den Saiten gespannt sind, ähnlich der Koto oder einer Zither, allerdings werden hier die Saiten – 10–30 können es sein – auf einen einzigen Ton gestimmt (Timmermann, 1989). Durch das Anspielen der Seiten entsteht ein flirrender, obertonreicher, schwebender Schwingungsteppich mit fließenden Änderungen in einer harmonischen, melodischen Art wie beim Gong, nur feiner, nicht so tief oder körperlich durchdringend. Diese Musik erfordert als Grundlage, ebenso wie Klangschalen und Gongs, die Haltung der Sammlung und Zentrierung, den Verzicht auf „Eingreifen", die Hingabe des Spiels an den Fluss der Zeit. Die Begeisterung für das Monochord hat einige Instrumentenbauer „Klangliegen" und „Klangstühle" entwickeln lassen, um Resonanzen körperlich spürbar werden zu lassen. Wie bei einer Massage – man kann sich sinken lassen, träumen, wird bedient – für manche ein schöner Luxus. Für manche Patienten in einer positiven, getragenen Regression bietet das Monochordspiel eine therapeutische Erfahrung des Nach-Nährens, des Herausführens aus defizitären Mustern in positive Erfahrungen. Entspannung und die Erfahrung von Harmonie. Etwas geben und bekommen sind Grundelemente des Spiels mit dem Monochord.

Die *archaischen Musikinstrumente* öffnen in vielfältiger Weise einen sehr kreativen Raum. Und gelegentlich – spielen wir mit Klangschalen, Monochorden und einigen Gongs – ist ihre Musik sogar schön, nährende Erfahrungen von Harmonie lassen die Anliegen der frühen Musiktherapie in neuem Licht erscheinen. Die schwebenden Klänge dieser Instrumente, deren Bedeutungsgehalt in unserer Kultur nicht von vornherein definiert ist, lassen Platz für die subjektiv zu findende, je eigene Bedeutung.

Literatur

Flatischler, R. (1993). *Der Weg des Rhythmus*. Essen: Synthesis.
Grof, S. (1987). Psychedelische Therapie und holonome Integration: Therapeutische Potentiale außergewöhnlicher Bewusstseinszustände. In A. Dittrich & C. Scharfetter (Hrsg.), *Ethnopsychotherapie* (S. 162–180). Stuttgart: Enke.
Hoppal, M. (2002). *Das Buch der Schamanen. Europa und Asien*. München: Ullstein.
Hultkrantz, A., Ripinsky-Naxon, M. & Lindberg, C. (2002). *Das Buch der Schamanen. Nord- und Südamerika*. München: Ullstein.
Moser, J. (1989). Der Gong in der Behandlung früher Störungen. In H. Petzold (Hrsg.), *Heilende Klänge* (S. 73–95). Paderborn: Junfermann.
Oehlmann, J. (1990). Zum Gebrauch von Gongs und Tam-Tams als therapeutische Instrumente. *Musiktherapeutische Umschau 11, 3*, 224–236.
Oehlmann, J. (1992). *Klang, Lautstärke und Emotion*. Frankfurt am Main: Lang.
Oehlmann, J. (1993). Klang, Wahrnehmung, Wirkung. *Musiktherapeutische Umschau 14*, Band „Klang und Trance", 289–305.
Oehlmann, J. (2001). Musik und Klanginstrumente in der Hypnosepraxis. *Hypnose Bulletin CH, Vol. XI, No. 3*, 4–11.
Oehlmann, J. (2003). Musiktherapie mit ursprünglichen Klang- und Rhythmusinstrumenten. *Musik und Gesundsein, 6*, 4–6.
Oehlmann, J. (2004). Warum verwendest Du eine Klangschale? Ein Praxisbericht. *Gestalttherapie, 2, 18*, 47–58.
Oehlmann, J. (2005). Was ist eigentlich Zeit? Philosophische Anmerkungen über die Bedeutung von Zeit in Psychotherapie und Musiktherapie. *Musik und Gesundsein, 9*, 26–29.
Oehlmann, J. (2006). Pulsatives Trommeln. Eine Einführung in die ursprünglichste Art des Trommelns. *Musik und Gesundsein, 12*, 22–25.
Oehlmann, J. (2007). Pulsatives Trommeln als Form musiktherapeutischer Gruppenarbeit. Ein Praxisbericht aus einer psychosomatischen Klinik. *Musiktherapeutische Umschau*, 152–159.

Revenstorff, D. (2000). *Hypnose in Psychotherapie, Psychosomatik und Medizin*. Berlin/Heidelberg: Springer.
Strobel, W. (1988). Klang, Trance, Heilung. *Musiktherapeutische Umschau, 9,* 119–139.
Strobel, W. (1992). Das Didgeridoo und seine Rolle in der Musiktherapie. *Musiktherapeutische Umschau, 13,* 279–297.
Strobel, W. (1994). Die klanggeleitete Trance. *Hypnose und Kognition, 9,* 98–117.
Thaut, M. H. (2003). Neural basis of rhythmic timing networks in the human brain. *Annals of the New York Academy of Sciences, 999,* 364–373.
Thaut, M. H. (2005). The Future of Music in Therapy and Medicine. *Annals of the New York Academy of Sciences, 1060,* 303–308.
Timmermann, T. (1989). Das Monochord – eine Wiederentdeckung. *Musiktherapeutische Umschau 10* (4), 308–320.
Weymann, E. (2000). Sensible Schwebe. Erfahrungen mit musikalischer Improvisation. *Musiktherapeutische Umschau, 3* (21), 195–203.
Weymann, E. (2005). Atmosphäre – ein Grundbegriff in der Musiktherapie. *Musiktherapeutische Umschau, 3* (26), 236–249.
Wheeler, G. (2006). *Jenseits des Individualismus. Für ein neues Verständnis von Selbst, Beziehung und Erfahrung*. Wuppertal: Hammer.
Wilber, K. (1990). *Halbzeit der Evolution*. München: Goldmann.

Archivierung und Dokumentation von musiktherapeutischem Material

Johannes Th. Eschen

Das Geschehen in den Musiktherapie-Stunden kann auf vielfältige Weise dokumentiert werden durch:
- Mitschnitte auf Tonband, Kassette, Film oder Video, die entweder das gesamte Geschehen aufzeichnen oder nur die Musik,
- computergestützte Erfassung des Klangmaterials,
- Ableitung und Aufzeichnung der Herzfrequenz, des Blutdrucks oder anderer Werte während der Therapie (oder vorher/nachher),
- Protokolle durch Beobachter (im Raum oder extern hinter einer einseitig durchsichtigen Trennscheibe oder am Video-Schirm), Gedächtnisprotokolle der Patienten und Therapeuten oder
- Kombinationen aus den genannten Dokumentationsformen.

Vorher/Nachher-Tests können ergänzende Informationen liefern.

Alle Dokumente werden, wie auch bei anderen Therapieverfahren üblich, gesammelt (archiviert) und für die weitere Therapieplanung oder (unter Berücksichtigung der Datenschutzbestimmungen) für Forschung und Vorträge und andere Publikationen ausgewertet.

Assoziative Improvisation

Johannes Th. Eschen

Während meines Musiktherapie-Studiums in London (1972/73) sammelte ich in Lehrmusiktherapie bei Mary Priestley erste Erfahrungen mit Tagträumen, die mir beim Improvisieren kamen. Daraus entwickelte ich am Anfang meiner praktischen Arbeit als Musiktherapeut in der Psychiatrie der Medizinischen Hochschule Hannover das Therapieverfahren, das ich „Assoziative Improvisation" (a. I.) nannte.

Die a. I. ist ein Tagtraumspiel, bei dem nur das Startbild oder die Anfangsstimmung festgelegt wird; dann ist in der a. I. alles offen für hier und jetzt während des Improvisierens auftauchende innere Bilder, für überraschende musikalische und außermusikalische Einfälle. Die Beteiligten überlassen sich während der a. I. dem freien Spiel der Assoziationen oder der Leere, dem Nebel etc.

Wenn wegen auftauchender Hindernisse oder Ängste eine a. I. unterbrochen wird, ist in der Regel gerade dies Hindernis oder ein bildhafter Ausdruck dieser Angst (oder deren Verbalisierung) ein hervorragendes weiterführendes Einstiegsbild oder -thema für eine „Follow-up-Improvisation".

Nach einer a. I. versuchen die Beteiligten, ihr Erleben während der a. I. in Worte zu fassen; dadurch können in der a. I. entstandene Verknüpfungen zwischen primär- und sekundärprozesshaftem Denken intensiviert und Tagtraum-Inhalte für Bewusstsein und Erinnerung besser erschlossen werden.

Die Bearbeitung des im Tagtraum zugänglich gewordenen Materials kann in unterschiedlichsten Formen erfolgen; in der Regel ist nicht Deutung durch den Therapeuten das Mittel der Wahl, sondern eine weiterführende a. I., die dem Patienten/Klienten eine eigenständige kreative (Tagtraum-)Bearbeitung ermöglicht, eine Bearbeitung also, wie sie unsere Psyche wieder und wieder im Nachttraum leistet, ohne dass wir dessen immer bewusst würden.

Charakteristisch für Erlebensformen in a. I. sind die (vom Einschlafvorgang bekannten) schnellen Übergänge zwischen Traum und Wirklichkeit, zwischen verschiedenen Orten und Zeiten, zwischen psychischen und äußeren Realitäten. In einer a. I. verknüpfte sich z. B. aktueller Zorn mit einer Erinnerung an (verbotene!) kindliche Trauer, und aus der angeschlossenen Trauerimprovisation erwuchs schließlich überraschend der Impuls zu improvisiertem Probe-Handeln für die Zukunft (Eschen, 1980, S. 146 f.).

Die Erfahrung in a. I. zeigt: Die Gegenwart des Therapeuten oder der Gruppe schafft ein „facilitating environment", d. h. sie ermöglicht, stark angstbesetzte Themen ohne „Überschwemmung oder Blockierung durch Angst" aufzugreifen und zu bearbeiten.

In der Einzelmusiktherapie geschieht das manchmal im „Splitting" (Priestley, 1975). Dabei übernimmt z. B. einer das Thema „Angst vor Bedrohung durch außerirdische Mächte" und der andere „ich bin die bedrohliche außerirdische Macht", oder „ich habe keinen Schwung, anzufangen"/„mir macht's Spaß, anzufangen", oder „ich habe Angst vorm Fallen"/„ich falle, aber ich weiß, es ist gut, sich fallenzulassen". Splitting ist hervorragend geeignet, Ambivalenzen von verschiedenen Seiten her erlebbar zu machen.

In vielen Fällen folgt im Splitting als zweite a. I. ein Rollentausch; oft aber taucht hinter den „irrealen" oder „realitätsgerechten" Ängsten des a. I.-Anfangs virulent Erinnerungsmaterial auf, das die Vorgeschichte des aktuellen Problems erhellt, traumatische Situationen wieder „gegenwärtigsetzt" und Zusammenhänge verstehbar macht. Verbotener Zorn z. B. kann sich endlich zeigen und toben, verbotene Trauer kann jetzt geäußert, betrachtet, bedacht, ausgespielt und durchlitten werden; wenn nötig bietet die Tonbandaufnahme Gelegenheit zum Nachhören, Nachsinnen und Nachklingenlassen in Worten.

Die Grenzen zwischen a. I. und materialorientierter Improvisation (M. o. I.) sind veränderbar. Mit einem Patienten z. B., der Angst hat vor Chaos, kann eine M. o. I. gemeinsam geplant werden; in der Spielform „geordnet – ungeordnet – geordnet" (vgl. Rondo), für die zuvor das Material des Geordneten gemeinsam abgesprochen wurde, kann im Schutz dieser sicheren Struktur begrenzt Chaoserfahrung gewagt werden, selbst wenn darin gefürchtete Bilder aufsteigen; denn sie können durch Rückgriff auf das Geordnete „in Schach gehalten werden" und (dank neuen musikalischen Beherrschungsvermögens) mit abnehmender Angst genauer durchlebt und betrachtet werden.

Oder der Therapeut übernimmt – wenn der Patient es wünscht – zunächst noch die Verantwortung für verlässliche Ordnung und Struktur (eine vielleicht noch nötige Überich-Repräsentanz), damit der Patient sich (quasi an einer Sicherheitsleine) in den Strom des Ungesteuerten werfen kann; oder der Patient übernimmt selbst die Steuerungs-Funktion und führt jeweils, wenn er es braucht, den „Chorus" des Sicheren ein und signalisiert, wann er „Abdriften" in Ungeahntes freigeben möchte. Es gibt also viele mögliche Varianten zyklischen Wechsels zwischen M. o. I. und a. I., die genau den Tagesbedürfnissen des Patienten angepasst werden können.

Für manche Patienten mit Psychose- oder Drogen-Traum-Erfahrung ist a. I. besonders wichtig, weil bei Psychose- oder Drogentraum zwar manchmal der Zeitpunkt für das „Verlassen der Realität" selbst bestimmt werden konnte, nicht aber das „Heraustreten" aus dem Traum – auch wenn's (bei Horror-Trip etc.) dringend gewünscht wurde. In a. I. erlebe ich u. U. intensive Tagträume, kann aber mit geradezu schwereloser Leichtigkeit zurück in die musikalische Realität: Jetzt spiele ich Trommel, er das Becken etc., und der in a. I. Geübte weiß bald, wie leicht er wieder eintauchen kann in den Tagtraum, wie schnell der Wechsel der Aufmerksamkeitsrichtungen fließen kann. Wenn ich den Druck los bin, heute träumen zu müssen, weil ich weiß: ich werde noch häufiger in Musiktherapie Gelegenheit dazu haben, kann ich entspannter kommen lassen, was kommt, oder die Hochspannung zulassen, die vielleicht heute den Einstieg begünstigt, weil sie zum jetzt aktuellen Traummaterial gehört oder führt.

In a. I. Auftauchendes ist (wie andere Traumbestandteile) in der Regel mehrfach determiniert; erstes annäherndes Verstehen durch Patienten oder Therapeuten sollte deshalb ernstgenommen werden, aber ergänzt werden durch erneutes Durcharbeiten, „Follow-up-Improvisation" etc.

Oft tauchen musikalische Erinnerungen auf, die eine bestimmte Situation, ein Gefühl etc. ins Bewusstsein bringen. Melodiezitate z. B. können auftreten als Deckerinnerungen für bestimmte Texte, als enthüllende Auslassungen, wenn ein verstehbar determiniertes Stück „vergessen" wurde oder ein unvorhergesehener Abbruch überraschte. Oder ein „Kehrreim" verknüpft und interpretiert dadurch verschiedene assoziative Improvisationen.

Längere a. I.-Sequenzen ermöglichen, ein Problemfeld Stück für Stück durchzuarbeiten. Gemeinsamkeiten der Szenerie oder wiederkehrende Elemente (z. B. jede a. I. einer Serie schließt mit „Hinlegen und Einschlafen") können unmissverständlich auf Zusammenhänge, Unabgeschlossenes und Fortsetzungsbedürftigkeit der Serie hinweisen, oder sie signalisieren deutlich: Schluss für heute!

Neben freien Einfällen zu Material aus der a. I., die das Verstehen beschleunigen, kann auch Untersuchung von Problemlösungsstrategien des Tagtraums weiterführende Einsichten erschließen. Einfälle der Gruppenmitglieder oder des Therapeuten (vgl. Gegenübertragung) können wichtige Zusatzinformationen liefern – in günstigen Fällen „erhellende".

Voraussetzung für das Eintauchen in den psychischen Status der a. I. ist ein gewisses Vertrauen in die Situation, den Raum, die Musikinstrumente, den Therapeuten, die Gruppe etc.; dazu gehört auch die Sicherheit, nicht von außen gestört zu werden, und verlässliche „Vertraulichkeit" aller Beteiligten.

Überraschend machtvoll, zart, klar können die Zeichen der Hoffnung sein, die in a. I. hervorgebracht werden von den angeborenen Heilungspotenzialen selbst sehr kranker Patienten.

Patienten, Studenten und Therapeuten sind wieder und wieder fasziniert durch die Ehrfurcht gebietenden „großen Träume" und die – musikalisch betrachtet – „Kunstwerke", die „Kompositionen", die sie in a. I. geschaffen haben. Selbst Musiker mit einer langen, fruchtbaren Erfahrung eines kreativen Lebens bewundern die hier offenbar werdenden inneren Gestaltungskräfte, die den bewussten Kompositionsfähigkeiten meilenweit voraus sind, und freuen sich an dem sprühenden Reichtum, der lebhaften Intensität, der Stärke und Zartheit der Gefühle, der Klarheit der Formen und Entwicklungen in assoziativen Improvisationen.

Literatur

Eschen, J. Th. (1980). Praxis der Einzelmusiktherapie. *Musiktherapeutische Umschau, 2,* 146–147.
Eschen, J. Th. (1983). Music in the Life of Man. *Musiktherapeutische Umschau, 4,* 31–38.
Priestley, M. (1975). *Music Therapy in Action.* London: Constable.

Weiterführende Literatur

Eschen, J. Th. (Hrsg.). (2002). *Analytical Musik Therapy* (pp. 14–15, 24–28, 44). London: Kingsley.

Atemtherapie und Musiktherapie

Gabriele Engert-Timmermann

Die frühesten Erfahrungen des Menschen stammen aus der intrauterinen Phase und finden in der Einheit von körperlichem und akustischem Erleben statt (vgl. Tomatis, 1987). Der Fötus hört den mütterlichen Herzschlag und andere Klänge nicht nur als gesonderte akustische Phänomene, sondern er schwingt quasi darin. Ebenso entwickelt er sich in der Empfindung eines permanenten rhythmischen Druckwechsels durch das Schwingen des Zwerchfells im mütterlichen Atem. In dieser Zeit wirkt die Teilhabe an der Atembewegung der Mutter, während mit der Geburt der individuelle Atem beginnt. Dies sind die ersten Lebensäußerungen eines Menschen bei der Geburt: Atem und Stimme. Die menschliche Stimme entsteht durch Atem, der Widerstand erlebt bei seinem Fließen. Indem der Mensch sich so ausdrückt, erlebt er normalerweise Reaktion und Interaktion von außen (vgl. Nöcker-Ribaupierre, 1988). Auch im weiteren Lebensverlauf sind Atem und Stimme stiller bzw. lauter Ausdruck der Gestimmtheit des Menschen.

Daran knüpfen in der Atemtherapie – und hier ist ihre größte Nähe zur Musiktherapie – Gruppenimprovisationen mit der Stimme an, die sich entweder frei gestalten können oder durch Vorgaben strukturiert werden, beispielsweise durch das Tönen bestimmter Vokale oder Konsonanten. Nach Middendorf (1985, S. 60 ff.) ruft jeder Vokal eine charakteristische Reaktion hervor. Im therapeutischen Bereich ist allerdings individuellen Erfahrungen gegenüber systematischen Zuordnungen der Vorrang zu geben, denn sie ermöglichen persönliche Entdeckungen vor dem Hintergrund der Grundgesetzlichkeit des Atems.

Gerade beim Tönen in der Gruppe ist die ordnende Kraft von Atem und Klang spürbar. Innerlich entwickelt sich der Vokalatemraum, im Äußeren ein sehr dynamisches Gruppengeschehen – als eine Art klanglicher Spiegel der inneren Stimmung des Einzelnen und der Gruppe. Manche psychische Faktoren werden beim gemeinsamen Tönen deutlich: Welche Tonlage ist mir angenehm? Wie stehe ich zu meinem Ton? Lasse ich mich wegziehen zu den Tönen anderer? Kann ich mit den Tönen anderer mitschwingen oder stimmt für mich eher ein „Dagegen", möchte ich mich reiben? usw.

Bei Blasinstrumenten ist die Bedeutung des Atems offenkundig, da sie ihn brauchen, um zu erklingen. In der Musiktherapie ermöglicht die freie Improvisation ein Spiel im Einklang mit dem individuellen Atemrhythmus. Bei komponierten Stücken können dagegen Konflikte mit dem eigenen Atemfluss auftreten. Atemtherapeutisch kann man in diesem Fall an der Erweiterung des Atemraumes und an der inneren Elastizität arbeiten, um ein flexibles Gleichgewicht zwischen Vorlage und eigener Realisation zu erreichen. Auch bei Musikinstrumenten, die nicht direkt vom Atem zum Tönen gebracht werden, klingen die Tonfolgen nur dann lebendig, wenn der Spieler innerlich mitsingt – d. h. auch: mitatmet.

In der oben beschriebenen Atemarbeit steht die Achtsamkeit für die eigene, unmittelbar erlebte Atembewegung im Vordergrund, die von der Wahrnehmung aus auch in die Gestaltung (Klang, Körperbewegung …) münden kann. Eine Atemtechnik bedeutet dagegen einen willensbetonten Eingriff in das natürliche Atemgeschehen. „Forcierte Atmung" oder „Hyperventilation" wird bei manchen Therapieverfahren zur Erzeugung veränderter Bewusstseinszustände bzw. der Regression in sehr frühe Entwicklungsphasen eingesetzt – auch in Kombination mit der Rezeption von Musik (vgl. Grof, 1987, 201 ff.).

Atemtechnik ist ferner bei manchen Blasinstrumenten zur Klangerzeugung vonnöten, so beispielsweise beim australischen Didjeridu, einem sehr archaischen Blasinstrument, das in letzter Zeit zunehmend Eingang in die Musiktherapie findet (vgl. Strobel, 1992). Die sog. Zirkularatmung und der erzeugte tiefe Dauerton führen zu einer gleichbleibenden Innenspannung und haben eine kräftigende, euphorisierende Wirkung auf den leibseelischen Organismus.

Eine wesentliche Verbindung zwischen Musik und Atem ist der Rhythmus, der als schnelle oder langsame Schwingung wie der Atem einem tief verwurzelten Grundmaß folgt. Dieses Maß strukturiert die Zeit nicht starr, sondern lebendig im Pulsieren einer inneren Bewegung. Sie kann nie ganz gleichförmig sein, wird aber um so lebendiger, je mehr sie im Einklang ist mit dem Wechselspiel von Spannung und Entspannung, Einatem und Ausatem. Sich bewusst dieser ordnenden Kraft des Atems zu überlassen, ist wesentliches Ziel der Atemtherapie und entspricht dem Sichtragenlassen von einem musikalischen Geschehen.

Zur Kombination von Atem- und Musiktherapie: Um an die eingangs geschilderten akustisch-taktil-haptischen Grunderfahrungen Anschluss zu finden, bietet sich die Entwicklung eines ganzheitlichen Ansatzes an, indem verschiedene Faktoren zusammenwirken. Körper- und Atemwahrnehmung sammelt die Aufmerksamkeit, weckt und intensiviert die Empfindungsfähigkeit und eröffnet einen permanenten Wandlungsprozess. Organisch knüpft daran die Rezeption von Klängen, Rhythmen, Musik an. Dem Erleben kann der Zugang zu Schichten ermöglicht werden, die dem Alltagsbewusstsein sonst schwer zugänglich sind. Neben dem Gespräch bieten spezifische Atemübungen sowie freie Improvisationen mit Bewegung, Stimme und einfachen Instrumenten Gelegenheit, tiefe Erlebnisse nonverbal zu verarbeiten (vgl. Engert-Timmermann & Timmermann, 1994; Timmermann, 1994).

Literatur

Engert-Timmermann, G. & Timmermann, T. (1994). Körper – Atem – Musik. Therapie und verändertes Bewußtsein. In A. Dittrich, A. Hofmann & H. Leuner (Hrsg.), *Welten des Bewußtseins*, Bd. 4, Bedeutung für die Psychotherapie (S. 205–208). Berlin: VWB.
Grof, S. (1987). *Das Abenteuer der Selbstentdeckung. Heilung durch veränderte Bewußtseinszustände.* München: Kösel.
Middendorf, I. (1985). *Der erfahrbare Atem.* Paderborn: Junfermann.
Nöcker-Ribaupierre, M. (1988). *Frühgeburt. Grundlagen eines musiktherapeutischen Behandlungskonzeptes.* Unveröffentlichte Diplomarbeit, Musikhochschule Hamburg.
Roemer, G. A. (1925/26). Atmung und musikalisches Erleben. *Psychologie und Medizin, 1,* 94–98.

Strobel, W. (1992). Das Didjeridu in der Musiktherapie. *Musiktherapeutische Umschau, 13*, 279–297.

Timmermann, T. (1994). *Die Musik des Menschen. Gesundheit und Entfaltung durch eine menschennahe Kultur.* München: Piper.

Tomatis, A. (1987). *Der Klang des Lebens. Vorgeburtliche Kommunikation – die Anfänge der seelischen Entwicklung.* Hamburg: Rowohlt.

Auditive Stimulation

Monika Nöcker-Ribaupierre

Die „Auditive Stimulation" ist eine musiktherapeutische Maßnahme für frühgeborene Kinder auf Neugeborenen-Intensivstationen.

Die Auditive Stimulation ist konzipiert als rezeptive Maßnahme für das frühgeborene Kind und als psychotherapeutische Krisenintervention für die Mutter. Stimulus ist die auf Tonträger aufgenommene Stimme der Mutter. In den Inkubator gespielt, erhält sie dem Kind ein Kontinuum für primäre akustische Repräsentanzen. Diese Arbeit eröffnet der Mutter die Möglichkeit, aktiv für ihr Kind etwas zu tun; sie selber wird gleichzeitig durch die therapeutische Begleitung in der Bewältigung dieser krisenhaften Zeit unterstützt. Beiden, Mutter und Kind, ermöglicht die Auditive Stimulation – unter dem Gesichtspunkt ihrer beziehungsstiftenden Qualität – nach der zu frühen Ent-Bindung Raum zu einer erneuten Ver-Bindung.

Die Auditive Stimulation gründet sich auf Forschungsergebnisse unterschiedlicher Disziplinen: Entwicklungsneurologie, -biologie, -psychologie, Bindungs- und Säuglingsforschung. Sie basiert
– entwicklungsneurologisch auf der Ontogenese des Hörsystems, der Fähigkeit des Wiedererkennens pränatal gehörter Stimmen.
– entwicklungsbiologisch auf der Annahme, dem Kind über eine auditive Stimulation sensorische Reize zur Entwicklung des noch unreifen Zentralnervensystems zu geben.
– entwicklungspsychologisch auf dem Wissen um die Entwicklung der Mutter-Kind-Bindung.
– auf den Ergebnissen der Säuglingsforschung.
– auf den Ergebnissen der Bindungsforschung.
– auf der Folgerung dieser Forschungen für deren Bedeutung für die psychische Entwicklung des Kindes (→ Pränatale und perinatale Psychologie und ihre Relevanz für Musiktherapie).

Der Einfluss der aus dieser Arbeit entstehenden zwischenmenschlichen Beziehungserfahrungen auf die Strukturierung des Gehirns wird durch die neuen Erkenntnisse der Neurobiologie unterstützt (Hüther, 2005).

Musikpsychologisch betrachtet besteht eine Interdependenz von Hören und psychischer Entwicklung. Da die Anfänge psychischer Erinnerungsspuren in der intrauterinen rhythmisch-klanglichen Zeit liegen, bildet sich auch dort die Basis für primäre akustische Repräsentanzen und damit für die Entwicklung des subjektiven Erlebens. Die emotionale Qualität der intrauterinen Kommunikation, die wesentlich über die Stimme der Mutter stattfindet, spielt zudem eine besondere Rolle für das Wachsen von Urvertrauen und Bindung sowie für die pränatale mentale Entwicklung (Maiello, 2003).

Die Forschung hat gezeigt, dass die Auditive Stimulation Kindern hilft, sich in den ersten Lebensmonaten signifikant schneller zu entwickeln. Zum Eintritt ins Schulalter zeigen sich signifikante Auswirkungen im Sprachverständnistest (HSET) (Nöcker-Ribaupierre,

2003). Die begleitende Betreuung der Mütter unter Berücksichtigung der zu leistenden Trauerarbeit und Bewältigung des Traumas durch die zu frühe Geburt ist indiziert, um die unterbrochene Bindung wieder anzubahnen und damit präventiv späteren Beziehungs- und Bindungsstörungen vorzubeugen (Zimmer, 2003; Nöcker-Ribaupierre & Zimmer, 2004; Nöcker-Ribaupierre et al., 2006).

Die Auditive Stimulation gehört mittlerweile zur Routine-Versorgung auf vielen Neugeborenen-Intensivstationen.

Literatur

Hüther, G. (2005). Pränatale Einflüsse auf die Hirnentwicklung. In I. Krens & H. Krens (Hrsg.), *Grundlagen einer vorgeburtlichen Psychologie*. Göttingen: Vandenhoeck & Ruprecht.

Maiello, S. (2003). Die Bedeutung pränataler auditiver Wahrnehmung und Erinnerung für die psychische Entwicklung – eine psychoanalytische Perspektive. Das doppelte Trauma des frühgeborenen Kindes. In M. Nöcker-Ribaupierre (Hrsg.), *Hören – Brücke ins Leben. Musiktherapie mit früh- und neugeborenen Kindern* (S. 85–108). Göttingen: Vandenhoeck & Ruprecht.

Nöcker-Ribaupierre, M. (2003). Die Mutterstimme – eine Brücke zwischen zwei Welten. Kurz- und Langzeitbeobachtungen Auditiver Stimulation mit Mutterstimme. In M. Nöcker-Ribaupierre (Hrsg.), *Hören – Brücke ins Leben. Musiktherapie mit früh- und neugeborenen Kindern* (S. 151–169). Göttingen: Vandenhoeck & Ruprecht.

Nöcker-Ribaupierre, M. & Zimmer, M.-L. (2004). *Förderung frühgeborener Kinder mit Musik und Stimme*. München: Reinhardt.

Nöcker-Ribaupierre, M., Lenz, G. M. & Hüther, G. (2006). Zur Wirksamkeit musiktherapeutischer Interventionen aus entwicklungsneurobiologischer Sicht. *Jahrbuch Musiktherapie III*, 137–156.

Zimmer, M.-L. (2003). Zu früh geborene Kinder haben „zu früh geborene Mütter". In M. Nöcker-Ribaupierre (Hrsg.), *Hören – Brücke ins Leben. Musiktherapie mit früh- und neugeborenen Kindern* (S. 170–191). Göttingen: Vandenhoeck & Ruprecht.

Ausdruck

Paolo J. Knill

Der Begriff Ausdruck wird in den Theorien der Psychotherapie von verschiedenen Seiten angegangen. Verstanden als der Ausdruck von Körperhaltung, Gestik und Motorik wird er Gegenstand der Analyse in vielen körperorientierten Therapien wie beispielsweise bei Lowen (1971) in der Bioenergetik. In ähnlicher Weise widmen sich Analysen verschiedenster Provenienz der Physiognomie, der Stimme, Sprechweise und der Schrift. Die angewandte Ausdruckspsychologie, welche vom Ausdrucksverhalten auf die Persönlichkeit zu schließen suchte, hat sich jedoch nicht durchgesetzt (Hofstätter, 1986, S. 44). Der künstlerische Ausdruck in Werken aller Kunstdisziplinen wurde Gegenstand der Psychopathologie des Ausdrucks und wird heute durch die Internationale und „Deutschsprachige Gesellschaft für Psychopathologie des Ausdrucks" (DGPA) vertreten. Im Unterschied dazu betrachten die Kreativitätstherapien den künstlerischen Ausdruck als integralen Bestandteil des therapeutischen Handelns. Es wird damit begründet, dass anthropologisch gesehen der künstlerische Ausdruck nicht nur zum menschlichen Existenzial gehört, sondern auch als Bestandteil der Heilzeremonien auftritt. In ihren rituellen Manifestationen ist eine historische und kulturelle Kontinuität in den Handlungsprozessen von Kunst und Heilen festzustellen, die analog verlaufen (Knill, 1990, S. 69 ff.).

Die Ausdrucksforschung untersucht systematisch den Zusammenhang und die Beziehung zwischen Eindruck und Ausdruck. Das ausdrucksorientierte Konzept innerhalb der Ausdruckstherapie (→ Ausdruckstherapie) gründet auf der Beobachtung, dass viele klassische pädagogische und psychotherapeutische Methoden den Schwerpunkt auf Wahrnehmungsschulung und Wahrnehmungskorrektur setzen. Dem wird entgegengehalten, dass der Lern- oder Therapieerfolg verbessert wird, wenn die Kommunikation durch die Förderung beider Komponenten, nämlich Ausdruck und Wahrnehmung, verdichtet wird. In der Literatur zur Förderung eines Gleichgewichts finden wir dann auch unter anderem neben der Berufung auf Reich (Durchbrechen von stereotypen Formen von Kommunikation) und Moreno (Spontaneität) auch lerntheoretisch orientierte Denker wie Dalcroze („taktilmotorisches Lernen") und Piaget (Bedeutung der sensomotorischen Exploration). Die Künste in ihrer sinnesbezogenen Verquickung werden als am nächsten liegende und ursprünglichste im menschlichen Sein verankerte Hilfe zu einer „totalen Kommunikation" (total communication) angesehen (McNiff, 1981, S. 53). Damit wird eine Kommunikationsweise angesprochen, die alle Sinnesebenen und die symbolischen Sprachmöglichkeiten einbezieht.

Literatur

Hofstätter, P. (Hrsg.). (1986). *Meyers kleines Lexikon, Psychologie.* Mannheim: Bibliographisches Institut Mannheim: Meyers Lexikonverlag.
Knill, P. (1990). Das Kristallisationsprinzip in einer musikorientierten Psychotherapie. In I. Frohne (Hrsg.), *Musik und Gestalt* (S. 69 ff.). Paderborn: Junfermann.

Lowen, A. (1971). *The Language of the Body.* New York: Collier.
McNiff, S. (1981). *The Arts and Psychotherapy.* Springfield, IL: Charles C. Thomas.

Weiterführende Literatur

Knill, P. (1992). *Ausdruckstherapie* (2. Aufl.). Lilienthal: Eres.

Ausdruckstherapie und Musiktherapie

Paolo J. Knill

Unter Ausdruckstherapie versteht man eine therapeutische Verfahrensweise, welche das gesamte Spektrum der künstlerischen Ausdrucksformen und alle Kommunikationsmedien einbezieht. In ihrer Theorie versucht sie den Heilprozess als Kontinuum zwischen „Kunst des Heilens" und „Kunst als Heilen" geschichtlich und ethnologisch zu ergründen.

Musiktherapie und Ausdruckstherapie sind auf manche Weise in ihrem Ursprung und ihrer Handlungsweise verknüpft. So hat beispielsweise die Musik als zeitlicher Formungsprozess einer „totalen Kommunikation" (→ Ausdruck), wie sie im ausdrucksorientierten Konzept der Ausdruckstherapie begründet ist, eine weit zurückreichende Tradition. Es ist auch nicht verwunderlich, dass der Begriff „Gesamtkunstwerk", welcher bei den Integrationsbestrebungen der Ausdruckstherapie oft genannt wird (McNiff, 1981; Knill, Barba & Fuchs, 1994) vor allem mit der Musik verknüpft ist. Schließlich steht auch die griechische Wurzel unseres heutigen Wortes Musik für den gesamten Bereich der Künste (Feder, 1981, S. 4). Es ist auch zu beachten, dass die grundlegenden Theorien und viele Publikationen zur „intermedialen Verknüpfung" der Ausdrucks-Therapie und Pädagogik von Musikern und Musiktherapeuten verfasst wurden (Decker-Voigt, 1975; Knill, 1979; Roscher, 1976).

Der Begriff „Ausdruckstherapie" ist aus dem amerikanischen „Expressive Therapy" hergeleitet. Er entstand aus den Integrationsbestrebungen innerhalb der Kreativitätstherapien, welche in den siebziger Jahren in den Vereinigten Staaten einen großen Aufschwung erlebten. Im englischen Sprachbereich hat sich der Begriff „Expressive Therapy" zu „Expressive Arts Therapy" gewandelt. Im deutschsprachigen Raum hat sie sich als kunst- und ausdrucksorientierte Therapie (KAT) etabliert. Als psychotherapeutische Spezialausbildung ist diese Richtung heute Mitglied der Schweizer Charta für Psychotherapie. Die KAT versucht eine fundierte Integration des künstlerischen Ausdrucks in der psychotherapeutischen Anwendung, die sich vom bloßen Mischen kunsttherapeutischer Methoden absetzt. Theorie und Praxis des interdisziplinären Konzeptes fußen auf Forschungsergebnissen, die seit mehr als 20 Jahren am Institut für Polyästhetik am Mozarteum in Salzburg, an der Lesley University, Cambridge, USA, an der Hochschule für Musik und Theater, Hamburg u. a. erzielt werden. Der Begriff „Expressive Therapy" stammt von William Goldman MD, Massachusetts Commissioner of Mental Health in Massachusetts, USA, dessen Ziel es 1973 war, die Ausbildung psychotherapeutischer Fachleute multidisziplinär unter Einbezug der künstlerischen Therapien zu erneuern. Er nannte diese Zusammenfassung kurzerhand „Expressive Therapy". Shaun McNiff (1981) gründete 1974 das „Institute for the Arts and Human Development" (später kurz „Arts Institute" genannt) an der *Lesley University Cambridge, USA*. Dies wurde das erste von Goldmann unterstützte Hochschulprogramm dieser Art. Intensive Grundlagenarbeit am Institut leisteten vor allem McNiff (1985) und Knill (1979, 1983) in Zusammenarbeit unter anderem mit Kollegen in USA wie Rudolf Arnheim und in Europa mit Hans-Helmut Decker-

Voigt (1975) und Wolfgang Roscher (1976). Der Begriff „Expressive Therapy" bekam hier seine Substanz. In der Schweiz wurde die Methode am International School for Interdisciplinary Studies (ISIS) zur *kunst- und ausdrucksorientierten Psychotherapie* entwickelt.

Im Zentrum des kunst- und ausdruckstherapeutischen Handels steht der Hilfe suchende Mensch mit seinen Möglichkeiten und Begrenzungen, seinen Neigungen und Fähigkeiten. Die Bemühungen um einen möglichst vielseitigen Spielraum, der offen ist für Überraschungen und das „Nicht-Machbare" steht im Mittelpunkt. Daraus ergibt sich die Forderung nach dem Einsatz künstlerischer Mittel. Davon ausgehend können sich Bilder, seien sie aus Gestaltung, Traum oder Imagination, durch Einbezug aller kommunikativen Fähigkeiten zur Bedeutung verdeutlichen:

– *Sinn* und Bedeutung werden sinnvoll durch das Ansprechen *aller Sinne*.
– Was sich im *Bild* zeigt, kann *bewegen*, wenn grundlegende Erfahrungen in der *Bewegung* gemacht und reflektiert werden.
– *Handeln* kann aus der Kunst des *Theaters* entspringen.
– Verhalten und Beziehung können aus einer *musikalischen Sensibilität* zum *Stimmen* gebracht werden.
– *Interpretation* versteht sich als Dialog, der das „Sich-herausbildende" beim Namen nennt – eine Fähigkeit, die aus der Kunst der *Poesie* schöpft.

Theoretisch hat sich die KAT als eine eigene Disziplin innerhalb der Kreativitätstherapien etabliert. Verschiedene Konzepte und Theorien bilden ihre Grundlage. Zu ihnen gehören neben den *philosophisch kunstästhetisch orientierten Konzepten* (Levine, 1992), die *Polyaesthetik* (Roscher, 1976), *das intermediale Konzept und die Kristallisationstheorie* (Knill, Barba & Fuchs, 1994), und das *Dezentrieren* (Intermodales Dezentrieren IDEC©; Knill, 2005; Knill et al., 2005).

Die Kristallisationstheorie und das intermediale Konzept haben sich aus der Forschung im ausdrucksorientierten Einsatz mehrerer künstlerischer Disziplinen ergeben. Sie untersuchen die spezifischen Eigenschaften der verschiedenen Disziplinen im therapeutischen Prozess und wollen mit diesem Schwerpunkt einer Praxis entgegentreten, welche verschiedenste Kunsttherapiemethoden unreflektiert mischen möchte.

Das Dezentrieren hat sich aus der lösungsorientierten Arbeitsweise mit dem künstlerischen Tun und dem systemischen Therapieverständnis entwickelt. Das Musik- oder Kunst-Studio innerhalb der Therapie wird als alternative Erfahrung der Welt, als Wirklichkeit, die vom alltagsorientierten Problem „dezentriert", wahrgenommen. Vom Grundanliegen der Therapie wird nicht dezentriert. Es bleibt im Raum. Es wird jedoch für eine schöpferische Zeitspanne aus dem Zentrum genommen, um dem Raum zu geben, was sich durch die Konzentration auf das sich entbergende „Werk" zeigen will. Die Reflexion des Schaffensprozesses und die Betrachtung des Werkes bringt eine neue Sichtweise auf das Problem und dessen Lösungsansätze (Knill, 2005, S. 59).

Die Ausbildung und Weiterbildung in KAT wird über das „International Network of Expressive Arts Therapy Training Centers" angeboten (In Europa Information durch European Graduate School, EGS, Ringacker, CH-3953 Leuk Stadt, www.egs.edu).

Literatur

Decker-Voigt, H.-H. (1975). *Musik als Lebenshilfe*. Lilienthal: Eres.
Knill, P. (1979). *Ausdruckstherapie*. Lilienthal: Eres.
Knill, P. (1983). *Medien in Therapie und Ausbildung*. Lilienthal: Eres.
Knill, P. (2005). *Kunstorientiertes Handeln in der Begleitung von Veränderungsprozessen*. Zürich: Egis.
Knill, P., Barba, H. & Fuchs, M. (1994). *Minstrels of Soul*. Toronto: Palmerston.
Knill, P., Levine, S. & Levine, E. (2004). *Principles and Practice of Expressive Arts Therapy*. London: Kingsley.
Levine, S. (1992). *Poiesis*. Toronto: Palmerston Press.
McNiff, S. (1981). *The Arts and Psychotherapy*. Springfield, IL: Charles C. Thomas.
McNiff, S. (1985). *Educating the Creative Arts Therapist. A Profile of the Profession*. Springfield, IL: Charles C. Thomas.
Roscher, W. (Hrsg.). (1976). *Polyästhetische Erziehung*. Köln: DuMont.

Weiterführende Literatur

Levine, S. (1997). *Poiesis: The Language of Psychology and the Speech of the Soul*. London: Kingsley.

Autismus

Karin Schumacher

Definitionen

Eugen Bleuler (1911) prägte den Begriff „Autismus" für ein typisches, vor allem bei schizophrenen Erwachsenen zu beobachtendes Symptom, das er „als Loslösung von der Wirklichkeit zusammen mit dem relativen oder absoluten Überwiegen des Binnenlebens" beschrieb. Autismus im Kindesalter als Symptom bei schizophrenen Erkrankungen wird vom „autistischen Syndrom" unterschiedlicher Ätiologie durch das Fehlen von Wahnphänomenen und Halluzinationen abgegrenzt. In der angloamerikanischen Literatur wird die Bezeichnung „autistische" und „psychotische Kinder" oft synonym verwendet (Rutter, 1977).

Eine tiefgreifende Kontakt-, Beziehungs- und damit Entwicklungsstörung, die vor dem dritten Lebensjahr auftritt, wird als „Frühkindlicher Autismus" diagnostiziert (DSM-IV, 1998) und wurde erstmals als „early infantile autism" (Frühkindlicher Autismus) von Leo Kanner (1943) und als „Autistische Psychopathie" von Hans Asperger (1944) beschrieben. Diese durch eine hohe Intelligenz auf einem Spezialgebiet auffallenden Kinder unterscheiden sich von Kindern mit „Kanner-Syndrom" durch eine „verschüttete", nicht eindeutig zu bestimmende Intelligenz. Bei einem Autismus kann jedes Intelligenzniveau vorkommen, jedoch besteht in etwa drei Vierteln der Fälle eine deutliche Intelligenzminderung. Abzugrenzen sind nach Nissen (1977) der „psychogene Autismus", der bei vermuteter genetischer Disposition durch seelische Deprivation (Trennung von ersten Bezugspersonen, Hospitalismus) entsteht und der „somatogene Autismus", bei dem eine hirnorganische Schädigung nachgewiesen ist. Von „Pseudo-Autismus" (Nissen, 1977) oder „atypischem Autismus" (ICD-10, 1993, F84) spricht man, sofern atypische Verhaltensweisen bei sinnes-physiologischem Defekt (Blindheit, Taubheit, Taubstummheit) oder bei schwerer Oligophrenie und Demenzformen entwickelt werden.

Die Hypothesen zur Ätiologie des autistischen Syndroms reichen von genetischen („Autismusfaktor", Nissen, 1977) über organische („Wahrnehmungsstörung", Wing, 1977; Delacato, 1975; Feuser et al., 1988) zu psychischen Ursachen („Deprivation", Bettelheim, 1977; Tustin, 1989). Kehrer (1989) nimmt verschiedene Ursachenfaktoren des autistischen Syndroms an, die zu einer Störung der Wahrnehmungsverarbeitung führen: „Das Kind kann die sensiblen und sensorischen Reize aus der Umwelt und wahrscheinlich auch aus dem eigenen Körper nicht richtig koordinieren, die Synthese, die zum normalen psychischen Funktionieren notwendig ist, gelingt nur unvollkommen." In neuerer Zeit wird das Phänomen Autismus aus entwicklungspsychologischer Sicht betrachtet (Schumacher, 2004). Dieser Ansatz verweist vor allem auf die emotionalen Defizite, die mit diesem Syndrom verbunden sind (Schumacher & Calvet, 2006).

Die Gründe dieser Wahrnehmungsverarbeitungsstörung sind bis heute ungeklärt.

Die Indikation von Musiktherapie basiert auf der allen genannten Typen gemeinsamen mehr oder weniger ausgeprägten tiefgreifenden Störung des Kontaktes des Kindes mit Autismus
- zu sich selbst,
- zu anderen Menschen und
- zu Gegenständen.

Die aus dieser Störung resultierenden auffallendsten Symptome sind
- gestörtes Körper- und damit Selbstgefühl (Abwehr von Körperkontakt, Vermeiden von Berührung bzw. Verschmelzen der Körpergrenzen),
- Vermeiden von Blickkontakt, Mangel an sozialer Wahrnehmungsfähigkeit und ein mangelndes Empfinden für die Gefühle anderer (Eisenberg & Kanner, 1956),
- Sprachstörung (Mutismus, Verzögerte Sprachentwicklung, Echolalie, pronominale Umkehr, Neologismen),
- Unfähigkeit, sinnvoll, d. h. explorierend zu spielen und dadurch zu lernen.

Besonders kontaktverhindernd ist die Neigung zu Stereotypien (Bewegungs-, Hand-, Fingermanierismen, gleichförmiges Hantieren von Gegenständen, verbale Wiederholungen), die mit einer allgemeinen Angst vor Veränderung verbunden ist.

Prognostisch kann durch Musiktherapie eine Verbesserung des Körper- und damit Selbstgefühls, ein Heraustreten aus der emotionalen Isolation und damit ein Wachsen der inneren Motivation für emotional-kognitive als auch stimmlich-sprachliche und spielerische Fähigkeiten erreicht werden. Entscheidend ist bei allen Formen des Autismus, dass die „qualitative Beeinträchtigung der sozialen Interaktion und Kommunikation" (ICD-10, 1993, F84) behandelt wird.

Methodisches Vorgehen

Der „So-Zustand" des Kindes wird zunächst emotional erfasst und durch nichtsprachliche, musikalisch-körperliche Interventionen dem Kind widergespiegelt und so bewusst gemacht. Die wichtigsten Fähigkeiten des Therapeuten sind zunächst die Akzeptanz autistischer Verhaltensweisen und eine auf Kommunikation eingestellte Haltung, die Resonanz- und Wahrnehmungsfähigkeit beinhaltet. Das musikalische Handwerk umfasst das musikalische Erfassen des Kindes, das Hörbarmachen von Emotionen, das Finden musikalischer Spielformen, die vom Kind ausgehend entwickelt werden, und das Ausbalancieren von Nähe und Distanz in der Musik sowie körperlich und im Raum, um den hergestellten Kontakt zu erhalten.

Techniken

- Zunächst werden die Bewegungen des Kindes, an denen wir uns in seinen seelischen Zustand einzufühlen versuchen, in einen musikalischen Zusammenhang gebracht: dem Kind entsprechend und je nach Situation erfolgt durch das Spürbarmachen (Tra-

gen, Wiegen), Sichtbarmachen (Mitvollziehen) und das Hörbarmachen seiner Bewegungen durch instrumentale und/oder stimmliche Begleitung ein Kontaktangebot.
- Das Aufnehmen der auch noch so leisen und rudimentären stimmlichen sowie instrumentalen Äußerungen des Kindes durch instrumentales und vokales Mitvollziehen, Imitieren, Umspielen und Begleiten soll dem Kind ein Bewusstsein seiner Äußerungen geben.
- Das Finden einer musikalischen Spielform, die von den Äußerungen des Kindes ausgehen, die sie einbettet und damit „sinnvoll" macht, bietet den Spielraum, in dem sich zwischenmenschliche Begegnung ereignen kann. Das Wiedererkennen eigener Äußerungen hilft, „Selbstgefühl" zu entwickeln. Eine lebendige Wiederholung der gefundenen Spielformen stellt das Übungsfeld zwischenmenschlicher Beziehungsfähigkeit dar.
- Die Gestaltung der Beziehung ist von der Kunst des Ausbalancierens von Nähe und Distanz geprägt. Da Kinder mit Autismus Angst vor „Lebendigem" haben, tendieren sie dazu, auch Musik zur Stereotypie werden zu lassen. Improvisierte Musik ist nötig, um auf das Kind situativ eingehen zu können. Das Entwickeln von Spielformen wiederum gibt die notwendige Sicherheit, und die angebotenen Reize können durch Wiederholung sinngebend verarbeitet werden.
- Erst die Erfahrung einer durch das musikalisch-körperliche Spiel erlebten und mit dem Therapeuten geteilten Emotion wird im Kind mit Autismus die Motivation wecken, sich selbst vokal und instrumental spielerisch zu äußern. Damit wird stimmlich-sprachliche Entwicklung und Objektbeziehung, d. h. der sinnvolle Umgang mit Gegenständen in Gang gesetzt.

Die Fallgeschichte von „Steven", ein sprechendes Kind mit Autismus, stellt weitere Interventionstechniken dar (Schumacher & Calvet-Kruppa, 2005).

Entscheidend ist nicht nur die Wirkung von Klängen und Rhythmen „auf" das Kind, sondern die Musik, die wir aus dem Kind, seinen Aktionen und Reaktionen „herausholen". Ein vorschnelles und forderndes Erwarten dieser Fähigkeiten kann zu erneuten Abwehrreaktionen führen.

Praktische Erfahrungen mit Kindern mit Autismus werden von Benenzon (1971, 1983), Alvin (1965, 1978), Orff (1974), Nordoff und Robbins (1977, 1986) sowie von Schumacher (1994, 2004) beschrieben.

Diesen Arbeitsweisen gemeinsam ist, dass ganz vom Kind ausgehend („Isoprinzip", Benenzon) eine musikalisch zwischenmenschliche Beziehung hergestellt wird und Musik (als „intermediäres Objekt", Benenzon) in die Erfahrung menschlichen Kontaktes hineinzuführen vermag.

Der Einsatz von Musik reicht von der intrauterinen Geräusch- und Klangerfahrung (Benenzon) über die Verwendung elementarer Instrumente und melodisch-rhythmisch sowie harmonisch improvisierter Musik (Alvin, Nordoff & Robbins) und für das Kind situativ komponierte Lieder (Nordoff & Robbins), zur multisensorischen Verwendung von Instrumenten (Orff), bis hin zu frühen Mutter-Kind-Spielen, die als Musik-, Bewegungs- und Sprachspiele therapeutisch, d. h. vom Kind ausgehend entwickelt werden (Schumacher).

Unterscheiden sich die Zielsetzungen der genannten Autoren durch eine musik- oder beziehungsbezogene Sichtweise, so verbindet die Erfahrung, dass dem autistischen Menschen nicht nur eine Ausdrucksmöglichkeit seiner seelischen Not, sondern vor allem die lebenswichtige Erfahrung eines zwischenmenschlichen Kontaktes ermöglicht wird. Musik kann den so leidvollen Zustand der Isolation (Sellin, 1993) aufheben – und sei es nur für die Zeit der gemeinsamen musikalischen Erfahrung.

Abschließend zeigen die von Mahns (1988) und Schumacher (1994) zusammengefassten musiktherapeutischen Ansätze mit Kindern und Jugendlichen mit Autismus, dass zwar seit Jahrzehnten praktische Erfahrungen bestehen, dass aber bisher eine theoretische Begründung musiktherapeutischer Arbeit ausgehend von medizinisch-psychologisch-psychotherapeutischen Erkenntnissen weitgehend fehlt. Methodisch wird deutlich, dass im Laufe der letzten 40 Jahre eine zunächst pädagogisch/sonderpädagogisch orientierte Arbeitsweise von einer psychotherapeutischen, sei es verhaltenstherapeutischen (wie im angloamerikanischen Raum, siehe Mahlbert, 1973; Saperston, 1973), verhaltensmodifizierenden (Weber et al., 1991), psychoanalytisch (Niedecken et al., 1989) oder humanistisch-psychologisch (Nordoff/Robbins) orientierten Arbeitsweise abgelöst wird.

Da es sich um eine sehr frühe (vermutlich) pränatale Störung handelt, die dem Kind in einer Zeit widerfahren ist, in der Soma und Psyche so wenig differenziert waren, dass eine einseitige somatische oder psychogene Betrachtungsweise unsinnig ist (Bettelheim, 1977, S. 529), sollten neurophysiologische und psychoanalytische-/humanpsychologische Grundlagen als Erklärungsmodelle zu Rate gezogen werden. In letzter Zeit werden auch Erkenntnisse der Säuglingsforschung (Stern, 1989), die die Entwicklung und Störung der zwischenmenschlichen Beziehungsfähigkeit genau beobachtet hat, in die methodischen Überlegungen musiktherapeutischen Handelns miteinbezogen (Schumacher, 1994, 2004).

Forschung

Die ersten Versuche, musiktherapeutische Arbeit mit Kindern mit Autismus differenzierter auszuwerten, unternahmen 1959/1960 Paul Nordoff und Clive Robbins (Nordoff & Robbins, 1975).

Da die Tonaufnahme nur hörbare Kontaktereignisse wiedergeben kann, ist gerade bei Kindern mit Autismus, die sich noch nicht hörbar (instrumental oder vokal) ausdrücken können, die Videografie zur Auswertung sinnvoll (siehe auch Oldfield, 1999). Das Einbeziehen der optisch sichtbaren körperlich-mimischen Reaktionen ist hier ein nicht zu vernachlässigendes Beobachtungskriterium, um die Entstehung von Kontakt- und Beziehungsfähigkeit nachzuweisen.

Ergebnisse eigener Forschung (Schumacher & Calvet-Kruppa, 1999 bis 2006) zeigen, dass videografierte Behandlungsverläufe eine mikroanalytische Auswertung zulassen, die die Wirkung von Musiktherapie nachweisen kann. Das sog. „EBQ-Instrument" dient der *E*inschätzung der *B*eziehungs*q*ualität und umfasst die Analyse des instrumentalen, stimmlichen und körperlich-emotionalen Ausdrucks des Kindes und kann durch *B*eobachtung bestimmter Merkmale die momentane Beziehungsfähigkeit einschätzen. Die Analyse der musiktherapeutischen Intervention verweist ebenso auf den Stand der Entwicklung des Kindes. Dieses Beobachtungsinstrument wurde einer Reliabilitätsanalyse unterzogen und ist besonders zu diagnostischen und methodischen Zwecken sowie zum Wirkungsnachweis von Musiktherapie bei Kontakt- und Beziehungsstörung anwendbar (Schumacher & Calvet, 2005).

Literatur

Alvin, J. (1965). *Musik und Musiktherapie für behinderte und autistische Kinder*. Stuttgart: Fischer. (Titel der Originalausgaben: Music for the Handicapped Child. Oxford University Press, 1965 und Music Therapy for the Autistic Child, 1978).

Alvin, J. (1978). *Musik und Musiktherapie für behinderte und autistische Kinder*. Stuttgart: Fischer. (Titel der Originalausgaben: Music for the Handicapped Child. Oxford University Press, 1965 und Music Therapy for the Autistic Child, 1978).

Alvin, J. (1984). *Musiktherapie*. München: dtv. (Titel der Originalausgabe: Music Therapy, 1966)

Alvin, J. (1988). *Musik und Musiktherapie für behinderte und autistische Kinder*. Stuttgart: Fischer. (Titel der Originalausgaben: Music for the Handicapped Child. Oxford University Press, 1965 und Music Therapy for the Autistic Child, 1978).

Asperger, H. (1944). Die „Autistischen Psychopathen" im Kindesalter. *Archiv für Psychiatrie, 177*, 76–136.

Benenzon, R. (1983). *Einführung in die Musiktherapie*. München: Kindler. (Spanische Originalausgabe: Musicoterapia y Educacion, 1971).

Bettelheim, B. (1977). *Die Geburt des Selbst*. München: Kindler. (Amerikanische Originalausgabe: The Empty Fortress – Infantile Autism and the Birth of the Self. The Free Press, New York 1967).

Bleuler, E. (1911). Dementia praecox oder die Gruppe der Schizophrenien. In G. Aschaffenburg (Hrsg.), *Handbuch der Psychiatrie* (Spezieller Teil, 4. Abt., 1. Hälfte). Leipzig: Deuticke.

Delacato, C. H. (1975). *Der unheimliche Fremdling – das autistische Kind*. Freiburg: Hyperion. (Amerikan. Originalausgabe: The Ultimate Stranger, the Autistic Child, Doubleday, N.Y. 1974)

Dilling, H., Mombour, W. & Schmidt, M. H. (1992). *Internationale Klassifikation psychischer Störungen, ICD-10*. Bern: Huber.

Eisenberg, L. & Kanner, L. (1956). Early infantile autism 1943–1955. *American Journal of Orthopsychiatry, 26*, 556–666.

Feuser, G. (1988). Grundlegende Aspekte eines Verständnisses des „Kindlichen Autismus". *Musiktherapeutische Umschau, 9*, S. 29–54.

Kanner, L. (1943). Autistic disturbances of affective contact. *Nervous Child, 2*, 217–250.

Kehrer, H. E. (1989). *Autismus*. Heidelberg: Asanger.

Mahlbert, M. (1973). Music therapy in treatment of an autistic child. *Journal of Music therapy, 10*, 184–193.

Mahns, B. (1988). Musiktherapeutische Ansätze in der Praxis mit autistischen Kindern und Jugendlichen. *Musiktherapeutische Umschau, 9*, 8–78.

Niedecken, D. (1989). *Namenlos. Geistig Behinderte verstehen. Ein Buch für Psychologen und Eltern*. München: Piper.

Nissen, G. (1977). *Psychopathologie des Kindesalters*. Darmstadt: Wissenschaftliche Buchgesellschaft.

Nordoff, P. & Robbins, C. (1975). *Musik als Therapie für behinderte Kinder*. Stuttgart: Klett. (Originalausgabe: Therapy in Music for handicapped Children, London, 1971)

Nordoff, P. & Robbins, C. (1986). *Schöpferische Musiktherapie*. Stuttgart: Fischer. (Originalausgabe: Creative Music Therapy. Individualised Treatment for the Handicapped Child. 1977).
Oldfield, A. (1999). *Music Therapy for Children – on the Autistic Spectrum*. Cambridge: Anglia Polytechnic University.
Orff, G. (1974). *Die Orff-Musiktherapie*. München: Kindler.
Rutter, M. (1973). Psychotische Kinder im Jugend- und frühen Erwachsenenalter In J. K. Wing (Hrsg.), *Frühkindlicher Autismus* (S. 105–121). Weinheim: Beltz.
Saperston, B. (1973). The use of music in establishing communication with an autistic mentally retarded child. Journal of Music therapy. *Lawrence, 10* (4), 184–188.
Saß, H., Wittchen, H.-U. & Zaudig, M. (2000). *Diagnostisches und Statistisches Manual Psychischer Störungen DSM-IV*. Göttingen: Hogrefe.
Schumacher, K. (1994). *Musiktherapie mit autistischen Kindern. Musik-, Bewegungs- und Sprachspiele zur Integration gestörter Sinneswahrnehmung*. Stuttgart: Fischer.
Schumacher, K. (2004). *Musiktherapie und Säuglingsforschung. Zusammenspiel. Einschätzung der Beziehungsqualität am Beispiel des instrumentalen Ausdrucks eines autistischen Kindes* (2. Aufl.). Frankfurt am Main: Lang.
Schumacher, K. & Calvet, C. (2006). Musiktherapeutische Interventionen bei Kindern mit Autismus – Ein Beitrag zur emotionalen Entwicklung. In B. Schirmer (Hrsg.), *Psychotherapie und Autismus* (S. 29–35). Tübingen: dgvt.
Schumacher, K., Calvet, C. & Stallmann, M. (2005). „Zwischenmenschliche Beziehungsfähigkeit" – Ergebnisse der Reliabilitätsprüfung eines neu entwickelten Instrumentes zum Wirkungsnachweis der Musiktherapie. In B. Müller-Oursin (Hrsg.), *Ich wachse, wenn ich Musik mache. Musiktherapie mit chronisch kranken und von Behinderung bedrohten Kindern*. Wiesbaden: Reichert.
Schumacher, K. & Calvet-Kruppa, C. (1999). Musiktherapie als Weg zum Spracherwerb. *Musiktherapeutische Umschau, 20*, 216–221.
Schumacher, K. & Calvet-Kruppa, C. (2001). Die Relevanz entwicklungspsychologischer Erkenntnisse für die Musiktherapie. In H.-H. Decker-Voigt (Hrsg.), *Schulen der Musiktherapie* (S. 102–124). München: Reinhardt.
Schumacher, K. & Calvet-Kruppa, C. (2005). „Untersteh' Dich!" – Musiktherapie bei Kindern mit autistischem Syndrom. In C. Plahl & H. Koch-Temming (Hrsg.), *Musiktherapie für Kinder. Grundlagen, Methoden, Praxisfelder* (S. 276–284). Bern: Huber.
Sellin, B. (1993). *Ich will kein inmich mehr sein*. Köln: Kiepenheuer.
Stern, D. N. (1989). *Die Lebenserfahrung des Säuglings*. Stuttgart: Klett-Cotta. (Amerikanische Originalausgabe: „The Interpersonal World of the Infant", NY, 1985/2000).
Tustin, F. (1989). *Autistische Zustände bei Kindern*. Stuttgart: Klett-Cotta. (Englische Originalausgabe: Autistic States in Children. London: Routledge & Kegan, 1981).
Weber, C. (1991). Musiktherapie als therapeutische Möglichkeit beim autistischen Syndrom. *Zeitschrift für Musik-, Tanz- und Kunsttherapie, 2,* 66–74.
Wing, J. K. (Hrsg.). (1977). *Frühkindlicher Autismus*. Weinheim: Beltz.

Weiterführende Literatur

Nordoff, P., Robbins, C., Fraknoi, J. & Ruttenberg, B. (1980). Ratingskalen für Improvisatorische Einzel-Musiktherapie. *Musiktherapeutische Umschau, 1,* 99–121.
Wigram, T. (2002). Indications in music therapy: evidence from assessment that can identify the expectations of music therapy as a treatment for Autistic Spectrum Disorder (ASD); meeting the challenge of Evidence Based Practise. *British Journal of Music Therapy, 16,* 11–34.

Lehrfilme (unveröffentlicht, nur über die Autorin erhältlich)

Das Evaluierungsinstrument „EBQ" zur Einschätzung der Beziehungsqualität (1999–2002)
- The instrumental expression I and II – Der instrumentale Ausdruck I und II (je 30 min., englisch/deutsch)
- The vocal-pre-speech expression – Der stimmlich-vorsprachliche Ausdruck (30 min., englisch/deutsch)
- The physical-emotional expression – Der körperlich-emotionale Ausdruck (40 min., englisch/deutsch)
- Musiktherapeutische Interventionen (50 min., englisch/deutsch) – „Musictherapeutical Intervention"

Balint-Arbeit

Adeleid Krautschik

Der ungarische Psychoanalytiker Michael Balint bot zu Beginn der 50er Jahre in London Gruppen an, in denen Hausärzte ihre Problempatienten vorstellen konnten. Anders als in Supervisionsgruppen (in denen therapeutische Methodik gelehrt und vermittelt wird) waren die Balintgruppen als psychologische Hilfe für den Therapeuten gedacht. Bis dahin war nur darüber nachgedacht worden, wie dem in Not befindlichen Patienten zu helfen sei. Was der therapeutische Prozess mit dem Therapeuten macht, war nie näher untersucht worden.

Der von Balint in den Mittelpunkt seiner Psychologie gerückte therapeutische Beziehungsaspekt revolutionierte die psychotherapeutische Ausbildung. In Deutschland ist heute die Teilnahme an einer Balintgruppe (neben der an einer Selbsterfahrungsgruppe) wesentlicher Bestandteil der psychotherapeutischen Weiterbildung von Ärzten und durch keine Prüfung von Bücherwissen zu ersetzen. Auch Ärzte anderer Fachrichtungen nehmen an Balintgruppen teil, wenn sie Probleme, die sie mit ihren Patienten haben, bearbeiten möchten.

Darüber hinaus können an Balintgruppen beteiligt sein: Psychologen, Lehrer, Schwestern, Pfarrer, Richter, Bewährungshelfer und Manager, die in helfenden Berufen oder in (an/mit) zwischenmenschlichen Beziehungsgefügen arbeiten oder auf eigene Beziehungsprobleme mit ihren Klienten stoßen.

Dabei ist es im wesentlichen die Gruppe, die dem in Not befindlichen Gruppenmitglied zu helfen hat, weniger der Gruppenleiter, dessen Aufgabe es ist, den Referenten zu „schützen und stützen" (z. B. gegenüber narzisstischer Kränkung aus der Gruppe). Außerdem sucht er die Einfälle der Gruppe zur vorgestellten problematischen Beziehung zu fördern und eventuell so zusammenzufassen und zu ordnen, dass der Referent auszuwählen vermag, was ihm selbst nützlich erscheint. Es geht also nicht um „richtige" oder „falsche" Therapiestrategien, sondern um „passende" und „unpassende" Einfälle für diesen speziellen Referenten in seiner verfahrenen Beziehungssituation.

Dass Balintgruppen auch für Musiktherapeuten nützlich sein können (im Hinblick auf Problempatienten oder auf Beziehungsprobleme im Rahmen musiktherapeutischer Prozesse), dürfte sich aus dem Bisherigen ergeben.

Darüber hinaus könnten Musiktherapeuten für jede Balintgruppe wegen ihrer speziellen Erfahrung eine Bereicherung sein. Bisher nämlich wurde der Stimme im therapeutischen Beziehungsgefüge kaum Beachtung geschenkt, obwohl bekanntlich leicht erkennbare Entsprechungen zwischen Stimme und Stimmung bestehen. Musiktherapeuten sind durch ihre Ausbildung und Arbeit besonders befähigt, Stimmen in therapeutischen Beziehungen für Diagnostik und Therapie zu nutzen. Gemeint ist hier nicht nur die Stimme des Patienten, sondern auch die des auf diesen reagierenden Therapeuten – wobei der Therapeut im Einzelfall (s. o.) natürlich nicht nur ein Psychotherapeut oder Musiktherapeut, sondern auch ein Hausarzt oder ein Lehrer sein kann, dessen Stimme für die als problematisch vorgestellte Beziehung von Belang sein mag. Für jeden Therapeuten wäre es eine Chance, wenn künftig die Wahrnehmungsfähigkeit für die eigene Stimme und deren Reaktionsmöglichkeiten auf die Beziehung mit Patienten/Klienten sensibilisiert würde (Krautschik, 1994).

Eine interessante Variante der normalerweise mit lediglich verbalen Mitteln arbeitenden Balint-Gruppenarbeit wurde von Musiktherapeuten entwickelt (Strobel, Loos & Timmermann, 1988). Sie erproben ihre „Musiktherapeutische Balint-Gruppenarbeit" nicht nur in Balintgruppen mit Musiktherapeuten, sondern auch in solchen mit musiktherapeutisch unerfahrenen Teilnehmern. Eindrucksvoll sind die Schilderungen von Gruppensitzungen, in denen (nach der üblichen verbalen Vorstellung des Patienten durch den Referenten) die gesamte Gruppe einschließlich Referent und Leiter ihre Einfälle averbal auszudrücken suchen: mit der Stimme (ggf. mit Hilfe von Musikinstrumenten), aber auch durch Rhythmen, Bewegungen, Gesten, ja Tanz. Die Gruppe agiert hier also als gemeinsamer Resonanzkörper primärprozesshaft das zuvor verbal Aufgenommene aus. Anschließend wird das gemeinsame Erlebnis sekundärprozesshaft verbalisiert. Insbesondere für „frühe Störungen" aus der averbalen Entwicklungsphase des Patienten, wie auch bei „tiefen" (pathologischen oder therapeutischen) Regressionen und verbal kaum nachvollziehbaren psychotischen Erlebnisweisen – aber auch bei Rückzügen der Balintgruppe ins Schweigen – eröffnet diese Methode offensichtlich überraschende Möglichkeiten: d. h. sie macht der betreffenden Balintgruppe abgewehrte (also unbewusst gebliebene) Gefühle und Bildvorstellungen durch ein Stück gemeinsamer musiktherapeutischer Erfahrung erlebbar. Zweck der Übung: die von einem Gruppenmitglied vorgestellte therapeutische Beziehung erfährt dadurch neue, belebende Impulse, das behindernde Problem oft eine Lösung.

Literatur

Krautschik, A. (1994). Die Stimme in der Arzt-Patienten-Beziehung. *Musik-, Tanz- und Kunsttherapie, 5,* 91–93.
Strobel, W., Loos, G. & Timmermann, T. (1988). Die musiktherapeutische Balint-Gruppenarbeit. *Musiktherapeuthische Umschau, 9,* 267–283.

Weiterführende Literatur

Balint, M. (1957). *Der Arzt, sein Patient und die Krankheit.* Stuttgart: Klett (Original: Engl. (1957). *The Doctor, His Patient, the Illness.* Pitman Medical Publishing Co. London).
Stucke, W. (1982). *Die Balintgruppe.* Köln-Lövenich: Deutscher Ärzte-Verlag.

Behandlungsschritte

Rosemarie Tüpker

Mit den vier Behandlungsschritten: *Leiden-Können, Methodisch-Werden, Anders-Werden, Bewerkstelligen*, entwickelte die Morphologische Musiktherapie (→ Morphologische Musiktherapie) eine Methode zur Strukturierung und/oder Analyse musiktherapeutischer Behandlungen (vgl. Tüpker, 1996; Grootaers, 2004). Sie kann sowohl für die Darstellung eines Gesamtverlaufs als auch für die Analyse einzelner Stunden genutzt werden. Die vier Behandlungsschritte kennzeichnen notwendige Aspekte der Behandlung, die nicht als ein bloßes Nacheinander zu verstehen sind, sondern in einer spiralförmigen Entwicklung mehrfach ineinander greifen. Methodisch ist jeder einzelne der vier Aspekte als *notwendige Bedingung*, ihr Zusammenwirken als *hinreichende Bedingung* für die Vollständigkeit einer Behandlung anzusehen.

Auf einer ersten Ebene soll diese Systematik helfen, musiktherapeutische Behandlungen in ihrem Verlauf von Prinzipien her zu strukturieren, die einerseits einer durchgängigen psychologischen Methodik folgen und andererseits beweglich genug sind, der Unterschiedlichkeit musiktherapeutischer Arbeitsbereiche und der Individualität jedes einzelnen Falles gerecht zu werden. Sie implizieren daher kein spezielles musiktherapeutisches Verfahren, sondern sollen vielmehr helfen, dieses in Angemessenheit zum Arbeitsbereich zu entwickeln (Konzeptentwicklung). Auf einer zweiten Ebene können sie zur wissenschaftlichen Analyse musiktherapeutischer Behandlungen genutzt werden: sowohl für Einzelfallstudien als auch für eine vergleichende Forschung. Sie stellen bestimmte methodische Fragen an den Prozess und ermöglichen in ihrem Gesamt eine Einschätzung im Sinne der Frage nach der Wirkung, dem „Erfolg" und den Grenzen musiktherapeutischer Behandlungen. Wissenschaftlich gehört die Untersuchungsmethodik zu den qualitativen Forschungsmethoden. Eine Quantifizierung wäre grundsätzlich möglich, ist aber noch nicht erprobt worden. Die dazu erforderlichen vergleichenden Einheiten wären in Abhängigkeit vom untersuchten Projekt und dessen Rahmenbedingungen zu bilden.

1. Leiden-Können

Der erste Schritt der Behandlung zentriert, vollständiger formuliert, auf die Frage nach dem *Leiden-Können und Nicht-Leiden-Können*: Welches Leiden führte diesen Patienten zur Behandlung, welches Können steckt zugleich darin? Aber auch: Was kann jemand leiden, was nicht? Der Gedanke des Leiden-Könnens beinhaltet eine bestimmte Sicht auf Krankheit und Gesundheit und eine bestimmte Auffassung von der Art der musiktherapeutischen Behandlung: Es geht darum, das geklagte Leid im Zusammenhang einer *Lebensmethode* zu verstehen, die ihr Können und Nicht-Können entwickelt hat, die notwendige „Drehungen" nicht leiden kann und dafür „lieber" anderes erleidet, die im Leiden-Können und Nicht-Leiden-Können die Wirklichkeit *so* in Geliebtes und Gehasstes („schön und hässlich", „gut und böse") eingeteilt hat, dass Sinnzusammenhänge zerrissen sind und Not-wendiges nicht mehr zur Verfügung steht. Im Versuch, Leiden einzuschränken und sich auf bestimmte Erfahrungen und Entwicklungen nicht einzulassen, ist ein größeres Leid entstanden, welches nun zur Behandlung führt. Darauf bezieht sich auch der hier verwendete Begriff „Patient/Patientin" (der/die Leidende).

Zu Beginn der Behandlung geht es mit diesem Schritt auch darum, psychologisch zu erfassen, wie zwischen den Erwartungen, Sichtweisen und Wünschen des Patienten an die Behandlung und den Möglichkeiten der Musiktherapie eine Einigung über einen *Behandlungsauftrag* gefunden werden kann. Wenn das Leiden sich bei Behandlungsaufnahme z. B. in einer unerträglichen Schmerzsymptomatik ausdrückt, so geht es darum, dies als eine sinnvolle seelische Formenbildung (→ Formenbildung) zu verstehen, als eine „Lösung" im Zusammenhang einer unbewussten psychologischen Konfliktsituation. Leiden-Können als Behandlungsauftrag bedeutet insofern immer eine „Einigung in Differenz", da das spürbare Leid des Patienten auch im empathischen Sinne „verstanden" werden muss und die Einschätzung dennoch zugleich von der des Patienten abweicht (vgl. Tüpker, 2003). Auch im Zusammenhang der Arbeitsbereiche mit geistig Behinderten, bei sogenannten „Verhaltensstörungen", in der Arbeit mit körperlich schwer Erkrankten oder mit traumatisierten Menschen ist die Blickrichtung auf die *seelische* Formenbildung ausgerichtet, ohne dass damit körperliche oder soziale Gegebenheiten oder die Realität von außen kommender Schädigungen negiert werden.

Die Suche nach der zugrundeliegenden seelischen Formenbildung geschieht zumeist von Beginn an auch mit Hilfe der gemeinsamen musikalischen Improvisation (→ Improvisation), in der sich Strukturen offenbaren, die Hinweise auf die Lebensmethode geben, und die zugleich selbst ein Medium der Behandlung ist. Behandlung kunstanalog zu entwerfen kann nur gelingen, wenn die anzuwendenden künstlerischen Medien auch in ihren psychästhetischen Erkenntnismöglichkeiten von Anfang an mitgedacht werden. Das beinhaltet eine musiktherapiespezifische „*Dia-gnostik*": ein *unterscheidendes Erkennen* von der musikalischen (Beziehungs-)Situation aus. Anders als bei einer medizinischen Diagnose, in der stärker der Aspekt des *Entscheidens* hinzukommt, ist Leiden-Können aber zugleich schon Teil der Behandlung und entfaltet sich im Verlauf in weiterführenden Versionen.

In der systematischen Analyse der *Einzelfallstudie* meint Leiden-Können die Frage: Von welcher psychologischen Situation ging diese Behandlung aus? In welche Richtung war eine Veränderung zu Beginn gedacht? In welchen Versionen entwickelte sich dieses Bild im Verlauf der Behandlung? In der *fallübergreifenden Forschung* gehören zu diesem Aspekt die Fragen nach der sinnvollen Anwendung musiktherapeutischer Behandlung oder nach Setting und Rahmenbedingungen, unter denen sie eine Wirksamkeit entfalten kann sowie nach ihren Grenzen.

Im Sinne der *Einschätzung* dient der Aspekt des Leiden-Könnens als Bezugspunkt und Ausgangssituation, auf den die Wandlungen und Drehfiguren des Prozesses zu beziehen sind und von dem aus sich unter dem Aspekt des Bewerkstelligens die (Aus-)Wirkungen der Behandlung zu erweisen haben. Dabei steht für Behandlungen, in denen eine „freie" Improvisation zwischen Patient und Therapeut möglich ist, ein spezielles musiktherapeutisches Verfahren zur Verfügung (→ Beschreibung und Rekonstruktion), durch welches ein erstes Gesamtbild bezüglich der individuellen „Konstruktion" einer Lebensmethode gewonnen werden kann.

2. Methodisch-Werden

Auch mit dem Aspekt des Methodisch-Werdens ist ein Mehrfaches gemeint: Zum einen geht es hier um die angewandten musiktherapeutischen Methoden und ihre jeweils fallspezifisch-individuellen Varianten und Modifikationen. Zum anderen soll der Blick darauf gelenkt werden, dass auch die Patienten in ihrem Umgang mit der Musik, dem Therapeuten und der gesamten therapeutischen Situation einer Methodik folgen. Drittens gehen wir davon aus, dass der Behandlungsprozess erst dadurch in Gang kommt, dass das Methodisch-Werden beider am Prozess Beteiligten ineinander greift. Zur therapeutischen Methodik wiederum gehört, dieses *Ineinandergreifen* zu beobachten, zu fördern und in jedem einzelnen Fall so zu gestalten, dass sich das Leiden-Können und Nicht-Leiden-Können des Patienten in der Binnenregulierung seiner Gliedzüge zeigen und in Richtung auf ein Anders-Werden verwandeln kann.

Die seelischen Grundstrukturen des Leiden-Könnens werden im Methodisch-Werden zugleich ausgebreitet und modifizierend bearbeitet. Was im ersten Schritt als Lebensmethode zu rekonstruieren versucht wurde, entfaltet sich im Laufe der Therapie in der besonderen Art, wie der Patient das angebotene therapeutische Setting aufgreift: im Erzählen und Verschweigen, in der musikalischen Gestaltung, im Gebrauch der Übergänge zwischen Musik und Sprache, im Aufgreifen der angebotenen therapeutischen Möglichkeiten ebenso wie in den Formen des Widerstandes.

Zum Methodisch-Werden gehört auch die modifizierende Bearbeitung, durch die der Patient sein „Leiden" in seinen bedingenden und hergestellten Aspekten erfahren und es damit als veränderbar erleben kann. Auf Seiten des Therapeuten gehört dementsprechend zum Methodisch-Werden neben dem Zuhören, Verstehen und Mitspielen auch das Deuten und/oder andere sprachliche und musikalische Interventionen, die diesen Prozess fördern, wie z.B. das kommentierende Singen, intervenierende Formen des musikalischen Mitspielens, deutende Spielinterventionen in der Kindertherapie etc.

Methodisch-Werden (be)gründet (sich) in allgemeinen seelischen Gegebenheiten: Ein *Ineinandergreifen zweier Methoden* lässt sich auch in Alltagsbeziehungen beobachten: in seinem Funktionieren ebenso wie in seinen Problemen und seinem Scheitern. Darin wird zugleich deutlich, dass das Ineinandergreifen zweier Methoden zwar „conditio sine qua non" ist für das Behandlungswerk ist, als solches aber noch keine Einschätzung bezüglich des Erfolges sein kann, da dieser von der Richtung des Prozesses abhängt. Methodisch-Werden in der musiktherapeutischen Behandlung meint eine besondere Art des Ineinandergreifens, die asymmetrisch ist, da das Methodisch-Werden des Therapeuten reflektiert und der Methodik des Patienten unterstellt, auf sie ausgerichtet sein muss. Zum Methodisch-Werden gehören auch das Zusammenspiel und die therapeutische Handhabung von Übertragung und Gegenübertragung und die Nutzung der Möglichkeiten szenischen Verstehens. Methodisch-Werden zeigt sich in übergreifenden seelischen Tätigkeiten und expliziert sich in Arbeit und Bemühen, im „Durcharbeiten", im Bewegen und Bewegt-Sein, im Zergliedern und Zusammenbringen, im Sich-Einlassen auf Entwicklungen und im Anhalten, im spielerischen Erproben ebenso wie im hartnäckigen Dabeibleiben, in Auseinandersetzung ebenso wie im Sich-tragen-Lassen.

Methodisch-Werden in der Musiktherapie zielt auch auf den begrifflich implizierten Sinnzusammenhang zwischen den Methoden des musikalisch-künstlerischen Produzierens und den psychästhetischen Aspekten des Alltags: So gilt auch über die Musik hinaus, dass manches sich nur in Variationen entwickeln kann, dass Form und Sinn nur im Dazwischen entstehen, dass Zuspitzungen zu Umbrüchen führen, Zerdehnungen eine neue Ebene eröffnen können; auch im Alltag der Lebensgestaltung geht es – wie in der Kunst – um die Handhabung der Verhältnisse von Formalisierung und Wandlung, System und Abweichung, Kontrastierung und Abstimmung, auch bei unseren täglichen Aufgaben gilt, dass die Komposition der Gliedzüge die Wirkung des Ganzen bestimmt (vgl. Salber, 1977).

Methodisch-Werden als Frage an den therapeutischen Prozess lautet in der *Einzelfallanalyse*: Wie entwickelt sich die Behandlung im Wechselspiel zwischen Patient, den Medien der Behandlung und der Therapeutin/dem Therapeuten? In der *fallübergreifenden Forschung* gehören zu diesem Aspekt die Fragen allgemeiner musiktherapeutischer Behandlungstechniken, ihrer Angemessenheit und ihrer Wirkungsweise in den unterschiedlichen Anwendungsbereichen von Musiktherapie sowie die Erforschung von „Krankheitsbildern" anhand des sich in der Musiktherapie Zeigenden. Im Sinne der *Einschätzung* ist unter diesem Aspekt zu untersuchen, ob ein förderliches Ineinandergreifen des Methodisch-Werdens zustande kommt und ob und in welche Richtung im Laufe des Prozesses Modifikationen der Methoden des Patienten zu beobachten sind. Im Sinne der Spiralbewegung hermeneutischer Forschungsmethodik gehört dazu auch das wiederholte In-Bezug-Setzen dieser Beobachtungen zum Behandlungsauftrag – im Sinne der Kontrolle, Modifikation und Fortschreibung – und zu den Aspekten des Anders-Werdens und Bewerkstelligens, an welchen sich die Richtung der Veränderungen ermessen lässt.

3. Anders-Werden

Anders-Werden (synonym: *„Ins-Bild-Rücken"* in Salber, 1977) meint die Verwandlungen, Umstrukturierungen und den Zugewinn im Zusammenhang der behandelten Lebensmethode, die sich in einem veränderten Erleben, in einer neuen Sicht auf sich oder die Welt, in einer veränderten Erzählweise oder musikalischen Ausdrucksform zeigen können. Solche Momente einer beginnenden *Transformation* sind oft mit dem Gefühl des Erstaunens, eines „Rucks" oder mit einem „Aha-Erlebnis" verbunden oder der Verwunderung darüber, dass dasselbe sich in einem anderen Licht zeigt (vgl. *Wendepunkte* bei Loos, 1980; *Neubeginn* bei Balint, 1966). Sie können Hinweise auf eine Veränderung der bisherigen Komposition des Leiden-Könnens und Nicht-Leiden-Könnens sein, auf notwendige Irritationen eines verkehrt gehaltenen Bildes, auf das Auftauchen des „Neben- oder Gegenbildes" oder auf komplette „Bildverschiebungen" sein (vgl. Grootaers, 2004).

Anders-Werden kann sich im Verschwinden oder der Verminderung eines Symptoms ausdrücken oder in einem anderen Erleben oder Verstehen eines zunächst unverändert gebliebenen Symptoms. Es kann das Bewusstwerden von Verdrängtem oder das Erkennen von Sinnzusammenhängen beinhalten. Bewusstwerdung allein ist aber noch kein Anders-Werden, wenn es nicht mit einem veränderten Erleben verbunden ist. Auch wenn das Methodisch-Werden mit all seiner Mühe und Kleinarbeit das ist, was eine so verstandene Verwandlung ermöglicht, so lässt sich das, was hier gemeint ist, doch nicht "machen" – weder vom Patienten noch vom Therapeuten. Eher hat es den Charakter des Auftauchenden oder Sich-Ereignenden. Oft handelt es sich auch um einen eher "leisen" Prozess, dessen Kern sich dem Bewusstsein entzieht und der als "Drehpunkt" erst im Nachhinein benennbar wird.

Anders-Werden vollzieht sich oft *in* der Übertragung (vgl. Körner, 1989) und kann sich bisweilen auch zunächst in einem veränderten Erleben in der Gegenübertragung der Therapeutin ankündigen. In der Arbeit mit Kindern oder mit geistig Behinderten kann es sich auch in neuen Handlungsformen des Patienten zeigen, bisweilen auch in der spontanen Einführung einer neuen Spielform durch den Therapeuten. Anders-Werden meint *die Welt anders erleben* oder *sich anders in der Welt fühlen*. Man „gibt" sich anders, ohne es zu merken, und hat stattdessen das Gefühl, die *anderen* hätten sich verändert.

In der Musik kann das Anders-Werden auch in der musikalischen Formenbildung der Improvisation auffindbar sein (vgl. Weymann, 1990) oder sich in einem veränderten Verhältnis zur Musik widerspiegeln, wenn der Patient z. B. das Mitspielen des Therapeuten erstmalig oder in einer anderen Qualität wahrnimmt oder die gemeinsame Musik trotz vergleichbarer Spielweise unterschiedlich erlebt wird.

Die Frage des Anders-Werdens im therapeutischen Prozess lautet in *Einzelfallstudien*: In welchen Ausdrucksformen lässt sich eine *umwandelnde Verinnerlichung* erkennen? Im Hinblick auf welche „alten" Formen des Leiden-Könnens sind Veränderungen erkennbar und welche Richtung zeichnet sich darin ab? Welche Auswirkungen haben diese Verwandlungen auf das Methodisch-Werden? Im Zusammenhang *fallübergreifender Forschung* fallen unter diesen Aspekt sowohl allgemeine therapeutische Fragen wie z. B. die nach der Bedeutung von Bewusstwerdungsprozessen oder der Übertragung für den Prozess der Wandlung als auch musiktherapiespezifische Fragen wie z. B. die nach der Rolle der Musik und nach der „Hörbarkeit" der psychischen Wandlungsprozesse in den musikalischen Produktionen.

Auch im Sinne der *Einschätzung* eines Behandlungsverlaufes markiert dieser dritte Aspekt einen entscheidenden Drehpunkt: Auch wenn er selbst am wenigsten den Charakter des „Herstellbaren" trägt, ist sein Sich-Ereignen die immanente Kontrolle für Sinn und Angemessenheit des Methodisch-Werdens; in ihm offenbaren sich häufig weitere Versionen des Leiden-Könnens, zeigen sich neue Dimensionen des Erlittenen; in seiner Folge kann es innerhalb und außerhalb der Therapie zu Formen des Bewerkstelligens kommen. Anders-Werden drängt über das Bewerkstelligen in Richtung auf einen Abschluss der Behandlung. Im Sinne der Eröffnung „tieferer" Versionen des Leiden-Könnens führt es weiter in die Behandlung hinein.

4. Bewerkstelligen

Bewerkstelligen als letzter Aspekt der Systematik führt über die Behandlung hinaus und fragt nach den Auswirkungen der Therapie im Alltag des Patienten. Die umwandelnde Verinnerlichung des Anders-Werdens muss sich in den konkreten Lebensbezügen, in der Therapie und im Alltag *„ins Werk setzen"*, damit wir eine Behandlung als gelungen ansehen können. Als Bindeglied zwischen Therapie und Alltag ist Bewerkstelligen auf die Veränderungen in der Lebenssituation, im Erleben und im Hinblick auf Krankheitssymptome ausgerichtet und fragt somit auch nach dem, was oft verkürzt als „Erfolg" oder „Wirksamkeit" einer Behandlung bezeichnet wird. Bewerkstelligen ist aber zugleich Teil des Behandlungsprozesses, denn die Veränderung einer Lebensmethode braucht meist mehrfache Drehungen und unterschiedliche Versuche, Schritte und Taten, die sich teilweise innerhalb und teilweise außerhalb der Behandlung zeigen. So kann es ein Moment des Bewerkstelligens sein, wenn ein Patient erstmals ein anderes Instrument spielt, in der Gruppe von sich aus das Wort ergreift, wenn eine Patient davon berichtet, dass sie in einem Streit gestern einmal nicht klein beigegeben habe oder erstmals wieder mit einem Fahrstuhl gefahren sei. Je nach Behandlungsziel kündigt sich damit nicht notwendigerweise das Ende der Behandlung an. Vielmehr können solche Veränderungen wieder ins Methodisch-Werden, Anders-Werden oder in eine neue Version des Leiden-Könnens übergehen. Bewerkstelligen fragt *in der Behandlungssituation* danach, was der Patient verändert herstellen kann, z. B. in der Musik, in der Umgangsweise mit der Therapeutin, mit der therapeutischen Situation, in veränderten Formen des Erzählens und danach, was gemeinsam anders herzustellen ist. Darüber hinaus trennen sich hier die Wege von Therapeut und Patient, indem die Frage auch auf das Bewerkstelligen im Alltag, auf Veränderungen *außerhalb und nach der Therapie* gerichtet ist.

Der im Bewerkstelligen enthaltene Begriff des „Werkes" verweist auf die Paradoxie der gleichzeitigen Geschlossenheit und Offenheit seelischer Gestalten. Werk hat von seiner Wortbedeutung mit „tätig, wirksam, wirkend sein" zu tun, mit „Wirklichkeit" und „Bewirken". Es ist mit dem griechischen „ergon" (Arbeit, Werk) verwandt und gehört zu einer Wortgruppe *(idg. „uer")*, die mit Bedeutungen wie drehen, winden „flechten" den *Produktionscharakter* betont und mit „Hürde, Umhegung", „einschließen, abschließen" den *Werkcharakter*, wie wir ihn von der Musik her kennen. Bewerkstelligen meint nicht eine (endgültige) „Bewältigung" von Problemen, Symptomen oder „der Kindheit", sondern einen durch das gemeinsame Werk der Behandlung veränderten Umgang mit der eigenen Geschichtlichkeit, den materialen und gesellschaftlichen Gegebenheiten, dem Zufall und der Banalität des Alltags. Darum kann das „Ergebnis" der Behandlung keine einmal gewonnene Gestalt sein, die sich im Alltag lediglich zu bewähren hat, sondern sie ist ihrerseits nur eine Übergangsgestalt, die wiederum Wirklichkeit herausbildet: darin, dem Leben und dem Alltag (wieder) einen Sinn abgewinnen zu können; das *Zufallende* ergreifen oder sich seiner erwehren zu können; Gewordenes bewahren oder aufgeben zu können; Eigenheit wahren und sich dennoch auf Verwandlungen einlassen zu können. So verstanden führt auch dieses „Werk" notwendigerweise wieder in Verwicklungen.

Die Frage des Bewerkstelligens ist in *Einzelfallstudien* stets auf das Leiden-Können zu beziehen sowie auf das zur Verfügung stehende Setting, den Rahmen und die Dauer der Behandlung. Im Idealfall wird sie durch eine Katamnese (→ Katamnese) untermauert. Im Zusammenhang *fallübergreifender Forschung* müssen entsprechend Kriterien festgelegt werden, durch die die Einzelfälle miteinander vergleichbar gemacht werden. Im Sinne der *Einschätzung* schließt sich erst mit dem Bewerkstelligen der Entwicklungskreis. Das bezieht die Bewertung des Patienten ebenso ein wie die, die sich aus der übergreifenden therapeutischen Erfahrung und ihrem Niederschlag in der Theorie ergibt. Ein „archimedischer Punkt" hinsichtlich der Frage, was ein „therapeutischer Erfolg" sei, kann wissenschaftlich nicht gefunden werden. Vielmehr ist diese Frage selbst notwendigerweise Brennpunkt unterschiedlicher Auffassungen von „Krankheit und Gesundheit", vom „Sinn des Lebens" und der Bedeutung des Todes, von persönlichen und gesellschaftlichen Wertsetzungen, von Glück und Leid, Liebe und Sexualität wie vom „Funktionieren der Gesellschaft". „Einfache" und vereinheitlichende Lösungen sind hier weder in Sicht noch erstrebenswert: Weder können wir als TherapeutInnen unseren Behandlungsauftrag aus dem scheinbaren gesellschaftlichen Konsens ableiten, der sich etwa in dem Auftrag des Kostenträgers als „Wiederherstellung der Arbeitsfähigkeit" oder der „Gesundheit" widerspiegelt, noch dürfen wir allein *unserer* Auffassung vom Leben, von „guten Beziehungen", „zumutbaren" Belastungen etc. folgen, noch können wir uns allein darauf zurückziehen, die Patienten „sagen" zu lassen, was sie erreichen wollen. Das Wissen um die Paradoxien des Bewerkstelligens bedeutet für den Therapeuten vielmehr, sich der Relativität und Wandelbarkeit dieser Auffassungen bewusst zu sein und dennoch eine Position zu beziehen, sich auf die Banalität des Arbeitsalltages und seiner Einschränkungen einzulassen und dennoch nach einem künstlerischen Umgang mit ihm zu suchen, wissenschaftlichen Forderungen an die Musiktherapie als „neuem" Behandlungsverfahren nicht auszuweichen und zugleich Einfluss auf die Kriterien von Wissenschaftlichkeit von unseren künstlerischen und therapeutischen Erfahrungen her zu nehmen.

Literatur

Balint, M. (1966). *Die Urformen der Liebe und die Technik der Psychoanalyse.* Stuttgart: Huber & Klett.
Grootaers, F. G. (2004). *Bilder behandeln Bilder. Musiktherapie als angewandte Morphologie* (2. Aufl.). Münster: LIT.
Körner, J. (1989). Arbeit *an* der Übertragung? Arbeit *in* der Übertragung! *Forum der Psychoanalyse, 5,* 209–233.
Loos, G. (1980). Ausschnitte aus Fallberichten zum Thema Wendepunkte. *Musiktherapeutische Umschau, 1,* 219–222 und 301–304.
Salber, W. (1977). *Kunst, Psychologie, Behandlung.* Bonn: Bouvier.
Tüpker, R. (1996). *Ich singe, was ich nicht sagen kann. Zu einer morphologischen Grundlegung der Musiktherapie* (veränd. und erw. Aufl.). Münster: LIT.
Tüpker, R. (2003). Einigung in Differenz. Zum Behandlungsauftrag der Musiktherapie. *Einblicke, 14,* 124–140.
Weymann, E. (1990). Anzeichen des Neuen. Improvisieren als Erkenntnismittel und als Gegenstand der Forschung. In P. Petersen (Hrsg.), *Ansätze kunsttherapeutischer Forschung* (S. 42–57). Berlin/Heidelberg: Springer.

Weiterführende Literatur

Salber, W. (1980). *Konstruktion psychologischer Behandlung.* Bonn: Bouvier.

Berufsethik

Frauke Schwaiblmair

Ethische Leitlinien sind ein wichtiger Bestandteil menschlicher Kulturen. Die Reflexion der Möglichkeiten und Grenzen unseres Handelns hat insbesondere in lehrenden und heilenden Berufen eine lange Tradition und bekommt zunehmende Bedeutung in Bereichen der Wirtschaft, Wissenschaft und Technik (Nöcker-Ribaupierre & Weymann, 2005). Jeder Beruf im Gesundheitswesen hat sich ethischen Grundprinzipien zu verpflichten, wozu vor allem die Anerkennung der Würde und des Werts eines jeden Menschen gehören. Da in Deutschland noch kein Berufsrecht die Ausübung von Musiktherapie regelt, sollten Musiktherapeuten durch einen Berufskodex das Vertrauen in ihre Kompetenz und ihre Seriosität sichern. Musiktherapeutische Fach- und Berufsverbände haben sich der notwendigen Aufgabe gestellt und entsprechend den traditionellen Erfahrungen und den aktuellen Anforderungen ethische Kodizes für ihren Berufsstand formuliert.

Die Sicherung professioneller Kompetenz dient dem Patienten als Absicherung, die adäquate Behandlung zu erhalten. Es ist notwendig, die Qualifikation zu beschreiben, da es eine Bandbreite unterschiedlichster Qualifikationen gibt (DGMT, 2007), und die Berufsbezeichnung Musiktherapeut zumindest in Deutschland noch nicht geschützt ist. Eine Ausnahme bilden hier die akademischen Grade (Diplom-Musiktherapeutin/Diplom-Musiktherapeut, Bachelor, Master), die auch in diesem Fachgebiet erworben werden können und ein bestimmtes Ausbildungsniveau sichern. Es muss gewährleistet sein, dass Patienten aus der Vielzahl der zur Verfügung stehenden Musiktherapierichtungen die geeignete Musiktherapie erhalten. Bei fehlender Psychopathologie kann, zum Beispiel zur Förderung eines Kindes mit einer geistigen Behinderung, eine heilpädagogisch orientierte Musiktherapie angemessen sein, während für ein neurotisches oder psychotisches Krankheitsbild eine tiefenpsychologisch orientierte Musiktherapie zur Verfügung stehen sollte.

Der hier vorgestellte Ethik-Kodex wurde von der Bundesarbeitsgemeinschaft Musiktherapie (1999) (ehemals Kasseler Konferenz musiktherapeutischer Vereinigungen) auch in Bezug auf die internationalen Kodizes der World Federation of Music Therapy (Dileo, 2000), WFMT, und der European Music Therapy Confederation, EMTC, erarbeitet. Der Ethik-Kodex dient dem Schutz der Patienten vor unethischer Anwendung der Musiktherapie, der Handlungsorientierung der Mitglieder, dem Schutz der eigenen Berufsrolle und ist Grundlage für beschlossene oder zu beschließende Berufsordnungen. Er regelt somit grundsätzliche Fragen im Rahmen der Tätigkeit von Musiktherapeuten und Verbänden untereinander und verpflichtet zu einer musiktherapeutischen Tätigkeit im Rahmen professioneller Standards.

Die Mitglieder der Bundesarbeitsgemeinschaft Musiktherapie tragen Sorge dafür, dass die Berufsbezeichnung Musiktherapeut/Musiktherapeutin nicht missbräuchlich verwendet wird. Eine gesetzliche Regelung wird angestrebt.

Musiktherapeuten haben die Verpflichtung, mit dem Vertrauens- und Abhängigkeitsverhältnis in der therapeutischen Beziehung sorgsam umzugehen. Eine Verletzung dieses

Verhältnisses liegt dann vor, wenn Musiktherapeuten ihre Aufgabe und Verantwortung gegenüber Patienten vernachlässigen, um ihre persönlichen (emotionalen, sexuellen, sozialen oder unangemessen wirtschaftlichen) Interessen zu befriedigen. Musiktherapeuten verpflichten sich, jede Art von Machtmissbrauch zu unterlassen. Musiktherapeuten arbeiten auf der Grundlage einer Vereinbarung, die im Wesentlichen folgende Übereinkünfte enthält:

1. Art der musiktherapeutischen Methode und Setting, Umfang und mutmaßliche Dauer der Behandlung, finanzielle Bedingungen der Behandlung, Schweigepflicht.
2. Die Verantwortung gegenüber Studierenden, Praktikanten und Supervisanden verlangt die Trennung von Therapie und Ausbildungsinhalten (Selbsterfahrung, Praktikumsanleitung, Supervision).
3. Musiktherapeuten haben über alle persönlichen Daten der Klienten Verschwiegenheit zu wahren. Die Aufnahme von Ton- und Bildmaterial und deren Verwendung zu Ausbildungs- und Publikationszwecken bedürfen der Genehmigung des Patienten.
4. Musiktherapeuten pflegen kollegiales Verhalten und Kooperation. Herabsetzende Äußerungen über Kollegen, der missbräuchliche Umgang mit deren Ideen und geistigem Eigentum sind unzulässig. Bei Konflikten sind einvernehmliche Lösungen anzustreben.
5. Musiktherapeuten verpflichten sich zu Fortbildung, regelmäßigen fachlichen Austausch und Supervision ihrer beruflichen Praxis.
6. Bei Durchführung von Forschungsvorhaben sind folgende Anforderungen einzuhalten: Aufklärung der beteiligten Personengruppe, Einhaltung von Datenschutz und Schweigepflicht, Achtung des geistigen Eigentums anderer Kollegen und wertschätzender Umgang mit den Ergebnissen.
7. Musiktherapeuten verpflichten sich, nur im Rahmen der für die im Gesundheitswesen tätigen Berufe geltenden Bestimmungen über ihre Berufsausbildung zu informieren.

Um die Umsetzung der national und international gültigen Ethik-Kodizes zu gewährleisten, werden von den Musiktherapieverbänden sogenannte Ethikkommissionen eingerichtet, die für alle Fragen, Probleme und Verletzungen, die die Ethik-Kodizes betreffen, zuständig sind.

Literatur

Bundesarbeitsgemeinschaft Musiktherapie (1999). *Ethik-Kodex der Bundesarbeitsgemeinschaft Musiktherapie (BAG Musiktherapie)*. Verfügbar unter: http://www.bag-musiktherapie.de/Downloads/Ethik-BagMT.pdf [24. 9. 2007].
Deutsche Gesellschaft für Musiktherapie e. V. (DGMT). (Hrsg.). (2007). *Studienführer Musiktherapie*. Berlin: DGMT.
Dileo, Ch. (2000). *Ethical Thinking in Music Therapy*. Cherry Hill: Jefferey.
Nöcker-Ribaupierre, M. & Weymann, E. (2005), Werkstatt Ethik. *Musiktherapeutische Umschau – Online*. Verfügbar unter: http://www.musiktherapie.de/fileadmin/user_upload/medien/pdf/mu_downloads/noecker-weymann_ethik.pdf [24. 9. 2007].

Berufsrecht in der Musiktherapie

Stefan Flach

Definition

Unter Berufsrecht wird die Gesamtheit der Rechtsvorschriften verstanden, die Zugang zu einem Beruf und Berufsausübung regeln.

Berufsrecht in der Musiktherapie

Derzeit (2008) bestehen in Deutschland keine gesetzlichen Vorschriften zum Zugang und der Ausübung des Berufes einer Musiktherapeutin, eines Musiktherapeuten. Aufgrund der Größe der betroffenen Population ist weiterhin nicht zu erwarten, dass ein Berufsgesetz für Musiktherapie erlassen wird. Inhomogenität von Berufsfeldern, Ausbildungssituationen und Verbandslandschaft erschweren dieses Vorhaben zusätzlich (Flach, 2008b).

Umso mehr treffen in den künstlerischen oder kreativen Therapieverfahren zahlreiche unterschiedliche Ausbildungsgänge und Qualifizierungsniveaus zusammen, so dass derzeit nur ein Minimalkonsens erreichbar erscheint, was insbesondere für Musiktherapie eine inakzeptable Absenkung darstellen würde (Flach, 2008b).

Gleichzeitig sind Zugang zur und Ausübung der Musiktherapie kein rechtsfreier Raum (Flach, 2008b) und es bestehen Vorschriften gerade zu den Beziehungen zwischen Leistungsempfänger und Leistungserbringer, zwischen Leistungserbringer und Leistungsträger sowie zu den Beziehungen von Leistungserbringer, Staat und Gesellschaft.

Relevante Gesetzeswerke

Vertrags- und Haftungsrecht sind im Bürgerlichen Gesetzbuch (BGB) geregelt, die Ausübung der Heilkunde im Ärzterecht, dem Gesetz über die Berufe des psychologischen Psychotherapeuten und Kinder- und Jugendlichenpsychotherapeuten (Psychotherapeutengesetz [PschThG]) und dem Gesetz über die Ausübung der Heilkunde ohne Bestallung (Heilpraktikergesetz [HPG]); weiter finden Vorschriften des Sozialgesetzbuches (SGB) sowie Rechtsnormen aus dem Hochschulrecht, zur Verhinderung des unlauteren Wettbewerbs und zur Werbung auf dem Gebiete des Heilwesens Anwendung. Auswirkungen dieser Vorschriften schlagen sich u. a. im Steuer- und Strafrecht nieder (Flach, 2008a, S. 17 f.).

Zugang zum Beruf

Derzeit ist die Frage der Ausbildung nicht einheitlich geregelt. Die Abschlüsse Diplom-Musiktherapeut/-therapeutin (FH) und Diplom-Musiktherapeut/-therapeutin sowie die Abschlüsse Bachelor oder Master sind als akademische Grade geschützt. Deren missbräuchliche Führung ist unter Strafe gestellt (§ 132a, Absatz 1 Strafgesetzbuch [StGB]), ebenso die Verwendung von Titeln, die diesen akademischen Graden zum Verwechseln ähnlich sind (§ 132a, Absatz 2 StGB). Die durch Verbände verliehenen Titel sind vereinsrechtlich geschützt.

Berufsausübung

Ebenso wenig wie die Zulassung zum Beruf ist derzeit in Deutschland die Ausübung des Berufes Musiktherapeut/-therapeutin gesetzlich geregelt.

Es ist einerseits zwischen Anwendung von Musiktherapie in therapeutischen und heilpädagogischen Arbeitsfeldern und weiter zwischen Ausübung im Rahmen eines Angestelltenverhältnisses und im Rahmen selbstständiger Tätigkeiten zu unterscheiden. Bei selbstständigen Tätigkeiten (einschließlich Honorartätigkeiten!) greift – sofern keine Approbation als Arzt, Psychotherapeut oder Kinder- und Jugendlichenpsychotherapeut vorliegt – § 1 HPG: Wer die Heilkunde, ohne als Arzt bestallt zu sein, ausüben will, bedarf dazu der Erlaubnis. Es ist zu fragen, ob es sich bei Musiktherapie um Ausübung der Heilkunde handelt. Der Begriff Heilkunde bezeichnet umgangssprachlich die Gesamtheit der Kenntnisse und Fähigkeiten zur Feststellung, Heilung und Linderung von Krankheiten. Eine rechtlich relevante Definition ergibt sich aus § 2 HPG: Im Sinne dieses Gesetzes ist Heilkunde jede berufs- oder gewerbsmäßig vorgenommene Tätigkeit zur Feststellung, Heilung oder Linderung von Krankheiten, Leiden oder Körperschäden beim Menschen. Inzwischen hat die Rechtsprechung eine teils weitergehende Auslegung des Begriffs vorgenommen und postuliert, es genüge, dass eine Methode geeignet sei, Kranke zu behandeln (Scharl, 1993, S. 13). Somit ist (selbstständig ausgeführte) Musiktherapie Ausübung der Heilkunde und bedarf einer Erlaubnis (mit für die Berufstätigen positiven Konsequenzen im Umsatzsteuerrecht).

Auch in heil- und sonderpädagogischen Arbeitsfeldern ist zu fragen, ob Heilkunde ausgeübt wird, da erstens Musiktherapie bei der Behandlung von Pfropferkrankungen und sekundären Neurotisierungen indiziert ist, zweitens die Methode an sich geeignet ist, Kranke zu behandeln und drittens der Begriff (Musik-)Therapie verwendet wird (Flach, 2008a, S. 32 f.). Hierzu liegt (noch) keine Rechtsprechung vor.

In der Ausübung musiktherapeutischer Tätigkeit wird bereits derzeit zunehmend von Kostenträgern (→ Sozialrecht in der Musiktherapie) ein Nachweis über die Erlaubnis zur Ausübung der Heilkunde gefordert. Ebenso zöge eine beabsichtigte Zulassung zu Erbringung von Heilmitteln (§ 124 SGB V) berufsrechtliche Konsequenzen nach sich.

Berufsverbände, Berufsrecht, Berufspolitik

In der Darstellung zum Beruf Musiktherapeut/-therapeutin durch die Agentur für Arbeit (2007) wird ausgeführt: Berufsverbände sind die wichtigsten Organisationen, die das Berufsrecht vertreten. Wer in ihnen organisiert ist, d. h., wessen Ausbildung ihren Standards entspricht und deswegen Mitglied geworden ist, ist der Einhaltung einer bestimmten Qualität verpflichtet. In den Berufsverbänden sind Musiktherapeuten und -therapeutinnen organisiert, die staatliche oder vergleichbare berufspolitisch anerkannte privatrechtliche Ausbildungen absolviert haben.

Für die in der Bundesarbeitsgemeinschaft Musiktherapie zusammengeschlossenen Verbände und Vereinigungen sind hier die Kasseler Thesen (1998), das Berufsbild sowie die Formulierungen des Ethik-Kodex (1999) zu nennen, die den Status von Standesrecht einnehmen (→ Berufsethik).

Darüber hinaus leisten Verbände Hilfen bei der Etablierung, Ausgestaltung, Sicherung und Honorierung musiktherapeutischer Tätigkeiten, wirken mit an der Vereinbarung von Qualitätsstandards, beraten ihre Mitglieder sowie Patienten, (potenzielle) Arbeitgeber und weitere Interessierte, fördern die Zusammenarbeit mit verwandten Berufsgruppen und Verbänden, sind tätig in Prüfung und Anerkennung privatrechtlicher Aus- und Weiterbildungen im Hinblick auf die Gleichwertigkeit mit staatlichen und staatlich anerkannten Studiengängen, unterstützen die Weiterentwicklung der Musiktherapie in Forschung und Lehre, bilden das Bindeglied zwischen Berufsrecht und Berufspolitik und sind beratend in gesetzgebenden Verfahren, sowie der Ausführung und Auslegung von Rechtsnormen tätig.

Literatur

Agentur für Arbeit (Hrsg.). (2007). *Dipl.-Musiktherapeutin (FH): Rückblick/Ausblick*. Verfügbar unter: http://berufenet.arbeitsamt.de/cgi-bin/bnet2/druckversion.cgi?b=D&n=B8528100trends_t.html [04.08.2006].
Bundesarbeitsgemeinschaft Musiktherapie (1998). *Kasseler Thesen zur Musiktherapie.* http://www.bag-musiktherapie.de/Downloads/Kasseler%20Thesen%20zur%20Musiktherapie.pdf [24.9.2007].
Bundesarbeitsgemeinschaft Musiktherapie (1999). *Ethik-Kodex der Bundesarbeitsgemeinschaft Musiktherapie (BAG Musiktherapie)*. Verfügbar unter: http://www.bag-musiktherapie.de/Downloads/Ethik-BagMT.pdf [24.9.2007].
Flach, S. (2008a). *Berufs- und Leistungsrecht für künstlerische Therapien*. München: Reinhardt.
Flach, S. (2008b). *Musiktherapie vor dem Gesetz*. Vortragsmanuskript. Vortrag gehalten am 16.11.2008, Universität der Künste, Berlin.
Scharl, H. (1993). *Gesetzeskunde für Heilpraktiker*. München: Müller & Steinicke.

Weiterführende Literatur

Bolay, H. V. (1987). Zum gegenwärtigen Stand der Musiktherapie in der Bundesrepublik Deutschland in den Bereichen Hochschulrecht, Berufsrecht, Kassenrecht. *Musiktherapeutische Umschau, 8,* 15–21.
Boller, R. (1985). *Musiktherapeut als Beruf*. Stuttgart: G. Fischer.
Flach, S. (1997). Musiktherapie auf dem freien Markt – Überlegungen zur Rechtssituation. *Musiktherapeutische Umschau, 18,* 242–245.
Flach, S. (2002). Wer soll das bezahlen? *Musik und Gesundsein, 4,* 23.
Flach, S. (2006). Alles, was Recht ist! *Musik und Gesundsein, 11,* 19.

Berufsständische Organisationen der Musiktherapeutinnen und Musiktherapeuten

Hanna Schirmer und Ilse Wolfram

Einleitung

Seit dem Jahr 1969 sind in Deutschland musiktherapeutische Verbände, Berufsverbände und Gesellschaften je nach politischem, theoretischem oder methodischem Hintergrund gegründet worden. An ihnen lässt sich auch die Geschichte der deutschen Musiktherapie in West und Ost nachvollziehen. Der vorliegende Beitrag stellt einen Abriss dar, der sowohl die Entwicklung einzelner Organisationen als auch die früheren und aktuellen gegenseitigen Beziehungen der Verbände beschreibt. Die für die Überschrift dieses Artikels verwendete Bezeichnung „berufsständische Organisationen" soll nicht nur einen Oberbegriff darstellen, sondern entspricht auch der Wortwahl der EMTC (European Music Therapy Confederation) auf der europäischen Ebene, deren Mitglieder ausschließlich „professional organizations" sind.

Häufig wird die tatsächlich existierende Vielfalt der durch die deutschen Organisationen vertretenen fachlichen Ansätze positiv beschrieben. Ob diese Bewertung zutrifft, und wie sich diese immer wieder erklärungsbedürftige Vielfalt auf die heutige Lage der Musiktherapie im Sozial- und Gesundheitswesen und die Bemühungen um eine berufsrechtliche Anerkennung auswirkt, ist eine Frage, auf die der vorliegende Beitrag eine Antwort zu geben versucht.

Rechtliche Grundlagen und allgemeine Ziele musiktherapeutischer Organisationen

Alle musiktherapeutischen Organisationen in Deutschland sind Vereine und damit juristische Personen, deren Rechtsform im BGB, Erstes Buch, §§ 21–79 geregelt ist. Ein Verein erhält seine Rechtsfähigkeit durch den Eintrag ins Vereinsregister (e.V.). Der Zweite Titel des BGB enthält Vorschriften für die Struktur von Vereinen im Einzelnen, z. B. im § 26 für den Vorstand, § 27 für die Geschäftsführung; § 32 gibt Auskunft über Rechte und Pflichten der Mitgliederversammlung, § 38 regelt die Mitgliedschaft und § 57/58 die Satzung (BGB, 2005).

Der von den Mitgliedern gewählte Vorstand ist in seiner Geschäftsführung an die Satzung gebunden, deren wichtigste Bestandteile im BGB (a. a. O.) vorgeschrieben sind und die in ihren Feinheiten von der Mitgliederversammlung bestimmt wird. Dadurch besteht die Gewähr, dass ein Vorstand die Vereinszwecke verfolgt und die Interessen der Mehrheit seiner Mitglieder vertritt.

Die Frage der Gemeinnützigkeit einer Organisation wird von den örtlichen Finanzämtern geprüft. In der Regel ist dies ein sehr genauer Prüfungsvorgang, der die Anerkennung der Gemeinnützigkeit nur für eine bestimmte Frist entscheidet.

1. Berufsverbände – allgemeine Beschreibung

Berufsverbände als Zusammenschluss von Angehörigen einer Berufsgruppe sollen deren Berufsinteressen vertreten. Dazu gehören Verhandlungen zur Sicherung angemessener Arbeitsbedingungen, die Weiterentwicklung des Berufsbildes in Praxis, Lehre und Forschung, und u. a. die Wahrung und Weiterentwicklung professioneller Standards durch Aufnahmekriterien, Festlegung eines Berufskodex, sowie die Abstimmung der Qualifizierung mit den Studiengängen und Ausbildungen.

2. Fachverbände – allgemeine Beschreibung

Fachverbände verfolgen in der Regel die Förderung und Verbreitung des Berufszweiges, wobei es fließende Übergänge zum Berufsverband geben kann. So versteht sich die „Deutsche Gesellschaft für Supervision DGSV" beispielsweise als „Fach- und Berufsverband". In der Praxis der fachlichen und berufspolitischen Arbeit sind Gemeinsamkeiten, Zusammenarbeit und Überschneidungen der Umsetzung der Aufgaben häufig geworden. Es kann Doppelmitgliedschaften geben.

3. Andere Vereinigungen

Spezifische Vereinigungen machen es sich zur Aufgabe, einen bestimmten theoretischen und methodischen Ansatz der Musiktherapie zu fördern, weiterzuentwickeln und auch darin auszubilden.

Viele Zielsetzungen, die vor dreißig Jahren von den deutschen Verbänden verfasst wurden, sind auch heute für die gesamte Berufsgruppe aktuell. Der Beruf ist bis jetzt noch nicht gesetzlich geregelt.

Derzeitige Verbände in Deutschland (Stand 2008)

In den letzten 10 Jahren haben sich durch Verschmelzungen erhebliche Veränderungen ergeben, und sie können sich weiterhin vollziehen. Zurzeit sind in alphabetischer Reihenfolge folgende musiktherapeutische Organisationen in Deutschland zu nennen:

1. *Berufsverband für Anthroposophische Kunsttherapie e. V. (BVAKT)*. Seine Mitglieder gehören verschiedenen Fachbereichen der künstlerischen Therapien an. Sie alle arbeiten auf der Grundlage der anthroposophischen Menschenkunde. Anthroposophische Kunsttherapie ist Bestandteil der Anthroposophischen Medizin (begründet durch Dr. Rudolf Steiner und Dr. Ita Wegmann in den 1920er Jahren).
2. *Deutsche Musiktherapeutische Gesellschaft e. V. (DMtG)*. Sie entstand als jüngste Vereinigung im Jahr 2008 aus der Verschmelzung der DGMT[1] und dem BVM[2] mit Unterstützung der Nordoff-Robbins-Gesellschaft (s. auch Ziffer 5). Ihr Selbstverständnis ist das eines großen Fach- und Berufsverbandes für Musiktherapie in Deutsch-

---

[1] DGMT = Deutsche Gesellschaft für Musiktherapie.
[2] BVM = Berufsverband der Musiktherapeutinnen und Musiktherapeuten in Deutschland, hervorgegangen 1999 aus dem Zusammenschluss der beiden Berufsverbände DBVMT und BKM, mit dem Verbandsprofil einer heterogenen Mitgliederschaft auf tiefenpsychologischer Orientierung, Aufnahmekriterien und Fortbildungsverpflichtung.

land. Ein integrierter Berufsständischer Beirat übernimmt die Aufgaben des früheren Berufsverbands BVM.
3. *Deutsche Musiktherapeutische Vereinigung zur Förderung des Konzepts nach Schwabe e. V. (DMVS)*, umbenannt im Jahr 2006 von der früheren Bezeichnung Deutsche Musiktherapeutische Vereinigung Ost (DMVO). Zweck der Vereinigung ist die Pflege, Verbreitung und Weiterentwicklung des musiktherapeutischen Konzepts nach Christoph Schwabe und seine Integration in klinische, soziale, präventive und pädagogische Anwendungsfelder. Ausbildungs- und Forschungsstätte der DMVS e. V. ist die Akademie für angewandte Musiktherapie Crossen.
4. *Gesellschaft für Orff-Musiktherapie e. V. (GfOMT)*. Sie versteht sich als Interessenvertretung der in Orff-Musiktherapie ausgebildeten Musiktherapeuten. Sie setzt sich für die wissenschaftliche Evaluation und die Weiterentwicklung von Konzept und Methode der Orff-Musiktherapie ein.
5. *Verein zur Förderung der Nordoff-Robbins Musiktherapie e. V. (NoRo)*. Das Ziel des Fördervereins ist neben der Alumni-Netzwerkpflege die Verbreitung der Nordoff-Robbins-Methode auf der Grundlage des Konzeptes, „die Kunst der Musik als Therapie anzuwenden, zu fördern und zu verbreiten". Der Verein war im Jahr 2006 Träger des Nordoff-Robbins-Weltkongresses in Deutschland. Seine Mitglieder haben wesentlich den Verschmelzungsprozess zur DMtG unterstützt und mitgetragen.

Einen Zusammenschluss *ohne Rechtsform* bilden die staatlichen Studiengänge als *„Arbeitskreis musiktherapeutischer Ausbildungen im staatlichen Tertiärbereich" (AMA)* und die privatrechtlichen Ausbildungen als *„Ständige Ausbildungsleiterkonferenz privatrechtlicher Musiktherapieausbildungen"* (SAMT, gegründet 1995).

Musiktherapeutische Verbände im Ausland

Im deutschsprachigen Raum außerhalb der BRD sind der *„Österreichische Berufsverband der Musiktherapeuten e. V."* (ÖBM, www.oebm.at) und der *„Schweizer Fachverband für Musiktherapie e. V."* (SFMT, www.musictherapy.ch) zu nennen.

Musiktherapeutische Verbände sind entsprechend der Weiterentwicklung des Faches in fast allen europäischen und vielen außereuropäischen Ländern entstanden. Zum wissenschaftlichen und fachlichen Austausch gestalten die musiktherapeutischen Organisationen regelmäßig nationale, europäische und Weltkongresse. Sie sind abrufbar unter www.emtc-eu.com und www.wfmt.de.

Die Anfänge im westlichen Deutschland: Entstehung der Berufsverbände DBVMT und BKM neben DGMT

Die Jahre von 1972 bis 1988 sind von Gründungen, Aufbruchstimmung und zugleich heftigen Auseinandersetzungen über die Definition von Musiktherapie als Psychotherapie und im Hinblick auf einen künftigen Status des Berufes innerhalb des Gesundheitssystems geprägt, was sich in der Entstehung von zwei Berufsverbänden neben der DGMT widerspiegelt.

Als erste musiktherapeutische Organisation im westlichen Deutschland wurde 1972 die Deutsche Gesellschaft für Musiktherapie e. V. (DGMT) gegründet. Gründungsmitglieder waren: Harm Willms, Johannes Th. Eschen, Hans-Peter Reinecke. Innerhalb dieser Gesellschaft kristallisierte sich bald der „Arbeitskreis der Musiktherapeuten in der DGMT" heraus, der nach einigen Jahren einen Berufsverband mit dem Namen „Deutscher Berufsverband der Musiktherapeuten e. V." (DBVMT) gründete. Das Gründungsprotokoll, datiert vom 2. 7. 1978, ist von zehn Gründungsmitgliedern unterzeichnet. Zur Vorsitzenden wurde Gertrud Loos gewählt, zum stellvertretenden Vorsitzenden Ole Teichmann-Mackenroth. Sehr bald wurden Aufnahmerichtlinien als Standards erarbeitet, die die Aufnahme in den Berufsverband regeln sollten. Dies war bedeutsam, da die meisten der in jener Zeit in der Bundesrepublik Deutschland tätigen Musiktherapeuten autodidaktische Werdegänge von unterschiedlicher Qualität aufwiesen. Die Anzahl der Mitglieder des DBVMT wuchs beständig. Im Jahre 1999 hatte der Verband etwa 140 Mitglieder.

Im Jahr 1981 war der Vorstand mit Gertrud Loos, Hans-Helmut Decker-Voigt, Walter Klaiber und Isabelle Frohne besetzt.

Trotz des erklärten Ziels, das Berufsbild Musiktherapeut/in als psychotherapeutischen Beruf weiterzuentwickeln, gab es bei der Forderung, es möge eine Sektion psychotherapeutisch arbeitender Musiktherapeuten eingerichtet werden, Differenzen im Vorstand. So verließ Isabelle Frohne den Verband. An ihre Stelle kam Hildemarie Streich in den Vorstand.

Isabelle Frohne gründete ihrem Anspruch gemäß im gleichen Jahr einen weiteren Berufsverband, den „Berufsverband klinischer Musiktherapeuten in der BRD e. V." (BKM), der – in Anlehnung an den „klinischen Psychologen" – ausschließlich „Musiktherapeuten mit psychotherapeutischer Kompetenz" aufnehmen sollte. Dessen Ausbildungsinstitut war angesiedelt am Fritz Perls Institut (gegründet 1972), einem staatlich anerkannten Träger der Erwachsenenbildung, der heutigen „Europäischen Akademie für psychosoziale Gesundheit und Kreativitätsförderung" (EAG). Der BKM nahm Einfluss darauf, dass die musikpsychotherapeutischen Standards, die Bedingung für die Aufnahme in den Verband waren, durch die Ausbildung erfüllt wurden.

Den Gründungsvorstand des BKM bildeten Jorgos Canacakis-Canas, Isabelle Frohne und Hilarion Petzold. Seit Beginn seines Bestehens war der BKM auch Mitglied in der Deutschen Gesellschaft für Künstlerische Therapieformen (DGKT), um die Übereinstimmung mit ähnlichen berufspolitischen Zielen anderer künstlerischer Methoden und den Wunsch nach einem gemeinsamen Dach auszudrücken.

Im Jahr 1985 begann die erste Weiterbildungsgruppe in Integrativer Musiktherapie an der EAG; gleichzeitig führte der BKM das 1. Symposium Klinische Musiktherapie an der EAG, Hückeswagen, durch. Weitere Symposien und Ausbildungsgruppen folgten in regelmäßigen Abständen.

Beim DBVMT und der DGMT kam es im Jahr 1984 zu weiteren Veränderungen, die in der Folge zur Abkoppelung des Berufsverbandes von der DGMT führten.

Ausgelöst wurde die Trennung dadurch, dass 1984 im DBVMT per Mitgliederbeschluss und Satzungsänderung die sogenannte „Integration" in die DGMT herbeigeführt wurde.

Dies hatte eine wirtschaftlich und berufspolitisch größere Abhängigkeit des Berufsverbandes von der DGMT als zuvor zur Folge. Die neue Satzung des DBVMT sah nun eine Koppelung der Mitgliedschaft im Berufsverband *und* in der DGMT vor, was eine alleinige Mitgliedschaft im DBVMT unmöglich machte. Auch verzichtete der DBVMT ganz auf eigene Mitgliedsbeiträge, die mit den Beiträgen an die DGMT abgegolten waren. In derselben Mitgliederversammlung des Jahres 1984 stand der Gründungsvorstand zur termingerechten Neuwahl nicht mehr komplett zur Verfügung. Für das nun gewählte Leitungsteam (Ole Teichmann-Mackenroth, Hans-Helmut Decker-Voigt, Alison Schaeffer, Rosemarie Tüpker, Eckhard Weymann, Almut Seidel), das die neue Struktur für ein Jahr erproben wollte, gestalteten sich Zusammenarbeit und Verhandlungen (z. B. im Vorstandsrat, der 1985 aufgelöst wurde) mit führenden Personen der DGMT zunehmend schwierig.

In dem Bestreben, ein von der DGMT unabhängiges Verbandsleben zu verwirklichen, schuf der neue Vorstand für persönliche professionelle Begegnungen seiner Mitglieder als neue Form die themenzentrierte Tagung, in die die jährliche Mitgliederversammlung (MV) integriert war. Diese Tagungsform wurde in den nächsten Jahren beibehalten. Inhaltlich herrschte im DBVMT der Anspruch vor, dass Musiktherapie aus sich selbst heraus Psychotherapie ist (Schirmer, 1991; Kühn, 1992). Diese Kernaussage prägte auch die „Stellungnahme des DBVMT zur geplanten Neuregelung des Psychotherapeutengesetzes" (Tüpker & Kühn, 1990). Aufgrund dieses Verständnisses von Musiktherapie wurden die bestehenden Aufnahmerichtlinien modifiziert und differenziert.

1985 wurde dieses erste Leitungsteam abgelöst. Den nächsten Vorstand bildeten Eckhard Weymann, Alison Schaeffer, Almut Seidel, Waltraud Trolldenier, Frank Grootaers und Hanna Schirmer. Dieser und der zwei Jahre später (1987) gewählte Vorstand des DBVMT (Hanna Schirmer, Elisabeth Seitz, Frank Grootaers, Mechthild Langenberg, Doris Sondermann) führte die begonnene Verbandspolitik fort, die 1988 in die Trennung von der DGMT mündete. Mit der gewonnenen Unabhängigkeit war nun der Weg frei für Kontaktanbahnungen des Vorstandes von 1989 (Hanna Schirmer, Gudrun Fritsch, Doris Sondermann) zu anderen musiktherapeutischen Verbänden, die wegen der bisherigen Erfahrungen mit Vorsicht eingeleitet wurden. Nach allen Seiten herrschten noch Misstrauen und Berührungsängste.

1991 fand ein erstes Treffen in Hamburg mit dem BKM statt. Im gleichen Jahr wurden Till Mengedoht und Doris Sondermann in den Vorstand gewählt. Auch dieser Vorstand führte die begonnene Arbeit weiter in dem Sinne, dass einerseits das „Verbandsleben" nach innen ausgebaut wurde, und dass man sich andererseits deutlich nach außen öffnete.

Die Führungsstruktur im DBVMT blieb auch in der Zukunft in der Weise bestehen, dass sich mehrere Mitglieder als erweiterter Vorstand an der Arbeit des DBVMT mit speziellen Aufgaben beteiligten. Die erste „Arbeitsgruppe", die sich per Delegation mit einer Vorstandsaufgabe befasste, war die Aufnahmekommission, auch wenn wegen der zunehmenden Zahl qualifizierter Absolventen von staatlichen Ausbildungsgängen sowie auch von privatrechtlichen Ausbildungen (EAG, vom Berufsverband 1991 anerkannt) schriftliche Bewerbungen ausreichten.

Die Gründung des BVM

Das Jahr 1991 brachte „neuen Wind" in die sich noch zögerlich beäugenden Gremien, als erste Sondierungsgespräche zwischen dem DBVMT und dem BKM (Vorstand: Roswitha Thomas, Ilse Wolfram sowie in beratender Funktion Isabelle Frohne-Hagemann) stattfanden, thematisch geprägt durch die schon Ende der 80er Jahre begonnene Gesundheitsreformpolitik des Bundes und der Länder, sowie die damalige bevorstehende Neuregelung des Psychotherapeutengesetzes – mit seinerzeit noch unbekanntem Ausgang. Kooperation mit anderen Verbänden gleicher berufspolitischer Ausrichtung war in höchstem Maße notwendig.

Ab 1992 trafen sich Till Mengedoht, Doris Sondermann, Roswitha Thomas und Ilse Wolfram in regelmäßigen fast monatlichen Abständen. Sie waren sich dabei bewusst, die „Geschichte neu zu schreiben" und die Spaltungen bilateral überwinden zu wollen. Nach zweijähriger Arbeit, in der manchmal mühselig „von vorn" begonnen wurde, führten beide Berufsverbände BKM und DBVMT die erste als sensationell erlebte gemeinsame Tagung im Mai 1994 in Hamburg-Ochsenzoll mit dem Motto „Stufen des Dialogs – musiktherapeutisch gesehen" durch (Wolfram, 1995; Zimmer, 1994).

Die Zusammenarbeit der beiden Berufsverbände festigte sich in den nächsten Jahren u. a. durch die regelmäßig gemeinsam durchgeführten Tagungen. Angesichts derselben berufspolitischen Ziele führten die Vorstände von DBVMT und BKM schließlich im Jahre 1999 die sorgfältig vorbereitete Fusion zum BVM durch (damalige 1. Vorsitzende DBVMT Susanne Metzner und BKM Ilse Wolfram). Für die nach deutschem Vereinsrecht nicht mögliche „Fusion" wurde die kluge Lösung gefunden, dass sich der BKM in getrennter Mitgliederversammlung für kurze Zeit auflöste, dass ein Übergangsritual gefunden wurde, dass die ehemaligen Mitglieder dem DBVMT beitraten, und dass sie sich gemeinsam für den neuen Namen BVM entschieden (zum Zusammenschluss vgl. Frohne-Hagemann, 2000).

Die Bedeutung des 8. Weltkongresses 1996 in Hamburg für die bundesdeutschen musiktherapeutischen Organisationen: BEGEGNUNG

Der Kongress mit dem Motto „Klang und Psyche" war Ausdruck der gewachsenen weltumspannenden fachlichen und persönlichen Kontakte (sonst wäre nicht Hans-Helmut Decker-Voigt 1993 die Rolle des Generalsekretärs der World Federation of Music Therapy – WFMT – angeboten worden). In Wechselwirkung strahlte der Kongress wiederum in vielfältiger Weise auf die bundesdeutsche Musiktherapielandschaft aus. Dies geschah vor allem durch die Einberufung eines „Nationalen Komitees" mit etwa 20 Personen durch Decker-Voigt im Frühjahr 1994. Alle damals in der Musiktherapie maßgeblichen und Verantwortung tragenden Persönlichkeiten arbeiteten und trugen als „Garanten für interdisziplinäre und grenzüberschreitende Darstellungsweise" (Einladungsschreiben von Decker-Voigt zum ersten Treffen) den Kongress mit, kamen sich innerhalb der zweijährigen Vorbereitungszeit näher, lernten sich kennen, wertschätzen, bauten Vorurteile ab. Darüber hinaus machte der Kongress nach den stürmischen politischen Wenden nach 1989 erstmals eine umfassendere Darstellung der Musiktherapie in West und Ost möglich.

Im „Nationalen Komitee" begegneten die Vertreter der westdeutschen Verbände teilweise erstmalig den ostdeutschen Vertretern der Deutschen Musiktherapeutischen Vereinigung Ost (DMVO), wie sie sich noch 1994 nannte, insbesondere Christoph Schwabe und Axel Reinhard.

Gründung der „Kasseler Konferenz musiktherapeutischer Fachvereinigungen"

Angeregt durch das „Nationale Komitee", lag der Gedanke an einen näheren Kontakt *aller* musiktherapeutischen Verbände gleichsam in der Luft. Die Idee zu einem Treffen wurde ausgesprochen und Kassel als zentral erreichbarer Ort festgelegt. Das erste Treffen im Oktober 1994 war atmosphärisch aufregend, von mühsamer Struktursuche und von großer Ernsthaftigkeit angesichts der Dimension der berufspolitischen Arbeit geprägt. Zu einer Präsentation dieser neuen „Kasseler Konferenz musiktherapeutischer Fachvereinigungen" (KK) auf dem Weltkongress kam es jedoch trotz eines entsprechenden Angebots noch nicht. Eine von DBVMT und BKM erarbeitete Resolution mit Forderungen zur Anerkennung der Berufsgruppe Musiktherapeuten, die während des Weltkongresses auf große Resonanz traf, wurde von den anderen Verbänden nicht unterstützt und konnte daher berufspolitisch nicht genutzt werden.

Vielmehr arbeiteten die Delegierten in der Kasseler Konferenz während zweier Jahre an grundsätzlichen Aussagen zur Musiktherapie, um eine gemeinsame fachliche Grundlage zu haben. *Das Ergebnis, die so genannten „Kasseler Thesen" zur Musiktherapie, verabschiedet 1998, ist ein durch Konsensfindung gelungener Prozess auf hohem Niveau.* Die Thesen wurden in englisch und französisch übersetzt und sind damit im europäischem Kontext bekannt geworden.

Trotz verschiedener Anstrengungen ist der Kasseler Konferenz kein Einfluss auf die psychotherapeutische Gesetzgebung gelungen. Dazu waren dem BAÄK vorliegende Gutachten mit dem Tenor „mangelnde wissenschaftliche Grundlage" zu gewichtig. Das Psychologische Psychotherapeutengesetz (PTG) wurde 1999 verabschiedet und schloss bisher endgültig die Musiktherapie als Regelverfahren aus der Gesetzlichen Krankenversicherung aus.

Im Nachhinein erwies sich eine vorübergehende Absicht der DGMT, sich als *Berufs-* und Fachverband zu definieren, als Katalysator für die jetzige Verschmelzung von BVM und DGMT.

Das Vorhaben war auf erbitterte Ablehnung gestoßen. Es hatte innerhalb der KK zu einem Beschluss geführt, durch zusätzliche Gespräche alles zu versuchen, um die Neugründung eines weiteren Berufsverbandes zu verhindern. In weiten Teilen der musiktherapeutischen Berufsgruppe war nachdrücklich gefordert worden, endlich eine gemeinsame Organisation zu schaffen. Mitglieder der DGMT und des BVM machten im

September 2004 ihrem Unmut Luft und forderten notfalls die Auflösung der DGMT sowie möglichst eine gemeinsame Neuorganisation unter Einbeziehung *aller* Musiktherapieverbände. Dieses Ziel ist mit der Neugründung der DMtG im Jahr 2008 nur teilweise erreicht worden. Wann die eher methodisch orientierteren kleineren Verbände sich zu einem weiteren Zusammengehen entschließen können, ist zu diesem Zeitpunkt nicht absehbar. Dennoch herrscht in weiten Teilen der Berufsgruppe eine große Zufriedenheit darüber, dass die Abspaltungen der 90er Jahre beendet sind, und dass die „Arbeitsgemeinschaft Neugründung" den Verschmelzungsprozess in eine DMtG bewirken konnte.

Gründung der Bundesarbeitsgemeinschaft Musiktherapie – BAG Musiktherapie

Eine fast zeitgleich parallele organisatorische Veränderung innerhalb der Kasseler Konferenz war ihre Umorganisation zu einer Bundesarbeitsgemeinschaft im Februar 2006. Damit fand die Diskussion um eine gemeinsame Organisation aller deutschen Organisationen der Musiktherapie einen vorläufigen Abschluss. Mit der Gründung als BAG ging der Erlass einer Geschäftsordnung einher. Die gestraffte Arbeitsweise der Delegierten beinhaltet z. Zt. zwei jährliche Treffen, in denen in strukturierter Weise die Ergebnisse der zwischenzeitlichen Arbeitsgruppen diskutiert werden. Regelmäßige Protokolle, vorbereitete Berichte aus den Verbänden, Entscheidungen über Pressenotizen, Koordinatoren nach innen bzw. Sprecher nach außen, sind Garant für eine kontinuierliche Arbeitsweise. Nach wie vor gilt, dass Beschlüsse nur in Anwesenheit aller Delegierten getroffen werden, und dass dies möglichst einstimmig geschehen soll. Die Themenbereiche der ehemaligen KK und heutigen BAG haben sich seit etwa 2001 durch die politischen Vorgaben der Gesundheitsreform stark verändert.

Hier ist vor allem die Einführung des Fallpauschalengesetzes im klinischen Akutbereich (nach dem Vorbild des australischen Gesundheitswesens) zu nennen, das die Abbildung (und Abrechnung) künstlerisch-therapeutischer Leistungen ursprünglich nicht vorgesehen hatte. Durch eine groß angelegte Kampagne des „Runden Tisches psychosozialer Fachverbände" und einer Resolution, hinter der fast 150 psychosoziale Verbände standen, konnte 2003 erreicht werden, dass auch künstlerische Therapieverfahren in den Abrechnungsmodi (OPS) der Akutmedizin abgebildet werden. Die zu erwartende Einführung von Fallpauschalen auf weitere medizinische Bereiche der Kinderheilkunde, Psychosomatik, Gynäkologie, Psychiatrie etc. bedeutet allerdings erhebliche weitere berufspolitische Anstrengungen, um die Künstlerischen Therapieformen mit Arbeitsplätzen für die Künstlerischen Therapeutinnen und Therapeuten zu erhalten. Koordiniert und geleistet werden diese Bemühungen vor allem außerhalb der BAG Musiktherapie durch die sog. AG DRG FKT (Arbeitsgemeinschaft Diagnosis Related Groups der Fachverbände für Künstlerische Therapie) und die sie unterstützenden Wissenschaftler. Für die berufstätigen Künstlerischen Therapeuten in den Kliniken stehen bereits „Codierleitfäden" zur Verfügung.

Außerdem erarbeiten die vier Konferenzen, die ebenfalls in der AG DRG FKT zusammenkommen (BAG Musiktherapie, Konferenz deutschsprachiger Verbände für Kunst- und Gestaltungstherapie KdVKG, Konferenz der Künstlerischen Therapien mit darstellender Kunst KKTDK und Konferenz für Künstlerische Bewegungstherapie KKBT), ein übergreifendes Berufsbild der Künstlerischen Therapien.

Zur besseren Struktur und Zusammenführung der Kräfte ist seit längerem die Gründung der „Bundesarbeitsgemeinschaft Künstlerische Therapie (BAG KT)" in Vorbereitung. Sie wird getragen von der inhaltlichen und berufspolitischen Überzeugung, dass eine Berufsregelung *nur* für alle Fachrichtungen gemeinsam möglich ist. Die Beratung durch gewerkschaftliche Gremien wurde frühzeitig begonnen. Das Fernziel ist ein Berufsgesetz für das Profil „Künstlerische Therapeutin/Künstlerischer Therapeut", für das neben dem gemeinsamen Berufsbild sowie dem Nachweis der erfolgreichen Implementierung der Künstlerischen Therapien im Gesundheitswesen auch Ausbildungsordnungen und Statistische Dokumente zusammengestellt werden müssen. Alle diese hochkomplexen Aktivitäten, an denen sich auch Vertreterinnen und Vertreter der BAG Musiktherapie für ihren fachspezifischen Bereich engagieren, können hier nur genannt, aber nicht ausführlich beschrieben werden. (Näheres unter www.dimdi.de, www.BAG-Musiktherapie.de)

Auswirkungen der europäischen Bildungspolitik auf die Musiktherapie

Seit der Gründung der European Music Therapy Confederation (EMTC) im Jahre 1989 vertrat Monika Nöcker-Ribaupierre in diesem Gremium zunächst die DGMT, später auch DBVMT und BKM. Im Jahr 1997 erhielt sie das Mandat *aller* Verbände der Kasseler Konferenz als Delegierte in die EMTC. Ergebnisse der EMTC-Arbeit waren: eine zentrale Datensammlung wissenschaftlicher Arbeiten, eine Übersicht über die in Europa bestehenden Ausbildungen und Studiengänge, sowie der Aufbau von Kontakten zur EU-Behörde. Nach der Wahl von M. Nöcker-Ribaupierre zur Geschäftsführerin der EMTC beauftragte die KK im Jahr 2002 die BVM-Delegierte Ilse Wolfram als neue Delegierte. Zu diesem Zeitpunkt wirkten sich die als Bologna-Beschlüsse bekannten Strukturreformen im europäischen Hochschul- und Forschungsbereich bereits stark aus. Auch in Deutschland entstand der erste Masterstudiengang Musiktherapie an der Fachhochschule Frankfurt am Main unter der Leitung von Almut Seidel, weitere folgten. Die Umstrukturierung ist bundesweit fast abgeschlossen.

Die EMTC griff daher erneut das Vorhaben auf, „Minimal Standards" festzulegen, um auf der Basis von Bachelor und Master ein Register für den European Music Therapist zu schaffen. Dieses Projekt wird durch eine spezielle Kommission EMTR (European Music Therapy Register) in Abstimmung mit den nationalen Verbänden diskutiert und befindet sich zum heutigen Zeitpunkt in der Phase der Umsetzung des Konzepts in die Praxis.

Zusammenfassung

In den ersten Abschnitten des Textes wurde absichtlich ausführlich auf die Anfänge der berufsständischen Organisationen eingegangen. Einige Namen von Pionieren der ersten Jahre, die sowohl fachlich als auch berufspolitisch für die jüngere Musiktherapie prägend waren, wurden genannt, um ihre Verdienste zu würdigen. Ausdrücklich möchten wir Autorinnen unsere Auffassung betonen, dass die fachlichen Auseinandersetzungen aller Personen und Verbände stets der bestmöglichen Weiterentwicklung und der beruflichen Identität und Anerkennung der Disziplin Musiktherapie galten.

Zum gegenwärtigen Zeitpunkt ist ein Fundament für die Zukunft des Berufs darin zu sehen, dass Konsens besteht, dass es „die Musiktherapie" nicht gibt und dass „musiktherapeutische Methoden tiefenpsychologischen, verhaltenstherapeutisch-lerntheoretischen, systemischen, anthroposophischen und ganzheitlich-humanistischen Ansätzen" (Kasseler Thesen zur Musiktherapie, Kasseler Konferenz, 1998, S. 231) folgen. Nur auf diesem breiten Fundament der Vielfältigkeit zusammen mit reflektierter Praxis und Forschung ist die Bedeutung, die die Musiktherapie heute auch ohne offizielle Registrierung und gesetzlichen Titel- und Berufsschutz in den Einrichtungen des Sozial- und Gesundheitswesens genießt, erklärbar.

Dass nach den Abspaltungen der 80er Jahre wichtige Zusammenschlüsse zwischen den musiktherapeutischen Organisationen stattgefunden haben und hoffentlich weiter stattfinden werden, wird unserer qualifizierten Berufsgruppe nützlich sein. Örtliche und regionale Arbeitskreise und Netzwerke funktionieren zum gegenseitigen Nutzen ohnehin seit langem. Ein gemeinsamer Klang mit vielfältigen Stimmen, so könnte die berufsständische Vision anzuhören bzw. anzusehen sein.

Die Zeichen für Regelungen von neuen Berufen im Gesundheitswesen weisen jedoch noch weiter. Musiktherapeutinnen und Musiktherapeuten sollten anerkennen, dass auch Vereinigungen anderer künstlerisch-therapeutischer Richtungen, die die gleichen Ziele für eine Abbildung und Abrechnungsberechtigung im Gesundheitswesen haben, ihre Therapieformen sowohl wissenschaftlich-theoretisch als auch methodisch-praxeologisch begründet haben. Daher sind engere Zusammenarbeit und Zusammenschlüsse mit den anderen kreativen Therapieformen und Künstlerischen Therapien äußerst sinnvoll und notwendig. Die Diskussion darüber ist zu diesem Zeitpunkt nicht nur angelaufen, sondern erbringt bereits Ergebnisse. Die Gründung einer Bundesarbeitsgemeinschaft Künstlerische Therapien (BAG KT) unter Einschluss musiktherapeutischer Organisationen steht bevor und arbeitet u. a. auf den Beruf „Künstlerischer Therapeut/Künstlerische Therapeutin" hin.

Literatur

Berufsverband der Musiktherapeutinnen und Musiktherapeuten in Deutschland e. V. (2003). *Chronik*. Unveröffentlichtes Manuskript.
Bürgerliches Gesetzbuch (BGB). (2005). Erstes Buch, § 21–79. In H. Schönfelder (Hrsg.), *Deutsche Gesetze*. München: C. H. Beck.
Vorstands- und Prüfungsgremium des DBVMT. (1980). Bericht des Deutschen Berufsverbandes der Musiktherapeuten e. V. *Musiktherapeutische Umschau, 1,* 233–234.
Deutscher Berufsverband der Musiktherapeuten e. V. (Hrsg.). (1995). Beiträge zu „Stufen des Dialogs". *Einblicke,* 6.
Frohne-Hagemann, I. (2000). Abschied und Neubeginn. *Einblicke, 10,* 7–19.
Kasseler Konferenz (1998). Kasseler Thesen zur Musiktherapie. *Musiktherapeutische Umschau, 19,* 231–235.

Kühn, M. (1992). Zur gegenwärtigen Krise eines Berufsstandes. *Einblicke, 4*, 27–41.
Schirmer, H. (1991). Berufspolitische Informationen anläßlich des geplanten Psychotherapeutengesetzes. *Einblicke, 3*, 21–30.
Tüpker, R. & Kühn, M. (1990). *Stellungnahme des DBVMT zur geplanten Neuregelung des Psychotherapeutengesetzes.* Unveröffentl. Manuskript.
Wolfram, I. (1995). Vom Monolog zum Dialog. *Einblicke, 6*, 4–6.
Zimmer, M.-L. (1994). Stufen des Dialogs – musiktherapeutisch gesehen. *Musiktherapeutische Umschau, 15*, 254–255.

Adressen

BAG Musiktherapie: www.bag-musiktherapie.de
BVAKT: www.anthroposophische-kunsttherapie.de
Deutscher Fachverband für Kunst- und Gestaltungstherapie: www.dfkgt.de
Deutsches Institut für Medizinische Dokumentation und Information: www.dimdi.de (OPS 301/ Version ab 2004/Text Ziffer 9-401.4)
DMtG: www.musiktherapie.de
DMVS: www.DMVS.de
GfOMT: www.orff-musiktherapie-gesellschaft.de
NoRo: www.nordoff-robbins-verein.de

Beschreibung und Rekonstruktion

Eckhard Weymann

„Beschreibung und Rekonstruktion" bezeichnet in der Musiktherapie ein Verfahren der psychologischen Analyse von musiktherapeutischen Improvisationen, das im Kontext der Morphologischen Musiktherapie (→ Morphologische Musiktherapie) entwickelt wurde. Es ermöglicht, die *musikalische* Ausdrucksebene der Musiktherapie zum Zentrum und Ausgangspunkt diagnostischer und wissenschaftlicher Untersuchungen zu machen.

„Die Beschreibung sucht die Bewegung phänomenaler Gestalten zu erfassen" (Salber, 1969, S. 63). Ähnlich vergleichbaren anderen methodischen Ansätzen aus dem Umkreis tiefenhermeneutischer Vorgehensweisen (Niedecken, 1988; Langenberg et al., 1992; Metzner, 2000) geht das Verfahren zunächst von der *Wirkung*, dem Erlebnis der zu analysierenden Musik aus und wendet sich erst in weiteren Schritten Aspekten wie Beschaffenheit und Kontext der Gestaltung zu. Ziel ist es, die Wirkungsgestalten von Improvisationen herauszuarbeiten. Unter der Vorannahme einer Entsprechung von musikalischen und seelischen Strukturen sollen an den Improvisationen jene charakteristischen Muster erkundet werden, die als grundlegende seelische Strukturen („Lebensmethode") auch im Zusammenhang stehen mit der Erkrankung und der Konfliktlage des Patienten.

Die genannten Auswertungsverfahren weisen in ihrer Grundstruktur viele Gemeinsamkeiten auf. Sie stellen alle einen gegliederten mehrschrittigen Weg dar, der schließlich in eine Aussage mündet, die auf ein allgemeines Modell bezogen ist. Unterschiede ergeben sich in erster Linie in Hinsicht auf dieses theoretische Modell und die entsprechende Logifizierung.

Anwendung

Das Verfahren der Beschreibung und Rekonstruktion kann für unterschiedliche Fragestellungen im Kontext der Behandlung (musiktherapeutische Diagnostik, Evaluation, Supervision) und in der Einzelfallforschung verwendet werden.

Als Bestandteil der musiktherapeutischen Diagnostik dient die psychologische Beschreibung dazu, einen Fall vor Beginn der eigentlichen Behandlung im Hinblick auf den Behandlungsauftrag, die Gestaltung der Rahmenbedingungen und – etwa bei Kurztherapien – die Entwicklung eines möglichen Fokus einzuschätzen. Die Analyse von Erstimprovisationen ist ein probates psychodiagnostisches Mittel für das Auffinden seelischer Grundstrukturen (→ Behandlungsschritte), aus denen Gesichtspunkte für die Behandlung abgeleitet werden können. Mittels Stichprobenerhebungen zu bestimmten Untersuchungszeitpunkten kann ein Behandlungsverlauf dokumentiert und evaluiert werden. In Supervisionsgruppen lässt sich der Fall „von der Musik her" aufrollen, indem die Teilnehmer zunächst Beschreibungen eines Audiobeispiels anfertigen, bevor andere Informationen diesen ersten Eindruck erweitern und ergänzen (→ Supervision und Musiktherapie).

Im Bereich der Therapieforschung dient das Verfahren als ein Instrument der Materialerhebung bei dem gewährleistet ist, dass die *spezifischen* Aspekte der Musiktherapie, wie sie sich in der musikalischen Improvisation zu zweit bzw. in der Gruppe prägnant darstellen (→ Improvisation und Musiktherapie), auch in der Untersuchung an zentraler Stelle stehen (z. B. Grootaers, 2001; Tüpker, 1988, 1996). Dies eröffnet Wege für vergleichende Studien, bei denen eine größere Anzahl von analysierten Kasuistiken im Sinne einer Typisierung auf verallgemeinerbare Züge hin untersucht werden können (z. B. Grootaers, 2001; Krapf, 2001).

Methodologisch gesehen handelt es sich bei „Beschreibung und Rekonstruktion" um ein qualitatives Verfahren der Einzelfallanalyse (→ Forschungsmethodik), das *phänomenologische* Zugangsweisen mit *hermeneutisch-verstehendem* Vorgehen verbindet. Es weist zahlreiche Gemeinsamkeiten mit anderen Typen qualitativer Forschung auf, etwa in seiner Reflexivität, im idiografischen Ansatz und im interpretativen Paradigma, das seinen Ausgangspunkt in der reflektierten Subjektivität des Untersuchers nimmt. Das Postulat der erlebnismäßigen Mitbewegung mit dem (lebendigen) Forschungsobjekt bedingt einen phänomennahen und prozesshaften Zugang, der in mehreren Zwischenschritten der Theorieebene und damit der Möglichkeit des Verstehens und Erklärens der Phänomene angenähert wird. Da hierbei auch unbewusste Determinanten einbezogen werden, kann man auch von einem *tiefenhermeneutischen* Ansatz sprechen (Lorenzer, 1986). Charakteristisch für morphologische Forschungsprozesse ist ein synthetisierender Grundzug, die Suche nach einem gestalthaften Zusammenhang, die durch analysierende Arbeitsschritte untermauert wird. Darin sehen wir Ähnlichkeiten zu den heuristischen Prozeduren der *Kunst*, eine Verbindung die in der Morphologie als *Psychästhetik* oder als *kunstanaloges Vorgehen* (Weymann, 1999) bezeichnet wird. Auf der Ebene der Modelle und Theorien (Gestaltfaktoren, Versionen, Teil-Ganzheit-Verhältnis, Gestalt und Verwandlung) ist außer den Bezügen zu Psychoanalyse und Gestalttheorie insbesondere die Verwandtschaft zum Systemischen Denken erkennbar.

Da Forschungsmethoden nie „an sich" sinnvoll oder ergiebig sind, können sie nur vor dem Hintergrund ihrer Forschungsgegenstände und der erkenntnisleitenden Interessen dargestellt werden. Bei der Analyse von musiktherapeutischen Improvisationen ist für „Beschreibung und Rekonstruktion" zunächst zu klären, *als was* und in welchem Kontext diese Gebilde betrachtet werden sollen und welche Fragen wir an sie haben. Verfolgen wir eine *psychologische* Sichtweise, indem sich die Behandlung konsequent auf *seelische Verhältnisse* ausrichtet, dann liegt es nahe, Improvisationen als Ausdrucksformen dieser individuellen und interpersonellen Gegebenheiten anzusehen und sie vor diesem Bedeutungshintergrund zu befragen.

Beschreibung und Rekonstruktion basiert auf Verfahren der Erlebensbeschreibung, wie sie insbesondere durch Psychologen um W. Salber am Psychologischen Institut der Universität Köln entwickelt wurden. *Beschreibung* und *Tiefeninterview* wurden dort seit den 1960er Jahren als Grundmethoden für die Untersuchungen zur psychologischen Wirkungsforschung verwendet (Salber, 1969). Eine psychologische Beschreibung „entwickelt ein Bild davon, wie seelische Gegenstände in einer eigenen Geschichte ihre Gestalt finden" (Salber, 1991, S. 53).

Anfang der 1980er Jahre wurden diese Methodik für musiktherapeutische Fragestellungen aufbereitet und erschlossen durch die Mitglieder der „Forschungsgruppe zur Morphologie der Musiktherapie" (Frank Grootaers, Rosemarie Tüpker, Tilman Weber, Eckhard Weymann) (→ Morphologische Musiktherapie). Hier wurde erstmals eine größere Anzahl von musiktherapeutischen Improvisationen systematisch auf diese Weise analysiert (Tüpker, 1988, 1996). Mittlerweile liegen etwa 100 Studien aus allen Bereichen der Musiktherapie vor (teilweise unveröffentlicht), die mit diesem Verfahren durchgeführt wurden. Es wurden zudem Modifikationen entwickelt, die besondere Fragestellungen oder andere Untersuchungsgegenstände (Bilder, Gespräche etc.) berücksichtigen (Weymann & Tüpker, 2005).

Zum Vorgehen

Die vier methodischen Schritte von Beschreibung und Rekonstruktion, die insgesamt eine hermeneutische Spirale beschreiben, werden zunächst tabellarisch (vgl. Tab. 1) vorgestellt.

Tabelle 1: Die vier Schritte von Beschreibung und Rekonstruktion

Schritt	Perspektive	Vorgehen
I	Ganzheit	In der Beschreibungsgruppe: Hören, schriftliche Beschreibungen, Austausch/Diskussion der Texte, Zusammenfassender Text
II	Binnenregulierung	gezielte Untersuchung der musikalischen Strukturen, Transkriptionen der Musik
III	Transformation	Vergleich mit anderen relevanten Beobachtungen und Daten aus Biografie und Krankengeschichte, Erleben und Verhalten des Patienten
IV	Rekonstruktion	Verallgemeinernde Beschreibung der Wirkungsgestalt auf einer abstrakten Ebene (Theorie-Einbettung), z. B. mit Hilfe der Gestaltfaktoren oder des Konzepts von Haupt- und Nebenfiguration.

Ein möglichst vorbehaltloser Zugang zum Phänomen zu Beginn (1. Schritt: *Ganzheit*) wird einerseits ergänzt durch eine hermeneutische Schrittfolge weiterer Untersuchungsperspektiven (2. und 3. Schritt: *Binnenregulierung* und *Transformation*) deren Ergebnisse einander auslegen und kontrollieren, andererseits bezogen auf ein theoretisches System von Bedingungen oder Grundtendenzen, das die Einordnung der Befunde ermöglicht (4. Schritt: *Rekonstruktion*). In der Rekonstruktion werden die organisierenden Prinzipien, die „in" dem beschriebenen Phänomen am Werke sind, im Zusammenhang zu benennen gesucht – etwa bezogen auf das System der Gestaltfaktoren (Tüpker, 1996), das Konzept der Figurationen (Grootaers, 2001) oder entwicklungspsychologische Bezüge (Irle & Müller, 1996).

1. Schritt: Ganzheit. Im ersten Schritt werden zunächst *Erlebensbeschreibungen* der Musik angefertigt. Dies geschieht durch eine Gruppe von geschulten Experten, die die Audioaufnahme anhören, ohne weitere kasuistische Informationen zu haben. Die Beschreibenden wenden sich dem Phänomen in einer Haltung der Unvoreingenommenheit und mit der Bereitschaft, sich mitbewegen zu lassen, zu. Nach dem Hören formuliert jeder Beschreiber in einem kurzen Text, wie die Musik auf ihn/sie gewirkt hat, was sie ausgelöst hat. Für die Beschreibung des subjektiven Erlebens sind Kategorien oder Formen nicht vorgegeben. Die Aufzeichnungen sollen allerdings in einer allgemein verständlichen Sprache verfasst werden. Die einzelnen Texte werden noch in der Gruppe auf Gemeinsamkeiten und Unterschiede hin diskutiert. Aus diesem intersubjektiven Austausch der subjektiven Eindrücke wird die Wirkungsgestalt der Improvisation in einem *zusammenfassenden Text* festgehalten, der auch die aufgetauchten Widersprüche und Gegentendenzen beinhalten sollte. Dieser Text stellt häufig so etwas wie eine Problemformulierung dar.

Die folgenden Schritte werden dann vom Untersucher, der meist auch der Therapeut/die Therapeutin dieses Fallbeispiels ist, am Leitfaden des zusammenfassenden Textes entwickelt.

2. Schritt: Binnenregulierung. Aus dem zusammenfassenden Text werden Fragen entwickelt, denen in einer selektiven Detailanalyse der Musik nachgegangen wird. Es wird an relevanten Beispielen anhand von Aufnahme und ggf. Notentext untersucht, wie der beschriebene Eindruck im klanglichen Material zustande kommt. Dabei werden Besonderheiten in der musikalischen Struktur herausgearbeitet, die als Beleg und Präzisierung der Erlebnisgestalt und darüber hinaus als Hinweis auf die (unbewusste) Methode ihrer Herstellung genutzt werden können. Im Sinne eines hermeneutischen Vorgehens wird hier die Beziehung der Teile zum Ganzen befragt.

3. Schritt: Transformation. Mit dem dritten Schritt wird eine Erweiterung der Untersuchungseinheit vorgenommen, indem – wiederum am Leitfaden der bisher gewonnenen Bildgestalt – relevante Daten aus anderen Quellen einbezogen werden: Notizen aus dem Therapieprozess, der Krankengeschichte, der Biografie des Patienten, seine Alltagserzählungen und Träume. Dadurch wird das Bild einerseits weiter angereichert, erfährt aber auch eine Korrektur. Vor allem aber bekommen wir Hinweise auf den Stellenwert und den „geheimen Sinn" der beobachteten Formenbildung im Lebenskontext des Patienten. Durch die Variation (Transformation) hebt sich zudem das strukturelle Moment deutlicher heraus.

4. Schritt: Rekonstruktion. Die Rekonstruktion sucht die gefundene Gestalt auf Grundbedingungen seelischen Lebens zurück zu führen, beispielsweise anhand des Systems der sechs Gestaltfaktoren. Dadurch wird – auf einer strukturellen Ebene – die innere Logik des Phänomens als eine Art bewegtes Muster darstellbar, aus dem, wiederum unter kritischer Berücksichtigung der Ganzheit-Teil-Verhältnisse, Hinweise auf die unbewusste Lebensgestaltung, die individuelle Formenbildung des Patienten abgeleitet werden können.

Im Erfassen der Ordnungsprinzipien, die der Vielfalt zugrunde liegen können, gelangen wir so vom konkreten Phänomen ausgehend zu phänomennahen Erklärungen im Sinne einer praxisnahen Forschung.

Literatur

Grootaers, F. G. (2001). *Bilder behandeln Bilder. Musiktherapie als angewandte Morphologie.* Münster: Lit.

Irle, B. & Müller, I. (1996). *Raum zum Spielen – Raum zum Verstehen. Musiktherapie mit Kindern.* Münster: Lit.

Krapf, J. M. (2001). *Auf den Schmerz hören. Vergleichende Untersuchung der musikalischen Erstimprovisationen von chronischen Schmerzpatienten.* Unveröffentlichte Diplomarbeit: Studiengang Musiktherapie, Westfälische Wilhelms Universität Münster.

Langenberg, M., Frommer, J. & Tress, W. (1992). Qualitative Methodik zur Beschreibung und Interpretation musiktherapeutischer Behandlungswerke. *Musiktherapeutische Umschau, 13,* 258–278.

Lorenzer, A. (1986). Tiefenhermeneutische Kulturanalyse. In A. Lorenzer (Hrsg.), *Kultur-Analysen* (S. 11–98). Frankfurt am Main: Suhrkamp.

Metzner, S. (2000). Ein Traum: Eine fremde Sprache kennen, ohne sie zu verstehen. Zur Evaluation von Gruppenimprovisationen. *Musiktherapeutische Umschau, 21,* 234–247.

Niedecken, D. (1988). *Einsätze. Material und Beziehungsfigur im musikalischen Produzieren. Zur Vermittlung von Musikästhetik und Musiktherapie.* Hamburg: VSA.

Salber, W. (1969/1981). *Wirkungseinheiten.* Köln: Moll und Hülser.

Salber, W. (1991). *Gestalt auf Reisen.* Bonn: Bouvier.

Tüpker, R. (1988/1996). *Ich singe, was ich nicht sagen kann. Zu einer morphologischen Grundlegung der Musiktherapie.* Münster: LIT.

Weymann, E. (1999). Kunstanaloges Vorgehen in der Musiktherapie. In I. Frohne-Hagemann (Hrsg.), *Musik und Gestalt* (2., durchges. Auflage). Göttingen: Vandenhoeck & Ruprecht.

Weymann, E. & Tüpker, R. (2005). Morphological Research. In B. Wheeler (Ed.), *Music Therapy Research* (2nd ed.). Gilsum, NH: Barcelona Publishers.

Weiterführende Literatur

Weymann, E. (2004). *Zwischentöne. Psychologische Untersuchungen zur musikalischen Improvisation.* Gießen: Psychosozial-Verlag.

Beziehung Patient – Therapeut

Peter Petersen

Die therapeutische Beziehung (th. B.) umfasst zumindest zwei Bereiche: die sozialpsychologische und normativ definierte Rolle und die Dimension des Erlebens.

Die gesellschaftlich zugeschriebene Rolle des Therapeuten richtet sich auf ein ganzes Bündel von allgemeinen, also öffentlich bekannten Verhaltensweisen: Sie reichen von gesetzgeberisch kodifizierten Akten bis zur professionellen Kompetenz, wie sie etwa an den musiktherapeutischen Ausbildungsstätten erworben und dort auch bestätigt werden. Jeder Therapeut sollte sich immer wieder darüber klar sein: Der ihm vom Patienten primär angebotene Vertrauensvorschuss ist wesentlich durch diese Rolle begründet. Ein wesentliches und stillschweigend vorausgesetztes subtiles Moment dieser Rolle ist das sensible Spiel zwischen ungewöhnlicher Nähe und persönlicher Intimität auf der einen Seite und auf der anderen Seite reflektierendem Abstand, emotionaler Enthaltsamkeit und kühler Objektivität. Wie schwer dieses therapeutische Gleichgewicht zu beherrschen ist, darauf können heute in zunehmendem Maße erscheinende Berichte über Grenzüberschreitungen (vor allem sexuelle Ausbeutung) in Psychotherapien hinweisen (Pope & Bouhoutsos, 1992).

Anstelle des Wortes „Patient" wird heute oft die Bezeichnung „Klient" in der th. B. benutzt. Teilweise geschieht das, um so die Rolle des Therapeuten abzugrenzen gegen die Rolle des Arztes und die damit verbundene Macht und Herrschaftsfunktion des medizinisch-industriellen Komplexes, teilweise auch um dem Patienten nicht die Rolle des passiven Dulders zuzuschreiben, sondern ihn zu eigener Aktivität und Verantwortung aufzufordern. Auch wenn diese Abgrenzung sinnvoll und notwendig ist, so bevorzuge ich aus sprachlichen Gründen weiterhin das Wort Patient: „Patient" heißt der Leidende, im weitesten Sinne Erfahrende, dagegen bedeutet „Klient" so viel wie „wer Anlehnung gefunden hat" (Duden, 1963). Dem Therapeuten als Gefährte, Begleiter und Diener kommt in der th. B. die Rolle zu, dem Patienten in seinem Leiden zu einer tieferen und umfassenderen Erfahrung seines Lebens zu verhelfen – dass es dabei auch zur Linderung oder gar Behebung eines Schmerzes kommen kann, gehört nicht primär zur therapeutischen Vereinbarung bei Beginn der Therapie, während in der Medizin die Eliminierung der Störung (und damit die Ausmerzung des Schmerzes) im allgemeinen das Ziel eines medizinischen Eingriffs ist.

In der th. B. lassen sich (zumindest) drei Dimensionen des Erlebens unterscheiden, die in der therapeutischen Realität ständig vermischt sind. Ihre Kenntnis und Differenzierung ist für die Beziehungsdiagnose grundlegend. Die Dimensionen heißen: Übertragen, Beziehen, Begegnen (Petersen, 2000a). Dabei ist die Dimension von Übertragung und Begegnung im Allgemeinen weitgehend unbewusst. Dementsprechend wird der Therapeut am Beginn einer Therapie am ehesten auf Elemente der Beziehung fußen können, im Verlauf des therapeutischen Prozesses steht mehr und mehr die Durcharbeitung der Übertragung im Vordergrund, gegen Ende der Therapie kann eine gewandelte Beziehung erscheinen; Begegnung dagegen ist ein Ereignis, das sich blitzhaft immer wieder im Verlauf der Therapie einstellen kann, das vor allem im Hintergrund als tragendes Fundament ebenso wie als Quell erfrischender Begeisterung die Therapie begleitet. Dagegen die Dimension des Flusses erscheint als das tragende Element schlechthin. Diese Dimension ist auch am meisten unbewusst und ist in der wissenschaftlichen Literatur bisher kaum erkannt.

Zur Dimension der Beziehung gehören alle mit dem Rahmen (Setting) zusammenhängenden Elemente: angefangen von der Therapiefinanzierung, der Dauer der einzelnen Sitzungen und der Dauer der Therapie überhaupt, der Gestaltung des Therapieraumes, der angewandten Methode (Improvisation, verhaltenstherapeutischer oder mehr künstlerischer Ansatz), der therapeutische Pakt (mit therapeutischem Ziel und therapeutischen Grenzen), also Elemente, die anfangs vor allem von der Aktivität des Therapeuten getragen sind. Ebenso gehört dazu die Gestaltung der bewussten Kommunikation mit dem wechselseitigen Austausch musikalischer Episoden, dem gegenseitigen verbalen Austausch von Gefühlen, Empfindungen und Gedanken bei der beschreibenden Auswertung von Improvisationen. Durchgehend während der gesamten Therapiedauer gehört dazu vor allem die Zuverlässigkeit der haltenden Kraft (holding function) des Therapeuten. Der Patient muss sich der ständigen und umfassenden Aufmerksamkeit und Zuwendung des Therapeuten sicher sein. Diese Zuwendung ist ausschließlich im Einzelsetting auf den einzelnen Patienten, in der Gruppe auf den Gruppenprozess gerichtet; die umfassende Aufmerksamkeit erfasst auch solche Seiten beim Patienten, die er bewusst nicht vorzeigt oder vorzeigen will. Ein wesentliches Element der haltenden Kraft ist die Toleranz des Therapeuten: grundsätzlich ist er darauf eingestellt auch völlig ungewöhnliche Verhaltensweisen des Patienten zu akzeptieren, vorausgesetzt, dass destruktive Akte nicht die Grenzen der Selbstachtung von Patient und Therapeut verletzen.

Die Dimension der Übertragung ist in fast einhundertjähriger Forschung von Psychoanalyse und Tiefenpsychologie systematisch beschrieben worden (Battegay & Trenkel, 1978; Petzold, 1980; Thomä & Kächele, 1986). Übertragungen sind unbewusste, durch Verdrängung entstandene Erwartungen, Wünsche und Gedanken sowie Verhaltensweisen des Patienten, die nicht auf die reale Beziehungssituation in der Therapie passen. Unreflektiert reagiert der Therapeut nach dem Schlüssel-Schlüsselloch-Modell auf diese Übertragung mit seiner Gegenübertragung; seine eigene Gegenübertragung erkennt er seinerseits an ihm auffälligen Gefühlen, Gedanken und Verhaltensweisen, die er üblicherweise in solcher Stilbildung nicht bei sich kennt (beispielsweise übermäßige warme Fürsorge, psychosomatische Symptome wie Kopfschmerz oder Müdigkeit, sexuelle Erregung, Abschweifen seiner Aufmerksamkeit, Konstellation innerer Bilder oder nächtliche Traumepisoden). Es ist Aufgabe des Therapeuten, seine Gegenübertragung zu erkennen und in geeigneter Weise in die Therapie einfließen zu lassen, so dass auf diese Art die Elemente der Übertragung beim Patienten mit seinen unbewussten Sehnsüchten und Ängsten erlebbar werden und über das Erleben allmählich in sein Leben integriert werden können. Es ist eine große Fülle typischer Übertragungsstrukturen beschrieben worden. Eine häufig auftauchende Übertragungsstruktur des Patienten ist die Idealisierung des Therapeuten (allumfassende Liebe, Wissen und Können – seine Omnipotenz) und auf der anderen Seite die grandiose Entwertung des Therapeuten aus Enttäuschung darüber, wenn er für den Patienten die übertragene Erlöserrolle nicht spielen konnte. Eine andere häufige Übertragung ist die der Mutter oder des Vaters, u. a. dann, wenn beim Patienten ein biografischer Mangel an Zuwendung durch Vater oder Mutter vorliegt. Hier kann es notwendig sein, dass der Therapeut zunächst einmal während einer jahrelangen Therapie auf diese Übertragung bewusst eingeht, den Mangel gewissermaßen teilweise kompensiert, bis es schließlich zu einer bewussten Lösung kommt (siehe Therapiegeschichte bei Petersen & Rosenhag, 1993).

Die Dimension der Begegnung (Petersen, 2000a) lebt in der rückhaltlosen Offenheit von Ich und Du. Patient und Therapeut gehen – jenseits ihrer zugeschriebenen Rollen mit allem professionellen Instrumentarium – aufeinander zu. Diese Gratwanderung wird von manchen Therapeuten auch als Seiltanz angesehen: das Risiko ist bekannt, entscheidend ist die unbedingte Offenheit: der erworbene professionelle Schutz mit diagnostischem Wissen, therapeutischer Technik, abgestecktem Rahmen ist zwar gegenwärtig, aber er wird nicht als Mittel der Abgrenzung benutzt, sondern auch bewusst hinter sich gelassen, um die Unmittelbarkeit und Spontaneität des Begegnens zu ermöglichen. Dabei ist Begegnen nie planbar, es erscheint als einmaliges Widerfahrnis, das nur so und nicht anders wie ein Blitz auftaucht. Begegnen wird in der Sphäre des Zwischen geboren – zwischen den Worten im Schweigen, zwischen den Tönen, zwischen bewusst und unbewusst, im Raum zwischen Ich und Du – so wie das Gedicht von Verena Rentsch es sagt (Petersen, 2000a):

Zwischenräume

Zwischen Ton und Ton
die Hoffnung
Mitschwingendes erzeuge Klang.

Zwischen den Zeilen
manchmal auch zwischen uns
die unendliche Strömung.

Manche Therapeuten behaupten, Heilung entstamme der Begegnung. Sicherlich kann dem insofern zugestimmt werden, als Heilung zwar erwünscht, aber nie kalkulierbar und machbar ist.

Auch wenn Begegnung in Therapien unter ungünstigen Umständen ein seltenes Ereignis sein kann, ist ihre Kenntnis deshalb von tiefgehender Bedeutung: Wenn der Therapeut sie als Übertragung oder Beziehung interpretiert, verspielt er eine wesentliche Chance der th. B. und kann so dem Patienten in seinem personalen Selbstverständnis schaden.

Der Fluss (Petersen, 2000b) ist die Dimension mit stärkster Dynamik und Intensität. Der Fluss stellt sich spontan ein, er ist nicht machbar. Jedoch muss der Therapeut seine unbedingte Wahrnehmung auf ihn richten. Fehlt der Fluss, so ist meist der therapeutische Erfolg höchst fragwürdig.

Infolge seiner Dynamik wird der Fluss oft verwechselt mit erotischen, sexuellen und aggressiven Übertragungen. Jedoch ist er von diesen Übertragungselementen streng zu unterscheiden. Es kann tragisch sein, wenn der Therapeut den Fluss interpretiert als sexuelle Übertragung – weil der Patient sich dann zutiefst missverstanden fühlt. Sigmund Freud hatte ursprünglich die originäre Gewalt des Flusses in frühen Schriften erkannt – dieses Phänomen dann aber später als unbewusste Sexualität benannt. Immerhin entkleidete C. G. Jung dieses Phänomen des sexuellen Charakters und sprach von Libido als einer allgemeinen unbewussten psychischen Energie.

Literatur

Battegay, R. & Trenkel, A. (1978). *Die therapeutische Beziehung unter dem Aspekt verschiedener psychotherapeutischer Schulen.* Bern: Huber.
Duden (1963). *Das Herkunftswörterbuch* (Bd. 7). Mannheim, Wien, Zürich: Dudenverlag.
Petersen, P. (2000a). *Der Therapeut als Künstler. Ein integrales Konzept von Psychotherapie und Künstlerischer Therapie* (4. Aufl.). Stuttgart: Mayer.
Petersen, P. (2000b). Zeit in der Therapie. Rahmen-Kairos-Fluss Therapeutische Zeit: Die große Unbekannte. In P. Nijs & P. Petersen (Hrsg.), *Alles hat seine Zeit* (S. 265). Leuven: Peeters.
Petersen, P. & Rosenhag, J. (1993). *Dieser kleine Funken Hoffnung. Therapiegeschichte eines sexuellen Missbrauchs.* Stuttgart: Urachhaus.
Petzold, H. (Hrsg.). (1980). *Die Rolle des Therapeuten und die therapeutische Beziehung.* Paderborn: Junfermann.
Pope, K. S. & Bouhoutsos, J. C. (1992). *Als hätte ich mit einem Gott geschlafen. Sexuelle Beziehungen zwischen Therapeuten und Patienten.* Hamburg: Hoffman und Campe.
Thomä, H. & Kächele, H. (1986). *Lehrbuch der psychoanalytischen Therapie 1, Grundlagen.* Berlin, Heidelberg, New York: Springer.

Bildnerisches Gestalten

Paolo J. Knill

Das bildnerische Gestalten wird in den zwei großen musiktherapeutischen Traditionen Rezeptive und Aktive Musiktherapie unterschiedlich eingesetzt.

In der Rezeptiven Musiktherapie werden der Patienten-Persönlichkeit innerhalb der Psychotherapie gewisse Richtungen angeboten, in die sich das therapeutische Gespräch nach dem Anhören von deutlich emotional besetzter Musik bewegen kann (Decker-Voigt, 1991, S. 136). Relativ häufig wird heute das bildnerische Gestalten während oder nach dem Hören eingesetzt. Der Einsatz nach dem Hören hat den Vorzug, dass die Musik, wie bei der gesprächs- oder körperorientierten Fassung der rezeptiven Musiktherapie, ohne visuelle und motorische Ablenkung voll zur Wirkung kommen kann. Das anschließende bildnerische Gestalten ermöglicht eine zusätzliche Vertiefung, welche das Imaginative, Emotionale und die „Anschaulichkeit" dem Begrifflichen der Sprache vorausgehen lässt. Der Einsatz während des Hörens lässt das visuell Assoziative in den Vordergrund kommen. Da der Patient meist komplex auf Musik reagiert und mehrere Pfade der Wahrnehmung gleichzeitig oder auch nacheinander betritt, kann der Einsatz gestalterischer Mittel (Bewegung, Malen, Zeichnen oder Tonen) in gewissen Fällen als Fokussierhilfe indiziert sein. Mit bildnerischem Gestalten kann beispielsweise die Situationserinnerung gefördert und konkretisiert werden.

In der Aktiven Musiktherapie wird das bildnerische Gestalten meist im Zusammenhang mit dem Intermedialen Übergang (Intermodal Transfer) eingesetzt (Knill, 1992, S. 82 ff.). Solche intermedialen Übergänge sind Verfahren, welche innerhalb des musiktherapeutischen Prozesses den Wechsel von einer spezifischen Kunstgattung in eine andere überführen. Als Beweggründe gelten unter anderem Intensivierung oder Klärung des Geschehens, Verdeutlichung des Inhalts oder Erweiterung der Interaktionsmöglichkeiten. Die Tradition der Musik bietet einen klassischen intermedialen Transfer durch das „Notenbild" an. Das „freie" bildhafte Komponieren durch bildnerisches Gestalten wie es die Musik der Gegenwart als grafische Notation kennt und wie sie in improvisatorischer Form in der musikalischen Früherziehung schon länger gebraucht wird, hat auch in die Musiktherapie Eingang gefunden. Abstrakte und gegenständliche Bilder, die durch kunsttherapeutische Verfahren entstanden sind, können im Sinne einer „Partitur" verwendet und musikalisch vertieft werden. Mit diesem intermedialen Transfer bewegen wir uns immer noch in der musikalischen Tradition. Dieses „Hörbarmachen" von Zeichen und Symbolen erschließt nicht nur komplexe kognitive Vorgänge sondern auch das mit der Musik verbundene Emotionale. Eine ähnliche mehrfache Erweiterung und Vertiefung kann auch im umgekehrten Vorgang zum Zuge kommen, nämlich wenn eigene Musikimprovisationen so ins bildnerische Gestalten geführt werden, wie sie oben unter der rezeptiven Musiktherapie beschrieben sind (Knill, 2005). Über das Hörerlebnis, das in ein Visuelles überführt wird, geschieht dann ein erweiterter Zugang zum musikalisch Gestalteten.

In einem gewissen Sinne gehört auch das Bauen und Gestalten von Musikinstrumenten zum bildnerischen Gestalten in der Musiktherapie. Die selbst gestalteten Instrumente nehmen in diesem Zusammenhang den Charakter von Skulpturen an. Die Musik kann zu ihrer Sprache werden und führt oft zum musikalischen Theater. Die Skulpturen können aber auch vorerst im kunsttherapeutischen Verfahren angegangen werden und später in einem intermedialen Transfer in die Musik führen.

Literatur

Decker-Voigt, H.-H. (1991). *Aus der Seele gespielt. Eine Einführung in die Musiktherapie.* München: Goldmann.
Knill, P. (1992). *Ausdruckstherapie* (2. Aufl.). Lilienthal: Eres.
Knill, P. (2005). *Kunstorientiertes Handeln in der Begleitung von Veränderungsprozessen.* Zürich: Egis.

Cardiologische Rehabilitation und Musiktherapie

Friedrich-Karl Maetzel

Nach einer Einteilung der WHO wird die *cardiologische Rehabilitation* in 3 Abschnitte eingeteilt:

Phase I: Frühmobilisation in den ersten Tagen der Behandlung im Akutkrankenhaus.
Phase II: Zeit zwischen der ersten und der vierten bis sechsten Woche nach dem Akutereignis – in Deutschland meist in Form eines Aufenthaltes in einer Rehabilitationsklinik, in den meisten angelsächsischen Ländern ambulant bzw. teilstationär.
Phase III: Langzeitbetreuung am Wohnort – in Deutschland: System der ambulanten Coronar-Gruppen.

Bei dem Akutereignis handelt es sich heute nicht mehr so oft um einen Herzinfarkt, sondern meist um eine Bypassoperation (Revaskularisation), eine Herzklappenoperation oder um eine zwar invasive, aber nicht operative Maßnahme zur Erweiterung der Herzkranzgefäße (Rekanalisation).

In jedem Fall gilt es dem Betroffenen bei der *Verarbeitung* des Ereignisses zu helfen. Dabei hängen Wahl und Erfolg der Verarbeitungsstrategien stark davon ab, ob dem Ereignis eine lange Leidens- oder, wie es nicht selten bei Operierten der Fall ist, eine lange Wartezeit vorausgegangen ist. Im Falle einer Herztransplantation liegt sicher beides vor. Hinzu kommt hier das intensive Erlebnis einer monate- oder jahrelangen Lebensbedrohung. So sind Veränderungen der Persönlichkeit und des Sozialverhaltens häufig beobachtete Folgen, die weniger dem relativ problemlosen Eingriff, als vielmehr der belastenden Vorlaufzeit zuzuschreiben sind.

Wurde als Grundkrankheit eine *Arteriosklerose der Herzkranzarterien (Coronarsklerose)* festgestellt, so bekommt der Verlauf einen zusätzlichen Aspekt. Hier handelt es sich nämlich in den seltensten Fällen um ein ausschließlich unbeeinflussbar-schicksalhaftes sondern fast immer um ein auf langjähriges Fehlverhalten zurückzuführendes Krankheitsbild. Das heute gültige Konzept der Zusammenhänge zwischen Risikofaktoren und Koronarkrankheit lässt nämlich trotz der Möglichkeit einiger genetisch verankerter Prädispositionen keinen Zweifel an der unmittelbaren Schädigung durch Rauchen, Cholesterin und Bluthochdruck. Auch der Verlust der Entspannungsfähigkeit bzw. der Befähigung zu einem gesunden Stressmanagement ist meist weniger der Umwelt als dem Erkrankten selbst zuzuschreiben. Für manchen Patienten erwächst aus dieser Erkenntnis Unsicherheit für das zukünftige Leben. Sei es, dass schwierige private oder berufliche Umstände im Spiel sind, die zu beeinflussen ihm unmöglich scheint, sei es, dass ein selbstgeschnürtes Risikobündel nur unter Opfern und Verzicht abgeworfen werden kann. Oft besitzt er auch kein sonderlich großes Vertrauen zur eigenen Therapietreue. Kein Wunder also, dass manche Betroffenen im *Verdrängen* den gangbarsten Weg sehen. Begünstigt wird dieser wenig Erfolg versprechende Weg durch den Umstand, dass der Leidensdruck ja zunächst verschwunden ist und die Krankheit beherrscht zu sein scheint. Hier liegen auch die wahren Gründe für die publizistischen Erfolge der Laienpresse. Sie sagt nur die halbe Wahrheit, indem sie den immer raffinierter (und teurer) werdenden invasiven Techniken ganze Seiten widmet, dabei aber verschweigt, dass es sich sowohl bei der Bypass-Operation als auch bei den Kathetertechniken nur um ein Basteln an den Symptomen und den Folgen einer fortschreitenden Grundkrankheit handelt. Dass dieses Fortschreiten durch Änderung von krank machenden Lebensgewohnheiten verhindert, Arterienverengungen sogar rückgängig gemacht werden können, liest sich eben einfach nicht so spannend, weckt sogar ungemütliche Gefühle. Welcher Zeitschriftenleser, oder besser, welcher Journalist kann das schon wollen?

Das Indikationsspektrum der psychologischen Intervention weitet sich bei diesen Patienten, die zudem das Gros der Rehabilitationsklientel darstellen, erheblich über die vergleichsweise einfache Aufgabe der Ereignisverarbeitung hinaus aus. Jetzt geht es zusätzlich um den großen Komplex der *Vergangenheitsbewältigung* und der Motivation zur *Verhaltensänderung*. Nicht selten stößt die gründliche psychologische Ursachenforschung dabei auf eine zutiefst depressive Grundstimmung mit bisweilen suizidalem Einschlag. Es liegt auf der Hand, wie wenig in diesen Fällen die alleinige medizinische Information und das Instrument der naturwissenschaftlich begründeten Gesundheitsbildung zu bewirken vermögen. Vielmehr leuchtet ein, in welchen Tiefen emotionaler, z. T. auch religiös bestimmter Bewusstseinsschichten, die Gründe für das bisherige Risikoverhalten und damit auch die Chancen für eine wirkliche Gesundung zu suchen sind.

Musik ist in der Lage, den *Zugang zu* diesen Schichten zu erleichtern. Es gibt aus den letzten 20 Jahren einige sehr gute, vorwiegend auf cardiologischen Akutabteilungen und Intensivstationen durchgeführte Studien, die das Ziel hatten, die günstigen Einflüsse unterschiedlicher Musik auf das *Angstverhalten* (2, 4, 10, 12), die *Entspannungsfähigkeit* (2, 4, 5, 8), das *Schmerzempfinden* (3, 7, 9, 11, 12) und auf die *Atemregulation* (6) zu beweisen. Mit einer Ausnahme bestätigen alle Untersuchungsergebnisse, die sich z. T. auf Hormonanalysen und harte Kreislaufparameter stützen (8, 9, 10), die Wirksamkeit und die günstigen Wirkungen von Musik in der Akutphase. Sie haben dazu geführt, dass Musik, deren Nutzen für die Arbeit z. B. von chirurgischen und technischen Teams schon lange bekannt war (1), nun auch als therapeutisches Adjuvans am Patienten selbst genutzt wird.

Unsere eigenen Untersuchungen an 100 Herzpatienten zeigen darüber hinaus, dass Patienten durch die kombinierte Anwendung von Tiefenentspannung und geeigneter Musik erstmals – vielleicht seit Jahren – in die Lage versetzt werden können, zurückliegende Vorkommnisse und Lebenssituationen, die ihren Lebensweg unbewusst in erheblichem Maße beeinflusst haben, auf die corticale Bewusstseinsebene zu transportieren und mit dem Krankheitsgeschehen in Zusammenhang zu bringen. Darunter lassen sich nicht selten diejenigen Zusammenhänge identifizieren, die zum krank machenden Verhalten und letztlich zur Entwicklung der Herzerkrankung entscheidend beigetragen haben. Durch das gleichzeitige Musikerlebnis wird der Prozess des Bewusstmachens mit positiver Assoziation versehen. Er bietet nunmehr kaum noch Anlass zum „Verdrängen", sondern wird von manchem wegen seines befreienden Effektes auch später immer wieder herbeigesehnt.

Welche Patienten kommen nach dem Gesagten und nach unserer Erfahrung für die kombinierte Musiktherapie in Frage?

Patienten:
- nach Herzinfarkt,
- nach Herzoperation (Klappen, Bypass, Transplantation),
- mit hohem Risiko einer koronaren Herzkrankheit (Abhängige Raucher, Bluthochdruckkranke, Übergewichtige, Fehlernährte),
- die unfähig sind, zu entspannen („A-Typ", Ängstliche),
- mit schwerem persönlichen Schicksal,
- mit belastendem privaten oder beruflichen Umfeld,
- vor Herzoperation oder anderen Eingriffen,
- mit zusätzlicher schwerer Krankheit (Asthma, Diabetes mellitus, Gehstörung, Lähmung),
- die „Meister sind im Verdrängen".

Das *Fernziel der Musiktherapie bei* Herzpatienten ist mit dem des *Rehabilitationsverfahrens* als solchem identisch: Es ist die *Wiedereingliederung des Patienten in sein gewohntes oder, wenn nötig, in ein besseres soziales Umfeld unter Garantie der bestmöglichen Lebensqualität.* Zu einer besseren Lebensqualität gehört auch das Bewusstsein, die beeinflussbaren Risikofaktoren im Griff zu haben, die Bereitschaft, sich mit Einschränkungen der körperlichen Belastbarkeit abzufinden sowie die Wiedererlangung der Fähigkeit die Zukunft positiv zu sehen.

Nahziele sind:
- Entspannung,
- Zugang zum Patient; Vertrauensbildung,
- Entlastung, Befreiung,
- Entängstigung,
- „Sozialisierung" i. S. der Beseitigung gesellschaftlicher Isolation,
- Ermutigung, Motivation.

Die Auswahl von Patienten für die Teilnahme an Musiktherapie hat sich als nicht ganz problemlos erwiesen. Besonders anfangs waren wir nämlich geneigt, vornehmlich solche Patienten zu rekrutieren, von denen die geringsten Schwierigkeiten zu erwarten waren. So wandten wir zunächst folgende Auswahlkriterien an:

Auswahl der Patienten:
- Koronarkranke,
- Bedrückte („Depressive"),
- Antriebsarme,
- Kommunikationsschwache,
- Patienten, die Interesse an Musiktherapie zeigten,
- Patienten, die als sensibel, und „musisch" eingeschätzt wurden,
- solche, bei denen autogenes Training indiziert war, die sich aber außerstande sahen, es zu erlernen.

Später fühlten wir uns sicher genug, auch schwierigere z. B. im Phänotypus keineswegs zart besaitete Patienten hinzunehmen und Patienten auch dann schon einzubeziehen, wenn *bei vorliegender Indikation* die folgenden Voraussetzungen erfüllt schienen:

Minimalvoraussetzungen:
- keine Abneigung gegen Musik,
- Zustimmung,
- Ernsthaftigkeit,
- Fähigkeit, 45 min. ruhig zu sitzen oder zu liegen.

Die *Indikationsstellung und Vorauswahl* erfolgt durch den *Stationsarzt.* Dieser muss also wissen, worin das Wesen der Musiktherapie besteht, wie sie abläuft und welches therapeutische Ziel sie hat. Er kennt in der Regel die Patienten am besten und kann ihre Eignung abschätzen.

Allerdings kommt es gelegentlich vor, dass er vordergründig wegen des Musikinteresses eines Patienten oder gar wegen seiner beruflichen Beschäftigung mit Musik auf die Idee kommt, ihm die Teilnahme zu empfehlen. Inzwischen hat sich aber bestätigt, dass bei solchen „Musikprofis" schon die Auswahl der Musik oder ihre technische Reproduktion in der Lage sind, unüberbrückbare Hürden zu errichten und die für den Einstieg unverzichtbare Entspannung zu verhindern. Das schließt aber die Einbeziehung von Patienten mit Musikfachwissen nicht generell aus.

Eine weitere, wahrscheinlich die wichtigste Möglichkeit der Musiktherapie, liegt in ihrer langfristigen Wirksamkeit. Der Erfolg eines Rehabilitationsverfahrens hängt nämlich entscheidend von der *Langzeitcompliance* der Patienten ab. Aus der Sicht des Rehabilitationsklinikers liefert die Musiktherapie, wie wir sie anbieten, einen fast überraschend positiven Beitrag auch zur Langzeitbetreuung, denn viele der Patienten melden sich einige Wochen nach der Entlassung mit dem Wunsch, Musiktherapie auch an ihrem Wohnort fortzuführen.

Was kann man sich mehr wünschen, als dass sich Patienten eines positiven Therapieeffekts bewusst werden, und dann auch noch die Konsequenz ziehen, der Therapie treu zu bleiben? *Musiktherapie fördert die Langzeitcompliance.*

Weiterführende Literatur

Allen, K. & Blascovic, J. (1991). Effects of music on cardiovascular reactivity among surgeons. *JAMA, 272,* 882–884.
Bolwerk, C. A. (1990). Effects of relaxing music on state anxiety in myocardial infarction patients. *Critical Care Nursing Quarterly, 13,* 63–72.
Davis-Rollans, C. & Cunningham, S. G. (1987). Physiologic responses of coronary care patients to selected music. *Heart Lung: the journal of critical care, 16,* 370–378.
Elliott, D. (1994). The effects of music and muscle relaxation on patient anxiety in a coronary care unit. *Heart Lung: the journal of critical care, 23,* 27–35.
Guzzetta, C. E. (1989). Effects of relaxation and music therapy on patients in a coronary unit with presumptive acute myocardial infarction. *Heart Lung: the journal of critical care, 18,* 609–616.
Haas, F., Distenfeld, S. & Axen, K. (1986). Effects of percieved musical rhythm on respiratory pattern. *Journal of applied physiology, 61,* 185–191.
Menegazzi, J. J., Paris, P. M., Kersteen, C. H., Flynn, B. & Trautmman, B. E. (1991). A randomized, controlled trial of the use of music during laceration repair. *Annals of emergency medicine, 20,* 348–350.

Möckel, M., Röcker, L., Störk, T., Vollem, J., Danne, O., Eichstädt, H., Müller, R. & Hochrein, H. (1994). Immediate physiological responses of healthy volunteers to different types of music – cardiovascular, hormonal and mental changes. *European Journal of applied physiology, 68,* 451–459.

Möckel, M., Störk, T., Vollem, J., Klapp, B. F. & Frei, U. (1995). Streßreduktion als therapeutisches Ziel auf Intensivstationen: Ist rezeptive Musik-Therapie ein geeignetes Mittel? *Intensivmedizinische Praxis, 32,* 124–128.

Möckel, M., Störk, T., Vollem, J., Röcker, L., Danne, O., Hochrein, H., Eichstädt, H. & Frei, U. (1995). Streßreduktion durch Musikhören, Einfluß auf Streßhormone, Hämodynamik und psychisches Befinden bei Patienten mit arterieller Hypertonie und bei Gesunden. *Deutsche medizinische Wochenschrift, 120,* 745–752.

O'Sullivan, R. J. (1991). A musical road to recovery: music in intensiv care. *Intensive Care Nursing, 7,* 160–163.

Zimmermann, L. M., Pierson, M. A. & Marker, J. (1988). Effects of music on patient anxiety in coronary care units. *Heart Lung: the journal of critical care, 17,* 560–566.

Community Music Therapy

Thomas Wosch

Der aktuelle Begriff der Community Music Therapy (CoMT) wurde im englischsprachigen Raum und in Skandinavien geschaffen. Insbesondere um die Jahrtausendwende erfuhr diese vielgestaltige und zum Teil auch unkonventionelle Praxis und Theoriebildung (Pavlicevic, 2004) der Musiktherapie eine besondere Renaissance. Auf dem Weltkongress Musiktherapie 2002 in Oxford/Großbritannien schienen die Plenarveranstaltungen zur CoMT sich als neues Mekka innerhalb der Musiktherapie abzuzeichnen: Es wurde heftig und affektiv debattiert, es gab große Erleichterungen gegenüber alten Zwängen sowie ein Streben nach befreiender Öffnung. Wenn der Begriff der CoMT auch englischsprachig bestimmt ist, so besitzt er inhaltlich viele Anknüpfungspunkte zur deutschen Musiktherapie und ist in seinen Wurzeln weltweit in allen Kulturen angesiedelt.

Wurzeln und theoretische Grundlagen der CoMT

Die ersten Quellen der CoMT liegen quasi in den Anfängen der Menschheit. Sie wurzeln in der untrennbaren Verknüpfung von Ritualen, Musik und Gemeinschaft (Stige, 2003; Kenny, 1985). In Ritualen lebt Musik in und durch Gemeinschaft. Diese Gemeinschaft ist zugleich Grundbedingung menschlichen Seins, was in dem afrikanischen Spruch: *Kein Mensch ist eine Insel* deutlich wird (Stige, 2003, S. IV). Der Brückenschlag zur Moderne und Postmoderne sowie zum gegenwärtigen Therapiebegriff ist dann ein nächster Schritt, welcher über die eben genannte Feststellung der sozialen Bedingtheit des Menschen hinausgeht. Es ist die Möglichkeit der Veränderung von Gemeinschaft und Gesellschaft, welche in einem deutsch-englischen Zitat und Lebenswerk zum Ausdruck kommt: *Die Philosophen haben die Welt nur verschieden interpretiert, es kommt aber darauf an, sie zu verändern* (Marx in Stige, 2003, IV).

Bereits zum ersten afrikanischen Zitat werden die starken Parallelen zur deutschen Musiktherapie in einzelnen ihrer Konzepte deutlich. Dies betrifft im sozialen Bedingtsein des Menschen insbesondere die Musiktherapie nach Schwabe bzw. der Akademie Crossen. Es beginnt in den historischen Wurzeln der Aktiven Gruppenmusiktherapie im Psychodrama nach Moreno (Schwabe, 1983, 15 f.; Wosch, 2001, S. 188 f.). Moreno schuf als Gegenbewegung zur klassischen Freud'schen Psychoanalyse die erste Gruppenpsychotherapie und den Klienten als auxiliären Therapeuten. Das Expertentum des Therapeuten wurde hier auf die Klienten erweitert. Diese Expertenerweiterung wird in der CoMT radikal weiter gedacht. Stige schreibt dazu vom *participatory approach* (dem Teilnehmer-Ansatz) der CoMT gegenüber dem Expertengeleiteten Ansatz herkömmlicher Musiktherapie (Stige, 2003, S. 451). Bei Pavlicevic wird das in praktischen Umsetzungen der CoMT so weit geführt, dass sie in einem CoMT-Projekt in einem Stamm in Südafrika all ihre herkömmlichen musiktherapeutischen Vorgehensweisen nicht anwenden kann. Von den Teilnehmern wurden der musikalische Kontext und der Prozess so stark bestimmt, dass die Therapeutin sich nur einfügen und ihm folgen konnte (Pavlicevic,

2004, S. 46). Stige setzt dies theoretisch fort mit seinen Forderungen nach flexiblen, multiplen, dialogischen und polyphonen Grundlagen der CoMT (2003, S. 426) entsprechend den jeweiligen Gruppen und kulturellen Bedingungen.

Gehen wir zurück nach Deutschland, so schreibt Schwabe als eine Grundannahme sowohl in seiner Methodik der Musiktherapie mit Bezug auf Kohler (1971), als auch für die Aktive Gruppenmusiktherapie mit Bezug auf Leontjew (1979) sowie in der Musikalischen Elementarerziehung mit Bezug auf Battegay (1973) vom Angewiesensein des Menschen auf eine ihn bergende Gruppe *und* von der gegenseitigen Unterstützung der Entfaltung des Individuums durch die Gruppe und der Gruppe durch das Individuum (Schwabe, 1978, S. 23, 1983, S. 11; Schwabe & Rudloff, 1997, S. 111). Weitere wichtige Beispiele der deutschen Musiktherapie sind in diesem Zusammenhang Seidel in der Sozialen Arbeit (1976, 1992, 1996) und Frohne-Hagemanns Integrative Musiktherapie (1986, 1998, 2001). Letztere basiert mit ihrem Bezug zur Integrativen Therapie (Petzold, 1993, 2000) insbesondere auf einem Verständnis des Menschen im sozialen und ökologischen Kontext (Völker, 2004, S. 82). Die soziale Bedingtheit des Menschen ist Grundsatz der CoMT, welche dort auf einem grundlegenden systemischen Denken basiert (Bruscia, 1998, S. 228; Kenny, 1985). Stige führt dazu auch den Begriff der *interpretive community* ein (2003, S. 409 f.), der besagt, dass Wissen in Diskussionen und Debatten der *Gemeinschaft* produziert wird und nicht durch einzelne Menschen. So entstehen in der CoMT die Veränderungen durch die und in der Gemeinschaft. Gemeinschaft oder Ökologie wird in der CoMT insbesondere als Wesensmerkmal von Musik verstanden (Ansdell, 2004). Ansdell fordert dazu einen radikalen musikwissenschaftlichen Paradigmenwechsel, der von Musik als immanenter Struktur und subjektiv bestimmten Erleben hin zu Musik als kulturelles Phänomen und sozialer Umwelt wechselt (Ansdell, 2004, S. 68; Kaden, 1993; Kapteina, 1988). Stige führt dazu aus, dass in der CoMT im Gegensatz zur klinisch psychotherapeutisch fundierten Musiktherapie oder der Musikmedizin Musik nicht als Medium oder Mittel angewandt wird, sondern als unmittelbare soziale Umwelt, als Ökologie (2003, S. 414).

Der Schritt gesellschaftlicher Veränderung, wird im deutschen Rahmen zum Beispiel mit der Sozialmusiktherapie berührt (Schwabe & Haase, 1998). Letztere führt *gesellschaftlich* bedingte soziale Krankheit zur Sozialen Kompetenz. Dies geschieht jedoch in den dort genannten Beispielen vor allem in und durch institutionelle Gruppen und weniger, wie in der CoMT auch angestrebt, auf noch größeren und auch öffentlichen Ebenen von Gemeinden und Gesellschaft. Stige postuliert als Ziel der CoMT Veränderungen der jeweiligen natürlichen Gruppe, Gemeinde oder Gesellschaft (2003, S. 451). Dies geschieht nicht zuletzt, indem CoMT den engeren institutionellen und künstlichen Raum zum Beispiel eines Krankenhauses oder Heimes verlässt und direkt in natürliche Gruppen von Gemeinden geht, zum Beispiel Menschen mit Behinderungen Vorbereitung erhalten und an der Blaskapelle eines Dorfes teilnehmen, selbst Teil dieser *community music* und der *community* werden, oder eine Band des Strafvollzuges im gleichen Ort zu Festen auftritt. Damit wird auch gegenüber vielen herkömmlichen Ansätzen der europäischen Musiktherapie die Bedeutung der Aufführung *(performance)* (Ruud, 2004) und des öffentlichen Raumes (Stige, 2003, S. 419 f.) in der CoMT unterstrichen. Ansdell geht in seinen Forderungen nach gesellschaftlicher Veränderung noch radikal weiter, indem er als Agenda der CoMT sogar die Musikalisierung der Gesellschaft fordert (2004, S. 76).

Bunt sieht demgegenüber etwas pragmatischer die neuen Herausforderungen gesellschaftlicher Veränderungen wie Enthospitalisierung, Integration von Menschen mit Behinderungen aber auch steigende Suchtproblematik, Arbeits- und Wohnungslosigkeit, auf die Musiktherapie auch mit CoMT-Zentren reagieren kann, die in Familien, in Gemeinden, Stadtteilen oder Städten musiktherapeutisch und musikalisch tätig werden (1998, S. 176 f.).

Definition und Praxis der CoMT

Insgesamt kann unter Beachtung der oben genannten Vielgestaltigkeit der CoMT als gemeinsamer Nenner folgende Definition genannt werden:

> CoMT ist eine professionelle Praxis von Musizieren und Gesundheit, die in einer Gemeinschaft als geplanter Prozess der Zusammenarbeit zwischen Klient und Therapeut mit der Förderung soziokultureller und Veränderungen der Gemeinschaft durch einen teilnehmerzentrierten Ansatz angesiedelt ist, in dem Musik als soziale Umwelt und Heimat in aufgeführten Beziehungen im nichtklinischen und integrierenden Rahmen angewendet wird (Stige, 2003, S. 454).

Die Klienten der CoMT sind die relativ Benachteiligten und das grundlegende Ziel ist die Mobilisierung von Ressourcen (Stige, 2003, S. 416). CoMT wird derzeit mit verschiedenen Schwerpunkten praktiziert, welche Unterhaltungs- und Ernste Musik, traditionelle Rituale, *community music* (wie Volkslied, Volkstanz, Blasmusik), Sozialarbeit, Sozio- und Milieutherapie sowie Ansätze der Gemeindearbeit umfassen (Stige, 2003, S. 402). Bestimmte Formen ihrer Institutionalisierung gibt es zum Beispiel in Großbritannien mit dem MusicSpace-Projekt von Bunt (1998, S. 188 f.), in Deutschland mit dem *Mobilen Musiktreff Siegen* (Kapteina et al., 2004) und dem *Grammophon – Mobile Musiktherapie e. V.* in Magdeburg (Wosch, 2006b). Eingeschränkt auf das Teilsystem Familie und den häuslichen Rahmen eines Betroffenen sind weiterhin für Deutschland zu nennen das Berliner Projekt *Hausmusik* (Muthesius et al., 2005) und *Musik auf Rädern* in Münster (www.musikaufraedern.de). Insgesamt stellt die CoMT ein sich selbst als sehr offen verstehendes Arbeitsfeld der Musiktherapie im Rahmen Sozialer Arbeit, Politik, interkultureller Gegenwart und weiterer gesellschaftlicher Herausforderungen dar. Ihr Fokus, Mittel *und* Ziel ist das soziale und kulturelle Wesen von Mensch und Musik.

Literatur

Ansdell, G. (2004). Rethinking Music and Community: Theoretical Perspectives in Support of Community Music Therapy. In G. Ansdell & M. Pavlicevic (Ed.), *Community Music Therapy* (pp. 65–90). London: Kingsley.
Battegay, R. (1973). *Der Mensch in der Gruppe*. Bern: Huber.
Bruscia, K. (1998). *Defining Music Therapy*. Gilsum, NH: Barcelona Publishers.
Bunt, L. (1998). *Musiktherapie. Eine Einführung für psychosoziale und medizinische Berufe*. Weinheim/Basel: Beltz.

Frohne, I. (1986). Music Therapy in Social Education and Music Therapy in Psychiatry. In E. Ruud (Hrsg.), *Music and Health*. Oslo: Norsk Musikforlag.

Frohne-Hagemann, I. (1998). The Musical-Life-Panorama (MLP). A Facilitating Method in the Field of Clinical and Sociocultural Music Therapy. *Nordic Journal of Music Therapy, 7* (2), 104–112.

Frohne-Hagemann, I. (2001). *Fenster zur Musiktherapie. Musik – Therapie – Theorie 1976–2001*. Wiesbaden: Reichert.

Kaden, C. (1993). *Des Lebens wilder Kreis. Musik im Zivilisationsprozeß*. Kassel: Bärenreiter.

Kapteina, H. (1988). Dimensionen der Gruppenimprovisation. *Musik und Kommunikation, 2*, 73–94.

Kapteina, H., Schreiber, B. & Klug, H. D. (2004). Musik in der stadtteilorientierten Sozialen Kulturarbeit. In T. Hartogh & H. H. Wickel (Hrsg.), *Handbuch Musik in der Sozialen Arbeit* (S. 415–426). Weinheim/München: Juventa.

Kenny, C. (1985). Music: A Whole Systems Approach. *Music Therapy, 5* (1), 3–11.

Kohler, C. (1971). *Musiktherapie, Theorie und Methodik*. Jena: Gustav Fischer.

Leontjew, A. (1979). *Tätigkeit Bewusstsein Persönlichkeit*. Berlin: Volk und Wissen.

Muthesius, D. et al./Deutsche Gesellschaft für Musiktherapie (Hrsg.). (2005). *Balsam für die Seele: Hausmusik. Verbesserung der häuslichen Pflegesituation gerontopsychiatrischer Patienten unter Einsatz von Musiktherapie*. Köln: Kuratorium Deutscher Altershilfe.

Pavlicevic, M. (2004). Learning from Thembalethu: Towards Responsive and Responsible Practice in Community Music Therapy. In G. Ansdell & M. Pavlicevic (Ed.), *Community Music Therapy* (pp. 35–47). London: Kingsley.

Petzold, H. (1993). *Integrative Therapie. Modelle, Theorien und Methoden für eine schulenübergreifende Psychotherapie*. Paderborn: Junfermann.

Petzold, H. (2000). Client Dignity konkret – PatientInnen und TherapeutInnen als Partner in kritischer Kulturarbeit – eine Initiative. *Integrative Therapie, 26*, 388–395.

Ruud, E. (2004). *Performance-based Music Therapy*. Available under: http://www.voices.no/discussions/discm4_04.html [25. 9. 2007].

Schwabe, C. (1978). *Methodik der Musiktherapie und deren theoretische Grundlagen*. Leipzig: Johann Ambrosius Barth.

Schwabe, C. (1983). *Aktive Gruppenmusiktherapie für Erwachsene Patienten*. Leipzig: Thieme.

Schwabe, C. & Haase, U. (1998). *Die Sozialmusiktherapie*. Crossen, Weida: Akademie für angewandte Musiktherapie.

Schwabe, C. & Rudloff, H. (Hrsg.). (1997). *Die Musikalische Elementarerziehung*. Crossen, Weida: Akademie für angewandte Musiktherapie.

Seidel, A. (1976). *Musik in der Sozialpädagogik: dargestellt am Beispiel Randgruppenarbeit*. Wiesbaden: Breitkopf & Haertel.

Seidel, A. (1992). Sozialpädagogische Musiktherapie. Anmerkungen zu einem Praxis- und Ausbildungskonzept. *Musiktherapeutische Umschau, 13* (4), 298–306.

Seidel, A. (1996). Sozialwesen (Sozialarbeit/Sozialpädagogik). In H.-H. Decker-Voigt, P. Knill & E. Weymann (Hrsg.), *Lexikon Musiktherapie* (S. 347–350). Göttingen: Hogrefe.

Stige, B. (2003). *Elaborations toward a Notion of Community Music Therapy*. Oslo: Unipub.

Völker, U. (2004). Chance zur Teilhabe über die Therapie hinaus. Musiktherapie zwischen kulturtherapeutischen Fragestellungen und (psycho-)therapeutischem Selbstverständnis auf der Grundlage Integrativer Therapie. Hochschule Magdeburg-Stendal, Magdeburg.

Wosch, T. (2001). Psychiatrische Einzelmusiktherapie als Modifikation von Leipziger Schule und Verstehender Psychiatrie. In H.-H. Decker-Voigt (Hrsg.), *Schulen der Musiktherapie* (S. 183–207). München: Reinhardt.

Wosch, T. (2006b). Music Therapy Community Centres. Available: http://www.voices.no/columnist/colwosch190606.html [25. 9. 2007].

Weiterführende Literatur

Ansdell, G. & Pavlicevic, M. (Ed.). (2004). *Community Music Therapy*. London: Kingsley.
DeNora, T. (2000). *Music in Everyday Life*. Cambridge: Cambridge University Press.
Ruud, E. (1998). *Music Therapy: Improvisation, Communication and Culture*. Gilsum, NH: Barcelona Publishers.
Schwabe, C. & Stein, I. (Hrsg.). (2000). *Ressourcenorientierte Musiktherapie*. Crossen, Weida: Akademie für angewandte Musiktherapie.
Seidel, A. (2004). Geschichte des Fachs Musik in Studiengängen der Sozialen Arbeit an Fachhochschulen. In T. Hartogh & H. H. Wickel (Hrsg.), *Handbuch Musik in der Sozialen Arbeit* (S. 13–18). Weinheim, München: Juventa.
Stige, B. (2002). *Culture-Centred Music Therapy*. Gilsum, NH: Barcelona Publishers.
Stige, B. (2005). Toward a Notion of Community Music Therapy. In Berufsverband der Musiktherapeutinnen und Musiktherapeuten in Deutschland e. V. (BVM) (Hrsg.), *Jahrbuch Musiktherapie. Band 1: Forschung und Lehre* (S. 107–134). Wiesbaden: Reichert.
Wosch, T. (2002). Four thoughts about community music therapy. Available: http://www.voices.no/columnist/colwosch260802.html [25. 9. 2007].
Wosch, T. (2003). Der Weg zur Freude – Musikrezeption, Improvisation und Emotion im Kontext aktueller Musikvermittlung. In R. Kafurke, N. Petrat & K. Schöne (Hrsg.), *Mit Spaß dabei bleiben – Musikästhetische Erfahrungen aus der Perspektive der Forschung* (S. 95–108). Essen: Die Blaue Eule.
Wosch, T. (2006a). The individual kernel of community music therapy. Available: http://www.voices.no/columnist/colwosch160106.html [25. 9. 2007].

Internetadressen

www.grammophon-mm.de
www.musikaufraedern.de
www.voices.no

Denkprozesse

Johannes Th. Eschen

Zum Verstehen und Durcharbeiten der Erfahrungen mit kreativen Prozessen in musiktherapeutischen Situationen können Konzepte helfen, die Günter Ammon zur Psychodynamik und „Gruppendynamik der Kreativität" vorgelegt hat (1974).

Ammon stützt sich zunächst auf Termini der Freud-Schule:
- *Primärprozess:* „Psychoanalytische Bezeichnung für die es-haften (Id, Es)Prozesse, d. h. nach Befriedigung drängende Trieb- oder Instinktansprüche bzw. der symbolische Ausdruck solcher Ansprüche in Konflikten".
- *Sekundärprozess:* „Psychoanalytische Bezeichnung für die regulatorischen Vorgänge im Bereich der Ich-Funktion (Ego, Ich), allgemein als Realitätsprinzip bezeichnet" (Drever & Fröhlich, 1969).

Traum und Tagtraum folgen eher Gesetzen primärprozesshaften Denkens. Im sekundärprozesshaften Denken erst gelten die Gesetze der Logik, der Zeitfolge, der Einheit des Ortes etc.

In der Erziehung wird uns nahegelegt, zwischen diesen beiden Arten von Denkprozessen eine undurchlässige Trennmauer zu errichten. Als real gilt, was außen ist und auch von anderen bestätigt werden kann (sekundärprozesshaftes Denken); unsere Träume und Fantasien (Formen primärprozesshaften Denkens) gelten üblicherweise als „nicht real", obgleich sie für uns natürlich auch eine wichtige „psychische Realität" sind.

Das Denken in kreativen Prozessen ist nach Ammon (1975) als Tertiärprozess beschreibbar,
- der im „facilitating environment", im angstarmen Klima der Einzeltherapie oder der Gruppe gewagt werden kann, oszillierend zwischen Primär- und Sekundär-Prozess,
- bei dem Ich-Grenzen durchlässig werden (Kries, 1975), geöffnet zum eigenen Un- und Vorbewussten, zum Emotionalen – und zugleich zum Du, zur Gruppe,
- bei dem neue Verknüpfungen primärprozesshaften Materials mit der Realität gelingen, und das kann zu einer erweiterten Ich-Organisation, einer neuen Integration führen.

Neuere Hirnforschung beschreibt „bilaterales" Denken folgendermaßen:
- eine Hemisphäre gehe in der Wahrnehmung eher vom Detail aus,
- die andere Hemisphäre eher holistisch, ganzheitlich vom Gesamt, von der „Gestalt".

Musik wird in mehreren Hirnregionen gleichzeitig wahrgenommen und verarbeitet. Das mag einer der Gründe dafür sein, dass gerade „in, mit und unter" dem Musizieren oder Musik-Hören tertiärprozesshaftes Denken leicht und fließend entstehen kann, wenn die oben genannten Vorbedingungen erfüllt sind.

Literatur

Ammon, G. (Hrsg.). (1975). *Gruppendynamik der Kreativität.* München: Kindler TB.
Drever, J. & Fröhlich, W. D. (1969). *dtv-Wörterbuch der Psychologie.* München: DTV.
Kries, D. v. (1975). Kreativität und Aggression. Zur Ich-Psychologie schöpferischen Verhaltens. In B. Ammon (Hrsg.), *Gruppendynamik der Kreativität.* München: Kindler.

Empathie

Johannes Th. Eschen

Als Empathie wird jene Form des Eindenkens und Einfühlens in einen anderen Partner bezeichnet, bei der sich der Empathische zugleich seiner eigenen Identität als eine andere Person bewusst bleibt. Empathie ist in der Psychotherapie eine der Voraussetzungen für gegenseitiges Verstehen.

Verstandenwerden (durch Mutter, Vater, Therapeut etc.) ist eine wesentliche Wachstumsbedingung für das Selbstverständnis und für das Bewusst-Sein der eigenen Identität.

Erfahrungen mit Empathie der eigenen Therapeuten im Rahmen der Lehrtherapie (→ Lehrmusiktherapie, → Intermusiktherapie) begünstigen das Wachstum empathischer Fähigkeiten der Therapiestudenten.

Ethnologische Aspekte in der Musiktherapie

Tonius Timmermann

In traditionellen Kulturen, die etwa 99 % der Menschheitsgeschichte ausmachen, dient die Musik der Seelsorge bzw. psychosozialen Hygiene (Prävention) und ist fester Bestandteil von Heilungsritualen. Die erste herausragende männliche oder weibliche Figur in dieser Phase ist die des Schamanen. Als Priester, Künstler und Heiler in Personalunion vereinigt er die Bereiche Religion, Kunst und Heilung in sich und inszeniert sie im Ritual. Tanz, Schauspiel, Kultobjekte wie Fetische, Masken, Gewänder, spezielle kultische Musikinstrumente und die Musik, die mit ihnen gemacht wird, sowie Gesänge, Mythen, Gedichte und Geschichten ... – Kunst und Kultur haben hier ihren Ursprung, und auch alle modernen therapeutischen Verfahren, Methoden und Vorgehensweisen lassen sich auf diese Wurzeln zurückführen (Timmermann, 2004, S. 17 ff.).

Die moderne Musiktherapie in einer mehr oder weniger multikulturellen bzw. multisubkulturellen Industriegesellschaft verwendet zwar kaum Kulturgebundenes, sondern bietet die auch in anderen psychotherapeutischen Verfahren gebräuchlichen Techniken an, aber eben auf spezifisch musiktherapeutische Weise. Das wesentlichste Mittel dabei ist heute die freie Improvisation mit oder auch für den Patienten/Klienten, und zwar mit Instrumenten aus den verschiedensten Ländern und Kulturen der Erde. Auf diesem Wege finden letztlich Elemente ethnischer Musiktherapie auch immer wieder Eingang in die moderne Musiktherapie.

Während die theoretischen Ansätze für therapeutisch motivierten Handlungen heute geprägt sind vom zeitgenössischen Wissenschaftsverständnis und den entsprechenden Paradigmen, finden sich bei den sog. „Hochkulturen" philosophisch begründete Ansätze zum therapeutischen Einsatz von Musik (vgl. Ysargil, 1962). Erheblich größere Bedeutung kommt der Musik jedoch im Rahmen therapeutischer Aktivitäten bei den traditionell lebenden Ethnien zu. Krankenheilung ist untrennbar verbunden mit der Mythologie, Religion und Sozialordnung einer Volksgruppe, sowie deren spezifischem Ausdruck in musisch-künstlerischen Aktivitäten. In „Hochkulturen" wie China, Indien, Ägypten usw. sowie bei den traditionellen Ethnien wird die Wahrnehmung bestimmt durch mythische Erzählungen, die die Welt beschreiben und ordnen. Diese Beschreibungen enthalten häufig klanglich-rhythmische Symboliken (vgl. Schneider, 1975), gleichzeitig legen sie Grundlagen für die Art und Weise, wie Musik bzw. musikalische Elemente einer Volksgruppe im jeweiligen rituell-therapeutischen Ausdruck der mythologischen Gegebenheiten eingesetzt wird. Die musikalischen Anteile werden dabei im Rahmen einer Fülle von Faktoren im Heilungsprozess wirksam.

Eine systematische Untersuchung der musiktherapeutischen Elemente in traditionellen Heilritualen liegt bisher nicht vor. Es gibt jedoch Ansätze in Form von Feldforschungen. So untersucht Maler (1977) die ostafrikanische Medizinmannpraxis und notiert verschiedene Rthythmen, mit denen jeweils bestimmte, für die Heilung wichtige, Geister vergegenwärtigt werden. Andritzy (1988) schildert den therapeutischen bzw. präventiven Einsatz von Musik und Tanz im andinen Bereich anhand einer mesa-Sitzung, eines ayahuasca-Heilrituals und eines Jahresfestes. Oesch (1975) untersucht das vokale und instrumentale Repertoire eines Schamanen vom Stamme der Temiar auf Malakka, und findet fortgesetzt improvisierende Variantenbildungen einer geträumten musikalischen Grundgestalt.

Bei schamanischen Therapien geht es meist in irgendeiner Form um die Erzeugung veränderter Bewusstseinszustände (vgl. Dittrich & Scharfetter, 1987). Über die Rolle der Musik hierbei gibt es bereits eine Reihe von Untersuchungen (vgl. z. B. Katz & Dobkins de Rios, 1971; Kartomi, 1973; Olsen, 1975; in der Beek, 1981; Welte, 1990). Wenn man aus diesen Einzeldarstellungen versucht, so etwas wie Universalien herauszukristallisieren, so findet man im Ritual eine Struktur, die man als archetypisch bezeichnen könnte (hier beschrieben in Anlehnung an Rätsch, 1991). Dieses universelle Muster gibt Aufschluss über den Einsatz von Musik und taucht, bei näherem Hinsehen, auch in der modernen Therapie- und Selbsterfahrungsarbeit wieder auf. Sie ist dreiphasig und umfasst:

1. *Vorbereitung:* Mittels physischer und psychischer Methoden (Askese, Waschungen, Besinnung, Kontemplation …) sollen Läuterung und Konzentration auf das Anliegen erreicht werden. Musik kann hier einstimmende Wirkung haben.
2. *Durchführung:* Die Inszenierung des Rituals selbst umfasst Handlungen wie Räucherung, Opfer, Einnahme von Drogen, Konzentration auf bestimmte Objekte, Gebete, Beschwörungen, Intonation numinoser Urlaute beziehungsweise liturgischer Gesänge sowie andere Formen des musikalischen und tänzerischen Ausdrucks. Dabei kann es zu Eingebungen, Visionen, zum Gefühl des Einseins mit allem oder anderen transzendenten Erlebnissen kommen wie andererseits auch zur Erfahrung der Hindernisse, die sich diesem Erleben in den Weg stellen. Je nach kulturellem Kontext sind dem Einzelnen dabei strenge Regeln auferlegt oder improvisatorische Freiheiten gestattet, die ihm einen individuelleren Zugang erlauben.
3. *Nachbereitung:* Die Erfahrungen werden schließlich mitgeteilt und ausgewertet, was verbal (Erzählen, poetische Gestaltung …) oder nonverbal (Singen, Malen …) geschehen kann. Wenn das Ritual unter einer bestimmten Fragestellung veranstaltet wurde, kann man hier die Zeichen deuten und über Antworten nachdenken.

Die im Rahmen ethnischer Rituale zur Gesundheitspflege (psychosoziale Hygiene) und Heilung verwendeten musikalischen Elemente kann man grob unterteilen in
1. Trommelschlag oder andere repetitive, tranceinduzierende Musik und Gesänge und
2. gemeinsames Singen, Musizieren und Tanzen in tradierten und mehr oder weniger improvisierten Formen.

Die große Bedeutung der Trommel im Schamanismus würdigt Eliade in seinem Standardwerk (1975). Zur Wirkung des sog. Schamanen-Trommelschlags gibt es auch schon mehrere Untersuchungen (vgl. z. B. Neher, 1962; Kalweit, 1987, S. 48 ff.; Lawlis, 1989). Die bewusstseinsverändernde Wirkung repetitiver Musik ist aber nicht nur Gegenstand der Grundlagenforschung. In den letzten Jahren fand sie zunehmend Eingang in die moderne musiktherapeutische Praxis (vgl. Strobel & Timmermann, 1991). Hier können heutige Musiktherapeutinnen und Musiktherapeuten von den ethnischen Kulturen lernen. Es geht jedoch wohl kaum um das Imitieren äußerer Formen, sondern um die Wiederbelebung des Sinnes, der den ethnomusiktherapeutischen Elementen innewohnt. Auf der Basis des heutigen psychotherapeutischen Wissensstandes und einer vertrauensvollen Patient-Therapeut-Beziehung kann über die bewusstseinsverändernden Wirkungen im weitesten Sinne musikalischen Rezipierens und Tuns dem Patienten der Zugang zu seiner inneren Welt ermöglicht werden. Die dabei gemachten Erfahrungen sollten jedoch sorgfältig aufgearbeitet und in den aktuellen Lebenszusammenhang eingeordnet werden, damit das Erleben integriert werden kann.

Durch die Beschäftigung mit anthropologischen und ethnologischen Phänomenen gelangt man somit zu bio-psycho-sozialen Grundkonstanten, die in der modernen Psychotherapie berücksichtigt werden und damit in spezifischer Weise auch in der Musiktherapie (Timmermann, 2008). Zwar gibt es keinen direkten methodischen Weg vom schamanischen Heilritual zur modernen Musiktherapie, aber die Beschäftigung mit den verschiedenen geistigen und praktischen Wurzeln ist lohnend.

Literatur

Andritzky, W. (1988). *Schamanismus und rituelles Heilen im Alten Peru.* Berlin: Zerling.
Beek, M. in der (1981). Meskalin – Musik der Indianer. *Musik und Medizin, 1,* 49–61.
Dittrich, A. & Scharfetter, Ch. (1987). *Ethnopsychotherapie.* Stuttgart: Enke.
Eliade, M. (1975). *Schamanismus und archaische Ekstasetechniken.* Frankfurt am Main: Suhrkamp.
Kaiweit, H. (1987). *Urheiler, Medizinleute und Schamanen, Lehren aus der archaischen Lebenstherapie.* München: Kösel.
Kartomi, M.J. (1973). Music and Trance in Central Java. *Ethnomusicology, 17,* 163–208.
Katz, F. & Dobkin de Rio, M. (1971). Hallocinogenic Music. *Journal of American Folklore, 84,* 320–327.
Lawlis, F. (1989). Schamanistische Heilmethoden in einer Schmerzklinik. In G. Doore (Hrsg.), *Opfer und Ekstase* (S. 202–217). Freiburg: Bauer.
Maler, T. (1977). Musik und Ekstase in einer ostafrikanischen Medizinmannpraxis. In H. Willms (Hrsg.), *Musik und Entspannung* (S. 29–45). Stuttgart, New York: Fischer.
Neher, A. (1962). A physiological Explanation of Unusual Behaviour in Ceremonies Involving Drums. *Human biology, 4,* 151–160.
Oesch, H. (1974). Musikalische Gattungen bei Naturvölkern. In *Festschrift für Arno Volk* (S. 7–30). Köln: Gerig.
Olsen, D.A. (1975). Music-Induced Altered States of Conciousness. *Journal of Latin America Folklore, 1,* 19–33.
Rätsch, Ch. (1991). *Von den Wurzeln der Kultur.* Basel: Sphinx.
Schneider, M. (1975). *Klangsymbolik in fremden Kulturen.* Wien: Lafite.
Strobel, W. & Timmermann, T. (1991). Ethnotherapeutische Elemente in der psychotherapeutischen Praxis. Klanggeleitete Trance als Weg zum Unbewußten. In W. Andritzky (Hrsg.), *Jahrbuch für Transkulturelle Medizin und Psychotherapie* (S. 113–148). Berlin: Verlag für Wissenschaft und Bildung.
Timmermann, T. (2004). *Tiefenpsychologisch orientierte Musiktherapie. Bausteine für eine Lehre.* Wiesbaden: Reichert.
Timmermann, T. (2008). Anthropologische und ethnologische Aspekte. In H.-H. Decker-Voigt, D. Oberegelsbacher & T. Timmermann (Hrsg.), *Lehrbuch Musiktherapie* (S. 79–84). München: Reinhardt/UTB.

Welte, F. M. (1990). *Der Gnawa-Kult.* Frankfurt: Lang.
Ysargil, M. G. (1962). Musiktherapie im Orient und Okzident. *Schweizer Archiv für Neurologie, Neurochirurgie und Psychiatrie, 90,* 301–326.

Weiterführende Literatur

Kovach, A. M. S. (1985). Shamanism and Guided Imagery and Music: A Comparison. *Journal of Music Therapy, 12,* 154–165.
Möller, H. J. (1974). Psychotherapeutische Aspekte in der Musikanschauung der Jahrtausende. In J. W. Revers et al. (Hrsg.), *Neue Wege der Musiktherapie.* Düsseldorf: Econ.

Evaluationsforschung, Musiktherapeutische

David Aldridge

Kunstorientierte methodologische Unterstützung für die Musiktherapieforschung ist bisher noch nicht ausreichend entwickelt. So werden beispielsweise viele wertvolle Daten der Musiktherapieforschung im Bereich der Psychiatrie verschwendet, weil keine angemessene wissenschaftliche Methodologie vorhanden ist. Dieses Fehlen einer akzeptablen Methodologie zeigt die allgemeinen Schwierigkeiten, Kunsttherapien zu beforschen. So wurden Künstler oft genug gedrängt, die Terminologie und Methoden einer bestimmten Wissenschaft zu benutzen.

Die Bewertungsachse von „Gesundheit-Krankheit" gehört der medizinischen Welt an; die Musiktherapie braucht sich nicht zwangsweise auf diese Weltanschauung einzuschränken, denn die Parameter einer musiktherapeutischen Evaluierung müssen die Musik selbst einschließen. Obwohl die Musiktherapie offensichtlich auf einen Effekt im Sinne der klinischen Praxis zielt, gehören die Parameter dieses Effektes und die Art, in der musiktherapeutische Veränderungen beschrieben werden, einer anderen Epistemologie als die der modernen wissenschaftlichen Medizin an. Die Herausforderung für unsere therapeutischen Bemühungen lautet daher: „Welche *bedeutungsvollen Veränderungen* erfahren der Patient und seine Familie, erfahren involvierte Kliniker und Therapeuten?" und *„Wie kann diese Veränderung erkannt und zum Ausdruck gebracht werden?"* Dementsprechend wird die Klärung von Bedeutung und Sinnhaftigkeit zur Kernfrage jeder Forschungsmethodologie, die sich mit dem Verstehen von Gesundheit und Krankheit auseinandersetzt.

Wenn es sich um eine Forschungsmethodologie für die kreativen Künste handelt, werden wir herausgefordert, eine Vorstellungsweise für das Kunstwerk selbst, so wie es im therapeutischen Kontext erscheint, zu entwickeln. Dabei müssen wir die Ästhetik, d. h. die wesentlichen Ausruckselemente des Musters und der Form berücksichtigen.

Analogische und symbolische Sprache

Kunstwerke deuten nicht direkt auf ihren Sinngehalt, sondern sie demonstrieren ihre offenen Muster immer wieder neu in metaphorischer Gestalt. In ähnlicher Form werden die Krankheitssymptome zu einer analogisch-symbolischen Kommunikation. Wenn Symptome als eine Ausdrucksform und Teil einer lebensweltlichen Ökologie akzeptiert werden, kann es keine Pathologie geben. Denn – „Pathologie" ist ein Vorurteil des Betrachters. Was wir wahrnehmen, ist indikativ und verändert die Verhaltensindizierung je nach Perspektive von „abweichend" bis „akzeptiert". So wird der Körper in moderner wissenschaftlicher Sicht in Klassifikations- und Normalisationsprozessen manipuliert. Menschen werden im Verhältnis zu ihrer Abweichung von der vorgegebenen Norm als „Fälle" beobachtet, klassifiziert und analysiert. Pathologie ist eine Kategorie genau wie jede andere und nicht die einzigartige Erfahrung, die sie eigentlich darstellt. Merleau-Ponty (1986) nennt dies die „zweite Positivität", d. h. ein normaler menschlicher Körper, der als Maßstab für einen anderen zu vergleichenden Körper gilt. Die Gefahr dieses Vergleichs ist, dass eine Entfremdung dieses Menschen von seinem Körper und seiner Individualität erfolgen kann. Darüber hinaus ist die Epistemologie dieses normalisierenden Prozesses die einer Wissenschaft, die Rationalität, Beständigkeit und Voraussagbarkeit in den Vordergrund stellt. Angesichts des Todes und der Zerrüttung ist ein solches Gesundheitsverständnis darauf ausgerichtet, Kontinuität und Kontrolle zu bewahren. Voraussagbarkeit und Kontrolle entstammen einem Ideal des Konservativismus, in welchem philosophisch angenommen wird, dass das bisher Erkannte auch in Zukunft gültig bleibt. Es gibt aber keine logische Grundbedingung, die unseren Weg aus den Erfahrungen von gestern und heute in die der Zukunft absichert.

Eine deskriptive Methode

Wir können Menschen dazu ermutigen, Abschnitte ihres Lebens nicht nur als Krankenhauspatienten sondern auch im täglichen Leben zu Hause und bei ihrer Arbeit kreativ auszudrücken. So wird eine deskriptive Wissenschaft des menschlichen Verhaltens auf ästhetischer Basis möglich. So können wir in unserer Forschung zum Ausdruck bringen, was es heißt Mensch zu sein, gesund zu sein oder krank zu werden.

Der Vorteil der kreativen Künste ist, dass sie uns gestatten, mehr als nur unsere Pathologien auszudrücken: Sie ermöglichen den Ausdruck von Potenzialen. Diese Spannung zwischen dem, was aus uns geworden ist und dem, was wir zu werden im Begriff sind, kann im Kontext der Ästhetik als kreierte Form versöhnt werden. Die Dokumentation der Entwicklung jener, die wir behandeln, oder jener, mit denen wir unseren Weg gehen wollen, könnte möglicherweise treffender durch Kunstwerke ausgedrückt werden, welche im Laufe des Lebens realisiert werden. Kunstwerke sind vielmehr von unserer Sinnlichkeit und Intuition geprägt als von unserer Rationalität und Technologie.

Musiktherapeutische Methoden werden sich auf den Vergleich und die Analyse zum Ausdruck gebrachter Formen konzentrieren. Somit können wir Berichte aus der medizinischen Literatur, Parameter des Musizierens, Ausdrucksformen wie Fotografien, Gemälde, Zeichnungen und Patientenberichte in Form von Kalenderaufzeichnungen, Zeitschriften oder Videoaufnahmen von Gesprächsteilen vergleichen, um Übereinstimmungen zwischen medizinischer Schilderung, ästhetischem Ausdruck und Patientenwahrnehmung aufzudecken. Dies macht eine Suche nach der Grammatik zugrunde liegender Strukturen erforderlich, welche die Gemeinsamkeiten des Menschseins verstehbar macht. Das heißt: die Veränderungen je nach den Beziehungen der Teile zueinander zu klassifizieren. Vielleicht liegen diesen Beziehungen besondere Regeln der Konstitution und Regulation zugrunde.

Jedoch wird die Musiktherapieforschung nicht nur auf ästhetischen Veränderungen aufgebaut werden können, denn sie ist im Kontext medizinischer Praxis und Psychotherapie beheimatet. Brücken müssen geschlagen werden, damit sowohl medizinisch als auch künstlerisch praktizierende Kliniker klinische Veränderungen erkennen können. Einzelfallstudien (Aldridge, 1991b), die Elemente sowohl medizinischer als auch musikalischer Evaluation einbeziehen, können ein effektiver Kompromiss sein, wobei sowohl individuelle Behandlungsinitiativen als auch wissenschaftlich-medizinische Gesichtspunkte berücksichtigt werden. Untersuchungen mit kleinen Kollektiven könnten aus den Erfahrungen, die bei den Einzelfallstudien gesammelt werden konnten, konzipiert werden um messbare und validierbare Parameter herauszubringen. Langzeitstudien mit „Vergleichsgruppen" oder „matched controls" könnten zu einem späteren Zeitpunkt durchgeführt werden, um chronische Probleme, die entweder resistent gegen Veränderung sind oder sich nur langfristig verändern können, miteinander vergleichen zu können.

Forschungsmethoden müssen eine Nachuntersuchungsperiode berücksichtigen und frühere klinische Veränderungen mit denen der Nachuntersuchung abwägen. Außerdem deuten die in der medizinischen Literatur veröffentlichten Berichte der früheren Forschung, zumindest indirekt, auf einen Zusammenhang zwischen Veränderungen in der Lebensqualität der Patienten und nachfolgenden Veränderungen ihrer Depressionen. Musiktherapiestudien könnten die Hinweise auf Veränderungen in Lebensqualität und Depression problemlos in ihre Evaluationsmethoden einbinden, indem sie gut validierte klinische Daten auf der Basis der Patientenberichte verwerten, um so eine erste gemeinsame Grundlage für klinische Vergleiche bereitzustellen.

Methodologische Probleme der Musiktherapieforschung

Viele praktizierende schöpferische Kunsttherapeuten beargwöhnen methodologische Vorschläge von Therapeuten anderer Sparten, weil diese Vorschläge oft unpassend für ihre Arbeit erscheinen. Vorschläge von Psychologen und medizinischen Forschern werden oft als Versuch angesehen, Kunsttherapeuten von der kreativ-therapeutischen Erfahrung abzulenken (welche für sie von Wichtigkeit ist) und unter Verwendung der Sprache einer völlig anderen Epistemologie eine restriktive fremdartige Struktur auf ihre Forschung zu oktroyieren, wobei Patienten oft auf eine für Kunsttherapeuten unakzeptable Weise wie Versuchskaninchen manipuliert werden.

Es ist jedoch möglich eine Arbeitsweise zu konzipieren, die schöpferische Kunsttherapeuten zufriedenstellt, aber dies braucht Zeit (Aldridge, 1990). Der Vorteil der Entwicklung einer Methodologie in Kooperation mit Therapeuten ist, dass die Ergebnisse dieser Arbeit innerhalb der Arbeitsgruppe als valide angesehen werden, und dass die Forschung selbst auch weitere Studien anregt. Die Studien ermöglichen eine Identifizierung der Schwächen früherer Forschungsinitiativen, so dass angemessene Strukturen von den Therapeuten eingebaut werden können. Die Entwicklung einer Forschungsmethodologie in der Musiktherapie ist ein Bildungsprozess, in dem Epistemologie, Tagesordnung und Zeitplan von den Therapeuten selbst ausgearbeitet und entschieden werden. Wenn wir von Strukturen sprechen, ist es jedoch wichtig klarzustellen, dass die Strukturen der wissenschaftlichen Medizin anders als die der Sozialwissenschaften oder einer ästhetischen Theoretik erscheinen. Wenn sie über die humane klinische Forschung sprechen, können manche medizinische Wissenschaftler überhaupt nichts jenseits ihrer eigenen Methodologie erfassen. Sie verwechseln Methode mit Wissen und werden letzten Endes bei ihrer Erkenntnissuche durch die eigene Unsicherheit und die Intoleranz ihrer Mehrdeutigkeit lahmgelegt. Dies schlägt sich im Dilemma der Arbeit mit zwei Epistemologien nieder: *die Konvention eines a priori der Wissenschaft im Sinne einer gene-*

ralisierbaren Referenz und *die Ästhetik als eine individuelle und a priori unkonventionelle Epistemologie*. Gefragt ist eine gegenseitige Toleranz sowohl des wissenschaftlichen als auch des ästhetischen Aspektes, ohne dass der eine nach Vorherrschaft drängt, damit jeder Aspekt einen wertvollen Beitrag zum besseren Verständnis leisten kann (Aldridge, 1991a).

Schöpferische Kunsttherapeuten haben die klassisch-wissenschaftliche Forschungsmethodik kritisiert, weil sie mehrere wichtige Eigenschaften ihrer Arbeit nicht berücksichtigt (Tüpker, 1990). Einer dieser Kritikpunkte ist die Reliabilität, d. h., dass ein anderer Forscher bei der gleichen musiktherapeutischen Methode in einem Kollektiv gleichartig zusammengesetzter Patienten das gleiche Ergebnis erzielen kann. Schöpferische Kunsttherapeuten erwidern, dass keine zwei Menschen sich mental gleich sind und dass die gleiche Maßnahme bei zwei oder mehr verschiedenen Menschen niemals das gleiche Ergebnis erbringen könnte. Die Musiktherapie ist ein transpersonales Ereignis und daher als Aktivität unauflösbar mit der Person des Therapeuten verbunden. Zwei Therapeuten können bei der gleichen Therapie ganz unterschiedliche Ergebnisse hervorbringen. Ebenso kann es bei therapeutischen Kunstformen, in denen die Patienten Musik improvisieren, Bilder malen oder tanzen, keine zwei völlig gleiche Improvisationen, Bilder oder Bewegungsabläufe geben.

Weiterhin muss in der Forschung berücksichtigt werden, dass die Historizität der Individuen und ihrer Lebenserfahrungen in psychotherapeutischen und kunsttherapeutischen Ansätzen von Bedeutung ist und eine wichtige Rolle bei der Auswahl der Behandlung spielen. Es ist nicht möglich, die Situation einer Person mit der Situation einer anderen Person zu rekonstruieren. Jeder Therapeut muss bei der individuellen Biografie des jeweiligen Patienten ansetzen, denn jedes Kunstwerk entwickelt sich daraus und wird davon ein Teil. Kunstwerke, die aus dem Kontext des Patienten, d. h. eines Individuums mit seiner persönlichen Biografie innerhalb der relationalen und kulturellen Kontexte, herausgehoben werden, verlieren ihre Validität als Phänomene.

Da subjektive Faktoren eine prädominante Rolle in den kreativen Kunsttherapien spielen, ist es fast unmöglich objektive Maßstäbe ausfindig zu machen. Im Rahmen des improvisierten Musikmachens ist es unmöglich die Einflüsse von Patient und Therapeut voneinander zu unterscheiden. Die Improvisation ist beidseitig. Etwaige Versuche den Therapieprozess zu objektivieren, stören ihn dermaßen, dass er aufhört das zu Messende zu repräsentieren und vereitelt damit sämtliche Bemühungen hinsichtlich der Objektivität.

Evaluierungsmethoden

Es gibt keine standardisierte „goldene Mitte" bzw. universell vereinbarte und validierte Maßstäbe für die Evaluierung der Musiktherapie. Da die schöpferische Musiktherapie sich auf die individuellen Interpretationen der Patienten verlassen muss, tragen Evaluierungsmethoden idiosynkratische Züge, hängen sowohl vom theoretischen Geschick des Therapeuten und dessen Umgang mit einer beliebigen Theorie ab, was soviel wie eine persönliche Interpretation dieser Theorie bedeutet. Bruscia (1988) hat ein Set von Richtlinien für die Musiktherapieforschung vorgeschlagen, welche folgende Schwerpunkte betonen: Einschätzungsverfahren sollten versuchen die Bedürfnisse eines Patienten zu verstehen. Die Absichten der Einschätzung sollten sich aber von Behandlung und Evaluation unterscheiden. *Denn – Behandlung intendiert Veränderung herbeizuführen, Evaluierung jedoch dokumentiert Veränderung.*

Musiktherapeuten betonen, dass die Basis für eine Evaluierung musikalischer Parameter ihre eigene therapeutische und nicht eine geliehene oder aufgezwängte medizinwissenschaftliche oder psychologische Epistemologie sein sollte. Ihre Arbeit ist im Gegensatz zu den meisten medizinischen Beobachtungen *nicht visuell-räumlich*, d.h. graphische Darstellungen, EEG-Aufzeichnungen, Messergebnisse etc., *sondern akustisch-zeitgebunden*. Die Verschiebung des Schwerpunktes zwischen diesen beiden dominanten Elementen des modernen wissenschaftlichen Denkens ist der springende Punkt. Bei der Beobachtung des einen verliert das andere an Präzision. Konzentriert man sich auf physikalisch-räumliche Messungen, entziehen sich die Zeitfaktoren; sind Zeitfaktoren im Brennpunkt, dann fehlt es an räumlicher Genauigkeit Während die moderne Medizin ein räumliches Verständnis gewährt, bietet die Musiktherapie ein ergänzendes, ausgleichendes Verständnis des Menschen in der Zeit.

Generell brauchen wir einen Forschungsansatz, der das Individuum, so wie es sich darstellt und ausdrückt, akzeptiert; der sich bemüht, Korrelationen zu finden zwischen dem, was der Patient von den therapeutischen Bemühungen erwartet, den Erwartungen, die Therapeuten in ihre therapeutischen Bemühungen setzen, und der Frage, wie erfüllte Erwartungen evident gemacht werden könnten. Das Kunstwerk selbst, ob gemalt, gezeichnet, gespielt oder dargestellt, ist im therapeutischen Rahmen nur bedingt autonom und selbsterfüllend. Therapie setzt eine zu erwartende Veränderung voraus. Die Aufgabe der Therapieforschung ist es, gerade diese Veränderung festzustellen und zu begründen. Die Einschätzung darüber, ob Veränderungen auszumachen sind, hängt davon ab, wie die variierenden Phänomene aggregiert wurden und ob sie bedeutungsvoll waren. Bei ausreichender Vielfalt können jedoch einige Berührungspunkte und Gemeinsamkeiten aus den Beschreibungen herausgearbeitet werden.

Literatur

Aldridge, D. (1990). The development of a research strategy for music therapists in a hospital setting. *The Arts in Psychotherapy, 17,* 231–237.
Aldridge, D. (1991a). Aesthetics and the individual in the practice of medical research: a discussion paper. *Journal of the Royal Society of Medicine, 84,* 147–150.
Aldridge, D. (1991b). Single case research designs for the clinician. *Journal of the Royal Society of Medicine, 84,* 249–252.
Brescia, K. (1988). Standards for clinical assessment in the arts therapies. *The Arts in Psychotherapy, 15,* 5–10.
Merleau-Ponty, M. (1986). *Das Sichtbare und das Unsichtbare.* München: Fink.
Tüpker, R. (1990). Auf der Suche nach angemessenen Formen wissenschaftlichen Vorgehens in kunsttherapeutischer Forschung. In P. Petersen (Hrsg.), *Ansätze kunsttherapeutischer Forschung* (S. 71–86). Berlin: Springer.

Formenbildung

Frank G. Grootaers

Der Begriff der Formenbildung ist in Anlehnung an Goethe ein grundlegender Begriff der morphologischen Psychologie. Er ist ein Begriff, der ein Prinzip darstellt. Dieses Bildungsprinzip wird von Goethe erfasst mit den Worten: Urphänomen, Metamorphose und Polarität (Goethe, 1793). Die Anhaltspunkte dieses Prinzips finden sich bei Freud in seinen Darlegungen über die Ich-Es-Beziehungen sowie über das Realitäts- und Lustprinzip (Freud, 1911, 1923). Mit Formenbildung ist immer eine die seelischen Phänomene „umgreifende Ordnung" gemeint (Salber, 1965; vgl. auch Jaspers, 1948). Ausführlicher heißt es an anderer Stelle: „Ein Minimum an Selbstbeobachtung zeigt, dass in der Formenbildung alle Qualitäten stecken, die dem Seelischen überhaupt möglich sind: Sie ist Macht, Liebe, Übermenschliches, Gewalt, Neigung, Sinn, Gemeinsamkeit, Mut" (Salber, 1988, S. 103). Die Formenbildung als umgreifende Ordnung ist zugleich beweglich, zeitgebunden und hierarchisch strukturiert. Die morphologische Psychologie geht davon aus, dass die Wirklichkeit eine fließende ist, eine Wirkungs-Wirklichkeit. Dennoch: Die Phänomene dieser Wirklichkeit „schweben nicht für sich allein in der Luft herum" (Salber, 1988). Die Morphologie sucht nach greifbaren Gestalten „binnen" dieser fließenden Wirklichkeit. Die Formenbildung der seelischen Gestalten hebt die „immanente Einheit" des Verhaltens und Erlebens heraus. Dieses Herausheben vollzieht sich mittels Beschreibung und Rekonstruktion in mehreren Schritten (Tüpker, 1988; Grootaers, 1994). „Formenbildung ist nichts Statisches" (Salber, 1965) und sie betrifft alle seelischen Phänomene. Sie lässt sich aufweisen in den allgemeinen psychologischen Gegenständen sowie in den besonderen: In den Stundenwelten des Tageslaufes, dem Aufbau von Träumen sowie in den speziellen „Ausdrucksbildungen" (Salber, 1969, 1983), als da sind: Krankheitsbilder, Kunstwerke, Institutionen. Die Formenbildung als „geheime Intelligenz" (Salber, 1969) lässt sich von drei Gesichtspunkten her aufgreifen: Sie trägt das Werden und das Anderswerden seelischen Geschehens. Sie bildet ein Gefüge aus, welches uns zeigt, wie der Übergang vom Werden zum Anderswerden sich realisiert. Sie lebt nach einem Grundprinzip von Bildung und Umbildung. Anders ausgedrückt: Die Formenbildung vermittelt uns, dass etwas wird, wie es dazu kommt und warum es so kommen musste – seelisch gesehen. Die Formenbildung ist somit zugleich Bildungsprinzip, Verstehensprinzip und Erklärungsprinzip. Als umgreifende Ordnung ist sie „Inhalt und Form zugleich" (Salber, 1983, S. 70 ff.). Der psychologische Inhalt eines seelischen Geschehens, sein Thema „ist" der Bildungs- und Umbildungsprozess. „Im Seelischen folgt aufeinander, was zur Ausbildung ausdruckshafter Formen beiträgt …, im Seelischen hängt zusammen, was zu einer in sich verständlichen Produktion zusammenwirkt" (Salber, 1965, S. 42). Die Formenbildung als Produktionszusammenhang fundiert sich als dasjenige, was die Welt im Innersten zusammenhält. „In den Phänomenen tritt ein Produktionszusammenhang zutage, der sich nach eigenen … Regeln entwickelt" (Salber, 1988, S. 36).

Das Ganze gebärdet sich wie eine „Drehfigur" (Salber, 1989). Diese Drehfigur im Ganzen ist hierarchisch aufgebaut: Man kann in ihr „Haupt- und Nebenbilder" erkennen (Salber,

1987, 1989, 1991). Universale „Grundverhältnisse" geben den Haupt- und Nebenbildern Auftrieb und kämpfen um ihre jeweilige Berechtigung (Salber, 1989).

In der Musiktherapie haben wir es zu tun mit *gestörter Formenbildung* (Grootaers, 1996; Grootaers & Rosner, 1996). Wenn wir z. B. die gemeinsamen Improvisationen zwischen Patient und Therapeut vom Gesichtspunkt eines Haupt- und Nebenbildes her rekonstruieren, stellen wir fast, dass das Hauptbild sich in der Regel so tyrannisch ausgeweitet hat, dass ein Austausch mit den Berechtigungen des Nebenbildes kaum noch zustandekommt und dieses sich als Symptom transformiert hat. Durch eine solche falsche Gewichtung wird „Übergang" und „Stellenwechsel" vom Haupt- zum Nebenbild verunmöglicht (Salber, 1989).

Psychotherapie – und Musiktherapie als eines ihrer besonderen Verfahren – ist darum bemüht, den Verkehr zwischen Haupt- und Nebenbild wieder zu normalisieren, damit die selbstregulierende immanente Logik der Formenbildung sich wieder „ins Werk" setzen kann (Salber, 1980). Das braucht Zeit. Formenbildung als umgreifende Ordnung ist zeitgebunden und existiert nur in unserer gelebten Erfahrung. „Alles seelische Geschehen braucht seine Zeit, sei es, dass wir etwas (seelisch) haben oder etwas kapieren wollen. … Nicht allein unser Lebenslauf ist etwas Geschichtliches, auch der einzelne Vorgang, der sich aktuell abspielt, zeigt Kennzeichen von Geschichtlichkeit" (Salber, 1965, S. 46 f.). Die Formenbildung ist Form und Inhalt dieser gelebten Geschichten. Sie ist „unser ‚Apparat' der Behandlung von Wirklichkeit" (Salber, 1988, S. 33).

Literatur

Freud, S. (1911). Formulierungen über die zwei Prinzipien des psychischen Geschehens. In A. Mitscherlich (Hrsg.), *Psychologie des Unbewußten* (S. 13–24). Frankfurt am Main: Fischer.
Freud, S. (1923). Das Ich und das Es. In A. Mitschlich (Hrsg.), *Pychologie des Unbewußten* (S. 273–325). Frankfurt am Main: Fischer.
Goethe, J. W. (1793). *Schriften zur Naturwissenschaft.* Stuttgart: Reclam.
Grootaers, F. G. (1994). Fünf Vorträge über Musiktherapie und Morphologie in der Psychosomatik. *Materialien zur Morphologie der Musiktherapie, 6,* 33–52.
Grootaers, F. G. (1996). Grundverhältnisse in Figurationen. In R. Tüpker (Hrsg.), *Materialien zur Musiktherapie Bd. I, Konzeptentwicklungen musiktherapeutischer Praxis und Forschung.* Münster: Lit.
Grootaers, F. G. (2001). Tinnitus: Ein Fremdes in uns. *Musiktherapeutische Umschau, 22,* 336–356.
Grootaers, F. G. & Rosner, U. (1996). Kunst- und Musiktherapie. In R. Tüpker (Hrsg.), *Materialien zur Musiktherapie Bd, I, Konzeptentwicklungen musiktherapeutischer Praxis und Forschung.* Münster: Lit.
Jaspers, K. (1948). *Der philosophische Glaube.* München: Piper.
Salber, W. (1959). *Der psychische Gegenstand.* Bonn: Bauvier.
Salber, W. (1965). *Morphologie des seelischen Geschehens.* Ratingen: Henn.
Salber, W. (1969). *Charakterentwicklung.* Ratingen: Henn.
Salber, W. (1969). *Wirkungseinheiten.* Köln: Moll und Huber.
Salber, W. (1980). *Konstruktion psychologischer Behandlung.* Bonn: Bouvier.
Salber, W. (1983). *Psychologie in Bildern.* Bonn: Bouvier.

Salber, W. (1987). *Psychologische Märchenanalyse.* Bonn: Bouvier.
Salber, W. (1988). *Kleine Werbung für das Paradox.* Köln: Arbeitskreis Morphologische Psychologie e. V.
Salber, W. (1989). *Der Alltag ist nicht grau.* Bonn: Bouvier.
Salber, W. (1991). *Gestalt auf Reisen: das System seelischer Prozesse.* Bonn: Bouvier.
Tüpker, R. (1988). *Ich singe, was ich nicht sagen kann.* Regensburg: Bosse.

Forschungsmethodik

Rosemarie Tüpker

Unter Methodik, abgeleitet vom griechischen *„methodos":* Weg zu etwas, versteht man zunächst allgemein geregelte Verfahren zur Erreichung eines Zieles, eine bestimmte Art und Weise zu handeln oder zu denken. Während die Methodik unseres alltäglichen Handelns uns weitgehend unbewusst bleibt bzw. erst durch einen gesonderten Akt im Nachhinein rekonstruiert werden kann, ist es Merkmal und Anspruch wissenschaftlicher Forschung, dass sie ihre Methodik reflektiert und bewusst anwendet.

Zur systematischen Untersuchung methodischer Verfahren hat sich die „Methodenlehre" oder „Methodologie" als eigener Wissenschaftsbereich bzw. Teilgebiet der Wissenschaftstheorie herausgebildet. Sie kann eine Orientierungshilfe im Hinblick auf die Vielfalt und die innewohnenden Grundprobleme wissenschaftlicher Methoden sein, ohne jedoch von der Wahl einer Methode für ein bestimmtes Forschungsvorhaben durch eindeutige Vorgaben zu entbinden.

Die Wahl einer Methode ist immer im Zusammenhang mit dem Gegenstandsbereich und den Zielen der Forschung zu sehen. So wird z. B. zwischen geisteswissenschaftlichen und naturwissenschaftlichen, qualitativen und quantifizierenden oder zwischen erklärenden und verstehenden Methoden unterschieden. Die Verknüpfung zwischen Gegenstandsbereich und Methode bleibt aber notwendig eine relative, denn das, was wir im Sinne der Alltagssprache als „Gegenstand" der Forschung bezeichnen, ist im wissenschaftlichen Sinne zunächst nur ein unbestimmtes „Etwas", welches erst durch die Anwendung einer Methode zum Objekt und – in Abhängigkeit vom angewandten methodischen Ansatz – zu einem bestimmten (wissenschaftlichen) Gegenstand wird. So kann z. B. Musik als wissenschaftlicher Gegenstand im Sinne der musikalischen Akustik als ein physikalischer Gegenstand oder im Zusammenhang des Musikerlebens oder der Musiktherapie als ein psychischer Gegenstand herausgebildet werden. Umgekehrt lässt sich historisch aufzeigen, dass sich bestimmte Methoden im Zusammenhang mit der Auseinandersetzung unterschiedlicher Gegenstandsbereiche entwickelt haben. Dabei ist gerade der für die Musiktherapie relevante Bereich der Psychologie ein relativ offener und pluralistischer, der als solcher durch eine nicht abgeschlossene Methodendiskussion gekennzeichnet ist, z. B. auch hinsichtlich der oben genannten groben Zuordnungen, aber ebenso hinsichtlich der Relevanz von Methoden für bestimmte Praxisbereiche wie dem der Psychotherapie (vgl. Salber, 1975; Kuiper, 1976; Riedel, 1978; Körner, 1985; Jüttemann, 1992). Der im Bereich der Psychotherapie zu findende Pluralismus, der sich auch in den musiktherapeutischen Ansätzen widerspiegelt, ist ein Kennzeichen von Wissenschaft, der nicht ohne Erkenntnisverlust durch politische Entscheidungsprozesse aufgehoben werden kann, wie dies im Bereich der Psychotherapie und der Medizin derzeit angestrebt bzw. durchgeführt wird (vgl. Kriz, 2000).

Dass es keinen gesicherten Zusammenhang zwischen Methode und der „Wahrheit" von Erkenntnissen gibt, erweist sich an der Geschichte der Wissenschaften, in der Paradigmen und Methoden in ihrer geschichtlichen Abhängigkeit und Entwicklung aufgezeigt werden sowie in dem Faktum, dass wissenschaftliche Forschung eine Form menschlichen Handelns und der Kommunikation ist und somit biologischen, psychologischen und gesellschaftlich-politischen Gegebenheiten unterliegt (vgl. Gadamer, 1965; Kuhn, 1978; Holzkamp, 1968; Watzlawik, 1992; Maturana & Varela, 1987).

Die Wahl angemessener methodischer Verfahren kann in der Forschungspraxis einerseits durch die genaue Klärung des Zieles eines Forschungsvorhabens erleichtert werden. So sind qualitative, hermeneutische Verfahren zu bevorzugen, wenn es z. B. um die Erforschung psychogenetischer *Zusammenhänge*, um das *Verstehen* seelischer Prozesse oder um das *Erleben* von Musik geht. Die Frage nach der *Häufigkeit* z. B. der Anwendung von Musiktherapie in einem bestimmten Bereich, der Zufriedenheit mit der musiktherapeutischen Behandlung etc. hingegen erfordert die Anwendung quantifizierender Verfahren und statistischer Auswertungsmethoden. Insofern können qualitative und quantifizierende Verfahren sich im Erkenntnisprozess ergänzen und durchaus sinnvoll in einem Forschungsprojekt kombiniert werden (z. B. Seidel, 2005). Andererseits impliziert die Wahl einer Methodik (des Gesamts angewandter Methoden in einem Forschungsansatz) immer auch bestimmte Konstrukte (Denkmodelle), die in der einzelnen Untersuchung selbst nicht hinterfragt oder untersucht werden, sondern als nicht beweisbare Teile einer Theorie nur auf einer strukturell höheren Ebene diskutiert werden können. Dazu gehören die paradigmatischen Grundannahmen eines Ansatzes, der strukturelle Aufbau einer Theorie und ihre maßgeblichen Grundbegriffe sowie die aus der jeweiligen Seherfahrung als untersuchenswert angesehenen Fragestellungen (vgl. Toulmin, 1968).

Um zu sinnvoll diskutierbaren Ergebnissen zu kommen, muss die einmal gewählte Methode im Verlauf der gesamten Untersuchung durchgehalten werden und bestimmte, an ein theoretisches Konstrukt oder Konzept gebundene Begriffe oder Maßstäbe dürfen nicht beliebig von einem Konzept in ein anderes übernommen werden: *Als Forscher* ist der Forschende (nur) seiner Methode gegenüber verpflichtet. Mit dieser Forderung können verfälschende Tendenzen, die z. B. in der Person des Forschers liegen oder in der Abhängigkeit eines Auftraggebers, vermindert werden. Dass und warum methodische Korrektheit dennoch kein absoluter Schutz vor solchen Einflüssen oder gar Garant für ein „objektives" Ergebnis ist, wird in der Wissenschaftstheorie aufgezeigt und kritisch diskutiert (vgl. z. B. Kriz, 2000; Petersen, 2002). Erschwert werden kann die Wahl einer angemessenen Forschungsmethode durch unbewusst oder unausgesprochen interessengeleitete Fragestellungen und Rahmenbedingungen, z. B. durch die Einschränkung dessen, was erkannt werden soll in einem totalitären politischen System ebenso wie durch die merkantilen Interessen einzelner gesellschaftlicher Gruppen oder Subsysteme einer demokratisch strukturierten Gesellschaft. *Als Person/Mensch* hingegen ist der Forschende nicht nur seiner Methode gegenüber verantwortlich, sondern auch den Auswirkungen seines Handelns als Forscher (z. B. Bioethik-Diskussion).

Die musiktherapeutische Forschung lehnt sich in ihren Methoden in Abhängigkeit von Untersuchungsgegenstand, Fragestellung und vertretenen theoretischen Konstrukten im Wesentlichen an bestehende Methoden an aus den Bereichen der Psychologie, der Medizin, den Pflege- und Rehabilitationswissenschaften, den Sozial-, Erziehungs- und Kulturwissenschaften, hier insbesondere der Musikwissenschaft, einschließlich der Musikpsychologie. Obwohl die Musiktherapie ein recht kleines und spezielles Fach ist, ist sie daher als Forschungsgebiet ausgesprochen komplex und vielschichtig, da sie sich im

Schnittfeld sehr unterschiedlicher Systeme bewegt. Dies zeigen auch die Themenstellungen und gewählten Methoden der verschiedenen musiktherapeutischen Forschungsstätten in Deutschland wie z. B. die Promotionsstudiengänge in Hamburg und Witten/Herdecke und die Forschungsinstitute in Heidelberg und Ulm.

Spannungsfelder ergeben sich z. B. daraus, dass die Musiktherapie in praxi häufig eine Behandlungsmethode im Gesundheitswesen ist, aber aus methodologischer Sicht keine *medizinische* Maßnahme. Musiktherapie kann in Parallelität zu den übrigen künstlerischen Therapien gesehen werden, aber die phänomenale und historische Unterschiedlichkeit der Künste wie die der beteiligten Sinnesqualitäten und ihrer psychophysischen Zusammenhänge erschweren auch hier übergreifend einsetzbare Methoden. Musiktherapie ist eine Form der Psychotherapie und kann hier an entsprechende Forschungstraditionen anknüpfen, aber sie ist ebenso in Räumen angesiedelt, die traditionell den Sozial- und Erziehungswissenschaften zuzuordnen sind. Sie ist des Weiteren ein Teil des Musiklebens und kann nicht unabhängig von den jeweiligen musikalischen Traditionen und Erfahrungen verschiedener Kulturen angewandt und erforscht werden. Entsprechend finden sich auch die Methoden und methodologischen Diskurse der genannten Bereiche in der Musiktherapie wieder sowie die teilweise unterschiedlichen Forschungstraditionen in verschiedenen Ländern. Eine eigene und einheitliche „Wissenschaftsmethodik der Musiktherapie" zu fordern, macht daher aus wissenschaftstheoretischer und methodologischer Sicht wenig Sinn, auch wenn sie zur Durchsetzung berufspolitischer Interessen wünschenswert erscheint.

Aufgrund der spezifischen Erfahrungen und ebendieser Zwischenposition können sich die künstlerischen Therapieformen aber ihrerseits mit spezifischen Beiträgen am Diskurs über wissenschaftstheoretische, methodologische und methodische Grundfragen beteiligen (vgl. Niedecken, 1988; Petersen, 1990, 2002). Anknüpfend an unterschiedliche Forschungstraditionen und -konstrukte wurden daneben eigene Untersuchungsverfahren für die künstlerischen Therapien allgemein (vgl. Austin & Forinash, 2005) sowie für spezifisch musiktherapeutische Fragestellungen und Erfahrungen entwickelt (z. B. Nordoff & Robbins, 1986; Metzner, 2000; Langenberg, Aigen & Frommer, 1996; Tüpker, 1996; Schumacher, 2004; Wheeler, 2005; Kalle-Krapf, 2006). Bezogen auf die Frage der Wirksamkeitsforschung – als eines Zweiges möglicher musiktherapeutischer Fragestellungen – lässt sich konstatieren, dass Musiktherapie ebenso wie andere psychotherapeutischen Verfahren prinzipiell nicht für randomisierte Doppelblindstudien und damit auch nicht für den sogenannten „Goldstandard" der evidenzbasierten Medizin geeignet ist (vgl. Kriz, 2000; Petersen, 2002). Insofern ist es wichtig, aussagekräftige Forschungsmethoden und -ansätze zu entwickeln bzw. verstärkt einzusetzen, die die Stärken und Vorzüge musiktherapeutischer Behandlungen in geeigneter Form nachprüfbar machen.

Literatur

Austin, D. & Forinash, M. (2005). Arts-Based Research. In B. Wheeler (Ed.), *Music Therapy Research* (2nd ed., pp. 458–471). Gilsum, NH: Barcelona Publishers.
Gadamer, H. G. (1965). *Wahrheit und Methode*. Tübingen: Mohr-Siebeck.
Holzkamp, K. (1968). *Wissenschaft als Handlung*. Berlin: de Gruyter.

Jüttemann, G. (1992). *Psyche und Subjekt*. Reinbek: Rowohlt.
Kalle-Krapf, J. M. (2006). *Vergleichende psychologische Untersuchung der musikalischen Erstimprovisation von Patienten mit anhaltender somatoformer Schmerzstörung*. Dissertation Universität Witten/Herdecke.
Körner, J. (1985). *Vom Erklären zum Verstehen in der Psychoanalyse*. Göttingen: Vandenhoeck & Ruprecht.
Kriz, J. (2000). Perspektiven zur „Wissenschaftlichkeit" von Psychotherapie. In M. Hermer (Hrsg.), *Psychotherapeutische Perspektiven am Beginn des 21. Jahrhunderts*. Tübingen: dgvt.
Kuhn, T. S. (1978). *Die Struktur wissenschaftlicher Revolutionen*. Frankfurt am Main: Suhrkamp.
Kuiper, P. C. (1976). *Die Verschwörung gegen das Gefühl. Psychoanalyse als Hermeneutik und Naturwissenschaft*. Stuttgart: Klett-Cotta.
Langenberg, M., Aigen, K. & Frommer, J. (Eds.). (1996). *Qualitative Music Therapy Research. Beginning Dialogues*. Gilsum, NH: Barcelona Publishers.
Maturana, H. R. & Varela, F. J. (1987). *Der Baum der Erkenntnis. Die biologischen Wurzeln des menschlichen Erkennens*. Bern/München: Scherz.
Metzner, S. (2000). Ein Traum: Eine fremde Sprache kennen, ohne sie zu verstehen. Zur Evaluation von Gruppenimprovisationen. *Musiktherapeutische Umschau, 21*, 234–247.
Nordoff, P. & Robbins, C. (1986). *Schöpferische Musiktherapie*. Stuttgart: Fischer.
Niedecken, D. (1988). *Einsätze. Material und Beziehungsfigur im musikalischen Produzieren*. Hamburg: VSA.
Petersen, P. (Hrsg.). (1990). *Ansätze kunsttherapeutischer Forschung*. Berlin/Heidelberg: Springer.
Petersen, P. (Hrsg.). (2002). *Forschungsmethoden Künstlerischer Therapien. Grundlagen – Projekte – Vorschläge*. Stuttgart/Berlin: Mayer.
Riedel, M. (1978). *Verstehen oder Erklären? Zur Theorie und Geschichte der hermeneutischen Wissenschaften*. Stuttgart: Klett-Cotta.
Salber, W. (1975). Konturen einer Wissenschaftstheorie der Psychologie. In R. Simon-Schaefer & W. Ch. Zimmerli (Hrsg.), *Wissenschaftstheorie der Geisteswissenschaften*. Hamburg: Hoffmann & Kampe.
Schumacher, K. (2004). *Musiktherapie und Säuglingsforschung. Zusammenspiel. Einschätzung der Beziehungsqualität am Beispiel des instrumentalen Ausdrucks eines autistischen Kindes* (3. Aufl.). Frankfurt am Main: Lang.
Seidel, A. (Hrsg.). (2005). *Verschmerzen. Musiktherapie mit krebskranken Frauen und Männern im Spannungsfeld kurativer und palliativer Behandlung*. Wiesbaden: Reichert.
Toulmin, S. (1968). *Voraussicht und Verstehen. Ein Versuch über die Ziele der Wissenschaft*. Frankfurt am Main: Suhrkamp.
Tüpker, R. (1996). *Ich singe, was ich nicht sagen kann. Zu einer morphologischen Grundlegung der Musiktherapie* (2., überarb. u. erw. Aufl.). Münster: LIT.
Watzlawik, P. (1992). *Wie wirklich ist die Wirklichkeit? Wahn – Täuschung – Verstehen* (9. Aufl.). München: Piper.
Wheeler, B. (Hrsg.). (2005). *Music Therapy Research* (2nd ed.). Gilsum, NH: Barcelona Publishers.

Weiterführende Literatur

Dilthey, W. (1957). *Die Entstehung der Hermeneutik*. Stuttgart: Teubner.
Kiene, H. (2002). Wirksamkeitsbeurteilung in der Kunsttherapie. In P. Petersen (Hrsg.), *Forschungsmethoden künstlerischer Therapien. Grundlagen – Projekte – Vorschläge* (S. 110–122). Berlin: Mayer.
Mittelstraß, J. (2004). *Enzyklopädie Philosophie und Wissenschaftstheorie*. Stuttgart: Metzler.

Frühe Mutter-Kind-Spiele

Karin Schumacher

Frühe Mutter-Kind-Spiele sind elementare Musik-, Bewegungs- und Sprachspiele, die an pränatale Erfahrungen anknüpfen. Sie stellen ein multisensorisches Spielangebot dar, das seine Wirkung auf das Kind durch die emotionale Beteiligung der Mutter oder einer anderen Bezugsperson ausübt. Das Erleben der Erregung, die durch das Spiel entsteht, wird durch die Mutter (oder auch Spielgefährten) reguliert. Die Zyklen von Erwartung und Freude werden gemeinsam erlebt, wobei diese „Inter-Affektivität" Beziehung schafft (Stern, 1992, S. 153). Die Variation des Spiels gibt dem Kind die Möglichkeit, das „Selbst" vom „Anderen" zu unterscheiden. Die Wiederholung prägt das motorische, das Wahrnehmungs- und das Affektgedächtnis, das zum Aufbau des Selbstgefühls nötig ist. Zur musikalischen Erfahrung der frühen Kindheit gehören das Schlaf- und Wiegenlied, das Schaukellied, der Kniereiter, das Koselied, das Finger- und Klatschspiel, der Abzähl- und Nonsensvers. In der Musiktherapie mit kontakt- und beziehungsgestörten Kindern werden rhythmisch-musikalische Spielformen dieser Art vom Kind ausgehend entwickelt, um Kontakt und Beziehung zu ermöglichen.

Multisensorisch sind diese Spiele, da eine Stimulation des Gleichgewichtssinns (durch Tragen und Schaukeln), des Hörsinnes (durch die Stimme), des Tastsinnes (durch die Berührung) und des Sehsinnes (Blickkontakt) erfolgen. Nur das Kind selbst kann, im Zusammenhang mit früher im Gedächtnis gespeicherten Erfahrungen, diese Stimulationen sinngebend verarbeiten (Papoušek & Papoušek, 1977; Hartmann & Rohmann, 1984). Kontakt entsteht also nur dann, wenn ein von außen angebotener Sinnesreiz an einen schon bekannten anknüpft. Dies gilt es vor allem in der musiktherapeutischen Arbeit mit wahrnehmungsgestörten Menschen zu beachten (Schumacher, 1994). Der Einsatz früher Mutter-Kind-Spiele ist vor allem in der Behandlung einer gestörten Interaktion zwischen Eltern und ihrem Kind hilfreich.

Literatur

Hartmann, H. & Rohmann, U. H. (1984). Eine Zwei-System-Theorie der Informationsverarbeitung und ihre Bedeutung für das autistische Syndrom und andere Psychosen. *Praxis der Kinderpsychologie und Kinderpsychiatrie, 33,* 272–281.
Papoušek, H. & Papoušek, M. (1977). Die Entwicklung kognitiver Funktionen im Säuglingsalter. *Der Kinderarzt, 8* (8), 1072 und 1075.
Schumacher, K. (1994). *Musiktherapie mit autistischen Kindern. Musik-, Bewegungs- und Sprachspiele zur Integration gestörter Sinneswahrnehmung.* Stuttgart: Fischer.
Stern, D. N. (1992). *Die Lebenserfahrung des Säuglings.* Stuttgart: Klett-Cotta. (Amerikanische Originalausgabe: *The Interpersonal World of the Infant,* N. Y., 1985/2000).

Weiterführende Liteatur

Schumacher, K. (2001a). Musiktherapie und Säuglingsforschung – Frühe Mutter- Kindspiele und ihre Bedeutung für die zwischenmenschliche Beziehungsfähigkeit. *Musik und Gesundsein, 1,* 9–11.

Schumacher, K. (2001b). Ammenscherze und Sprachentwicklung – Entwicklungspsychologische Erkenntnisse für die Arbeit mit noch nicht sprechenden und sprachgestörten Kindern. In *Orff-Schulwerk-Informationen, 66,* 19–22.

Funktionale Musiktherapie am Beispiel der neurologischen Rehabilitation von Schlaganfallpatienten

Hermann Rauhe

Musik kann eine wichtige Rolle in der Rehabilitation von Schlaganfallpatienten spielen, deren Bewegungsfähigkeit im Rahmen der Bewegungstherapie (Physiotherapie) durch den Einsatz spezifisch ausgewählter Musik verbessert werden kann. Einen solchen Forschungsansatz habe ich zusammen mit dem Neurologen Robert Charles Behrend seit 1975 verfolgt (Rauhe, 1993).

In der klinischen Arbeit mit Schlaganfallpatienten wurde deutlich, dass bestimmte Musikstrukturen (rhythmische, melodische, harmonische, klangliche und formale Eigenschaften) den antriebsarmen, gelähmten, motorisch behinderten Patienten neue Bewegungsimpulse verleihen können. Diese Musikstrukturen gewinnen in der Rehabilitation eine doppelte Bedeutung: Erstens tragen sie dazu bei, den Patienten besser zu „stimmen" und damit ein günstigeres therapeutisches Klima zu schaffen. Zweitens vermitteln sie dem Patienten durch ihren Aufforderungscharakter, durch ihre vegetative „Schubkraft" Bewegungsantriebe, die ihn gleichsam motorisch „anstoßen" und bei ihm spontane Körperbewegungen auslösen.

Grundlage für die gezielte Auswahl therapeutisch verwendbarer Musik bilden verschiedene Forschungsansätze: Popularitätsforschungen (Rauhe, 1974), empirische Beobachtungen und informationsstatistische Untersuchungen zur Beschaffenheit (Material und Struktur), Vermittlung, Funktion, Rezeption und Wirkung textgebundener Musik; psychoanalytische, sozialpsychologische und sozialisationstheoretische Untersuchungen zur Funktion und Wirkung von Musik unter besonderer Berücksichtigung musikalischer Sozialisation durch Massenkommunikation, praktisch gewonnene Einsichten in den Zusammenhang zwischen Musik und Bewegung bei der Begleitung gymnastischer Übungen im Sportwissenschaftlichen Institut der Universität Hamburg und elektronische Messungen und empirische Auswertungen der körperlichen Reaktion verschiedener Versuchspersonen auf Musik mit polygrafischen Messinstrumenten (u. a. EKG, EEG, EMG).

All diese Untersuchungen zeigen übereinstimmend, dass bestimmte musikalische Strukturen (Tonfolgen, Intervalle, Melodiewendungen, Rhythmen, Akkorde, Harmoniefolgen, Klänge, Sounds, Aufnahmeeffekte etc.) auffallende Wirkungen hervorrufen, die allerdings von dem jeweiligen lebensgeschichtlich geprägten Erfahrungs- und Erwartungshorizont des Hörers abhängen, der durch eine gezielte musikalische Anamnese ermittelt werden muss.

Als Bedingungsfaktoren der therapeutischen Wirkung von Musik in der neurologischen Rehabilitation von Schlaganfallpatienten schälte sich im Laufe der klinischen Untersuchungen der Wechselbezug und regelkreisartige Zusammenhang von musikalischer Struktur, Vermittlungsbedingungen, Funktion und Rezeption der Musik heraus.

Zu den wichtigsten therapeutisch wirksamen musikalischen Strukturelementen gehören u. a. der motorisch-pulsierende Grundschlag, der mit dem menschlichen Herzschlag korrespondiert, bestimmte Rhythmen mit Aufforderungscharakter (z. B. der anapästische Rhythmus, die Punktierung, d. h. die Verlängerung einer Note um die Hälfte ihres Wertes auf Kosten der folgenden Note, die halbiert wird, Synkopen, Hemiolen), kurze, einprägsame Melodieabschnitte (Motive), die oft nur aus drei Tönen bestehen, und die mehrmals wiederholt werden, Sexten und Septen (Tonsprünge, die in besonderer Weise gefühlsauslösend und verhaltensstimulierend wirken), Quarten (die energieauslösend und antriebsfördernd wirken, Sicherheit und Zuversicht signalisieren) und aufsteigende Dreiklänge (die dem Patienten seelische und körperliche Motivation vermitteln).

Die Vermittlungsbedingungen bei dem Einsatz von Musik bestehen u. a. aus Ort, Zeit, Situation, Atmosphäre, sozialen und gruppendynamischen Bedingungen und Vermittlungsart (live oder durch technische Medien). Besonders wichtig für die Vermittlungssituation ist das Verhältnis zwischen Therapeut und Patient vor dem Hintergrund, dass das Selbstwertgefühl des hilflosen Patienten durch die Krankheit stark geschwächt ist und dass er besonders empfindlich ist gegenüber jeder „musikalisch bevormundenden" Anweisung und Kritik, die ihm seine Hilflosigkeit besonders deutlich macht.

Neben der Vermittlung spielt die Funktion einer Musik eine besondere Rolle für ihren therapeutischen Einsatz: Die Funktion, die eine Musik für einen Patienten gewinnt, ist vor allem geprägt durch die musikalischen Erlebnisse und Erfahrungen, die er im Laufe seiner Sozialisation und Persönlichkeitsentwicklung gemacht hat. Gemeint ist die Aneignung musikspezifischer Einstellungen, Verhaltensweisen, Wertungen, Normen und Hörgewohnheiten. Diese für die therapeutische Wirkung bedeutsame musikalische Sozialisation hängt u. a. von der Rolle ab, die bestimmte Musikstile, -arten und -strukturen für den Patienten spielen: in den verschiedenen Sozialisationsphasen und -instanzen wie Familie, Milieu, Sozialschicht, Kindergarten und Schule (Erziehungs- und Bildungsinstitution), Gleichaltrigen-Gruppen (Peergroups, Subkulturen); nicht zu vergessen die Massenmedien mit ihrem Angebot an Musik. Als weiterer wesentlicher sozialisationsbedingter Faktor tritt der Assoziations- oder Erinnerungswert einer Musikstruktur oder Komposition hinzu: Schlager, Evergreens, Tänze, Lieblingsmelodien aus der Jugendzeit, aus Phasen besonderer Erlebnis- und Eindrucksfähigkeit, aus psychischen Entwicklungsperioden erhöhter seelischer und musikalischer Sensibilität entfalten besondere therapeutische Wirkung.

Bei der therapeutischen *Anwendung* sind folgende sieben Faktoren besonders zu beachten:
1. Tempo,
2. Dynamik (Lautstärke),
3. Phrasierung/Akzentuierung,
4. Tonlage (Wahl der Tonart und ggf. Oktavierung),
5. „Registrierung" (Wahl der Spielweise bei improvisierter Musik: volle Akkorde und Oktavgriffe oder durchsichtiger linearer Satz),
6. Klanggestaltung: Anschlag beim Klavierspiel oder Auswahl der hinzugezogenen Instrumente bzw. Wahl der Besetzung beim Einsatz technischer Medien, Schallplatte oder Musikkassette),

7. Wahl des Interpreten: Für die Vermittlung, Funktion und Rezeption ist das Phänomen der „kollektiven Identifikation" mit einem Interpreten (Star) besonders wichtig.

Der Erfolg des gezielten Einsatzes von Musik in der neurologischen Rehabilitation von Schlaganfallpatienten lässt sich vor allem auf ihre antriebsfördernde, motivierende, animierende Wirkung einerseits und auf ihre entspannende, entkrampfende Wirkung andererseits zurückführen, wobei beide Wirkungen so untrennbar miteinander verbunden sind wie die Phänomene Spannung und Entspannung.

Aufgrund der lebensgeschichtlichen Bedingungen der therapeutischen Wirkung von Musik kann diese Form der musikgeprägten neurologischen Rehabilitation nur als Einzeltherapie (und nicht als Gruppentherapie) erfolgen.

Literatur

Rauhe, H. (1974). *Popularität in der Musik. Interdisziplinäre Bedingungen musikalischer Kommunikation.* Karlsruhe: Braun.
Rauhe, H. (1993). *Musik hilft heilen.* München: Arcis.

Geschichte der Musiktherapie/MusikMedizin nach 1945 in Deutschland

Axel Ster

Nach dem Zweiten Weltkrieg war es in Deutschland zunächst allgemeine Sichtweise, unter Musiktherapie den an der Medizin orientierten Gebrauch zu verstehen. Der Begriff *Musiktherapie* befindet sich damals im Entstehen und bewegt sich zwischen verschiedenen Disziplinen wie Medizin, Psychoanalyse und Pädagogik. Dennoch verstand sich seit etwa 1940 als Begründer einer modernen Musiktherapie der Schwede Aleks Pontvik, der als Schüler C. G. Jungs der Tiefenpsychologie verhaftet war. Denn mit Pontviks Theorien und Ideen begann sich die Auffassung zu ändern, nämlich Musik und ihre Wirkung primär medizinisch wissenschaftlich zu betrachten, indem vorwiegend Rückschlüsse von physiologisch messbaren Reaktionen auf psychische Zustände erfolgten. Pontvik kritisierte die mit dem medizinischen Fortschritt einhergehenden zahlreichen Untersuchungsverfahren zur Erklärung der musikalischen Wirkung und vertrat den Standpunkt, dass diese für eine Musiktherapie nicht relevant seien. Er lehnte vor allem die Vorgehensweise der damaligen amerikanischen Musiktherapie ab, Musik im Sinne eines Medikaments auf der Basis statistischer Untersuchungen verabreichen zu können (Pontvik, 1962, S. 77).

Rückblickend bewertet Schwabe seit etwa 1965 diese unterschiedlichen Ansätze bereits als Schulen (Schwabe, 1967, S. 56) und spricht deshalb von einer an der klinisch empirisch orientierten „amerikanischen Schule" (Schwabe, 1967, S. 56), Linke von einer „nordamerikanischen Schule", die im Allgemeinen als musikalische Pharmakologie gilt (Linke, 1977, S. 65). Einen Gegenpol dazu sieht Schwabe in der nach Pontvik psychoanalytisch ausgelegten „schwedischen Schule", eine „deutsche Schule" bezeichnet er als Synthese aus beiden Wissenschaftsrichtungen (Schwabe, 1967, S. 56).

Ebenso sieht Simon die Musiktherapie im deutschen Sprachraum durch die tiefenpsychologisch orientierte schwedische Schule und die vorwiegend sozial psychoanalytisch orientierte amerikanische Musiktherapie beeinflusst (Simon, 1974, S. 11). Ein eigener Weg in der Entwicklung der Musiktherapie im deutschsprachigen Raum zeigt sich in Österreich mit den Auffassungen Koffer-Ulrichs (Simon, 1974, S. 11). Auch Linke bewertet die Musiktherapie in Österreich als eigene Schule und begründet dies mit einer besonders engen Bindung zur Medizin (Linke, 1977, S. 65).

Schon seit den fünfziger Jahren stellte sich die Frage, in welchen wissenschaftlichen Bereichen Musiktherapie zu positionieren sei. Ist die Musiktherapie eine eigenständige Disziplin oder nur eine Adjuvans der Medizin, der Psychotherapie oder der Pädagogik (Ster, 2006, S. 18 f.)? Pontvik zeigt in verschiedenen Schriften immer wieder sein Anliegen auf, die Musiktherapie nicht als Hilfstherapie, sondern als einzige, ausschließliche und zentrale Therapieform einzusetzen (Strobel & Huppmann, 1997, S. 15).

Im Gegensatz hierzu beinhaltet Teirichs Veröffentlichung mit dem Titel „Musik in der Medizin" aus dem Jahre 1958 die Bedeutung einer ersten Zusammenfassung und Konkretisierung des Begriffs Musiktherapie, der sich an der Medizin orientiert (→ Geschichtlicher Hintergrund zu musiktherapeutischen Methoden der Gegenwart). Schwabe wiederum vertritt die Auffassung, dass unter Musiktherapie primär psychotherapeutische Verfahren zu verstehen seien (Schwabe, 1971, S. 9).

Als wichtige Station der neueren Geschichte der Musiktherapie im deutschsprachigen Raum seit den fünfziger Jahren bewertet Schwabe die Veröffentlichungen Fenglers (Schwabe, 1967, S. 56). Fengler versteht Musiktherapie als ein Gebiet der Heilpädagogik; er betont im Gegensatz zu dem sonst ausschließlichen Hören von Musik – insbesondere von Kompositionen des klassisch romantischen Repertoires – den selbstschöpferischen Aspekt des Musizierens, vor allem das Musizieren am Instrument und das Singen (Fengler, 1950, S. 1491).

Ein Umdenken zugunsten der aktiven Musiktherapie beginnt Mitte der sechziger Jahre. So misst Schwabe dem Singen eine große psychotherapeutische Bedeutung bei (Strobel & Huppmann, 1997, S. 72), Nordoff und Robbins entwickeln mit dem Einsatz von Musikinstrumenten eine eigene Art von Musiktherapie, und die Musiktherapie nach Gertrud Orff verwendet in der therapeutischen Konzeption fast ausschließlich das Orff'sche Instrumentarium.

In den siebziger Jahren findet man in der musiktherapeutischen Literatur eine schwerpunktmäßige Anwendung der aktiven Musiktherapie, gleichzeitig verlieren rezeptive Verfahren an Bedeutung. Mit der Auffassung, die musikalische Wirkung liege nicht allein in der Musik, sondern in ihrer Funktion als Medium nonverbaler Kommunikation im therapeutischen Prozess begründet, wird das Prinzip „Therapie durch Musik" durch das Prinzip „Therapie mit Musik" abgelöst (Groll, 1993, S. 189).

Ein weiterer „historischer Prozess" zur berufspolitischen Profilierung des Faches Musiktherapie zeigt sich zu Beginn der achtziger Jahre in einer breiten Diskussion, in der es um die deutliche Abgrenzung von Musiktherapie und Musikpädagogik geht. Die Wurzel der gemeinsamen musikalisch künstlerischen Ausbildung führt zu einer Zwangsverwandtschaft zwischen Musikpädagogen und Musiktherapeuten (Decker-Voigt, 1983, S. 21), ebenso gibt es eine Überschneidung hinsichtlich der Zielgruppen sozialpädagogischer Tätigkeit, die oft die gleichen sind, die der Therapie bedürfen, wie z. B. Behinderte, Erziehungsschwierige, Verhaltensgestörte und Drogenabhängige (Vogelsänger, 1982, S. 18). Das Einbeziehen der medizinischen Komponente, von der man sich allerdings seit den sechziger Jahren zunehmend zugunsten einer psychotherapeutisch orientierten Musiktherapie distanziert hatte, wird in dieser „Abgrenzungsdiskussion" als besonders wichtig erachtet, da dieser Bereich der Musikpädagogik fehlt und nur mit dieser Überlegung eine klare Trennung möglich wird (Linke, 1982, S. 144).

Während einerseits so die Verbindung mit der Medizin für die allgemeine Anerkennung der Musiktherapie als wichtig erachtet wird, so existieren andererseits Gegenmeinungen, die die Musiktherapie in den Bereich der Musikpädagogik einordnen. Dabei wird die Möglichkeit erörtert, die im Unterrichtsfach Musik auftretende „Nebenwirkung" der Musik, die sich in Form des „Affiziertseins" zeigt, so zu nutzen, dass daraus ein zentrales Aufgabengebiet gemacht werden kann, das als „Pädagogische Musiktherapie" zu umschreiben ist (Probst, 1981, S. 48).

Die weitere Entwicklung ist dadurch gekennzeichnet, dass eine ständig weiter zunehmende Akzeptanz der Medizin in der Musiktherapie mit dem Begriff der „MusikMedizin" stattgefunden hat. Zu Beginn der neunziger Jahre war noch eine Kluft zwischen Musiktherapie und MusikMedizin zu spüren; es ist ein Prozess der vorsichtigen gegenseitigen Kenntnisnahme und Annäherung zu erkennen (Nöcker-Ribaupierre, 2005, S. 86). Heute sind die intensiven „historischen Gegensätze" zwischen Medizin und Musiktherapie überwunden; so wird die MusikMedizin, die vorwiegend durch Überlegungen und Beiträge Spintges (Spintge & Droh, 1992) geprägt ist, international als eigene Schule der Musiktherapien begriffen (Decker-Voigt, 2001).

Literatur

Decker-Voigt, H.-H. (1983). Zur Ablösung der Musiktherapie von der Musikpädagogik – eine Zustandsbeschreibung. In H.-H. Decker-Voigt (Hrsg.), *Handbuch Musiktherapie*. Bremen: Eres.
Decker-Voigt, H.-H. (2001). *Schulen der Musiktherapie*. München: Reinhardt.
Fengler, F. A. (1950). Praktische Ergebnisse der heilmusikpädagogischen Arbeit. *Deutsches Gesundheitswesen, 20,* 1488–1491.
Groll, H. (1993). *Heilpädagogische Musiktherapie*. Frankfurt: Lang.
Linke, N. (1977). *Heilung durch Musik?* Wilhelmshafen: Heinrichshofen.
Linke, N. (1982). Wie weit muss man sich als Autor missverstehen lassen? *Musiktherapeutische Umschau, 3,* 143–146.
Nöcker-Ribaupierre, M. (2005). Wanderung durch konzentrische Kreise. In S. Metzner (Hrsg.), *Faszination Musiktherapie. Hommage an Hans-Helmut Decker-Voigt*. Bremen: Eres.
Pontvik, A. (1962). *Heilen durch Musik*. Zürich: Rascher.
Probst, W. (1981). Musik in Sonderschulen zwischen Unterricht und Therapie. In K.-J. Kemmelmeyer & W. Probst (Hrsg.), *Quellentexte zur Pädagogischen Musiktherapie*. Regensburg: Bosse.
Schwabe, C. (1967). *Untersuchungen über Entwicklung und Stand der Musiktherapie*. Leipzig: Dissertation.
Schwabe, C. (1971). *Musik bei Neurosen und funktionellen Störungen*. Leipzig: VEB Gustav Fischer.
Simon, W. C. (1974). Musik und Heilkunst. In W. J. Revers, G. Harrer & W. C. Simon (Hrsg.), *Neue Wege der Musiktherapie*. Düsseldorf: Econ.
Spintge, R. & Droh, R. (1992). *Musik-Medizin. Physiologische Grundlagen und praktische Anwendungen*. Stuttgart: Fischer.
Ster, A. (2006). *Zur Forschungsgeschichte von Musiktherapie und MusikMedizin*. Hamburg: Dissertation.
Strobel, W. & Huppmann, G. (1997). *Musiktherapie*. Göttingen: Hogrefe.
Vogelsänger, S. (1982). Zur Abgrenzung von Musiktherapie. *Musiktherapeutische Umschau, 3,* 15–20.

Geschichte der ostdeutschen Musiktherapie

Petra Jürgens

Die Musiktherapiepraxis und -forschung Ostdeutschlands ist in ihrer Entwicklung und in ihrem Selbstverständnis von historischen, internationalen, nationalen politischen und wissenschaftstheoretischen sowie von sozialen Faktoren beeinflusst worden. Nur die Summe dieser Einflussfaktoren führte in ihrer prägenden Kombination zu der im Folgenden zusammengefassten Charakteristik des Faches selbst.

Die Musiktherapie in der DDR institutionalisierte sich nach Vorläufern und Anfängen in den 50er Jahren wissenschaftlich ab etwa 1960 hinsichtlich ihrer Theorie- und Konzeptionsbildung. Mit dem Übergang in diese Dekade war die Basis für die Entfaltung der verschiedenen Methoden der Einzel- und Gruppenmusiktherapie und der damit verbundenen systematischen Untersuchungen hergestellt, denn über die zunehmende intensive Beschäftigung mit Musik und Medizin und Musik in der Medizin war der Grundstein für die Herausbildung von Musiktherapie und Medizin gelegt. Die Hinwendung zu neuen Anwendungsfeldern, die Genesis einzelner Methoden, zunehmende Veröffentlichungen und die Schaffung von Organisationsstrukturen (1960: Gründung der Gesellschaft für ärztliche Psychotherapie der DDR, 1969: Gründung der Sektion Musiktherapie innerhalb dieser Gesellschaft) waren erste wichtige Schritte zur Berufsbildentwicklung, zur institutionalisierten Musiktherapieforschung sowie zur Herausbildung einer kollektiven Identität innerhalb der ostdeutschen musiktherapeutischen Interessengemeinschaft als Grundlage für die dann Jahrzehnte während konzentrierte wissenschaftliche Arbeit.

Anders als in Westdeutschland war die ostdeutsche Musiktherapie immer integrativer Bestandteil eines komplexen psychotherapeutischen Behandlungskonzeptes und begriff sich selbst als ein System unterschiedlicher Methoden, die aus der psychotherapeutischen Praxis heraus bestimmt und entwickelt wurden. Von Beginn an als Psychotherapie definiert war sie eingebunden in die marxistisch-leninistische Persönlichkeitstheorie. In diesem Kontext entstand eine Musiktherapie, die sich mit ihren unterschiedlichen Handlungsformen einerseits keiner speziellen psychotherapeutischen Schule verpflichtet sah, sich andererseits in verschiedenste psychotherapeutische und soziale Konzepte integrieren ließ.

In der DDR ist die Musiktherapie als angewandte Wissenschaft aus anderen Disziplinen wie Psychotherapie, Heilpädagogik, Musikpädagogik und beschreibender Psychiatrie hervorgegangen, die wiederum gesellschaftspolitisch determiniert waren, d. h. ihre Problemstellungen leiteten sich entsprechend nicht aus dem Forschungsprozess selbst, sondern aus ihren autotelischen Werten ab. Die ostdeutsche Musiktherapie war folglich weniger eine in sich geschlossene Disziplin als vielmehr Teil eines gesundheitspolitischen Programms, das mit Hilfe grundlegender politischer und wissenschaftstheoretischer Ansätze und Methoden verwirklicht werden sollte. Diese Aufgabe wäre auch allein mit dem Instrumentarium der Disziplin selbst nicht zu bewältigen gewesen, denn ein gesundheitspolitisches Programm, wie es in der DDR bestand, war nur multi- und transdisziplinär umsetzbar. In diesem Kontext stand die Musiktherapie nicht nur im Dienst der Medizin und im Dienst der Gesundheit, sondern auch im Dienst der Politik. Die Partei formulierte als eines ihrer Ziele die Ausweitung des Gesundheitswesens für das körperliche und psychische Wohlbefinden und das persönliche Glück der Bürger. Damit war für die Musiktherapie der Rahmen gegeben, der einerseits ihre Entwicklung in Praxis und Forschung beförderte, sie andererseits aber auch zur Beteiligung an der Durchsetzung der gesellschaftlichen Werte verpflichtete. Daraus wiederum leitete sich die Handlungsorientierung des Faches ab. Indem die Musiktherapieforscher in der DDR die normativen und die empirischen Theorien verbanden, ließen sie eine Handlungswissenschaft entstehen, die helfen sollte, den Wert „Gesundheit und Glück" durchzusetzen. Als so fest in das Organigramm der Gesellschaft eingebunden war die ostdeutsche Musiktherapie eine zugleich sich selbst organisierende Wissenschaftsdisziplin. Dieses „Selber schaffen" brachte wiederum die Kreativität und das notwendige Engagement für die Ausdifferenzierung des Faches mit sich. Besonders die Theoriebildung zur Musiktherapie wurde in der DDR als Aspekt der Professionalisierung von Beginn an systematisch verfolgt und entwickelt. Auf den Gebieten der musiktherapeutischen Konzeptions- und Grundlagenforschung, der Methodologie und Methodik wurde so maßgebliches Material geschaffen, das sowohl für das Fach selbst international als auch für andere Wissenschaftsgebiete wie die Prophylaxe, Heilpädagogik und Musikerziehung bedeutend war. Zu den bekanntesten Methoden, die in der DDR ihren Ursprung hatten, zählen die Regulative Musiktherapie von Schwabe, die Regulativ-Aktive Musiktherapie von Mederacke, die Rhythmisch-Psychomotorische Musiktherapie von Schulz-Wulf und Göllnitz sowie die Musik- und Bewegungstherapeutische Förderarbeit von Ochs.

Trotz der vielfältigen Forschungsaktivitäten blieb die musiktherapeutische Ausbildungssituation in Ostdeutschland fragmentär. Unterschiedliche Angebote auf diesem Gebiet bestanden zunehmend mehr nebeneinander als miteinander verknüpft; Träger waren u. a. das Seminar für kirchlichen Dienst, die Akademie für ärztliche Fortbildung, die Sektion Musik, Bewegung, Gestaltung innerhalb der Gesellschaft für ärztliche Psychotherapie der DDR, die Gesellschaft für Rehabilitation und einzelne Einrichtungen selbst, wie z. B. die Universitäts-Nervenklinik Rostock. Zum Nachteil für die Musiktherapieentwicklung gereichte hier vor allem, dass bis zum Ende der DDR eine universitäre Anbindung und damit ein akademisierter Studiengang ausblieb und die Eigentätigkeit einzelner Akteure im Bereich der Aus- und Weiterbildung vom staatlichen Bildungsministerium zu wenig Eingliederung erfuhr.

Fakt bleibt, dass in der DDR sowohl umfangreiche theoretische als auch praktische Erfahrungen zu einem fundierten einheitlichen Fachpotenzial beitrugen. Für die Geschichte wird Schwabe der bekannteste Vertreter der ostdeutschen Musiktherapie bleiben. Sein Verdienst bestand vor allem darin, dass er der Materialfülle Struktur gab und Merkmale musiktherapeutischen Handelns vergleichsfähig definierte. Mit seinen Arbeiten legte er einen Grundstein für eine der DDR angemessene und von ihr gewollte homogene, konzentrierte, gebündelte und gemeinschaftliche Forschungsarbeit. Allerdings ist es der ostdeutschen Wissenschaftsgemeinschaft nicht gelungen, wirkliche Vielfalt als Element der Stärke zu begreifen und in der Literatur nachzuzeichnen. Unterschiedliche Selbstverständnisse verschiedener Praktiker sind auf diese Weise kaum dokumentiert. Wessen „Nerv" mit dem musiktherapeutischen Überbau nicht getroffen wurde, der führte ein Nischendasein – z. B. die von Ochs geleitete Ausbildungsstätte in Dahme-Spreewald –

oder bildete getragen von einer Institution in der deren Auftrag den Kontrapunkt – wie z. B. die musiktherapeutische Konzeption von Schulz-Wulf-Jänicke an der Universitäts-Nervenklinik Rostock. So entstand in der DDR bei aller gesellschaftlich festgeschriebenen Strukturiertheit im Hinblick auf das Nebeneinander von wissenschaftlicher und praktischer Entwicklung letztlich doch – anders als aus der dokumentierten Literatur ableitbar – eine Patchworkidentität. Neben der Selbstthematisierung innerhalb der Medizin wurden die wirklich praxisgeleitet entstandenen Erkenntnisse unterschiedlich reflektiert. Wie begreift sich jemand selbst? Im Hinblick auf diese Frage hatten Inhalte, Ziele und Methoden in der ostdeutschen Musiktherapie denn schließlich doch polymorphen Charakter.

So, wie ihre Seinsbedingungen – die gesellschaftspolitischen und wissenschaftstheoretischen Umstände – die Summe aus Dasein und Dargestelltem waren, so bleibt letztlich auch die Geschichte der ostdeutschen Musiktherapie neben aller Innovation und neben allen wissenschaftlichen Ergebnissen im Konflikt zwischen Geschriebenem und Gelebtem mit allen während ihrer Entwicklung ungestellten Fragen stehen.

Literatur

Jürgens, P. (2006). *Geschichte der ostdeutschen Musiktherapie; Entwicklung – Selbstverständnis – gesellschaftspolitischer und wissenschaftstheoretischer Kontext*. Hamburg: Inaugural-Dissertation am Institut für Musiktherapie der Hochschule für Musik und Theater Hamburg.

Geschichtlicher Hintergrund zu musiktherapeutischen Methoden der Gegenwart

Henk Smeijsters

Die Methodik der Musiktherapie kann geschichtlich in vier Kategorien eingeteilt werden (Smeijsters, 1994). Ordnungskriterium dieser Kategorien ist die Art, wie die Wirkung der Musik erklärt wird. Man könnte sie musiktherapeutische Paradigmen nennen.

Das „magische" Paradigma geht davon aus, dass Musik magische Kraft besitzt. Ein Musikstück ist eine Art Zauberformel – ein Spruch wie „Simsalabim" oder „Sesam öffne dich" – womit Krankheiten geheilt werden können. Es gibt keine medizinische oder psychologische Erklärung wieso Musik kuriert, nur die Feststellung, dass sie es wie ein Wunder tut. Magisch denken heißt wie ein kleines Kind zu glauben, dass es nach dem ersten Schultag in seiner Phantasie die Schule verschwinden lassen kann. In Zeiten, in denen die Menschheit an Götter oder andere übernatürliche Kräfte glaubte, wurde auch die Musik zur magischen Kraft. Mit ihr konnte man die Götter beschwichtigen; und dadurch, weil diese für die Krankheiten verantwortlich gemacht wurden, auch die Krankheiten selbst.

In geänderter Form kann man dem magischen Denken heutzutage, nicht nur in der Musiktherapie, noch immer begegnen. Musiktherapeuten orientieren sich oft an magischen Ritualen der Schamanen. Auch dann wenn es schwierig ist die tiefgehenden musikalischen Erfahrungen zu beschreiben oder kausal zu erklären, taucht das Wort „magisch" auf. Was allerdings oft zu kurz kommt, sind die psychologischen Betrachtungen. Denn wenn ein Schamane musiziert und mit einer Gottheit kommuniziert, initiiert er immerhin psychische Prozesse. Der Glaube an die Kompetenz des Schamanen und an die Mythe des Heilungsprozesses, die Ausstattung des Schamanen und das Ritual, dem er sich unterzieht, gleichen den nicht spezifischen therapeutischen Faktoren, die durch Frank (1989) hervorgehoben wurden.

Zum „mathematischen" Paradigma gehören Erklärungen, die auf dem pythagoreischen Denken und der Idee der „Harmonie der Sphären" aufbauen. Den einfachen Frequenzverhältnisse verschiedener Intervalle, zum Beispiel der Oktave (1 : 2) oder der Quinte (2 : 3), werden besondere Eigenschaften zugesprochen, weil diese Zahlenverhältnisse auch in der Natur und beim Menschen auffindbar sind. Es ist erstaunlich, dass gerade diese einfachen Verhältnisse so wohlklingend sind, und dass es die gleichen Verhältnisse in den Geschwindigkeitsverhältnissen der Planeten gibt, in den Skalen der Quanten (Energiestufen), den leiblichen Proportionen des Menschen und vielem mehr (Berendt, 1986; Hamel, 1986). Man mochte annehmen dass das Weltall wie unser Körper und unsere Psyche klingt.

Diese Auffassung hat zum einen etwas Magisches und zum anderen auch etwas Naturwissenschaftliches, weil davon ausgegangen wird, dass es eine Art von Resonanz gibt zwischen musikalischen Intervallen und menschlichen Proportionen. Lecourt (in Maranto, 1993b) nimmt als Beispiel die französische Geschichte der Musiktherapie. Der Musik wurde eine ihr innewohnende „magnetische Kraft" zugesprochen, die Einfluss nehmen könne auf die durch Mesmer angenommene magnetische Kraft des Fluidums, das die Nerven umfließt (siehe Evers, 1991).

Eine rein zahlenmäßige Analogie kann jedoch nur ungenügend erklären, wieso Musik Einfluss hat. Wie geht diese „Resonanz" vor sich? Eine mathematische Erklärung kann ohne physiologischen und neurologischen Befunde nicht auskommen. Schwierig wird ein derartiges Erklärungsmodell außerdem, weil bis jetzt Angaben aus der Psychopathologie die Korrelationen zwischen psychischen Prozessen und mathematischen Verhältnissen bestätigen könnten, fehlen.

Das „medizinische" Paradigma hat eine lange Tradition und wurde erstmals durch Teirich (1958) zusammengefasst. In der Geschichte kann man Auffassungen unterscheiden, die entweder organische Krankheiten durch Musik oder die durch musikalische Beeinflussung des Leibes psychische Krankheiten zu heilen versuchten. Auch die Idee einer Musikapotheke wurde dann und wann vorgebracht. Musik wurde verschrieben wie eine Pille, die einen direkten voraussehbaren Einfluss auf organische Prozesse im Menschen hat. Diese Position wurde oft kritisiert.

Erstens sind die organischen Prozesse, die durch Musik hervorgerufen werden (EEG-Wellen, Hormone, Neurotransmitter, vegetative Reaktionen, usw.) nicht unabhängig von individuellen Präferenzen und der musikalischen Biografie des Klienten. Lecourt (in Maranto, 1993b) hat schon vor vielen Jahren die damalige französische rezeptive Musiktherapie kritisiert, weil der Persönlichkeitsanteil vernachlässigt wurde. Zweitens hat die Möglichkeit der Beinflussung der genannten Prozesse nicht ohne weiteres zur Folge, dass damit im medizinischen Sinne Krankheiten geheilt werden können. Drittens sind organische und psychische Krankheiten nicht nur eine biologische Angelegenheit. Auch wenn heute der biologischen Psychiatrie eine größere Bedeutung zugesprochen wird als vor dreißig Jahren, so ist man sich doch im allgemeinen einig darüber, dass bei psychischen Krankheiten die Hilfe eines Psychotherapeuten notwendig ist. Also genügt es nicht den Patienten Musik vorzuspielen, sondern gilt auch für die Musiktherapie, dass durch und in der Musik eine psychotherapeutische Beziehung entstehen muss.

Heutzutage umfasst das Feld der Musik in der Medizin Situationen, in denen Musik – im Sinne der Heilung – zur Beeinflussung von physiologischen Reaktionen, der Immunfunktion und des Hormonhaushalts eingesetzt wird. Weiterhin gehören dazu die Beeinflussung der Stimmung vor, während und nach medizinischen Eingriffen, die Beeinflussung des Schmerzes, Krankheitsverarbeitung und Hervorhebung der psychischen Ursachen einer organischen Krankheit (Maranto, 1992, 1993a; Spintge & Droh, 1992; Decker-Voigt & Escher, 1994). Grob könnte man zwischen Zielen unterscheiden die auf den Organismus oder auf die Psyche gerichtet sind. Wie Bruscia (1989) unterscheidet Maranto zwischen „Music (therapy) as medicine" und „Music (therapy) *in* medicine", das heißt Musik(therapie), die als Heilmittel Einfluss auf den Körper hat, und Musik(therapie), die einen medizinischen Eingriff unterstützt. Von Therapie ist nur dann die Rede, wenn es eine therapeutische Beziehung gibt.

Wenn die Rede ist von Musik(therapie) als Medizin, unterscheidet diese Auffassung sich jedoch vom Konzept der Musikapotheke, weil den individuellen psychischen Gegebenheiten Rechnung getragen wird. Auch wenn, wie bei Spintge und Droh (1992), von einer

„direkten" Wirkung der Musik auf die formatio reticularis, die hormonelle Regulation und auf die vegetativen Funktionen und Strukturen im Hirnstamm ausgegangen wird, werden emotionale und kognitive Faktoren miteinbezogen. Und obwohl den musikalischen Parametern wie Tempo, Tonhöhe, Dynamik und Klangfarbe universelle Wirkung zugeschrieben wird, heißt es, dass in erster Linie die Einstellung des Hörers zur Musik, die musikalische Biografie und die Situation entscheidend sind. Deshalb werden im voraus die musikalischen Präferenzen und Erfahrungen der Klienten erfragt. Die Musikauswahl wird, innerhalb vorgegebener Grenzen der musikalischen Parametern, individuell bestimmt.

Schließlich gibt es noch das psychologische Paradigma, in dem Musiktherapie mit Hilfe psychologischen und psychotherapeutischen Wissens erklärt wird.

Obwohl dieses Paradigma sowohl die heilpädagogische Förderung von Behinderten als auch die psychotherapeutische Arbeit umfasst – in beiden Fällen geht es ja um Psychologisches – wird an dieser Stelle näher auf die psychotherapeutische Musiktherapie eingegangen. Die Geschichte der psychotherapeutischen Musiktherapie (→ Geschichte der Musiktherapie) ist gekennzeichnet durch die fortdauernde Bemühung, die Musiktherapie als Psychotherapie zu etablieren; und zwar durch die Frage, wie Musiktherapie sich zur offiziellen Psychotherapie verhält und welche Einteilung der Methodik gerecht wird.

Strobel und Huppmann (1978) unterschieden in ihrer Übersichtsarbeit zwischen „gerichteter" und „ungerichteter" Therapie. Dieser Unterschied wurde von Schwabe (1974) zur Unterscheidung für das Arbeiten mit oder ohne Indikationsstellung eingeführt. Arbeiten mit Indikationsstellung („gerichtet") heißt, dass zur gleichen Zeit nur Klienten mit einer spezifischen Störung teilnehmen und die Arbeitsweise und Ziele an diese Klienten angepasst werden.

Obwohl die Konzepte „gerichtet" und „ungerichtet" sich nicht durchsetzen konnten hat die Frage der Indikationen den letzten Jahren in verschiedenen Ländern stark an Bedeutung gewonnen. Zum einen hat es damit zu tun, dass Musiktherapeuten das professionelle Prestige des Psychotherapeuten anstreben, zum anderen werden Musiktherapeuten durch Veränderungen im Gesundheitswesen gezwungen sich Gedanken zu machen bezüglich „ob und welches" Musiktherapieangebot sie „für wen", „wann" und „wieso" machen sollen.

An der Übersicht von Strobel und Huppmann fällt weiter auf, dass die in Psychotherapieschulen eingebettete Musiktherapie damals eine schmale Basis hatte. Nur analytische und verhaltensorientierte Musiktherapie wurden aufgelistet. Außerdem fällt auf, dass Musik in Kombination mit anderen therapeutischen Ansätzen – Entspannungstraining, Bilderleben, Bewegungstherapie, Drama und bildnerisches Gestalten – ein wichtiges Thema bildete. Musiktherapie hat sich inzwischen als eigenständige Therapie weiterentwickelt. Während das Bilderleben sich in Form von Guided Imagery and Music zur musiktherapeutischen Methode weiter entwickelte, schieden andere Methoden, zum Beispiel die psychomotorische Therapie, aus der Musiktherapie aus.

In seiner „Methodik der Musiktherapie und deren theoretische Grundlagen" (1986), setzte sich Schwabe mit Fragen zur Psychotherapie auseinander. Er ordnete die Musiktherapie der Psychotherapie zu, wie die Psychotherapie wird die Musiktherapie diagnosespezifisch angewendet. Die Musiktherapie unterscheidet sich, laut Schwabe, dadurch, dass musikalisches Verhalten (Rezeption, Produktion oder Reproduktion) zum Einsatz kommt.

Schwabe teilte die Methoden der Psychotherapie nach dem trainingsbezogenen, suggestiven oder dynamischen Handlungsprinzip ein. Mit dem trainingsbezogenen Handlungsprinzip ist gemeint, dass die Therapie Symptomauseinandersetzung oder Symptomumgehung bezweckt. Hierzu gehören Techniken der Verhaltenstherapie, der Paradoxen Intention, Relaxationsmethoden (zum Beispiel von Schultz oder Jacobson) und Aktivierungsmethoden. Im suggestiven Handlungsprinzip wird mit der Hypnose gearbeitet. Beim dynamischen Handlungsprinzip geht es um intra- und interpsychische Prozesse. Zum letzteren rechnet Schwabe unter anderem Verfahren wie Psychodrama, Rollenspiel, Gruppengesprächstherapie und Einzelpsychotherapie.

Schwabes Einteilung hat jedoch wenig Nachfolge gefunden. Vielleicht deshalb, weil Musiktherapie sich aus den bestehenden Psychotherapieschulen entwickelte (siehe „Musiktherapeutische Methoden der Gegenwart"). Die Einteilung Schwabes und die Einteilung nach bestehenden Psychotherapieschulen schließen einander nicht aus, und eine übergeordnete Einteilung der musiktherapeutischen Methoden wäre sogar hilfreich bei der Indikationsstellung.

Wie Maranto (1993b) hervorgehoben hat, ändern die Paradigmen und die Inhalte der Paradigmen sich, wenn die allgemeine therapeutische Situation, unter Einfluss von gesellschaftlichen Entwicklungen, sich ändern. In den Vereinigten Staaten zum Beispiel wurde innerhalb des psychologischen Paradigmas die Vorherrschaft des psychoanalytischen Ansatzes abgelöst von der verhaltenstherapeutisch orientierten Musiktherapie, deren Vorherrschaft in den letzten Jahren wiederum durch sowohl einen holistischen als auch einen medizinischen Ansatz bestritten wird. In der Forschung wurde neben dem quantitativen Paradigma ein sich davon prinzipiell unterscheidendes qualitative Paradigma hervorgehoben.

In Europa wird zum Beispiel die psychodynamische Perspektive konfrontiert mit Befunden der biologischen Psychiatrie, der Verhaltenstherapie und kognitive Therapie. Am Beispiel Autismus wird ersichtlich, dass die psychoanalytische Perspektive sich in den letzten Jahren den biologischen und kognitiven Daten nicht zur Wehr setzen kann.

Literatur

Berendt, J. E. (1986). *Nada Brahma. Die Welt ist Klang.* Reinbek: Rowohlt.
Bruscia, K. E. (1989). *Defining music therapy.* Phoenixville, PA: Barcelona Publishers.
Decker-Voigt, H.-H. & Escher, J. (Hrsg.). (1994). *Neue Klänge in der Medizin. Musiktherapie in der inneren Medizin.* Bremen: Trialog.
Evers, S. (1991). Musik und Magnetismus. Zur Geschichte der Mystik in der Musiktherapie. *Musiktherapeutische Umschau, 12,* 31–51.
Frank, J. D. (1989). Therapeutic components shared by all psychotherapies. In J. H. Harvey & M. M. Parks (Eds.), *Psychotherapy research and behavior change* (pp. 5–37). Washington, DC: American Psychological Association.
Hamel, P. M. (1986). *Durch Musik zum Selbst. Wie man Musik neu erleben und erfahren kann.* München: dtv.

Lecourt, E. (1988). *La musicotherapie.* Paris: Presses Universitaires de France.
Maranto, C. D. (1992). A comprehensive definition of music therapy with an integrative model for music medicine. In R. Spintge & R. Droh (Eds.), *MusicMedicine* (pp. 19–29). Saint Louis, MI: MMB MUSIC.
Maranto, C. D. (1993a). Applications of music in medicine. In M. Heal & T. Wigram (Eds.), *Musictherapy in health and education* (pp. 153–174). London: Kingsley.
Maranto, C. D. (Ed.). (1993b). *Music therapy: International perspectives.* Pipersville, PA: Jeffrey.
Schwabe, C. (1974). *Musiktherapie bei Neurosen und funktionellen Störungen.* Stuttgart: Fischer.
Schwabe, C. (1986). *Methodik der Musiktherapie und deren theoretische Grundlagen.* Leipzig: J. A. Barth.
Simon, W. (1975). Abriß einer Geschichte der Musiktherapie. In G. Hauer (Hrsg.), *Grundlagen der Musiktherapie und Musikpsychologie* (S. 135–142). Stuttgart: Fischer.
Smeijsters, H. (1994). *Musiktherapie als Psychotherapie. Grundlagen – Ansätze – Methoden.* Stuttgart: Fischer.
Spintge, R. & Droh, R. (1992). *Musik-Medizin. Physiologische Grundlagen und praktische Anwendungen.* Stuttgart: Fischer.
Strobel, W. & Huppmann, G. (1978). *Musiktherapie. Grundlagen – Formen – Möglichkeiten.* Göttingen: Hogrefe.
Summer, L. (1996). *Music, the new age elixer.* Buffalo: Prometheus.
Teirich, H. R. (Hrsg.). (1958). *Musik in der Medizin.* Stuttgart: Fischer.

Gestalttherapie und Musiktherapie

Isabelle Frohne-Hagemann

Gestalttherapie ist ein Therapieverfahren mit existenzialistisch-phänomenologischer und experimenteller Orientierung, welches von dem deutschen Arzt und Psychoanalytiker Fritz Salomon Perls (1893–1970) in den zwanziger und dreißiger Jahren des 20. Jahrhunderts zusammen mit seiner Frau Laura (Lore) und ab 1947 mit Paul Goodman, der sozialwissenschaftliche Aspekte einbrachte sowie mit Ralph Hefferline, der lerntheoretische Aspekte vertiefte, entwickelt wurde (Perls, Hefferline & Goodman, 1951). Diese Begründer der Gestalttherapie integrierten bestimmte Aspekte psychoanalytischer, tiefenpsychologischer, gestaltpsychologischer, existenzialistischer, phänomenologischer und behaviouristischer Konzepte. Gestalttherapie wurde auch vom Psychodrama und anderen Verfahren der Humanistischen Psychologie angeregt. Gestalttherapie hebt die Bedeutung von *Awareness* hervor, d. h. Bewusstheit und Achtsamkeit im Hier und Jetzt – ein Konzept, das heute auch in anderen achtsamkeitsbasierten Therapieformen, wie z. B. in der sog. *Mindfulness-based cognitive Therapy* (Remmel & Richarz, 2006, S. 175 ff.) seinen Niederschlag gefunden hat – von Selbstregulationsprozessen, der Sinneswahrnehmung, der leiblichen Sprache der Gefühle sowie das Konzept unerledigter Situationen bzw. ungeschlossener Gestalten. Gestalttherapie förderte den Paradigmenwechsel vom dualistischen zum ganzheitlichen Denken, vom elementenpsychologischen und assoziationstheoretischem Denken zum integrativen Beziehungsdenken. Die sozialwissenschaftlichen Konzepte, die Goodman einbrachte (1951), wurden allerdings lange Zeit von Gestalttherapeuten wenig rezipiert. Das feldtheoretische Konzept von Figur/Feld wurde als Gestalt-/Grund-Prinzip ein mehr wahrnehmungspsychologischer Fokus der therapeutischen Behandlung.

Erwin und Miriam Polster gehörten zu den ersten Schülern Fritz Perls und vertieften und erweiterten das Kontaktmodell der Gestalttherapie (Polster & Polster, 2001). Yonteff (1969) trug wesentlich dazu bei, systemtheoretische Gestalttherapie zu vertiefen, Walter (1985) erweiterte die Gestalttherapie um gestaltheoretische und Petzold um integrative Konzepte (Petzold, 1988, 1995; Hutterer-Krisch et al., 1999; Hartmann-Kottek, 2004). Ein modernes Neuverständnis für Gestalttherapie lieferte 1993 Gordon Wheeler, und Hans-Peter Dreitzel (2004) entwickelte eine mit der Psychopathologie der Gestalttherapie kompatible Diagnostik nach der ICD-10.

Auch in der Musiktherapie finden sich gestalttheoretische und gestalttherapeutische Ansätze. Der gestalttheoretische Grundgedanke von Polarität und polaren Strukturen wie z. B. Figur und Hintergrund, Spannung und Entspannung, Aktivität und Passivität, bewusstes Wollen und intuitives Geschehenlassen wird von Smeijsters als tragendes Moment gestalttherapeutischer Musiktherapie gesehen (Smeijsters, 1994, S. 29) und ist auch aus der Sicht der Morphologie für musiktherapeutische Gestaltbildungen in Improvisationen kennzeichnend (Deuter, 2001).

Eine eigene Prägung zeigt die „Gestalt-Musiktherapie" (Hegi, 1986, 1998, 2001), die das gestalttherapeutische Kontaktmodell unter dem Aspekt musikalischer Wirkungskomponenten (Klang, Rhythmus, Melodie und Dynamik) beschreibt und das Verhalten und Erleben eines Patienten in der therapeutischen Beziehung im Kontaktzyklus von „Kontaktnehmen", „Kontaktvollzug" und „Nachkontakt" (Kontaktzyklus nach Perls, Hefferline und Goodman, 1951, S. 459) unter dem Aspekt der Kontaktfunktionen betrachtet (Kontaktunterbrechungen bzw. Kontaktstörungen wie Konfluenz, Introjektion, Projektion, Retroflektion und Deflektion). Für die Improvisation zwischen Patient/Patientin und Therapeut/Therapeutin hat Hegi diese Störungen als „Anpassung/Verschmelzung" (Konfluenz), „Manipulation/Verführung" (Projektion), „Vorsicht/Schutz" (Introjektion), „Verstopfung/Rückzug" (Retroflektion), „Durchfall/Befreiung" (Deflektion) bezeichnet, die in der Musik hör- und erlebbar werden (Hegi, 1998, S. 317 ff.).

Gestalttherapeutische Wurzeln hat auch die Integrative Musiktherapie (Frohne, 1986; Frohne-Hagemann, 1990, 2001; Frohne-Hagemann & Pleß-Adamczyk, 2005) (→ Integrative Musiktherapie). Guided Imagery and Music-Therapeuten und -therapeutinnen arbeiten ebenfalls oft mit gestalttherapeutischem Ansatz (Clarkson, 2002).

In der Musiktherapie wird zwischen gestalttherapeutischen Techniken und Interventionen unterschieden, die „ins Musiktherapeutische" übersetzt werden können und Musiktherapie, die eine gestalttherapeutische Haltung dem Klienten gegenüber deutlich macht. Wenn der Musiktherapeut den Klienten auffordert, einer Person (z. B. dem Vater) ein Instrument zuzuordnen und dieses dann in der Rolle des Vaters zu spielen, entspricht dies einer gestalttherapeutischen Technik, die ins Musiktherapeutische übersetzt wurde (Identifikationstechnik). Auch der „leere Stuhl" als Übertragungsobjekt in der Gestalttherapie kann ins Musiktherapeutische übersetzt werden, indem man sich mit einem Instrument identifiziert und z. B. einen Dialog mit den eigenen Anteilen und einen Dialog zwischen tatsächlichen und eingebildeten Beziehungen führt. Die Anwendung einer solchen Technik bedeutet jedoch noch nicht, dass es sich um eine gestalttherapeutisch fundierte Musiktherapie handelt. Letztere wird von Musiktherapeuten praktiziert, die das Figur-Hintergrund-Konzept, das Konzept der Kontaktzyklen und der entsprechenden Gestaltbildungsprozesse zur Grundlage ihres Handelns machen (z. B. Fitzthum, 1995; Hegi, 2001).

Der größte gemeinsame Nenner zwischen Gestalttherapie und Musiktherapie ist sicherlich die Betonung der erlebniszentrierten Arbeit im Hier und Jetzt mit dem kreativen Inszenieren von Träumen, Atmosphären, Anmutungen im Hier und Jetzt, die Betonung der Awareness, des Spürens, der Leibzentriertheit, der Emotionalität, ferner des Explorierens und kreativen Experimentierens mit den Möglichkeiten, die das Individuum bei seinen Problembewältigungs- und -lösungsversuchen hat. Hier spielt das kongruente Geschehen der Achtsamkeit im Hier und Jetzt und der Improvisation als Augenblicksgeschehen nonverbaler Kommunikation und des direkten Kontakts eine wichtige Rolle. Auf das Übertragungsgeschehen wird weniger geachtet, und wo Übertragung entsteht, wird sie in die reale Hier-und-Jetzt-Beziehung zu überführen versucht. In der Musik spielt der Therapeut daher weniger abstinent mit als in klassisch psychoanalytischen Musiktherapie-Sitzungen, da es um den konkreten, direkten Kontakt bzw. die Kontaktstörungen zwischen den Spielpartnern geht.

Ohne die Impulse, welche die Gestalttherapie der Psychotherapie gegeben hat, wäre die heute übliche Ressourcenorientierung in der Psychotherapie, die Arbeit vom Leibe aus oder die Arbeit nicht nur *an* der Beziehung, sondern auch *in* der Beziehung nicht denkbar.

Literatur

Clarkson, G. (2002). Combining Gestalt Dreamwork and the Bonny Method. In K. Bruscia & D. Grocke (Eds.), *Guided Imagery and Music. The Bonny Method and Beyond*. Gilsum, NH: Barcelona Publishers.

Deuter, M. (2001). Polaritätsverhältnisse – zu einer musikalisch-psychologischen Benennung der Improvisation. *Einblicke, 12,* 70–86.

Dreitzel, H.-P. (2004). *Gestalt und Prozess: eine psychotherapeutische Diagnostik oder: der gesunde Mensch hat wenig Charakter*. Bergisch-Gladbach: EHP.

Fitzthum, E. (1995). Musiktherapie und Gestalttherapie II. In Ch. Gollner (Ed.), *Internationale Psychotherapietagung 1995*. Wien: Edition Praesens.

Frohne, I. (1986). Musiktherapie auf der Grundlage der integrativen Gestalttherapie. *Musiktherapeutische Umschau, 7,* 111–123.

Frohne-Hagemann, I. (1990). Integrative Musiktherapie als psychotherapeutische, klinische und persönlichkeitsbildende Methode. In I. Frohne-Hagemann (Hrsg.), *Musik und Gestalt, klinische Musiktherapie als integrative Psychotherapie*. Paderborn: Junfermann. (Neuaufl. 1999, S. 101–123. Göttingen: Vandenhoeck & Ruprecht)

Frohne-Hagemann, I. (2001). Musiktherapie vor dem Hintergrund integrativer Theorie und Therapie. In H.-H. Decker-Voigt (Hrsg.), *Schulen der Musiktherapie* (S. 159–182). München: Reinhardt.

Frohne-Hagemann, I. & Pleß-Adamczyk, H. (2005). *Indikation Musiktherapie bei psychischen Problemen im Kindes- und Jugendalter. Musiktherapeutische Diagnostik und Manual nach ICD 10*. Göttingen: Vandenhoeck & Ruprecht.

Goodman, P. (1951). Gestalt Therapy. In F. S. Perls, R. F. Hefferline & P. Goodman (Eds.), *Gestalt Therapy. Excitement and Growth in the Human Personality*. New York: Julian.

Hartmann-Kottek, L. (2004). *Gestalttherapie*. Berlin: Springer.

Hegi, F. (1986). *Improvisation und Musiktherapie. Möglichkeiten und Wirkungen von freier Musik*. Paderborn: Junfermann.

Hegi, F. (1998). *Übergänge zwischen Sprache und Musik. Die Wirkungskomponenten der Musiktherapie*. Paderborn: Junfermann.

Hegi, F. (2001). Gestalt-Musiktherapie. In H.-H. Decker-Voigt (Hrsg.), *Schulen der Musiktherapie* (S. 125–158). München: Reinhardt.

Hutterer-Krisch, R., Luif, I. & Baumgartner, G. (1999). *Neue Entwicklungen in der Integrativen Gestalttherapie*. Wien: Facultas.

Perls, F. S., Hefferline, R. F. & Goodman, P. (1951). *Gestalt Therapy. Excitement and Growth in the Human Personality*. New York: Julian. (Deutsche Ausgabe: Gestalt-Therapie. Klett-Cotta, Stuttgart, 1979)

Petzold, H. G. (1988). Die „vier Wege der Heilung" in der „Integrativen Therapie" und ihre anthropologischen und konzeptuellen Grundlagen – dargestellt an Beispielen aus der „Integrativen Bewegungstherapie". In H. G. Petzold (Hrsg.), *Integrative Bewegungs- und Leibtherapie* (S. 173–283). Paderborn: Junfermann.

Petzold, H. G. (1995). Schulenübergreifende Perspektiven zu einer integrierten Psychotherapie und einer allgemeinen Psychotherapiewissenschaft – der Beitrag von Gestalttherapie und Integrativer Therapie. In Berufsverband deutscher Psychologen (Hrsg.), *Gegenwart und Zukunft der Psychotherapie im Gesundheitswesen* (S. 71–94). Bonn: Deutscher Psychologen Verlag.

Polster, E. & Polster, M. (2001). *Gestalttherapie. Theorie und Praxis der integrativen Gestalttherapie*. Wuppertal: Hammer.

Remmel, A. & Richarz, B. (2006). Bewusstsein und Psychotherapie – achtsamkeitsbasierte Ansätze bei Persönlichkeitsstörungen und chronischen Stress-Syndromen. In A. Remmel, O. Kernberg,

W. Vollmoeller & B. Strauß (Hrsg.), *Handbuch Körper und Persönlichkeit. Entwicklungspsychologie, Neurobiologie und Therapie von Persönlichkeitsstörungen* (S. 175–196). Stuttgart: Schattauer.

Smeijsters, H. (1994). *Musiktherapie als Psychotherapie*. Jena: Fischer.

Walter, H.-J. (1985). *Gestalttheorie und Psychotherapie*. Darmstadt: Westdeutscher Verlag.

Wheeler, G. (1993). *Kontakt und Widerstand – Ein neuer Zugang zur Gestalttherapie*. Bergisch-Gladbach: EHP.

Yonteff, G. A. (1969). *A review of the practice of Gestalt Therapy*. Ph. D. Dissertation, University of Arizona.

Weiterführende Literatur

Clarkson, P. & Mackewn, J. (1995). *Frederick S. Perls und die Gestalttherapie*. Köln: Edition Humanistische Psychologie.

Fuhr, R., Sreckovic, M. & Gremmler-Fuhr, M. (Hrsg.). (1999). *Handbuch der Gestalttherapie*. Göttingen: Hogrefe.

Perls, F. S. (1969). *Gestalt Therapy Verbatim*. Moab, Utah: Real People Press.

Perls, F. S. (1980). *Gestalt-Wachstum-Integration. Aufsätze, Vorträge, Therapiesitzungen*. Paderborn: Junfermann.

Perls, L. (1989). *Leben an der Grenze. Essyas und Anmerkungen zur Gestalt-Therapie*. Köln: Edition Humanistische Psychologie.

Petzold, H. G. (1996). Psychotherapie, ein integrativer Ansatz oder weiterhin schulengebundene Ideologie? Probleme, Hintergründe, Argumente. Vortrag auf der Internationalen Psychotherapietagung des öAGG vo. 22.–26. 11. 1995. Schriftliche Fassung im Tagungsbericht: Gollner, Ch., Nausner, L. & Bösel, R. (Hrsg.) (1996). *Integrative Gestalttherapie* (S. 150–199). Wien: Edition Praesens.

Petzold, H. G. (1997). Integrative Therapie, Gestalttherapie im „neuen Integrationsparadigma" kritische Perspektiven und Entwicklungen. Hückeswagen: Europäische Akademie für Psychosoziale Gesundheit. (Gekürzt in Fuhr, R., Screckovic, M. & Gremmler-Fuhr, M. (1999). *Das Handbuch der Gestalttherapie*. Göttingen: Hogrefe.)

Petzold, H. G. (2001). *Integrative Therapie – Das „biopsychosoziale" Modell kritischer Humantherapie und Kulturarbeit. Ein „lifespan developmental approach"*. Paderborn: Junfermann.

Petzold, H. G. (2002). *Zentrale Modelle und KERNKONZEPTE der „INTEGRATIVEN THERAPIE"*. Düsseldorf/Hückeswagen. Verfügbar unter: www.FPI-Publikationen.de/materialien.htm – POLYLOGE: Materialien aus der Europäischen Akademie für psychosoziale Gesundheit – 03/2002. Überarbeitete Version, Kernkonzepte II, 2006.

Petzold, H. G. (2006a). *Entwicklungen in der Integrativen Therapie als „biopsychosozialökologisches" Modell – Überlegungen zu Hintergründen und proaktiven Perspektiven. „Integrative Therapie" 40 Jahre „auf dem Wege und auf der Suche"*. Europäische Akademie für Psychosoziale Gesundheit, Hückeswagen. Verfügbar unter: www.FPI-Publikationen.de/materialien.htm – POLYLOGE: Materialien aus der Europäischen Akademie für psychosoziale Gesundheit – Jg. 2006.

Petzold, H. G. (2006b). *Menschenbild und Praxeologie. 30 Jahre Theorie- und Praxisentwicklung am „Fritz Perls Institut für Integrative Therapie, Gestalttherapie und Kreativitätsförderung"* (1972 – 2002) – (Updating von 2003). Verfügbar unter: www.FPI-Publikationen.de/materialien.htm – POLYLOGE: Materialien aus der Europäischen Akademie für psychosoziale Gesundheit – Jg. 2006.

Petzold, H. G. & Sieper, J. (1993). *Integration und Kreation* (2 Bde.). Paderborn: Junfermann. (2. Aufl. 1996)

Sieper, J., Orth, I. & Schuch, W. (Hrsg.). (2007). *Neue Wege Integrativer Therapie.* Bielefeld: Ed. Sirius.

Sieper, J. & Petzold, H. G. (2002). *Der Begriff des „Komplexen Lernens" und seine neurowissenschaftlichen und psychologischen Grundlagen – Dimensionen eines „behavioralen Paradigmas" in der Integrativen Therapie. Lernen und Performanzorientierung, Behaviourdrama, Imaginationstechniken und Transfertraining.* Düsseldorf/Hückeswagen. Verfügbar unter: www.FPI-Publikationen.de/materialien.htm – POLYLOGE: Materialien aus der Europäischen Akademie für psychosoziale Gesundheit – 10/2002 und gekürzt in A. Leitner (2003). *Entwicklungsdynamiken der Psychotherapie* (S. 183–251). Wien: Kramer.

Yontef, G. M. (1999). *Awareness, Dialog, Prozess.* Köln: Edition Humanistische Psychologie.

Gruppendynamik

Stella Mayr

Seit jeher leben und arbeiten Menschen in Gruppen. Sie bilden dort Interessengemeinschaften und entwickeln dort ihre eigene Kultur, die sie zu einer ganz speziellen Gruppe im Unterschied von allen anderen kennzeichnet. Heute wie früher sind und waren es gesellschaftliche Veränderungen, z. B. die industrielle Entwicklung, Kriege usw., die ständig neue Gruppenformen entstehen ließen und damit verbunden den Wunsch, Entwicklungen und Charakteristika dieser Gruppen zu verstehen.

Der Gruppendynamik blieb es vorbehalten, Antworten auf diese Fragen zu finden. Jene Wissenschaft, die im Schnittpunkt von Soziologie und Psychologie entstanden ist und sich zur Aufgabe gestellt hat, alle sozialpsychologischen Phänomene und Gesetzmäßigkeiten, die in Gruppen vorkommen, zu erforschen und Methoden zu entwickeln, mit denen man Gruppen helfen kann, auf das Individuum und die Gruppe Einfluss zu nehmen.

Zentraler Schwerpunkt gruppendynamischer Forschung sind auch heute noch Kleingruppen bzw. Primärgruppen und das Erkennen und Steuern von Intergruppen-Prozessen. Der Begriff der Primärgruppe stammt von Charles S. Cooley (1909) und bezeichnet Gemeinschaften von überschaubarer Größe, die durch persönliche Verbindung, Zusammenarbeit und wechselseitige Identifizierung (Wir-Gefühl) gekennzeichnet sind.

Als Begründer der Gruppendynamik gelten Jakob Moreno und Kurt Lewin, der auch den Begriff Gruppendynamik prägte. Beide stammen aus Europa und emigrierten Anfang der 30er Jahre in die USA. Jakob Moreno, Arzt und Psychotherapeut, erweiterte die Therapie, die bis dahin auf Individuen beschränkt war, auf Gruppen, als er deren therapeutischen Stellenwert erkannte. Im therapeutischen Rollenspiel, das im Psychodrama seinen Höhepunkt findet, verbanden sich erstmals in der Geschichte der Psychotherapie Individuum und Gruppe in ihrer Wechselbeziehung. Zur Analyse der in diesen Gruppen stattfindenden affektiven Beziehungen entwickelte er „soziometrische" Verfahren.

Der Gestaltpsychologe Kurt Lewin, der an der Erforschung der Beziehungs- und Bedeutungszusammenhänge arbeitete, die das Verhalten im sozialen Feld beeinflussen, übernahm die Methoden Morenos, um die psychischen und sozialen Kräfte, die in Gruppen wirken, auf ihre Gesetzmäßigkeit und Messbarkeit hin zu untersuchen. Er entwickelte mit seinen Mitarbeitern das Modell der T-Gruppe (Trainingsgruppe), einer künstlichen sogenannten Laboratoriumsgruppe, die ein Optimum an sozialem Lernen ermöglichen sollte.

Die T-Gruppe ist durch ein spezielles Setting gekennzeichnet: Etwa 7 bis 12 Teilnehmer verpflichten sich, mit dem Trainer und manchmal einem Co-Trainer für die Dauer von 1 bis 2 Wochen in Klausur zu gehen und die Gruppe während dieser Zeit nicht zu verlassen. In dieser Situation durchlaufen die Teilnehmer einen sozialen Lernprozess, der durch das spezielle Verhalten des Gruppentrainers gefördert wird. Er übernimmt nicht die von den Gruppenteilnehmern erwartete Führungsrolle, hilft ihnen aber durch Anregungen und gezielte Interventionen, die Steuerung der Gruppe selbst in die Hand zu nehmen. Zusätzliche Angebote wie Plenarsitzungen, Intergruppen und Kooperationsübungen helfen dabei ebenso wie Vorträge (Theorie-Input), dieses Verständnis zu erarbeiten.

Als wesentliche Lernziele seien genannt: Schärfung der Wahrnehmung, Wissen um die Diskrepanzen zwischen Selbst- und Fremdeinschätzung, Abbau von Vorurteilen und Entwicklung in Richtung Eigenverantwortung sowie Kooperations- und Teamfähigkeit. Besondere Bedeutung kommt der Rückmeldung von Wahrnehmungen von Einzel- und Gruppenverhalten aus der Gruppe in die Gruppe (Feedback) zu. Erst durch dieses Instrument der Rückspiegelung wird Bewusstmachung und in der Folge Veränderung möglich.

Die Gruppendynamik hat eine Fülle von Feedbackverfahren entwickelt, wie z. B. das Tandem (eine Gruppe beobachtet die andere in Aktion und teilt ihr anschließend ihre Beobachtungen mit), oder soziometrische Verfahren wie das Soziogramm oder das von Josef Luft und Harry Ingham entwickelte grafische Schema der Wahrnehmung in interpersonalen Beziehungen (Johari-Fenster). Auch technische Medien wie Tonband, Video usw. werden eingesetzt. Gruppendynamik soll also helfen, das eigene Verhalten und das der Gruppe zu erkennen, um es in der Folge verändern zu können. Sie hat einen emanzipatorischen Anspruch und stimmt weitgehend mit den Zielen überein, die sich auch therapeutisch orientierte Gruppen setzen, wie z. B. das Nachholen von Reifungsprozessen, Ich-Stärkung, Selbstbestimmung, Verbesserung der Kooperations- und Kommunikationsfähigkeit usw.

Der Einfluss gruppendynamischer Kenntnisse in der Musiktherapie ist immer noch sehr gering.

Obwohl die Gruppendynamik und die Psychotherapie in ihrer Wechselbeziehung viele gemeinsame Aspekte aufweisen (z. B. Einflüsse psychoanalytischer Kategorien wie Regression, kollektives Unbewusstes, Übertragung – Gegenübertragung, Widerstand, Abwehrfunktionen), betreiben viele Musiktherapeuten immer noch Therapie in der Gruppe statt mit der Gruppe.

Bezüglich des Erkennens gruppendynamischer Prozesse ist die Musiktherapie im deutlichen Vorteil gegenüber verbalen Therapien. Das hat damit zu tun, dass der kognitive sprachliche Filter ausgeschaltet ist, und an seine Stelle der authentische, weniger manipulierbare nonverbale Ausdruck tritt. Dies ermöglicht, dass die Phasen der Individual- und Gruppenentwicklung sowie das Verhalten im kommunikativen Bereich deutlicher hervortreten. Sie können daher für den Musiktherapeuten eine große diagnostische Hilfe darstellen.

Unterschiede zwischen den Gruppendynamik- und Psychotherapiegruppen liegen in der Klientel sowie im unterschiedlichen Rollenverständnis von Trainer/Trainerin und Psychotherapeut/-therapeutin. Des Weiteren liegt der Inhalt der Psychotherapie im Dort und Damals, d. h. im Wiederbeleben und Durcharbeiten vergangener traumatisierender innerer Konflikte, das der Gruppendynamik hingegen im Hier und Jetzt der Gruppe.

Die Gruppendynamik ist ständig dabei, neue Arbeitsbereiche zu erforschen, ihren Wirkungsbereich zu erweitern, neue Konzepte und Methoden zu entwickeln und zu erweitern. Veränderte Bedingungen, unter denen wirtschaftliche Organisationen in Zukunft operieren müssen, ökologische Probleme oder interkulturelles Management stellen die Gruppendynamik vor neue Herausforderungen.

Die neuesten Entwicklungen berücksichtigen auch systemtheoretische Konzepte. Das führt zur Miteinbeziehung der Wirkung, die das soziale Umfeld (Familie, Arbeitsplatz usw.) auf den Klienten und auf seine Situation hat. In der Familien-, Paar- und in manchen Einzeltherapien ist dieser Ansatz schon selbstverständlich. In jüngster Zeit wird die Systemtheorie, wenn auch im geringem Ausmaß, in der musiktherapeutischen Arbeit berücksichtigt.

Weiterführende Literatur

Bradford, L. P., Gibb, J. R. & Benne, K. D. (Hrsg.). (1972). *Gruppentraining. T-Gruppentheorie und Laboratoriumsmethode*. Stuttgart: Klett.

Heintel, P. (Hrsg.). (1974). *Das ist Gruppendynamik*. München: Heyne.

Mayr, S. (1979). Musiktherapie und Gruppendynamik als Grundlage der Kommunikationstherapie. In H.-H. Decker-Voigt (Hrsg.), *Therapie und Erziehung durch Musik* (Bd. 1). Lilienthal/Bremen: Eres.

Moreno, J. L. (1973). *Gruppenpsychotherapie und Psychodrama*. Stuttgart: Thieme.

Schwarz, G. (2005). *Die Heilige Ordnung der Männer*. Wiesbaden: VS Verlag für Sozialwissenschaften.

Schwarz, G., Heintel, P., Weyrer, M. & Stattler, H. (Hrsg.). (1993). *Gruppendynamik. Geschichte und Zukunft*. Wien: WUV-Universitätsverlag.

Gruppenfunktionen und Phasen der Gruppenbildung

Stella Mayr

Im Verlauf der Bildung einer Gruppenmusiktherapie erkennen wir hemmende und fördernde Funktionen. Diesen kommt besondere Bedeutung zu, da das Gruppenziel nur erreicht werden kann, wenn Mitglieder der Gruppe in der Lage sind, fördernde Gruppenfunktionen selbst zu übernehmen und hemmende zu überwinden:
– Fördernde – das sind ziel- und aufgabenorientierte Funktionen (Teilnehmer machen Vorschläge, bieten Lösungen an, suchen Ressourcen in der Gruppe usw.) und gruppenerhaltende Funktionen (Teilnehmer sorgen für ein gutes Arbeitsklima, ermuntern, loben usw.). Teilnehmer mit einem fördernden Verhalten sind wichtig für die Entwicklung eines guten Gruppenklimas und dafür, dass die Gruppe beisammen bleibt und ihr Ziel erreicht.
– Hemmende – das sind selbstorientierte, emotionale Funktionen. Diese nehmen (a) Bezug auf Autoritätsbeziehungen, Verteilung der Macht und (b) Beschäftigung mit persönlichen Beziehungen, Verteilung der Gefühle auf die Teilnehmer.

Das Teilnehmerverhalten manifestiert sich in drei Phasen, die gleichzeitig die individuelle und die Gruppen-Entwicklung markieren:
1. *Phase: Dependenz – Abhängigkeit.* Vorherrschend sind zunächst Gefühle von Angst und Ungewissheit, die sich im Wunsch nach sicherheitsgebenden Verhaltensweisen ausdrücken, die in der Vergangenheit Billigung durch Autoritäten erfahren haben. Emotional ist die Tendenz charakteristisch, Entscheidungen einmütig zu treffen, zu harmonisieren und Feindseligkeiten auszuweichen.
2. *Phase: Counterdependenz – Gegenabhängigkeit.* War in der dependenten Phase die Billigung der Autorität vorherrschend, so äußert sich in der Counterdependenz-Phase eine Abwertung und Bekämpfung derselben. Die Gruppe zerfällt in wetteifernde Subgruppen, denen ein Großteil der Mitglieder angehört.
3. *Phase: Interdependenz – Gegenseitige Abhängigkeit.* In der Gruppe kommt es zu einer weiteren Zersplitterung. Gleichzeitig werden die konstruktiven Kräfte mobilisiert. Der einzelne fühlt sich nicht mehr isoliert. Das Machtproblem wird in Bezug auf die Verantwortung der Mitglieder definiert. Die Teilnehmer übernehmen jetzt selbst die Verantwortung. Auf emotionaler Ebene werden Unterschiede nicht mehr als Bedrohung erlebt. Es entsteht Offenheit, Akzeptanz und Vertrauen. Individueller Ausdruck wird als Bereicherung erlebt.

Anwendung in der Musiktherapie

Den mit dem oben beschriebenen Konzept vertrauten Musiktherapeuten bietet die freie Musikimprovisationsgruppe, in der die Teilnehmer ihre Kommunikation und die Zusammenarbeit selbst steuern müssen, eine ideale Möglichkeit, Defizite im Entwicklungs-

und Sozialisierungsprozess des Individuums und der Gruppe zu erkennen. Im nonverbalen und spielerischen Charakter einer freien Musikimprovisation treten Entwicklungsstand und das Fehlen oder Vorhandensein wichtiger Gruppenfunktionen deutlicher hervor als in den verbalen Therapien.

In der freien Musikimprovisation äußern sich Dependenz, Counterdependenz und Interdependenz in folgender Weise:
- *Phase der Dependenz*. In der Gruppe entwickelt sich nach anfänglichem Chaos allmählich ein einfacher Rhythmus, in den nach und nach alle einstimmen. Es werden alle Veränderungen, wie z. B. Lautstärke oder Tempo kollektiv vollzogen. Alle sind eins. Es gibt keine Unterschiede.
- *Phase der Counterdependenz*. Von einzelnen Gruppenteilnehmern und Subgruppen werden neue Rhythmen und Themen geschaffen. In einem musikalischen Wettstreit kämpfen sie um die dominierende Rolle, ohne sich auf Dauer durchsetzen zu können.
- *Phase der Interdependenz*. In der Interdependenz entsteht eine individuell differenzierte Improvisation.

Bewährt hat sich folgender Ablauf einer freien Improvisationsstunde:
1. Aufgabenstellung des Therapeuten: freie Musikimprovisation,
2. Durchführung durch die Teilnehmer,
3. Feedback der Teilnehmer und evtl. Videoanalyse,
4. verbale Eigenreflexion der Teilnehmer.

In diesen Selbstreflexionen werden die Phasen der Gruppenentwicklung beim einzelnen Teilnehmer deutlich. Einige Beispiele: In der Phase der Dependenz: „Ich wäre noch gerne beim gemeinsamen Rhythmus geblieben, war enttäuscht, dass das nicht mehr möglich war, hab mich geärgert". In der Phase der Counterdependenz: „Es hat zu lange gedauert, es war langweilig, wollte aussteigen, etwas Neues ausprobieren". In der Phase der Interdependenz: Zunächst Stille, dann: „War schön", „Habe mich wohl gefühlt".
5. Angebote des Musiktherapeuten, die der Gruppe helfen, fördernde Funktionen zu entwickeln und hemmende zu überwinden, z. B. Übungen zur Ich-Stärkung, Förderung des Selbstvertrauens, der Kommunikation usw.

Dieses gruppendynamische Konzept kann auch mit der psychoanalytischen Entwicklungstheorie verknüpft werden. Die Stadien entsprechen der Ich-Entwicklung während der Trieb-Entwicklungsphasen:
- *Orale Phase:* Rudimentäres Ich, Aufgehen im Ganzen (Dependenz),
- *Anale Phase:* Das Ich stellt sich gegen den anderen, um seine Grenzen zu erfahren (Counterdependenz),
- *Ödipale Phase:* Das Ich erkennt den Geschlechtsunterschied und seine spezielle Rolle in der Gesellschaft (Interdependenz).

Es ist in der Gruppe daher auch die innerpsychische Entwicklung des Individuums erfahrbar, und das kann therapeutisch nutzbar gemacht werden.

Das Modell der Gruppenfunktionen und Phasen der Gruppenbildung hat Traugott Lindner, Begründer der Gruppendynamik in Europa, in Bezugnahme auf Warren Benis und

Helmut Sheppard, beide Gruppendynamiker in Bethel/Main (USA), ausgearbeitet. Es ist in unterschiedlichen Zusammenhängen Bestandteil vieler Gruppendynamikausbildungen und Seminare.

Weiterführende Literatur

Heintel, P. (Hrsg.). (1974). *Das ist Gruppendynamik*. München: Heyne.
Schwarz, G. (2007). *Die Heilige Ordnung der Männer* (5. Aufl.). Wiesbaden: VS Verlag für Sozialwissenschaften.

Gruppenmusiktherapie

Tilman Weber

Gruppenmusiktherapie kennt viele Erscheinungsformen. Denn Gruppen – um eine recht weit gefasste Definition von Gruppenmusiktherapie zu geben –, die sich unter Anleitung musikalisch betätigen und dieses als heilsam erleben, können sehr unterschiedlich sein. Es kann sich dabei z. B. um Menschen in einem Altersheim handeln, die gemeinsam die Lieder ihrer Jugend singen, um Menschen mit geistig/körperlichen Einschränkungen, die durch gemeinsames Musizieren zu einem besseren Selbstwertgefühl finden, um Menschen, die aufgrund ihrer Herkunft, ihrer Überzeugungen oder ihres Verhaltens gesellschaftlich ausgegrenzt werden und erleben, durch ihr Musikmachen wieder gesellschaftlichen Anschluss zu finden. Die Reihe der Beispiele ließe sich leicht fortsetzen.

Dieser Artikel zur Gruppenmusiktherapie (GMT) begrenzt sich jedoch allein auf eine GMT, die sich explizit als eine Gruppenpsychotherapie versteht, vorwiegend mit freier musikalischer Improvisation arbeitet und am häufigsten in psychotherapeutischen Kliniken Anwendung findet.

Grundannahmen

Eine solche GMT geht von folgenden Annahmen aus:

1. *Eine Therapiegruppe ist nicht nur eine mehr oder weniger zufällige Ansammlung einzelner Patienten sondern auch eine Ganzheit.*
   Eine Gruppe ist ein lebendiger Organismus, der sich aus vielen Teilen, nämlich den einzelnen Mitgliedern zusammensetzt. Das Ganze ist aber nicht nur die Summe seiner Teile sondern zugleich mehr und anderes als das. Zwischen dem Ganzen und seinen Teilen besteht eine stete Wechselwirkung: Zwar kommen die Patienten als Einzelpersonen in eine Gruppe, um für sich allein von der Gruppentherapie zu profitieren. Sie werden dieses aber nur soweit können, wie sich das Erleben und Verhalten des Einzelnen im Spiegel des Gruppengesamt bricht und dadurch neue Erfahrungen und Erkenntnisse freigesetzt werden (→ Gruppendynamik). Deshalb ist der Therapiegewinn des einzelnen Patienten abhängig von der Potenz des Gruppengesamt, wie dieses wiederum abhängig von den einzelnen Gruppenmitgliedern ist. Entscheidend ist, wieweit sich die einzelnen Patienten als Protagonisten der Gruppe entfalten können und in einen sich gegenseitig fördernden Austausch kommen. Ein Gruppentherapieprozess spielt sich also stets auf zwei Ebenen ab: einerseits geht es um die Entwicklung des einzelnen Gruppenmitgliedes, andererseits um die der Gruppe als Ganzes.

2. *Jede Gruppe behandelt sich selbst.*
   Jede Gruppe steht vor dem Problem, sich zu erhalten. Die vielfältigen Spannungen und Konflikte, die in einer Gruppe durch die Verschiedenheit ihrer Mitglieder zwangsläufig auftreten, zwingen die Teilnehmer, diese Problematik irgendwie zu behandeln

(→ Gruppenfunktionen und Phasen der Gruppenbildung). Diese Behandlung trägt immer die Chance des Wachstums aber auch das Risiko der Zerstörung in sich. Während sehr homogene Gruppen Gefahr laufen, immer mehr in einem Status quo zu verharren, sind zu heterogene Gruppen in der Gefahr, sich zu sprengen. Kann z. B. eine Gruppe die Spannungen unter ihren Mitgliedern nicht mehr auffangen, drängt sie in aller Regel auf Ausschluss eines extremen Protagonisten, um sich zu erhalten. Daraus ergibt sich für den Therapeuten die Aufgabe, die Gruppe nur insoweit zu behandeln, wie deren Selbstbehandlung „verkehrt" läuft, d. h. die Gruppe sich destruktiv verhält und sich in ihrer Entwicklung behindert. Der Gruppentherapeut muss also die Selbstbehandlung der Gruppe beobachten und nur bei Gefahr steuernd eingreifen, indem er hier bremst, dort ermutigt, hier Weichen stellt, dort Hindernisse errichtet, vor allem aber indem er die Kommunikation zwischen den Gruppenteilnehmern fördert, viel erklärt und bei zwangsläufig auftretenden Missverständnissen unter den Teilnehmern immer wieder Übersetzungsarbeit leistet.

Natürlich gilt ein solches Gruppentherapiekonzept nur für Patienten, die fähig sind, komplexe Beziehungsstrukturen wahrzunehmen und auszuhalten, in denen man sich sowohl als Einzelwesen als auch zugleich als Teil eines Gruppenganzen erlebt, die sich also flexibel zwischen „Ich" und „Wir" bewegen können.

Der eigentliche Gewinn einer Gruppentherapie liegt darin, dass sich die Teilnehmer mit ihrem unterschiedlichen Erleben der verschiedenen Situationen in der Gruppe und ihrem daraus resultierenden Verhalten gegenseitig konfrontieren und von einander lernen, mit ihrer persönlichen Eigenart im Verhältnis zu den Mitmenschen umzugehen. Das bedeutet vor allem, dass die Patienten lernen, intra- und interpsychische Konflikte zu erkennen, auszuhalten und dafür konstruktive Lösungen zu erarbeiten.

3. *Die musikalische Produktion der Gruppe ist die Manifestation ihrer dynamischen Struktur.*

Gleich der Traumarbeit, die den latenten Traumgedanken in den Versatzstücken der Tagesreste und anderer Erinnerungsbilder inszeniert, stellt die Gruppe in der Musiktherapie mit der freien Improvisation ein manifestes Hörwerk ihrer latenten Dynamik her, und zwar auf dem Hintergrund ihrer musikalischen Vorerfahrungen und mittels der instrumentalen Gegebenheiten. Diese Dynamik zeigt sich allerdings in aller Regel nicht direkt, sondern bedient sich zu ihrer meist verschlüsselten Darstellung ebenso wie der Traum der Mechanismen der Verdichtung, der Verschiebung, der Verkehrung und der Rücksicht auf Darstellbarkeit.

Dabei ist zu berücksichtigen, dass durch die materialen Eigenschaften der verschiedenen Instrumente und durch das Zusammenspiel der Gruppenteilnehmer in einem gemeinsamen Klangraum die Darstellung der latenten Dynamik in stärkerem Maß entstellt wird wie das bei der Traumproduktion der Fall ist, die solchen realen Widerpart in der Regel nicht kennt. Eine weitere Entstellung begründet sich darin, dass im Wachzustand des Improvisierens die Kontrollmechanismen ihre Funktion gegenüber den aus dem Unbewussten aufsteigenden Impulsen stärker wahrnehmen können, als dieses ihnen im Zustand des Schlafens möglich ist. Diese Nachteile bergen zugleich aber auch einige Vorteile in sich, durch die erstere aufgehoben werden:

– Die Gruppendynamik kann sich in einer konkreten, bewusst erlebten Gestalt manifestieren, die mittels einer Audioaufnahme festgehalten werden kann.

– Die Ungeübtheit in der musikalischen Darstellung bietet Entstellungsmechanismen der musikalischen Routine wenig Möglichkeiten.
– Durch die Gleichzeitigkeit von hoher Sinnlichkeit und Abstraktheit der Musik wird der Gruppe die eigene dynamische Struktur besonders erlebbar, ohne sich dabei in konkreten Details und vordergründigen Rationalisierungen zu verlieren.

Es ist davon auszugehen, dass im Improvisieren die unbewusste dynamische Struktur von allen Beteiligten zwar empfunden, jedoch nicht immer auch schon erkannt und verstanden wird. Wie die latenten Traumgedanken aus dem manifesten Trauminhalt meist nur mit Hilfe der Assoziationsarbeit des Träumers verstanden werden können, so wird auch die latente Dynamik der Gruppe erst durch das Befragen der Spieler nach ihren Einfällen zum Gespielten deutlich.

Darüber hinaus stellt das gleichzeitige instrumentale und/oder vokale Spielen ein Erfahrungsfeld des intensiven Erlebens und Verhaltens zur Verfügung, das aufgrund seiner offenen Struktur sowohl für den einzelnen Spieler als auch für die gesamte Gruppe außerordentlich vielfältig ist.

Patienteninformation

Aus diesen Grundannahmen ergeben sich bestimmte Prinzipien für die Durchführung der GMT. Es ist eine (leider nicht überall anerkannte) Selbstverständlichkeit, dass die Teilnahme nicht verordnet werden kann, sondern dazu die freiwillige Entscheidung des Patienten unbedingt erforderlich ist. Um diese verantwortlich treffen zu können, muss der Patient die Möglichkeit haben, sich vorher durch den Musiktherapeuten ausführlich über Zweck und Ziel der GMT sowie deren Ablauf informieren zu können. Dazu gehören ebenfalls genaue Absprachen über das Procedere bei einem eventuell erforderlich werdenden Abbruch der Teilnahme an der GMT.

Denn im Gegensatz zu somatischen Erkrankungen, bei denen dem Arzt weitgehend allein die Behandlung des Kranken obliegt, wird bei psychischen Erkrankungen nicht der Patient behandelt, sondern Therapeut und Patient behandeln gemeinsam das Problem des Patienten. Deshalb kommt der Etablierung eines belastungsfähigen Arbeitsbündnisses zwischen Patient und Therapeut eine entscheidende Bedeutung zu, wofür eine umfassende Information unabdingbar erscheint. Dabei ist es ganz besonders wichtig, den Patienten immer wieder in seiner Eigenverantwortlichkeit zu stärken.

Regeln für die Gruppenmusiktherapie

Für die Durchführung der GMT hat sich als hilfreich erwiesen, nur allgemeine Grundregeln für den Ablauf der Therapiesitzungen zu geben, die selbstverständlich durchbrochen werden können, was dann aber die Möglichkeit bietet, diese Regelverletzung in ihrer psychischen Bedeutung ausführlich zu thematisieren.

Falls nicht ein drängendes Problem von Seiten der Gruppenteilnehmer oder von Seiten des Therapeuten unmittelbar verbalisiert werden muss, beginnt üblicher Weise jede

Sitzung mit einer freien Improvisation auf den vorhandenen Instrumenten, wobei sich die Spieler soweit wie möglich von ihren augenblicklichen Einfällen leiten lassen sollten.

Allerdings ist es ratsam, dass sich der Musiktherapeut das Klavier (falls vorhanden) vorbehält. Das begründet sich in der Tatsache, dass das Klavier in unserer Musikkultur nicht nur das hochwertigste Instrument repräsentiert, sondern auch im Vergleich zu allen anderen Instrumenten weitaus die reichsten Spielmöglichkeiten bietet und dem Therapeut erlaubt, auf die verschiedensten Situationen musikalisch flexibel reagieren zu können. Mit dem Spielen des Klaviers unterstreicht der Therapeut zugleich seine besondere Position in der Gruppe, nämlich die eines verantwortlichen Leiters, weil es für die Patienten wichtig ist, sich in ihrer gelegentlich heillosen Verstrickung in Gruppenkonflikte auf einen Leiter verlassen zu können, was natürlich auch mit einschließt, sich mit dieser Autorität kritisch auseinanderzusetzen. Damit bietet sich der Therapeut in besonderer Weise als Übertragungsobjekt an, was gegebenenfalls im Verlauf der Behandlung zu thematisieren ist. Darüber hinaus stellt das Klavierspielen aufgrund seiner technischen Schwierigkeiten vor dem Hintergrund des von jedem Gruppenmitglied gespeicherten Klangbildes in der Regel eine Überforderung der Patienten dar. Hinzukommt noch, falls es sich nicht um einen Flügel handelt, dass der Spieler Gefahr läuft, hinter der Klavierwand förmlich zu verschwinden, und sich damit der Gruppe entzieht. (Dass das Klavier in der Einzelmusiktherapie ganz anders eingesetzt werden kann, sei nur am Rande bemerkt.)

Eine weitere Regel besteht darin, die freie Improvisation in ihrer Dauer im Allgemeinen auf ca. 7 bis 8 Minuten zu begrenzen. Dadurch wird deutlich gemacht, dass alles einen Anfang und ein Ende hat, was beinhaltet, dass nur ein begrenzter Gestaltungsraum zur Verfügung steht, dass andererseits aber auch eine für den einzelnen Patienten eventuell sehr unangenehme Situation nicht endlos dauert. Vor allem aber ermöglicht diese begrenzte Zeitdauer, das Gespielte auch wirklich im Gedächtnis zu behalten, was für die nachfolgende Reflexion wichtig ist.

Üblich ist es, von der Improvisation eine Audioaufnahme herzustellen, vor allem um die Möglichkeit zu haben, die Patienten ihr gemeinsames Werk unmittelbar danach noch einmal anhören zu lassen, weil damit eine Distanzierung vom eigentlichen Geschehen und eine Objektivierung des eigenen Tuns gefördert wird, was Voraussetzung für die Selbstreflexion ist.

Aus der anschließenden ausführlichen Verbalisierung des beim Spielen Erlebten und Gehörten ergibt sich der weitere Verlauf der Sitzung von selbst, der z. B. das Problem eines Patienten in den Mittelpunkt rückt oder auch einen Konflikt der Gruppenteilnehmer untereinander zum beherrschenden Thema machen kann. Das Spielen weiterer Improvisationen wird allein davon abhängen, ob diese für die Weiterentwicklung des Gruppenprozesses hilfreich oder gar erforderlich sind, weil sie ein augenblickliches Problem erst richtig deutlich machen oder eventuell auch überwinden helfen.

Zum Ende der Sitzung fasst der Therapeut das Geschehen mit wenigen Worten zusammen und gibt eventuell auch Hinweise, wie das aufgetauchte Thema noch von jedem einzelnen Patienten weiterbehandelt werden kann. Je nach Situation eignet sich auch eine Schlussimprovisation als Zusammenfassung des Geschehenen.

Bei der Frage, ob und gegebenenfalls wie der Gruppenmusiktherapeut sich an der freien Improvisation beteiligen sollte, gehen die Meinungen auseinander. Hält man an der Grundannahme fest, dass sich eine Gruppe selbst behandelt, so kann das Mitspielen des Therapeuten überflüssig oder vielleicht sogar störend erscheinen. Andererseits kann das Mitspielen dem Therapeuten notwendig werden, um seinen Gegenübertragungsaffekten eine klangliche Gestalt zu geben (und sich dadurch ihrer bewusst zu werden), bevor er ihnen ungewollt im verbalen Umgang mit der Gruppe Ausdruck verleiht; vielleicht gewinnt er auch erst durch sein eigenes Spielen in der gemeinsamen Improvisation mehr Klarheit über die augenblickliche Dynamik der Gruppe. Unter Umständen bietet das Mitspielen dem Therapeuten auch Gelegenheit, für ihn in der Gruppe deutlich spürbare, den Gruppenmitgliedern aber noch nicht bewusste, zumindest noch nicht ausdrückbare Affekte (z. B. Aggression oder Ratlosigkeit) musikalisch zu gestalten, um sie auf diese Weise in der Gruppe publik zu machen. In jedem Fall sollte die Beteiligung des Therapeuten an der Gruppenimprovisation flexibel und der jeweiligen Situation angepasst gehandhabt werden.

Geschlossene oder offene Gruppen, Gruppengröße

Abgesehen davon, dass bei immer kürzer werdenden Verweildauern der Patienten in psychotherapeutischen Einrichtungen „geschlossene Gruppen" (Gruppen, die sich in ihrer Zusammensetzung während des gesamten Therapieverlaufs nicht ändern) sich kaum noch organisieren lassen, spricht auch aus psychotherapeutischen Überlegungen einiges für sogenannte „offene Therapiegruppen". Erstens entsprechen diese mehr den „natürlichen Gruppen" des Alltags, zweitens kann sich ein Gruppenwiderstand nicht so leicht etablieren, weil neue Teilnehmer das gruppendynamische Geschehen immer wieder aufbrechen. Jeder Teilnehmer durchläuft zwangsläufig eine Entwicklung vom Neuling zum erfahrenen Gruppenmitglied und erlebt schon allein dadurch eine Veränderung. Will man sich in seiner therapeutischen Arbeit allerdings nicht nur auf die Thematisierung von Ankunft und Abschied beschränken, ist bei offenen Gruppen unbedingt darauf zu achten, dass der Wechsel nicht zu häufig geschieht und nach Möglichkeit immer mehrere Patienten gleichzeitig neu hinzukommen bzw. ausscheiden. Zwischen den Wechseln sollte die Gruppe möglichst über 14 Tage konstant bleiben. Da eine Gruppe neben der GMT meistens auch noch an anderen Therapieverfahren teilnimmt, bedeutet das in der Regel eine Gruppenkonstanz über insgesamt 8 bis 10 Sitzungen. Andernfalls besteht die Gefahr, dass sich gar nicht so etwas wie ein Gruppenkern mit einem ausreichend starken Wir-Gefühl bilden kann.

Dabei sollte die Gruppengröße maximal zwischen 5 und 10 Teilnehmern schwanken. Wird die Gruppe zu klein, löst sie sich immer mehr in einzelne Individuen auf, bzw. kommt allein aufgrund der Anzahl gar nicht dazu, ein Gruppenbewusstsein zu entwickeln. Als Musiktherapeut wird man sich in einem solchen Fall genötigt sehen, Einzeltherapien vor dem Hintergrund eines Gruppenauditoriums durchzuführen, weil eine lebendige Gruppendynamik als Voraussetzung einer wirksamen Gruppenbehandlung gar nicht zustande kommt. Ist die Gruppe zu groß, sieht sich der einzelne Gruppenteilnehmer einer fast unüberschaubaren und damit anonym erscheinenden Masse gegenüber, von der er sich eher bedroht fühlt. Das veranlasst ihn dann meistens, sich möglichst unscheinbar anzupassen und kaum etwas von seiner Individualität zu zeigen, was nicht nur zur eigenen Stagnation führt sondern zu der der gesamten Gruppe.

Spielregeln

Viele Gruppenmusiktherapeuten wenden in ihrer Arbeit Spielregeln für die Improvisation an, sei es dass sie bestimmte Anweisungen für das gemeinsame Improvisieren geben, sei es dass sie ein musikalisches oder außermusikalisches Thema vorgeben. Wenn man von den oben beschriebenen Grundannahmen ausgeht, erübrigen sich allerdings meistens solche Spielregeln, weil man sicher sein kann, dass sich die Verhaltens- und Erlebensmuster der Gruppenteilnehmer desto deutlicher zeigen können, je weniger eine Situation vorstrukturiert ist (z. B. durch eine Spielregel).

Andererseits haben Spielregeln durchaus ihre Berechtigung zur Regulierung des Angstpegels in einer Gruppe. Angst – oder Leidensdruck – sind ein wichtiges Agens der Gruppentherapie, weil eine gewisse Drucksituation in den meisten Fällen unerlässlich ist, um neue Schritte zu wagen und sich weiter zu entwickeln. Andererseits kann eine zu große Angst oder ein zu großer Leidensdruck zu einer alles blockierenden Lähmung führen, die dann gerade diese Weiterentwicklung verhindert. Gut dosierte Spielregeln können in einer solchen Situation hilfreich sein, um dem Patienten Halt und Orientierung zu geben. Ganz allgemein gilt jedoch für eine Psychotherapie, die zum Ziel die Weiterentwicklung des Patienten zu mehr Eigenverantwortung und besserer Selbstfürsorge hat, dass die Therapiesituation so offen wie möglich und so strukturiert wie nötig gehalten werden sollte.

Weiterführende Literatur

Grootaers, F. (2001). *Bilder behandeln Bilder.* Münster: LIT.
Hayne, M. (1997). *Grundstrukturen menschlicher Gruppen.* Lengerich: Pabst.
König, K. & Lindner, W.-V. (1991). *Psychoanalytische Gruppentherapie.* Göttingen: Vandenhoeck & Ruprecht.
Seifert, W. (1975). *Gruppendynamik – Veränderung durch Selbsterfahrung.* Köln: Kiepenheuer & Witsch.
Walter, H.-J. (1984). *Gestalttheorie und Psychotherapie.* Stuttgart: UTB für Wissenschaft.
Yalom, I. D. (1996). *Theorie und Praxis der Gruppenpsychotherapie.* Stuttgart: Pfeiffer bei Klett-Cotta.

Guided Imagery and Music (GIM)/ Musikimagination (MI)

Isabelle Frohne-Hagemann

GIM ist eine von Helen Bonny in 70er Jahren des letzen Jahrhunderts in den USA entwickelte Form rezeptiver Musiktherapie (Bonny, 1975, 1978a, b, 1980, 1993, 2002; Summer, 2002; Bruscia & Grocke, 2002), bei der in einem entspannten Bewusstseinszustand vorwiegend klassische Musik gehört wird. Es handelt sich um eine sehr tiefgehende Behandlungsmethode, bei der über die Musik und durch die verbal begleitende Präsenz des Therapeuten alle Bereiche unseres Bewusstseinsspektrums erreicht werden können. Der musikalische Erlebnisraum lässt das Explorieren eines Bewusstseinsspektrums zu, das seelische Prozesse auf der Ebene des vegetativen Zell- und Organbewusstseins bis hin zu spirituellen und transpersonalen Bereichen des Wahrnehmens und Erlebens beinhaltet. Die Anwendung dieser Methode verlangt vom Therapeuten schon deswegen eine hohe therapeutische Kompetenz, die nur in einer längeren Ausbildung erworben werden kann. Eine solche wird auch in Deutschland angeboten.

Eine Sitzung (Einzeltherapie) dauert in der Regel 90 bis 120 Minuten, kann aber bei verkürztem und eher stützendem Fokus auch in 50 Minuten stattfinden. In einem Vorgespräch wird gemeinsam erkundet, was den Klienten bewegt, was er emotional braucht und wie seine momentane Befindlichkeit ist. Dies bestimmt die Auswahl des „Musikprogramms" (Grocke, 2002) durch den Therapeuten.

Die besondere Art des Hörens und Erlebens der nach bestimmten seelischen Gestaltbildungsprozessen zusammengestellten Musikstücken hilft der Klientin bzw. dem Klienten (dem sog. Reisenden oder Traveller), im Sitzen oder im Liegen nach entsprechender Induktion in einem veränderten Bewusstseinszustand auf eine Imaginationsreise gehen. Die Imaginationen werden während des Hörens mitgeteilt und von der Therapeutin/dem Therapeuten („Guide") verbal begleitet. Unter Imaginationen werden Gefühle, Gedanken, Tagträume, Bilder, Erinnerungen, körperliche Empfindungen usw. verstanden als Ausdruck unbewusster oder vorbewusster intrapsychischer Konflikte sowie Ressourcen und Selbstheilungskräfte. Die verbale Kommunikation während des Hörens ist spezifisch für GIM. GIM ist deshalb primär eine dyadische Therapie, denn beim Musikhören in einer Gruppe kann nicht gleichzeitig gesprochen werden.

Es werden vom Guide keine Suggestivfragen gestellt, sondern zwar fokussierende, aber offene Fragen, die der dynamischen Entfaltung der Imaginationen dienen und dem Traveller helfen sollen, sich emotional auf seine seelischen Prozesse einzulassen. Solche Fragen können sein: „Was nehmen Sie wahr?", „Können Sie das näher beschreiben?", „Wie ist es für Sie, dort zu sein?", „Wie fühlt sich das an?", „Können Sie dabei bleiben?", „Wohin bringt die Musik Sie?", „Kann die Musik helfen, das näher zu erkunden?" usw. Es sind also Fragen, die Raum für das Erkunden und Erleben der innerpsychischen Landschaften lassen.

Der Guide achtet darauf, dass nicht er/sie, sondern die Musik die treibende Kraft der Therapie ist und unterstützt die Beziehung des Traveller zur Musik, die je nach Passung zwischen musikalischer und imaginativer Bewegung sehr musikbezogen, aber auch wieder sehr weit von der Musik entfernt erscheinen kann (musikbezogen: wenn die Geige jubiliert, imaginiert der Traveller vielleicht einen Vogel in den Lüften; weit entfernt: zu sehr dynamischer Musik imaginiert der Traveller z. B. einen ruhigen See). Der Traveller bewegt sich also in einem Erlebnisraum, der zwar durch die Musik stimuliert wird und einen Erregungsablauf strukturiert, aber nicht festlegt. Dies erlaubt es, dass die Musik in diesem Erlebnisraum bzw. in den Imaginationen des Travellers auch zur Übertragungsfigur werden kann, die auch eine Übertragung auf den Guide verschlüsseln kann. Die Musik gibt also einen Rahmen vor, in welchem sich seelische Prozesse entfalten können.

Das, was in den Imaginationen für den Traveller bedeutsam wurde, wird im Anschluss der Imaginationsreise in der Regel durch Malen eines sog. „Mandalas" festgehalten und dient als Grundlage für das Besprechen des Erlebten. Das Durcharbeiten geschieht so, dass nicht zu früh gedeutet wird, um den Reichtum und die Wirkkraft der Imaginationen nicht zu stören. Die Bedeutung von Schlüsselimaginationen erschließt sich dem Traveller oft schon dadurch, dass er/sie das Erlebte im Gespräch noch näher beschreibt und bewusster empfindet.

Es gibt eine große Anzahl unterschiedlicher Zusammenstellungen von klassischen Musikstücken für Imaginationsreisen, die Helen Bonny und ihre Schüler und Schülerinnen für das Explorieren verschiedener Lebensthemen „komponiert" haben. Meist handelt es sich um vier bis fünf Musikstücke, die von ihrem Aufbau und ihrer Dynamik her hilfreich sind, Themen wie Trauer, Verlassenheit, Unsicherheit, Trost, Kampf, Selbstbehauptung etc. emotional zu durchleben und zu verarbeiten. Es geht dabei nicht darum, in den Emotionen zu versinken, sondern sie mit Hilfe der Musik und der Begleitung des Therapeuten zu durchleben bis sie – die Musik lebt es vor – eine Form gefunden haben und dadurch eine durchgearbeitete emotionale Gestaltung ermöglichen.

Der Therapeut wird gegebenenfalls dabei Musikstücke aus dem Programm austauschen, wenn die Seelenbewegung des Klienten eine ganz andere Richtung nimmt als das jeweilige Musikstück des Programms erlaubt. Wenn z. B. der Traveller mit einer bis dahin verdrängten Wut in Kontakt kommt, die nächste Musik aber beruhigend (trophotrop) ist, wird das folgende Stück durch eine eher energetisierende (ergotrope) Musik ausgetauscht, um das Erleben der musikalischen Energie für das Empfinden der Wut zu nutzen. Dies bedeutet, dass der Guide sehr gute Kenntnisse über die dynamischen Entwicklungen der in GIM verwendeten Musikstücke besitzen muss.

In psychotherapeutischen Gruppen kann GIM ebenfalls – oft in modifizierte Form (Körlin, 2005) – stattfinden, nur wird dabei erst nach dem Hören gesprochen, es sei denn, die Gruppe imaginiert gemeinsam eine „Reise".

Musikimagination (MI)

Eine besonders ressourcenorientierte Form von GIM ist eine Variante, die als *Musikimagination* (MI) bezeichnet wird und von der Amerikanerin Frances Goldberg entwickelt wurde (Goldberg, 1994). MI unterscheidet sich von einer GIM-Sitzung durch die Funktion der Musik und durch die Haltung des Therapeuten/der Therapeutin. Die Musik besteht meist aus nur einem Stück und hat stützenden Charakter oder dient sehr fokal der Konfrontation mit einem bestimmten Konfliktthema. Die Therapeutin ist direktiver als in GIM und auch die treibende Kraft in der Therapie. Das heißt, sie gibt durch eine auf das spezielle Thema bezogene Induktion den Rahmen für das Erleben vor und benutzt die Musik, um den Klienten in seinem Thema zu halten. Während bei traumatisierten Patienten eine GIM Sitzung mit einem Musikprogramm, welches eine gute Ichstärke verlangt, kontraindiziert ist, kann eine Musikimaginationssitzung helfen, diese Ichstärke durch Ressourcenaktivierung aufzubauen. Die Induktion wäre hier z. B.: „Stellen Sie sich einen Ort vor, wo Sie sich sicher und wohl fühlen … Wie ist es dort? Schauen Sie sich einmal um … Können Sie die Luft atmen, wie ist sie? … die Beschaffenheit des Bodens mit den Füßen erspüren, wie ist er? … die Farbe der Pflanzen erkennen und ihren Duft wahrnehmen … Lassen Sie sich Zeit, diesen Ihren Ort zu genießen …". Dabei wird das Musikstück gehört, ohne dass der Klient sein Erleben kommuniziert und der Therapeut fragt. Im Anschluss daran malt der Klient seinen „Safe Place" und die Musik wird noch einmal wiederholt.

Anwendungsfelder für GIM/MI

GIM unterstützt die Heilungsprozesse im medizinischen Bereich u. a. in der Krebsnachsorge, bei Rheuma oder Arthritis. GIM hilft bei der seelischen Stabilisierung bzw. regt seelisches Wachstum an, z. B. bei neurotischen Erkrankungen, hilft bei Trauerprozessen, posttraumatischen Belastungsstörungen, bei Abhängigkeitserkrankungen, Persönlichkeitsstörungen, AIDS (Meadows, 2002). GIM ist insgesamt überall dort indiziert, wo Schicksalsschläge den Menschen in schwere Sinnkrisen stürzen. Davon abgesehen kann GIM auch gesunde Menschen in spiritueller Hinsicht begleiten und bereichern.

Literatur

Bonny, H. (1975). Music and Consciousness. *Journal of Music Therapy, 12,* 121–135.
Bonny, H. (1978a). GIM Monograph #1: *Facilitating GIM sessions.* Salina, KS: The Bonny Foundation.
Bonny, H. (1978b). GIM Monograph #2: *The Role of Taped Music programs in the GIM Process.* Salinas KS: The Bonny Foundation.
Bonny, H. (1980). GIM Monograph #3: *GIM Therapy: Past, Present and Future Implications.* Salina, KS: The Bonny Foundation.
Bonny, H. (1993). Body Listening: A new way to review the GIM tapes. *Journal of the Association for Music and Imagery, 2,* 3–13.
Bonny, H. (2002). Twenty-one years later – a GIM update. In L. Summer (Eds.), *Music & Consciousness – the Evolution of Guided Imagery and Music. Helen Lindquist Bonny* (pp. 141–154). Gilsum, NH: Barcelona Publishers.
Bruscia, K. E. & Grocke, D. (Eds.). (2002). *Guided Imagery and Music: The Bonny Method and Beyond.* Gilsum, NH: Barcelona Publishers.
Goldberg, F. (1994). The Bonny Method of Guided Imagery and Music as individual and group treatment in a short-term acute psychiatric hospital. *Journal of the Association for Music and Imagery, 3,* 18–33.

Grocke, D. E. (2002). The Bonny Music Programs. In K. Bruscia & D. Grocke (Eds.), *Guided Imagery and Music. The Bonny Method and Beyond* (pp. 98–133). Gilsum, NH: Barcelona Publishers.

Körlin, D. (2005). The Spektrum Group GIM Therapy. In I. Frohne-Hagemann (Hrsg.), *Rezeptive Musiktherapie – Theorie und Praxis* (S. 157–182). Wiesbaden: Reichert.

Meadows, A. (2002). Psychotherapeutic Applications of the Bonny Method. In K. Bruscia & D. Grocke (Eds.), *Guided Imagery and Music. The Bonny Method and Beyond* (pp. 186–204). Gilsum, NH: Barcelona Publishers.

Summer, L. (Ed.). (2002). *Music & Consciousness. The evolution of Guided Imagery and Music. Helen Lindquist Bonny*. Gilsum, NH: Barcelona Publishers.

Weiterführende Literatur

Frohne-Hagemann, I. (Hrsg.). (2004). *Rezeptive Musiktherapie – Theorie und Praxis*. Wiesbaden: Reichert. (Englische Ausgabe: *Receptive Music Therapy – Theory and Practice*, 2007. Wiesbaden: Reichert.

Frohne-Hagemann, I. (2008). Schuld und Schuldfähigkeit als therapeutische Themen in Guided Imagery and Music (GIM). Deutsche musiktherapeutische Gesellschaft (DmtG) (Hrsg.), *Jahrbuch Musiktherapie*. Wiesbaden: Reichert.

Geiger, E. (2004). GIM – The Bonny Method of Guided Imagery and Music. Imaginative Psychotherapie mit Musik nach Helen Bonny. Eine Übersicht. In I. Frohne-Hagemann (Hrsg.), *Rezeptive Musiktherapie – Theorie und Praxis* (S. 89–110). Wiesbaden: Reichert.

Kiel, H. (1993). Guided Imagery and Music – ein Konzept der Rezeptiven Musiktherapie. *Musiktherapeutische Umschau, 14,* 327–339.

Toomey, L. (1996). Literature review: The Bonny Method of Guided Imagery and Music. *Journal of the Association for Music and Imagery, 5,* 75–104.

Handlungsbegriff

Susanne Metzner

Die verschiedenen psychologischen Schulen und deren Verzweigungen, derer sich die Musiktherapie zu ihrer theoretischen Fundierung bedient, haben sehr unterschiedliche Konzepte darüber, wie das menschliche Handeln im Verhältnis zum Denken und Fühlen zu verstehen und innerhalb der Therapie zu bewerten ist. Das musikalische Tun, das Hören oder Spielen von Musik in der Therapie, ist zudem untrennbar mit dem jeweilig zugrunde liegenden Musikbegriff innerhalb des kulturellen Gesamtzusammenhangs verbunden. Faktum ist, dass es angesichts des breiten Spektrums musiktherapeutischer Verfahrensweisen weder über die heranzuziehenden psychologischen Theoriebildungen noch über das Musikkonzept einen Konsens gibt. Auch wenn wohl Einigkeit darüber herrscht, dass das musikalische Handeln einen zentralen Wirkfaktor in der aktiven Musiktherapie darstellt, dürfte der Entwurf eines einheitlichen und allgemeingültigen Handlungsbegriffs in absehbarer Zeit kaum gelingen. Dies hängt auch damit zusammen, dass jegliches Verständnis des menschlichen Handelns mitten in den Kern des Leib-Seele-Problems trifft, das zwischen Geistes- und Naturwissenschaften mit ihren sehr unterschiedlichen Traditionen und Paradigmen diskutiert wird (vgl. Heidelberger, 2005) und zu dem die Ergebnisse der neueren Hirnforschung den Anlass für teilweise sehr heftige Debatten geben. Außerdem wird in der musiktherapeutischen Fachwelt, angeregt durch neuere Diskurse in den Sozial- und Kulturwissenschaften, dem Performanzcharakter (Fischer-Lichte, 2004) von Handlungen im Gegensatz oder als Ergänzung zu ihrem expressiven und/oder repräsentativen Gehalt eine erhöhte Aufmerksamkeit gewidmet (vgl. Metzner, 2007). Sowohl das Leib-Seele-Problem als auch die Aspekte des Performativen sind höchst komplexe und umfangreiche Themengebiete, die hier nur angedeutet sein können.

Den theoretischen Hintergrund für die folgenden Ausführungen bilden zum einen die psychoanalytischen Objektbeziehungstheorien von Winnicott (1985) und Balint (1987), zum andern die Symbolbildungstheorien von Lorenzer (1988), die zusammengenommen von Niedecken (1988) für die analytische Musiktherapie bearbeitet und weitergeführt wurden. Inwieweit andere, nicht psychoanalytische, sondern z. B. handlungsorientierte Musiktherapiekonzepte von diesen Gedanken direkt profitieren können, ist zu bezweifeln. Vielmehr bedürfte es einer Bearbeitung und zwar nicht im Sinne einer eklektischen Addition, sondern indem die Fragestellung nach der Bedeutung des musikalischen Handelns in Bezug auf das eigene Theoriekonzept ebenso systematisch angewandt wird.

Den klinischen Hintergrund meiner Ausführungen bildet meine musiktherapeutische Arbeit mit erwachsenen, überwiegend basal gestörten Patientinnen und Patienten in der Psychiatrie. Unter den Bedingungen eines stabilen Settings reinszenieren sich hier (Zweier-)Beziehungen von großer Ursprünglichkeit, so dass, analog zu den ersten, noch in unmittelbarer Verbindung mit sinnlichen und körperlichen Sensationen stehenden Interaktionserfahrungen des Säuglings, eine zentrale Aufgabe des Therapeuten als dem reiferen und mächtigeren Interaktionspartner darin besteht, einerseits zu halten und andererseits auszuhalten. „Halten" umfasst dabei intuitives Verhalten, handelnden Umgang, Übernahme von Ich-

Funktionen, die der Patient nicht in vollem Umfang zur Verfügung hat. Mit „Aushalten" ist gemeint, sich als primäre Substanz (Balint, 1987) anzubieten, gebrauchen und plastizieren zu lassen, Gegenübertragungen und projektive Identifizierungen anzunehmen und dosiert in die Beziehung zu reintegrieren. Die (freie) Improvisation und das Gespräch sind dabei einander unterstützende, ergänzende, komplementäre und einander reflektierende und interpretierende Teile der gesamten Szene.

In der Musiktherapie werden im Gegensatz zur auf Sprachhandlungen begrenzten Psychoanalyse bestimmte Umwege beschritten, um eine andere Sichtweise auf das Material der Patientin/des Patienten zu gewinnen. Die Aufforderung, zu spielen, was einem in die Finger kommt, also zu klimpern, ist dabei durchaus der psychoanalytischen Grundregel, der freien Assoziation vergleichbar. Doch das Hantieren mit Instrumenten, die in ihrer Widerständlichkeit bestimmte, aber keinesfalls zwingende Handlungsanweisungen enthalten, und die Erzeugung von, ihrem Charakter nach unsozialisierten Klängen ermöglichen es, auf ganz charakteristische Weise intrapsychisches Erleben zu externalisieren.

Ebenso wie sich ehemals im Umgang mit Gegenständen, aber auch Klängen, „Übergangsobjekten" (Winnicott, 1985), die frühen Interaktionserfahrungen niederschlugen, die das kleine Kind zu bearbeiten hatte und sich in Form von „sinnlich-symbolischen Interaktionsformen" (Lorenzer, 1988) zu eigen machte, bilden sich nun innerhalb der Therapie, einem sich aus der Überschneidung der Spielräume von Patientin/Patient und Therapeutin/Therapeut ergebenden „potential space" (Winnicott, 1985), auch jene Erfahrungen ab, die zu Beschädigungen der Subjektivität geführt hatten und nun zu behandeln sind.

So gesehen kann das Improvisieren zum musikalischen Probehandeln (= musikalischem Denken s. u.) werden, bei dem sich die beschädigten bzw. die unvollständigen Interaktionsformen zunächst protosymbolisch konkretisieren und zunehmend in Symbolisierungsversuchen münden. Diese können zum einen auf der musikalischen Ebene durchaus Werkcharakter annehmen, im Sinne einer Sublimierung, im Rahmen derer die Wünsche und Impulse legitimiert sind. Zum anderen können sie auf der sprachlichen Ebene Anschluss an das Bewusstsein finden. Musikalisches Probehandeln, einem handelndem Denken oder denkendem Handeln ineins, um zu erleben und zu erinnern, ist sowohl im Primär- als auch im Sekundärprozess vertäut. Es ist daher weder mit dem Begriff des Probierens zu verwechseln noch mit dem Begriff des Agierens, einer Widerstandsform, die sich das Handeln in Form motorischer Abfuhr anstelle des Erinnerns zunutze macht, und die wie in anderen Therapien auch in der Musiktherapie vorkommen kann. Es ist Aufgabe der Therapeutin/des Therapeuten, neugierig und offen gegenüber den Phänomenen in der aktuellen Begegnung zu sein, um die darin enthaltenen Mitteilungen entschlüsseln zu können. Andernfalls führt nicht erkanntes Agieren zu einer als maligne zu bezeichnenden Zementierung der therapeutischen Beziehung. Wie ein Agieren im konkreten Einzelfall zu bewerten ist, ist jedoch auch abhängig von der Strukturiertheit des jeweiligen Patienten. Nicht die Auflösung der in jeder Improvisation enthaltenen Dialektik, nämlich dem hoch organisierten Spiel einerseits und der motorischen Abfuhr andererseits, sondern die darin enthaltene Spannung gilt es, in der musiktherapeutischen Reflexion aufzuspüren und zu halten.

Literatur

Balint, M. (1987). *Regression*. München: dtv.
Fischer-Lichte, E. (2004). *Ästhetik des Performativen*. Frankfurt am Main: Suhrkamp.
Heidelberger, M. (2005). *Wie das Leib-Seele-Problem in den logischen Empirismus kam*. Verfügbar unter: http://www.jp.philo.at/texte/HeidelbergerM1.pdf [18.6.2008].
Lorenzer, A. (1988). *Kulturanalysen*. Frankfurt am Main: Fischer.
Metzner, S. (2007). *Ein Abschied – Festvortrag zur Verabschiedung von Dr. Monika Nöcker-Ribaupierre*. Freies Musikzentrum München 7.7.2007. Unveröffentlichtes Manuskript.
Niedecken, D. (1988). *Einsätze*. Hamburg: VSA.
Niedecken, D. (1994). Rekonstruktion von Zeit und Raum. *Musiktherapeutische Umschau, 15*, 174–186.
Winnicott, D. W. (1985). *Vom Spiel zur Kreativität*. Stuttgart: Klett-Cotta.

Weiterführende Literatur

Abs, B. (1989). Agieren und Mitagieren in der musiktherapeutischen Behandlung. *Musiktherapeutische Umschau, 10*, 33–49.
Sondermann, B. (1992). Agieren – sehr unerwünscht, Herr Freud. In DBVMT e. V. (Hrsg.), *Einblicke* (S. 5–9). Berlin: Eigenverlag.
Streeck, U. (2000). Szenische Darstellungen, nichtsprachliche Interaktion und Enactments im therapeutischen Prozess. In U. Streeck (Hrsg.), *Erinnern, Agieren und Inszenieren* (S. 13–55). Göttingen: Vandenhoeck & Ruprecht.
Thomä, H. & Kächele, H. (1986). *Lehrbuch der psychoanalytischen Therapie* (Bd. 1). Berlin: Springer.

Harmonikale Forschung

Tonius Timmermann

Die Harmonikale Forschung beschäftigt sich nicht mit „Harmonie", schon gar nicht in dem Sinne, wie er im deutschen alltäglichen Sprachgebrauch oft gemeint ist. Das englische Wort „harmonics" macht es unmittelbar deutlich – es geht um Obertöne, genauer gesagt: um die Struktur der Obertonreihe. Das Spiel mit den Obertönen ist dem Menschen seit Urzeiten vertraut. Archaische Instrumente wie Maultrommel und Musikbogen ebenso wie überlieferte Gesangstechniken, z. B. aus dem mongolisch-tibetischen Raum, geben davon Zeugnis. Ihre Wiederentdeckung, vor allem seit den siebziger Jahren hat zu mehr Bewusstheit für die Obertönigkeit in der Musik allgemein und zur Integration obertonreicher Klänge in verschiedene Formen zeitgenössischer Musik geführt. Auch die geistige Tendenz zum holistischen Denken findet in der uralten Vorstellung der Sphärenharmonie als einer Ganzheitsschau der Welt ihr Urbild (vgl. Schavernoch, 1981). „Harmonia" bedeutet im Griechisch-Lateinischen ursprünglich soviel wie „Fügung, Fuge, Ordnung", und harmonikales Denken und Forschen bietet sich an als Weg zur Erkenntnis des Eingefügtseins in eine höhere Ordnung. Sie zeigt die Grundlagen an für eine Ökologie von Materie und Geist.

Pythagoras war unseres Wissens der erste Mensch, der sich rational – i. S. v. teilend – mit der Ordnung der Obertöne beschäftigte, und zwar mit Hilfe des Monochords. Das Wort „Monochord" stammt aus dem Griechischen und heißt „Einsaiter", bezeichnet also ein Instrument mit nur einer Saite, die auf einen hölzernen Resonanzboden gespannt wird. Dabei befindet sich unter der Saite ein Steg, welcher verschiebbar ist. Durch Positionsänderung kann man die Saitenlänge nun beliebig unterteilen und somit schwingende Längen einzelner Teilstrecken zueinander in Beziehung setzen. Aus praktischen Erwägungen war es nahe liegend, die Anzahl der Saiten zu erhöhen. Nur so konnte man alle möglichen schwingenden Teilstrecken miteinander vergleichen. In den letzten Jahren wurde das Monochord auch zunehmend wieder als Musikinstrument entdeckt und entwickelt; auch in der Musiktherapie findet es vielfältigen Einsatz (vgl. Timmermann, 1989b).

Der grundlegende Monochordversuch sei im Folgenden kurz beschrieben: Bei einem mehrsaitigen Monochord schwingt die erste Saite in voller Länge, bei der zweiten stellt man den Steg in die Mitte, sodass genau die Hälfte schwingt, bei der dritten Saite teilt man ein Drittel der Gesamtlänge ab, bei der vierten ein Viertel usw. in der Reihe der ganzen oder natürlichen Zahlen. Spielt man dann diese so geteilten Saiten, so erklingt eine Tonfolge analog der Obertonreihe. In ihr sind sämtliche interkulturell gebräuchlichen Intervalle in der Reihenfolge ihres Konsonanzgrades enthalten. Konsonanz bedeutet, dass zwei oder mehr Töne miteinander konsonieren, d. h. miteinander schwingen, in einem „entspannten" Verhältnis zueinander stehen. Dagegen erklingen dissonante Intervalle, je weiter wir uns von der Eins fortbewegen. Dissonanz heißt soviel wie Spannung, Reibung. In der Ganzheit des einzelnen Tones ist Raum für beides.

So offenbart sich über das Monochord die innere Ordnung des einzelnen Tones, welcher das gesamte musikalische Potenzial bereits keimhaft enthält: als periodische Schwingung das Element des Rhythmus, die Intervalle, die wiederum Skalen, Harmonien und Melodien formen. Auf diese Weise gelangen wir zu den Grundlagen einer musikalischen Archetypenlehre (näher beschrieben in Timmermann, 1987, S. 64 ff.). Der Ausdruck „Archetyp" stammt interessanterweise von Johannes Kepler, der in seinen „Fünf Büchern von der Weltharmonie" übereinstimmende strukturelle Gesetzmäßigkeiten auf den Gebieten Geometrie, Arithmetik, Astronomie, Astrologie und Musik fand. Er vermutete in der Seele einen „Instinkt" für urbildliche Strukturen, das Streben nach einer echten und wahren Harmonie, einer „verissimae Harmonia Archetypo, qui intus est in Anima" (zit. nach Schavernoch, 1981, S. 136), einer Ordnung der Dinge, wie sie sich musikalisch in den Intervallen, d. h. in der Struktur der Obertonreihe, ausdrückt. Wenngleich sich die Jungsche Forschung hinsichtlich der Archetypen als strukturierende Faktoren mehr um das Visuelle und Narrative kümmerte, äußerte sich C. G. Jung dahingehend, dass seine Archetypenlehre die Musik kaum ausschließen werde (Haase, 1970, S. 40). Die Disposition des menschlichen Gehörs für die auf Ganzzahligkeit beruhenden Klangstrukturen, wie sie im interkulturellen Vergleich nachgewiesen werden konnten (vgl. Haase, 1977), lässt das Obertonspektrum des einzelnen Tones als ein universelles Grundmuster von Klang in Erscheinung treten, als ein archetypisches Kräftefeld, welches die Ordnung des Tonmaterials zum Klang darstellt, in dem die Energie in ganzzahlige Schwingungsverhältnisse strukturiert ist.

Die harmonikale Grundlagenforschung sucht den Nachweis, dass sich in diesen strukturellen Gesetzmäßigkeiten des Klanges eine höhere, eine kosmische Ordnung spiegelt, die analog in den verschiedensten Bereichen offenbar wird. Die „harmonikale Symbolik" (Haase, 1966) basiert auf der Beschäftigung mit Thesen klangkosmischer Weltbilder der alten Kulturen. In den Schöpfungsmythen der Völker finden wir immer wieder die Symbolik eines Urklanges (bis hin zum Urknall!), und in den religiösen Riten sucht der Mensch die Nähe zum Ursprung über das Singen und Musizieren. Auch die traditionelle Bedeutung der Musik im Rahmen therapeutischen Handelns lässt sich aus diesem harmonikalen Denken erläutern: der Mensch als Anthropokosmos, als Teil, in dem sich das Ganze spiegelt, ist mit Körper, Seele und Geist in die harmonikale kosmische Ordnung eingebunden. Aufgrund der identischen Struktur von Musik und der menschlichen Seele weist ihr bereits Plato im „Timaios" eine psychotherapeutische Aufgabe zu. Aber auch die frühe Geschichte der modernen europäischen Musiktherapie ist eng mit der Harmonik verbunden. In den vierziger Jahren entwickelte der Schwede Aleks Pontvik ein musiktherapeutisches Verfahren, in dem er harmonikales Denken mit der Jungschen Psychologie verband (Pontvik, 1955). Das wiederum inspirierte in Wien die erste musiktherapeutische Ausbildung im deutschsprachigen Raum, wo noch heute die Harmonik als Wahlfach integriert ist.

Harmonikale Forschung wird seit der griechischen Antike – dort vor allem von den Pythagoräern – betrieben. Für einen ausführlichen historischen Überblick ist hier nicht der Platz (vgl. dazu Haase, 1969), doch seien zumindest die für den heutigen Stand entscheidende Namen genannt. Hans Kayser (ausführlich dargestellt in Haase, 1968) entdeckte dieses Material für unser Jahrhundert wieder und beschrieb es in seinem Standardwerk „Akroasis" (1947), was soviel wie „Weltanhörung" bedeutet. Er wollte die einseitige Weltanschauung ergänzen um die akustische Dimension und das „Messen mit dem Ohr", wie wir es im Monochordversuch bereits kennengelernt haben, in die moderne Wissenschaft einführen. Sein einziger Schüler, Prof. Dr. Rudolf Haase, Begründer des ersten Instituts für harmonikale Grundlagenforschung an der Wiener Musikhochschule, setzte dieses Werk fort. Das Institut wird nach der Emeritierung von Prof. Haase durch seinen langjährigen Assistenten Dr. Schulze weitergeführt. In durchaus kritischer Weise arbeitete Haase die manchmal von gläubigem Idealismus getragenen Werke seines Lehrers wissenschaftlich auf, was sich leider nicht immer auf populäre Veröffentlichungen zum Thema auswirkte. Er wies die Bedeutung der ganzzahligen Struktur, wie sie in der Obertonreihe hörbar – und damit sinnlich erfahrbar – wird, in verschiedensten Bereichen der Natur und der Kunst nach (vgl. Haase, 1976).

Er beschäftigte sich aber auch mit der Anwendungsforschung (Haase, 1980, S. 81 ff.). So arbeitet die Architektur seit der Antike mit harmonikalen Maßen. Die gotischen Kathedralen und die berühmten Villen des Palladio in Vicenza sind hierfür Beispiele, und auch heute gibt es Architekten, bei denen das Monochord wesentlicher Bestandteil ihrer Büroausstattung ist, indem Maß und Proportion mittels des Gehörs und den beim Hören ausgelösten Empfindungen als Komponente einbezogen wird (vgl. van der Maas, 1985, S. 7). Wir hatten bereits konstatiert, dass Monochorde zunehmend auch im musiktherapeutischen Raum wieder ihren Platz finden.

Das Grundwissen der Harmonik ist jedem Musiktherapeuten zu empfehlen. Am Anfang der Wiener Musiktherapie-Ausbildung in den fünfziger Jahren des 20. Jahrhunderts standen Einführungskurse in das harmonikale Denken. Diese waren inspiriert durch den schwedischen Musiktherapeuten Pontvik (1955), der die Kayser'sche Harmonik mit der Jung'schen Tiefenpsychologie verband. Man betrachtete dies als mögliche theoretische Fundierung speziell der Verbindung von Musik und Therapie. In jedem Fall eignet es sich, ein Basiswissen über die Musiktherapie betreffenden Phänomene Schwingung, Klang, Rhythmus, über musikalische Gesetzmäßigkeiten und ihre Wirkung zu lehren und in einem größeren Zusammenhang verstehbarer zu machen. Gleichzeitig vermittelt es ein Bewusstsein für das Musikalische in der Welt als Schöpfung, als ganzheitliches System interagierender Teilsysteme. Es birgt daher philosophische und praktische Ansätze, welche die Musiktherapie mitbegründen können (Timmermann, 2004, S. 14 ff.).

Weitergehende Grundlagen- und Anwendungsforschung könnte einiges zur Fundierung und Entwicklung der modernen Musiktherapie beitragen (zur Bedeutung der Harmonik für die Musiktherapie siehe auch: Haase, 1986, S. 235 ff.). Für die Musiktherapie bedeutsam ist beispielsweise Kaysers Unterscheidung zwischen Tonzahl und Tonwert. Während „Tonzahl" den quantitativen, objektiv gegebenen Ton bezeichnet, bezieht sich der „Tonwert" auf den qualitativen Aspekt, also die subjektive spontane Wertung, die „den Akzent nicht auf das psychologisch anfechtbare Empfinden legt (da man dieses als bloße akustische Reaktion bezeichnen könnte), sondern auf das uns natürliche, weil eingeborene Werten" (Gebser, 1975, S. 271). Für die Wirkung kommen hier also zwei Komponenten in Betracht: die tiefere Erkenntnis hinsichtlich des zahlenmäßig begründeten Wertes und das subjektive psychische Erleben, dass für uns von spezieller Bedeutung ist, auch wenn es nicht unbedingt im Einklang mit einer grundlegenden Qualität sein muss.

Dabei sollte man nie außer Acht lassen, dass harmonikale Forschung grundsätzlich wertneutral ist. Sie ist nicht an einer Ästhetisierung der Welt durch harmonisierende Idealisierung interessiert. Die Obertonreihe lässt sich eher als ein Symbol für Ganzheit auffassen, in der Spannung und Entspannung als polare Ergänzung enthalten sind und sich auf der akustischen bzw. musikalischen Ebene offenbaren. Diese Haltung stimmt durchaus mit der modernen Auffassung von Musiktherapie als Psychotherapie überein. Der Patient soll nicht harmonisiert werden im Sinne eines funktionalen „Umstimmens", sondern das für ihn momentan Stimmige, so dissonant es auch sein mag, darf zum Ausdruck kommen und kann sich im Ausdruck wandeln. Im Rahmen dieses Prozesses kann der Patient stimmig werden mit sich selbst und seiner Mitwelt. Diese Harmonie (vgl. Timmermann, 1989a) meint nicht das abgeteilte Schöne und gesellschaftlich Erwünschte – analog den musikalischen Hörgewohnheiten. Sie umfasst das ganze Potenzial des Lebendigseins.

Literatur

Gebser, J. (1975). *Abendländische Wandlung* (Gesamtausgabe, Bd. 1). Schaffhausen: Novalis.
Haase, R. (1966). *Grundlagen der harmonikalen Symbolik.* München: ORA.
Haase, R. (1968). *Hans Kayser. Ein Leben für die Harmonik der Welt.* Basel, Stuttgart: Schwabe.
Haase, R. (1969). *Geschichte des harmonikalen Pythagoräismus.* Wien: Wiener Musikakademie.
Haase, R. (1970). *Leitfaden einer harmonikalen Erkenntnislehre.* München: ORA.
Haase, R. (1976). *Der meßbare Einklang.* Stuttgart: Klett.
Haase, R. (1977). *Ober das disponierte Gehör.* Wien: Doblinger.
Haase, R. (1980). *Hannonikale Synthese.* Wien: Lafite.
Haase, R. (1986). Hans Kayser (1891–1964). *Musiktherapeutische Umschau, 7,* 235–246.
Kayser, H. (1947). *Akroasis.* Stuttgart: Hatje.
Maas, J. van der (1985). *Das Monochord. Das Instrument der Harmoniker.* Bern: Kreis der Freunde um Hans Kayser.
Pontvik, A. (1955). *Heilen durch Musik.* Zürich: Rascher.
Schavernoch, H. (1981). *Die Harmonie der Sphären.* Freiburg, München: Alber.
Timmermann, T. (1987). *Musik als Weg.* Zürich: Pan.
Timmermann, T. (1989a). *Die Musen der Musik. Stimmig werden mit sich selbst.* Zürich, Stuttgart: Kreuz.
Timmermann, T. (1989b). Das Monochord – eine Wiederentdeckung. *Musiktherapeutische Umschau, 10,* 308–320.
Timmermann, T. (2004). *Tiefenpsychologisch orientierte Musiktherapie. Bausteine für eine Lehre.* Wiesbaden: Reichert.

(Ein ausführliches und aktualisiertes Literaturverzeichnis zur Harmonik ist über das „Hans-Kayser-Institut für harmonikale Grundlagenforschung" an der Universität für Musik und Darstellende Kunst Wien, Prof. W. Schulze, Lothringer Str. 19, A 1030 Wien zu beziehen.)

Hörorgan: Entwicklung und Bedeutung

Monika Nöcker-Ribaupierre

Entwicklung

Das Ohr (lat. auris) ist ein bei Wirbeltieren und Menschen paarig angelegtes Sinnesorgan für Gleichgewicht und Hören. Es besteht aus Außenohr (Ohrmuschel und Gehörgang), Mittelohr (Paukenhöhle und Gehörknöchelchen) und Innenohr (Cochlea und Vestibulum).

Die erste Anlage des Ohres erscheint beim Embryo von etwa 20 Tagen als Verdickung des Oberflächenektoderms beiderseits des Rautenhirns. Diese Verdickungen, die Ohrplakoden, stülpen sich ein und bilden die Ohrbläschen. In der 5. Woche teilt sich jedes Bläschen in den Sacculus, aus dem der Ductus cochlearis wächst, und den Utriculus, aus dem sich das Vestibulum entwickelt. Diese so entstandenen epithelartigen Gebilde heißen das häutige Labyrinth, das anfänglich in Bindegewebe eingebettet ist. Dieses Mesenchym verwandelt sich in eine knorpelige Schale, die verknöchert und als das knöcherne Labyrinth das häutige Labyrinth völlig einkapselt. Das Ganglion stato acusticum, der Nervenkern, aus dem der Hörnerv entspringt, ist jetzt angelegt.

In der 6. Woche bildet der Sacculusanteil des Ohrbläschens an seinem unteren Pol eine schlauchförmige Ausstülpung, den Ductus cochlearis. Dieser dringt spiralenförmig in das umgebende Bindegewebe vor, bis es am Ende der 8. Woche zweieinhalb Umdrehungen vollzogen hat.

Der Ductus cochlearis wird von einer Knorpelkapsel umgeben, in der in der 10. Woche Hohlräume auftreten, aus denen sich die Scala tympani und die Scala vestibuli entwickeln. Der Ductus cochlearis wird von den beiden Skalen durch Membrane getrennt. Die untere Membran, die Basilarmembran, grenzt den Ductus cochlearis von der Scala tympani ab. Auf ihr bilden sich zwei Leisten, die äußere mit vier Reihen von Haarzellen, den Sinneszellen des Gehörorganes. Sie werden von der Membrana tectoria bedeckt. Diese Sinneszellen und die auf ihr ruhende Membran sich das Corti-Organ, das eigentliche Hörorgan. Es ist mit 18 Wochen voll reaktionsfähig, so dass Hörwahrnehmung anatomisch ab diesem Zeitpunkt möglich ist.

Im Mittelohr befindet sich das Schall übertragende System, die Gehörknöchelchen. Sie entstehen aus einer Mesenchymverdichtung unterhalb des Ohrbläschens, das sich am Ende der 7. Woche zeigt. Mit 9 Wochen sind aus diesen Verdickungen die knorpeligen Vorläufer von Hammer, Amboss und Steigbügel entstanden. Das Mittelohr bleibt aber bis zur 35.–36. Woche in Mesenchym eingebettet und bis zur Geburt in Flüssigkeit getaucht. Seine ungedämpfte Funktion als Schallüberträger wird nach der Geburt erreicht.

In der Cochlea vollzieht sich zunächst die Schallanalyse: Die Bewegung des Steigbügels führt durch den elastischen Verschluss am runden Fenster zu einer Volumenverschiebung in der angrenzenden Perilymphe im Innenohr. Durch diese Volumenverschiebung wird die Basilarmembran zusammen mit dem gesamten Ductus cochlearis aus der Ruhelage ausgelenkt.

Diese Ausbauchung der Basilarmembran pflanzt sich in Form einer Wanderwelle mit unterschiedlicher Geschwindigkeit und Reichweite in Richtung auf die Spitze der Cochlea fort. Dabei kommt es zu einer räumlichen Trennung nach Frequenzen (Dispersion). Schwingungen mit hohen Frequenzen haben ihr Amplitudenmaximum an der Basis, Schwingungen mit niedrigen Frequenzen an der Spitze der Cochlea. Jede Frequenz wird also je nach Reichweite der Wanderwelle an einem Ort der Basilarmembran abgebildet. Durch die Auslenkung der Basilarmembran und die Verschiebung der Membrana tectoria werden die Haarzellen gereizt. Diese Reizung wird in ein entsprechendes Muster biologischer Sinneszellenerregung und Nervenreizentladung umgewandelt und über den Hörnerv über verschiedene Schaltstellen an die Hörrinde im Schläfenhirn/Großhirn weitergeleitet.

Nach Rubel (1985) wandern die Empfindlichkeiten für bestimmte Frequenzbereiche auf der Basilarmembran: Anfangs reagieren die Basisregionen der Cochlea auf tiefe, im Laufe der Entwicklung auf immer höher werdende Frequenzen. Da jede Sinneszelle der Basilarmembran ihre Repräsentationszelle in der Hörrinde hat, konnte durch direkte Reizableitung festgestellt werden, dass die Sinneszellen der basalen und mittleren basalen Region der Cochlea im Laufe der Entwicklung auf fortschreitend höhere Frequenzen reagieren. Entsprechend der funktionalen Folgen dieses wandernden Platzcodes spricht an einem gewissen Punkt während der Entwicklung jeder Teil der Cochlea und mit ihm jede zugeordnete Region des Zentralnervensystems auf relativ niedrige Frequenzen an. Mit fortschreitender Reifung reagiert jedes Gebiet auf immer höhere Frequenzen, bis Erwachsenenwerte erreicht sind.

Das Hörorgan wird durch Schallwellen d. h. durch mechanische Wellen gereizt. Diese gelangen intrauterin über das Fruchtwasser, nach der Geburt über die Luft zum eigentlichen Perzeptionsorgan, dem Innenohr. Diese Schallwellen werden im Innenohr in neuronale Impulse umgewandelt und über den Hörnerv im auditorischen Hirnstamm verarbeitet (v. a. im Colliculus inferior).

Mit verzögerter Latenz sind fetale Reaktionen auf akustische Signale ab der 20. Woche nachweisbar, ab 25 Wochen erfolgt eine unmittelbare Antwort auf den Reiz (Shahidullah & Hepper, 1993). Nach den Forschungen von Birnholz und Benacerraf (1983) gibt das Fehlen von intrauterinen Blinzelreaktionen auf einen akustischen Reiz nach der 28. Woche Hinweise für schwere primäre Hörunfähigkeit oder entwicklungsbedingte Störungen des Zentralnervensystems. Akustisch evozierte Potenziale von gesunden Neugeborenen unterschiedlicher Reife ab 26 Schwangerschaftswochen zeigen dasselbe Ergebnis (Lary et al., 1985).

Auch die Diskriminierungsfähigkeit bezüglich Sprache und Musik lässt sich intrauterin nachweisen (Überblick in Nöcker-Ribaupierre, 2003). In der 36. Woche können Feten sogar zwischen zwei Tönen im Oktavabstand unterscheiden (Lecanuet et al., 2000).

Akustische Geräusche erreichen den Fetus in verschiedenen Intensitäten über Schalldruck, Knochenleitung und Vibration. Er nimmt Sprache und Musik in deren niedrigfrequenten Anteilen unter 500 Hz bei einer Stärke von über 60 dB wahr. Die Amplituden der höheren Frequenzen bzw. die Obertöne sind zu gering, um den intrauterinen Geräuschteppich zu übertönen (Gerhardt & Abrams, 2003). Die Bedingungen für das Hören verändern sich durch die Geburt. Das Mesenchym aus den Gehörgängen bildet sich in den ersten Tagen nach der Geburt zurück. Da dies die Umstellung der Schallübertragung auf Luftleitung bedeutet, verändert sich damit die Wahrnehmung von Geräuschen der Umgebung und der Frequenzspektren. Die Übertragung über Knochenleitung und Vibration verliert an Bedeutung.

Bedeutung

Hören im eigentlichen Sinn ist möglich, wenn die Nervenleitungen zwischen Thalamus und Cortex gelegt sind – denn der Vorgang des Hörens als einem „bewussten" Vorgang ist erst durch die Verbindung zum Cortex gegeben. Lamparter und Nelting (2003) beschreiben als Beginn dieser Entwicklung die 32. Schwangerschaftswoche; im Zeitraum vom 1. bis 2. Lebensjahr ist die Fähigkeit des Richtungshörens und der Wahrnehmung des gesamten Frequenzspektrums von 16 bis 20.000 Hz (Olsho et al., 1987), die gesamte Hörentwicklung ist mit 5 Jahren abgeschlossen.

Das auditive System hat, im Gegensatz zu den anderen sensorischen Systemen, im Colliculus inferior ein erstes Integrationszentrum, das zum einen Verbindungen zu motorischen und prämotorischen Zentren besitzt, zum anderen über den Thalamus mit dem Limbischen System in Verbindung steht. Da diesem evolutionsbiologisch alten und komplexen System das corticale System nachgeschaltet ist, ist der Einfluss des Colliculus inferior auf das Limbische System weitgehend unabhängig von der corticalen Verarbeitung (Grothe, 1995). Es besteht nach dem heutigen Stand der neurobiologischen Forschungen ein direkter, vom Cortex unabhängiger Weg der akustischen Beeinflussung nicht nur vegetativer, sondern auch emotionaler und motivationaler Verhaltensweisen, der auch bei schwerer Beeinträchtigung des Cortex erhalten bleibt oder, ebenso wie in der Phylogenese, auch in der Ontogenese dann schon funktionsfähig ist, wenn der Cortex noch nicht voll entwickelt ist.

Im Hirnstamm existieren Neurone, die spezifische Antworten auf musikalische Parameter wie Tonhöhe, Klangfarbe und Intensität zeigen (Koelsch, 2005). Vom Thalamus ziehen Verbindungen in den primären auditorischen Cortex. Diese Vorverarbeitung auditorischer Information ermöglicht die Ortung von Gefahren bereits auf der Ebene des Thalamus. Die Strukturen der direkten Verbindungen zwischen Thalamus und Amygdala sowie zwischen Thalamus und Orbitofrontalcortex sind sowohl in die emotionalen Prozesse (Amygdala) als auch in die Evaluation sensorischer Informationen und in die Kontrolle des emotionalen Verhaltens involviert (beides im Orbitofrontalcortex) (Koelsch & Siebel, 2005).

Auch die Neurowissenschaft geht davon aus, dass das Hören bereits vor der Geburt stattfindet. Der auditorische Cortex entwickelt sich erst in den ersten zwei Jahren nach der Geburt (Roth, 2003).

Die neurobiologischen Erkenntnisse zur funktionellen Verknüpfung von akustischen Erfahrungen mit anderen Sinneserfahrungen und deren neuronaler Verankerung, zur Furchtkonditionierung und emotionaler Prägung – die sich vor allem auch in der Entwicklungsphase des Hörorgans ereignen (Schmidt, Lamparter & Deneke, 2004; Hüther,

2004; Nöcker-Ribaupierre et al., 2006) – liefern die naturwissenschaftliche Begründung für Indikationsstellung von Musiktherapie für die der Verbalisierung nicht bzw. nicht mehr zugänglichen Bereiche. Diese umfassen vor allem die Rehabilitation von komatösen und sog. apallischen Patienten, die Arbeit mit Patienten mit schwerer sensorischer Behinderung, mit autistischen und frühgeborenen Kindern (→ Auditive Stimulation), sowie mit dementen Menschen.

Literatur

Birnholz, J.C. & Benacerraf, B.R. (1983). The development of human fetal hearing. *Science, 222,* 516.

Gerhardt, K.J. & Abrams, R.M. (2003). Das fetale Hören: Implikationen für das Neugeborene. In M. Nöcker-Ribaupierre (Hrsg.), *Hören – Brücke ins Leben. Musiktherapie mit früh- und neugeborenen Kindern* (S. 44–60). Göttingen: Vandenhoeck & Ruprecht.

Grothe, B. (1995). *Zur Evolution der akustischen Kommunikation.* Symposium „Musiktherapie in der Rehabilitation von Patienten mit erworbenen Hirnschäden". Krankenhaus München-Bogenhausen, 10.11.1995.

Hüther, G. (2004). Ebenen salutogenetischer Wirkungen von Musik auf das Gehirn. *Musiktherapeutische Umschau, 25,* 16–26.

Koelsch, S. (2005). Ein neurokognitives Modell der Musikperzeption. *Musiktherapeutische Umschau, 26,* 365–381.

Koelsch, S. & Siebel, W.A. (2005). Towards a neural basis of music perception. *Trends in Cognitive Sciences, 9,* 578–584.

Lamparter, U. & Nelting, M. (2003). Hörwelt. In M. Nelting (Hrsg.), *Hyperakusis. Frühzeitig erkennen, aktiv behandeln* (S. 13–25). Stuttgart: Thieme.

Lary, S., Braissoulis, G., De Vries, L., Dubowitz, M.S. & Dubowitz, Q. (1985). Hearing threshold in preterm and term infants by auditory brainstem response. *Journal of Pediatrics, 107,* 593.

Lecanouet, J.P., Graniere-Deferre, C., Jaquet, A.Y. & DeCasper, A.I. (2000). Fetal discrimination of low-pitched musical notes. *Developmental Psychobiology, 36,* 29–39.

Nöcker-Ribaupierre, M. (Hrsg.). (2003). Hören – Brücke ins Leben. Musiktherapie mit früh- und neugeborenen Kindern. Göttingen: Vandenhoeck & Ruprecht.

Nöcker-Ribaupierre, M., Lenz, G.M. & Hüther, G. (2006). *Zur Wirksamkeit musiktherapeutischer Interventionen aus entwicklungsneurobiologischer Sicht.* Jahrbuch Musiktherapie Band II. Wiesbaden: Reichert.

Olsho, L.W., Koch, E.G. & Haplin, C.F. (1987). Level and age effects in infant frequency discrimination. *The Journal of the Acoustical Society of America, 82,* 454.

Roth, G. (2003). *Fühlen, Denken, Handeln.* Frankfurt am Main: Suhrkamp.

Rubel, E.W. (1985). Ontogeny of auditory system function. *Annual Review of Physiology, 46,* 213.

Schmidt, H.U., Lamparter, U. & Deneke, F.W. (2004). Die pränatale akustische Wahrnehmung – eine Literaturübersicht. *Musiktherapeutische Umschau, 25*(1), 27–34.

Shahidullah, S. & Hepper, P.G. (1993). The developmental origins of fetal responsiveness to an acoustic stimulus. *The Journal of Reproductive and Infant, 11,* 135–142.

Hyperaktive und verstummte Kinder

Waltraut Barnowski-Geiser

Als besonders geeignet in der Arbeit mit sogenannten hyperaktiven oder verstummten Kindern erweist sich Musiktherapie. Ob Kinder nun sehr unruhig und abgelenkt (häufig belegt mit der Diagnose „ADHS") oder eher verstummt und in sich gekehrt wirken (häufig mit der Diagnose „ADS" belegt), gemeinsam ist ihnen das Erleben großer Not, das individuelle Leiden an sich und mit anderen. Der Begriff „ADS" steht als Abkürzung für Aufmerksamkeitsdefizitsyndrom, dessen Kern eine verringerte Fähigkeit zur Aufmerksamkeit sein soll, das „H" in ADHS für Hyperaktivität. Weder „ADS" noch „ADHS" kann bislang durch gesicherte wissenschaftliche Verfahren festgestellt werden, sondern wird überwiegend nach Befragungen oder Tests diagnostiziert, deren Antworten und Auswertungen auf subjektiven Einschätzungen beruhen („unruhig – sehr unruhig", „stört den Unterricht selten/häufig" etc.). Teilweise wird „ADS/ADHS" als Ausschlussdiagnose postuliert, wenn andere psychische Erkrankungen wie Posttraumatische Belastungsstörungen u. Ä. nicht vorliegen. Die klassische Testdiagnostik ist weit verbreitet und greift oft sehr kurz. Sie kann und sollte deshalb allenfalls ein Anhaltspunkt sein, um sich mit einem Kind und seinen individuellen Besonderheiten genauer zu beschäftigen.

Überhaupt besteht die Gefahr, Betroffene auf ein sogenanntes „ADS- bzw. ADHS"-Krankheitsbild zu reduzieren, somit auf Störungen und Defizite.

Hirnorganische Ursachen werden häufig vermutet, konnten bislang jedoch nicht exakt bewiesen werden. Die Vergabe von Medikamenten wie etwa *Ritalin* kann den „Teufelskreis" kurzfristig unterbrechen, langfristige Gaben, insbesondere ohne parallele Psychotherapie, scheinen fragwürdig (Hüther, 2004). Was Kinder beunruhigt oder/und erregt, kann sehr verschiedene Ursachen haben. Sowohl intensive affektive Erregungszustände (z. B. Trauer) wie auch systembedingte Belastungssituationen werden beobachtet. Bei aller Individualität zeigen sich häufig (Baer & Barnowski-Geiser, 2005b):

– Ungerichtetsein (Manche Kinder können kaum rechts und links unterscheiden, haben Mühe, an einem Ort einen Standpunkt zu beziehen, wirken schlecht im Raum orientiert.),
– Diffusität (Viele Kinder beschreiben sich wie im „Nebel".),
– Durchlässigkeit (Manche fühlen sich ungeschützt, alles kann scheinbar in sie hineinströmen.),
– Filterschwäche (Zumeist liegt kein Aufmerksamkeitsdefizit, sondern zuviel an Aufmerksamkeit vor. Den Kindern fällt es schwer, die Reize zu gewichten und zu differenzieren.),
– Hochsensibilität (hohe Empfindsamkeit, insbesondere für Stimmungen und Spannungszustände in der Umgebung),
– hohe Erregungskontur mit Verlust der Impulskontrolle,
– geringer Selbstwert, oftmals nach außen anders „zur Schau getragen",
– Kreativität (Gerade, wenn es um neue Ideen, Visualisierungen und Fantasien geht, verfügen viele Kinder über einen großen inneren Reichtum).

Therapie

Weit verbreitet in der Arbeit mit ADS-/ADHS-Kindern ist die Verhaltenstherapie, in der über Systeme von Belohnung und Bestrafung insbesondere Ordnungsfunktionen trainiert werden. Familientherapeutische Ansätze fokussieren das System, das das betroffene Kind zum Symptomträger werden ließ. Psychoanalytische Ansätze nehmen stärker biografische Ursachen in den Blick, während Moto- und Ergotherapie motorische Schulung in den Vordergrund rücken. Der leibtherapeutische Ansatz, den auch die Verfasserin vertritt, vereinigt Aspekte der vorweg genannten Richtungen in einem kreativen Ansatz. Das entwickelte Semnos-Konzept würdigt vor allem das subjektive Erleben und Leiden der Betroffenen (Klientenkompetenz) und bietet Raum für das, was beunruhigt. Es bietet Hilfestellung, Gerichtetsein von Aufmerksamkeit, Gefühlen und Impulsen zu entwickeln auf der Basis einer Resonanzphänomene achtenden therapeutischen Beziehung. Interdisziplinäre Ansätze und die Kooperation im Netzwerk von Therapeuten und Therapeutinnen haben sich in der Praxis bewährt. In vielen Regionen besteht ein Mangel an speziell für Kinder und Jugendliche ausgebildeten Therapeuten und Therapeutinnen.

Aus der Praxis

Ein 11-jähriger Junge kommt zur Musiktherapie. Seine Lehrer halten ihn nicht mehr für regelbeschulbar. Wie sie in einem Gespräch mit der Therapeutin äußern, spreche dieser Junge nicht, halte sich nicht an Regeln. Er wirke „unerreichbar und unerzogen". Ein Test beim schulpsychologischen Dienst ergab die Diagnose ADHS. Dort möchte er nicht reden, gilt als nicht therapiefähig. Wie er „klingt", das weiß er in der Musiktherapiestunde. Er hämmert förmlich auf einen Gong und sagt mit ziemlich verzweifeltem Blick. „So. Laut und scheiße. Ich bin scheiße! Keiner hält mich aus!" In der sich anschließenden einjährigen Einzel- und Gruppentherapie werden seine starken affektiven Regungen häufig erklingen.

Ohnmacht, Trauer, Einsamkeit, Angst und Wut tönen in den Raum. Die Therapeutin spiegelt musikalisch, gibt musikalische und verbale Rückmeldungen, was den Jungen oft überrascht („Was, so klinge ich?"), bietet neuartige fremde Klänge an, reist mit dem Jungen durch visualisierte Planeten und Traumlandschaften, lässt ihn ein Haus seiner Stimmungen malen und mit Musik gestalten, wechselt die Perspektive vom Lauten zum Leisen, Tempi werden verwandelt und als Lebenstempi erkannt. Zunehmend erlebt der Junge den Musiktherapieraum als Schutzraum, Instrumente und Klänge als Schutzklänge („Wenn ich hier war, dann kann mir eigentlich nichts mehr passieren!"), nutzt Spielräume, findet Verbindung und fühlt sich ein wenig „richtiger". Zunehmend ist er in der Lage, seine Impulse zu kontrollieren, sein Verbleiben in der Schule wird möglich.

Unruhige und verstummte Kinder und Jugendliche sehnen sich nach Resonanz und Anklang. Musiktherapie wird hier verstanden als ein Resonanzprozess. Gemeint ist mit Resonanz nicht nur der physikalische Begriff der Schwingung, also etwa Amplituden und Frequenzen, sondern weiter gefasst: zum einen das musikalische Miteinanderschwingen von Menschen und Instrumenten (oder Musik vom Tonträger), zum anderen auch die Erlebnisqualität Resonanz. Im musikalischen Dialog findet sowohl musikalische Resonanz als auch Resonanz des Erlebens statt und qualifiziert diesen damit zu einem probaten Mittel in der Arbeit mit betroffenen Kindern und Jugendlichen, wenn sich die Therapeuten und Therapeutinnen nicht durch anfängliche „Megalautstärken", „Hypertempi", abrupte Wechsel von Instrumenten in die Flucht schlagen lassen.

Musiktherapie bietet Chancen auf neuartige Resonanzerfahrungen abseits und neben Verhaltensfahrplänen. Leicht kann Musik zum neuen Kampffeld für das Einhalten von „Spielregeln" werden, wenn etwa das Erlernen der vorgegebenen rhythmischen Struktur, festen Abläufen etc. stark in den Vordergrund gestellt wird. Erregungsverläufe wahrzunehmen, in Klang umzusetzen, ohne vorgefertigte Verläufe des „So müsstest du klingen!" als festgefahrenen Fahrplan zu verfolgen, eröffnet neue Spielräume und somit neue Wahlmöglichkeiten des Verhaltens und Erlebens.

Therapeuten und Therapeutinnen sind aufgefordert, den Kontaktfaden zu den Kindern wiederholt aufzunehmen. Neuartige Erfahrungen können im Hirn neuronal vernetzt werden, das aktive musikalische Tun ebnet neue „synaptische Trampelpfade" (Spitzer, 2003).

Ein Kind mit seinen Klangbotschaften zu erhören, ist, insbesondere für Therapeuten und Therapeutinnen, nicht immer schmerzfrei – im Erhören und Resonanz-Schenken liegen jedoch die Chancen, Innenansichten ins Außen zu bringen, Erleben zu wandeln, neue Perspektiven und Anklänge zu ermöglichen, Wahl- und Spielmöglichkeiten zu erweitern.

Auch wenn Musiktherapie nicht immer alle Symptome beseitigt, so ermöglicht sie dennoch, dass Kinder sich ein Stück anders erleben, vielleicht ein bisschen „richtiger" und „wertvoller", ermöglicht sie, Unsprechbares erklingen zu lassen. So kann hier der geschützte Ort sein, von dem aus sich ein Kind entfalten kann, um mit neuen Schwingungen in die Welt zu gehen.

Literatur

Baer, U. & Barnowski-Geiser, W. (2005a). *Innenwelten hyperaktiver Kinder. Damit Eltern und Erziehende verstehen, wie Kinder mit „ADS/ADHS" sich und ihre Welt erleben*. Neukirchen-Vluyn: Affenkönig.
Baer, U. & Barnowski-Geiser, W. (2005b). *Hyperaktive Kinder kreativ. Das Semnos-Konzept in Therapie und Pädagogik*. Neukirchen-Vluyn: Affenkönig.
Baer, U. & Frick-Baer, G. (2005a). *Wie Kinder fühlen*. Neukirchen-Vluyn: Affenkönig.
Baer, U. & Frick-Baer, G. (2005b). *Klingen, um in sich zu wohnen. Methoden und Modelle leiborientierter Musiktherapie*. Neukirchen-Vluyn: Affenkönig.
Barnowski-Geiser, W. (2003). Einzelförderung durch Musiktherapie in der Schule. Ein Konzept. *therapie kreativ, Zeitschrift für kreative Sozio- und Psychotherapie, 37,* 56–62.
Barnowski-Geiser, W. (2004). Klangreisen zur Leiblichkeit. *therapie kreativ, Zeitschrift für kreative Sozio- und Psychotherapie, 39/40,* 60–69.
Barnowski-Geiser, W. (2005). Musik in der Therapie mit hyperaktiven Kindern und Jugendlichen. Klangbotschaften – Innenansichten – Resonanzen. In U. Baer & W. Barnowski-Geiser (Hrsg.), *Hyperaktive Kinder kreativ. Das Semnos-Konzept in Therapie und Pädagogik* (S. 83–123). Neukirchen-Vluyn: Affenkönig.
Hüther, G. (2004). Die nutzungsabhängige Herausbildung hirnorganischer Veränderungen bei Hyperaktivität und Aufmerksamkeitsstörungen: Einfluss präventiver Maßnahmen und therapeutischer Interventionen. In M. Passolt (Hrsg.), *Hyperaktivität* (S. 117–127). München: Reinhardt.
Spitzer, M. (2003). *Lernen. Gehirnforschung und die Schule des Lebens*. Heidelberg/Berlin: Spektrum.

Improvisation und Musiktherapie

Eckhard Weymann

Unter den musiktherapeutischen Verfahren nimmt das Improvisieren mit Musikinstrumenten und mit der Stimme einen besonderen Platz ein. Insbesondere in der psychotherapeutischen Ausrichtung der aktiven Musiktherapie stellt die Arbeit mit Improvisationen das „Standardsetting" dar (Makowitzki, 1995). Der Patient bzw. die Gruppe spielen mit oder ohne Therapeut, mit oder ohne strukturierende Verabredungen (Spielregeln, thematische Vorgaben) meist ohne besondere Vorkenntnisse auf Musikinstrumenten und anderen Klangerzeugern oder sie singen. Gelegentlich kommt es auch zu Solo-Improvisationen des Therapeuten, nicht nur im Setting der rezeptiven Musiktherapie (→ Rezeptive Musiktherapie). Im Unterschied zu traditionellen Formen der Improvisationskunst folgt die musikalische Gestaltung in der Musiktherapie in der Regel nicht einem bekannten Schema (Lied, Komposition, Harmoniefolge), sondern entsteht *aus dem Augenblick*, aus dem Stegreif, aus dem Unvorhersehbaren (= *ex improviso*). Dem Spiel folgt meist – wenn möglich – ein auswertendes Nachgespräch.

Allgemeine Eigenschaften der Improvisation prädestinieren diese zu ihrer Stellung in der Musiktherapie. „Eine musikalische Improvisation ist ein vielschichtiger, spontaner und impulsiver Prozess der Erfindung und gleichzeitigen formenden Realisierung von Musik. Das Improvisieren ist eine Handlung, die im Moment ihres Vollzugs teilweise unvorhersehbar bzw. unerwartet ist. Sie entwickelt sich im Spannungsfeld von subjektiven Ausdruckswünschen und gegebenem idiomatischem Hintergrund, von musikalischem Material und gegenwärtiger (Beziehungs-)Situation" (Weymann, 2004).

Historische Bezugspunkte

Die Bedeutung der Improvisation innerhalb der Musiktherapie ist in den letzten Jahrzehnten erst entstanden. In dem ersten deutschsprachigen Sammelband zur Musiktherapie „Musik in der Medizin" (Teirich, 1958) spiegelte sich noch eine andere Praxis. Das Sachwortverzeichnis weist lediglich acht Textstellen nach, an denen „Improvisation" überhaupt erwähnt wird. Im Vordergrund des fachlichen Diskurses stand damals das Hören von komponierter (klassischer) Musik sowie Fragen der Musikauswahl und der meist neurophysiologisch basierten experimentellen Erforschung der Musikwirkung. In einer Sammlung von Fallgeschichten, die Bruscia 1991 in den USA herausgab, wird dagegen bei mehr als der Hälfte der 42 Fallgeschichten Improvisation als Verfahren ausgewiesen und ist damit nach „verbal processing" (28 Erwähnungen) das am häufigsten dokumentierte musiktherapeutische Verfahren der Musiktherapie in dieser Sammlung.

Die Etablierung des Improvisierens in der modernen Musiktherapie begann in den 1970er Jahren. 1971 veröffentlichten Nordoff und Robbins in England ihre Erfahrungsberichte zur „Musik als Therapie für behinderte Kinder" (deutsche Ausgabe 1975), die die musikalische Improvisation von Patient und Therapeut als grundlegende Technik der Einzeltherapie herausstellt. Die musikalisch-klangliche Interaktion und Kommunikation zwischen Therapeut und Patient wurden systematisch untersucht. Ebenfalls seit 1971 beschrieb Schmölz (seit 1970 Leiter des Wiener Hochschullehrgangs für Musiktherapie) seine Konzeptionen zur aktiven Einzel- und Gruppenmusiktherapie, in denen Improvisationsformen wie das *musikalische Partnerspiel*, der *musikalische Dialog* und die *instrumentale Einstimmung* einen hohen Stellenwert einnehmen (Schmölz, 1983; Fitzthum, 2001). Als Priestley 1975 ihre Methode der Musiktherapie darstellte, war für sie das Improvisieren noch eine Verwendungsform von Musik unter anderen, doch ist schon hier ihre Faszination für die Improvisation zu erkennen (insbesondere angeregt durch einen ihrer Lehrer an der Londoner Guildhall School of Music and Drama, den Komponisten Alfred Nieman). Einige Jahre später definierte sie mit Entschiedenheit, ihre Form der Musiktherapie bestünde darin, „dass Therapeut und Klient mit Hilfe improvisierter Musik das Innenleben des Klienten zu erforschen und dessen Wachstumsbereitschaft zu fördern versuchen" (Priestley, 1983).

Die vielgestaltige Improvisationsbewegung (→ Improvisationsbewegung, geschichtlicher Abriss) in der zweiten Hälfte des 20. Jahrhunderts auf den Gebieten des Jazz und der Neuen Musik (Stockhausen, Globokar) beflügelte die Entwicklung der improvisatorischen Musiktherapie (Weymann, 2004). Kreative Pädagogen-Persönlichkeiten wie Lilli Friedemann und Gertrud Meyer-Denkmann, die die neuen Spielweisen in ihre Unterrichtskonzepte integrierten, beeinflussten ganze Generationen von Musiktherapeutinnen und Musiktherapeuten, ohne selbst in diesem Feld tätig zu sein.

Seit den 1970er Jahren bildete sich eine europäische Ausbildungslandschaft der Musiktherapie heraus. Die Curricula bezogen die Improvisationsausbildung von Anfang an mit ein. So gibt es heute wohl kaum eine Ausbildung, in der nicht eine „musikalisch-psychologische Improvisationsausbildung" (Schmölz) eine zentrale Position einnimmt. Inzwischen wurden verschiedene umfassende Konzeptionen formuliert, praktische Handreichungen für Lehrende und Lernende gegeben (Lenz & Tüpker, 1998; Weymann, 2001; Wigram, 2004). Einen ersten Überblick zur curricularen Einbindung der Improvisation im Musiktherapiestudium suchte ein Internationales Symposium im Jahre 1998 in Hamburg zu gewinnen (Bergstrøm-Nielsen & Weymann, 2001).

Psychologische Begründungen für die Verwendung des Verfahrens in der Therapie sind je nach Musikbegriff, Theoriebezug und Praxiskontext unterschiedlich. Die gängige Bestimmung der musiktherapeutischen Improvisation als Medium des Ausdrucks und der nonverbalen Kommunikation ist zu erweitern. Was kommt im improvisierten Spiel zum Ausdruck? Welche Mitteilungen werden transportiert? Im psychotherapeutischen Kontext ist der Rückbezug auf das Verfahren der freien Assoziation in der Psychoanalyse nahe liegend. Analog zur *psychoanalytischen Grundregel*, alles auszusprechen, was einem durch den Kopf geht, auch wenn es einem unsinnig, nicht dazu gehörig oder anstößig erscheint, kann die entsprechende musiktherapeutische Anweisung lauten: „Wir spielen, was uns einfällt, lassen uns von dem in uns bestimmen, was nach Ausdruck drängt" (Langenberg et al., 1992). Tüpker formuliert: „Spielen (Sie, was Ihnen in die Finger kommt) und Reden (Sie, was Ihnen durch den Kopf geht)" (Tüpker, 1996, S. 259). Hier wie dort wird angestrebt, die Zensur durch das Bewusstsein aufzuheben oder mindestens zu lockern zugunsten spontaner Mitteilungsformen, in denen der unbewusste Determinismus des Seelischen erkennbar wird. Gerade wenn die Patienten (wie meistens der Fall) im Improvisieren unerfahren sind und keinen bestimmten Auftrag erhalten haben, stellen sich im Spiel mit dem Therapeuten bzw. der Gruppe wie von selbst „altbekannte" Verhältnisse und Konstellationen ein. In der aktuellen Situation taucht die Erinnerung oder die Anmutung an andere Situationen auf. Psychologisch ausgedrückt: Die gestisch-akustischen „Szenen" bilden sich vor dem Hintergrund des Übertragungs-Gegenübertragungs-Geschehens als komplexe gestisch-dynamische Beziehungsverhältnisse ab. Sie ermöglichen als vorsprachliche „sinnlich-symbolische Interaktionsformen" (Lorenzer, 1983) Anknüpfung an bedeutsame Lebensszenen des Patienten.

Grootaers proklamiert: „Die gemeinsame Improvisation verwirklicht die frühesten Organisationen der seelischen Formenbildung. Erst ein Arbeiten aus der Konstruktion dieser frühen Organisation heraus hat Chancen, einen Entwicklungsgang zu provozieren" (Grootaers, 1994). Die Wahrnehmungsmodalitäten des jungen Kindes folgen im Wesentlichen Kategorien wie Intensität, Zeitgestalt (Dauer, Rhythmus, Tempo, accelerando, ritardando), Tonhöhe und Klangfarbe, die auch für die Musik bestimmend sind (Stern, 1992). In wiederholten Erfahrungen ineinander greifender Abstimmung prägen sich nachhaltig Formen der sozialen Wahrnehmung und des Selbstempfindens aus, die durch die besondere Situation des musiktherapeutischen Improvisierens gewissermaßen wiederholt und wiederbelebt werden können (Weymann, 1991).

Das Spiel des Therapeuten ist in der therapeutischen Improvisation tendenziell ein ebenso „freies" Spiel, wie das des Patienten. Andererseits ist es insofern auf das Patientenspiel ausgerichtet, als hier nicht eigene Ausdruckswünsche realisiert werden sollen (Abstinenzgebot). Der Therapeut verwendet eine oszillierende Wahrnehmungseinstellung, die es ihm erlaubt, seine Spielfähigkeit gleichsam in den Dienst des Patienten zu stellen und zugleich die künstlerisch-kreativen Impulse aufzugreifen, die in der Situation lebendig werden (Weymann, 2004). In einer Art „schwebender Aufmerksamkeit" nimmt er wie ein „Resonanzkörper" die oft rudimentären Gestaltungsansätze des Patienten auf und führt sie weiter (Langenberg, 1988). Damit wird die musikalische Gestaltung neben dem Gespräch (oder auch anstelle des Gesprächs) und der Beobachtung gestischer und mimischer Äußerungen zu einem wichtigen Untersuchungs- und Entwicklungsfeld für die psychischen und interaktionellen Strukturen des Patienten.

Die musiktherapeutische *Diagnostik* bezieht sich dabei auf die Art und Weise der sich im Spiel mit dem Therapeuten bzw. in der Gruppe widerspiegelnden *Beziehungsverhältnisse* (z. B. kontrastierend, verschwimmend, ergänzend, ausweichend), auf die Eigenart der entstehenden Prozessdynamik (z. B. Trägheit, Überbeweglichkeit, Brüche, Stockungen etc.), auf Stimmungen und Atmosphären (Deuter, 2005). Die besondere Kunst besteht darin, die so erschlossenen Strukturen in einer kritischen Analyse in Beziehung zu setzen zum Behandlungsauftrag und zu dem übrigen „Material", das „der Fall" bereitstellt (Leiden und Klagen, weitere Beobachtungen und Informationen, Formen der Alltagsbewältigung, Krankheitssymptome). Die *musikalischen Interventionen* des Therapeuten greifen diese Strukturen mit kunstanalogen Mitteln wie Wiederholung, Variation, Zuspitzung, Kontrastierung etc. auf. Ziel ist es, im Sinne des individuellen Behandlungsauftrags die Therapie als einen Prozess in Gang zu setzen und zu halten, der zu einem wie auch immer gearteten „Anders-Werden" und damit zu neuen Möglichkeiten des Erlebens und Handelns führt (→ Behandlungsschritte).

Die Wirkmächtigkeit des Improvisierens lässt sich mit Hegi dadurch begründen, dass hier „eine Erfahrungswelt ‚dargestellt wird', in der sowohl alte Gefühle wiederbelebt, als auch neue geweckt werden. (…) Improvisation ist ein dauerndes Suchen nach *Gestaltbildung* und *Gestaltverwandlung*. Dieser Prozess durchdringt psychische, körperliche und soziale Fragen gleichermaßen. (…) Es liegt eine grundsätzliche Kraft in Improvisationsprozessen, das gegenwärtige Erleben zu aktivieren und zu vervollständigen" (Hegi, 1990).

Musik kann nicht direkt in Sprache „übersetzt" werden, da sie einem anderen Symbolsystem angehört als diese (Langer, 1979). Daher stellt die Analyse des klanglich-musikalischen Materials sowohl in der Praxis als auch für die Forschung der Musiktherapie eine Herausforderung dar. Qualitative Forschungsmethoden erweisen sich am ehesten geeignet, mit phänomenologischen, (tiefen-)hermeneutischen bzw. psychoanalytischen Arbeitsansätzen die Vielfalt und auch Vieldeutigkeit musiktherapeutischer Improvisation aufzugreifen und auf theoretische Perspektiven zu beziehen (→ Beschreibung und Rekonstruktion).

Literatur

Bergstrøm-Nielsen, C. & Weymann, E. (Hrsg.). (2001). Vermittlungen … musically speaking. Einleitung. *Einblicke, Beiträge zur Musiktherapie, 12*.
Bruscia, K. (1991). *Case Studies in Music Therapy*. Phoenixville, PA: Barcelona Publishers.
Deuter, M. (2005). Atmosphären – Wahrnehmungseinstellungen und Wirkungen in der musiktherapeutischen Behandlung. *Musiktherapeutische Umschau, 26* (3), 222–235.
Fitzthum, E. (2001). Improvisationsunterricht am Beispiel des Kurzstudiums der Musiktherapie an der Universität Wien. *Einblicke, Beiträge zur Musiktherapie, 12*, 34–43.
Grootaers, F. (1994). *Fünf Vorträge über Musiktherapie und Morphologie in der Psychosomatik. Materialien zur Morphologie der Musiktherapie*. Bad Zwesten: Institut für Musiktherapie und Morphologie.
Hegi, F. (1990). *Improvisation und Musiktherapie. Möglichkeiten und Wirkungen von freier Musik* (3. Aufl.). Paderborn: Junfermann.
Langenberg, M. (1988). *Vom Handeln zum Be-Handeln. Darstellung besonderer Merkmale der musiktherapeutischen Behandlungssituation im Zusammenhang mit der freien Improvisation*. Stuttgart: G. Fischer.
Langenberg, M., Frommer, J. & Tress, W. (1992). Qualitative Methodik zur Beschreibung und Interpretation musiktherapeutischer Behandlungswerke. *Musiktherapeutische Umschau, 13*, 258–278.
Langer, S. K. (1979). *Philosophie auf neuem Wege. Das Symbol im Denken, im Ritus und in der Kunst*. Mittenwald: Mäander.
Lenz, M. & Tüpker, R. (1998). *Wege zur musiktherapeutischen Improvisation*. Münster: LIT.
Lorenzer, A. (1983). Sprache, Lebenspraxis und szenisches Verstehen in der psychoanalytischen Therapie. *Psyche, 2*, 97–115.
Makowitzki, R. (1995). „Über mein Spiel kann ich nichts sagen, denn ich spüre nichts". Möglichkeiten der Modifikation musiktherapeutischer „Standardregeln". *Musiktherapeutische Umschau, 16*, 126–147.
Nordoff, P. & Robbins, C. (1975). *Musik als Therapie für behinderte Kinder*. Stuttgart: Klett.
Priestley, M. (1975). *Music Therapy in Action*. London: Constable. (Deutsche Ausgabe: *Musiktherapeutische Erfahrungen*. Stuttgart: G. Fischer, 1982)

Priestley, M. (1983). *Analytische Musiktherapie*. Stuttgart: Klett-Cotta.
Schmölz, A. (1971). Zur Methode der Einzelmusiktherapie. In Ch. Kohler (Hrsg.), *Musiktherapie*. Jena: Fischer.
Schmölz, A. (1983). „Das instrumentale Partnerspiel" und „Zum Begriff der Einstimmung in der Musiktherapie". In H.-H. Decker-Voigt (Hrsg.), *Handbuch Musiktherapie*. Lilienthal: Eres.
Stern, D. (1992). *Die Lebenserfahrung des Säuglings*. Stuttgart: Klett-Cotta.
Teirich, H. (Hrsg.). (1958). *Musik in der Medizin*. Stuttgart: G. Fischer.
Tüpker, R. (1996). *Ich singe, was ich nicht sagen kann. Zu einer morphologischen Grundlegung der Musiktherapie* (2., überarb. und erw. Auflage). Münster: LIT.
Weymann, E. (1991). Frühe Dialoge. In H.-H. Decker-Voigt (Hrsg.), *Aus der Seele gespielt*. München: Goldmann.
Weymann, E. (2001). Warte auf nichts. Zur Ausbildung in Improvisation als Verfahren der Musiktherapie. In H.-H. Decker-Voigt (Hrsg.), *Schulen der Musiktherapie*. München: Reinhardt.
Weymann, E. (2004). *Zwischentöne. Psychologische Untersuchungen zur musikalischen Improvisation*. Gießen: Psychosozial-Verlag.
Wigram, T. (2004). *Improvisation. Methods and Techniques for Music therapy Clinicians, Educators, and Students*. London: Kingsley.

Weiterführende Literatur

Niedecken, D. (1988). *Einsätze. Material und Beziehungsfigur im musikalischen Produzieren*. Hamburg: VSA.

Improvisationsbewegung, geschichtlicher Abriss

Hartmut Kapteina

Improvisation als grundlegendes Arbeitsprinzip der modernen Musiktherapie seit den 70er Jahren entwickelte sich in Fortsetzung der avantgardistischen Veränderungen auf dem Gebiet der Neuen Musik während der ersten Hälfte des 20. Jahrhunderts. Von der Zwölftontechnik ausgehend, die musikalische Artikulation konsequent jenseits der Dur-Moll-Tonalität auffasst, vollzieht sich ein fortschreitender Emanzipationsprozess des Gehörs über die seriellen Kompositionsverfahren, bei denen alle musikalischen Parameter – nicht nur Tonalität, sondern auch Rhythmus, Dynamik, Agogik und, vor allem in der elektronischen Musik, die Klangfarbe – neuen, seriellen, Ordnungsprinzipien unterworfen werden. Am Ende dieser Entwicklung steht die aleatorische Musik John Cages, bei der die musikalische Struktur aus Zufallsmanipulationen entsteht, und eine Musikästhetik, die alles Klingende als Gegenstand musikalischer Gestaltung auffasst: dissonante Klänge, Cluster, Geräusche, exotische Instrumente, Alltagsgeräusche, alle nur denkbaren stimmlichen Äußerungen und vieles andere mehr. Angesichts der unübersehbaren Vielfalt des musikalischen Materials wird die traditionelle Notenschrift durch grafische Notation oder durch verbale Spielanleitungen des Komponisten abgelöst. Dabei werden die Rollen der am Musizierprozess beteiligten Personen neu beschrieben; sie haben nicht nur möglichst exakt die vom Komponisten angegebenen Details in Schall zu überführen, sondern werden in dem vom Komponisten jeweils angegebenen Umfang selbst schöpferisch tätig (Kapteina, 1974, S. 247, 1991, S. 31). John Cage lässt die Musiker „in seinem Werk tun und lassen was sie wollen, schenkt ihnen die Würde von autonomen musikalischen Subjekten" (Metzger & Riehm, 1978, S. 11). Die Töne sollen aus den Zentren der Spieler kommen; der Komponist aber verzichtet vollständig darauf festzulegen, „wie Musik sein sollte" und „wie sie ausdrucksvoller geraten könnte" (Cage, 1978, S. 60); so haben die Musiker die „Möglichkeit, ein Individuum eigenen Rechts zu sein und aus ihrem eigenen Zentrum heraus zu handeln" (ebd. S. 59). Diese revolutionäre Musikauffassung, in der die Vision von „einer emanzipierten Gesellschaft" aufscheint, in der „einmal jeder sein Werk ohne Zwang wird vollbringen dürfen" (Metzger & Riehm, 1978, S. 11), eröffnete die Perspektive auf eine Musikpraxis, bei der die traditionelle Arbeitsteilung und die ihr innewohnende Entfremdung überwunden wird. Alle Beteiligten sind Spieler, Komponisten und Zuhörer in einer Person. Diese Musik verweigert sich den Verwertungsinteressen des Musikmarktes fast vollständig (vgl. König, 1977, S. 171 f.; Kapteina, 2007, S. 10) und wurde so zu einer subkulturellen Musikpraxis, die bis heute in kleinen Musikergruppen praktiziert wird, z. B. dem „Exploratorium" in Berlin (M. Schwabe, 2004, S. 19 ff.; die Zeitschrift „Ringgespräch über Gruppenimprovisation" informiert kontinuierlich über solche alternativen Musikinitiativen. Das Heft LXX stellt eine „Landkarte" mit 28 Gruppen in Dänemark, Deutschland, Österreich und der Schweiz vor, S. 22 ff.).

In der Musikpädagogik Ende der 1960er Jahre wurde das neue Musikverständnis zur musikästhetischen Grundlage für die Gruppenimprovisation als der „Musikerziehung im Sinne einer Entwicklung der Gesamtpersönlichkeit" und des „persönlichen Wachstums nach allen Seiten hin" (Friedemann, 1973, S. 4). So wurde sie auch wesentlicher Bestandteil sozialpädagogischer Konzepte (Finkel, 1976, 1977; Kapteina, 1976, 1979; Seidel, 1976, 1977, 1980; Keller, 1979; Maruhn, 1979; Friedemann, 1973, 1983; Schmitt, 1983; Schwabe & Rudloff, 1997; Kapteina & Hörtreiter, 1993; Wickel, 1998; Leidecker, 2002; Hartogh & Wickel, 2004; Jers, 2004). Sie ist eine Musikpädagogik „vom Nullpunkt aus": „Im Ignorieren aller musikalischer Vorbildung schafft sie sich einen Freiraum für Aktivierung originärer Musikfähigkeit" (Ernst, 1982, S. 47) jeder kann sofort mitmachen; alles Klingende wird als Musik akzeptiert; die gesamte Person kann sich einbringen; die im Musizieren zum Ausdruck kommenden persönlichen und sozialen Inhalte werden ernst genommen und die Musik bekommt so für den einzelnen relevanten Mitteilungscharakter. Damit ist ihre Offenheit zur Psychotherapie hin markiert: Die bei der Improvisation hervorgebrachten Gestaltungen bilden Lebenswirklichkeit metaphorisch ab und bekommen so diagnostisch als auch psychodynamisch Bedeutung (Schmidt, 1975; Meder, 1981; Smeijsters, 1999, 2003).

In den Kasseler Thesen zur Musiktherapie kommen alle führenden musiktherapeutischen Vereinigungen in Deutschland darin überein, dass Musik von Menschen „bewusst gestalteter Schall" ist, der „zum subjektiven Bedeutungsträger über den Prozess des Wiedererkennens interiorisierter Erfahrungen, die im Zusammenhang der Menschheitsgeschichte, dem Enkulturationsprozess und der aktuellen Situation stehen". Auch das dort zitierte „bio-psycho-soziale Krankheitsverständnis" (1998, S. 232) entspricht dem ganzheitlichen Prinzip der musikalischen Gruppenimprovisation. Paolo Knill vertrat bereits 1990 die Auffassung, die musikalische Improvisation solle nach Konzepten angewandt, beschrieben und ausgewertet werden, die sich „direkt aus der Bedeutung der Musik in der therapeutischen Begegnung und nicht aus der Umdeutung in die psychologisch-reduktive Sprache psychotherapeutischer Modelle" ergeben. Durch solche Umdeutungen können Reichtum und Tiefe der musikalischen Begegnung verloren gehen" (1990, S. 57). Damit ist eine Debatte über die Ästhetik der Improvisation als Methode der Musiktherapie angestoßen (Drewer, 2000; Frohne-Hagemann, 2001; Kapteina, 2005, 2007).

Die Art und Weise, wie die Spieler in der Gruppenimprovisation mit den Instrumenten, den Klängen und den musikalischen Gestaltbildungen umgehen, wie sie sich selbst ausdrücken und ins Spiel bringen und wie sie sich den Mitspielern gegenüber verhalten, offenbart die Art und Weise, in der sie auch sonst in ihrem Leben mit sich selbst, mit Objekten ihrer Umwelt und ihren Mitmenschen umgehen. In der Musiktherapie ist in diesem Zusammenhang von Symbolik des musikalischen Verhaltens (Frohne-Hagemann, 2001, S. 287), oder von der „Analogie" zwischen Pathologischem und Musikalischem die Rede, welche musiktherapeutische Diagnostik, Indikationsstellung, Therapieplanung und Evaluation ermöglicht (Smeijsters, 1999, 2003). Damit wird Gruppenimprovisation zum grundlegenden Arbeitsprinzip der modernen Musiktherapie (vgl. z. B. Priestley, 1975; Willms, 1975; Loos, 1986; Hegi, 1986; Langenberg, 1988; Tüpker, 1988; Decker-Voigt, 1991). Sie stellt auch international gesehen das wichtigste Behandlungsprinzip der aktiven modernen Musiktherapie dar (vgl. z. B. Bruscia, 1987; Bunt, 1994, 1998; Wigram, Pedersen & Bonde, 2004).

Zusammenfassend formuliert realisiert sich im Entwicklungsbogen von der Überwindung tonaler Fixierung in der Neuen Musik des 20. Jahrhunderts bis zur gegenwärtigen Musiktherapie der psychotherapeutische Charakter, der Improvisation ihrem Wesen nach innewohnt: Die Klänge kommen aus dem Zentrum der Person (Cage, 1978), die freie Musikpraxis dient der „Entwicklung der Gesamtpersönlichkeit" (Friedemann, 1973). Im Verlauf der zunächst musikpraktischen sowie ganzheitlichen musik- und sozialpädagogischen Erfahrungen, die mit diesem musikästhetischen Selbstverständnis gesammelt wurden, zeigt sich, dass dieser Vorgang tiefenpsychologische Qualität besitzt, die unmittelbar psychoanalytisch, morphologisch oder gestalttherapeutisch verortet werden kann. Da in der Improvisation kein äußerlich vorgegebener Handlungsimpuls maßgeblich ist, muss sie zwangsläufig zur Darstellung der gewohnten Handlungsmuster und Lebenskonzepte führen, die auf diesem Wege erkenn- und modifizierbar werden, sodass „pathologische Affektivität und Beziehungsgestaltung sowohl vermittelt zugänglich als auch vermittelt wandelbar" wird (Mund, 2000, S. 353). Darin wird ihr verhaltenstherapeutischer Charakter deutlich, der insbesondere in den gruppendynamisch orientierten Konzepten der ostdeutschen Kolleginnen ausgearbeitet wird (Schwabe, 1983; Brückner et al., 1991), wobei allerdings im organisch sich entfaltenden Prozess der musiktherapeutischen Improvisation die Grenzen verschiedener psychotherapeutischer Richtungen durchlässig werden. Für Reinhardt wird der entscheidende Therapieeffekt durch das genaue Erinnern und Beschreiben der musikalischen Phänomene und Beziehungen gegeben und nicht durch „Deuten und Interpretieren" (2005, S. 133).

Literatur

Brückner, J. et al. (1991). *Musiktherapie für Kinder* (2. Aufl.) Berlin: Verlag Gesundheit.
Bruscia, K. E. (1987). *Improvisational Models of Music Therapy*. St. Louis, USA: Mmb.
Bunt, L. (1994). *Music Therapy: An Art Beyond Words*. London: Routledge.
Bunt, L. (1998). *Musiktherapie*. Weinheim: Beltz.
Cage, J. (1978). Rede an ein Orchester, übersetzt von R. Riehn. In H. Metzger & R. Riehn (Hrsg.), *Musik-Konzepte, Sonderband John Cage* (S. 56–61). München: Boorberg.
Decker-Voigt, H.-H. (1991). *Aus der Seele gespielt*. München: Goldmann.
Drewer, M. (2000). *Gestalt, Ästhetik, Musiktherapie*. Münster: LIT.
Ernst, A. (1982). Musik und Sozialpädagogik – Zur Neuorientierung der Schulmusik. *Zeitschrift für Musikpädagogik 18*, 44–49.
Finkel, K. (1976). *Musik und Sozialpädagogik*. Lilienthal: Eres.
Finkel, K. (1977). *Pädagogik Sozialpädagogik Musikpädagogik*. Lilienthal: Eres.
Friedemann, L. (1973). *Einstiege in neue Klangbereiche durch Gruppenimprovisation*. Wien: Universal Edition.
Friedemann, L. (1983). *Trommeln – Tanzen – Tönen*. Wien: Universal Edition.
Frohne-Hagemann, I. (2001). Ästhetik und Leiblichkeit. In I. Frohne-Hagemann (Hrsg.), *Fenster zur Musiktherapie* (S. 259–294). Wiesbaden: Reichert.
Hartogh, T. & Wickel, H. H. (2004). Verklanglichung. In T. Hartogh & H. H. Wickel (Hrsg.), *Handbuch Musik in der Sozialen Arbeit* (S. 135–142). Weinheim: Juventa.
Hegi, E. (1986). *Improvisation und Musiktherapie*. Paderborn: Junfermann.
Jers, N. (2004). Gruppenimprovisation In T. Hartogh & H. H. Wickel (Hrsg.), *Handbuch Musik in der Sozialen Arbeit* (S. 123–134). Weinheim: Juventa.
Kapteina, H. (1974). Gruppenimprovisation – eine musikpädagogische Methode. *Archiv für Angewandte Sozialpädagogik, 6*, 247–268.
Kapteina, H. (1976). Musikpädagogik und Alltagsleben. *Archiv für Angewandte Sozialpädagogik, 2*, 41–59.

Kapteina, H. (1979). Musikpädagogik mit Familien. In K. Finkel (Hrsg.), *Handbuch Musik und Sozialpädagogik* (S. 221–239). Regensburg: Bosse.

Kapteina, H. (1991). Musiktherapie und Sozialarbeit – Zur Geschichte musiktherapeutischer Arbeitsweisen im Sozialwesen. In Institut für Angewandte Musiktherapie (Hrsg.), *Psychotherapeutische Konzepte der Musiktherapie* (S. 30–34). Berlin.

Kapteina, H. (2005). „Wie kann man diesen Krach den ganzen Tag aushalten!" Improvisation als ästhetische und gesellschaftliche Zumutung in der Musiktherapie. In U. Haase & A. Stolz (Hrsg.), *Improvisation – Therapie – Leben* (S. 64–75). Crossen: Akademie für angewandte Musiktherapie.

Kapteina, H. (2007). Zur Ästhetik der musikalischen Improvisation in der Musiktherapie. *Musiktherapeutische Umschau, 28,* 5–16.

Kapteina, H. & Hörtreiter, H. (1993). *Musik und Malen in der therapeutischen Arbeit mit Suchtkranken.* Stuttgart: Fischer/Kassel: Bärenreiter.

Kasseler Konferenz der Musiktherapeutischen Vereinigungen in Deutschland (1998). Thesen zur Musiktherapie. *Musiktherapeutische Umschau, 19,* 232–235.

Keller, W. (1979). Gruppenmusizieren mit Geistig- und Mehrfachbehinderten. In K. Finkel (Hrsg.), *Handbuch Musik und Sozialpädagogik* (S. 309–319). Regensburg: Bosse.

Knill, P. (1990). Wissenschaftliche Betrachtungen zur Musiktherapie unter ethischen Gesichtspunkten. In H.-H. Decker-Voigt (Hrsg.), *Musik und Kommunikation, Tagungsberichte* (Band 1, S. 39–58). Lilienthal: Eres.

König, W. (1977). *Vinko Globokar. Komposition und Improvisation.* Wiesbaden: Breitkopf & Härtel.

Langenberg, M. (1988). *Vom Handeln und Be-Handeln.* Stuttgart: Fischer.

Leidecker, K. (2002). *Musik als Begegnung. Schöpferisches Handeln zwischen Pädagogik und Therapie.* Wiesbaden: Reichert.

Loos, G. (1986). *Spielräume.* Stuttgart: Fischer/Kassel: Bärenreiter.

Maruhn, H. (1979). Spiel und Interaktion mit sozialpädagogischer Klientel. In H. Finkel (Hrsg.), *Handbuch Musik und Sozialpädagogik* (S. 425–432). Regensburg: Bosse.

Meder, H. (1981). *Musik im Strafvollzug.* Regensburg: Bosse.

Metzger, H. & Riehm, R. (1978). (Hrsg.). *Musik-Konzepte, Sonderband John Cage.* München.

Mund, F. (2000). Lebensgenuss und Freude – in der Musiktherapie Suchtkranker? In Ch. Schwabe & I. Stein (Hrsg.), *Ressourcenorientierte Musiktherapie* (S. 348–361). Crossen: Akademie für angewandte Musiktherapie.

Priestley, M. (1975). *Music therapy in action.* London: Constable.

Reinhardt, A. (2005). Improvisation als Strukturangebot und Reifungsprogramm für Patienten mit Störungen auf Borderline-Persönlichkeits-Niveau. In U. Haase & A. Stolz (Hrsg.), *Improvisation – Therapie – Leben* (S. 122–133). Crossen: Akademie für angewandte Musiktherapie.

Schmidt, G. (1975). Therapeutische Hilfen in der sozialpädagogischen Praxis und der Einsatz von Medien. In H.-H. Decker-Voigt (Hrsg.), *Therapie und Erziehung durch Musik* (Bd. 1). Lilienthal: Eres.

Schmitt, R. (1983). *Musik und Spiel in Religionsunterricht und Jugendarbeit.* Stuttgart: Calwer/Munchen: Kösel.

Schwabe, Ch. (1983). *Aktive Gruppenmusiktherapie für erwachsene Patienten.* Stuttgart: Fischer.

Schwabe, Ch. & Rudloff, H. (Hrsg.). (1997). *Die Musikalische Elementarerziehung.* Crossen: Akademie für Angewandte Musiktherapie.

Schwabe, M. (2004). „exploratorium berlin". *Ringgespräch über Gruppenimprovisation, LXX,* 19–21.

Seidel, A. (1976). *Musik in der Sozialpädagogik.* Wiesbaden: Breitkopf & Härtel.

Seidel, A. (1977). Zur Situation des Studienbereichs Musik/Auditive Kommunikation im Rahmen sozialpädagogischer Ausbildungsgänge an den Fachhochschulen und Gesamthochschulen in der BRD. In W. Wrisch (Hrsg.), *Der Lernbereich Ästhetik und Kommunikation im Rahmen der Ausbildung von Sozialarbeitern und Sozialpädagogen* (S. 149–183). Seevetal: Sozialpädagogischer Verlag.

Seidel, A. (1980). *Soziale Kulturarbeit am Beispiel Musik.* Regensburg: Bosse.

Smeijsters, H. (1999). *Grundlagen der Musiktherapie. Theorie und Praxis der Behandlung psychischer Störungen und Behinderungen.* Göttingen: Hogrefe.

Smeijsters, H. (2003). Analogie als Kernkonzept der Musiktherapie. *Musik, Tanz und Kunsttherapie, 14* (1), 9–18.

Tüpker, R. (1988). *Ich singe, was ich nicht sagen kann.* Regensburg: Bosse.

Wickel, H.-H. (1998). *Musikpädagogik in der sozialen Arbeit. Eine Einführung.* Münster: Waxmann.

Wigram, T., Pedersen, I. N. & Bonde, L. O. (2004). *A Comprehensive Guide to Music Therapy. Theory, Clinical Practice, Research and Training.* London: Jessica Kingsley Publishers.

Willms, H. (1975). *Musiktherapie bei psychotischen Erkrankungen.* Stuttgart: Fischer.

Weiterführende Literatur

Cage, J. (1959). Unbestimmtheit. *Die reihe, 5.*

Kapteina, H. (1988). Dimensionen der Gruppenimprovisation. In H.-H. Decker-Voigt (Hrsg.), *Musik und Kommunikation* (Band 2, S. 73–94). Lilienthal: Eres.

Meyer-Denkmann, G. (1972). *Struktur und Praxis neuer Musik im Unterricht.* Wien: Universal Edition.

Weymann, E. (2004). *Zwischentöne. Psychologische Untersuchungen zur musikalischen Improvisation.* Gießen: Imago Psychosozial-Verlag.

Widmer, M. (2004). Musik und Theater. In T. Hartogh & H. H. Wickel (Hrsg.), *Handbuch Musik in der Sozialen Arbeit* (S. 281–292). Weinheim: Juventa.

Improvisationsgehalt

Tilman Weber

Musik in der Behandlung psychischer Störungen einzusetzen, gründet sich ursprünglich in der Auffassung, Musik sei eine Ton*sprache, und* zwar sei sie die *Sprache der Affekte*. Da Affekte als der Ausdruck des Seelischen schlechthin gelten, erscheint Musik auch in besonderem Maße dazu geeignet, mit „psychisch gestörten" Affekten ins Gespräch zu kommen und damit zu einer Heilung beizutragen.

Geschichtlicher Aspekt

Das Verständnis der Musik als einer Tonsprache geht von der Überzeugung aus, der Komponist bediene sich der Töne wie der Dichter der Worte, um seine Gedanken und Empfindungen auszudrücken. Melodik, Rhythmik, Harmonik etc. eines Stückes seien nur Ausdrucksmittel, „ein elendes Gewebe von Zahlenproportionen, handgreiflich dargestellt auf gebohrtem Holz, auf Gestellen von Darmsaiten und Messingdraht" (Wackenroder, 1799), die gesamte musikalische Gestalt sei bloße Erscheinungsform einer künstlerischen Idee. Der „eigentliche" Gehalt sei stets hinter dem Notentext zu finden.

Ursache hierfür ist die seit Platon bis fast zum 19. Jahrhundert geltende Definition der Musik, sie bestehe aus Harmonia, Rhythmus und Logos. Dabei verstand man unter Harmonia die (An-)Ordnung der Töne und Tonfolgen, unter Rhythmus die Organisation der Bewegung in der Zeit und unter Logos das Wort. Der für die Musik geforderte *Gehalt* war allein durch den Logos, den gesungenen Text gegeben. Die Musik hatte also den Gesangstext stets zu untermalen, in seiner Bedeutung und Wirkung zu verstärken. Reine Instrumentalmusik, die es natürlich schon immer gegeben hatte, war stets funktionsgebunden, etwa als Tanzmusik, als Militärmusik, Sakralmusik, Tafelmusik etc., und galt als zweitrangig.

Selbst als die Instrumentalmusik im 18. Jahrhundert schon eigenständigere Formen (z. B. die Sonate) entwickelt hatte, wurde von ihr erwartet, dass sie Außermusikalisches nachzuahmen habe, z. B. die Darstellung begrifflich klar zu fassender Affekte oder bildhafter Szenen, z. B. eine Schäferidylle.

Erst mit der Entstehung eines freien, selbstbewussten Bürgertums in der Romantik entwickelt sich die Instrumentalmusik wirklich zur reinen Musik, zur eigenständigen Tonkunst. Damit gewinnt erstmals die ästhetische Frage Bedeutung, woraus sich denn nun der Gehalt dieser absoluten Musik ergibt. Es zeigt sich, dass die Idee des Logos als notwendiger Bestandteil der Musik nicht so leicht aufgegeben werden kann. Deshalb hält man vorerst fest an dem Gedanken einer musikalischen Sprache. „Musik ist die Kunst des Ausdrucks von Empfindungen durch Modulation der Töne. Sie ist die Sprache der Affekte" (C. F. Michaelis, 1795).

Paradoxer Weise führt der Anspruch der Musik, als autonome Kunst völlig frei von jedweden außermusikalischen Abhängigkeiten und Einmischungen zu sein, in dem Bemühen einer Rechtfertigung dieses Anspruches sogleich zu der Suche nach einem geistigen Gehalt, der wieder aus dem rein Musikalischen herausführt. Diesen Gehalt meint man in der Darstellung der innersten Gedanken und Empfindungen des Komponisten zu finden, die er durch die Töne sprechen lasse. Die Musik vermöge so das Unaussprechliche auszudrücken.

Formästhetik contra Inhaltsästhetik

Diese romantische Inhaltsästhetik ist noch heute sehr lebendig und prägt u. a. ganz wesentlich auch die Erwartungen an die Musiktherapie. Dies zeigt sich z. B. in der Aufforderung an den gehemmten und verbal schwer zugänglichen Patienten, er möge sich in eine musiktherapeutische Behandlung begeben, um das, was ihn bewege, doch wenigstens in der Musik auszudrücken.

Gegen diese „verrottete Gefühlsästhetik" regte sich allerdings schon früh Widerspruch: „Tönend bewegte Formen sind einzig und allein Inhalt und Gegenstand der Musik", stellt E. Hanslick in seiner 1854 erschienenen Schrift „Vom Musikalisch-Schönen" fest.

Da alles, was sei, sich auch andeuten und zeigen müsse (Goethe: Zur Morphologie), sei die musikalische Form nicht nur Erscheinung sondern schon ihr eigentliches Wesen. Dieses äußere sich in hörbaren Veränderungen der Zeit, der Kraft, der Proportionen, in Bewegungen des Anschwellens, des Eilens, des Zögerns, des künstlich Verschlungenen, des einfach Begleitenden usw.

Nach Hanslick drückt die Musik keinesfalls Gefühle aus, schon gar nicht die des Komponisten; auch erweckt sie beim Hörer nicht unmittelbar Gefühle. Sondern das Hören der Musik, das Erleben ihrer Formenbildung löst beim Hörer eine Mitbewegung aus, die seine Phantasie in Tätigkeit setzt. Diese wiederum produziert Bilder, deren innere Dynamik erst Gefühle auslösen.

Die Wirkung der Musik, die man fälschlicher Weise als ihren eigentlichen Inhalt ansieht, ist also stets die Transposition ihrer formalen Struktur (Dichte, Tempo, Rhythmus etc.) durch den Hörer in konkrete, jedoch völlig subjektive Bilder und erst diese Bilder sind mit bestimmten Gefühlen verknüpft. Daher ist ihre Wirkung auch nicht vorhersehbar, denn dieselbe Musik kann bei den verschiedenen Hörern ganz unterschiedliche Bilder evozieren, die sich zwar in der Dynamik ihrer Struktur gleichen, auf die der Einzelne aber gefühlsmäßig ganz unterschiedlich reagiert.

Die amerikanische Philosophin Susanne K. Langer (1992) führt diesen Gedanken weiter: Die Musik sei nicht unmittelbarer Selbstausdruck des Komponisten sondern Formulierung und Darstellung von Gemütsbewegungen, Stimmungen, geistigen Spannungen und Entschlüssen. Wenn Musik überhaupt einen Sinngehalt habe, so sei dieser semantisch (zeichenhaft), nicht aber symptomatisch (kennzeichnend für den Gemütszustand des Komponisten). Der emotionale Inhalt werde höchstens symbolisch ausgedrückt. Damit sei die Musik ebenso wenig Ursache von Gefühlen wie ihr Heilmittel. Sie sei ihre logische Darstellung.

Weil die *Formen* des menschlichen Fühlens den musikalischen Formen viel kongruenter seien als denen der Sprache, könne die Musik die Natur der Gefühle in einer Weise detailliert und wahrhaftig offenbaren, der die Sprache nicht nahe komme. Was die Musik widerspiegeln könne, sei die *Morphologie* des Gefühls.

Folgt man den Überlegungen von Langer, könnte man zu der Überzeugung gelangen, es wäre wenig sinnvoll, in der Musiktherapie mit dem Patienten gemeinsam zu improvisieren (→ Improvisation und Musiktherapie), um Aufschlüsse über dessen seelische Struktur zu gewinnen, da beide seelische Zustände nur symbolisch darstellen würden völlig unabhängig von ihren eigenen Empfindungen.

Konsequenzen für die Musiktherapie

In der Praxis zeigt sich jedoch, dass sich in der formalen Gestalt der gemeinsamen Improvisation sehr wohl die seelische Struktur des Patienten niederschlägt. Das liegt zum einen daran, dass es sich hier nicht um komponierte Werke, sondern um spontan entstehende und im Augenblick des Erfindens schon gespielte Musik handelt, bei der es anders als beim Komponieren an der wertenden und auswählenden Distanz fehlt, zum anderen, dass der musikalisch wenig kundige Patient sich nicht ausreichend im Symbolgehalt der Musik auskennt und die Semantik der musikalischen Formensprache kaum beherrscht. Deshalb verlässt sich die Musiktherapie im Wissen um die Kongruenz von seelischer und musikalischer Formenbildung darauf, dass sich die psychische Struktur des Patienten allein durch seine spezifische Behandlung des musikalischen Materials auf die musikalische Struktur überträgt. Das aber gelingt noch nicht ausreichend, sonst würde es genügen, den Patienten in der Musiktherapie allein spielen zu lassen. Erst durch das Mitspielen des musikalisch versierten Musiktherapeuten, der die sich rudimentär andeutende Formenbildung des Patienten musikalisch richtig zu deuten versteht und durch seine musikalischen Fähigkeiten dem Improvisationswerk des Patienten zu einer ausreichend prägnanten Gestaltung verhilft, ist es beiden – Patient wie Therapeut – möglich, die seelische Struktur des Patienten in ihren Chancen und Verfehlungen zu erkennen.

Das Seelische spricht nicht durch die Musik, sondern in der musikalischen Form gestaltet sich das Seelische selbst.

Literatur

Goethe, J. W. (1977). *Schriften zur Naturwissenschaft.* Stuttgart: Reclam.
Hanslick, E. (1854/1981). *Vom Musikalisch-Schönen.* Darmstadt: Wissenschaftliche Buchgesellschaft.
Langer, S. K. (1992). *Philosophie auf neuem Wege.* Frankfurt am Main: Fischer.
Michaelis, C. F. (1795). *Über den Geist der Tonkunst.* Bad Feilnbach: Reprint: Schmidt Periodicals.
Wackenroder, W. H. & Tieck, L. (1799/1973). *Phantasien über die Kunst.* Stuttgart: Reclam.

Indikation

Isabelle Frohne-Hagemann

Unter „Indikation" wird die Gesamtheit der Umstände und Gründe verstanden, die bei einem Krankheitsfall eine bestimmte therapeutische Maßnahme sinnvoll und notwendig machen. So ist immer dann, wenn z. B. eine körperliche Erkrankung vorliegt, eine medizinische oder eine physiotherapeutische Heilbehandlung indiziert. Wenn dagegen eine seelische Krankheit vorliegt, ist Psychotherapie indiziert. Diese allgemeine Aussage zur Definition von Indikation ist hilfreich, so lange es darum geht, eine psychotherapeutische Indikation von einer medizinischen, einer physiotherapeutischen oder einer rehabilitativen Heilmaßnahme abzugrenzen.

Um zu erkennen, ob und an welcher Krankheit jemand leidet, bedarf es diagnostischer Einschätzungen und Klassifikationssysteme (z. B. klassifikatorisch-kategoriale, phänomenologisch-deskriptive oder strukturell-kategoriale).

Klassifikationssysteme sind z. B. die ICD-10, Kapitel V (F) (Dilling et al., 2005) und das DSM-IV (Saß et al., 2003). In diesen Systemen, an denen sich auch Musiktherapeuten orientieren, werden die individuellen Entstehungsbedingungen der Erkrankung, die Biografie, die sozialen Umstände, der Leidensdruck, die Therapiemotivation und -ziele eines Patienten allerdings nicht berücksichtigt, obwohl sie einen entscheidenden Faktor für eine allgemeine und störungsspezifische Indikationsstellung darstellen.

Die Frage ist nicht nur, aufgrund welcher Kriterien *welche Störungen* diagnostiziert werden, sondern auch, bei welchen klassifizierten Störungen *welche Form* von Psychotherapie bei wem indiziert oder gerade kontraindiziert ist. Die Frage, aufgrund welcher Kriterien ausgerechnet Musiktherapie bei welchen Störungsbildern indiziert sein soll ist für die Forschung eine große Herausforderung. Ist Musiktherapie z. B. wegen der Möglichkeit zur non- oder präverbalen Kommunikation die Methode der Wahl bei Menschen, die (noch) nicht oder nicht mehr oder nicht adäquat sprechen können (u. a. beispielsweise bei Autismus, Mutismus, Wachkoma)? Gibt es Kriterien, die dafür sprechen, dass Musiktherapie bei allen Störungsbildern indiziert sein kann und wenn ja, mit welchen Zielsetzungen und Methoden? Beliebte Zuordnungen wie beispielsweise: Verhaltenstherapie sei bei Angstpatienten indiziert, tiefenpsychologisch fundierte Psychotherapie bei Depressionen u. Ä. müssen mit Vorbehalt gesehen werden, da die empirische Forschung gezeigt hat, dass die Effektivität psychotherapeutischer Verfahren in Bezug auf bestimmte Störungen zu einem wesentlichen Teil davon abhängt, wie die „Passung" zwischen Therapeutin bzw. Therapeut und Patientin bzw. Patient beschaffen ist (Grawe, Donati & Bernauer, 1994). Wenn die Passung, d. h. die wechselseitige Regulation des Beziehungsgeschehens zwischen Musiktherapeutin und Patientin gelingt und letztere für das Medium Musik offen ist, kann Musiktherapie bei vielen Störungsbildern indiziert sein. Dieses Kriterium dient in der Musiktherapie als *semispezifische Indikationsstellung* (Frohne-Hagemann & Pleß-Adamczyk, 2005). Viele Jugendliche sind beispielsweise offen für Musiktherapie, weil das musikbezogene Arbeiten die Angst vor Therapie und dem Therapeuten binden kann. Man bezieht sich auf etwas übergreifendes Drittes, wodurch ein therapeutischer

Kontakt hergestellt wird. Betrachtet man die Indikationsfrage aus störungs*spezifischer* Sicht, so kann Musiktherapie auf der Basis der semispezifischen Kriterien sowohl in der Kindertherapie (u. a. Evers, 1991; Voigt, 1998; Schumacher, 2001; Plahl & Koch-Temming, 2005) als auch in der Erwachsenentherapie (u. a. Aldridge, 1999; Kächele et al., 2003; Oerter et al., 2001) bei sehr verschiedenen Störungsbildern mit Krankheitswert indiziert sein, und zwar sowohl bei psychischen Störungen als auch bei psychischen Sekundärschäden aufgrund physischer Schädigungen. Musiktherapie orientiert sich jedoch in allen Fällen weniger an der feststehenden Diagnose, sondern am Symptom oder am Syndrom (Brückner et al., 1991, S. 24) wie z. B. am gestörten Selbstwertgefühl, an vorhandenen emotionalen und sozialen Defiziten, an Entwicklungsretardierungen, zerebralen Dysfunktionen, Sinnesschäden und dergleichen mehr, oder – in Bezug auf die Identitätsentwicklung – an den die Symptomatik bestimmenden entweder noch nicht adäquat entwickelten oder bereits geschädigten Beziehungsqualitäten (Schumacher, 2001), z. B. wenn ein Patient zum Empfinden intersubjektiver Bezogenheit (noch) nicht fähig ist oder wenn der Überstieg von der Erfahrung von Gemeinsamkeit hin zur dialogischen Begegnung nicht geglückt ist.

Eine Indikationstellung für Musiktherapie ist auch gegeben, wo eine Verbindung zwischen (psycho-)somatischen Erkrankungen und Psychotherapie hergestellt werden kann, u. a. beispielsweise Musiktherapie in der Schmerztherapie (Hillecke, 2005), Musiktherapie bei Tinnitus (Argstatter et al., 2005), bei Krebserkrankungen (Wormit et al., 2005) oder in der Neurologie (Thaut et al., 2004).

Die Indikationsfrage muss grundsätzlich einschließen, was das spezifisch Musiktherapeutische bewirken kann, d. h. was Musik selber vermitteln kann und welche Funktionen sie gerade haben muss: Kann (und soll) z. B. durch Musik mit zuverlässiger Struktur Halt und Geborgenheit als Zeitphänomenen in der Zeit erfahren werden, soll durch das Improvisieren Selbstwirksamkeit und Resonanz erfahren werden können, soll das Teilen von Vitalitätsaffekten mit anderen Menschen durch gemeinsames Spiel erfahrbar werden, sollen neue Ausdrucks- und Kommunikationsmöglichkeiten exploriert werden können, soll Musik als soziales Ereignis genutzt werden, um neue Gruppenerfahrungen zu machen?

Für jede musiktherapeutische Indikation ist eine differenzielle Indikationsentscheidung notwendig, die neben der Passungsfrage nicht nur die Symptome oder Beziehungsqualitäten des Patienten vor dem Hintergrund seines Krankheitserlebens, seiner Therapieerwartungen, seiner psychischen Struktur und seiner Konflikte erfassen muss (vgl. Arbeitskreis OPD, 2006; Frohne-Hagemann & Pleß-Adamczyk, 2005), sondern auch die Zielsetzung (z. B. emotionale Differenzierung, Ausdrucksförderung, Verbesserung der Kommunikations- und Interaktionsfähigkeit), Methoden und Techniken (z. B. aktive oder rezeptive Musiktherapie; übend, erlebnis- oder konfliktzentriert) und Setting (z. B. Einzeltherapie oder ein Gruppensetting, Kurztherapie, Langzeittherapie).

In diesem Zusammenhang schlägt Smeijsters für eine evidenzbasierte Indikation folgende Fragestellungen als Heuristik vor:
– Was ist die Problematik des Patienten? (diagnosespezifischer Ansatz)
– Welche allgemeinen Zielsetzungen sind für diesen Patienten mit dieser Problematik geeignet? Kann Musiktherapie zu diesen Zielsetzungen beitragen?

- Kann Musiktherapie diese Zielsetzungen realisieren? (Zu welchen Effekten führt die Musiktherapie?)
- Gibt es eine glaubwürdige theoretische Erklärung für das Auftreten dieser Effekte, die übereinstimmen mit den theoretischen Modellen aus der Psychologie, Psychotherapie, Neurologie usw.?
- Welche Voraussetzungen müssen erfüllt werden, damit Musiktherapie bei dem Patienten erfolgreich sein kann (z. B. die Motivation des Patienten, Ausbildung des Musiktherapeuten, Ausstattung usw.) (vgl. Smeijsters, 2004)?

Können diese Fragen nicht glaubwürdig beantwortet werden, wäre Musiktherapie aus wissenschaftlicher Sicht kontraindiziert, weil sie weder semispezifisch noch spezifisch, sondern unspezifisch wäre. Eine Indikation Musiktherapie muss durch Forschung und Theorie abgestützt sein, um gewährleisten zu können, dass PatientInnen keinen Schaden nehmen.

Literatur

Aldridge, D. (1999). *Musiktherapie in der Medizin. Forschungsstrategien und praktische Erfahrungen.* Bern: Huber.

Arbeitskreis OPD. (2006). *Operationalisierte Psychodynamische Diagnostik OPD-2. Das Manual für Diagnostik und Therapieplanung.* Bern: Huber.

Argstatter, H., Nickel, A. K., Dyckhoff, G., Hoth, S. & Bolay, H. V. (2005). Musiktherapie bei chronischem Tinnitus – Pilotstudie zur Entwicklung und Überprüfung einer neuartigen Behandlungsmethode. *Tinnitus Forum, 1,* 58–59.

Brückner, J., Mederacke, I. & Ulbrich, C. (1991). *Musiktherapie für Kinder. Rezipieren – Improvisieren – Kommunizieren – Bewegen.* Berlin: Verlag Gesundheit.

Dilling, H. et al. (Hrsg.). (2005). *Internationale Klassifikation psychischer Störungen. ICD-10 Kapitel V (F). Klinisch-diagnostische Leitlinien.* Bern: Huber.

Evers, S. (1991). *Musiktherapie und Kinderheilkunde. Eine Analyse zur Geschichte, Situation, Indikation und Akzeptanz.* Stuttgart: G. Fischer.

Frohne-Hagemann, I. & Pleß-Adamczyk, H. (2005). *Indikation Musiktherapie bei psychischen Problemen im Kindes- und Jugendalter. Musiktherapeutische Diagnostik und Manual nach ICD-10.* Göttingen: Vandenhoeck & Ruprecht.

Grawe, K., Donati, R. & Bernauer, F. (1994). *Psychotherapie im Wandel. Von der Konfession zur Profession.* Göttingen: Hogrefe.

Hillecke, T. K. (2005). Chronischer, nicht maligner Schmerz. In H. V. Bolay, A. Dulger & H. J. Bardenheuer (Hrsg.), *Evidenzbasierte Musiktherapie.* Heidelberg: uni-edition.

Kächele, H., Oerter, U., Scheytt-Hölzer, N. & Schmidt, H. U. (2003). Musiktherapie in der deutschen Psychosomatik, Krankenversorgung, Weiterbildung und Forschung. *Psychotherapeut, 48,* 155–165.

Oerter, U., Scheytt-Hölzer, N. & Kächele, H. (2001). Musiktherapie in der Psychiatrie. Versorgungslage und Stand der Forschung. *Nervenheilkunde, 8,* 428–433.

Plahl, C. & Koch-Temming, H. (Hrsg.). (2005). *Musiktherapie mit Kindern. Grundlagen – Methoden – Praxisfelder.* Bern: Huber.

Saß, H. et al. (2003). *Diagnostisches und Statistisches Manual Psychischer Störungen DSM-IV-R.* Hogrefe: Göttingen.

Schumacher, K. (2001). Beziehungsqualitäten des Zusammenspiels – Zur Indikation der Musiktherapie. In S. Salmon & K. Schumacher (Hrsg.), *Symposion „Musikalische Lebenshilfe"*. Hamburg: Books on Demand GmbH.

Smeijsters, H. (2004). Kriterien für eine evidenzbasierte Indikation in der Musiktherapie. *Musiktherapeutische Umschau, 3* (25), 207–240.

Thaut, M. H., Nickel, A. K. & Hömberg, V. (2004). Neurologische Musiktherapie: Übersicht zum wissenschaftlichen Hintergrund und zur klinischen Methodik. *Musiktherapeutische Umschau 25* (1), 35–44.

Voigt, M. (1998). Musiktherapie in der Behandlung von Entwicklungsstörungen – die Orff-Musiktherapie heute. *Musiktherapeutische Umschau, 4* (19), 289–296.

Wormit, A. F., Hillecke, T. K., Bolay, H. V. & Bardenheuer, H. J. (2005). Patienten-orientierte Musiktherapie zur Verbesserung der Lebensqualität bei Patienten mit Krebserkrankungen – eine interdisziplinäre Behandlungsstrategie. *Palliativmedizin, 6,* 49.

Weiterführende Literatur

Boessmann, U. (2005). *Psychodynamische Therapie bei Kindern und Jugendlichen*. Bonn: Deutscher Psychologen Verlag.

Boessmann, U. (2006). *Struktur und Psychodynamik. Möglichkeit und Grenzen der Veränderung durch Psychotherapie*. München: E. Reinhardt.

Flach, S. (2008). *Berufs- und Leistungsrecht für künstlerische Therapien*. München: Reinhardt.

Frohne-Hagemann, I. (2005). Musiktherapie bei Persönlichkeitsstörungen. In A. Remmel, O. Kernberg, W. Vollmoeller & B. Strauss (Hrsg.), *Körper und Persönlichkeit. Entwicklungspsychologische und neurobiologische Grundlagen der Borderline-Störung* (S. 285–294). Stuttgart: Schattauer.

Haffa-Schmidt, U., v. Moreau, D. & Wölfl, A. (Hrsg.). (1999). *Musiktherapie mit psychisch kranken Jugendlichen. Grundlagen und Praxisfelder*. Göttingen: Vandenhoeck & Ruprecht.

Nickel, A. K., Hillecke, T. K., Oelkers, R., Parzer, P., Resch, F. & Bolay, H. V. (2003). *Effectiveness of music therapy in the treatment of children with migraine headache*. Abstractband des 34th Annual Meeting der Society for Psychotherapy Research (SPR), Weimar, 25.–29. Juni 2003.

Zero to Three. National Center for Infants, Toddlers, and Families (Hrsg.). (1999). *Diagnostische Klassifikation: 0–3. Seelische Gesundheit und entwicklungsbedingte Störungen bei Säuglingen und Kleinkindern*. Wien: Springer.

Innere Medizin

Josef Escher

Die Anwendung von Musiktherapie in der Inneren Medizin ist gegenüber ihrem Einsatz z. B. in der Psychiatrie und Rehabilitation relativ neu (Decker-Voigt, 1994). Im Wesentlichen geht es darum, Raum zu schaffen für die emotionale Seite des Krankseins. Der Patient soll neben den Rezepten und Ratschlägen der Schulmedizin durch eine besondere Form der Psychotherapie, der Musiktherapie, begleitet werden mit Hilfe zur Selbsthilfe.

Historisch gesehen wurde früher den chirurgischen, operativen Disziplinen, die Innere Medizin gegenübergestellt. Diese hat sich heute in verschiedene Fächer aufgeteilt, wie Herz- und Gefäßerkrankungen, Krebsleiden, Magendarmerkrankungen, Bluterkrankungen, Lungenerkrankungen, rheumatologische Erkrankungen, Nierenerkrankungen, Infektionskrankheiten, Erkrankungen der inneren Drüsen, Erkrankungen des peripheren und zentralen Nervensystems. Der Arzt für Innere Medizin sollte ein fundiertes Wissen über alle erwähnten Gebiete haben, ohne in den einzelnen Subspezialitäten sich im Detail zu verlieren. Viele Internisten besitzen neben ihrer breiten Ausbildung in Innerer Medizin eine spezielle Ausbildung in einer der Subspezialitäten.

Musiktherapie bezweckt dem Patienten zu helfen, mit sich selber in Kontakt zu kommen. Blockaden, die dem Heilungsprozess im Wege stehen, sollen erkannt und bearbeitet werden, positive Ressourcen, die den Heilungsprozess fördern, bewusst gemacht werden.

Im Gegensatz zu anderen Arbeitsbereichen der Musiktherapie findet diese in der Inneren Medizin in einem Umfeld statt, in welchem die Behandlung häufig in der Verabreichung von Medikamenten besteht. Gegenüber alten Formen der Musiktherapie, welche dieses pharmakologische Denken (bestimmte Musik für bestimmte Wirkung) verfolgte, steht bei der heutigen Musiktherapie der Kontakt zum Patienten im Vordergrund. Kontakt soll geschaffen werden zu seinem gesunden und kranken Dasein, zu seiner Befindlichkeit, zu seinen Wünschen und Bedürfnissen.

Nie wird eine vorbestimmte Musik verabreicht. Patienten, die ein Programm erwarten, werden zunächst enttäuscht sein. Auf der anderen Seite werden aber Patienten, die befürchten, ihr Inneres nach außen kehren zu müssen, erstaunt sein, wie wenig unangenehme Fragen gestellt werden.

Die Musiktherapie in der Inneren Medizin erfolgt mehrheitlich durch Anhören von Musik (sogenannte rezeptive Musiktherapie). Diese Musik entspricht entweder der Stimmungslage des Patienten oder ist mit Assoziationen verbunden, die in Zusammenhang mit dem physischen Prozess stehen. Seltener kommt wegen der häufig starken körperlichen Behinderung der Patienten aktive Musiktherapie, d. h. freie Improvisation zur Anwendung. Die freie Improvisation an Instrumenten hat dabei manchmal den Stellenwert einer Katharsis oder sie entspricht dem Spielbedürfnis des Patienten in der Genesungsphase. Eine weitere Indikation für Musiktherapie in der Inneren Medizin ist die Sterbebegleitung. Sie ist individuell und kann je nach der Situation bald rezeptiv, bald aktiv sein.

Immer mehr wird in den letzten Jahren Musiktherapie mit Erfolg bei Komapatienten eingesetzt. Die Komadauer und die anschließende Rehabilitation werden dadurch verkürzt. Diese Verkürzung der durchschnittlichen Spitalaufenthaltsdauer von 14 auf kaum 8 Tage bedeutet für die Musiktherapie in der Inneren Medizin andererseits eine stärkere Eingrenzung ihrer Ziele (Escher, 1993). Die musiktherapeutische Behandlung erfolgt deshalb vor allem auch in der Zeit der Rehabilitation, ob stationär oder ambulant. Ein besonders großer Stellenwert kommt dem Einsatz der Musiktherapie heute auf dem Gebiet der Krebskrankheiten zu.

Die Patientenbefragung (Fragebogen) im Rahmen des 4-jährigen Forschungsprojektes an einer Klinik für Innere Medizin ergaben, dass die meisten Kranken, die sich auf eine Musiktherapie einließen, diese sehr schätzten (Decker-Voigt, 1994). Der Zeitpunkt der Musiktherapie wird in der Regel durch die Rahmenbedingungen der Inneren Medizin bestimmt (Visiten, Röntgen, Physiotherapie, Laboruntersuchungen).

Literatur

Decker-Voigt, H.-H. & Escher, J. (Hrsg.). (1994). *Neue Klänge in der Medizin.* Bremen: Trialog.
Escher, J., Höhmann, U. & Wasem, C. (1993). Musiktherapie und Innere Medizin. *Schweizerische Rundschau für Medizin, 36,* 957–963.

Integrales Bewusstsein

Klaus-Benedikt Müller

Jean Gebser (1905–1973) beschreibt in den 40er Jahren des 20. Jahrhunderts eine neue, „integrale" Bewusstseinsstruktur in seinen Hauptwerken „Abendländische Wandlung" (1943) und „Ursprung und Gegenwart" (1949/53, vgl. Gesamtausgabe Bd. I–VII, 1975–80). Er unterscheidet verschiedene Bewusstseinsstrukturen, die aus dem Ursprung, der archaischen Grundstruktur, hervorgehen: magische, mythische, mentale und integrale Strukturen (Gebser, 1978, S. 71).

Die archaische Struktur ist „null-dimensional", ein Urzustand, dem biblischen Paradies vergleichbar, wo Himmel und Erde, Mensch und All problemlos identisch erlebt werden.

Die magische Struktur ist gekennzeichnet durch eine „eindimensionale Unität". Der Mensch ist ein Teil des Ganzen; punktartige Gegenstände, Geschehnisse oder Taten könne beliebig ausgetauscht werden. In seiner Eingeflochtenheit in die Natur und mit seinem Rückhalt in der Sippe versucht der Mensch, diese Übermacht der Natur durch Beschwören, Bannen, Totem und Tabu zu meistern (Gebser, 1978, S. 87 f.).

Die mythische Bewusstseinsstruktur ist nach Gebser Ausdruck einer „zweidimensionalen Polarität". Sie bringt die Bewusstwerdung einer Außen- und einer Innenwelt (der Seele). Symbol ist der Kreis: Jahreszeiten, Tag und Nacht, Licht und Dunkel, Himmel und Erde werden als polare Erscheinungsformen angesehen. Sie sind ein Spiegel der Seele (Gebser, 1978, S. 113 f.). Mythen sind wortgewordene Träume der Völker; die Formulierung erschließt das Bewusstsein der Seele (Gebser, 1978, S. 116).

Mentales Bewusstsein drückt sich nach Gebser in einer perspektivischen Welt aus. Durch Vorstellen und Nachdenken, Sehen, Messen und Teilen versucht der Mensch, kausale Zusammenhänge zu erkennen und Voraussagen für die Zukunft zu machen. Empfindung und Gemüt treten zugunsten einer abstrakten Reflexion zurück. Diese Hinwendung vom Mythos zur Ratio vollzog sich für unseren Kulturraum um 500 v. Chr. in Griechenland und wurde seit etwa 1250 n. Chr. im übrigen Europa nachgeholt (Gebser, 1978, S. 125 f.).

Kennzeichen des neuen integralen Bewusstseins sind nach Gebser vier Grunderkenntnisse: „1. Überwindung des alten Zeitbegriffes, 2. Relativität, 3. Auflösung der Gegensätze bzw. der Dualismen, 4. sprunghafte Entwicklung und somit Akausalität" (Gebser, 1975, S. 315). Hieraus ergeben sich vier Konsequenzen:

„1. Bildung einer höheren (oder tieferen) Einheit, die zu einer Raum-Zeit-Freiheit zu führen vermag, 2. Bewusstwerdung von bisher „Unbewusstem", 3. Entmaterialisierung und Zuwendung zu den Gegebenheiten des Geistigen, 4. innerste Anerkennung der Notwendigkeit einer möglicherweise noch religiösen, voraussichtlicherweise aber geistigen (und nicht bloß seelischen) Ergänzung der verstandesmäßigen Erkenntnis, welche eben diese Erkenntnis […] in ein neues Vermögen zu verwandeln vermag" (Gebser, 1975, S. 315). Die im Entstehen begriffene und daher neue Bewusstseinsstruktur drückt sich nach Gebser in der „Aperspektivität" aus: „Uns kommt es durchaus auf die Ganzheit, letztlich auf das Ganze an; und diesen Versuch einer Gänzlichung drückt auch unser Wort ‚aperspektivisch' aus" (Gebser, 1978, S. 26).

Alle wirklich entscheidenden Entwicklungsprozesse verlaufen nicht kontinuierlich, sondern stets quantenmäßig (in Sprüngen). Für uns unsichtbare Prozesse lassen plötzlich ein unerwartetes Resultat sichtbar werden, wie wenn ein wesentlicher Entwicklungsprozess im Unsichtbaren verläuft, um überraschend wieder in Erscheinung zu treten (Gebser, 1975, S. 196). Man kann auch von Mutation sprechen. Mit jeder Bewusstseinsmutation ist eine Entfaltung des Bewusstseins verbunden, die gleichzeitig „Anreicherung" (Dimensionsgewinn) und „Verarmung" (Distanz zum Ursprung) bedeutet (Gebser, 1978, S. 78). In dieser Mutationstheorie der Bewusstwerdung kann folglich (im Gegensatz zur Evolutionstheorie) nach der „Gegenwärtigung" (Gegenwärtig- und Bewusstmachung) des Vergangenen die Zukunft als bereits latent in uns existierend angesehen werden; damit wird eine neue Bewusstseinsmutation möglich; wir „nähern sie uns an" bzw. „wir gegenwärtigen sie" (Gebser, 1978, S. 81).

Die Bewusstseinsmutation und der von Gebser geprägte Begriff der „Integralen Bewusstseinsstruktur" zeigt sich heute analog in verschiedenen Fachgebieten: Die Wissenschaftstheorien sprechen von „Systemtheorie" (v. Bertalanffy, 1970), vom „Paradigmenwechsel" (Kuhn, 1977; Capra, 1983) oder „New Age" (Spangler, 1978). Naturwissenschaftler (Sheldrake, 1993) wie Therapeuten (Kast, 1987) sprechen vom „schöpferischen Sprung". In anderen psychologischen und psychotherapeutischen Konzepten ist die Rede vom „Rad der Wandlung" (Dürckheim, 1966), vom „holographischen Modell" (Pribram, 1979; Wilber, 1986), von „transpersonaler Psychologie" (Grof, 1989; Wilber, 1991), von „integraler Therapie" (Petersen, 1987, 1990, 1994) oder vom „unvermittelbaren Dritten" (Knill, 1990).

Aktives, schöpferisches Tun ist ein wesentlicher Teil des Heilungsprozesses. Musik in einer musikorientierten Psychotherapie macht Gewesenes und Kommendes im Moment erlebbar (vgl. Knill, 1987, S. 6). Knill beschreibt verschiedene Analogien zwischen Kunst und Therapie, zwischen künstlerischer und therapeutischer Haltung und Handlung (vgl. Knill, 1990, S. 90). *Begegnung:* Es gibt drei Aspekte von Begegnung: Das Mittelbare ist analysierbar, beschreibbar und reproduzierbar. Das Unmittelbare ist teilweise verborgen, unkontrollierbar und schwer reproduzierbar. Das Unvermittelbare, das Dritte ist das Überraschende, das Schöpferische, das plötzlich Eintreffende, das unvermittelt Erscheinende. *Schönheit:* Ziel des Prozesses ist die fruchtbare Auseinandersetzung mit Störungen und Konflikten, die Herausforderung, die Integration. Schöpferische Kraft ist Quelle der Veränderung. Etwas Neues erscheint, es „stimmt", es „trifft" mich. *Präsenz:* Wir sind da, halten uns offen gegenüber dem Ankommenden und sind bereit für das Unvorhersehbare. Raum-zeitliche Form: Die Begegnung ist nicht beiläufig, sondern in einem bestimmten raum-zeitlichen Rahmen. Sie ist begrenzt. *Ethos:* Störungen werden als „herausforderndes Existenzial" einer Begegnung verstanden. „Die beiden sich begegnenden Menschen verbinden sich in mittelbarem leidenden Aushalten, im Suchen nach dem unmittelbaren Handeln und im schöpferischen Offenwerden für die *unvermittelbare Gabe* der Heilung in ihrer ursprünglichen Gegenwärtigkeit" (Knill, 1990, S. 102).

Petersen nennt drei Aspekte der integralen Heilkunst: Der „therapeutische Dialog" basiert auf einer gleichwertigen Partnerschaft von Patient und Therapeut; der „therapeutische Prozess" ist ein spontaner Wandlungsprozess; die „Intensivierung der Sinneswahrnehmung" verhindert ein Ausweichen in Abstraktion oder Medikalisierung (1994, S. 5 ff.).

Auffallend ist, dass die musikpsychologische und musiktherapeutische Literatur in den letzten einhundert Jahren vorwiegend von einem mentalen, rationalen Bewusstsein ausgeht. Magisch-mythische Ansätze werden sehr wenig beschrieben, meist im Sinne einer historischen oder ethnografischen Forschung, ohne Folgerung für die praktische musiktherapeutische Arbeit. Integrale Ansätze werden erst in neuerer Zeit formuliert. Magischmythische Bewusstseinsquellen werden mit tiefenpsychologischen Ansätzen, aber auch mit Hilfe von Musik neu entdeckt (Hamel, 1976), die Bedeutung des Klanges und des Hörens für das Verständnis der Welt wird erforscht (Berendt, 1985). „Klang und Trance – Neue Wege der rezeptiven Musiktherapie" wird zum Schwerpunktthema der Musiktherapeutischen Umschau (Timmermann, 1993; Haerlin, 1993). Schon eine gleichwertige Zusammenschau verschiedener auch sich widersprechender Konzepte von Musikpsychotherapie (z. B. in Fachzeitschriften, an Fachtagungen und Kongressen) kann als eine Tendenz zum „Integralen" interpretiert werden.

Eigene Untersuchungsansätze sprechen von zwei Möglichkeiten, in der Musikpsychotherapie integrale Strukturen zu erleben oder ein integrales Bewusstsein mit Musik zu erreichen: Musikimprovisation und Musikhören (Müller, 1987, 2001, S. 24 f.). Improvisation bietet eine Sphäre der Erfahrung, Selbsterfahrung, Selbstfindung. Man findet seine Stimmung – es stimmt (es gibt kein richtig oder falsch). Auf der Beziehungsebene geht es um eine kollektive Erfahrung, ein Mittel zwischenmenschlicher Kommunikation. Improvisierte Musik auch mit der Stimme stellt als analoge Kommunikation den Beziehungsaspekt in den Vordergrund, während die Sprache als digitale Kommunikation den Inhaltsaspekt betont. Improvisierte Musik betont ähnlich wie andere erlebnisaktivierende Methoden die Prozesshaftigkeit, das Im-Fluss-Sein, die Spontaneität, Lebendigkeit, Kreativität und Entfaltung. Als solche führt sie von der Oberfläche (Handlungen, Verstand) in die Tiefe (Gefühle, Imaginäres, Konflikte usw.). Chaos in der improvisierten Musik kann Konflikte und Krisensituationen wahrnehmbar machen. Töne und Klänge, aber auch Rhythmus, Harmonie und Disharmonie lösen Gefühle, Stimmungen und Erinnerungen aus, mit denen in der Therapie gearbeitet wird. Die improvisierte Musik wird erlebend wahrgenommen, sie bleibt jedoch flüchtig und wandelbar. Etwas „Neues", ein neuer Zusammenhang, eine neue Dimension erscheint. Wir sprechen von einem qualitativen Sprung, einem „schöpferischen Sprung" (Kast, 1987) oder einem „Evidenzerlebnis" (Weymann, 1990, S. 47).

In der rezeptiven Musiktherapie, beim Hören von Musik, geht es vor allem um Methoden, mit Hilfe von Klang- zu Tranceerfahrungen (Haerlin, 1993) und zu spirituellen Erfahrungen (Timmermann, 1987, 1993) zu gelangen. In der Psychotherapie eignet sich das Vorspielen von Eintonmusik (z. B. Monochord, Gong, Klangschale) zum Einstieg oder zur Überleitung: Ich spüre mich, entspanne mich, darf einfach nur da sein. Ich habe Zeit für mich alleine, zum Ankommen, bevor ich mit jemand anderem Kontakt aufnehme. Daneben kann solche Musik die Innenwahrnehmung aktivieren, es entsteht eine meditative Atmosphäre, ein Raum für Imaginäres. Vorbewusste Inhalte werden aktiviert, es werden andere Seiten eines Themas klar, das schöpferische Unbewusste wird zur Mitarbeit eingeladen. Schließlich führt die Arbeit im Imaginären zu den transpersonalen Dimensionen. Wilber (1991) spricht von einer transpersonalen Bewusstseinsebene als einem Geisteszustand, in dem kosmische Zusammenhänge von individuellen existenziellen Problemen erfasst werden. Hierzu sind unmittelbar mystische Erfahrungen zu zählen, die jenseits der normalen sinnlichen Wahrnehmung liegen.

Sowohl in der Improvisation als auch beim Musikhören kann das abstrakte Denken zugunsten der ganzheitlichen bildhaften Intuition zurücktreten. Nach der Hirnhemisphären-Theorie scheint die linke Hirnhälfte, welche die rechte Körperhälfte kontrolliert, eher auf analytisches, lineares Denken spezialisiert, während die rechte Hirnhälfte, welche die linke Körperhälfte kontrolliert, auf ganzheitliche Weise funktioniert, besser für Synthese geeignet ist und zur gleichzeitigen Verarbeitung von Informationen neigt (Capra, 1983, S. 324 ff.).

Kennzeichen von integraler Musiktherapie ist somit der schöpferische Umgang mit Musik in der Psychotherapie, die Gegenwärtigung und Bewusstwerdung von bisher Unsichtbarem, die Herausforderung und Integration des Neuen. Schöpferische Kraft ist eine Quelle der Veränderung; die Entwicklung der Schöpferkraft ist Selbstentwicklung.

Literatur

Berendt, J.-E. (1985). *Das dritte Ohr*. Reinbek: Rowohlt.
Bertalanffy, L. v. (1970). Gesetz oder Zufall: Systemtheorie und Selektion. In A. Koestler & J. Smythes (Hrsg.), *Das neue Menschenbild – Die Revolutionierung der Wissenschaften vom Leben*. Wien: Molden.
Capra, F. (1983). *Wendezeit*. Bern: Scherz.
Dürckheim, K. (1966). *Der Alltag als Übung*. Bern: Huber.
Gebser, J. (1943/1975). *Abendländische Wandlung* (Gesamtausgabe Bd. I, S. 171–323). Schaffhausen: Novalis.
Gebser, J. (1949/1978). *Ursprung und Gegenwart* (Erster Teil, Gesamtausgabe Bd. II, S. 1–374). Schaffhausen: Novalis.
Gebser, J. (1953/1978). *Ursprung und Gegenwart* (Zweiter Teil, Gesamtausgabe Bd. III, S. 375–695). Schaffhausen: Novalis.
Grof, S. (1989). *Auf der Schwelle zum Leben*. München: Heyne.
Haerlin, P. (1993). Klang und Trance im psychoanalytischen Setting. *Musiktherapeutische Umschau, 14,* 219–233.
Hamel, P. (1976). *Durch Musik zum Selbst*. Bern: Scherz.
Kast, V. (1987). *Der schöpferische Sprung*. Olten: Walter.
Knill, P. J. (1987). Auf dem Weg zu einer Theorie musikorientierter Psychotherapie. *Musiktherapeutische Umschau, 8,* 3–14.
Knill, P. J. (1990). Das unvermittelbare Heilmittel oder das Dritte in der Kunsttherapie. In P. Petersen (Hrsg.), *Ansätze kunsttherapeutischer Forschung* (S. 87–116). Berlin: Springer.
Kuhn, T. S. (1977). *Die Entstehung des Neuen*. Frankfurt am Main: Suhrkamp.
Müller, K.-B. (1987). Musikhören und Improvisation als Ausdruck eines integralen Bewusstseins. In H.-H. Decker-Voigt (Hrsg.), *Musik und Kommunikation* (S. 91–99). Lilienthal/Bremen: Eres.
Müller, K.-B. (2001). Intregrale Musik in der Heilpädagogik. In K.-B. Müller (Hrsg.), *Musik als Begleiterin behinderter Menschen* (S. 13–56). Luzern: Edition SZH.

Petersen, P. (1987). *Der Therapeut als Künstler*. Paderborn: Junfermann.
Petersen, P. (1990). Integrale Wahrnehmungsweisen für Kunsttherapie. In P. Petersen (Hrsg.), *Ansätze kunsttherapeutischer Forschung* (S. 117–141). Berlin: Springer.
Petersen, P. (1994). Heil-Kunst – ein integrales Konzept von Psychotherapie und Psychosomatik. *Musiktherapeutische Umschau, 15,* 3–8.
Pribram, K. H. (1979). Hologramme im Gehirn. *Psychologie Heute, 10,* 32–42.
Sheldrake, R. (1993). *Das Gedächtnis der Natur*. Bern: Scherz.
Spangler, D. (1978). *New Age – die Geburt eines Neuen Zeitalters*. Frankfurt am Main: Fischer.
Timmermann, T. (1987). *Musik als Weg*. Zürich: Pan.
Timmermann, T. (1993). Geistige Hintergründe und spirituelle Dimensionen musikalischen Erlebens. *Musiktherapeutische Umschau, 14,* 207–218.
Weymann, E. (1990). Anzeichen des Neuen. In P. Petersen (Hrsg.), *Ansätze kunsttherapeutischer Forschung* (S. 42–57). Berlin: Springer.
Wilber, K. (1986). *Das holographische Weltbild*. Bern: Barth.
Wilber, K. (1991). *Das Spektrum des Bewusstseins. Eine Synthese östlicher und westlicher Psychologie*. Reinbek: Rowohlt.

Integrative Musiktherapie

Isabelle Frohne-Hagemann

Integrative Musiktherapie (IMT) ist eine von mehreren kreativen, in sich eigenständigen Methoden des Verfahrens „Integrative Therapie", einer „Humantherapie" mit tiefenpsychologisch und psychodynamisch ausgerichtetem biopsychosozialem Ansatz, das seit den 60er Jahren von Hilarion Petzold und Mitarbeitern kontinuierlich ausgearbeitet wurde (Petzold, 1988, 1993, 1996, 1997, 1999, 2000, 2001, 2002, 2003; Sieper & Petzold, 2002; Rahm et al., 1993). Die Integrative Therapie und damit auch die IMT definieren sich durch das Anliegen, kompatible Konzepte verschiedener Verfahren und Methoden theoretisch zu verbinden und im Interesse des Patienten anzuwenden, allerdings nicht additiv, sondern theoriegeleitet. Es geht nicht darum, ein bisschen Gestalttherapie hier, ein wenig Psychoanalyse dort usw. anzubieten, sondern Passungen herzustellen, die für den Patienten und die therapeutische Beziehung förderlich sind.

Die integrative Sichtweise verbindet Konzepte der Sozialpsychologie und -philosophie (Goodman, 1951), der Gestalttherapie (Perls et al., 1951; Perls, 1980), des Psychodramas (Moreno, 1964), der Psychoanalyse nach Ferenczi, dessen Konzept der Beelterung und der aktiven Technik besonders für die Arbeit mit frühen Störungen damals bahnbrechend war (Ferenczi, 1927, 1928), ferner Konzepte der Kreativitätsförderung und schöpferischer Selbstverwirklichung wie sie schon Otto Rank gefordert hatte (Rank, 1975). Besondere Bedeutung haben auch die ästhetischen Theorien des französischen Strukturalismus, der sich einer phänomenologischen und tiefenhermeneutischen Betrachtungsweise annähert. Ebenfalls haben die moderne Säuglingsforschung, neuere Bindungstheorien sowie – speziell die Arbeit „vom Leibe aus" betreffende – körperbezogene Ansätze (Petzold, 1996) und neuere neurobiologische Konzepte (Sieper & Petzold, 2002) dem integrativen Denken starke Impulse gegeben.

Die IMT wiederum basiert nicht nur auf den „Tree of Science" (Petzold, 1993) der Integrativen Therapie, sondern ist zudem bemüht, ästhetische, musikagogische und musiktherapeutische Konzepte, die sich einem ganzheitlichen Menschenbild verpflichtet fühlen, zu integrieren (sofern sie miteinander kompatibel sind), so von Seiten der Musik z. B. Heinrich Jacoby (1983, 1984, 1986), Victor Zuckerkandl (1963, 1964), von Seiten der Bindungsforschung z. B. Schumacher (1999), von Seiten rezeptiver Methodik z. B. Guided Imagery and Music nach Helen Bonny (Geiger, 2004; Frohne-Hagemann, 2008).

IMT wurde seit 1982 am Fritz Perls Institut für Integrative Therapie, Gestalttherapie und Kreativitätsförderung entwickelt (Frohne-Hagemann, 1986, 1990, 1993, 1996, 2000, 2001a, b, 2004, 2006; Müller & Petzold, 1997, 1999; Moser, 1997; Oeltze, 1997; Tarr-Krüger, 1997) und dort 1985 auch als vier- bis fünfjährige Weiterbildung für Absolventen eines Medizin-, Psychologie-, Pädagogik- oder eines anderen therapierelevanten Studiums etabliert.

Die Metatheorien der Integrativen Therapie bilden den philosophisch-psychologisch-therapeutischen Hintergrund für die Praxeologie der Integrativen Musiktherapie. Aus Anthropologie, Erkenntnistheorie, Gesellschaftstheorie, Ethik, Ästhetik leiten sich die allgemeinen und speziellen Theorien der Therapie ab wie die spezifische leib- und identitätsbezogene Persönlichkeits- und Entwicklungstheorie, sowie die Krankheitslehre, die sowohl klinisch als auch anthropologisch ausgerichtet ist.

Die Praxelogie der Integrativen Musiktherapie ist nur vor diesem Hintergrund zu verstehen. Denn trotz aller Ähnlichkeiten, die in praxi im musiktherapeutischen Handeln bei Vertretern verschiedener musiktherapeutischer „Schulen" auffallen (wenn z. B. ein „Solo-Tutti-Spiel" angeboten wird), so können gleiche Maßnahmen, Techniken, Interventionsstrategien, Modalitäten, diagnostische Vorgehensweisen usw. bei näherem Hinsehen unterschiedliche Funktionen und Bedeutungen im therapeutischen Prozess haben, die nur vor dem Hintergrund der jeweiligen Metatheorien verstanden werden können.

IMT ist am Prozess des Geschehens orientiert. Sie geht von einer Annahme des Heraklit aus, dass Wirklichkeit immer im Fluss ist. „Wahrheit" – z. B. die auf Konsens basierende diagnostische Feststellung einer Krankheit – muss dem Verständnis der IMT gemäß immer wieder durch Ko-Respondenz- und Konsensprozesse neu konstituiert werden. Auch die musiktherapeutische Diagnostik ist fließend („prozessual"). Festschreibende Stigmatisierungen werden vermieden. In Bezug auf die musiktherapeutische Diagnostik vertritt die IMT die Auffassung: Durch die Wahrnehmung und das Miterleben musikalischer Phänomene und Gestaltbildungsprozesse in „leibmusikalischer Korrespondenz" (Frohne-Hagemann, 1994, 2001) können immer nur vorläufige Hypothesen aufgestellt werden, z. B. über Blockaden, Unsicherheit, Konturlosigkeit, Trauer etc.). Das Wesen dieser Strukturen und Konfliktlagen in der Beziehung, ihr Entstehen durch Konfluenz, Kontakt und Begegnung hindurch, ihre Störanfälligkeit (Kontaktstörungen usw.) kann nur durch gemeinsames „Diagnostizieren" erschlossen werden. Der intersubjektive Prozess lässt Neues entstehen, welches alte Erfahrungen in neuem Licht erscheinen lässt. Da Diagnose damit gleichzeitig therapeutisches Geschehen ist, wird hier von „Theragnose" (Therapie und Diagnose) gesprochen. Spielen und Sprechen bilden eine Einheit. Es ist ein kreativer Prozess, bei welchem Gespieltes nicht „verbal aufgearbeitet" wird in dem Sinne, als ob Einsicht und (deutende) Versprachlichung das Wesentliche seien. Vielmehr sind Spiel und Sprache Teile der kreativen Spirale, die gleichzeitig eine hermeneutische Spirale ist. Hermeneutik ist die Lehre vom Verstehen. Reflexion ist nur ein Teil des Verstehensprozesses.

Methoden, Techniken und Interventionsstrategien der Integrativen Musiktherapie richten sich nach klinischen und anthropologischen Not-Wendigkeiten. Diese verlangen – je nachdem – konfliktzentrierte, erlebniszentrierte oder übende Maßnahmen. Sie greifen im therapeutischen Prozess ineinander, können aber schwerpunktmäßig vier Wegen der Heilung und Förderung (Petzold, 1988; Frohne-Hagemann, 1990) zugeordnet werden, welche natürlich in praxi ebenfalls fließend gehandhabt werden:
1. *Weg der Heilung und Förderung:* Bewusstseinsarbeit und Sinnfindung (z. B. aufdeckend-konfliktzentrierte Musikpsychotherapie bei neurotischen Erkrankungen),
2. *Weg der Heilung und Förderung:* Nachsozialisation/Entwicklung von Grundvertrauen (z. B. nachnährende, erlebnisbezogene Musikpsychotherapie bei frühen Schädigungen),
3. *Weg der Heilung und Förderung:* Erlebnisaktivierung und Persönlichkeitsentfaltung (agogische und heilpädagogische Perspektive mit erlebniszentriertem und übenden musiktherapeutischen Angeboten),

4. *Weg der Heilung und Förderung:* Solidaritätserfahrung, Erkennen von Metaperspektiven und Entwicklung von kulturellem und politischem Engagement (gesellschaftstherapeutische Dimension, aufdeckende, erlebniszentrierte musiktherapeutische Angebote).

IMT hat – in Abhängigkeit von Indikation (→ Indikation), diagnostischer Einschätzung von Störung, Biografie, Erleben der Störung, Therapiemotivation, Heilungsweg, aktuallem Kontext und Persönlichkeit sowie Kompetenzen und Performanz des Therapeuten/der Therapeutin – eine Vielzahl von Techniken und Interventionensmöglichkeiten zur Verfügung, die teils spezifisch musiktherapeutische sind (z. B. die dyadische Improvisation, die Gruppenimprovisation, das Singen, Traumbearbeitung), teils aber auch solche, die ursprünglich gestalttherapeutische (→ Gestalttherapie und Musiktherapie), psychodramatische, psychoanalytische, klientenzentrierte, aktualisierende, verhaltenstherapeutische und agogische Techniken sind, die in Musik umgesetzt werden. Das heißt IMT versucht, den Patienten methodenübergreifend zu erreichen, indem verschiedenste bewährte Techniken je nach Indikation und Kontext ins Geschehen integriert werden.

In der IMT ist die Arbeit mit Resonanzen zentral. Sie ist eine Arbeit „vom Leibe aus", vom eigenleiblichen Spüren, Fühlen und Ordnen dessen, was wahrgenommen wird. Dies ist unerlässlich für die Förderung der Kreativität des Patienten, seiner Fähigkeit, musikalischen Ausdruck zu finden und über den musikalischen Ausdruck zu sich selbst und zum du zu finden. Und nicht nur das: auch um das Erlebte und Erfahrene neurobiologisch zu speichern und abrufen zu können. Die Resonanzfähigkeit ist auch beim Musiktherapeuten wichtigstes Instrument der Wahrnehmung, kann er doch nur über sie seine Gegenübertragungen therapeutisch nutzbar machen.

IMT ist eine intermediale Musiktherapie. Um zu gewährleisten, dass die hermeneutische Spirale auf mehreren Sinneserfahrungen beruht, werden auch Techniken der Kunsttherapie, der Bewegungs- und Leibtherapie, der Poesietherapie und anderer kreativer Therapien integriert, sofern diese sinnvoll im jeweiligen Kontext und im therapeutischen Prozess sind. Musik und Bewegung, Musik und Bild, Musik und Sandspiel, Musik und „Bühnenarbeit" (performance), Gedichte vertonen, das sind nur einige Beispiele. Der integrative Musiktherapeut „erfindet" aus dem Kontext, dem prozessualen Geschehen und seiner empathischen und theoriegeleiteten Einschätzung aller erfassten Zusammenhänge heraus die jeweils sinnvollen Kombinationen.

Eine spezifische Funktion hat die dyadische Improvisation. Grundsätzlich muss jedoch Folgendes betont werden: Während in manchen Formen der Musiktherapie die gemeinsame Improvisation von Therapeut und Klient immer im Fokus steht und als das Wesentliche, das Kernstück der Musiktherapie gilt, wird die dyadische Improvisation in der Integrativen Therapie als eine von vielen Interventionen gesehen, die auch nicht immer indiziert ist. Das Angebot einer gemeinsamen Improvisation ist eine Intervention, die im Kontext stimmen muss. Manchmal kann ein Patient z. B. noch nicht ertragen, dass jemand mitspielt oder antwortet. Eine gemeinsame Improvisation, bei der es zwischen den Spielern über ein Begleitetwerden oder ein Frage-Antwort-Spiel hinausgehend zu einer intersubjektiven *Begegnung* kommt, ist oft erst das Resultat einer langen Arbeit (Frohne-Hagemann & Pleß-Adamczyk, 2005).

IMT hat in den letzten Jahren viele Impulse für die rezeptive Arbeit erhalten, z. B. für die Imaginationsarbeit in veränderten Bewusstseinszuständen wie sie in Guided Imagery and Music (GIM) angeboten wird, bei der zu klassischer Musik „gereist" wird (→ Rezeptive Musiktherapie). Jedoch werden je nach Indikationsstellung und Situation auch die anderen Musikrichtungen (Schlager, Jazz u. a.) in unterschiedlichen therapeutischen Funktionen einbezogen (Frohne-Hagemann, 2004).

Literatur

Ferenczi, S. (1927/1928). *Bausteine zur Psychoanalyse.* Leipzig: Internationaler Psychoanalytischer Verlag.

Frohne, I. (1986). Musiktherapie auf der Grundlage der integrativen Gestalttherapie. *Musiktherapeutische Umschau, 7,* 111–123.

Frohne-Hagemann, I. (1990). Integrative Musiktherapie als psychotherapeutische, klinische und persönlichkeitsbildende Methode. In I. Frohne-Hagemann (Hrsg.), *Musik und Gestalt, klinische Musiktherapie als integrative Psychotherapie.* Paderborn: Junfermann. (Neuaufl. 1999, S. 101–123. Göttingen: Vandenhoeck & Ruprecht)

Frohne-Hagemann, I. (1993). Dokumentation der Entwicklung der Integrativen Musiktherapie als Zweig der Psychotherapieausbildung an FPI und EAG. In H. G. Petzold & J. Sieper (Hrsg.), *Integration und Kreation* (S. 549–558). Paderborn: Junfermann.

Frohne-Hagemann, I. (1996). Integrative Musiktherapie und ihr klinischer Ansatz. In Chr. Schwabe & H. Röhrborn (Hrsg.), *Regulative Musiktherapie* (3., überarb. u. erw. Aufl., S. 258–271). Jena: Fischer.

Frohne-Hagemann, I. (2000). Zur Arbeit mit Traum und Imagination in der Integrativen Musiktherapie. In E. Fitzthum, D. Oberegelsbacher & D. Storz (Hrsg.), *Wiener Beiträge zur Musiktherapie III* (S. 51–72). Wien: Praesenz.

Frohne-Hagemann, I. (2001a). Musiktherapie vor dem Hintergrund integrativer Theorie und Therapie. In H.-H. Decker-Voigt (Hrsg.), *Schulen der Musiktherapie* (S. 159–182). München: Reinhardt.

Frohne-Hagemann, I. (2001b). *Fenster zur Musiktherapie. Musik – Therapie – Theorie 1975– 2001.* Wiesbaden: Reichert.

Frohne-Hagemann, I. (2004). Rezeptive Musiktherapie aus der Sicht der Integrativen Musiktherapie. In I. Frohne-Hagemann (Hrsg.), *Rezeptive Musiktherapie. Theorie und Praxis* (S. 307– 339). Wiesbaden: Reichert.

Frohne-Hagemann, I. (2006). Musiktherapie bei Persönlichkeitsstörungen. In A. Remmel, O. F. Kernberg, W. Vollmoeller & B. Strauß (Hrsg.), *Handbuch Körper und Persönlichkeit. Entwicklungspsychologie, Neurobiologie und Therapie von Persönlichkeitsstörungen* (S. 285– 294). Stuttgart: Schattauer.

Frohne-Hagemann, I. (2008). Schuld und Schuldfähigkeit als therapeutische Themen in Guided Imagery and Music (GIM). Deutsche musiktherapeutische Gesellschaft (DmtG) (Hrsg.), *Jahrbuch Musiktherapie.* Wiesbaden: Reichert.

Frohne-Hagemann, I. & Pleß-Adamczyk, H. (2005). *Indikation Musiktherapie bei psychischen Problemen im Kindes- und Jugendalter.* Musiktherapeutische Diagnostik und Manual nach ICD-10. Göttingen: Vandenhoeck & Ruprecht.

Geiger, E. (2004). GIM – The Bonny Method of Guided Imagery and Music. Imaginative Psychotherapy mit Musik nach Helen Bonny. Eine Übersicht. In I. Frohne-Hagemann (Hrsg.), *Rezeptive Musiktherapie. Theorie und Praxis* (S. 89–137). Wiesbaden: Reichert.

Goodman, P. (1951). Gestalt Therapy. In F. S. Perls, R. F. Hefferline & P. Goodman (Ed.), *Gestalt Therapy. Excitement and Growth in the Human Personality.* New York: Julian.

Jacoby, H. (1983). *Jenseits von „Begabt" und „Unbegabt": zweckmäßige Fragestellung u. zweckmäßiges Verhalten; Schlüssel für d. Entfaltung d. Menschen.* Hamburg: Christians.

Jacoby, H. (1984). *Jenseits von „Musikalisch" und „Unmusikalisch". Die Befreiung der schöpferischen Kräfte dargestellt am Beispiel der Musik.* Hamburg: Christians.

Jacoby, H. (1986). *Musik, Gespräche, Versuche.* Hamburg: Christians.

Moser, J. (1997). Die Wirkung von Musikinstrumenten in psychotherapeutischen Prozessen. In L. Müller & H. G. Petzold (Hrsg.), *Musiktherapie in der klinischen Arbeit* (S. 186–207). Stuttgart: G. Fischer.

Moreno, J. L. (1964). *Psychodrama.* Beacon, NY: Beacon House.

Müller, L. & Petzold, H. G. (1997). *Musiktherapie in der klinischen Arbeit. Integrative Modelle und Methoden.* Stuttgart: Gustav Fischer.

Müller, L. & Petzold, H. G. (1999). Identitätsstiftende Wirkung von Volksmusik – Konzepte moderner Identitäts- und Lifestyle-Psychologie für die Musiktherapie am Beispiel des Schweizer Volksliedes. *Integrative Therapie, 2–3,* 187–250.

Oeltze, J. (1997). Intermediale Arbeit in der Integrativen Musiktherapie. In L. Müller & H. G. Petzold (Hrsg.), *Musiktherapie in der klinischen Arbeit* (S. 113–136). Stuttgart: G. Fischer.

Perls, F. S. (1980). *Gestalt. Wachstum-Integration. Aufsätze, Vorträge, Therapiesitzungen.* Paderborn: Junfermann.

Perls, F. S., Hefferline, R. F. & Goodman, P. (1951). *Gestalt Therapy. Excitement and Growth in the Human Personality.* New York: Julian.

Petzold, H. G. (1988). Die „vier Wege der Heilung" in der „Integrativen Therapie" und ihre anthropologischen und konzeptuellen Grundlagen – dargestellt an Beispielen aus der „Integrativen Bewegungstherapie". In H. G. Petzold (Hrsg.), *Integrative Bewegungs- und Leibtherapie* (S. 173–283). Paderborn: Junfermann.

Petzold, H. G. (1993). Der Tree of Science als metahermeneutische Folie für Theorie und Praxis der Integrativen Therapie. In H. G. Petzold (Hrsg.), *Integrative Therapie* (Bd. II/2, S. 457–648). Paderborn: Junfermann.

Petzold, H. G. (1996). *Integrative Bewegungs- und Leibtherapie. Ein ganzheitlicher Weg leibbezogener Psychotherapie* (Ausgewählte Werke Bd. I, 1 und Bd. I, 2, 3. revidierte und überarbeitete Auflage von 1988). Paderborn: Junfermann.

Petzold, H. G. (1997). Integrative Musiktherapie – eine Ausbildung mit klinischer, ästhetischer und psychotherapeutischer Schwerpunktbildung. In L. Müller & H. G. Petzold (Hrsg.), *Musiktherapie in der klinischen Arbeit* (S. 278–295). Stuttgart: G. Fischer.

Petzold, H. G. (1999). Gong-Singen, Gong-Bilder und Resonanzbewegung – Intermediale Prozesse in der Integrativen Therapie. In I. Frohne-Hagemann (Hrsg.), *Musik und Gestalt: Klinische Musiktherapie als integrative Psychotherapie* (2. Aufl., S. 192–241). Göttingen: Vandenhoeck & Ruprecht.

Petzold, H. G. (2000). *Wissenschaftsbegriff, Erkenntnistheorie und Theorienbildung der „IntegrativenTherapie" und ihrer biopsychosozialen Praxis für „komplexe Lebenslagen"* (Chartacolloquium III). Düsseldorf/Hückeswagen: Europäische Akademie für Psychosziale Gesundheit. Überarbeitete Version (2002) verfügbar unter www.fpi-publikationen.de/polyloge [26. 9. 2007].

Petzold, H. G. (2001). Quellen der Integrativen Therapie: Michel Foucault. *Gestalt, 43,* 58–60.

Petzold, H. G. (2002). Zentrale Modelle Kernkonzepte der „Integrativen Therapie". *POLyLOGE: Materialien aus der Europäischen Akademie für psychosoziale Gesundheit. – Online, 2.* Verfügbar unter: http://www.fpi-publikationen.de/polyloge/Petzold-Kernkonzepte-Polyloge-02-2002.htm [27. 9. 2007].

Petzold, H. G. (2003). *Integrative Therapie* (überarb. und ergänzte Neuauflage). Paderborn: Junfermann.
Rahm, D., Otto, H., Bosse, S. & Ruhe-Hollenbach, H. (1993). *Einführung in die Integrative Therapie. Grundlagen und Praxis.* Paderborn: Junfermann.
Rank, O. (1975). *Art and Artist.* New York: Agathon.
Sieper, J. & Petzold, H. G. (2002). Der Begriff des „Komplexen Lernens" und seine neurowissenschaftlichen und psychologischen Grundlagen – Dimensionen eines „behavioralen Paradigmas" in der Integrativen Therapie. Lernen und Performanzorientierung, Behaviourdrama, Imaginationstechniken und Transfertraining. *POLyLOGE: Materialien aus der Europäischen Akademie für psychosoziale Gesundheit. – Online, 10.* Verfügbar unter: http://www.fpi-publikationen.de/polyloge/Sieper-Petzold-Lernen-Polyloge-10-2002.htm [27. 9. 2007].
Schumacher, K. (1999). *Musiktherapie und Säuglingsforschung.* Europäische Hochschulschriften (Reihe VI, Bd. 630). Frankfurt a. M.: Lang.
Tarr-Krüger, I. (1997). Integrative Musiktherapie bei Kindern mit psychosomatischen Störungen. In L. Müller & H. Petzold (Hrsg.), *Musiktherapie in der klinischen Arbeit* (S. 168–174). Stuttgart: G. Fischer.
Zuckerkandl, V. (1963). *Die Wirklichkeit der Musik. Der musikalische Begriff der Außenwelt.* Zürich: Rhein-Verlag.
Zuckerkandl, V. (1964). *Vom musikalischen Denken. Begegnung von Ton und Wort.* Zürich: Rhein-Verlag.

Weiterführende Literatur

Alexander, G. (1978). *Eutonie – Ein Weg der körperlichen Selbsterfahrung.* München: Kösel.
Bollnow, O. F. (1963). *Mensch und Raum.* Stuttgart: Kohlhammer.
Buber, M. (1928, 1965). *Das dialogische Prinzip.* Heidelberg: Lambert Schneider.
Feldenkrais, M. (1978). *Bewusstheit durch Bewegung. Der aufrechte Gang.* Frankfurt: Suhrkamp.
Feudel, E. (1949). *Durchbruch zum Rhythmischen in der Erziehung.* Stuttgart: Klett.
Frohne, I. (1981). *Das Rhythmische Prinzip. Grundlagen, Formen und Realisationsbeispiele in Therapie und Pädagogik.* Lilienthal: Eres.
Frohne-Hagemann, I. (Hrsg.). (1999). *Musik und Gestalt. Klinische Musiktherapie als integrative Psychotherapie.* Göttingen: Vandenhoeck & Ruprecht.
Gadamer, H. G. & Vogler, P. (1972). *Neue Anthropologie.* Stuttgart: Thieme.
Marcel, G. (1966). *Dialog und Erfahrung.* Frankfurt: Knecht.
Merleau-Ponty, M. (1966). *Phänomenologie der Wahrnehmung.* Berlin: de Gruyter.
Plessner, H. (1965). *Die Einheit der Sinne. Grundlinien einer Aesthesiologie des Geistes.* Bonn: Bouvier.
Ricoeur, P. (1978). Der Text als Modell: Hermeneutisches Verstehen. In G. Boehm & H. G. Gadamer (Hrsg.), *Die Hermeneutik und die Wissenschaft* (S. 83–116). Frankfurt am Main: Suhrkamp.
Schmitz, H. (1989). *System der Philosophie.* Bonn: Bouvier.
Schröder, W. (1982). Entwurf eines Curriculums zur berufsbegleitenden tiefenpsychologischen Aus- und Weiterbildung zum klinischen Musiktherapeuten. *Integrative Therapie, 4,* 356–358.
Watzlawick. P. & Krieg, P. (Hrsg.). (1991). *Das Auge des Betrachters. Beiträge zum Konstruktivismus.* München: Piper.

Intermusiktherapie

Johannes Th. Eschen

Drei Absolventinnen des Musiktherapie-Studiums der „Guilhall-School of Music and Drama" (Mary Priestley, Marjory Wardle und Peter Wright) arbeiteten um 1970 im Londoner Psychiatrie-Krankenhaus St. Bernhard's. Ihre Zusammenarbeit beschränkten sie nicht nur auf verbalen Gedankenaustausch, sondern sie suchten auch eigene Erfahrungen in ihren Musiktherapietechniken. Dafür entwickelten sie ein nonhierarchisches Therapieverfahren, das sie „Intertherap" (Priestley, 1975) nannten.

Dabei gehen die Teilnehmer (A, B, C) abwechselnd in folgende Rollen:

	Therapeut	Patient	Supervisor
1. Stunde:	A	B	C
2. Stunde:	C	A	B
3. Stunde:	B	C	A
4. Stunde:	A	B	C

etc.

Jeder hat also seinen Therapeuten, seinen Patienten und seinen Supervisor und ist in regelmäßigem Wechsel in allen drei Rollen.

In der Intermusiktherapie (IMT) werden nicht „fingierte Patienten-Probleme", sondern eigene musiktherapeutisch bearbeitet. Außerdem können in diesem geschützten Raum neue Verfahren, die mit bestimmten Patienten entwickelt wurden, auf Übertragbarkeit überprüft werden.

Durch die Supervisionsgespräche kann dem Thp. geholfen werden,
– Gegenübertragungsmaterial von eigenen Anteilen zu unterscheiden,
– Angst zu verringern, wenn solche Unterscheidungen nicht gelingen,
– die Bedeutung eigenen Materials und eigener Beziehungsprobleme im Kontext der Probleme des Patienten zu verstehen (und umgekehrt).

IMT – als nonhierarchische „MThp für MThpeuten" – bietet hervorragende Möglichkeiten der Psychohygiene für die vielfach belasteten Praktiker und Hochschullehrer.

Außerdem schafft regelmäßiges Supervidieren und Supervidiert-Werden ständig neue Chancen für kritische Überprüfung und Weiterentwicklung musiktherapeutischer Methoden, sowie der therapeutischen Konzeption gegenüber dem jeweiligen Patienten.

Literatur

Priestley, M. (1975). *Music Therapy in Action.* London: Constable.

Introjekt, Introjektion

Dietmut Niedecken

Für die frühen Ich-Bildungsprozesse zentrale psychoanalytische Begriffe, Vorläufer der Identifikation.

Der Begriff „Introjektion" wurde zunächst von Sandor Ferenczi in den psychoanalytischen Dialog eingeführt (Ferenczi, 1909/2005). Er beschreibt den Vorgang als Gegenstück der Projektion: Der Neurotiker nimmt „einen möglichst großen Teil der Außenwelt in das Ich (auf und macht ihn; DN) zum Gegenstande unbewusster Phantasien (…). Diesen Prozess könnte man, im Gegensatz zur Projektion, Introjektion nennen" (a. a. O., S. 429). Es kristallisierte sich in der psychoanalytischen Diskussion heraus, dass der Begriff zur Unterscheidung von reiferen Formen der Ichbildung, zumal der Identifikation, herangezogen wurde, als deren in Anlehnung an körperlich-orale Vorgänge sich organisierende Vorform. S. Freud übernahm den Begriff, systematisierte ihn und stellte den oralen Modus des Vorganges heraus. „Ursprünglich in der primitiven oralen Phase des Individuums sind Objektbesetzung und Identifizierung wohl nicht voneinander zu unterscheiden. (…) Soll oder muss ein (…) Sexualobjekt aufgegeben werden, so tritt dafür nicht selten die Ichveränderung auf, die man als Aufrichtung des Objekts im Ich wie bei der Melancholie beschreiben muss (…). Vielleicht erleichtert oder ermöglicht das Ich durch diese Introjektion, die eine Art von Regression zum Mechanismus der oralen Phase ist, das Aufgeben des Objekts" (Freud, 1923). Häufig wird bei Freud wie auch bei späteren Autorinnen der Begriff synonym mit „Einverleibung" gebraucht.

Im Gefolge Freuds hat insbesondere Melanie Klein den Begriff der Introjektion aufgegriffen und weiterentwickelt. Sie begreift Introjektion, zusammen mit Projektion, projektiver und introjektiver Identifikation als Möglichkeiten der Angstbewältigung des sich bildenden Ich, wobei die Introjektion der „guten Brust" zur Verstärkung der Lebenstriebe führt, die Introjektion der „bösen Brust" den Todestrieb unterstützt, woraus die Spaltung in der paranoid-schizoiden Position entsteht. In der depressiven Position entwickelt sich schließlich durch Introjektion des ganzen Objekts das Schuldgefühl und die Tendenz zur Wiedergutmachung. Das Scheitern jener Abwehrmechanismen hingegen führt zur psychotischen Fragmentierung (vgl. Klein, 1983).

Eine wichtige Weiterentwicklung des Begriffs der Introjektion wurde von dem Schweizer Psychoanalytiker Harold Lincke in drei in der Zeitschrift Psyche in den Jahren 1971 und 1972 veröffentlichten Arbeiten unternommen. Der Autor unternimmt es, im Begriff des Introjekts eine Brücke vom Instinktbegriff der Verhaltensforschung zum Triebbegriff der Psychoanalyse zu schlagen. Ein der menschlichen Entwicklung inhärenter Bruch zwischen dem ursprünglichen Entwicklungsplan der Es-Entwicklung und einer erheblich verzögerten Ich-Entwicklung, durch welchen das Reifen der Triebe und die Möglichkeit ihrer motorischen Abfuhr eklatant auseinanderklaffen, erzeugt eine gefährliche Situation, die der Säugling und das Kleinkind durch Introjektbildung zu bewältigen hat. In die Introjekte gehen daher immer zugleich instinkthaft-ursprüngliche wie sozial erworbene Verhaltensmuster ein, und das Introjekt wird durch die erzwungene Loslösung vom inhärenten Triebprogramm und die Verinnerlichung der Legierung sozialer und instinktiver Inhalte, im Gegensatz zu seinem Instinkt-Vorläufer, objektunabhängig und situationsunabhängig in der Phantasiearbeit evozierbar. Damit ist das Introjekt entscheidend bei der Bildung der Übergangsphänomene (Winnicott, 1974) und dem Bereich der menschlichen Phantasie und Symbolbildung.

Bezug zur Musiktherapie

In der Musiktherapie sind die Begriffe des Introjekts und der Introjektion von Wichtigkeit insofern, als der frühe Vorgang des Einverleibens und Ausstoßens von Objektanteilen immer auch mit akustischen sinnlich-symbolischen Interaktionsformen (Lorenzer, 1981) verbunden ist, Introjekte also immer auch einen akustisch-rhythmischen Erlebnisanteil haben. So können etwa rhythmische Bewegungsmuster früher Kinderspiele und insbesondere Kinderlieder ganz entscheidend an der Introjektbildung beteiligt sein (vgl. Niedecken, 1989).

Ganz allgemein kann gelten, dass Stimmqualität, rhythmische Bewegungsmuster und sonstige akustisch-räumliche Gegebenheiten der frühen Beziehungspersonen maßgeblich die Introjektbildung mitbestimmen und mitgestalten, woraus später das Musikerleben im Allgemeinen, wie auch im Besonderen die Erlebnismöglichkeiten in der rezeptiven Musiktherapie und in der aktiv-musiktherapeutischen Improvisation ihren der frühen Kindheit entstammenden Bedeutungsgehalt erhalten. Daraus leitet sich die vielbesprochene Möglichkeit der Musik her, Erlebnisinhalte auch jenseits der sprachlichen Begrifflichkeit zu formulieren.

Literatur

Ferenczi, S. (2005). *Introjektion und Übertragung.* In: Schriften zur Psychoanalyse. Gießen: psychosozial-Verlag. (Originalarbeit 1909 erschienen)
Freud, S. (1923). *Das Ich und das Es.* GW Bd. XIII. Frankfurt a. M.: Fischer.
Klein, M. (1983). *Beiträge zur Theorie von Angst und Schuldgefühl.* GW Bd. III. Frankfurt a. M.: Fischer.
Lincke, H. (1971). Der Ursprung des Ichs. *Psyche, 25,* 1–30.
Lincke, H. (1971). Es-Autonomie und Ich-Entwicklung. *Psyche, 25,* 801–830.
Lorenzer, A. (1981). *Das Konzil der Buchhalter.* Frankfurt: Suhrkamp.
Niedecken, D. (1989). *Einsätze, Material und Beziehungsfigur im musikalischen Produzieren.* Hamburg: VSA.
Winnicott, D. W. (1974). *Vom Spiel zur Kreativität.* Stuttgart: Klett-Cotta.

Katamnese (im Sinne: Wirkung von Behandlung)

Frank G. Grootaers

Wirkung von Behandlung will den Gedanken nahelegen, dass alle Behandlung, nicht nur therapeutische, von Wirkungsbedingungen getragen wird. Wenn wir die Wirklichkeit als ein *Ereignis* studieren, erweist sich Behandlung von Wirklichkeit als eine nie abgeschlossene, immer im Übergang befindliche und auf Weiterbehandlung drängende Tätigkeit. Wirkung als „Endglied eines Kausalzusammenhanges" (Hoffmeister, 1955, S. 672) ist dann ein Sonderfall, in dem ein Endpunkt gesetzt wird, wobei das Endglied womöglich als das Ende einer Linie gedacht wird. Diese Sichtweise befriedigt – psychologisch gesehen – nicht. Kausalzusammenhänge erzeugen nicht nur eine Wirkung, sondern aus sich heraus neue Zusammenhänge. Die fließende, sich stets ereignende Wirklichkeit lässt sich ebensowenig aufteilen in eine subjektiv und eine objektiv wahrnehmbare. Wirklichkeit kommt von Werk. Wir sind – seelisch gesehen – immer in Werke verwickelt und setzen unsere Belange ins Werk (Grootaers, 1994, S. 23). So gesehen gibt es kein Jenseits dieser Wirkungswerke (Nietzsche, 1887, 1980, S. 372 ff.). Wirkung steht nicht so sehr im Zusammenhang mit Ursache als vielmehr mit Verwandlung. Verwandlung in etwas anderes, Verwandlung von etwas Vorigem. Verwandlung ist der Sinn des seelischen Geschehens. Der Zwang zum Verwandeln ist an allem schuld. Ein dem Psychismus immanenter Drang zur Verwandlung ist verantwortlich (Ursache) für alles Gestalten und alles Umgestalten. In einem ausgedehnten und umfassenden Betrieb kommt Seelisches zur Wirkung. Nicht der einzelne „Reiz" führt zu einer Reaktion. Ein „weitverzweigter offener Raum, der in ständiger Bewegung ist" (Berk, 1991, S. 1), wird von abenteuerlichen Wirkmechanismen bewegt und zusammengehalten. Die Kausalität im Seelenleben ist anders zu sehen als die „Abhängigkeit eines Geschehens von etwas anderem, durch das es bedingt, bestimmt bzw. eindeutig festgelegt ist" (Hoffmeister, 1955, S. 342). Dennoch gibt es im Seelischen Konsequenz und Logik. Es ist die Logik einer „unmöglichen Besessenheit" (Salber, 1994, S. 54), sie ist anders angeordnet als unsere rationale Logik. Sie wird bestimmt – notwendigerweise – von sich zuwiderlaufenden Tendenzen: Jubel – Zerstörung; Einheit – Vielfalt; Aufeinmal – Nacheinander. Solche banalen Universalien sind die Ursachen aller Wirkung. Eine solche Logik – in Widersprüchen – finden wir am Werk in unseren Träumen, unseren Kunstwerken, unseren Krankheitsbildern, und nicht zuletzt in den Banalitäten unserer Alltagsbeschäftigungen. Das seelische Geschehen ist ein ausgedehnter Wirkungsraum; darin gliedert es sich aus, darin erleidet es und bringt etwas hervor, darin organisiert es sich, reorganisiert und versteht es sich selbst (siehe auch Salber, 1994, S. 53 ff.). Die Wirkungslogik des Seelischen und der Wirklichkeit, mit der es sich anlegt, hat ihren Grund in universellen Paradoxien. Daher auch sind unsere Wirkungswerke eo ipso unvollkommen, sie sind und bleiben auf der Suche nach sich selbst, in dieser Suche kommen sie wirkungsvoll zu sich (siehe auch Grootaers, 1994, S. 98 f.; Salber, 1973, S. 140 ff.).

Wirkungswerk Musiktherapie

Diese Stichworte dienen der Hinführung zum Thema Wirkung und Nachwirkung in der Musiktherapie. Auch dort gilt es, Abstand zu gewinnen von vertrauten Kausalitätsschemata. Wie also kommen wir dem näher, was wirkt und wahr ist? Leitmotiv sei die Bemerkung: „Wirksam ist, was Verwandlungen fördert ... oder was Verwandlungen zum Problem macht" (Salber, 1994, S. 53).

Was ist aus dieser Sicht zu berücksichtigen bei einer Wirkungsanalyse von Musiktherapie? Wir können das an zwei Fragestellungen erörtern: Was wirkt? und: Wo zeigt sich Wirkung? Was wirkt, sind Werke. Dies ist von zwei Seiten zu betrachten: Was Patienten in die Behandlung bringen, sind fertige Werke, Lebenskonstruktionen, die ihre „feste Ausrichtung" (Salber, 1980, S. 105) haben und an denen nicht ohne Weiteres zu rütteln ist. Die Symptomatik, das Leiden, ist nur verständlich „binnen" eines solchen, das Leben umgreifenden Getriebes. Das ist eine Seite. Um einem solchen Getriebe gerecht zu werden, d.h. um ihm in seiner psychologischen Logik begegnen zu können, bedarf es auf Behandlerseite einer Werkmontage, die ganze Getriebe in den Blick nimmt. Das ist die andere Seite. Musiktherapien, die mit einzelnen Reizen (Parameter, Komponenten) bestimmte Reaktionen als Ziel haben, werden auch die jenen Einzelheiten entsprechenden Ziele erreichen. Musiktherapien, die Verwandlung von Werken im Sinn haben, sind darum bemüht, das gestörte Werk des Patienten in ein gemeinsames Behandlungswerk zu überführen (Salber, 1980, S. 100 ff.). Behandlungsmontagen dieser Art (Regel, Setting) bemühen sich darum, das gesamte Material aufzunehmen: Improvisationen, Träume, Erzähltes, Schweigen, Übertragungen und Gegenübertragungen, Beschreibungen. Ob (Spiel-)Regeln vielfältig und offen sind oder eher einfach und „streng", hängt dann damit zusammen, ob sie in der Lage sind, eben jenes Material zutagezufördern, in dem das gesamte Lebenswerk auftritt und sich zu erkennen gibt.

Musiktherapien, die sich als psychologisches Verfahren begreifen, wollen auf komplette Lebensbilder einwirken. Sie wollen herauskriegen, in welchen „Drehgefügen" (Salber, 1980, S. 105 ff.) das Leben des Patienten spielt, und an welchen Drehpunkten das Gefüge festgefahren ist oder immer wieder durchdreht. Das impliziert des Weiteren, dass das Behandlungswerk in seiner Anlage genügend Festigkeit hat, um der gestörten Beweglichkeit des Patienten verstehend zu begegnen, und dass es beweglich genug ist, um die festgezurrten Drehpunkte im Gefüge zu lockern. Gemeinsames Werk bedeutet, anders gesagt: Das gesamte gelebte Werk des Patienten auf der einen Seite wird in dem Artefakt eines psychologischen Verfahrens (Musiktherapie) aufgenommen. Der Patient trägt sein ganzes Werk in das gemeinsame Werk hinein. So erfährt er einmal die Konstruktion seines alltäglichen Tuns und Lassens. Im Zusammenwirken von gelebtem Werk und Behandlungsartefakt stoßen wir auf „Lücken, Verdrehungen, Entstellungen" (Salber, 1980, S. 104), aber nur so gewinnen wir das Bild, das dieses Werk am Leben hält, nur so erfahren Therapeut und Patient etwas mehr darüber, um welche Sorte von Verwandlungsproblem (Leiden) es sich jeweils handelt, deretwegen der Patient die Behandlung aufsucht. Die Wirkung einer solchen Musiktherapie ist eben diese Konstruktionserfahrung (Salber, 1980, S. 102 f.), von dieser Erfahrung geht alles weitere Nachwirken aus. Woran nun können wir die Nachwirkung der Behandlung erkennen? Indem wir die Medien, in denen sich Seelisches reproduziert, aufgreifen.

Das führt zu der zweiten Fragestellung: Wo zeigt sich Wirkung? Wirkung zeigt sich in den Medien des Alltags. Dieser Gedanke berücksichtigt zum einen, dass Wirkung nicht erst im Nachhinein stattfindet, sondern von vornherein die Herzensangelegenheit eines jeden banalen Tageslaufes ist. Das hängt damit zusammen, dass die Alltagsbanalitäten in ihrer ganzen Evidenz das Ergebnis sind von jahrhundertelangen Kultivierungsanstrengungen. Die Beschreibung und psychologische Analyse von Alltagsbanalitäten (Spazierengehen, Kochen, Kinobesuch, Pfeiferauchen, Blumengießen u. Ä.) öffnet den Blick für das ungeheure „Erregungsgemenge" (Salber, 1994, S. 50), was zu einer evident erscheinenden Banalität im Laufe der Zeit transformiert wurde. Das Erscheinende ist also bereits gestaltete Nachwirkung. Ein von Symptomen gesteuerter Alltag, wie er z. B. von psychosomatischen Patienten geschildert wird, ist grau. Ein Hinweis auf positive Veränderung nach einer stationären Psychotherapie z. B. liegt oft darin, dass die Patienten dann von einem Alltag erzählen, der farbiger geworden ist. Sie erzählen, wie sie in stillen Momenten ein heftiges Unbehagen verspürten. Darin lag für sie der dringende Hinweis, in einigen Dingen die Richtung zu ändern.

Bei einer katamnestischen Befragung von psychosomatischen Patienten (Grootaers, 1996) konnte man immer zwei Richtungsänderungen feststellen: Einmal unscheinbare und einmal entscheidende. Beispiele für solche unscheinbaren Dinge waren: Selber kochen, eine Patenschaft abweisen, sich in Ruhe informieren, wieder Stellenanzeigen durchsehen, Telefonrechnungen selber zahlen, einen Englischkurs besuchen, in eine Hockeymannschaft eintreten, einen neuen Kleiderschrank kaufen, Stadtbummel tätigen, keine Überstunden mehr machen. Beispiele für entscheidende Richtungsänderungen: Einem Freund den Laufpass geben, in eine andere Klinik gehen, ein eigenes Zimmer mieten, den Schulabschluss nachholen, Vaterschaftsklage einreichen, heiraten, ein aussichtsloses Studium aufgeben, endlich mit den Geschwistern reden über das da, sich scheiden lassen, ein Kind wollen.

Beide Sorten von Richtungsänderung verhalten sich zueinander wie die Orangenmarmelade zum Frühstück, wie der Glanz eines Kleinods zur gesamten Ausstattung. Das eine ist mehr und anders als bloß verzierendes Beiwerk des Eigentlichen. Man hat den Eindruck: Das eine will auf das andere nicht verzichten. In jenen kleinen medialen Qualitäten des Alltags (Rechnungen selber zahlen) ist das im stillen gemerkte Unbehagen als gelungene Transformation aufgehoben. Das Merken dieses stillen, heftigen Unbehagens ist ein Verweis auf Konstruktionserfahrung. Ab da gibt es eigentlich kein Zurück mehr, der Überdruss an den gewohnten Richtungen hat seine Dienste geleistet. In jenen Unscheinbarkeiten bekundet sich die neue Färbung und stellt das Grau in Frage.

Wirkung von Behandlung lässt sich nach fünf Gesichtspunkten gliedern:
– Wirkungen leben von und in den *medialen Qualitäten der Wirklichkeit.* Die ganze Wirklichkeit ist das Medium seelischen Treibens. Die gemeinsamen Improvisationen z. B. mit psychosomatischen Patienten sind eine besondere Variante dieses Mediumtotals.
– Wirkungen formen (kleinere oder größere) *Welten* aus. Im Medium der gemeinsamen Improvisation mit einem Patienten z. B. formt sich die kleine Welt dieses Einzelnen aus. In diesem Medium wird spürbar, was erlitten wird, was wiederholend hervorgebracht wird, was sich entwickelt und umbildet, was sich festzurrt, was durchdreht, was sich

reorganisiert oder was sich des Sinnzusammenhangs tyrannisch zu verwehren trachtet.
– Wirkungen erzählen die *Geschichte von den Verwandlungen* und von den Schicksalen der Verwandlungsprobleme. Und sie tun dies in Verwandlungsbildern: „Von Armut zu Reichtum, von Liebe zu Hass, aus Schmutzwelten zu Reinigungen, aus Schuld zu Erlösung, durch Tätigwerden zum Sieg, durch Vision zu neuen Welten" (Salber, 1994, S. 45). In der Mediumswirklichkeit kommt eine Erzählung von Verwandlungsdrängen und Verwandlungsproblem zum Ausdruck. Im Medium einer gemeinsamen Improvisation mit einem Patienten tritt sein Verwandlungsproblem, das er zur Behandlung bringt, in den Vordergrund und verweist im Hintergrund auf ungenutzte Lösungen und auf das anstehende nächste Verwandlungsabenteuer.
– Wirkung ist organisiert in *Bildprogramme*. Diese werden in Schwung gehalten von konkurrierenden Haupt- und Nebenfigurationen. Auf diese Weise wird im Medium Wirklichkeit ein unbewusster Seelen-Betrieb unterhalten. Die konkurrierenden Haupt- und Nebenbilder schüren in ihrem Tauziehen die „unbewussten Besessenheiten" (Salber, 1994, S. 49) des ganzen Seelen-Betriebs. In dem Medium einer gemeinsamen Improvisation mit Patienten z. B. wird ein solcher, unseren vernünftigen Überlegungen widersprechender Seelen-Betrieb in einer bedeutungsstiftenden Klanggestalt erfasst und durch ihre Interpretationen zur Sprache gebracht. Bei einer qualitativen Wirkungsanalyse einer solchen gemeinsamen Improvisation in der Musiktherapie wird nun vor allem das in dieser Klanggestalt lebende Wirkungsgefüge zum Inhalt der Interpretation bevorzugt hervorgehoben. Die Frage, „was wirkt?" wird beantwortet mit dem Erfahrbar-Machen der Logik jenes Wirkungsgefüges, was unsere Biografie umgreift (Grootaers, 1988, S. 59 ff.).
– Wirkung meint das *Gesamt der Alltagskultivierung,* seit jeher und jetzt auch. In dieser Kultivierung suchen wir das „Gehexe der Besessenheiten" (Salber, 1994, S. 50) zu überführen in für alle erträgliche Begehensweisen. Das bringt immer Risiken und Nebenwirkungen mit sich. Die umgreifenden und in gewissem Sinne „unmöglichen" Kultivierungsbilder explizieren sich als: Alles auf einmal haben wollen, mit einem Ruck in ganz anderes verwandelt sein, zwei einander ausschließende Dinge zugleich betreiben u. Ä. (Salber, 1994, S. 49 f.). Diese Kultivierungsbilder sind die Drehfiguren (Salber, 1989, S. 91 ff.), die uns bewegen und unterhalten, an deren Gestaltung und Weiterentwicklung wir unschuldig-schuldig teilhaben, das sind die stets unverfügbaren „Ideen", an deren immer unfertiger und durchaus unmöglicher Realisation wir teilnehmen (Methexis). So macht es Sinn, die Wirkung von musiktherapeutischen Verfahren als Medien solcher Kultivierungsbilder zu überprüfen an bestimmten Drehpunkten der Alltagsbewältigung wie: Arbeit, Wohnen, Partnerschaft u. Ä.

Psychologie als Wirkungslehre greift zugleich das Kultivierungsbemühen auf, von ihrer vorübergehend gelungenen Seite als auch von ihrer notwendig unvollkommenen und gestörten Seite.

Eine Störungslehre seelischer Formenbildung (→ Formenbildung) verlöre ihren Sinn, wenn man sie losgelöst von einer allgemeinen Wirkungslehre auswendig lernte und am Fall rezitierte.

Literatur

Berk, H.-J. (1991). Psychologie als Piratentum. *Zwischenschritte, 2* (1).
Grootaers, F. G. (1988). Die Wechselwirkung zwischen dem persönlichen Menschenbild und dem eigenen therapeutischen Handeln. In H.-H. Decker-Voigt (Hrsg.), *Musik und Kommunikation* (S. 59–72). Lilienthal: Eres.
Grootaers, F. G. (1994). *Fünf Vorträge über Musiktherapie und Morphologie in der Psychosomatik.* Materialien zur Morphologie der Musiktherapie. Bad Zwesten: Institut für Musiktherapie und Morphologie.
Grootaers, F. G. (2001/2004). *Bilder behandeln Bilder. Musiktherapie als angewandte Morphologie* (2., überarb. Aufl.). Münster: LIT.
Hoffmeister, J. (1955). *Wörterbuch der philosophischen Begriffe.* Hamburg: Meiner.
Nietzsche, F. (1887, 1980). *Der Wille zur Macht.* Stuttgart: Alfred Kröner.
Salber, W. (1973). Das Unvollkommene als Kulturprinzip. *Zeitschrift für klinische Psychologie und Psychotherapie, 21* (2), 140–155.
Salber, W. (1980). *Konstruktion psychologischer Behandlung.* Bonn: Bouvier.
Salber, W. (1989). *Der Alltag ist nicht grau.* Bonn: Bouvier.
Salber, W. (1994). Was wirkt? *Zwischenschritte, 1.*

Kindermusiktherapie

Thomas Stegemann

Definition und Charakteristika

In Anlehnung an die Begriffsbestimmung von Musiktherapie der DGMT (2007) lässt sich für die *Kinder*musiktherapie folgende Definition formulieren:

„Unter Kindermusiktherapie versteht man den gezielten Einsatz von Musik und/oder musikalischen Elementen im Rahmen einer therapeutischen Beziehung zu Kindern und Jugendlichen mit dem Ziel der Wiederherstellung, Erhaltung und Förderung psychischer und somatischer Gesundheit sowie dem der Entwicklungskorrektur und -förderung."

Insbesondere der Entwicklungsaspekt und die besondere Bedeutung, die Musik während der ersten Lebensjahre innehat (Stegemann, 2007), unterscheiden die Musiktherapie mit Kindern und Jugendlichen von der mit Erwachsenen. Wie Plahl und Koch-Temming (2005) in ihrem ausführlichen und sehr empfehlenswerten Buch zur Kindermusiktherapie betonen, kommt die Musiktherapie als „entwicklungs- und erlebnisorientierte Form der Behandlung" den Besonderheiten der Kindheit in vielerlei Hinsicht entgegen: „Das spielerische Vorgehen in der Kindermusiktherapie vermittelt Freude und Lebendigkeit und erleichtert so den therapeutischen Zugang zu Emotionen. Gerade die kreativtherapeutische Arbeit mit dem Medium Musik wird angesichts weiter zunehmender Entwicklungsstörungen und Verhaltensauffälligkeiten bei Kindern künftig an Bedeutung gewinnen" (S. 15). Auf der anderen Seite ist die (musik-)psychotherapeutische Arbeit mit Kindern auch mit besonderen Herausforderungen an die Aufmerksamkeit und die Belastbarkeit des Therapeuten verbunden (Petersen & Thiel, 2001). Auf einige dieser Aspekte verweist Tüpker (1996), wenn sie schreibt: „Kinder scheinen alle Grundregeln und Voraussetzungen […] immer wieder auf den Kopf zu stellen. Sie zeigen keine Krankheitseinsicht […]. Sie agieren außerhalb der Therapie, und mit ihnen geschehen Dinge, die den Therapeuten notwendigerweise auch in ihr Alltagsleben verwickeln und die mit den üblichen Mitteln der Nichteinmischung nicht zu bewerkstelligen sind" (S. 5).

Somit ist die Kindermusiktherapie zum einen gekennzeichnet durch eine in hohem Maße von ihr ausgehende Attraktivität für die kindliche Klientel, zum anderen durch eine große Anforderung an die Professionalität des Therapeuten hinsichtlich eines Spektrums, welches sich zwischen Musik, Pädagogik, Entwicklungspsychologie und Psychotherapie aufspannt. Da die Kindermusiktherapie kein in sich geschlossenes System darstellt, sondern – wie für die Musiktherapie allgemein zutreffend – auf unterschiedlichen theoretischen Vorstellungen und verschiedensten mehr oder weniger streng aus der Theorie abgeleiteten Techniken beruht, kann an dieser Stelle lediglich der Versuch unternommen werden, einige Aspekte herauszustellen, die für die heutige „Kindermusiktherapielandschaft" wegweisend und charakteristisch erscheinen.

Historische Aspekte und Entwicklungslinien

Wie Evers (1991) in seinem Überblick über die Geschichte der Musiktherapie innerhalb der Kinderheilkunde darstellt, „musste die bei Kindern angewendete Musiktherapie in den früheren Jahrhunderten immer eine extreme Außenseiterposition einnehmen" (S. 1). Dieses hängt mit der nachrangigen Bedeutung von Kinderheilkunde einerseits und Musiktherapie andererseits innerhalb der Medizingeschichte zusammen. So konnte sich beispielsweise die Kinderheilkunde erst Ende des 19. Jahrhunderts als spezielle Disziplin etablieren (Seidler, 1991). Des Weiteren spiegelt es das Bild von der Kindheit wider, der eigentlich erst im Verlauf des 20. Jahrhundert eine Eigenständigkeit als Lebensphase zugesprochen wurde, infolgedessen Kinder nicht nur als werdende Erwachsene, sondern als „Personen aus eigenem Recht" betrachtet wurden (Grunert & Krüger, 2006).

Wie in Abbildung 1 illustriert, baut die Kindermusiktherapie historisch wie inhaltlich auf verschiedenen Fachgebieten auf, wenngleich die statische Darstellung ein falsches Bild des eher flexiblen und organischen Prozesses vermitteln könnte.

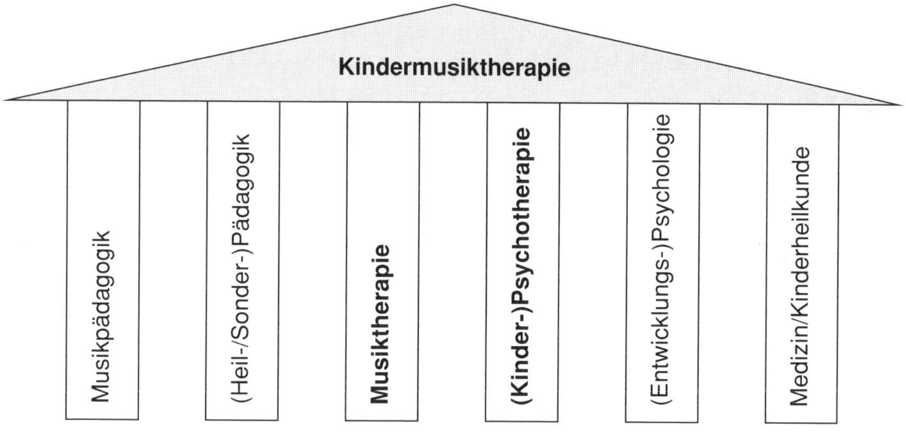

Abbildung 1: Historisches Säulenmodell der Kindermusiktherapie

Einzelne Säulen dieses Entwicklungsmodells sind an anderer Stelle in diesem Lexikon ausführlich dargestellt (z. B. → Musikpädagogik – Musiktherapie, Berührung), sodass hier nicht näher auf die „inhaltliche Füllung" eingegangen wird, sondern ausschließlich die Bedeutung dieser Fachgebiete für die Entstehung der Kindermusiktherapie herausgestellt werden soll. Als zentrale Pfeiler in diesem Gebäude können heutzutage die Musiktherapie selbst sowie die Kinderpsychotherapie gelten.

Gegen Ende des 19. Jahrhunderts beginnt die empirische Forschung der modernen Kinderpsychologie, und unter dem Einfluss der experimentellen Psychologie und Pädagogik setzt erst mit der Jahrhundertwende ein auch wissenschaftliches Interesse für die Lebenswelt von Kindern ein (Grunert & Krüger, 2006), welches sich z. B. in der Ausrufung des „Jahrhunderts des Kindes" widerspiegelt (Key, 1902). Dies führte zu einer Zunahme an soziologischem, psychologischem und pädagogischem Wissen über fördernde Entwicklungsbedingungen für Kinder, und gleichzeitig entwickelte sich eine wachsende Wertschätzung für kindliches Spiel und kindliche Kreativität (Plahl & Koch-Temming, 2005). Pionierleistungen auf dem Gebiet der Kinderpsychotherapie sind verbunden mit den Namen Hermine Hug-Hellmuth (1871–1924), Anna Freud (1895–1982), Melanie Klein (1882–1960) und Ada Müller-Braunschweig (1897–1959), die erstmals das Zeichnen, Malen und Modellieren des Kindes als Ausdrucksmittel seiner bewussten und unbewussten Regungen benutzte (Biermann, 1988). Etwa zur gleichen Zeit, nämlich in den 20er Jahren des 20. Jahrhunderts, wurde unter Einfluss der anthroposophischen Lehren Rudolf Steiners Musik in heilpädagogischen Einrichtungen eingesetzt, wobei als prägende Persönlichkeiten Karl König (1902–1966), Julius Knierim (1919–1999) und Johanna Spalinger (*1926) zu nennen sind (Plahl & Koch-Temming, 2005). Parallel dazu gab es, beeinflusst durch Carl Orff (1895–1982), auch im Bereich der Musikpädagogik weitgreifende und nachhaltige Veränderungen in der Art und Weise, wie kindliche Musikalität verstanden und gefördert werden sollte. In der Nachkriegszeit ist die Entwicklung der Kindermusiktherapie als eigenständiger Disziplin verknüpft mit Musikern und Musikpädagogen, zu denen v. a. Juliette Alvin (1897–1982), Paul Nordoff (1909–1977) und Gertrud Orff (1914–2000) zu zählen sind.

In den letzten 40 Jahren haben sich auch in der Kindermusiktherapie verschiedene „Denkmodelle" bzw. Richtungen herauskristallisiert, die von Mahns (1998) folgendermaßen klassifiziert werden:
– Medizinische Ansätze (z. B. Arbeit mit Frühgeborenen; → Pränatale und perinatale Psychologie und ihre Relevanz für Musiktherapie),
– Behavioristische Ansätze (z. B. Hanser, 1999),
– Humanistisch-existenzialistische Ansätze (z. B. Nordoff/Robbins; → Nordoff/Robbins-Musiktherapie (Schöpferische Musiktherapie)),
– Psychoanalytisch-psychodynamische Ansätze (z. B. Priestley, 1982),
– Anthroposophische Ansätze (→ Anthroposophische Musiktherapie),
– Morphologische Musiktherapie (z. B. Tüpker; → Morphologische Musiktherapie),
– Kombinationen/Integrative Ansätze (s. Stiff & Tüpker, 2007; → Integrative Musiktherapie).

Nach eigenen Untersuchungen aus der stationären Kinder- und Jugendpsychiatrie (Stegemann et al., 2008) fühlt sich die Mehrheit der Musiktherapeutinnen und Musiktherapeuten dieses Arbeitsbereiches einem psychoanalytisch/tiefenpsychologisch-fundierten Hintergrund verpflichtet, gefolgt von systemischen und gestaltpsychologischen Ansätzen, die häufig in Kombination und abhängig vom persönlichen Ausbildungshintergrund angewendet werden, sowie der Regulativen Musiktherapie (→ Schwabe-Musiktherapie).

Bausteine einer Kindermusiktherapie

Zu den unverzichtbaren Elementen einer musiktherapeutischen Behandlung im Kindes- und Jugendalter gehören die qualifizierte und planvolle Anwendung von Verfahren der Störungsdiagnostik, der Indikationsstellung und Therapieplanung sowie Durchführung, Abschluss und Evaluation der Therapie.

Hinsichtlich einer altersadäquaten *Diagnostik* gilt es neben den altersspezifischen Ausdrucksformen der Störungsbilder (z. B. überwiegend psychosomatische Symptomatik bei depressiven Störungen im Grundschulalter) vor allem die Einbeziehung der primären Bezugspersonen in der Anamnesephase zu berücksichtigen.

Frohne-Hagemann und Pleß-Adamczyk (2005) unterscheiden zwischen einer „spezifischen" und einer „semispezifischen" *Indikation* für Musiktherapie im Kindes- und Jugendalter. Erstere liege vor, wenn es „um ein Nachnähren, Nachholen oder Bereitstellen oder Herausfordern korrigierender und kompensierender Beziehungserfahrungen" gehe. Unter einer „semispezifischen Indikation" wird eine „Psychotherapie mit musikalischen Mitteln" verstanden, die „mit Hilfe musikbezogener Zugänge der Identitätsfindung und emotionalen Differenzierung dienen soll" (S. 15).

Das Spektrum der Zielgruppen für musiktherapeutische Interventionen im Kindes- und Jugendalter ist dementsprechend breit gefächert. Die US-amerikanische Musiktherapeutin W. B. Lathom-Radocy (2002) stellt die folgenden Störungsbilder und Erkrankungen als Hauptindikationen für Musiktherapie bei Kindern heraus:
– Geistige Behinderung,
– Störung des Sozialverhaltens und/oder der Emotionen,
– Sprach- und Sprechstörungen,
– Hör- und Sehbehinderung,
– Orthopädische Erkrankungen,
– andere (somatische) Erkrankungen, z. B. Krebserkrankungen.

Die *Therapieplanung* erfolgt im Anschluss an die meist im interdisziplinären Austausch vorgenommene Diagnose- und Indikationsstellung. Umfang, Frequenz und Dauer sowie Inhalte der kindermusiktherapeutischen Behandlung variieren in Abhängigkeit von den institutionellen Gegebenheiten und der musiktherapeutischen Ausrichtung erheblich. Mahns (1998) unterscheidet die folgenden Positionen, nach denen Musik – entsprechend den verschiedenen theoretischen Ansätzen – eine bestimmte Funktion in der Musiktherapie zukommt (S. 156 f.):
– Gezielt eingesetzte musikalische Elemente oder als wirksam anerkannte musikalische Produkte stehen im Vordergrund (Medizinische sowie einige anthroposophische Verfahren).
– Musik wird im Sinne eines Stimulus gesehen, der vor dem Hintergrund einer sozialen Attraktivität genutzt wird (Lerntheoretische Ansätze sowie einige musiktherapeutische „Föderansätze").
– Musik ist eine Möglichkeit zur Rekonstruktion seelischen Geschehens mit dem Ziel von Erkennen, Verstehen und auch verbalem Bearbeiten (Psychoanalytisch-psychodynamische Modelle).

Die *Durchführung* einer kindermusiktherapeutischen Behandlung – sei es Einzel- oder Gruppentherapie, rezeptive oder aktive Musiktherapie – lässt sich am wenigsten systematisieren. Wichtig erscheint jedoch, darauf hinzuweisen, dass dem spielerischen Moment der Musik in der Musiktherapie mit Kindern ein besonderer Stellenwert zukommt (→ Spieltherapeutische Elemente in der Musiktherapie mit Kindern). Während bei Erwachsenen die musiktherapeutische Improvisation „Dreh- und Angelpunkt der Behandlung" darstellt, rückt in der Kindermusiktherapie die „szenische Improvisation zwischen Spiel, Wort und Musik" in das Zentrum der Therapie: „Musiktherapie mit Kindern bedeutet also für den Musiktherapeuten, psychotherapeutisch anwesend zu sein und emotional zur Verfügung zu stehen. Er soll dabei bereit sein, sowohl szenisch mitspielend, als auch i. e. S. musiktherapeutisch oder aber verbal kommentierend auf das Sein und Tun des Kindes zu reagieren" (Küsel-Glogau, 1998, S. 169).

Im Sinne einer ökonomisch-wissenschaftlich orientierten Qualitätssicherung, welche in weiten Bereichen des Gesundheitssystems Eingang gefunden hat, gewinnen auch im Bereich der Kindermusiktherapie Methoden zur *Evaluation* von Therapieprozessen zunehmend an Bedeutung. Einen guten Überblick über qualitative wie auch quantitative Verfahren im Kinder- und Jugendbereich geben Plahl und Koch-Temming (2005), eine ausführlichere Darstellung über musiktherapeutische Forschungsmethodik lässt sich bei Petersen (2002) finden.

Zur aktuellen Situation von Kindermusiktherapeuten und Ausblick

Nach einer Studie von Wormit et al. (2001) liegt der Anteil kindermusiktherapeutischer Behandlungen mit 72 % der ambulanten Therapien deutlich über dem von Erwachsenen, was z. T. sicherlich auf abrechnungstechnische Gründe zurückzuführen sein dürfte. Im stationären Bereich (Kinder- und Jugendpsychiatrie) wird an ca. 2/3 der Einrichtungen Musiktherapie eingesetzt (Stegemann et al., 2008).

So befindet sich die Kindermusiktherapie in einem Spannungsfeld zwischen wachsendem Bedarf auf der einen Seite – u. a. durch die erhebliche Zunahme frühgestörter und emotional verwahrloster Kinder (Füg, 1993) – und zunehmenden Kosteneinsparungen auf der anderen Seite. Zudem spielt der Bereich Kindermusiktherapie in den unterschiedlichen deutschsprachigen Musiktherapie-Studiengängen nach wie vor eine eher untergeordnete Rolle. In diesem Zusammenhang bemerkt Schumacher (1998): „Eine Ausbildung zum Musiktherapeuten für Kinder müsste daher, will man mit all den indizierten Zielgruppen arbeiten können, dazu befähigen, sowohl mit den seelischen Problemen des frühgestörten, des teilleistungs- und wahrnehmungsgestörten, des autistischen, des mutistischen und depressiven Kindes wie aber auch mit den seelischen Problemen des schwerstmehrfachbehinderten, des sinnes-, geistig- und körperbehinderten Kindes therapeutisch arbeiten zu können. Welch eine Herausforderung!" (S. 149).

Somit gilt es, sich in Zukunft dieser Herausforderung in Ausbildung, Praxis und Forschung zu stellen und die Theoriebildung einer Kindermusiktherapie, die längst ihren Kinderschuhen entwachsen ist, voranzutreiben.

Literatur

Biermann, G. (1988). Zur Geschichte der analytischen Kinderpsychotherapie. In G. Biermann (Hrsg.), *Handbuch der Kinderpsychotherapie* (S. 14–36). Frankfurt am Main: Fischer.
Deutsche Gesellschaft für Musiktherapie e. V. DGMT (2007). *Definition Musiktherapie.* http://www.musiktherapie.de/index.php?id=18 [10. 01. 07].
Evers, S. (1991). *Musiktherapie und Kinderheilkunde.* Stuttgart: Fischer.
Frohne-Hagemann, I. & Pleß-Adamczyk, H. (2005). *Indikation Musiktherapie bei psychischen Problemen im Kindes- und Jugendalter.* Göttingen: Vandenhoeck & Ruprecht.
Füg, R. (1993). Musiktherapie als Weg in einer veränderten Umwelt. In H.-H. Decker-Voigt (Hrsg.), *Kindermusiktherapie* (S. 17–24). Bremen: Eres.
Grunert, C. & Krüger, H.-H. (2006). *Kindheit und Kindheitsforschung in Deutschland.* Opladen: Budrich.
Hanser, S. B. (1999). *The New Music Therapist's Handbook.* Boylston: Berklee Press.
Key, E. (1902). *Das Jahrhundert des Kindes.* Berlin: S. Fischer.
Küsel-Glogau, E. (1998). Musikmachen oder Spielen in der Kindermusiktherapie – eine Alternative? *Musiktherapeutische Umschau, 19,* 164–170.
Lathom-Radocy, W. B. (2002). *Pediatric Music Therapy.* Springfield, Illinois: Thomas.
Mahns, W. (1998). Musiktherapie mit Kindern – ein Überblick. *Musiktherapeutische Umschau, 19,* 151–163.
Petersen, D. & Thiel, E. (2001). *Tonarten, Spielarten, Eigenarten.* Göttingen: Vandenhoeck & Ruprecht.
Petersen, P. (2002). *Forschungsmethoden Künstlerischer Therapien.* Stuttgart: Mayer.
Plahl, C. & Koch-Temming, H. (2005). *Musiktherapie mit Kindern.* Bern: Huber.
Priestley, M. (1982). *Musiktherapeutische Erfahrungen.* Stuttgart: Fischer.
Schumacher, K. (1998). Editorial. *Musiktherapeutische Umschau, 19,* 147–150.
Seidler, E. (1991). Historische und ethische Aspekte der Kinderheilkunde. In K. Betke, W. Künzer & J. Schaub (Hrsg.), *Lehrbuch der Kinderheilkunde* (6. Aufl., S. 1–6). Stuttgart: Thieme.
Stegemann, T. (2007). Lieder in der Musiktherapie mit Kindern. *Praxis der Kinderpsychologie und Kinderpsychiatrie, 56,* 42–61.
Stegemann, T., Mauch, C., Stein, V. & Romer, G. (2008). Zur Situation der Musiktherapie in der stationären Kinder- und Jugendpsychiatrie. *Zeitschrift für Kinder- und Jugendpsychiatrie und Psychotherapie, 36* (4), 255–263.
Stiff, U. & Tüpker, R. (2007). *Kindermusiktherapie.* Göttingen: Vandenhoeck & Ruprecht.
Tüpker, R. (1996). Vorwort. In B. Irle & I. Müller (Hrsg.), *Raum zum Spielen – Raum zum Verstehen* (S. 5–7). Münster: LIT.
Wormit, A. F., Hillecke, T. K., Flach, S. M. & Bolay, H. V. (2001). Ambulante Musiktherapie. *Musik-, Tanz- und Kunsttherapie, 12,* 166–170.

Klangtrance

Sabine Rittner, Jörg Fachner und Peter Hess

Definition/Indikation

Die Klangtrance ist eine Sonderform der rezeptiven Musiktherapie, bei der mittels Musik gezielt Trancezustände induziert und therapeutisch aufgearbeitet werden. Es handelt sich hierbei nicht um ein weiteres eigenständiges Therapieverfahren, sondern Klangtrance stellt eine Methode innerhalb verschiedenster therapeutischer Kontexte dar und sollte eingebettet sein in eine tragfähige Therapeut-Patient-Beziehung.

Klangtrance eignet sich vor allem für Patientinnen und Patienten mit sog. frühen Störungen wie Psychosen, Borderline-Persönlichkeitsstörungen, Essstörungen und Suchtentwicklungen, aber auch bei der Verarbeitung von psychischen Traumata durch Unfälle, Katastrophen, Folter oder sexuellen Missbrauch. Auch die Auseinandersetzung mit der Begrenztheit des Lebens bei schwerwiegenden Krankheiten (Coping) stellt ein wirksames Indikationsfeld dar. Ebenso eignet sich die Klangtrance bei neurotischen Störungen, bei denen massive Verdrängungsmechanismen eine verbale Aufarbeitung verhindern. Unbedingt hervorzuheben ist jedoch, dass für eine Indikationsstellung weniger das Krankheitsbild an sich maßgeblich ist, als die individuelle Disposition und Bereitschaft des einzelnen Menschen, sich auf eine Erfahrung, die mit zeitweiliger Reduktion oder dem Verlust von Kontrolle einhergehen kann, einzulassen.

Einen sehr wichtigen Bereich stellt die Selbsterfahrung für angehende Helferinnen/Helfer, Ärztinnen/Ärzte, Therapeutinnen/Therapeuten etc. dar, die z. B. in der Psychiatrie arbeiten wollen und dort mit dem Phänomen der veränderten Bewusstseinszustände (psychotische Episoden) intensiv konfrontiert werden.

Instrumente/Stimme

Im Wesentlichen sind bei der Klangtrance zwei Verfahren zu unterscheiden: Zum einen die traditionelle Methode, die Trance mit Hilfe bestimmter vom Therapeuten/Therapeutin life gespielten Instrumenten zu induzieren und zu steuern, zum anderen die Verfahren, die die Möglichkeiten der Klangwiedergabe durch Tonträger nutzen (rezeptive Musiktherapie).

Erstere bringen überwiegend die archaischen Instrumente zum Einsatz (→ Archaische Musikinstrumente). Hierzu zählen beispielsweise: Monochord, Tampura, Didgeridoo, Rasseln, Obertonflöte, Schwirrholz, Schamanentrommel, Gongtrommel, Klangschale, altperuanische Pfeifen, TamTam und Gong. Obwohl die meisten der hier genannten Instrumente relativ einfach gespielt werden können, erfordern sie oft eine langjährige meditative und therapeutische Übe- und Erfahrungspraxis, um sie für die Trancearbeit optimal nutzen zu können. Die eigentliche „Arbeit" für den Spieler liegt weniger in einer virtuosen technischen Beherrschung des Instrumentes, als im subtilen inneren Loslassenkönnen bei gleichzeitiger achtsamer Handhabung des eigenen Trancezustandes sowie der Resonanz mit dem Patienten und dessen gezielter therapeutischer Begleitung.

Darüber hinaus stellt die menschliche Stimme (in untrennbarer Verknüpfung mit dem Atem) das intensivste körpereigene Medium mit trancefördernder Wirksamkeit dar. Sie gilt z. B. in Indien als die „Königin der Instrumente", da sie potenziell die Klangspektren aller Instrumente enthält. „Die intensiven, sich selbst verstärkenden Rückkoppelungseffekte der Klangwahrnehmung über Ohr und Knochenleitung sowie kinästhetische Vibrationsempfindungen tragen dazu bei, dass Singen an sich immer eine Focussierung von Aufmerksamkeit bewirkt", welche ihrerseits die Grundvoraussetzung für Tranceinduktionen darstellt (Rittner, 1998, S. 319). Komplexe intrapersonale Faktoren wie vegetative Regelkreise und sensorische Eigenstimulation, aber auch interpersonelle Aspekte wie beispielsweise organismische Körperresonanzphänomene in der Gruppe lassen der Arbeit mit der Stimme in der Klangtrance eine wichtige Bedeutung zukommen (weiterführend vgl. Rittner, 1998, 2008a; → Stimme; → Stimmung; → Stimmforschung).

Klangarchetypen und das Hören im Mutterleib

Im Unterschied zu den sprachinduzierten Trancen haben die klanginduzierten veränderten Bewusstseinszustände den Vorteil, dass der Klang der Instrumente einen bestimmten „Archetypus" vermittelt. Nach Timmermann (1987) und Strobel (1988, 1994) sind die Klangarchetypen nicht immer einheitlich und nicht exakt definierbar. Bestimmte Instrumente haben jedoch nach der Erfahrung der langjährig damit arbeitenden Therapeutinnen und Therapeuten einen spezifischen Bedeutungshof, der vom „Klangreisenden" meist intuitiv erfasst wird. Die Klangarchetypen der unterschiedlichen trancefördernden Instrumente vermögen Erfahrungen und Empfindungen aus dem Mutterleib, dem allerfrühesten Klangraum, der den Menschen umgibt, wieder zu beleben. In diesem „Universum" macht der Fetus grundlegende Hörerfahrungen, die sowohl seine Gehirnentwicklung maßgeblich beeinflussen, als auch seine spätere Bindungsfähigkeit, seine Sprachentwicklung und ebenso seine Vorlieben oder Abneigungen für das Erleben von Musik. „Die Geräusche, die im Körperinneren der Mutter erzeugt werden und die in der Gebärmutter allgegenwärtig sind, entstammen dem mütterlichen Atem, der Herz-Kreislauf-Tätigkeit, der Darmaktivität und den Körperbewegungen (…). Sie bilden für den Fetus den Hintergrund oder Geräuschteppich, über dem sich die mütterliche Stimme und die Geräusche der Körperaußenwelt erheben" (Gerhardt & Abrams, 2003, S. 46).

Das Hören ist der erste Sinn, der in der menschlichen Entwicklung ausgebildet wird. Das äußere Ohr, Mittel- und Innenohr sind anatomisch bereits in der 6. Schwangerschaftswoche angelegt. Der Fetus reagiert etwa ab der 16.–24. Schwangerschaftswoche auf Geräusche, die von außerhalb des Mutterleibes einwirken, da dann auch die erforderlichen Zellen der Hörrinde ausgebildet wurden. Er „hört" aber weniger über das Ohr, sondern er nimmt Klang, Schwingungen, Vibrationen mit seinem gesamten Körper über die Haut und vor allem über die Knochenleitung wahr (Gerhardt & Abrams, 2003).

Das Hören ist beim Fetus wahrscheinlich eine der wesentlichsten Stimulanzien beim lernbedingten Wachstum von Nervenverbindungen (Synapsen) des Gehirns. An der Qualität der Klänge und Geräusche im Mutterleib erkennt der Fetus den vitalen Zustand seines Lebensraumes. Er ist sogar in der Lage, emotionale Inhalte in den vorgeburtlichen Geräuschen wahrzunehmen und reagiert darauf mit Veränderungen in seinen Bewegungen und in der Herzgeschwindigkeit (Righetti, 1996).

Ein Beispiel für die Arbeit mit Klangarchetypen: Das Monochord, mit seinem fließenden, sphärischen Klangfeld ruft häufig einen schwerelosen Schwebezustand hervor, der in etwa der „ozeanischen Selbstentgrenzung" (erste perinatale Grundmatrix, das „amniotische Universum" nach Grof, 1987) entspricht. Strobel schreibt dazu: „Bei den Antworten auf den Monochordklang handelt es sich um paradiesische, ozeanische oder kosmische Gefühle von entgrenzt-, bedürfnislos-, getragen-, aufgehoben- oder verschmolzensein – also letztlich um Einssein mit allem und das gleichzeitige Allessein. Die Wortverbindungen Einssein, Einigsein, Innesein, Innigkeit lassen verstehen, weshalb dieses Gefühl der Grenzenlosigkeit gleichzeitig auch Sichgetragenfühlen und Geborgenheit beinhaltet" (1988, S. 123; vgl. hierzu auch Timmermann, 1989, 2005; Hess, 2005; Forschung zur Klangwirkung des Monochords siehe Zeuch, 1999; Hartogh, 2001; Schröter, 2007).

Intensiviert werden können diese Erlebnisse darüber hinaus durch den unmittelbaren Schwingungskontakt, den das Ganzkörper-Monochord, auf das sich der Patient/die Patientin legen kann, ermöglicht. Hierbei wird die Hörerfahrung des monochromen, obertonreichen, schwebenden, richtungslos einhüllenden Klanges um die körperliche Übertragung der Vibrationen über die Haut von den Füßen bis zum Kopf und um die Aufnahme des Klanges über die Knochenleitung erweitert und vertieft. Empirische Erfahrungen zeigen, dass interessanterweise Menschen, die angstvolle oder „höllische" Erfahrungen mit dem Monochord machen, gehäuft eine biografisch erklärbare Störung des Urvertrauens aufweisen (beispielsweise bei überlebtem Abtreibungsversuch während der eigenen Mutterleibszeit; vgl. Rittner, 1997; Rittner & Fachner, 2004).

Auch andere Klangarchetypen knüpfen an das menschliche Hören im Mutterleib an. So kann vermutlich die Trommel, die in einem bestimmten gleichförmigen Rhythmus gespielt wird, an das Pulsieren des Blutes und den Herzschlag erinnern, das Didgeridoo die Darmgeräusche der Mutter wieder anklingen lassen.

Timmermann (1994) und Oehlmann (2007) betonen die Bedeutung des Repetierens, des monotonen Wiederholens von Klängen, von gleichförmigen Pulsationen, als zentralem Element der Tranceinduktion und -steuerung. Auch die Dauer der auf den Klienten einwirkenden Klänge hat Einfluss auf die Intensität des Tranceerlebens. Forschungen zeigen, dass nach etwa 13 bis 15 Minuten der Einwirkung der Pulsationen von Rasseln oder gleichförmigen Trommelschlägen gehäuft ein erster, psychophysiologisch messbarer Höhepunkt in der Intensität des Tranceerlebens eintritt (Maxfield, 2006).

Als Hauptwirkung tranceinduzierender Instrumente benennt Haerlin die „Induktion einer leeren Trancematrix, die den Gedankenlärm reduziert und den alltäglichen und pathologischen Glaubens- und Bezugsrahmen – mehr oder weniger – suspendiert" (Haerlin, 1993, S. 240). Strobel schreibt dazu aus psychodynamischer Perspektive: „Genau genommen wirkt natürlich nicht nur der Klang, sondern der Therapeut über den Klang auf den Patienten, der mittels seiner Reaktionen wieder auf den Therapeuten zurückwirkt" (Strobel, 1988, S. 121).

Die therapeutische Erfahrung, dass Menschen trotz der Klangarchetypen dennoch höchst individuell auf Klangtrance reagieren, konnte eine Brainmapping-Studie verifizieren: Rittner und Fachner (2004) bestimmten die Hypnotisierbarkeit von Personen mit Hilfe entsprechender EEG-Frequenzmuster, ausgelöst durch das Liegen der Probanden auf einem gespielten Ganzkörper-Monochord. Die leichter hypnotisierbare Versuchsperson zeigte eine Verlangsamung von EEG-Wellen im Vergleich zum unbeeinflussten Ruhezustand (Alpha- und Theta-Wellen in visuellen und somatosensorischen Regionen des Gehirns), was auf einen tief entspannten veränderten Bewusstseinszustand mit intensivem innerem Bilderleben hinweist (trophotrope Trance). Die schwerer zu hypnotisierende Person wies hingegen bei klinisch nachgewiesener Trance eine Beschleunigung der EEG-Wellen auf (Beta II-Wellen frontal), was bedeutet, dass sie vom Monochordklang in einen wacheren, geistig aktiveren Trancezustand versetzt wurde (ergotrope Trance).

Im Rahmen der musiktherapeutischen Wirkungsforschung gilt es in diesem Zusammenhang noch zu untersuchen, welche Rhythmusarchetypen in den verschiedenen Kulturen existieren und wie das komplexe Phänomen der therapeutischen Wirksamkeit spezifischer Skalen oder Modi unabhängig vom suggestiven Kontext historischer Zuschreibungen erklärt werden kann. Vielversprechende Ansätze sind von den neueren, ethnologisch orientierten Musiktherapiemethoden zu erwarten, in denen Klang und veränderte Bewusstseinszustände sowohl Gegenstand der kulturellen Tradition als auch des Transfers in die klinische Praxis sind (Tucek, 2006; Sundar, 2007; Rittner, 2007, 2008b).

Praxis

Verschiedene Musiktherapeutinnen und -therapeuten haben aus der Kenntnis dieser Gegebenheiten unterschiedliche Techniken zum musikpsychotherapeutischen Einsatz der Klangtrance entwickelt (Strobel, 1988, 1994; Timmermann, 1987, 1989 1994, 1996; Haerlin, 1993; Hess, 1994, 1999, 2002, 2005, 2007; Bossinger & Hess, 1993; Rittner, 1994, 1997, 2006, 2007, 2008a).

Der Ablauf des therapeutischen Klangtrance-Erlebens im Einzel- wie im Gruppensetting durchläuft in der Regel mehrere deutlich unterscheidbare Phasen.

Phasen der klanggeleiteten Trance (nach Strobel, 1994, S. 226):
1. Fixierung der Aufmerksamkeit – durch die Monotonie des klanglich-rhythmischen Sinnesreizes,
2. Außerkraftsetzen gewohnter Bezugsrahmen – durch die Fremdartigkeit des außergewöhnlichen Klangeindrucks,
3. Unbewusste Suche nach neuen Erfahrungen – durch die indirekt suggestive Wirkung des Klangs,
4. Unbewusster Prozess – über die Aktivierung persönlicher Themen durch die spezifische Wirkung der Klangfarbe,
5. Hypnotische Reaktion – (in Form von Halluzinationen, Altersregression, Veränderung des Zeiterlebens etc.) als Antwort auf den energetischen Klangarchetypus,
6. Trance-Rücknahme – durch Beendigung oder gezielte Veränderung des Klangs oder/und durch verbale Intervention.

In den Einzeltherapien werden die Patientinnen bzw. Patienten in die Trance geleitet, aber auch der Therapeut bzw. die Therapeutin begibt sich in einen empathischen Trancezustand. Dort findet die Begegnung mit unbewussten Prozessen und verschütteten Erinnerungen des Patienten statt, die entweder im begleitenden verbalen, stimmlichen und körperlichen Kontakt während des veränderten Bewusstseinszustandes und/oder nach der Rückkehr ins Alltagsbewusstsein bildnerisch, aktiv musikalisch und/oder verbal aufgearbeitet werden.

In der Gruppentherapie, beispielsweise von Peter Hess, wird das Schwergewicht der Behandlung auf das Bearbeiten der prä- und perinatalen Ebene und der angstvollen Ich-Auflösung in der Psychose gelegt. In der sog. Gongtherapie wird den Patienten über die Klangtrance ein Zugang zu den verschiedenen Bewusstseinsschichten ermöglicht, die nicht nur die persönliche Ebene, sondern auch die kollektiv menschliche und transhumane Ebene umfassen. Deshalb ist das Setting so gestaltet, dass über die spezifischen Klänge in einer bestimmten Abfolge mit der Krönung im Gongerleben der Kern der Erkrankung aufgedeckt werden kann, was danach durch das Malen von Bildern, Gesprächsrunden (Kreisritual) und ein späteres schriftliches Protokoll der Patienten bearbeitet wird (Hess, 2002; → Verändertes Wachbewusstsein).

Eine Therapieform, die komponierte Musik von Tonträgern einsetzt, ist z. B. das „Guided imagery and music" (GIM) von Helen Bonny (1973; → Guided Imagery and Music (GIM)/Musikimagination (MI)). Sie verwendet vorwiegend europäische klassische Musik in festgelegter Abfolge, um die Klangreise zu strukturieren. Richard Yensen hat mit seiner „perceptual affective therapy" (1989) ein kombiniertes Verfahren entwickelt, das Schlafentzug, Hyperventilation und Körperarbeit mit audio-visueller Überstimulation kombiniert. Einen ähnlichen Ansatz verfolgt Grof (1987) mit dem „holotropen Atmen", bei dem aktiv induzierte Hyperventilation mit intensiver Stimulation durch Musikhören verknüpft wird. Alle drei Verfahren entwickelten sich in den siebziger Jahren des 20. Jahrhunderts als Ersatz für die Psychotherapie mit psychoaktiven Substanzen (vgl. Hess, 1992; → Trance; → Verändertes Wachbewusstsein).

Literatur

Bonny, H. (1973). *Music and your mind: Listening with a New Consciousness.* New York: Harper & Row.
Bossinger, W. & Hess, P. (1993). Musik und außergewöhnliche Bewußtseinszustände. *Musiktherapeutische Umschau, 14,* 3, 239–254.
Gerhardt, K. J. & Abrams, R. M. (2003). Das fetale Hören: Implikationen für das Neugeborene. In M. Nöcker-Ribaupierre (Hrsg.), *Hören – Brücke zum Leben* (S. 44–60). Göttingen: Vandenhoeck & Ruprecht.
Grof, S. (1987). *Das Abenteuer der Selbstentdeckung.* München: Kösel.
Haerlin, P. (1993). Klang und Trance im psychoanalytischen Setting. *Musiktherapeutische Umschau, 14,* 3, 219–233.
Hartogh, T. (2001). Die Rezeption monotonaler Klänge. Eine empirische Untersuchung zur Klangwirkung des Monochords. *Musik-, Kunst- und Tanztherapie, 12,* 111–119.
Hess, P. (1992). Die Bedeutung der Musik für Set und Setting in veränderten Bewußtseinszuständen. In: *Jahrbuch des Europäischen Collegiums für Bewußtseinsstudien.* Berlin: VWB.

Hess, P. (1994). Musiktherapie bei veränderten Bewusstseinszuständen in der Psychiatrie. In A. Dittrich, H. Leuner & M. Schlichting (Hrsg.), *Welten des Bewusstseins* (S. 193–198). Berlin: VWB.
Hess, P. (1999). Musikpsychotherapie mit archaischen Klangkörpern. *Musiktherapeutische Umschau, 20,* 77–92.
Hess, P. (2002). Die Rolle archaischer Musik in der Musiktherapie. *Zur Musik in der Musiktherapie, 13,* 72–86.
Hess, P. (2005). Der Einsatz des Monochordes in der Psychiatrie. In J. Dosch & T. Timmermann (Hrsg.), *Das Buch vom Monochord* (S. 43–55). Wiesbaden: Reichert.
Hess, P. (2007). Klang in der Psychiatrie: Musiktherapie in Frankenthal. In O. Silber & P. Hess (Hrsg.), *Hoeren. Klangtherapie* (S. 161–172). Battweiler: Traumzeit.
Maxfield, M. M. (2006). Im Puls der Thetafrequenz. In R. Flatischler (Hrsg.), *Rhythm for Evolution* (S. 111–114). Mainz: Schott.
Oehlmann, J. (2007). Pulsatives Trommeln als Form musiktherapeutischer Gruppenarbeit. *Musiktherapeutische Umschau, 28,* 152–159.
Righetti, P. L. (1996). The emotional experience of the fetus: A preliminary report. *Pre- and Perinatal Psychology Journal, 11,* 55–65.
Rittner, S. (1997). Die Arbeit mit dem Ganzkörper-Monochord in der Musikpsychotherapie. In L. Berger (Hrsg.). *Musik, Magie und Medizin* (S. 110–117). Paderborn: Junfermann.
Rittner, S. (1998). Singen und Trance. Die Stimme als Medium zur Induktion veränderter Bewusstseinszustände. In H. Gundermann (Hrsg.), *Die Ausdruckswelt der Stimme* (S. 317–325). Heidelberg: Hüthig.
Rittner, S. (2006). Die Magie der Stimme in der Psychotherapie. In H.-H. Decker-Voigt & E. Weymann (Hrsg.), *Musik und Gesundsein* (S. 10–13). Lilienthal: Eres.
Rittner, S. (2007). Trance und Ritual in Psychotherapie und Forschung. In H. Jungaberle, R. Verres & F. Dubois (Hrsg.), *Rituale erneuern.* Gießen: Psychosozial Verlag.
Rittner, S. (2008a). Klang-Trance-Heilung. Die Klang- und Mustermedizin der Shipibo im Amazonastiefland von Peru. In W. Bossinger & R. Eckle (Hrsg.), *Schwingung und Gesundheit* (S. 81–104). Battweiler: Traumzeit.
Rittner, S. (2008b). Der Wirkfaktor Stimme in der Psychotherapie/in der Musiktherapie. *Musiktherapeutische Umschau, 29,* 201–220.
Rittner, S. & Fachner, J. (2004). Klang und Trance im EEG – Brainmapping mit dem Ganzkörper-Monochord im therapeutischen Setting. *Musiktherapeutische Umschau, 25,* 70–80.
Schröter, T. (2007). Die Klangwiege in der Musiktherapie bei Patienten mit chronischen Schmerzen. In G. Bernatzky, R. Likar et al. (Hrsg.), *Nichtmedikamentöse Schmerztherapie.* Wien: Springer.
Strobel, W. (1988). Klang – Trance – Heilung. Die archetypische Welt der Klänge in der Psychotherapie. *Musiktherapeutische Umschau, 9,* 119–139.
Strobel, W. (1994). Die klanggeleitete Trance. In A. Dittrich, H. Leuner & M. Schlichting (Hrsg.), *Welten des Bewusstseins* (S. 225–237). Berlin: VWB.
Sundar, S. (2007). Traditional healing systems and modern music therapy in India. Music Therapy Today (Online) Vol. VIII (3). [8.1.2008] http://www.musictherapyworld.net/modules/mmmagazine/showarticle.php?articletoshow=216&language=en
Timmermann, T. (1987). *Musik als Weg.* Zürich: Pan.
Timmermann, T. (1989). Das Monochord. Eine Wiederentdeckung. *Musiktherapeutische Umschau, 10,* 308–320.
Timmermann, T. & Engert-Timmermann, G. (1994). Kunst, Selbsterfahrung, Therapie und verändertes Bewußtsein. In A. Dittrich, H. Leuner & M. Schlichting (Hrsg.), *Welten des Bewusstseins* (S. 209–213). Berlin: VWB.

Timmermann, T. & Dosch, J. (2005). *Das Buch vom Monochord.* Wiesbaden: Reichert.
Tucek, G. (2006). Traditional oriental music therapy – a regulatory and relational approach [Electronic Version]. *Music Therapy Today, 7,* 623–647. [2.10.2006] http://www.musictherapyworld.net/modules/mmmagazine/issues/20060929134150/20060929134747/MTT7_3_Tucek.pdf.
Yensen, R. (1989). Perceptual Affective Therapy and Modern Shamanism – a report. In M. Schlichting & H. Leuner (Hrsg.), *3. Symposion über Psychoaktive Substanzen und veränderte Bewußtseinszustände in Forschung und Therapie* (S. 38–40). Göttingen: Europäisches Collegium für Bewußtseinsstudien.
Zeuch, A. (1999). Schöpfer eigener Wirklichkeiten. Die Klangmeditation mit dem Monochord. *Musik-, Kunst- und Tanztherapie, 10,* 175–185.

Körperwahrnehmung

Gertrud Katja Loos †

Der Mensch ist ein Dreiklang aus Körper, Seele und Verstand. Wenn einer dieser drei Faktoren verstimmt ist, dann ist die Harmonie des Dreiklangs verzerrt. Wir kennen Störungsdefizite des Verstandes, Störungen der Seele und natürlich auch solche des Körpers, die wir meist als Krankheiten verstehen. Es stellen sich jedoch empfindliche Störungen im menschlichen Gleichgewicht ein, wenn nicht wahrgenommen werden kann, was der Körper singnalisiert, braucht, ablehnt. Wahrnehmen bedeutet: Fühlen, Nachspüren, Erkennen, Erinnern, Eindruck empfangen (der als Ausdruck wieder abgegeben werden kann). Die Sinneswahrnehmungen mit ihrem hohen Informationsgewinn sind die Orientierungsgrundlage für den Körper. Verstand und Seele werden dadurch beeinflusst.

Erste Sinneseindrücke, die der Mensch bereits in der Zeit vor der Geburt empfängt, wurden vor der Bewusstseinsschwelle von der Körper-Seele-Einheit gespeichert und sind darum dem Verstand primär nicht abrufbar. Der Körper jedoch bewahrt die Empfindungen des embryonalen und fetalen Menschen. Oft erscheinen sie im Traum oder in analogen Situationen. Der Körper speichert den schmerzhaften Weg der Geburt in seinem unbewussten Wissen; er „erinnert" sich, ohne Kenntnis davon zu haben, an symbiotische Gefühle von Angenommensein oder Ablehnung.

Traumatische Ereignisse und Wohlgefühl der intrauterinen und präverbalen Zeit können in den sogenannten „Gedächtnisbanken" des Gehirns aufbewahrt werden. Es sind die ältesten haftenden Erinnerungen, nämlich prototypische Musterformen, offenbar Kernerfahrungen, um die sich spätere Erinnerungen gruppieren (Grof, 1983). Sie sind abrufbar – wobei das Gehirn nicht zwischen vor- oder nachgeburtlichen Ereignissen unterscheidet – wenn z. B. dem traumatisierten Menschen eine analoge Situation experimentell angeboten wird. Auf die MT-Konstellation bezogen: Ein undefiniert schwebender Klang kann die Schwerelosigkeit im Uterus erinnerbar machen, ein fließendes Monochordspiel den Fruchtwasserzustand, ein gleichmäßiges Trommelklopfen bringt den entspannt Zuhörenden die bedrohliche oder beruhigende Gewissheit, das schon einmal erlebt zu haben – den Mutterherzschlag. Gongschläge z. B. werden oft als dynamische und dramatische Geburtsvorgänge erinnert. Über Hautberührungen oder durch bestimmte Bewegungen können Wohlbehagen aber auch Schmerzen – Reminiszenzen längst verschütteter Begebenheiten – wiedergefunden, erkannt und durchgearbeitet werden; diesmal nicht im Dunkel des Ausgeliefertseins sondern an der Hand eines verstehenden, hilfreichen Menschen.

Wir begegnen den Störungen des Körpers, wenn wir all den Abwehrmechanismen unserer Patienten bis auf ihre Entstehungszeit nachgehen. Wenn z. B. in einer Improvisationsgruppe ein Mensch plötzlich erstarrt, kann dahinter ein Säugling vermutet werden, der immer „auf der Hut" sein musste, dem es an Urvertrauen mangelt. Wenn jemand zu zittern beginnt oder zu weinen, so muss für ihn im Klanggeschehen ein Ingredienz von hoher, meist unbewusster Bedrohung enthalten gewesen sein. Wenn ein Pat. hartnäckig am „Nichtgemeintsein"-Syndrom klammert, wobei jedweder Körperkontakt als unwahr, sogar als Lüge bezeichnet wird – könnte man da vielleicht an Abtreibungsabsichten der Mutter denken? Der Körper vergisst nichts.

Das sind lebensgeschichtlich erworbene Beeinträchtigungen. Durchdrungen und überlagert werden sie – und zwar so umfassend und tiefgreifend, dass ihre Auswirkung kaum noch ins Bewusstsein gelangt – von der unheilvollen Trennung von Körper und Geist. Die Entwicklung der mechanistischen Weltanschauung – mit der Vorstellung von der unbegrenzten Macht des Verstandes – hat bereits vor Jahrhunderten (wenn nicht Jahrtausenden) eingesetzt. Der Ausspruch des Rene Descartes (1596–1650) „Cogito, ergo sum" (ich denke, also bin ich), hatte bahnbrechenden Einfluss; diese Einstellung verantwortete wohl auch letzten Endes die Ungewichtigkeit zwischen der männlichen (dem Geist zugeordneten) und der weiblichen (dem Körper subsummierten) Klassifizierung. Die Frau ist durch Menstruation, Schwangerschaft und Stillzeit mehr dem Körper und der Natur verhaftet. Die Nichtachtung ihrer schöpferischen Potenz hat sich letztlich verhängnisvoll auch für den Mann ausgewirkt. Sie hat die Spaltung in die Paarbeziehung gebracht. Solange der phallische Orgasmus das Maß der Sexualität ist, wird es keinen Frieden zwischen den Geschlechtern geben, werden sich Krankheiten mehren, die mit dem körperlichen Rückzug der Frau (z. B. Magersucht) zusammenhängen, wird die Sucht nach Macht, Gewalt und Geltungsbedürfnis, nach Alkohol und Drogen wachsen.

Alles nach außen Gerichtete zählt mehr als die Innenorientierung: Das Hören verlor an Bedeutung zugunsten des grandiosen Weitblicks im Fernsehen; Reisen ist begehrter als Bleiben; telefonieren rund um die Erde erweitert scheinbar den Radius der Weltläufigkeit. Leistungs-, Rekord- und Temposucht begünstigen den Trend: von Innen nach Außen. Krankheiten werden durch Medikamente und Operationen „ausgetrieben", bevor der Körper gefragt wird, wie er sich damit auseinandersetzen könnte. Das Wunder Körper bleibt weitgehend unerkannt, ungeliebt, unerweckt. Wir benutzen ihn und seine unerklärlichen Phänomene – Zeugung, Gehirn, Haut usw. – ohne Erstaunen. Für einen Teil der Menschen ist er nur Spiegelobjekt, ein auf Leistung, Sex und Show getrimmter Blender, für einen anderen Teil ein durch Scham und Minderwertigkeit geschlagenes und unterschlagenes Segment unseres Dreiklangs Körper-Seele-Verstand.

Der Körper ist ein Schwingungssystem ihm innewohnender biologischer Rhythmen (Herzschlag, Atmung, Peristaltik). Ebenso ist der Körper ein energetisches Schwingungssystem, worin bei Störungen statt des natürlichen Fließens von Energien Blockaden auftreten können (Luftnot, Kloßgefühl, Obstipationen). Körperwahrnehmung (KW) sollte nicht einer Behandlung hinzugefügt werden, sondern muss Bestandteil jeder Therapie sein, weil damit der Bogen zurückgeschlagen werden kann zu vorbewussten intrauterinen, taktilen, räumlichen und zugehörigen gefühlsmäßigen Empfindungen, d. h. zum coenästhetischen Bereich, der dadurch begreifbar wird. Die Frage, was entwicklungspsychologisch früher rezipiert wurde, Klang oder Berührung, ist müßig, da beide Bereiche den ungetrennten Komplex der psychosomatischen Einheit betreffen. MT ist undenkbar ohne Einbeziehung des Körpers. Es gibt keine Musik, die nicht von, mit, durch ihn zum Klingen kommt. Körper ist, wie Musik auch, wie Leben überhaupt: Schwingung, Bewegung, Rhythmus, Herzschlag, Klang, Atem, kosmisches Eingebundensein.

Es gibt Mittel und Wege, die Wahrnehmungsfähigkeit des Körpers anzuregen. Ein Königsweg ist der Atem. Man kann ihm lauschen und die Bewegung im Brust- und Bauchraum lokalisieren; man kann das Gleichmaß von Geben und Nehmen, von Innenwelt und Außenwelt und den Rhythmus von Atem und Herzschlag erkennen. Hinweise und Begriffe sind hilfreich: loslassen, durchlässig werden, Muskulatur entspannen, Gedanken kommen und gehen lassen, dasein, ausruhen. Unter Berücksichtigung von anatomischen Gegebenheiten sollte der bildlichen Phantasie keine Grenze gesetzt werden. – Die willkürliche Beeinflussung der Atmung (vergrößern, verflachen, anhalten) lässt jedoch deutlich auch die Eigenverantwortung für den Körper erkennen: *Ich* atme; *wie* ich das tue, ist *meine* Verantwortung, *mein* Maß. Ich nehme mir, was ich brauche, ich gebe ab, was ich nicht mehr brauche (als Symbol für Festhalten oder Aufgeben von Ansprüchen oder Erwartungen, die nicht mehr altersgerecht sind). Schmerzen können durch Atem gemindert werden: imaginäres „Hinatmen", Erweitern von Räumen, Lösen von Verspannungen.

Es gibt kein Rezept zur Anwendung von KW. Bei den Frühgeschädigten, die die Körpersprache nicht zeitgemäß erlernen durften, muss ein Zutrauens- und Näheraum gefunden werden, in dem die Therapeutenperson (männlich oder weiblich), in Vertretung des mütterlichen Prinzips, dem bedürftigen Menschen ein Auf-die-Welt-Kommen ermöglicht, worin er sich begrüßt fühlt und aufgenommen und gebettet. Wie soll der Körper sich wahrnehmen, sich für wahr halten, sich achten, wenn er nie um seiner selbst willen geachtet wurde. Alle Menschen, denen es nicht gut gehen darf, die jedes Wohlgefühl zerstören müssen, gehören in diese Kategorie. Ein Kind, das nie Antwort bekam, braucht viel Geduld, bis es lernt zu antworten. Erst dann entsteht ein Dialog, der ins Leben führt, der auch Kontroversen verträgt.

Aber es gibt auch „handfestere" Formen von Körperarbeit, in denen Psychodynamik konkretisiert wird (Stolze, 1989): Das Stehen auf dem Boden der Wirklichkeit, ein Schritt auf dem Weg zum Ziel, das Besitzen eines Kissens, die Integration beider Hirnhälften, die Selbstbestimmung von körperlicher Nähe und Distanz. Wichtig ist, die Signale des Körpers (1) wahrzunehmen, (2) zu fragen, was das Signal sagen will, (3) zu handeln.

Tausend Variationen von Berührungen sind möglich: Berühren ohne zu berühren, emotionales Berühren durch Stimme und Augen, Massieren als Übergang zum Berühren, schließlich die Haut-an-Haut-Berührung. Die Haut ist Hülle und Grenze des Körpers und das ursprünglichste Kontaktorgan zur Außenwelt. Haut ist der Stoff, aus dem die Zärtlichkeit gemacht ist. Ich bin gewiss, dass bei jedem Menschen am Ende des Leidensweges – auch nach bizarren Protestdemonstrationen – die Sehnsucht wartet, geliebt und berührt zu werden.

Literatur

Grof, S. (1983). *Topographie des Unbewußten*. Stuttgart: Klett Cotta.
Stolze, H. (1989). *Die konzentrative Bewegungstherapie. Grundlagen und Erfahrungen*. Berlin/Heidelberg: Springer.

Komponenten

Fritz Hegi

Die musiktherapeutischen Grundelemente sind die in der Musik enthaltenen Komponenten mit therapeutischer Wirkung. Die in jeder Musik deutlich unterscheidbaren Komponenten *Klang, Rhythmus, Melodie, Dynamik, Form* ergeben zusammen die archaische Komposition der Musik, den Mythos Musik. Komposition, Musik und Mythos sind synonyme Begriffe, welche etwas Ganzes, Unteilbares ausdrücken.

Die Aufteilung dieses Ganzen in fünf Komponenten entwirft eine musiktherapeutische Methodik. Diese untersucht die gezielte Wirkung der einzelnen Komponenten auf die *psychopathologisch-diagnostische Dimension* und die *entwicklungspsychologisch prognostische Dimension* der therapeutischen Arbeit.

Wir finden das Verhältnis von Teilung und Ganzem auch im Umgang mit den Krankheiten des menschlichen Körpers. Gesund ist er uns heilig, ein Ganzes, krank wird er sogleich diagnostisch mit der Frage aufgeteilt: „Wo tut es weh?" und folgedessen meist in seinen Teilen behandelt. Das Ganze erfinden wir dann psychotherapeutisch wieder in der prognostischen Intervention *„Sei* dein schmerzender Bauch" anstatt Bauchschmerzen zu *haben* und nur diese zu behandeln. Auch Kepner (1992, S. 61 ff.) spricht in diesem Zusammenhang von „Komponenten des Körpers". Und Erikson (1966, S. 149) wählt in seinen entwicklungspsychologischen Diagrammen ebenfalls den Begriff „Komponenten der psychosozialen Persönlichkeit" für das Ineinandergreifen von Entwicklungsstadien zum grösseren Ganzen, der Person.

In der Musik erkennen wir dieses Verhältnis von Ganzem zu den Teilen am besten in der Gestalt eines Liedes. Ein Lied ist eine Komposition, ist Musik, manchmal auch ein Mythos. Seine Wirkung liegt in der Wahl der Melodie-Teile, der Motive und ihrer Variationen, der Rhythmik und Form sowie der Harmonisierung im Klang und der dynamischen Ausdruckskraft, also in der Mischung aller Komponenten. „Eine Melodie kann transponiert werden, sodass sich jeder Teil, jede Note, von derjenigen unterscheidet, die vorher da war, aber die Melodie, die Gestalt, ist noch dieselbe" (Perls, 1980, S. 141).

In jedem lebenden Organismus ist das Ganze mehr als die Summe seiner Teile. Das Ganze ist das beseelte Gesunde, während die Teile, werden sie isoliert oder mit dem Ganzen gleichgesetzt, eine Störung der Ganzheitsbalance einleiten und gleichzeitig wieder zur Ganzheit drängen, heilend wirken. Teile sind also paradoxerweise Stör- und Heilfaktoren, genauso wie die „Komponenten" von Kräutern schädlich *und* nützlich wirken können, giftig oder heilend sind. Das Geheimnis steckt im Maß, der Dosis oder der Homöostase von Teilen im Ganzen.

Diese Entdeckung der Gestaltpsychologie (Wertheimer, 1927; Köhler, 1933; Goldstein, 1934; Koffka, 1935) steht als Baustein in langer Tradition von der Alchemie über Paracelsus bis zur Homöopathie unserer Zeit. Die Wirkung von Teilen, Substanzen, Potenzen zielt immer auf das Erreichen von Ganzheit (Heilsein) über den Weg des Ausgleichs, der

Kompensation und Integration abgespaltener Anteile, der Entdeckung und Nachreifung von verborgenen Kräften, kurz: Der Komposition eines Ganzen.

Die musiktherapeutische Komponenten-Methode ist ein prozessorientiertes Vorgehen und nicht ein reduktionistisches Modell. Ein solches gilt heute in der traditionellen Medizin und der grösseren Anzahl von Psychotherapien noch immer als Vorbild. Die Behandlung von Teilen, Symptomen, Störungen, Abweichungen und Behinderungen wird dort als abgeschlossen angesehen, wenn Symptom oder Störung verschwunden sind. Die Komponenten-Methode ist jedoch einerseits der Homöostase, dem Zusammenspiel von Teilen zu einem grösseren Ganzen verpflichtet, und andererseits der inneren Komposition des Menschen, seiner Person (dem Hindurchklingen des Ganzheitswunsches), wie dies beispielsweise die Kultur der freien Improvisation und die Kraft der musikalischen Imagination am weitesten musikalisch zu verwirklichen vermögen. Die Komponenten-Methode ist ein holistisches Prinzip. Es strebt im Spiel der Teile eine vielleicht nie erreichbare Ganzheit an. Dadurch bleibt der Prozess im Fluss, der Beziehungsprozess eines persönlichen Kerns zu seinen experimentellen, improvisatorischen oder transpersonalen Grenzerfahrungen bleibt beweglich.

Werden die Komponenten diagnostisch, d. h. zur gegenseitigen Erkenntnis benutzt, zeigt die archetypische Gestalt der Komponente unbewusstes, aus der tiefenpsychologischen Dimension des Hintergrundes stammendes Motivmaterial. Prozessdiagnostisch wird über das Komponenten-Spiel immer wieder die Frage erhellt: Was hat jemand? Was hat jemand jetzt? Das Hinhorchen und Heraushören der figürlich gewordenen, d. h. deutlich vom Hintergrund abgehobenen Komponente ist dann das Leitmotiv zur Entdeckung des jetzt wichtigen (störenden oder drängenden) Themas. Durch Erfahrung in der Komponenten-Methode können die psychopathologischen Störungen immer einer oder zwei bestimmten Komponenten zugeordnet werden, bzw. drücken sich Störungs- und Behinderungsformen in musikalischen Komponenten aus.

Werden die Komponenten prognostisch, d. h. zum Erreichen einer Veränderungswirkung eingesetzt, so finden die substanziellen Eigenschaften der Komponenten einen direkten Kontakt zu den unfertigen, abgespaltenen, vermissten oder verlorenen inneren Anteilen des suchenden Menschen. Sie schwingen mit dem Störungsfeld zusammen, ohne vorher durch eine kognitive Brauchbarkeits-Prüfung gefiltert zu werden. Sie wirken zuerst symptomverstärkend und in ihrer Verdichtung auf eine Ergänzung oder Kompensation hin. Außerdem sind die Komponenten durch ihre Natur mit den entwicklungspsychologischen Phasen verbunden: Klang mit der symbiotischen Auseinandersetzung des subjektiven Selbst, Rhythmus mit der zeitlich-räumlichen Orientierung, dem Kern-Selbst, Melodie mit der Sprachentwicklung, dem verbalen Selbst, Dynamik mit den Trotz- und Autonomie-Kräften, dem auftauchenden Selbst sowie Form mit den Identitäts- und Integritätsschritten der Selbstempfindung und Selbstorganisation.

Daniel Stern (1992), ein führender Erforscher der neueren Entwicklungspsychologie, sieht diese Phasen wie Komponenten von „lebenslangen Entwicklungslinien der Selbstempfindung". Sie werden nicht abgeschlossen, sondern tauchen immer wieder zur Selbstwerdung, zur Ergänzung der Person auf. Dasselbe Prinzip finden wir auch im Figur-Hintergrund-Verhältnis der Gestalttheorie. Die Komponenten des musikalischen Prozesses, die Figur in der Gestaltmethode und die Formen der entwicklungspsychologischen Linien sind also synonyme Konzepte zum Erreichen von Ganzheiten durch Teile.

Stern beschreibt „vier *Formen* des Selbstempfindens", die spiralförmig die Entwicklung des Menschen zu seiner Selbst-Komposition in Gang halten:
– die *Dynamik* des „auftauchenden Selbst" (im 1. und 2. Monat), das meint die Empfindungsfähigkeit zu Stärke und Ohnmacht (Trotz- und Autonomie-Kräfte);
– der *Rhythmus* des „Kern-Selbst" (3.–8. Monat), das sind die Empfindungen von „eigenen Handlungen", von „körperlicher Integrität" und Ganzheit sowie von „zeitlicher Kontinuität" (zeitlich-räumliche Orientierung);
– der *Klang* des „subjektiven Selbst" (8.–16. Monat) das ist die Empfindung von eigenen Gefühlen gegenüber denen von Andern (Übergang von symbiotischen zu Objektbeziehungen);
– die *Melodie*, „das Empfinden eines verbalen Selbst" (15.–18. Monat) ermöglicht den Übergang von nonverbalen zu zeichenhaften, digitalen Erfahrungen (Sprachentwicklung).

Dieses entwicklungspsychologische Konzept der Selbstempfindungen von Stern in Verbindung mit dem musiktherapeutischen Komponenten-Denken und dem gestalttherapeutischen Handlungskonzept von Figur und Hintergrund bilden eine Theorie-Basis, auf der empathische Intuition möglich wird. Die Einfühlung in den Hintergrund eines therapeutischen Themas verlagert sich intuitiv in das Wirkungsfeld einer Komponente. Ein figürliches Leitthema wird darin angesiedelt und sowohl diagnostisch als auch prognostisch angespielt, umspielt, ausgespielt. Das heißt, wir improvisieren *mit* der Störung, wir erkennen Störendes spielend und wir verwandeln es spielend. Das Spiel mit der Störung wirkt symptomverstärkend und mobilisiert die Selbstheilungskräfte, den natürlichen Trieb zur Veränderung, zu Wachstum und Ergänzung. Es ist bekannt, dass Musik Kräfte und Energien wecken kann, aber die gezielt in die Tiefenstruktur wirkende Komponente weckt spezifisch diejenigen Kräfte, welche an eine Störung fixiert sind und bringt sie durch Schwingungsenergien in Bewegung.

Der therapeutische Prozess geht im Idealfall phasenweise durch alle Komponenten hindurch. Die figürliche Thematik des Klienten bestimmt, welche Komponente aktuell wirksam ist. Ein aufmerksamer Prozess kommt jedoch im Verlauf einer Behandlung in Berührung mit allen Komponenten. Dadurch wird Ergänzung, gesund werden nicht über die therapeutische Methode, sondern über die Musik gefunden. Diesen Gestaltungsprozess könnten wir musiktherapeutisch auch eine „Komposition der Person" nennen.

Sprache und Körperausdruck gehören dabei ebenso zur Gestaltung des Selbst wie die Musik. Das neue Zusammenspiel der Komponenten in der Komposition der Person ist Ausdruck einer neugefundenen Balance. Gesundheit ist die Aufhebung einer Aufspaltung im Ausgleich und in der Vitalität, was immer ein Mensch auch biografisch mittragen muss. „Krankheit (disease) ist das Ergebnis dieser Aufspaltung des Selbst in Teile und der irrtümlichen Gleichsetzung eines Teils mit dem Ganzen" (Kepner, 1988, S. 61).

Klang

Die Komponente Klang verbindet sich musiktherapeutisch mit den Störungen und Defiziten der Gefühlswelt, der Affektivität und Emotionalität. Klänge lösen Gefühle aus und Gefühlsausdruck wird zu Klang. „Klang ist Gefühl" (Hegi, 1986, S. 75). Das Aufspüren der Gefühlslage beim Klienten (und bei sich selbst) geschieht über das Hinhorchen auf Klänge. Die unendliche Vielfalt von Klängen, die Übergänge zu Geräuschen und zum Lärm, die Unfassbarkeit und das amorphe Verhalten der Klänge, ihre unerwarteten Wechsel oder ihre unberechenbaren Wirkungen entsprechen der Vielfalt menschlicher Gefühle. Sprachlich gelingt meist nur eine metaphorische Annäherung an ein aktuelles Gefühl, musikalisch ist jeder Klang als Schwingung bereits Gefühl. Die Aufladung der Lust klingt anders als das Zittern der Angst, das Schütteln des Schmerzes bewegt den Klang anders als die Spannung der Wut. Gefühle sind Erregungszustände wie die Schwingungen der Klänge in der Musik. Gefühle sind „die Leidenschaften, deren Ziel nicht die Befriedigung, sondern die Erregung ist" (Dreitzel, 1992, S. 111).

Eine methodische Handlungsfähigkeit innerhalb der unüberschaubaren Skala von Gefühlen kann durch ein Schema von vier Gefühlsfeldern, den Grundgefühlen erreicht werden: (1) Schmerz und Trauer; (2) Wut, Zorn und Aggression, (3) Lust und Freude, (4) Angst und Furcht. Zwischen diesen Grundgefühlen liegt jeweils die graue Gefühlszone „unbestimmt, unsicher, dumpf, ambivalent." Kinder bewegen sich sehr klar in den vier Grundgefühlen, wechseln schnell von einem zum andern oder leben eines bis zum vollen Ausdruck aus. Im erfüllten Ausdruck eines Gefühls, d. h. im Ausleben seiner Qualität, vollzieht sich eine Verwandlung in ein anderes Gefühl. Am Beispiel des gesunden Kindes können wir erleben, dass der ungebremst ausgedrückte Schrei eines Schmerzes sich anschließend unmittelbar in Wut auf den Schmerzverursacher verwandelt und die ausgedrückte Wut dann plötzlich in lustvolles Lachen umschlägt, auf welches schließlich eine Furcht folgt, eine Angst vor der Leere nach der abklingenden Lust. Umgekehrt vollzieht sich bei der Vermeidung von Gefühlen ebenfalls deren Verwandlung. Das Verdrängen, Aufschieben oder Verschütten z. B. eines Schmerzes führt zu Ängsten oder Aggressionen, das Vermeiden von Lust verwandelt sich in Wut, Trauer oder Furcht. Das Blockieren von Gefühlen überhaupt, wie das Erwachsene im Dienste des Funktionierens oft tun, formt unsichere, von äußeren Aufträgen abhängige, profillose Persönlichkeiten. Eine chronische Vermeidung von Gefühlen psychosomatisiert sich bekanntlich in Störungen und Krankheiten des Körpers.

Rhythmus

Die Komponente Rhythmus korreliert musiktherapeutisch mit allen Störungen des Zeitempfindens, der Aufteilung, Einteilung, Planung, Strukturierung, Ritualisierung, kurz: Der Bewältigung des täglichen Lebens, der Realität. „Rhythmus ist Leben" (Hegi, 1986, S. 32).

Die Grundform von rhythmischen Energien ist die Polarität, die Kraft und Gegenkraft eines Schlages; musikalisch ausgedrückt: beat und off-beat. Alles was lebt, ist polaren Kräften ausgesetzt: Leben – Tod; Erde – Weltraum; Bewegung – Ruhe. Sinnbild ist die

Pendelbewegung: Stillstand an den Wendepunkten – höchste Geschwindigkeit im Schwerpunkt. Jedes Kind ist zutiefst fasziniert von dieser Rhythmuserfahrung, wenn es schaukelt. Die Schaukelbewegung ist entwicklungspsychologisch mit dem Urvertrauen, dem Schaukeln in und durch die Welt verbunden. (Auch die Erde selbst schaukelt in der polaren Achse vom Sommer zum Winter und zurück.) Psychopathologisch drücken sich die Störungen polarer Rhythmusempfindung als Verlust von Widerstandskräften oder von Realitätswahrnehmung aus. Die Wahrnehmungs-Blockade eines Autisten kompensiert sich deshalb oft in Schaukelbewegungen.

Die erste Erweiterung polarer Rhythmik ist der 3er Puls. Er erweitert das mütterliche Schaukeln zur räumlichen Dimension des Tanzes und ergänzt so das rhythmische Spiel zur Vollkommenheit. Alle Rhythmen sind 2er und 3er oder Kombinationen von beiden. In jedem polaren Rhythmusgeschehen steckt auch das Tanzende des Dreiers und in jedem Dreier erscheint Polares. So ensteht die Hypothese, dass die 3er Rhythmik das weibliche Rhythmusgeschlecht und die 2er das männliche Rhythmusgeschlecht verkörpert. Entwicklungspsychologisch ist das Spiel zwischen 2er und 3er Rhythmen eine Frühform der Autonomie-Bestrebungen, die Phasen von Abgrenzung und Verbindung, von Nähe und Distanz. Psychopathologisch erkennen wir in den Störungen der Rhythmus-Geschlechter die beginnenden Identitätsdiffusionen (Erikson, 1966, S. 153 ff.) bzw. den Zerfall zeitlich-räumlicher Orientierung (Stern, 1992, S. 104 ff.).

Ein weiteres rhythmisches Energie-Feld ist die Zeitperspektive. Zeiträume oder Zeitbedrängnis, Zeitfluss oder Zeitblöcke sind Ausdruck des Tempos und der Komplexität einer Persönlichkeit. Überforderung und Unterforderung sind Verwirrungen der Zeitperspektive und münden in Stress-Symptomatik oder in Depressivität; beides Lösungsversuche narzisstischer Not. Das rhythmische Tempo verrät den Gang „durchs Leben" und die rhythmische Komplexität zeigt den Umgang mit (Lern-)Schritten, den Vorgang des Differenzierens. Entwicklungspsychologisch ist die rhythmische Erfahrung mit Tempo und Komplexität die Selbstdifferenzierung des „primären Narzissmus" und der Übergang von Pubertät zum Erwachsenenleben. „Spiele nur so schnell … wie regelmäßig und … zuverlässig" oder „spiele nur so schwierig … wie überschaubar … und klar" (Hegi, 1986, S. 42) sind grundsätzliche Übungsregeln für Rhythmiker genauso wie für alle Wachstums- und Lernprozesse in der Zeitperspektive.

Ein allumfassendes rhythmisches Phänomen ist die archetypische Bedeutung der Wiederholung. Wiederholung ist Vertiefung und in ihrer Polarität zum Wechsel die Erneuerung. Die Kreisläufe von Vertiefung und Erneuerung sind beispielsweise die Atmung und Meditation, die Reinkarnation, das Ritual oder die Trance. Jahres- und Lebenszeiten sind großphasige Wiederholungen der Vertiefung und Erneuerung. Sie können als die rhythmische Gestalt des Kreises, des Kreislaufs alles Lebendigen gesehen werden. Störungen in der rhythmischen Wiederholungsempfindung treten als Krisen, als Desorientierung oder deflektive Zerstreutheit, als Unterbrechung einer Balance auf. Entwicklungspsychologisch ist die Wiederholung auf allen Stufen anzutreffen und kann bei Arbeiten mit Regressionen oder Trance-Induktionen wirksam einen Erneuerungsprozess begleiten. Wiederholung ist vertiefte Erfahrung des Realitätsprinzips.

Melodie

Die Komponente Melodie spricht durch ihren Ausdruck von Bewegungen in den Tonfolgen, durch die Linien der Intervallsprünge und durch die Betonungen der wichtigen, der eindringlichen Töne wie eine Sprache die Haltung, die Meinung, die Überzeugung oder einfach eine Geschichte an. Ein Melodie-Spieler ist eine Erzählerin, ein Darsteller, eine Solistin oder ein Dialog-Partner, wenn er oder sie improvisieren. Kollektives Melodien-Spiel ist deshalb schwieriger als kollektives Zusammenspiel im Klang oder im Rhythmus. Melodien haben Individualität und persönliches Profil. Sie gestalten die inneren Bewegungen und betonen die aktuelle Meinung. Sie formulieren Vorlieben und wandeln ein Thema ab. Sie behandeln Motive und spielen mit Figuren. Sie laufen einem nach und fallen einem ein. Sie erinnern.

Als Lied ist die Melodie die Gestalt schlechthin, die Gestaltung von zwei oder mehr Figuren bzw. Motiven, welche zueinander in Beziehung gesetzt und dadurch gestaltete Aussage werden. Ein Lied kann in verschiedenen Tonlagen, Instrumentalfarben, Sprachen oder Kulturen gespielt und gesungen werden – was bleibt, ist seine Gestalt.

Wenn ein Lied die musikalische Symbolisierung des Gestaltbegriffs ist, so ist eine gestaltete Melodie auch die Symbolisierung des Figur-Grund-Verhältnisses. Gesamtform und Formteile, die Wirkung, Stimmung, Eigenart des Liedes sind danach die Trägerinnen des Hintergrundes, während auffällige Tonbewegungen, wiederholte oder betonte Intervallsprünge, besondere oder typische Motive das Figürliche zeigen.

Häufige und deutliche Melodie-Figuren sind beispielsweise die Gegensatzpaare: Aufwärts – abwärtsstrebend, eng – weit; schnell – langsam, lang – kurz und die Überraschungen: Taktwechsel, Tonraumwechsel, exakte Wiederholung und Variation desselben Motivs (Hegi, 1986, S. 107 ff.). Die charakteristisch unterscheidbaren Intervalle haben, wenn sie betont, wiederholt oder durch Sequenzen umspielt werden, ebenfalls deutliche Figur-Qualität (Hegi, 1986, S. 118 ff.).

Wenn wir Melodien wie eine Sprache hören, in der Betonungen, Wiederholungen, dialektische Linien, rhythmische Pausen und klingende Bedeutungen hervortreten, dann hören wir nicht wie die Musiker, dann nehmen wir musiktherapeutisch wahr, welche nicht zuerst die Form und Harmonisierung einer Melodie „heraushören", sondern die innere Bewegung, den Ausdruckswillen einer Spielerin. Diagnostisch heißt die Frage dann: „Was will sie sagen?" Prognostisch könnte die Intervention heißen: „Spiel, singe, improvisiere, erfinde weitere Strophen deines Liedes!"

Dynamik

Die Komponente Dynamik erfasst „das Spiel und die Wirkung von sich gegenüberstehenden Kräften. Sie ist Bewegung der Kräfte gegeneinander, ineinander, voneinander weg" (Hegi, 1986, S. 126). Musikalisch sind diese dynamischen Kräfte auf der Achse „schnell – langsam" und der Achse „laut – leise" angelegt. Therapeutisch können wir dieselben Ausprägungen als psychodynamische Kräfte verstehen. Diese Kräfte sind Elemente des Willens und Wollens. „Dynamik ist die Kraft des Wunsches oder der Wille zur Bewegung und Verwandlung" (Hegi, 1986, S. 129). Laut sein will der wütende, der nichtgehörte oder der gestaute Mensch; leise sein will die feine, die sensible, die sich wichtig machende Person; schnell sein will der ungeduldige, der nervöse, der aufgeladene oder wache Spieler und langsam sein will die tiefsinnige, die genaue, die bedeutsame oder die schwerfällige Person.

Häufiger als solche „reinen" Willenskundgebungen sind jedoch Mischungen dieser vier Ausprägungen. Jeweils zwei entsprechen sich mehr, wir nennen sie „dynamische Entsprechungen" und die zwei andern stehen in Spannung zueinander, wir nennen sie „dynamische Spannungen".

Die eine dynamische Entsprechung ist „laut *und* schnell". Sie drückt die Kraft der losgelassenen Kontrolle aus, auch die Kreativität des Chaos'. Sie grenzt sich andererseits ab, geht in Distanz und bleibt Dominant wie dies Machtmenschen tun. Sie wirkt vital und oberflächlich, bekommt Anerkennung und verschleißt sich schnell.

Die andere dynamische Entsprechung ist „leise *und* langsam". Diese Kräfte sind kontrolliert und genau, sie wirken einladend und aufbauend, Tiefe, Verständnis und Übereinstimmung werden angesprochen, aber auch die zwingende Aufforderung, zuzuhören.

Die eine dynamische Spannung ist „langsam *aber* laut". Darin steckt die Energie der Umwälzung. Genauigkeit verbunden mit Klarheit und Dominanz wirken provokativ auf Bestehendes. Eindringlichkeit und Magie sind ebenso damit zu treffen wie Dauerhaftigkeit und Bestimmtheit.

Die andere dynamische Spannung ist „schnell *aber* leise". Sie ist wie der Flügelschlag des Schmetterlings eine ansteckende Bewegung, ein Zittern, das die nächste Bewegung auslöst, welche ihrerseits Neues in Gang setzt. Vitalität verbunden mit Sensibilität kann damit zu Erregung oder zu Aufregung werden.

Kräfte werden durch Ängste verstärkt oder geschwächt. Wünsche und Willen kommen durch Entbehrungen zustande oder verhindern sie. Willenskräfte lösen aber auch Ängste aus. Sie treiben in Extreme von Stille oder Schrei, von Raserei oder Stillstand. Dynamik schafft Gegensätze. Ziel der dynamischen Kraft wie auch der Faszination der Angst ist jedoch das Erreichen von Ausgeglichenheit, einer Balance in der Vitalität. Das Maß zwischen Abhängigkeit und Autonomie, die Empfindungsfähigkeit zu Stärken und Schwächen ist ein Ziel des Spiels mit der Dynamik – und ein Ziel jeder Therapie.

Form

Der hier verwendete Formbegriff ist nicht von der musikwissenschaftlichen Formenlehre abgeleitet. Vielmehr sind die hier gemeinten archaischen Formkomponenten in den geometrischen oder chemischen Wissenschaften verborgen. Diese beschäftigen sich mit dem Formenspiel von Festigkeit und Wandelbarkeit, von Konstruktion und Komposition der Formen.

Die Komponente Form setzt sich mit den Grenzen und der Freiheit musikalischer und therapeutischer Prozesse auseinander. Sie ist als Gefäß von Inhalten mit allen vier andern Komponenten eng verbunden, geht aber mit dem Rhythmus und der Melodie direktere, sich gegenseitig verstärkende Verbindung ein, während sich die Komponenten Dynamik und Klang einer Formung eher entziehen.

In der improvisatorischen Gestaltung und im therapeutischen Setting wird immer neu die Formfrage gestellt, wird die Komponente Form als gefäßstiftendes Element wirksam. Was, wann oder wo braucht es Formen, Strukturen, Halt, Stützung – und was, wann oder wo braucht es Verwandlung, Auflösung, Befreiung, Überschreitung? „Eine fixierte Form stirbt ab, weil sie ihre Wandelbarkeit ausschließt und eine zwanghaft freie Form erstickt in ihrer eigenen Widersprüchlichkeit" (Hegi, 1986, S. 138). Die musiktherapeutische Improvisation ist das Mittel zur Verwandlung fixierter Gestalten, zur Auflösung erzwungener Ausdrucks- und Kommunikationsformen.

Im methodischen Umgang mit der Komponente Form komme ich auf eine Vereinfachung im uferlosen Formenspiel. Die fünf geometrischen Grundformen versinnbildlichen die fünf Wirkungsfelder: Der Kreis formt das Feste, das Vollendete. Das Vieleck oder der sich öffnende Kreis, die Spirale formt die Auflösung, das Wachstum, den Prozess. Das Viereck formt Konstruktionen nach Außen, Produktivität und Raumgestaltung. Das Dreieck formt Stabilität nach Innen, Standhaftigkeit und Regelmäßigkeit. Der Punkt formt sowohl das Flüchtige, Unsichtbare wie auch das Zentrale, Bestimmbare. Von diesen fünf Wirkungsfeldern sind musiktherapeutisch nicht alle gleich bedeutsam.

Während der Kreis, bzw. die Kugel, diese unüberbietbare Vollendung einer Form und der Punkt, die theoretisch unsichtbare, „formlose" Kreuzung von zwei Linien dem künstlerischen Denken und Schaffen nahestehende Formvorstellungen sind, und während das Viereck, diese aufbauende Formvorstellung mehr der Pädagogik, dem Lernen und Produzieren, Planen und Fehlermachen verwandt ist, interessieren uns musiktherapeutisch vor allem die zwei Formen Dreieck und Spirale.

Das Dreieck bilden die drei Begriffe „Chaos", „Ordnung" und „Zufall". Sie beschreiben die Formvarianten sowohl einer therapeutischen Beziehung als auch des Improvisationsprozesses. Entwicklungspsychologisch lösen sich diese drei Zustandsformen immer neu ab: Die Kinder bewegen sich aus einer chaotischen Weltauffassung mit zunehmender Strukturierung in die Ordnung der Erwachsenenwelt, und diese entwickelt sich auf das Lebensende hin zu einer weise-fatalistischen Grundhaltung, in der einem zufällt, was einem gehört. In der Musik ist eine analoge Entwicklungslinie mit umgekehrtem Vorzeichen zu verfolgen: Ein zufälliger Einzelton weist als solcher zuerst immer auf die absolute Ordnung des Grundtones hin, seiner gesuchten Reinheit als Sinuston ohne Obertöne. Eine Tonfärbung mit den verschieden mitklingenden Obertonspektren ist bereits ein komplexes bis chaotisches Klangereignis. Während die Obertöne im untern Bereich (z. B. im Dreiklang) noch harmonisch geordnet sind, werden sie gegen oben immer dissonanter und bewegen sich schließlich in die chaotische Dimension des Geräuschs. Ein chaotischer Haufe von Grundtönen erscheint im verstärkten Obertongeschehen als Geräusch oder Lärm. Der Zufall spielt herein, wenn zwischen Chaos und Ordnung bewegliche Verbindung besteht, wenn beide der Wahrnehmung zur Verfügung stehen und nicht verdrängt oder abgespalten werden. Dies gilt sowohl für musikalisch-improvisatorische Formspielereien als auch für die psychologisch-therapeutischen Formfindungen.

Die Spirale, bzw. das Vieleck sind verbindende und prozesshafte Formen. Sie wachsen aus der Mitte, gewinnen Gestalt in dauernder Verwandlung, scheinen sich aufzulösen, ja im Formlosen zu verlieren um dann wieder die Ergänzung zu finden und eine Vollendung anzusteuern. Die Spirale ist das Sinnbild des Werdens von der makrokosmischen Entstehung des Universums bis zum mikrokosmischen Leben in den Atomkernen. Entwicklungen, Verbindungen und Systeme sind in der Physik oft durch Spiralen oder Vielecke dargestellt. Spirale und Vieleck verbinden den Punkt, dieses philosophische Nichts mit dem Kreis, diese sozialpsychologische und universale Ganzheit.

Form ist entwicklungspsychologisch die Gestaltung der Selbstempfindung und Selbstorganisation. Diese Entwicklung vollzieht sich in Phasen, bzw. in Schüben und Sprüngen. Niemals ist eine Form abgeschlossen und immer besteht eine Tendenz zur Ergänzung oder eben Sprengung der Form. Die dauernde Formverwandlung unserer geistigen, körperlichen und seelischen Entwicklung ist unser Wachstumsprozess, unser Lebensweg. Ebenso ist die dauernde Bildung neuer Formen in der Musik ihr Geheimnis, ihr Mythos und ihre Wirkungskraft zur Verwandlung und Ergänzung des Lebensgefühls.

Literatur

Dreitzel, H. P. (1992). *Reflexive Sinnlichkeit.* Köln: Edition Humanistische Psychologie.
Erikson, H. E. (1966). *Identität und Lebenszyklus.* Frankfurt am Main: Suhrkamp.
Frohne-Hagemann, I. (Hrsg.). (1990). *Musik und Gestalt.* Paderborn: Junfermann.
Goldstein, K. (1934). *Der Aufbau des Organismus.* Den Haag: Nijhoff.
Hegi, F. (1986). *Improvisation und Musiktherapie.* Paderborn: Junfermann.
Hegi-Portmann, F., Lutz Hochreutener, S. & Rüdisüli-Voerkel, M. (2006). *Musiktherapie als Wissenschaft. Grundlagen, Praxis, Forschung und Ausbildung.* Zürich: Eigenverlag.
Kepner, J. I. (1988). *Körperprozesse.* Köln: Edition Humanistische Psychologie.
Koffka, K. (1935). *Principles of Gestaltpsychology.* New York/London: Kegan, Paul & French.
Köhler, W. (1933). *Psychologische Probleme.* Berlin: de Gruyter.
Perls, F. (1968). *Gestalt, Wachstum, Integration.* Paderborn: Junfermann.
Riemann, F. (1986). *Grundformen der Angst.* München: Reinhardt.
Stern, D. N. (1992). *Die Lebenserfahrung des Säuglings.* Stuttgart: Klett-Cotta.
Wertheimer, M. (1927). Gestaltpsychologie. In E. Saupe (Hrsg.), *Einführung in die neuere Psychologie.* Opladen: Westdeutscher Verlag.

Kristallisationstheorie

Paolo J. Knill

Die Verbindung von Musiktherapie und Ausdruckstherapie wird vor allem im Kristallisationsprinzip der multimedialen Psychotherapie deutlich (Knill, 1990, S. 87 ff.). Die Kristallisationstheorie geht von der Annahme aus, dass die Bedeutung in einer therapeutischen Begegnung wesentlich vom Material bestimmt ist, das in der Begegnung in Erscheinung tritt. Es geht dabei darum, den Weg zu finden, der den Inhalt dieses Materials *verdeutlicht*. *Deutung* heißt dann *deutlich* werden lassen. Kon*text* findet man im „Text" und nicht durch Umdeuten des Materials in ein Interpretationssystem. Jeder Ausdruck, so auch der musikalische, ist in seinem „Text" durchdrungen von *Bild, Bewegung, Wort, Handlung, Rhythmus und Klang*. Diese werden Ausdrucksmedien genannt. Was in der Begegnung mit dem Patienten im Ausdruck entsteht, ist in unterschiedlichem Grad von den verschiedenen Ausdrucksmedien bestimmt. So kann eine Geste sowohl vom Rhythmus als auch vom Bewegungsbild oder eine Erzählung von der Handlung oder von den Bildern bestimmt sein. Dennoch wird festgestellt dass:

– Bilder am klarsten in der bildenden Kunst kristallisieren, *denn es gibt keine bildende Kunst ohne Bilder.*
– Bewegungen am klarsten im Tanz kristallisieren, *denn es gibt keinen Tanz ohne Bewegung.*
– Klang und Rhythmus am klarsten in der Musik kristallisieren, *denn es gibt keine Musik ohne Klang (Schall) und Rhythmus.*
– Worte am klarsten in der Poesie kristallisieren, *denn es gibt keine Poesie ohne Worte.*
– Handlungen am klarsten im Theater kristallisieren, *denn es gibt kein Theater ohne Handlung.*

In jeder Kunstgattung können verschiedene Medien zum Ausdruck kommen. Jedes Ausdrucksmedium hat aber eine bestimmte Kunstgattung, innerhalb welcher es am klarsten kristallisiert. Bei einer Verdeutlichungsmethode zur Sinn- oder Bedeutungsfindung kommt es darauf an, welches Medium im Ausdruck, sei es im Gespräch, Tanz, Gestalten oder Musizieren, wichtig geworden ist. Musikalischer Ausdruck beispielsweise, der stark von Bewegungen geprägt ist, könnte dann zur Verdeutlichung in einen tänzerischen Ausdruck überführt werden. Ein Lied, das besonders stark durch Bilder spricht, könnte dann durch gestalterische Arbeit zum klaren Bild geführt werden. Eine Erzählung, die durch Handlungen geprägt ist oder nach Handlungen verlangt, könnte in einem Drama oder in einer Oper eine Verdeutlichung finden. Solche Überführungen (Intermediale Transfers), sind Verfahren, welche innerhalb des therapeutischen Prozesses den Wechsel von einer Kunstgattung (wie z. B. Musik) in eine andere überführt (z. B. Tanz), ohne den Ausdrucksfluss zu unterbrechen.

Neben der Verdeutlichung kann der Einsatz einer Überführung auch andere Beweggründe haben: Intensivierung oder Klärung des Gefühlsausdruckes, Änderung der Interaktionsweise in einer Gruppe und Differenzierung eines bestimmten Wahrnehmungsmusters. Oft kann eine „Schwäche" durch den Wechsel des Mediums in eine „Stärke" verwandelt werden. So könnte z. B. ein Kind, das in der Gruppenmusikimprovisation nicht mitspielt, im gleichzeitigen Malen eines Bildes oder durch eine Pantomime seinen Ausdruck finden. Es werden in diesem Konzept auch *interpersonale, intrapersonale und transpersonale* Eigenschaften im Einsatz künstlerischer Disziplinen unterschieden (Knill, 1992, S. 186 ff.). Beim interpersonalen Aspekt stehen gruppendynamische Gesichtspunkte im Zusammenhang mit Medienart und Aktionstypus im Vordergrund. Intrapersonale Aspekte betreffen die erworbenen emotionalen Besetzungen von Individuen oder Kulturen gegenüber einzelnen Kunstdisziplinen. Transpersonale Aspekte befassen sich mit den Traditionen des geistig-religiösen oder rituellen Einsatzes des künstlerischen Ausdrucks.

Die Musik als Kristallisation von Rhythmus und Klang hat in ihrer Tradition schon immer auf besondere Weise die übrigen Ausdrucksmedien integriert:
– das *Bild* in doppeltem Sinn: als Notenbild (Notation) und als „bildhafte" Musik (Programmmusik),
– die *Bewegung:* Tanz ist die Zwillingsschwester der Musik,
– das *Wort:* Lied als gehobene Sprache,
– die *Handlung:* Oper, Mysterienspiele, Rituale usw.

Die Musik in der Musiktherapie hat deshalb immer schon einen intermedialen Charakter, was sie der kunst- und ausdrucksorientierten Therapie (KAT) nahe bringt. Umgekehrt muss sich jede KAT mit der intermedialen Musiktherapie vertraut machen, wenn sie Ursprung und Gegenwart integraler Heilkunst als Argument benutzen will.

Literatur

Knill, P. (1990). Das Kristallisationsprinzip in einer musikorientierten Psychotherapie. In I. Frohne (Hrsg.), *Musik und Gestalt.* Paderborn: Junfermann.
Knill, P. (1992). *Ausdruckstherapie* (2. Aufl.). Lilienthal: Eres.

Weiterführende Literatur

Decker-Voigt, H.-H. (1975). *Musik als Lebenshilfe.* Lilienthal: Eres.
Feder, E. & Feder, B. (1981). *The Expressive Arts Therapies.* Engelwoodcliffs, NJ: Prentice Hall.
Frohne, I. (1983). Zur Bedeutung der verschiedenen künstlerischen Medien. In H.-H. Decker-Voigt (Hrsg.), *Handbuch der Musiktherapie* (S. 175 ff.). Lilienthal: Eres.
Knill, P. (1979). *Ausdruckstherapie.* Lilienthal: Eres.
Roscher, W. (Ed). (1976). *Polyästhetische Erziehung.* Köln: DuMont.

Kultur- und sozialpsychologische Aspekte

Christian G. Allesch

Therapeutisches Handeln vollzieht sich nicht in einem „kulturfreien" Raum sondern im Zusammenspiel von Personen, Objekten und Techniken, die in unterschiedlicher Weise durch ihren kulturellen Hintergrund geprägt wurden. Schon die traditionelle Rollenverteilung, die dem Therapeuten die Rolle des nicht hinterfragbaren „Experten" und dem Patienten die Rolle des von Rat und Hilfe Abhängigen zuweist, ist keineswegs sachlich vorgegeben, sondern Widerspiegelung gesellschaftlicher Hierarchien, die sich in der kulturellen Entwicklung unserer Gesellschaft herausgebildet haben.

Die Begegnung von Therapeut und Patient durch das Medium Musik unterliegt dieser kulturellen Prägung in besonderem Maße, weil Musik im öffentlichen Bewusstsein sehr viel stärker als „Kulturgut" verankert ist als andere therapeutische Medien und weil Einstellungen und Vorurteile gegenüber musikalischen Ausdrucksformen auch objektiv in hohem Maße von kulturellen Entwicklungen und gesellschaftlichen oder schichtspezifischen Wertvorstellungen abhängig sind.

Der Stellenwert von Musik in der Alltagskultur der Gegenwart ist in erster Linie von der Allgegenwart und der leichten Verfügbarkeit von Musik gekennzeichnet: Musik begleitet uns im Alltag vom Restaurant bis zum Kaufhaus, vom Radiowecker bis zur Werbung und zur Filmmusik im Kino und im Fernsehen. Andererseits hat die Entwicklung der technischen Wiedergabemedien den individuellen Musikkonsum wesentlich erleichtert: Zumindest potenziell ist in unserer Kultur Musik in jeder Form jedem Menschen in fast jeder Situation verfügbar.

Die Musikrezeption hat damit jenen elitären Charakter, der ihr durch die Bindung an bestimmte Aufführungsrituale (z. B. Konzert) oder an das eigene Musizieren in früheren Jahrhunderten anhaftete, weitgehend verloren. Der Musiktherapeut findet daher heute im Regelfall Klienten vor, die in hohem Maß durch alltägliche Hörgewohnheiten und durch das passive Mitkonsumieren funktioneller Musik in ihrer Lebenswelt geprägt sind. Dies bedeutet etwa, dass das Ausdrucksrepertoire und die Akzeptanz konkreter musikalischer Formen bei vielen Menschen stark durch schicht- oder gruppenspezifische Erfahrungen und Einstellungen bestimmt und auch begrenzt werden (siehe Bourdieu, 1987; Jost, 1982; Kloppenburg, 2005, S. 367 ff.).

Musikkonsum kann dabei nicht nur der Befriedigung individueller Rezeptionsbedürfnisse dienen, sondern auch der Selbstdefinition: Wer vorwiegend oder gar ausschließlich Volksmusik hört, realisiert damit vielfach nicht nur ein subjektives Bedürfnis, sondern kann damit auch bestimmte Werteinstellungen oder die Zugehörigkeit zu einer bestimmten gesellschaftlichen Gruppe zum Ausdruck bringen oder sich umgekehrt von Gruppen abgrenzen, die sich über die Ablehnung von Volksmusik und damit verbundenen Wertvorstellungen definieren.

Besonders bei Jugendlichen überlagert die Gemeinschaft stiftende Funktion von Musik, über die sich die Gruppe etwa als „Fangemeinde" definiert, nicht selten die individuellen Präferenzen (Ferchhoff, 2005; Gembris, 2005, S. 294 ff.). Es kommt dadurch auch oft zu einer vorübergehenden Verengung der Toleranz für Ausdrucksformen, die außerhalb des vom Gruppenkonsens Akzeptierten liegen.

Alle diese Zusammenhänge machen sich naturgemäß auch im musiktherapeutischen Bereich als Einflussgrößen bemerkbar. Wo im therapeutischen Prozess kreatives Tun von den Patienten gefordert wird, wird dieses zumindest unbewusst an ästhetischen Idealvorstellungen und qualitativen Standards gemessen, die sie aus ihren Rezeptionserfahrungen mitbringen.

Grundsätzlich lässt sich im musiktherapeutischen Handeln das Dilemma nicht vermeiden, dass kultur- und sozialpsychologische Determinanten der eben dargestellten Art umso stärker als Störfaktoren wirksam werden können, je stärker sich die als Medium verwendete Musik an den Hörgewohnheiten der Patienten orientiert, und dass andererseits die Verwendung „neutraler" oder „elementarer" musikalischer Formen die Einbindung des soziokulturellen Kontextes im therapeutischen Prozess beschränken bzw. sogar behindern kann.

Ein Ansatz zur Auflösung dieses Dilemmas kann wohl weder darin gesehen werden, einer soziokulturell „sterilen" Form der Musiktherapie das Wort zu reden, noch darin, die Wirksamkeit eines „Iso-Prinzips", d. h. die Notwendigkeit einer Anpassung therapeutischer Vorgangsweisen an die soziokulturellen Erfahrungen der Patienten, zu überschätzen. Erforderlich ist aber sicherlich eine hinreichende Reflexion soziokultureller Einflussfaktoren in jedem konkreten Einzelfall musiktherapeutischer Praxis.

Literatur

Bourdieu, P. (1987). *Die feinen Unterschiede. Kritik der gesellschaftlichen Urteilskraft* (17. Aufl.). Frankfurt am Main: Suhrkamp.

Ferchhoff, W. (2005). Musikalische Jugend(sub)kulturen. In R. Oerter & T. H. Stoffer (Hrsg.), *Spezielle Musikpsychologie* (Enzyklopädie der Psychologie, Serie Musikpsychologie, Bd. 2, S. 411–460). Göttingen: Hogrefe.

Gembris, H. (2005). Musikalische Präferenzen. In R. Oerter & T. H. Stoffer (Hrsg.), *Spezielle Musikpsychologie* (Enzyklopädie der Psychologie, Serie Musikpsychologie, Bd. 2, S. 279–342). Göttingen: Hogrefe.

Jost, E. (1982). Sozialpsychologische Dimensionen des musikalischen Geschmacks. In C. Dahlhaus & H. de la Motte-Haber (Hrsg.), *Neues Handbuch der Musikwissenschaft, Bd. 10: Systematische Musikwissenschaft* (S. 45–68). Wiesbaden: Athenaion.

Kloppenburg, J. (2005). Musikpräferenzen, Einstellungen, Vorurteile, Einstellungsänderung. In H. de la Motte-Haber & G. Rötter (Hrsg.), *Musikpsychologie* (S. 357–393). Laaber: Laaber.

Kurzzeittherapie

Dorothee Storz

Während die Geschichte der Musiktherapie von Anfang an vom Anspruch der Langzeitbehandlung geprägt war, ist die Geschichte der psychotherapeutischen Kurzzeittherapie ebenso lang wie jene der Psychotherapie selbst, in deren Gründerphase bekanntermaßen die Symptombehandlung im Vordergrund stand. „Die ersten dokumentierten Psychoanalysen […] zeigen sich – durchaus im heutigen Sinn – als Kurzzeittherapien von einigen Wochen bis zu einigen Monaten" (Decker-Voigt, 1996, S. 191). „Seit der Jahrhundertwende wurden die Therapien allerdings immer länger und dauerten schließlich statt weniger Monate mehrere Jahre" (Strupp & Binder, 1993, S. 28). Im Jahr 1918 machte sich Sigmund Freud darüber Gedanken, wie er die Psychoanalyse mehr Menschen zugänglich machen könnte und interessierte sich damit auch für eine Verkürzung der Psychoanalyse. Zunehmend hatte er auch mit der Rechtfertigung der stetig wachsenden Verlängerung der Behandlungsdauer zu kämpfen. Der Grund dafür lag in der Erkenntnis der Übertragung und des Widerstands und damit in der Veränderung der Technik, nämlich der Widerstands- und Übertragungsanalyse. Während also einerseits die Psychoanalyse immer länger wurde, war Freud in der gleichen Zeit immer wieder mit Patientenanliegen konfrontiert, die ihn zu Kurzzeittherapien bzw. -interventionen bewegten. Bruno Walter bat Freud 1906 wegen einer neurotischen Armlähmung um eine Behandlung, die Freud daraufhin in wenigen Sitzungen behandelt haben soll (Walter, 1947, S. 212 ff.). Ein weiteres Beispiel ist Gustav Mahler, der Freud ebenfalls aufsuchte und dessen Therapie aus einer einzigen vierstündigen Sitzung bestand (Weghaupt, 1998, S. 197). Während sich Freud selbst aber vom Gedanken einer konzeptuellen Eingrenzung der Psychoanalyse rasch distanzierte, bemühten sich in den frühen 20er Jahren seine Mitarbeiter Alexander Ferenczi und Otto Rank um eine Verkürzung der Behandlung, die sie durch eine zeitliche Limitierung und durch die Intensivierung der Affektivität in der Übertragungsbeziehung durch die Einführung der „Aktiven Technik" zu erreichen versuchten. Diese Initiative griffen in den 40er Jahren Thomas French und Franz Alexander in den USA auf, vor allem, um ein brauchbares Konzept für traumatisierte Soldaten zur Verfügung zu haben. Michael Balint und seine Mitarbeiter entwickelten in den 50er Jahren erstmalig ein eigenständiges Kurztherapiekonzept – im Gegensatz zu einer Verkürzung der Psychoanalyse. Sowohl Balints Konzept als auch etliche weitere, wie z. B. diejenigen von Peter Sifneos, Habib Davanloo, James Mann oder Hans H. Strupp und Jeffrey L. Binder sind fokaltherapeutische Konzepte, die zumindest ein bescheidenes Maß an Motivation bzw. die Bereitschaft zu einer Arbeitsbeziehung voraussetzen.

Obwohl musiktherapeutische Prinzipien bis heute im Allgemeinen nach wie vor eher mit Langzeitdimensionen assoziiert werden, da sie eng verwoben sind mit präverbalen Erlebnisformen, die in besonderer Weise Nachholprozesse ermöglichen, sieht sich heute auch die Musiktherapie häufig mit der Anforderung einer wesentlich kürzeren Behandlungsdauer konfrontiert. Denn die Therapiedauer wird mittlerweile in vielen Gesundheitsbereichen von ökonomischen Gesichtspunkten dominiert und hat daher häufig so kurz als möglich zu sein (Storz, 2003, S. 10). Der Versicherungsträger legt schon zu Beginn einer Behandlung deren Dauer fest. Das bringt mit sich, dass auch die musiktherapeutische Behandlung heute unter den Vorzeichen zeitlicher Begrenzung in vielen Bereichen Realität ist. Im klinischen Bereich müssen sich die Musiktherapeuten und -therapeutinnen inzwischen auf eine Therapiedauer von wenigen Wochen bis wenigen Monaten einstellen. Und auch in der ambulanten musiktherapeutischen Praxis erfolgt bereits – entsprechend der psychotherapeutischen Praxis – ein zunehmender Anteil der Therapien als Kurzintervention oder zeitbegrenzte Therapie, unabhängig von ihrer theoretischen Orientierung. Der Grund dafür ist nicht nur bei ökonomischen Bedingungen zu suchen, sondern liegt auch darin, dass die Klienten und Klientinnen immer häufiger eine Behandlung erwarten, die zu einer raschen Verbesserung eines bestimmten und auch eingegrenzten Problems führen soll. Auf diese Entwicklung eingehend wurden in den letzten Jahren zunehmend musiktherapeutische Kurzzeit-Therapiekonzepte entwickelt, basierend auf unterschiedlichen psychotherapeutischen Grundorientierungen. So ist heute der Begriff „musiktherapeutische Kurzzeittherapie" ein Sammelbegriff verschiedenster kurztherapeutischer Modelle, die den unterschiedlichsten psychotherapeutischen Psychotherapieverfahren entstammen. Das Wesen der Musiktherapie scheint für einen dadurch entstehenden verdichteten Prozess günstige Voraussetzungen zu bieten.

„Musiktherapie ist aufgrund ihrer in der präverbalen Ansprechbarkeit begründeten besonders durchgreifenden ‚Zugangsintensität' immer schon besonders geeignet gewesen für Kurzzeittherapie-Patienten" (Decker-Voigt, 1996, S. 190).

Aktuelle musiktherapeutisch-konzeptuelle Arbeiten zu diesem Thema sind vorrangig den Theorien und Haltungen der Psychoanalyse sowie der Systemischen Familientherapie verpflichtet.

Beispiele für psychodynamisch orientierte Konzepte sind die Fokale Musiktherapie von Storz, ein Einzeltherapiekonzept, orientiert an der Psychodynamischen Kurzpsychotherapie von Strupp und Binder und an der Fokaltherapie Rolf Klüwers (Klüwer, 1995; Storz, 2003); das Gruppentherapiekonzept Ole Teichmann-Mackenroths, dessen Behandlungsplan sich auf die Fokaltherapie nach Balint stützt (Teichmann-Mackenroth, 1989; Schrack, 1999); das Konzept Frank G. Grootaers', der psychodynamische Aspekte mit den morphologischen Grundannahmen verbindet (Schrack, 1999); das „Lübecker Modell" von Thomas Maler, das als tiefenpsychologisch orientiertes Konzept auf der „Ich-Selbst-Psychologie" aufbaut (Schrack, 1999) und die tiefenpsychologisch orientierte musiktherapeutische Arbeit im Rahmen eines Praxisforschungsprojektes zur Kurzzeit-Musiktherapie innerhalb der inneren Medizin von Ulrike Höhmann (Höhmann, 1994).

Beispiele systemtheoretisch orientierter Konzepte, die Milton H. Erickson folgend die Lösungsorientierung in den Vordergrund stellen, finden sich bei Zeuch et al. (2004).

Während die systemtheoretisch orientierten Konzepte weitgehend von der Betonung der Lösungs- und Ressourcenorientierung ausgehen und dafür ein vielseitiges Spektrum an Techniken aufweisen können, beziehen sich psychoanalytisch orientierte Konzepte vorwiegend auf das Erarbeiten eines dynamischen Fokus oder zumindest auf die Arbeit mit einem Schwerpunkt, der sich um das Verstehen und Aufarbeiten eines zentralen Konfliktes bemüht. In der Fokalen Musiktherapie bedeutet ein dynamischer Fokus das Erfassen eines zwischenmenschlichen Interaktionsmusters, das lebensgeschichtlich bedeutsam ist und auch in der aktuellen Lebenssituation Schwierigkeiten verursacht (Storz, 2003, S. 164). Der Behandlungszeitraum erstreckt sich im Allgemeinen auf 10 bis 25 Sitzungen und setzt die Bereitschaft zu einer Arbeitsbeziehung voraus. Ein Hauptmerkmal hinsichtlich der Zielsetzung ist, dass die Rekonstruktion der Vergangenheit oder das Bewusstmachen verdrängter Erinnerungen explizit keine Therapieziele sind. Es wird stattdessen analysiert, „inwieweit sich subjektive Verhaltensweisen, mit denen der Patient auf frühere Erlebnisse […] reagiert hat, immer noch tiefgehend auf seine heutigen Beziehungen auswirken" (Strupp & Binder, 1993, S. 51; Storz, 2003, S. 84). Diesem Vorhaben ist die musikalische Interaktion verpflichtet, jenes Spielfeld, in dem sich Übertragung und Gegenübertragung besonders rasch abzuzeichnen vermögen.

Literatur

Decker-Voigt, H.-H. (1996). Kurzzeittherapie in der Musiktherapie. In H.-H. Decker-Voigt, P. J. Knill & E. Weymann (Hrsg.), *Lexikon Musiktherapie* (S. 190–193). Göttingen: Hogrefe.

Höhmann, U. (1994). Erfahrungen mit der Zeit. Kurzzeit-Musiktherapie im Akutspital. Zeitlich bedingte Möglichkeiten und Grenzen. In H.-H. Decker-Voigt & J. Escher (Hrsg.), *Neue Klänge in der Medizin. Musiktherapie in der Inneren Medizin* (S. 108–131). Bremen: Trialog.

Klüwer, R. (1995). *Studien zur Fokaltherapie*. Frankfurt am Main: Suhrkamp.

Schrack, I. (1999). *Analytische Gruppenmusiktherapie als Kurzzeittherapie im interdisziplinären Kontext stationärer Psychosomatik*. Diplomarbeit. Westfälische Wilhelms-Universität zu Münster.

Storz, D. (2003). *Fokale Musiktherapie. Entwicklung eines Modells psychodynamisch musiktherapeutischer Kurztherapie*. Wien: Edition Praesens.

Strupp, H.-H. & Binder, J. L. (1993). *Kurzpsychotherapie* (2., in der Ausstattung veränderte Aufl.). Stuttgart: Klett-Cotta.

Teichmann-Mackenroth, O. (1989). Musik, Sprache und Entwicklung in der stationären Musiktherapie mit psychosomatischen PatientInnen. *Einblicke, 1*, 1–31.

Walter, B. (1947). *Thema und Variationen*. Frankfurt am Main: Fischer.

Weghaupt, A. (1998). Psychoanalytische Kurztherapie: Ein Überblick. *Psychotherapie Forum 6/4*, 195–205.

Zeuch, A., Markus, H. & Jungaberle, H. (Hrsg.). (2004). *Systemische Konzepte für die Musiktherapie. Spielend lösen*. Heidelberg: Carl Auer.

Lehrmusiktherapie

Johannes Th. Eschen

Lehrmusiktherapie (LMT) ist angewandte Musiktherapie für Studenten der Musiktherapie oder Aspiranten dieses Studiums.

LMT hat ähnliche Funktionen wie die „Lehranalyse" in der Ausbildung der Psychoanalytiker: Durch Erfahrungen in eigener Einzelmusiktherapie (EMT) und Gruppenmusiktherapie (GMT) kann der Student eintauchen in Prozesse der Problemerkenntnis und -lösung, des Selbsterkennens und des Wahrnehmens ungeahnter neuer Ziele – vor dem Hintergrund der bisherigen Biografie und gegenwärtigen Lebenskonzeption.

In der LMT kann die Gelassenheit und Bereitschaft wachsen, sich einzulassen auf die Wagnisse kontinuierlicher Veränderung:
– nicht mehr „ich bin, der ich bin",
– sondern „ich werde sein, der ich sein werde".

Und hier wird es möglich, durch eigenes Erleben von innen her zu verstehen, was Musiktherapie zu bewirken vermag.

Deshalb liefert LMT vor Beginn eines Studiums manchen Bewerbern gute Entscheidungshilfen, ob für sie Musiktherapie das richtige Studien- und Berufsziel ist.

Eine Lehrmusiktherapie-Sequenz im Studium könnte z. B. so strukturiert sein:
1. Durchgehend: GMT.
2. Am Anfang des Studiums: EMT.
3. In der Schlussphase: Intermusiktherapie (IMT) (→ Intermusiktherapie). Dafür hat sich folgende Organisationsform bewährt: Erste Phase: Der Lehrtherapeut ist der Supervisor; Student A ist Thp. für B, B für C, C für A. Zweite Phase: Die Studenten übernehmen auch die Funktion des Supervisors; das Stundenablaufschema ist wie in London (→ Intermusiktherapie); falls erforderlich kann der Lehrmusiktherapeut als Co-Supervisor regelmäßig zugegen sein oder je und dann zugezogen werden.

Eine klare Funktionstrennung im Dozententeam ist erforderlich: Ein Lehrmusiktherapeut darf für die Studierenden, die bei ihm in LMT sind oder waren, nicht als Dozent oder Prüfer fungieren.

Die intensiven Erfahrungen aus eigener Musiktherapie als Instrument der Selbsterfahrung, Problemerkenntnis, Veränderung, Persönlichkeitsentwicklung etc. schaffen Voraussetzungen für die Einsicht: Künftig ist Musiktherapie für Musiktherapeuten (z. B. IMT) unentbehrlich, da Patienten sich im allgemeinen nur sinnvoll verändern und weiterentwickeln können, solange der Therapeut selbst dazu willens und in der Lage ist.

Literatur

Eschen, J. Th. (2002). *Analytical Music Therapy* (pp. 15–16, 19–20, 43–44). London: Kingsley.

Leiborientierte Musiktherapie

Udo Baer und Gabriele Frick-Baer

Leiborientierte Musiktherapie gehört wie alle therapeutischen Verfahren, die mit dem Unbewussten arbeiten und die Bedeutung der therapeutischen Beziehung anerkennen, zum Bereich der Tiefenpsychologie. Innerhalb dieses Feldes liegen besondere Wurzeln in der Strömung der humanistischen Therapie. Darüber hinaus ist die Leibphilosophie (Merleau-Ponty, Fuchs u. a.), deren Verständnis und Begrifflichkeiten des erlebenden Menschen Musiktherapie wie jede andere Therapieform befruchten kann, eine wesentliche Quelle. Die Worte „Leib" und „Erleben", „Leben" und „Lebendigkeit" entspringen dem gleichen Wortstamm, dem indogermanischen „lib" oder „lip", „Der Leib ist in der Welt wie das Herz im Organismus" (Merleau-Ponty, 1966).

Weitere Quellen sind Untersuchungen zum Musikerleben (Baer & Frick-Baer, 2004) sowie die Ergebnisse moderner Säuglingsforschung (Stern, 1992) und Neurowissenschaften (Baer, 2005).

In die theoretisch und methodisch-praktische Weiterentwicklung leiborientierter Musiktherapie fließen Erfahrungen und Untersuchungen zur Musiktherapie in verschiedenen Praxisfeldern und Arbeitsschwerpunkten ein, v. a. die Arbeit mit Menschen mit Demenz, mit Essstörungen, mit Opfern sexueller Gewalt, mit hyperaktiven und verstummten Kindern, in der Psychoonkologie und Psychiatrie.

Leiborientierte Musiktherapie ist der Sammelbegriff für ein Bündel musiktherapeutischer Methoden und Modelle mit folgenden wesentlichen Besonderheiten ihrer Praxeologie:

Erstens: Klingen und Hören werden als Regungen des Leibes, des sich und die Welt erlebenden Menschen verstanden. Die musiktherapeutische Arbeit wird *in das Erleben anderer leiblicher Regungen eingebettet* und mit deren Veränderung verknüpft. Zum Beispiel:
– Eine Klientin mit einer Angststörung kann das Körpererleben einbeziehen, den Ort ihrer Angst in ihrem Körper identifizieren und erklingen lassen und dann den inneren Ort ihres Gegenteils von Angst suchen usw. (Körperbild und Körperklang).
– Die Leibqualität, dass jedes Erleben räumlich ist, kann genutzt werden, indem die Klientin einen Raum der Angst, einen Raum der Sicherheit (oder ihres anderen Gegenteils von Angst) und einen Übergangsraum benennt. In jeden Raum kann ein Musikinstrument gestellt werden, kann sie sich bewegen – zur Angst hin und von der Angst weg –, kann sie musikalisch improvisieren usw. (musikalisches Verraumen). Dies bietet auch die Möglichkeit, z. B. bei traumatischen Erfahrungen, den Raum der Angst zu identifizieren, aber nicht zu betreten (um Überflutungsgefahren vorzubeugen), ihm aber musizierend entgegenzutreten.
– Wenn die Klientin sich in ihrer Angst „eingeengt" fühlt, kann mit den Polaritäten z. B. des Engens und Weitens, gearbeitet werden (konstitutive Leibbewegungen – Konstitution ist die Verfasstheit, das Befinden eines Menschen). Andere konstitutive Leibbewegungen wie Spannen – Lösen, Ruhig – Unruhig, Lebendig – Unlebendig, In-sich-

Wohnen und Sich-fremd-Sein usw. können Hilfsmöglichkeiten anbieten, wenn die Klientin z. B. im angstvollen Eingeengtsein „feststeckt".
– Die angstbesetzte Klientin kann sich vielleicht nicht mehr „nach vorne" orientieren. Mit den Richtungs-Leibbewegungen vor – zurück, hinein – hinaus, rechts – links, hoch – hinunter kann ihr angeboten werden, den Raum hinter sich zu spüren und dieses Erleben erklingen zu lassen, um dadurch und danach neue Möglichkeiten der Bewältigung dessen, was „vor ihr steht", zu suchen. Richtungs-Leibbewegungen bezeichnen sowohl Richtungen motorischer Bewegung als auch des Erlebens. Wird Musizieren gerichtet, verändert sich Erleben.

Zweitens: Weitere *theoretische Modelle*, die nicht nur für die Musiktherapie relevant sind, erweitern die Arbeitsmöglichkeiten der Musiktherapeutinnen bzw. -therapeuten. Zum Beispiel:
– Das Modell der *Erregungskonturen* beschreibt Prozesse der Verfestigung von Erregungsverläufen (stetig hoch, abrupt ausbrechend usw.). Aufbauend auf Ergebnissen der Säuglingsforschung kann dieses Modell spezifische Erregungsverläufe, die sich bei Klienten bzw. Klientinnen zu Erregungskonturen verfestigt haben und unter denen diese leiden, diagnostizieren. Indem sie in der Therapie verklanglicht werden, bieten sich Möglichkeiten der Veränderung. Dabei werden Erregungskonturen in ihren biografischen Entstehungskontext gestellt und in ihrem aktuellen Verlauf mit Triggern, Schutzmöglichkeiten und anderen Einflussfaktoren vernetzt.
– Das Modell der *Resonanzebenen und -verläufe* (Response-Resonanz, Synchron-Resonanz, gedämpfte, gespaltene, erzwungene usw. Resonanzen) unterstützt das Erkennen unbewusster Resonanzen und von Subtexten des Handelns der Klienten bzw. Klientinnen und in therapeutischen Beziehungen.
– Das Modell der *Tridentität* kann diagnostisch genutzt werden und therapeutischer Leitfaden für musikalische Dialoge werden. Um die zentralen Begriffe des Nährens, Spiegelns und des Gegenübers werden Qualitäten der Beziehungen zwischen Menschen (auch therapeutischen) identifizierbar und veränderbar. Ein Klient z. B., der durch Zerrspiegel-Erfahrungen geprägt wurde, wird im musikalischen Dialog zu Misstrauen neigen und die Klänge des Therapeuten nach verzerrten oder wahrhaftigen Spiegelungen absuchen.
– Das Modell der *Bedeutungsräume*, das anknüpfend an Ökologische Psychologie und Leibphilosophie entwickelt wurde, ist ebenfalls diagnostisch nutzbar, v. a. in der Psychopathologie, und ermöglicht gleichzeitig Leitlinien für die Therapie. Das Raumerleben des Menschen wird in unterschiedliche Bereiche differenziert, vom erlebten inneren zentralen Ort über den Intimen und den Persönlichen Raum bis hin zum Raum der Begegnung und dem Öffentlichen Raum. Bei Verletzungen der Grenzen eines Raums kann musiktherapeutisch jeweils auf die nächst inneren Räume im Klangerleben und musikalischem Ausdruck „zurückgegriffen" werden, um so neue Heilungsperspektiven zu erschließen.

Drittens: Leiborientierte Musiktherapie bietet ein *breites methodisches Spektrum* über rezeptives Musikhören und musikalische Improvisation hinaus. Zum Beispiel:
– Musikalisches Verraumen, Schamsonate usw.,
– Sozialverraumen und Beziehungskalimba,

– Identitätsstiftende Methoden, wie das klingende Namensbild oder die Arbeit mit den sechs Kostbarkeiten,
– die systematische und die krankheitsbezogene Körperbild- und Körperklangarbeit,
– das Haus der Stimmungen (Barnowski-Geiser, 2004) und weitere Methoden aktiven Ausdrucks innerhalb der rezeptiven Musiktherapie,
– besondere Methoden der Arbeit mit den Erregungskonturen,
– besondere Methoden der Arbeit mit den Primären, den Raum- und Richtungs- und den Konstitutiven Leibbewegungen,
– Aktives Symbolisieren.

Viertens: Leiborientierte Musiktherapeuten und -therapeutinnen orientieren sich wie viele andere Musiktherapeuten und -therapeutinnen an Werten wie Würde und respektierender Begegnung. Um dies zu bekräftigen, dass in den therapeutischen Interaktionen die Einzig- und Andersartigkeit der Klienten bzw. Klientinnen geachtet wird, wird der Begriff der „Klienten-Kompetenz" verwendet. Auf Deutungen musikalischer Ergebnisse wird verzichtet.

Das besondere Anliegen der leiborientierten Musiktherapie ist, die besonderen Möglichkeiten des leibphänomenologischen Ansatzes für die Musiktherapie nutzbar zu machen. Sie versteht sich als Ansatz, der von anderen befruchtet wurde und wiederum andere Ansätze befruchten kann. Auf dem Boden der Grundwerte, die sie vertritt, ist sie offen für Integration. Fruchtbare Zusammenarbeit gibt es nicht nur innerhalb der Musiktherapie, sondern auch mit Therapeuten und Therapeutinnen anderer kreativer Schwerpunkte sowie mit überwiegend verbal arbeitenden Therapeuten und Therapeutinnen und klinischen Einrichtungen, die musikalische und andere kreative Arbeitsformen integrieren wollen, wenn Worte allein nicht reichen.

Literatur

Baer, U. (2005). *Neurowissenschaften, Säuglingsforschung und Therapie. Summaries, Anregungen, Folgerungen.* Neukirchen-Vluyn: Affenkönig.
Baer, U. & Frick-Baer, G. (2004). *Klingen, um in sich zu wohnen. Methoden und Modelle leiborientierter Musiktherapie.* Neukirchen-Vluyn: Affenkönig.
Barnowski-Geiser, W. (2004). Klangreisen zur Leiblichkeit. *therapie kreativ. Zeitschrift für kreative Sozio- und Psychotherapie, 39/40,* 8–15.
Merleau-Ponty, M. (1966). *Phänomenologie der Wahrnehmung.* Berlin: de Gruyter.
Stern, D. (1992). *Die Lebenserfahrung des Säuglings.* Stuttgart: Klett-Cotta.

Weiterführende Literatur

Baer, U. & Barnowski-Geiser, W. (2005). *Hyperaktive Kinder kreativ. Das Semnos-Konzept in Therapie und Pädagogik.* Neukirchen-Vluyn: Affenkönig.
Baer, U. & Frick-Baer, G. (2001). *Leibbewegungen. Methoden und Modelle der Tanz- und Bewegungstherapie.* Neukirchen-Vluyn: Affenkönig.
Fuchs, T. (2000). *Leib-Raum-Person. Entwurf einer Phänomenologischen Anthropologie.* Stuttgart: Klett-Cotta.

Lenkung der Aufmerksamkeit (Fokussierende Musiktherapie)

Johannes Th. Eschen

Durch Materialangebote und Spielvorschläge kann der Musiktherapeut Patienten helfen, die Aufmerksamkeit zu richten und zu intensivieren.

Beobachtungen ergaben Grundgesetzmäßigkeiten, was ein Mensch üblicherweise in welcher Reihenfolge tut, wenn er Musikinstrumente und Partner im Raum hat:
1. Blickkontakt zu Instrumenten und/oder Partnern,
2. ausprobierender Kontakt zu einem Instrument (oder mehreren),
3. Zuwendung mit Hilfe des Instrumentes
    – zu einem Partner (rufen, antworten etc.) oder
    – zur Musik (Spiel bekannter Motive, Melodieanfänge, Klangfolgen etc.).

Wieweit dabei verbale Kontakte eine ergänzende oder verändernde Rolle spielen, hängt wesentlich vom Verhalten des Leiters ab, der die „natürliche Abfolge" begünstigen oder durch Hinweise, Anordnungen etc. stören oder umsteuern kann (Eschen, 1975, S. 42 ff.).

Durch sachgerechte Formulierung von Spielregeln kann – wenn es gewünscht wird – die Aufmerksamkeit zentriert werden auf
– Instrument, Tonmaterial, musikalische Form, Themen etc.,
– Kommunikation mit Partnern (antworten, spiegeln, ergänzen etc.),
– musikalische oder außermusikalische Einfälle, die tagtraumartig auftreten können, wenn die Aufmerksamkeit für musikalische Gestalt oder für Kommunikation mit Partnern reduziert wird (→ Assoziative Improvisation).

Erst wenn Vertrauen in die Situation, das Material, den Partner etabliert (oder re-etabliert) ist, kann ich mich ohne allzuviel Angst in tertiärprozesshaftes Denken (→ Denkprozesse) wagen und zulassen, dass meine Gedanken hin- und herpendeln zwischen Traum und Realität, Einfall und Wahrnehmung, willentlichem Gestalten und Kommen-Lassen des noch Ungeahnten.

Wenn durch solch freifließendes Hin und Her die Angst zu groß werden sollte, mich oder die Situation nicht mehr genug kontrollieren zu können, hilft vielleicht ein Angebot des Therapeuten, das die Aufmerksamkeit vorübergehend wieder auf die Gestaltung überschaubarer Materialeinheiten lenkt; so kann erneut „strukturelle Sicherheit" geschaffen werden (vgl. Wils, 1977).

Soll Lenkung der Aufmerksamkeit nicht in Gängelung ausarten, muss möglichst frühzeitig die Steuerung (zunächst mindestens kurzer Phasen) an den Patienten oder die Gruppe gegeben werden.

Für viele Menschen ist die Entfaltung kreativer Prozesse nur möglich, wenn sie erfahren haben: Hier und jetzt kann und darf ich selbst steuern. Im Gegensatz zu deformierenden Vorerfahrungen (vgl. Miller, 1980, 1981), bedürfen Patienten freimachenden neuen

Erlebens: Hier kann ich mich äußern, mir wird verständnisvoll zugehört, meine Gefühle werden respektiert und beantwortet (→ Empathie).

Positive neue kreative Erfahrungen helfen oft überraschend schnell zu konstruktivem Transfer in Lebenspraxis (vgl. Eschen, 1980, S. 147).

Die Fähigkeit, meine Aufmerksamkeit auf das mir Wichtige zu lenken, begünstigt auch die Wahrnehmung und Verwirklichung eigener Wertentscheidungen (Escher, 1980, S. 148).

Literatur

Eschen, J. Th. (1975). Skizze einiger Aspekte musiktherapeutischer Gruppenarbeit. In H.-H. Decker-Voigt (Hrsg.), *Texte zur Musiktherapie* (S. 42–45). Lilienthal/Bremen: Eres.
Eschen, J. Th. (1980). Praxis der Einzelmusiktherapie. *Musiktherapeutische Umschau, 2,* 145–147.
Miller, A. (1980). *Am Anfang war Erziehung.* Frankfurt a. M.: Suhrkamp.
Miller, A. (1981). *Du sollst nicht merken.* Frankfurt a. M.: Suhrkamp.
Wils, L. (Hrsg.). (1977). *Spielenderweise.* Wuppertal: Hans Putty.

Methoden der psychotherapeutischen Musiktherapie

Henk Smeijsters

Im Kapitel zum geschichtlichen Hintergrund der Methoden der Gegenwart (→ Geschichtlicher Hintergrund zu musiktherapeutischen Methoden der Gegenwart) wurde unterschieden zwischen verschiedenen Paradigmen. Das jetzige Kapitel zu gegenwärtigen Methoden bezieht sich auf das psychologische Paradigma, vor allem die darin vertretenen psychotherapeutischen Ansätze.

Ich möchte diese Ansätze aus meiner eigenen Perspektive betrachten. Weil die meisten dieser Methoden von Vertretern der Methoden an anderer Stelle ausgearbeitet werden, geht es mir nicht an erster Stelle um die Deskription, sondern um den Vergleich. Ich werde eine kurze Charakterisierung jeder Methode geben.

Das Bündnis zwischen Musiktherapie und Psychotherapie kann von mehreren Seiten betrachtet werden. Zum einen gibt es Musiktherapeuten, die ihre musiktherapeutische Methode als Teil einer bestehenden (verbalen) psychotherapeutischen Schule auffassen. Auf diese Art entstand zum Beispiel die analytische, gestalttherapeutische, klientenzentrierte, verhaltenstherapeutische, systemische, paradoxale und kognitive Musiktherapie. Die Musiktherapeuten beschreiben das musiktherapeutische Handeln anhand von Begriffen aus schon bestehenden psychotherapeutischen Schulen.

Zum anderen besteht die Auffassung, dass die Musiktherapie eine eigenständige Therapie ist, die mit vorhandenem psychotherapeutischem Wissen nicht genügend beschrieben werden kann und daher eigene Begriffe benötigt. Hier wird musiktherapeutisches Handeln nicht mit Hilfe bestehender psychotherapeutischer Schulen ausgelegt, sondern werden Krankheit und Heilung mit ausschließlich musikalischen Termini umschrieben. Diese Auffassung wird vertreten durch die sogenannte musikorientierte Psychotherapie und *music-centered music therapy*.

In beiden Fälle gibt es meiner Meinung nach Übersetzungsprobleme. Wenn ein analytischer Musiktherapeut zum Beispiel über Übertragung redet, stellt sich die Frage nach dem Musikalischen an der Übertragung. Wenn umgekehrt ein musikorientierter Musiktherapeut über eine musikalische Form redet, fragt man sich, was das Psychische an dieser Form ist.

Obwohl jeder der genannten Ansätze dieses Problem auf eigene Weise gelöst hat, gibt es Auffassungen die von vorne herein das Prinzip des Sowohl-als-auch vertreten. Diese Auffassungen gehen davon aus, dass psychische Prozesse identisch sind mit musikalischen Prozessen. Zu diesen letzteren Auffassungen gehören die morphologische und analoge Musiktherapie und die Theorie der *dynamic forms*. Die metaphorische Musiktherapie wird von den Vertretern der *music-centered* Musiktherapie verwendet, ist jedoch auch der morphologischen, analogischen und der Theorie der *dynamic forms* verwandt.

Diese Dreiteilung zeigt, welche theoretische Orientierung den musiktherapeutischen Methoden zugrunde liegt. Jede dieser theoretischen Orientierungen gehört zur psychothe-

Kasten 1: Theoretische Ansätze musiktherapeutischer Methoden

An der Psychotherapie orientiert:
- analytische Musiktherapie
- gestalttherapeutische Musiktherapie
- klientenzentrierte Musiktherapie
- verhaltenstherapeutische Musiktherapie
- systemische Musiktherapie
- paradoxale Musiktherapie
- kognitive Musiktherapie

An der Musik orientiert:
- musikorientierte Psychotherapie
- *music-centered music therapy*

An der Identität psychischer und musikalischer Prozesse orientiert:
- morphologische Musiktherapie
- Theorie der *dynamic forms*
- analoge Musiktherapie
- metaphorische Musiktherapie

rapeutischen Musiktherapie-Bündelung, weil psychotherapeutische Zielsetzungen verfolgt werden.

Die verschiedenen Blickwinkel werden mit Hilfe einiger Beispiele verdeutlicht. Bezüglich der an der (verbalen) Psychotherapie orientierten Musiktherapie wird gezeigt, dass es die Konzepte der (verbalen) Psychotherapie sind, die als Leitgedanken dienen.

In der analytischen Musiktherapie (z. B. Priestley, 1994) wird mit Begriffen wie Unbewusstes, Symbolik, Abwehr, Assoziation, Regression, Übertragung und Gegenübertragung gearbeitet. Die analytische Musiktherapeutin versucht durch gemeinsame Improvisation mit dem Klienten das Innenleben des Klienten zu erkunden und zu befreien. Die durch Phantasiethemen wie „eine Bergbesteigung" oder „spazieren gehen im Wald" angeregte Klangproduktion des Klienten wird als ein symbolisches Geschehen aufgefasst, wo Unbewusstes symbolisch zum Ausdruck kommen kann. Klang hat in dieser Auffassung eine psychologische Bedeutung.

Manchmal wird versucht, pränatale oder präverbale Situationen im Klanggeschehen neu erleben zu lassen. Dies sind Situationen, in denen sich der Fötus oder das kleine Kind normalerweise ganz eins fühlen kann mit der Mutter. Weil Musik Charakteristiken der präverbalen Erfahrung besitzt, beabsichtigt die Musiktherapeutin, wenn der Klient nicht genügend Liebe empfand, durch eine klangliche Regression das Gefühl der Geborgenheit nachzuholen.

Es kann aber auch sein, dass die Musiktherapeutin den Klienten – vorerst unbewusst – dabei unterstützt, mit Musikinstrumenten und Klängen Personen oder Situationen aus seinem Leben, die ihm besonders weh getan haben, zu symbolisieren. Die Improvisation macht es weiterhin möglich, dass der Klient frühere Beziehungen auf die Musiktherapeutin überträgt. Wenn die Musiktherapeutin als Stellvertreterin der Person(en) auftritt, kann der Klient sein Gefühl der Wut oder Trauer entdecken, symbolisch ausdrücken und durcharbeiten.

Während die analytische Musiktherapeutin musikalische Situationen mit Hilfe der Begriffe wie Regression und Übertragung benennt und versucht, durch das eigene musikalische Handeln diese Situationen herbeizuführen, orientiert sich die gestalttherapeutische Musiktherapeutin nicht an der Vergangenheit sondern an der *awareness* für das Hier-und-Jetzt (z. B. Frohne, 1986).

Sie arbeitet zum Beispiel mit dem Konzept „Figur und Hintergrund" aus der Gestaltpsychologie und Gestalttherapie, und geht mit dem Klienten auf die Suche nach dem „Hintergrund" seiner Persönlichkeit. Verschiedene Instrumente und Spielvorgaben können als „Hot Seat" dienen, mit dessen Hilfe der Klient Teile seines Selbst ausdrücken kann. Die Musiktherapeutin gibt vielleicht als Thema der musikalischen Improvisation: „Spiele deine Schattenseite" oder „Spiele, wie du gerne sein möchtest" oder „Spiele, wie du nicht bist". Übernimmt die Musiktherapeutin im musikalischen Rollenspiel Persönlichkeitsteile des Klienten, so kann dieser mit seinem Selbst gewissermaßen musikalisch kommunizieren.

In der klientenzentrierten Musiktherapie (z. B. Salas & Gonzalez, 1991) wird versucht, therapeutisches Verhalten, wie unbedingte Akzeptanz und Empathie, musikalisch umzusetzen. Klientenzentrierte Musiktherapeuten arbeiten vielfach mit Klienten, die sehr zurückgezogen sind, vielleicht weil es ihnen an Selbstvertrauen fehlt. Jemandem Selbstvertrauen geben, geschieht nach dieser Auffassung dadurch, dass man dem Klienten nicht korrigierend begegnet und sein Verhalten, auch wenn es noch so abweichend ist, zulässt und bestätigt. So wie der klientenzentrierte Psychotherapeut die verbalen Äußerungen durch eigene Sätze bestätigt und vertieft, so bestätigt der klientenzentrierte Musiktherapeut das Verhalten des Klienten durch musikalische Imitation und Unterstützung. Er spielt im Rhythmus des Atems oder der Bewegung des Klienten, er übernimmt die vokalen Laute des Klienten in der Musik, spielt im gleichen musikalischen Tempo und in der gleichen musikalischen Dynamik wie der Klient und gliedert kurze Motive des Klienten im eigenen Spiel ein. Damit kommuniziert er nonverbal: „Ich weiß, dass du da bist, ich fühle, was du fühlst und finde wichtig, was du fühlst".

Verhaltenstherapeutische Musiktherapie (z. B. Dileo, 1975; Holloway, 1980; Mastnak, 1994) arbeitet mit Konzepten aus der Verhaltenstherapie. Musik wird rezeptiv sowie aktiv eingesetzt als Verstärker. Verhalten wird rezeptiv dadurch verstärkt, dass Klienten Musik hören oder Musik machen dürfen, nachdem sie das gewünschte Verhalten gezeigt haben. Oft geschieht dies mit sogenannten *tokens*, die die Klienten sparen und nachher für musikalische Aktivitäten einwechseln können. Von *shaping* ist die Rede, wenn, um den musikalischen Verstärker erhalten zu können, vom Klienten verlangt wird, sein Verhalten immer mehr dem gewünschten Zielverhalten anzupassen. Auch in der Improvisation kann die musikalische Reaktion des Musiktherapeuten oder der Gruppenmitglieder dazu dienen, das Verhalten eines anderen Klienten zu verstärken oder auszulöschen.

Neben dieser Methode der Verstärkung gibt es die Konditionierung, wo Musik als Stimulus eingesetzt wird, der einem schon vorhandenen angsterregenden Stimulus entgegenwirkt. In der „systematischen Desensibilisierung" geschieht dies an Hand einer Angstreizhierarchie. Anfangend mit der am wenigsten beängstigenden Situation wird der Klient durch die Musik in emotionale Entspannung versetzt, die der Angst entgegenwirkt. Gelingt diese Entspannung, dann wird zur nächstliegenden Angstsituation fortgeschritten.

Die Regulative Musiktherapie nach Schwabe (1987) gründet zum Teil auf Erkenntnissen aus der Paradoxalen Therapie wie sie von Watzlawick hervorgehoben wurden. Watzlawick stellte fest, dass, wenn ein Klient versucht, seine Symptome zu unterdrücken, er hierzu meist nicht im Stande ist, weil Symptome spontan, unabhängig vom Willen auftreten. Es ist zum Beispiel sehr schwierig zu versuchen, die Schlaflosigkeit zu überwinden, indem man sich selbst zum Schlafen zwingt. Deshalb wird in der Paradoxalen Therapie dieser Prozess auf den Kopf gestellt: Wenn es nicht gelingt, Symptome zu unterdrücken, soll man dies nicht tun, sondern im Gegenteil versuchen, diese Symptomen hervorzurufen. Schwabe hat in seiner Regulativen Musiktherapie dieses Prinzip eingegliedert wenn es heißt, der Klient solle seine Symptome nicht unterdrücken sondern einen spezifischen Umgang mit ihnen erlernen. Ziel ist es nicht zu entspannen, sondern aufmerksam und gegenregulierungsfrei die eigenen Wahrnehmungen zu beobachten. Durch akzeptierende Wahrnehmung dem Symptom gegenüber ändert sich die innere emotionale Reaktion auf das Symptom.

Die Wahrnehmung der Musik hilft, diese Änderung der Wahrnehmungs- und Erlebnisfähigkeit bezüglich der eigenen Person zu bewerkstelligen. Während des Trainings pendelt die Aufmerksamkeit ohne Willensanstrengung zwischen der Wahrnehmung der Musik, des Körpers und die Wahrnehmung von positiven sowie negativen Gedanken, Gefühlen und Stimmungen.

Zum Schluss ein Beispiel aus der Kognitiven Musiktherapie: Perilli (1991) gründet ihren Ansatz auf Albert Ellis' Rational-Emotive Therapie (RET) und versucht, die irrationalen Gedanken und Ängste der Patientin durch Lieder mit Text zu ändern. In einem Text heißt es zum Beispiel am Anfang: „Ich möchte nicht vernünftig sein", aber am Schluss: „Ich entschließe mich, mich dafür einzusetzen". In einem Lied mit dem Titel „Ich akzeptiere mich selbst" heißt es am Anfang „Ich akzeptiere mich nicht", aber etwas später „Ich bin im Stande, mich so zu akzeptieren wie ich bin, außerdem bin ich eine wertvolle Person".

Zusammenfassend kann man sagen, dass die genannten psychotherapeutischen Methoden der Musiktherapie ihre Diagnostik und generelle Methodik dem bestehenden psychotherapeutischen Modell entnehmen, die Methodik musikalisch umsetzen und in der Analyse des musikalischen Geschehens mit Konzepten bestehender Modelle arbeiten.

Neben diesen auf bestehendes psychotherapeutisches Wissen gegründeten Methoden gibt es, wie gesagt, eine auf der Musik basierende psychotherapeutische Musiktherapie. Als Beispiel dient an dieser Stelle die musikorientierte Psychotherapie von Knill (1987, 1990).

Weil die musikwissenschaftliche Sprache der psychotherapeutischen ähnlich ist, soll für Knill die Psychotherapie in der Musik fundiert sein. Musik hat, so sagt er, wie Psychotherapie zu tun mit „hören", „wahrnehmen" und „offen sein". Musik hören ist wie psychotherapeutische Arbeit auf das Erkennen von „Stimmung", „Dissonanz" und „Motiv" ausgerichtet. Passive und aktive musikalische Tätigkeit gleicht der Beschäftigung des Psychotherapeuten, der das Gewesene mit dem Kommenden zu verbinden versucht und „Themen" und ihre „Entwicklung" unterscheidet. So wie der Musiker in der Improvisation die richtigen Einfälle haben muss, so versucht der Psychotherapeut im richtigen Moment die passenden Worte zu sprechen.

Die Konsequenz, die Knill hieraus zieht, ist, dass die Musiktherapie keiner psychologischen Fachsprache bedarf. Der Musiktherapeut in diesem Konzept ist und bleibt Musiker und hat es nicht nötig, das musikalische Geschehen psychologisch zu deuten. Die musikorientierte Musiktherapie ist eine „werkorientierte" Musiktherapie. Das heißt, dass der therapeutische Prozess wesentlich vom Material bestimmt ist.

Im Kapitel zu Analogie (→ Analogie und Musiktherapie) werden weitere Literaturangaben zur *music-centered*, morphologischen, analogen, der metaphorischen Musiktherapie und der Theorie der *dynamic forms* gegeben.

Literatur

Dileo, C. L. (1975). The use of a token economy program with mentally retarded persons in a music therapy setting. *Journal of Music Therapy, XII* (3), 155–160.
Frohne, I. (1986). Musiktherapie auf der Grundlage der Integrativen Gestalttherapie. *Musiktherapeutische Umschau, 7,* 111–123.
Holloway, M. S. (1980). A comparison of passive and active music reinforcement to increase preacademic and motor skills in severely retarded children and adolescents. *Journal of Music Therapy, XVII* (2), 58–69.
Knill, P. (1987). Auf dem Weg zu einer Theorie musikorientierter Psychotherapie. *Musiktherapeutische Umschau, 1,* 3–14.
Knill, P. (1990). Das Kristallisationsprinzip in einer musikorientierten Psychotherapie. In I. Frohne-Hagemann (Hrsg.), *Musik und Gestalt. Klinische Musiktherapie als integrative Psychotherapie* (S. 69–97). Paderborn Junfermann.
Mastnak, W. (1994). Integrierte Musik- und Verhaltenstherapie. Psychiatrische Vernetzungen von Ästhetik und Struktur. *Musik-, Tanz- und Kunsttherapie, 5,* 1–5.
Perilli, G. G. (1991). Integrated music therapy with a schizophrenic woman. In K. E. Bruscia (Ed.), *Case studies in music therapy* (pp. 403–416). Phoenixville, PA: Barcelona Publishers.
Priestley, M. (1994). *Essays on analytical music therapy.* Phoenixville, PA: Barcelona Publishers.
Salas, J. & Gonzalez, D. (1991). Like singing with a bird: Improvisational music therapy with a blind four-year-old. In K. E. Bruscia (Ed.), *Case studies in music therapy* (pp. 17–27). Phoenixville, PA: Barcelona Publishers.
Schwabe, C. (1987). *Regulative Musiktherapie.* Stuttgart: Gustav Fischer.

Weiterführende Literatur

Aldridge, D. (1996). *Music therapy research and practice. From out of the silence*. London: Kingsley.
Aldridge, D. (1998). *Defining music therapy*. Gilsum, NH: Barcelona Publishers.
Bruhn, H. (2000). *Musiktherapie. Geschichte – Theorien – Methoden*. Göttingen: Hogrefe.
Bruscia, K. E. (1987). *Improvisational models of music therapy*. Springfield, IL: Thomas.
Bunt, L. & Hoskyns, S. (2002). *The handbook of music therapy*. London: Routledge.
Decker-Voigt, H.-H. (1991). *Aus der Seele gespielt. Eine Einführung in die Musiktherapie*. München: Goldmann.
Ruud, E. & Mahns, W. (1992). *Meta-Musiktherapie. Wege zu einer Theorie der Musiktherapie*. Stuttgart: Gustav Fischer.
Smeijsters, H. (1994). *Musiktherapie als Psychotherapie. Grundlagen – Ansätze – Methoden*. Stuttgart: Gustav Fischer.
Smeijsters, H. (1999). *Grundlagen der Musiktherapie. Theorie und Praxis zur Behandlung von spezifischen psychischen Störungen und Behinderungen*. Göttingen: Hogrefe.
Smeijsters, H. (red.). (2006). *Handboek Muziektherapie. Evidence based practice voor de behandeling van psychische stoornissen, problemen en beperkingen*. Houten: Bohn Stafleu Van Loghum.
Wigram, T., Nygaard Pedersen, I. & Bonde, L. O. (2002). *A comprehensive guide to music therapy*. London: Kingsley.

Analytische Musiktherapie:

Bruscia, K. E. (Ed.). (1998). *The dynamics of music psychotherapy*. Gilsum, NH: Barcelona Publishers.
Eschen, J. Th. (Ed.). (2002). *Analytical music therapy*. London: Kingsley.
Hadley, S. (Ed.). (2003). *Psychodynamic music therapy: Case studies*. Gilsum, NH, Barcelona Publishers.

Gestalttherapeutische Musiktherapie:

Frohne-Hagemann, I. (Hrsg.). (1999). *Musik und Gestalt. Klinische Musiktherapie als integrative Psychotherapie*. Paderborn: Junfermann.
Frohne-Hagemann, I. (2001). *Fenster zur Musiktherapie*. Wiesbaden: Reichert.
Hegi, F. (1986). *Improvisation und Musiktherapie. Möglichkeiten und Wirkungen von freier Musik*. Paderborn: Junfermann.
Hegi, F. (1998). *Übergänge zwischen Sprache und Musik. Die Wirkungskomponenten der Musiktherapie*. Paderborn: Junfermann.

Klientenzentrierte Musiktherapie:

Boxill, E. H. (1985). *Music therapy for the developmentally disabled*. Austin, TE: Pro-Ed.

Verhaltenstherapeutische Musiktherapie:

Standley, J. M. (1998). *The effect of contingent music to increase non-nutritive sucking of premature infants*. Paper presented at the ISMM Congress Melbourne, Australia.

Systemische Musiktherapie:

Timmermann, T. (2003). *Klingende Systeme. Aufstellungsarbeit und Musiktherapie.* Heidelberg: Auer.
Zeuch, A., Hänsel, M. & Jungaberle, H. (Hrsg.). (2004). *Systemische Konzepte für die Musiktherapie. Spielend lösen.* Heidelberg: Auer.

Kognitive Musiktherapie:

Bryant, D. R. (1987). A cognitive approach to therapy through music. *Journal of Music Therapy, XXIV* (1), 27–34.
Hanser, S. B. (1999). Relaxing through pain and anxiety at the extremities of life. Applications of music therapy in childbirth and older adulthood. In T. Wigram & J. Backer de (Eds.), *Clinical applications of music therapy in psychiatry* (pp. 158–175). London: Jessica Kingsley Publishers.

Morphologische Musiktherapie

Eckhard Weymann

Unter der Überschrift „Morphologische Musiktherapie" lassen sich unterschiedliche Arbeitsansätze zusammenfassen, die einen „morphologischen" Blickwinkel einnehmen. Es handelt sich somit weniger um eine eigenständige Behandlungsform innerhalb der Musiktherapie, als um eine besondere Denk- und Sichtweise, die geeignet ist, unterschiedlichste musiktherapeutische Praxisfelder und Verfahrensweisen von einem übergreifenden psychästhetischen Konzept her aufzugreifen und zu untersuchen. Das gesamte musiktherapeutische Geschehen wird dabei vom Gesichtspunkt der *Formenbildung* her betrachtet. Das Anliegen der *Forschungsgruppe zur Morphologie der Musiktherapie* (im Jahre 1980 von F. Grootaers, R. Tüpker, T. Weber & E. Weymann begründet) war es zunächst, Methoden zu entwickeln, mit denen musiktherapeutische Phänomene, insbesondere auch die in der Therapie improvisierte Musik, angemessen reflektiert und wissenschaftlich erfassbar werden. So wurde etwa mit dem aus der morphologischen Psychologie abgeleiteten qualitativen Verfahren der Beschreibung und Rekonstruktion (→ Beschreibung und Rekonstruktion) eine Methodik erprobt und weiterentwickelt, mit deren Hilfe musiktherapeutische Improvisationen der wissenschaftlichen Bearbeitung zugänglich gemacht werden konnten (Tüpker, 1988/1996). Im Jahre 1988 wurde dann das Institut für Musiktherapie und Morphologie (IMM) gegründet, das sich die Integration von Forschung, Praxis und Weiterbildung zum Ziel gesetzt hatte. Gelehrt wird die morphologische Musiktherapie u. a. im Rahmen der Musiktherapie-Studiengänge der Universität Münster, der Musikhochschule Hamburg und der Fachhochschule Frankfurt am Main.

Das Konzept der *Morphologie* (griech. Morphe: Gestalt, Form) geht auf J. W. Goethe zurück, der damit eine wissenschaftliche Sichtweise proklamierte, die sich schon damals ausdrücklich von reduktionistisch-positivistischen Positionen abhob. Er wandte sich gegen die Ansicht, dass Naturerkenntnis vornehmlich im analysierenden Zergliedern zu suchen sei und suchte die Eigenart „organischer Naturen" von gedanklichen Prinzipien wie der „Bildung und Umbildung" ihrer Erscheinungsformen her, also sowohl in räumlicher wie in zeitlicher Hinsicht ganzheitlich zu begreifen. Die organischen Naturen wurden sowohl als gestalthaft wie als veränderlich angesehen. Auf diese Weise suchte er, „Einsicht in den Zusammenhang ihres Wesens und Wirkens" (Goethe, 1817, 1954) zu gewinnen, indem er anschauliche Erfahrung und systematische Rekonstruktion methodisch zu vermitteln suchte. Die aus der gründlichen Beobachtung von Einzelfällen abgeleiteten Zusammenhänge wurden als *Typus*, als Gestaltungsprinzipien (Goethe spricht vom „Urphänomen") zu beschreiben gesucht. Der *Gestaltbegriff* Goethes bezeichnet immer Übergangsphänomene: „Die Gestalt ist ein Bewegliches, ein Werdendes, ein Vergehendes. Gestaltenlehre ist Verwandlungslehre" (Goethe, 1965). Hier wird der prozessuale Ansatz der Morphologie deutlich.

Mit diesen Gedanken steht Goethe in der Tradition der empirischen (hier: von der Erfahrung ausgehenden) Naturphilosophie des Aristoteles, der die lebendigen Gestalten als dem Werden und Vergehen unterworfen, als *geschichtlich* ansieht und damit Aspekte von Entwicklung und Prozess betont. Insofern könnte man Goethe (wie auch Aristoteles) als Vorläufer moderner qualitativer Forschungsstrategien bezeichnen (vgl. Harlan, 2002; Mayring, 1996).

Die von W. Salber begründete *Psychologische Morphologie* ist ein Konzept in Entwicklung, in dessen Mittelpunkt die Metamorphosen seelischer Gestalten stehen. Die morphologische Psychologie betrachtet das Seelische als gestalthaft, bewegend und bewegt, formausprägend und umbildend. Das Seelenleben kann mit den Bewegungen eines Lebewesens verglichen werden, das sich in „seiner" Wirklichkeit herumbewegt, diese herstellend und von dieser zugleich geprägt. „Der seelische Zusammenhang ist keine Linie, sondern eine musikalische Komposition, ein Drama, eine Oper oder ein bewegendes Bild [...] Wir wollen das Ganze dieser Komposition im Griff behalten und es doch – paradoxerweise unzertrennt – zergliedern." (Salber, 1993, S. 188). Der Gestaltbegriff der Morphologie meint nie die fertige Form, sondern ihr Werden, den Übergang zu anderen Gestalten. Betont wird damit das *Vorgestaltliche*, das allmähliche Gestalt*werden*. Salber entwickelte 1965 das Konzept der „Morphologie des seelischen Geschehens" von Polaritäten und ihren Spannungen her. Das Psychische wird als Produktion aufgefasst, die sich in jedem Moment im Umgang mit der Wirklichkeit neu bildet und in Metamorphosen umbildet. Das (unendliche) seelische Geschehen wird als ein „dramatisches" Zusammenwirken, ein Ineinandergreifen polarer Prozesstendenzen rekonstruiert. Diese Bedingungen *(Gestaltfaktoren)* bilden eine erste systematische Ebene der psychologischen Erfassung konkreter Situationen. Die psychologische Methodik versucht dabei, die *Kunst des Seelischen* nachzubilden.

Als besonders fruchtbar – und für die Musiktherapie bedeutsam – erweist sich der Versuch, *Psychologie und Kunst* zusammenzubringen. Der Umgang mit Kunst wurde zum Prototyp für allgemeine psychologische Entwicklungsformen, wie sie etwa im Alltag oder auch in therapeutischen Behandlungen eine Rolle spielen. „Psychologie von den Kategorien her betreiben, die der Umgang mit Kunst nahe legt" bedeutet, „von Produktion, von Metamorphosen, von Übergängen, von Brechungen, von Entwicklungsgefügen, von Wirkungseinheiten" auszugehen (Salber, 1977, S. 7). Auf diesem morphologischen „Königsweg" kommt Salber auch zu einem Konzept von *kunstanaloger Behandlung* (Salber, 1980). Der Therapieprozess wird *in seinen Metamorphosen* überschaubar und handhabbar gemacht (→ Behandlungsschritte).

Das Konzept der *Psychästhetik* (Salber, 2006) bzw. der kunstanalogen Behandlung führte für die Musiktherapie zu einer eigenen Gegenstandsbildung, einer Art „musikalischer Weltauffassung", die Musik, Krankheit, Lebensgeschichte und Behandlung zusammenbringt. Auf diese Weise kann es gelingen, von musikalischen Gestaltungen her, wie sie etwa in musiktherapeutischen Improvisationen entstehen, Aufschlüsse über die *Lebensmethode*, die in diesem Fall am Werk ist zu gewinnen, andererseits wird das Seelische in der „künstlerischen" Aktion bereits in Umbildungsbewegungen versetzt.

Aber das kunstanaloge Vorgehen in der Musiktherapie (Weymann, 1999) beschränkt sich keineswegs auf den Umgang mit dem musikalischen Medium. Vielmehr bildet sich gerade *im Austausch zwischen* den Ausdrucksebenen des Seelischen (Musik, Gespräch, „Szene", Krankheitssymptome, Lebensgeschichte etc.) das „Gemeinsame Werk" der Behandlung heraus, das zu einer verstehenden Rekonstruktion des Falles und zu wirksamen Interventionen leiten kann. Die Erfahrungen, die Musiktherapeuten als *Musiker* mit den psychästhetischen Gesetzmäßigkeiten der musikalischen Gestaltung gemacht haben, fungieren dabei als Modell für Entfaltungs- und Umbildungsmöglichkeiten (und -grenzen) der seelischen Formenbildung (Weber, 2006). Dadurch geraten auch Formenbildungen in den Blick, die rudimentär, bruchstückhaft, verdreht sind. Die Beschäftigung mit „unvollständigen Bildern" (Grootaers, 1994, S. 25) ist beispielsweise in der Psychosomatik von Bedeutung, aber auch in der Arbeit mit geistig behinderten oder dementen Menschen. Von der Ästhetik der Neuen Musik und des Freejazz sowie der Kunst der Avantgarden des 20. und 21. Jahrhunderts her lässt sich Wertschätzung und Verständnis für diese Formen menschlichen Ausdrucks gewinnen (vgl. Becker, 2006).

Wenn Tüpker schreibt, „dass Musik unsere alltäglichen seelischen Behandlungsmethoden aufgreift, unseren Umgang mit der Welt, unsere Welterfahrung hörbar macht", wird deutlich, welche zentrale Bedeutung dem Musikalischen in der Morphologischen Musiktherapie beigemessen wird. Die künstlerisch-psychologische Weltsicht der Musiktherapie ermöglicht es, „von den Künsten der Musik etwas über die Logik und die (Selbst-)Behandlungsmöglichkeiten des Seelischen zu erfahren" (Tüpker, 2006, S. 8). Insofern wird Musikmachen in der Musiktherapie zu angewandter Psychologie, legen sich Kunst und Psyche gegenseitig aus.

Literatur

Becker, M. (2006). Das Konzept des „fehlenden Selbst" als Abwehrkonfiguration und seine Symbolisierung in zeitgenössischer Musik. *Psyche, 12* (60), 1227–1254.

Goethe, J. W. von (1954). *Bildung und Umbildung organischer Naturen. Die Schriften zur Naturwissenschaft (Leopoldina-Ausgabe),* Erste Abteilung, Band 9. Weimar: Böhlau.

Goethe, J. W. von (1965). *Die Schriften zur Naturwissenschaft (Leopoldina-Ausgabe),* Erste Abteilung, Band 10. Weimar: Böhlau.

Grootaers, F. (1994). Fünf Vorträge über Musiktherapie und Morphologie in der Psychosomatik. *Materialien zu Morphologie der Musiktherapie* (Heft 6). Bad Zwesten: IMM, Selbstverlag.

Harlan, V. (2002). *Das Bild der Pflanze in Wissenschaft und Kunst.* Stuttgart: Mayer.

Mayring, P. (1986). *Einführung in die qualitative Sozialforschung* (2. Aufl.). Weinheim: Beltz.

Salber, W. (1977). *Kunst – Psychologie – Behandlung.* Bonn: Bouvier.

Salber, W. (1980). *Konstruktion psychologischer Behandlung.* Bonn: Bouvier.

Salber, W. (1993). *Seelenrevolution. Komische Geschichte des Seelischen und der Psychologie.* Bonn: Bouvier.

Salber, W. (2006). Psychologische Psychästhetik. In R. Tüpker & A. Schulte (Hrsg.), *Tonwelten: Musik zwischen Kunst und Alltag. Zur Psycho-Logik musikalischer Ereignisse* (S. 113–133). Gießen: Psychosozial-Verlag.

Tüpker, R. (1988/1996). *Ich singe, was ich nicht sagen kann. Zu einer morphologischen Grundlegung der Musiktherapie* (überarb. und erw. Neufassung). Münster: LIT.

Tüpker, R. (2006). Vorwort. In R. Tüpker & A. Schulte (Hrsg.), *Tonwelten: Musik zwischen Kunst und Alltag. Zur Psycho-Logik musikalischer Ereignisse* (S. 7–9). Gießen: Psychosozial-Verlag.

Weber, T. (2006). Therapie und Modulation – Was Psychotherapeuten von Komponisten lernen können. In R. Tüpker & A. Schulte (Hrsg.), *Tonwelten: Musik zwischen Kunst und Alltag. Zur Psycho-Logik musikalischer Ereignisse* (S. 31–50). Gießen: Psychosozial-Verlag.

Weymann, E. (1999). Kunstanaloges Vorgehen in der Musiktherapie. In I. Frohne-Hagemann (Hrsg.), *Musik und Gestalt* (S. 48–70). Göttingen: Vandenhoeck & Ruprecht.

Internetadressen

Morphologische Musiktherapie: http://www.uni-muenster.de/Musiktherapie/ [27. 9. 2007].
Morphologische Psychologie (bis 1995): http://www.morphologie-online.de/pdf/Gesamtbibliographie.pdf [27. 9. 2007].

Musikanthropologische und ethnologische Aspekte

Wolfgang Suppan

Quer durch die Kulturen, sowohl bei Naturvölkern wie in den alten Hochkulturen, ist der Glaube verbreitet, dass Singen und Musizieren mit dem Irrealen, dem Jenseitigen, dem Dämonischen, dem Göttlichen zu tun habe. „Musik ist die Sprache der Götter", heißt es in Schwarzafrika. Daraus leitete sich die Überzeugung her, dass derjenige, der musikalische Techniken (Zauberformeln, ein Geheimwissen demnach) beherrscht, mit dem Jenseitigen zu kommunizieren vermag. Schamanen begeben sich auf die „Seelenreise", um im Jenseits die für das Überleben der Gruppe entscheidenden Informationen zu erhalten. Zauberer und Medizinmänner, Mönche und Priester gestalten singend, musizierend, tanzend die Kulthandlung, sie geraten mithilfe der Musik in ekstatische, tranceartige Zustände, in denen sie offen sind für Signale aus der Welt der Götter, die ihnen Kriegs- oder Jagdglück bescheren sollen. Auch der christliche Himmel ist ein singender, daher ist die dem Kirchenraum (Abbild des Himmels) adäquate Sprache der Gesang, der innerhalb der Liturgie zunächst den Priestern und der Schola vorbehalten war, in den jedoch im Verlauf der europäisch-abendländischen Geschichte die „Laien" immer stärker einstimmen durften.

Krankheit gilt als Strafe Gottes. Deshalb ist es primär Aufgabe von Spezialisten für das Jenseitige, Dämonen und Götter gütig zu stimmen und so den Heilungsprozess einzuleiten.

Schamanen in indianischen und Eskimokulturen

Der Schamane, als „Spezialist für die menschliche Seele" (Eliade, 1975, S. 18), ist zugleich ein Ahnherr der Berufsmusiker, der einzige, der sich aufgrund besonderer Fähigkeiten aus der Primärgruppe heraushebt und dafür von den anderen Gruppenmitgliedern mit dem Lebensnotwendigen versorgt wird. Er gewinnt zudem Macht, die er selbst ausübt – oder an Häuptlinge delegiert. Das Musikinstrument (→ Archaische Musikinstrumente): Die Schamanentrommel (bei den Tungusen und Mongolen auch die Maultrommel, bei den ob-ugrischen Völkern auch die Leier), gilt als Symbol seiner Würde und seines Amtes. Ohne Musikinstrument kann er nicht Schamane sein. Neben stimulierenden Drogen versetzt er sich durch eine Kombination von Singen und Tanzen sowie Reiben und Schlagen auf seiner Trommel in den Zustand des „Außer-sich"-Seins. Dieses „Außer-sich"-Sein kann einer Epilepsie entsprechen, die bewusst gepflegt wird. Kinder, die zu epileptischen Anfällen neigen, gelten in Sibirien als besonders ausgezeichnete und kommen zu einem Schamanen in die Lehre. Die einseitig mit einer Tierhaut bespannte Trommel wird aus einem zumeist durch Blitzschlag „gekennzeichneten" Baum gefertigt. Am Griff im Inneren der Trommel ist der „Schaitan" (Fetisch, Abbild eines Geistes oder eines Vorfahren) befestigt.

Der junge Schamane erhält zunächst den Schamanenstab, erst bei seiner „Freisprechung" die Trommel; sie vermittelt ihm Kraft und Macht. Man sagt, er ging bislang zu Fuß, nun würde er auf seiner Trommel reiten: Nämlich – nach Bedarf – ins Jenseits, zu den Geistern. „Die eigenartig verdichtete, suggestive Atmosphäre, die durch kunstvolles und differenziertes Trommelspiel in Kombination mit den tänzerisch-pantomimischen Bewegungen des Schamanen, seinem Gesang und den von ihm ausgestoßenen Tierschreien sowie den klanglichen Effekten der an seinem Gewand befestigten Metallgegenstände entstand, bezeugen zahlreiche Angaben in der ethnologischen Literatur" (Emsheimer, 1979).

Die wesentliche Aufgabe des Schamanen besteht darin, Krankheiten von den Mitgliedern seiner Gruppe fernzuhalten – und, falls sie eintreten, diese zu heilen. Er vermag das psychische Gleichgewicht im Menschen wieder herzustellen und zu bewahren. L. B. Boyer (1964, S. 404) beschreibt die Therapie des Schamanen bei den Apachen in dem indianischen Mescalero-Reservat so: „When the shaman had exposed the Symbol of the patient's distress (bear, snake, lightning, and so forth), he attempted to determine why the embodiment of evil ‚bothered' his patient. For the answer of this question he invokes his ‚power'. He sings his ceremonial songs and recites his prayers in an effort to communicate with this ‚power', to obtain its aid in tracing down the forces which have made his patient ill and to gain its Support opposing those forces".

Schamanismus erscheint als eine Entwicklungsstufe der psychischen Evolution des Menschen, die durch Fetischismus und Animismus gekennzeichnet ist. Krankheiten werden schädlichen Objekten und bösen Geistern zugeschrieben, die in den menschlichen Körper eingedrungen sind. Schamanen vermögen Einfluss zu nehmen auf solche Objekte/Geister, und sie ziehen (mit Vogelfedern u. ä. Requisiten), blasen oder saugen die Krankheit aus dem Körper des Patienten heraus. Schamanistische Heilpraktiken erlebten im letzten Jahrzehnt des 20. Jahrhunderts in Selbsterfahrungs- und Hilfegruppen in den USA und in Europa eine Renaissance (Uccusic, 1991).

Zauberer und Medizinmänner Schwarzafrikas

In der folgenden Beschreibung einer schwarzafrikanischen Heilzeremonie durch Irenäus Eibl-Eibesfeldt werden die wesentlichen Elemente naturvölkischer „Musiktherapie" deutlich: „Nacht liegt über der Kalahari. Ein Feuer brennt, und neun Buschmänner tanzen zum Rhythmus, den elf um ein Feuer sitzende Frauen klatschen … Um die Waden tragen die Männer Rasseln, die jeden Tanzschritt unterstreichen. Mit maschinenhafter Gleichmäßigkeit umkreisen die Tänzer stampfenden Schrittes die Frauengruppe, einer hinter dem anderen, als folgten sie einer übergeordneten Macht … Es scheint, als würden sie ihre Umwelt kaum wahrnehmen. Da und dort berührt einer im Vorbeitanzen kurz den Scheitel einer Frau … In der Einsamkeit einer Kalaharinacht hat sich eine Gruppe von Menschen versammelt, um mit den Dämonen der Krankheit zu kämpfen. Einige Frauen und Kinder waren in den letzten Tagen an Fieber erkrankt. Dem Glauben der Buschleute zufolge werden Krankheiten durch unsichtbare Pfeile verursacht, die, von bösen Geistern und Feinden gesandt, in den Körper der Menschen eindringen. In der Trance erreichen die Männer einen Ausnahmezustand, der sie befähigt, diese unsichtbaren Pfeile in sich aufzunehmen und damit die Kranken von ihrem Übel zu befreien. Wenn sie die Frauen berühren, absorbieren sie die Pfeile. Und dann leiden sie, weil sie nun selbst all die Todesbringer in sich tragen. Sie ringen mit den Dämonen und besiegen sie zuletzt. Mit spitzen Schreien stoßen sie die Pfeile aus, die sie von den Frauen absorbiert haben. Sie können sie auch erbrechen; immer wieder sieht man, wie ein Trancetänzer in den Busch wankt und würgt und spuckt" (Eibl-Eibesfeldt, 1976, S. 9 f.).

Der Schwarzafrikaner, soweit sein Leben noch in traditionelles Brauchtum eingebunden erscheint, ist davon überzeugt, dass sein persönliches Wohlergehen und das seiner Gruppe von der Kommunikation mit den Vorfahren abhängt. Der Medizinmann ist daher Priester, Prophet, „Arzt", Pflanzenkenner, Seelentröster, Wahrsager und „Historiker" des Stammes, vor allem aber Vermittler zwischen den ihm anvertrauten Menschen und deren Vorfahren. Als besonders mächtig gilt jener „sangoma" (der Medizinmann der Bantu Südafrikas), der sich in Gebeten an möglichst viele Ahnen wenden kann. Der „sangoma" arbeitet mit Ahnen und Geistern zusammen „für das Überleben des Volkes" (Boshier, 1981, S. 16 f.). Nur er darf Geister/Ahnen ansprechen, und er muss sich dazu – mithilfe von Drogen und Musik – in Trance versetzen können. Bei den Hausa in Niger wird Mitglied der Bòorii-Kultgruppe, wer an einer gefährlichen Krankheit, an Lähmung oder Unfruchtbarkeit leidet, um so in Kontakt mit dem verärgerten, die Krankheit hervorrufenden Geist zu gelangen. Die auf solche Zeremonien spezialisierten Musiker kennen nicht allein die Preislieder aller wichtigen Mitglieder der Kultgruppe, sondern auch diejenigen der mehr als vierhundert Geister. Während der Initiationszeremonie wird die Melodie des möglicherweise zuständigen Geistes gespielt. Der Initiant sitzt vor den Musikern, das Haupt in eine Wolldecke eingehüllt. Nach gewisser Zeit fällt er in Trance und schließlich, wenn die Wolldecke entfernt wird, in Besessenheit. Das ist der Augenblick, in dem der Geist vom Initianten Besitz ergreift. Die Priester und Priesterinnen identifizieren so den Geist, dessen Lied die Musiker singen/spielen – so mag es zu der erwünschten Heilung kommen (Erlmann, 1982b).

Revivalformen schwarzafrikanischer, in kultische Handlungen eingebundener und von Geheimbünden organisierter Heilzeremonien (Voodoo, Kumina) finden sich heute im afroamerikanischen Bereich, zum Teil vermischt mit christlichen Glaubensvorstellungen. „Trance appears to be a quite common phenomen in Jamaica, with many local variants. Among Balm people, trance is used therapeutically. African rhythms are gradually introduced into Christian hymns to induce trance" (Long, 1972).

Mönche und Priester in den Hochkulturen

Musik, so fasst Konfuzius (ca. 551 bis ca. 479 v. Chr.) altchinesisches Musikdenken zusammen, veredelt als Ausdruck des Unveränderlichen an den Gefühlen das Gemüt des Menschen, hält sein Herz im Gleichgewicht und zähmt Begierden und Leidenschaften. Doch nicht aller Musik kämen diese Eigenschaften zu. Nur wer von der „rechten Musik" ergriffen sei, vermöge der wahren Erkenntnis nahezukommen. Musik hören bedeute nicht allein, die physikalischen Eigenschaften der Töne zu beobachten, sondern sich auf die Gedanken/Emotionen einzustellen, die Musik zu erwecken vermag. Musik und Sitte seien letztlich eins, dazu bestimmt, die Wünsche des Volkes auf ein gemeinsames Ziel hin auszurichten und Ordnung zu schaffen. Ob Alt-China, Alt-Indien, der indonesische Raum, ob Babylon, Alt-Ägypten, die altamerikanischen Maja- und Aztekenkulturen, ob Griechen, Römer oder Araber: Die Musik bleibt wesentlicher Katalysator psychophysischer und sozialer Vorgänge. Wo Menschen damit begonnen haben, diese Zusammenhänge zu reflektieren: Nach Konfuzius vor allem Plato und Alfarabi, aber auch der am Beginn des christlichen Abendlandes stehende Neu-Platoniker Boëthius: Wo also Denker den singenden/musizierenden Menschen betrachten und wo Sänger/Musiker Rechenschaft ablegen über ihre „Rattenfänger von Hameln"-Funktion, ging und geht es stets um die Wirkung der Musik auf die Physis und Psyche des Menschen sowie auf die Dynamik von Menschengruppen: Das heißt um ein medizinisches und gesellschaftliches Problem.

Vor allem die arabische Philosophie hat zwischen Medizin und Musik eine innige Verbindung gesehen: Wenn etwa Ibn Hindū im 10. Jahrhundert feststellte, was „aber die Wissenschaft von der Musik anbetrifft, so gehört sie in einer bestimmten Hinsicht zur Medizin […] Wer die Musik ausübt, spielt nämlich geradezu mit den Seelen und Körpern [der Menschen]" (Bürgel, 1972, S. 243). Es ging den Arabern demnach nicht allein um psychische Schäden/Behinderungen, sondern auch um physische. So wird berichtet, dass al-Kindi († um 870) einen vom Schlag getroffenen Patienten dadurch ins Leben zurückführte, dass er vier Lautenspieler kommen ließ, die unablässig auf diesen einspielten. Al-Kindi habe dabei den Puls des Kranken ergriffen, und während dieser Zeit wurden seine Atemzüge regelmäßig und der Puls stärker, „und sein Geist kehrte nach und nach zurück, bis er sich bewegte" (Suppan, 1984, S. 111).

Das naturvölkische „Musik ist die Sprache der Götter" findet sich wieder im katholisch-christlichen „Musik ist die Sprache des Himmels bzw. des Kosmos, wird also vom Menschen vorgefunden und nachgeahmt" (Harnoncourt, 1989, S. 55). Musik und Gesang seien „unverzichtbare […] besondere und notwendige Äußerungen christlichen Glaubens" (Harnoncourt, 1989, S. 55 ff.). Obgleich Priester- und Arztberuf sich getrennt haben, bleibt die Vorstellung präsent, dass die „Musik des Himmels und somit auch ihr Abbild auf Erden, die Kirchenmusik […] Ausdruck des Gerichtes über alles Böse, Ausdruck des Sieges über alles Unheil" (Harnoncourt, 1989, S. 60) sei, – und das bedeutet, das geistige und körperliche Wohlbefinden des Menschen über Formatio reticularis und Limbisches System des Althirnbereiches zu beeinflussen (Suppan, 1982, 1984, 1986), böse und unheilvolle Krankheiten zu „besiegen" vermag.

Literatur

Boshier, A. K. (1981). Afrikanische Lehrjahre. In H. P. Duerr (Hrsg.). *Der Wissenschaftler und das Irrationale I*. Frankfurt: Syndikat.
Boyer, L. B. (1964). Folk Psychiatry of the Apaches of the Mescalero Reservation. In A. Kiev (Hrsg.), *Magic, Faith, and Healing*. London: Free Press.
Bürgel, J. C. (1972). Zur Musiktherapie im Arabischen Mittelalter. In V. Ravizza, *Geering-Festschrift*. Bern, Stuttgart: P. Haupt.
Eibl-Eibesfeldt, I. (1976). *Menschenforschung auf neuen Wegen. Die naturwissenschaftliche Betrachtung kultureller Verhaltensweisen*. Wien: Molden.
Eliade, M. (1975). *Schamanismus und archaische Ekstasetechniken*. Frankfurt: Suhrkamp.

Emsheimer, E. (1979). Schamanentrommel. *Die Musik in Geschichte und Gegenwart* (2. Aufl., Sachteil, Bd. 8, Sp. 1030–1034).
Erlmann, V. (1982a). Musik und Trance. Symbolische Aspekte des Bori Besessenheitskultes der Hausa in Maradi (Niger). *Africana Marburgensia 15,* 3–24.
Harnoncourt, P. (1989). Die liturgische und apostolische Sendung der Musica Sacra. *Heiliger Dienst, 43,* 49–71.
Long, J. K. (1972). Medical Anthropology, Dance, and Trance in Jamaica. *Bulletin of the International Committee on Urgent Anthropological and Ethnological Research, 14,* 17–23.
Suppan, W. (1982). Musik und Neurophysiologie. Zu einem Symposion der Herbert-von-Karajan-Stiftung über „Gehirnvorgänge bei der Ausübung und Wahrnehmung von Musik". *Musik und Bildung, 14,* 586–589.
Suppan, W. (1984). *Der musizierende Mensch. Eine Anthropologie der Musik.* Mainz: Schott.
Suppan, W. (1986). *Musica humana. Die anthropologische und kulturethologische Dimension der Musikwissenschaft.* Wien, Köln, Graz: Böhlau.
Uccisic, P. (1991). *Der Schamane in uns. Schamanismus als neue Selbsterfahrung, Hilfe und Heilung.* Genf, München: Ariston.

Weiterführende Literatur

Åstrand, H., Gabrielsson, A., Imberty, M., Wallin, N. L. et al. (1981). *Basic Musical Functions and Musical Ability,* Papers given at a seminar arranged by the Royal Swedish Academy of Music Stockhohn, February 1981, Stockholm (Publications issued by the Royal Swedish Academy of Music, No. 32).
Avenary, H. (1979). *Encounters of East and West in Music. Selected Writings.* Tel Aviv: Tel Aviv University, Dep. of Musicology.
Berendt, J.-E. (1984). *Das Dritte Ohr. Vom Hören der Welt.* Reinbek: Rowohlt.
Bielawski, L. (1979). Instrumentalmusik als Transformation der menschlichen Bewegung. Mensch – Instrument – Musik. *Studia instrumentorum musicae popularis, 6,* 27–33.
Braun, J. (1993). „... die Schöne spielt die Pfeife". Zur nabatäisch-safaitischen Musikpflege. In B. Habla (Hrsg.), *Festschrift zum 60. Geburtstag von Wolfgang Suppan* (S. 167–184). Tutzing: Schneider.
Clynes, M. (Ed.). (1982). *Music, Mind, and Brain. The Neurophysiology of Music.* New York, London: Plenum Publishing Corporation.
Cohen, J. (Ed.). (1990, 1991). *Essays in Honor of Hanoch Avenary* = Orbis musicae X. Tel Aviv: Tel Aviv University, Dep. of Musicology.
David, E. (1981). Musikerleben aus der Sicht der Naturwissenschaft. *Verhandlungen der Naturforschenden Gesellschaft in Basel, 91,* 79–100.
Diöszegi, V. & Hoppál, M. (Eds.). (1978). *Shamanism in Siberia.* Budapest: Akadémiai Kiadó.
Eibl-Eibesfeldt, I. (1984). *Die Biologie des menschlichen Verhaltens. Grundriß der Humanethologie.* München, Zürich: Piper.
Emsheimer, E. (1964). *Studia ethnomusicologica eurasiatica.* Stockholm: Kungl. Musikaliska akademien.
Erlmann, V. (1982b). Trance and Music in the Hausa „Bòorii" Spirit Possession Cult in Niger. *Ethnomusicology, 26,* 49–56.
Feld, S. (1982). *Sound and Sentiment. Birds, Weepings, Poetics, and Song in Kahuli Expression.* Philadelphia, Pennsylvania: University of Pennsylvania Press.
Fritz, H. (1994). *Kastratengesang. Hormonelle, konstitutionelle und pädagogische Aspekte.* Tutzing: Schneider.

Gabrielsson, A. (1981). Music Psychology. A Survey of Problems and Gurren' Research Activities. *Basic Musical Functions and Musical Ability, 32,* 1–80. Royal Swedish Academy of Music.

Graf, W. (1980). *Vergleichende Musikwissenschaft. Ausgewählte Aufsätze.* Wien-Föhrenau: Stiglmayr.

Haller, S. & Kremser, M. (1971). Danse et Therapeutique chez les Azande. *Bulletin of the International Committee on Urgent Anthropological and Ethnological Research, 13.*

Hamel, P. M. (1980). *Durch Musik zum Selbst. Wie man Musik neu erleben und erfahren kann.* Kassel: dtv/Bärenreiter.

Harrison, F. L. (1972). Music and Cult: The Functions of Music in Social and Religious Systems. In B. S. Brook et al. (Ed.), *Perspectives in Musicology* (pp. 307–334). New York: Norton.

Kartomi, M. J. (1973). Music and Trance in Central Java. *Ethnomusicology, 17,* 163–208.

Kümmel, W. F. (1977). *Musik und Medizin. Ihre Wechselbeziehungen in Theorie und Praxis von 800 bis 1800.* Freiburg, München: Alber.

Lewin, O. (1993). Songs for Leisure and for Learning. In B. Habla (Hrsg.), *Festschrift zum 60. Geburtstag von Wolfgang Suppan* (S. 239–250). Tutzing: Schneider.

Lipp, G. (2002). *Das musikanthropologische Denken von Viktor Zuckerkandl.* Tutzing: Schneider.

Moog, H. (1978). *Blasinstrumente in der Behindertenpädagogik.* Tutzing: Schneider.

Müller-Thalheim, W. (1977). Psychopathologie und Musik. *Österreichische Ärzte-Zeitung, 32* (22), 1413–1417.

Neher, A. (1962). Physiological Explanation of Unusual Behaviour in Ceremonies Involving Drums. *Human Biology, 4,* 151–160.

Oder, W. et al. (1985). Erste Erfahrungen mit dem Einsatz von Musik im Rahmen der Rehabilitation des Parkinson-Kranken. In G. S. Barolin (Hrsg.), *9. Jahrestagung des Verbandes der Ärztlichen Direktoren und Primarärzte Österreichs* (S. 26–36). Wien: Verband der Ärztlichen Direktoren und Primarärzte Österreichs.

Royce, A. P. (1977). *The Anthropology of Dance.* Bloomington-London: Indiana University Press.

Ramseyer, U. (1969). *Klangzauber. Funktionen außereuropäischer Musikinstrumente.* Ausstellungs-Katalog des Museums für Völkerkunde. Basel: Museum für Völkerkunde.

Rauhe, H. (1984). Interdisziplinäre Grundfragen der musiktherapeutischen Wirkungsforschung. *Medica, 5,* 91–93.

Robertson-DeCarbo, C. E. (1974). Music as Therapy: A Bio-Cultural Problem. *Ethnomusicology, 18,* 31–42.

Rouget, G. (1977). Music and Possession in Trance. In J. Blacking (Hrsg.), The Anthropology of the Body (pp. 233–239). London: ASA Monograph (15).

Rouget, G. (1980). *La musique et la trance: Esquisse d'une teorie generale des relations de la musique et de la possession.* Paris: Gallimard.

Spintge, R. & Droh, R. (Hrsg.). (1987). *Musik in der Medizin. Neurophysiologische Grundlagen. Klinische Applikationen. Geisteswissenschaftliche Einordnung.* Berlin: Editiones Roche.

Suppan, W. (1993/94). Wozu braucht der Mensch (Pop-)Musik? *Musikerziehung, 47,* 64–72.

Suppan, W. (2000). *Werk und Wirkung. Musikwissenschaft als Menschen- und Kulturgüterforschung.* Tutzing: Schneider.

Suppan, W. (2006). Musik als Identifikator. Annäherungen an ein heikles Thema. In R. Flotzinger (Hrsg.), *Musik als ... Ausgewählte Betrachtungsweisen* (Veröffentlichen der Kommission für Musikforschung der Österreichischen Akademie der Wissenschaften, S. 115–132). Wien: Akademie der Wissenschaften.

Wallin, N. L. (1991). *Biomusicology. Neurophysiological, Neuropsychological, and Evolutionary Perspectives on the Origins and Purposes of Music.* Stuyvesant, NY: Pentagon Press.

Werner, E. (1959). *The Sacred Bridge: The Interdependence of Liturgy and Music in Synagogue and Church During the First Millenium.* New York: Columbia University Press.

Zuckerkandl, V. (1956). *Sound and Symbol Music and the External World.* Princeton, NJ: Princeton University Press, 2/1973 (Bollingen Series XLIV).

Zuckerkandl, V. (1973). *Man the Musician. Sound and Symbol* (Vol. 2). Princeton, NJ: Princeton University Press.

Musikbegriff

Maria Becker

Musiktherapie als Form der Heilbehandlung bezieht Musik in die Therapie körperlicher und seelischer Leidenszustände mit ein. Die Notwendigkeit eines über das vorwissenschaftliche Selbstverständnis von Musik hinausgehenden Musikbegriffes entsteht aus der therapeutischen Verantwortung. Die Reflexion der in der therapeutischen Einbeziehung behaupteten Wirkung bzw. Bedeutung von Musik ermöglicht Nachvollziehbarkeit wie auch Infragestellung musiktherapeutischen Handelns.

In der abendländischen Kulturgeschichte hat sich Musik als autonome Tonkunst mit festgelegten Formstrukturen in der Neuzeit emanzipiert. Bis dahin war Musik in rituelle Zusammenhänge (z. B. archaischer und mythischer, später kirchlicher oder höfischer Art, aber auch bäuerliche und bürgerliche Gebräuche) eingebettet und aus diesen heraus nicht als eigenständig erfahrbar. Formgebende Bedeutung wuchs ihr aus dem Ritus zu, den zu gestalten sie mithalf. Neben den herrschenden kirchlichen und höfischen Formen der Musikproduktion und -rezeption gab es zugleich Volksmusik: Mündlich überlieferte Lieder und Tänze, in denen das impulsive, lustvolle und kritische Potenzial von Musik offen zum Ausdruck kam. Dieses Spannungsfeld war einerseits gegenseitig befruchtend. Bürgerliche Musiker führten beispielsweise Volkstänze bei Hofe ein, deren Charakter sich dadurch veränderte. Es unterlag zugleich zunehmender herrschaftlicher Regulierung. So wurden z. B. erotische Tänze von der Inquisition bei „Peitschen- und Galeerenstrafen" (terra musica, 2007) verboten. Im Zuge der Neuzeit entstanden nun gegen den situativen Bedeutungszwang und die davon bestimmten Beziehungsformen autonome Musikstücke, deren Bedeutung als musikalische Bedeutung in dem ihnen zuwachsenden Werkcharakter lag. Komponisten griffen mit ihrer Komposition die tradierten Musikformen auf, die nun jedoch um der Musik willen als Auseinandersetzung mit musikalischen Formen interessant wurden. Die zunehmend freie Verfügbarkeit des musikalischen Materials erforderte zugleich eine veränderte Organisation des Verhältnisses von Komponist bzw. Komponistin – Werk – Publikum. Musik geriet unter den Einfluss kulturindustrieller Verwertungsmechanismen. Das kritische Potenzial von Musik musste nun gegen jene marktwirtschaftliche Tendenz behauptet werden, die dieses Potenzial – die in der Musik formulierte Sehnsucht nach subjektiver Verfügbarkeit unterdrückter sinnlicher Erfahrungen – zur Gestaltung eines Warenverhältnisses nutzt und Musik damit ins Klischeehafte abgleiten lässt. In Abgrenzung hierzu wurden in der Musik des 20. Jahrhunderts die musikalischen Grundlagen selbst und damit auch der Werkbegriff zur Debatte gestellt: Einerseits in seiner Negation Form gebende Begrenzung und Maßstab, andererseits als verkrustete Form restaurative Kraft.

Die Entstehung und Etablierung der Musiktherapie mit Beginn der 60er Jahren des vorigen Jahrhunderts (in Deutschland) griff in diese Entwicklung ein, in dem sie mit der Improvisation eine dem Werkbegriff im ersten Augenschein polar entgegengesetzte Form zu ihrem zentralen Instrument erklärte. Hiermit setzte sie einen herausfordernden Kontrapunkt zum Werkbegriff als wesentlichem Element des von der Musikwissenschaft behaupteten Musikbegriffs. In der musiktherapeutischen theoretischen Diskussion ist denn auch die theoretische Fundierung des Improvisationsbegriffes (→ Improvisation und Musiktherapie) wie auch des impliziten wie expliziten Musikbegriffes in Auseinandersetzung mit dem Werkbegriff von großer Bedeutung (Niedecken, 1988; Tüpker, 2001; Weymann, 1989, 2004).

Inzwischen ist die musiktherapeutische Landschaft durch eine Vielfalt an Richtungen, Aus- und Weiterbildungsgängen theoretischen und therapeutischen Konzepten gekennzeichnet. Die musiktherapeutischen Schulen bilden zusammen mit den dazugehörenden Institutionen (Praxis, Ausbildungsinstitute, Ausbildungsformen, Theoriesysteme, Wissenschaftsbetrieb, Veröffentlichungspraxis etc.) ein anfangs wildwuchsartig sich verbreitendes, inzwischen aber zunehmend vernetztes System, in dem die Vertreter bzw. Vertreterinnen der verschiedenen Schulen in der Regel um Kooperation und Zusammenarbeit bemüht sind. Darunter gibt es verschiedene Ansätze, die nicht die Improvisation in den Mittelpunkt stellen. Damit geht eine gewisse Begriffsverwirrung einher. Es gibt musiktherapeutische Schulen, die sich auf eine Methode beziehen (z. B. → Rezeptive Musiktherapie), sich durch das zugrunde liegende psychotherapeutische theoretische Konzept definieren (psychoanalytische/gestalttherapeutische/morphologische Musiktherapie; → Gestalttherapie und Musiktherapie, → Morphologische Musiktherapie) oder durch eine dahinter stehende Philosophie (→ Norddoff-Robbins-Musiktherapie, Altorientalische Musiktherapie, → Von einer „Altorientalischen" zur „Ethnomusiktherapie", → Anthroposophische Musiktherapie) bzw. durch die intendierte Wirkung gekennzeichnet sind (Musik als Tranceinduktion, → Klangtrance, → Funktionale Musiktherapie). Den unterschiedlichen musiktherapeutischen Ansätzen liegen zwar sich jeweils teilweise überschneidende, sich jedoch auch voneinander unterscheidende und auch gegenseitig in Frage stellende Vorstellungen von Musik zugrunde. Für jede Schule leitet sich der Musikbegriff zum einen aus dem ihr eigenen Therapieverständnis und seiner theoretischen Fundierung ab, aus dem heraus die therapeutischen Wirkfaktoren und ein sich daraus ergebendes Einwirkungsfeld erklärt werden. Zum anderen spielt damit zusammenhängend die jeweilige spezifische Umgangsweise mit Musik in der konkreten therapeutischen Situation eine Rolle.

Seit dem Erscheinen der ersten Auflage des Musiktherapielexikons wurden inzwischen für die verschiedenen musiktherapeutischen Richtungen Anstrengungen unternommen, sich auf einen Musikbegriff als Klammer zu einigen (Kasseler Konferenz, inzwischen Bundesarbeitsgemeinschaft (BAG) Musiktherapie). Es wurden Untersuchungen durchgeführt, die sich mit den Differenzen des Musikbegriffs der jeweiligen musiktherapeutischen Schulen in Abgrenzung zum musikwissenschaftlich vorherrschenden Musikbegriff beschäftigen (Tüpker, 2001). Die nachfolgende Auswahl von expliziten Definitionen des musiktherapeutischen Musikbegriffs erhebt keinen Anspruch auf Vollständigkeit. Sie ist auch nicht als repräsentativ zu betrachten. An ihr sollen einige von der Autorin für die überwiegende musiktherapeutische Praxis und Lehre für wesentlich erachtete Kennzeichen der Vorstellungen von Musik kritisch gewürdigt werden:
– „Musiktherapeuten (arbeiten) [Anmerkung der Autorin] mit dem weitesten Musikbegriff […], der möglich ist. Alle absichtsvoll hergestellten Klangabläufe werden als Musik bezeichnet. Das schließt Kinderlieder ebenso ein wie wildes Trommeln auf afrikanischen Djembes, das Spielen von Märschen auf dem Klavier oder das Zerknüllen von Packpapier" (Bruhn, 2001).

- „In der Musiktherapie herrscht ein sehr weit gefasster Musikbegriff. Eingeschlossen sind nicht nur Klänge, Rhythmen, Harmonien und Melodien, sondern auch Geräusche. Es wird grundsätzlich davon ausgegangen, dass Musik eine Artikulation menschlichen Erlebens ist und somit subjektive Bedeutung hat, die sich wiederum in einem Spannungsverhältnis zu dem gesellschaftlich-kulturellen Kontext befindet" (BVM, 2007).
- „Musik ist vom Menschen gestalteter Schall. Als akustisches, zeitstrukturierendes Geschehen ist sie Artikulation menschlichen Erlebens mit Ausdrucks- und Kommunikationsfunktion. Sie befindet sich im dialektischen Spannungsfeld individueller – körperlicher, psychischer, spiritueller, sozialer – und gesellschaftlich-kultureller Bedingungen und ist dort wirksam und bedeutsam. Musik wird zum subjektiven Bedeutungsträger über den Prozeß des Wiedererkennens interiorisierter Erfahrungen, die im Zusammenhang der Menschheitsgeschichte, dem Enkulturationsprozess und der aktuellen Situation stehen" (BVM, 1998).
- „Dem verengten Werkbegriff der Musikwissenschaft (wird) [Anmerkung der Autorin] ein Musikbegriff der musikalischen Improvisation gegenüber gestellt, der Musik als direkte Kommunikation zwischen Menschen in den Mittelpunkt rückt. [...] Musik als Beziehungsgestaltung zwischen Menschen und als Mit-Teilung von Empfindung und Selbst- und Welterleben, [...] Musik als Prozess und Ereignis, als Ausdruck und Reflexion seelischer Verhältnisse, als Erkenntnismittel, [...] Musik [...] als ein Medium, in dem sich Lebenserfahrung widerspiegeln kann, welches (die) TherapeutInnen in das Erleben des anderen hineinziehen und durch die Möglichkeit der Neu- und Umgestaltung eine umwandelnde Verinnerlichung im Sinne einer heilsamen Verwandlung ermöglichen kann" (Tüpker, 2001, S. 44).

Ein Kennzeichen der von Verbänden und Autoren und Autorinnen vorgestellten musiktherapeutischen Musikbegriff-Definitionen ist entgegen dem vorwissenschaftlichen Verständnis wie auch dem musikwissenschaftlichen explizit seine sehr weite Fassung, die sich allerdings auf das Deskriptive beschränkt. So bezieht er zum Beispiel Geräusche mit ein und umfasst alle musikalischen Phänomene wie Töne, Klänge, Rhythmen, Melodiefragmente etc. Auch hierin klingt an, dass es in der Musiktherapie nicht zentral um die Auseinandersetzung mit oder Erarbeitung von bereits komponierten Musikstücken geht. Ähnlich wie die von einer großen Bandbreite musiktherapeutischer Schulen für wesentlich erachtete musikalische Form der Improvisation wird hierdurch der Prozesscharakter von Musik betont, der in einem dialektischen Spannungsfeld zum musikwissenschaftlichen Werkbegriff steht.

Darüber hinaus wird in fast allen Definitionen eine Vorstellung darüber formuliert, welche außermusikalischen Aspekte in und mit der Musik zum Ausdruck kommen. Damit greifen sie eine wesentliche Komponente auf, die in den sich wandelnden Musikbegriffen der abendländischen Kulturgeschichte ein zentrales Moment war, die jedoch in einem verengten Werkbegriff abgeschnitten wird: Die Vorstellung eines Zusammenhangs zwischen der Ordnung der Töne, Klänge und Rhythmen (der innermusikalischen Gesetzmäßigkeiten) und dem Walten einer Ordnung im Weltall (Ordo/Pythagoras), einer göttlichen Ordnung in der Natur (Harmonie/Mittelalter), die Musik mit ihrer Fähigkeit, auf menschliche Sinne und Gefühle einzuwirken, dem Menschen zugänglich machen kann und soll (s. hierzu Morbach, o. J.). Demgegenüber wird in späteren Jahrhunderten – Klassik, Romantik – die innermusikalische Ordnung der Musik als Ausdruckskraft für menschliche Emotionen verstanden, dessen vermittelndes Prinzip jetzt statt Ordo bzw. Harmonie nun Poesie, die schöpferische Kraft des künstlerischen Menschen, ist. Musik bezieht sich zunehmend auf sich selbst. Formbildende Kraft erwächst aus dem Anspruch des Werkcharakters. In der Moderne wird von den Komponisten der neuen Musik die innermusikalische Ordnung selbst infrage gestellt, ebenso wie durch spezifische Kompositionstechniken und Aufführungsanweisungen der Werkcharakter musikalisch unterlaufen wird, wiewohl er zugleich auch in seiner Negation Bezugspunkt bleibt.

Hier nun tradiert die Musiktherapie einen Musikbegriff, der explizit wieder einen Zusammenhang zwischen musikalischen und seelischen Gesetzmäßigkeiten zum Ausgangspunkt nimmt. Anstelle der metaphysischen Schnittstelle früherer Jahrhunderte sind hier jedoch entwicklungspsychologische und psychotherapeutische Theoriekomplexe erforderlich, die als Zwischenschritt das Ineinander musikalischer und inter- sowie intrapsychischer Phänomene und Strukturen darlegen. Musik, verstanden als ein interaktiv-kommunikatives Ausdrucksphänomen, wird in der Improvisation am deutlichsten erfahrbar. Es bleibt jedoch die Frage, welche Rolle hierbei die innermusikalische Ordnung – die sich seit der Neuzeit auf musikalische Werke beziehende musikalische Idiomatik – spielt.

Ein Musikbegriff, mit dem die verschiedenen Spannungsfelder aufgenommen und integriert werden können, ist der von Niedecken in der Weiterentwicklung von Susanne Langer und Alfred Lorenzer konzipierte Musikbegriff. (In den Thesen der Kasseler Konferenz wird auf alternative Zugänge verwiesen: Semiotische/ästhetische.) Musik wird hier als ein präsentatives Symbolsystem verstanden (→ Symbol). Ihr Objektcharakter liegt in ihrer Eigenschaft, ein historisch gewachsenes, Kultur konstituierendes Symbolsystem zu sein, in dem „gesellschaftlich-allgemein anerkannte(n) Formen des musikalischen Erlebens" (Niedecken, 1988, S. 33) als Idiom gefasst sind. Musik ist, wie Niedecken gezeigt hat, szenisch strukturiert. In der Einheit von Interaktionsform und Ausdruckfigur entstehen sinnlich-symbolische Interaktionsformen, mit denen dem Einzelnen gerade jene frühen Erfahrungen aufgehoben und zum Ausdruck formuliert werden, die im Kontext des gesellschaftlich Verwertbaren und sprachlich Anerkannten strukturell ausgegrenzt sind. Während mit dem Begriff des präsentativen Symbols die Objektivität von musikalischen Formenbildungen als gesellschaftlich-allgemein benannt wird, akzentuiert der Begriff der sinnlich-symbolischen Interaktionsform deren Verbindung zu den bislang unbewussten Erlebensmustern im Einzelnen. Präsentative Symbole als Kunstwerke beziehen sich direkt auf ein gesellschaftliches Gesamt. Währenddessen entstehen in der musiktherapeutischen Situation mittels musikalischer Formulierungen präsentative Symbole – Niedecken spricht von der gelungenen Improvisation, die sich selbst Deutung ist –, in denen die bislang erlittenen Erfahrungen des Patienten/der Patientin als Erleben formuliert und ihm/ihr damit verfügbar werden. Die Stimmigkeit der musikalischen Gestalt lässt sich zugleich von außen in der Analyse der musikalischen Form und Struktur nachvollziehen (Niedecken, 1988). Musik ist in diesem Prozess als ein Medium zu betrachten, dessen materialer Widerstand erst Ausdruck ermöglicht. In der Auseinandersetzung mit dem Idiom entsteht ein Ausdruck, der dem Idiom wiederum zur Kritik wird. Aus diesem Verständnis heraus kommen im musiktherapeutischen Setting eine ganze Bandbreite musikalischer Phänomene wie auch musikalischer Formenbildungen wie Improvisation oder auch die Einbeziehung musikalischer Werke zum Tragen. Dehm-Gauwerky (2006, S. 275 f.) hat in einer sehr umfassenden Auseinandersetzung mit dem musikalischen Materialbegriff gezeigt, dass die Bedeutung der zum Einsatz kommenden Methoden und musikalischen Formenbildungen (Improvisation, Rezeptive Musiktherapie, Aktive Musiktherapie) sich im musiktherapeutischen Setting vom Stand der Übertragung und dem damit zusammenhängenden Regressionsniveau her bestimmt. Dem musikalischen Material wird seine jeweilige Funktion bzw. Bedeutung im Rahmen des Einigungsprozesses zwischen Patient/Patientin und Therapeut/Therapeutin zugewiesen. Hierin geht in jedem Fall von Seiten des Therapeuten/der Therapeutin neben ihren unbewussten Fantasien ihr Hintergrundwissen, ihre Kontexttheorien wie eben auch ihr musikalisches Vorverständnis mit ein, das immer durch idiomatisch gefasste musikalische Formenbildungen geprägt ist. Dieses Verständnis stellt einen inhaltlichen und metapsychologischen Zusammenhang her, mit dem der musikalische Materialbegriff nicht mehr grundsätzlich unterscheidet zwischen Improvisation, musikalischem Werk, Aktiver versus Rezeptiver Musiktherapie. Mit ihm wird die Nahtstelle benannt, mit der Musik in der Lage ist, die Subjekt und Objekt umfassende szenische Struktur aufzunehmen und ihr Ausdruck zu verleihen, in die der Mensch mit seinem Selbst und seinen inneren wie äußeren Objekten von Beginn seines Lebens an eingebunden ist.

Literatur

Berufsverband der Musiktherapeutinnen und Musiktherapeuten in Deutschland e. V. (BVM). (Hrsg.). (1998). Kasseler Thesen zur Musiktherapie. *Musiktherapeutische Umschau, 19*, 232–235.

Berufsverband der Musiktherapeutinnen und Musiktherapeuten in Deutschland e. V. (BVM). (Hrsg.). (2007). *Definition Musiktherapie*. Verfügbar unter: http://www.musiktherapie-bvm.de/Definition.21.0.html [27. 9. 2007].

Bruhn, H. (2001). *Das Orchester*. Mainz: Schott.

Dehm-Gauwerky, B. (2006). *Inszenierungen des Sterbens*. Marburg: Tectum.

Morbach, B. (o. J.). *„Kosmos-Ethos-Affekt"*. *Eine kleine Geschichte der Musikphilosophie*. Verfügbar unter: http://www.musicareservata.de/t_musikphilo.html

Niedecken, D. (1988). *Einsätze*. Hamburg: VSA.

terra musica (Hrsg.). (2007). *Sarabande*. Verfügbar unter: http://www.musikurlaub.com/lexikon/sarabande.html [27. 9. 2007].

Tüpker, R. (2001). Zum Musikbegriff der musiktherapeutischen Improvisation. *Einblicke, 12*, 44–69.

Weymann, E. (1989). Anzeichen des Neuen. Improvisieren als Erkenntnismittel und als Gegenstand der Forschung – dargestellt an einem Fallbeispiel aus der Musiktherapie. *Musiktherapeutische Umschau, 10*, 275–290.

Weymann, E. (2004). *Zwischentöne. Psychologische Untersuchungen zur musikalischen Improvisation*. Gießen: Psychosozial-Verlag.

Musikethnologie – Schamanismus – Musiktherapie

Wolfgang Mastnak

Menschheitsphänomen „Heilmusik"

Fritz Stege (1961, S. 235 ff.) verwies auf die „in Tibet seit undenklichen Zeiten" bchcimatete Schalltherapie, „mittels gewisser Töne und Tonarten bestimmte Krankheiten zu heilen …". Alte Verfahren sind allerdings großteils verlorengegangen. Eine der wenigen Ausnahmen stellt die altorientalische Musiktherapie dar (vgl. Tucek, 1997).

Die Kluft zwischen dem Ich-Bewusstsein des Menschen unserer „zivilisierten" Gesellschaftsstruktur und dem genuin anderen Bewusstsein im homöostatischen System archaischer und magisch-mythischer Kulturen dürfte heute ein Hauptproblem der Integration ethnologischer „Musiktherapie" darstellen (zu Kam und Bakseschamanen vgl. Tucek, 1995). Zudem unterscheiden sich Kulturen meist grundlegend in ihrem Begriff von Krankheit und Therapie, so etwa auch das klassische Tibet und der zivilisierte „Westen". Gelingende transkulturelle Therapieanwendungen, etwa indische Musikmeditation gegen psychopathologische Erscheinungen unserer Zeit, werden häufig durch gemeinsame anthropologische Wurzeln erklärt (Rabindranath Tagore, zit. nach Richter, 1977, S. 63): „Die Musik Europas entspringt nicht dem wahren Leben des Volkes … Unsere Musik ist … nicht der Gesang eines bestimmten Individuums, sondern des Universums." Ähnlich leitet sich teils indianische „Musiktherapie" von Annahmen des Ursprungs von Musik ab (Ebersoll, 1985, S. 103): „Sie wurde den Menschen von den Geistern und Göttern gegeben, durch sie sprechen die Geister zu den Menschen, wie auch die Menschen durch die Musik mit den Geistern in Kontakt kommen können."

Schamane, Trance und Trommel

Der Schamane (Eliade, 1975) ist in seinem Stamm *die* Zentralfigur bei Grenzerfahrungen des Lebens und zu Problemen der Essenz des Daseins. Sein Handeln ist von Trance und Ekstase geprägt, sein Hauptwerkzeug ist die Trommel (teils zusammen mit anderen Instrumenten, z. B. bei Tungusen oder Mongolen die Maultrommel). In vielen Kulturen analog wird der Schamane berufen, sieht in seinem Initialtraum den Weltenbaum, den er suchen und aus dem er die Trommel fertigen muss. Auf ihr „fliegt" der Schamane in Trance zu den Geistern, um von ihnen Erkenntnis zu erhalten oder mit ihnen – etwa über das Leben eines Erkrankten – zu verhandeln. Die Bedeutung der Schamanentrommel ist mit erstaunlicher Präzision transkulturell ähnlich (vgl. Emsheimer, 1946; Eliade, 1975, S. 168 f.): „Da sein Trommelkasten von dem Holz des Weltenbaumes selbst genommen ist, wird der [asiatische, Anm. d. Red.] Schamane beim Trommeln auf magische Weise an den Weltenbaum versetzt: Er ist ins Zentrum versetzt und damit kann er auch zu den Himmeln aufsteigen." Ähnlich erklärt der Sioux-Medizinmann Black Elk (zit. nach Laade, 1975, S. 145) die Macht seines Spiels, „weil die runde Form der Trommel das ganze Weltall darstellt; und ihr beharrlicher Schlag ist der Puls, das Herz, das in der Mitte des Weltalls pocht. Es ist wie die Stimme des großen Geistes, und der Ton erregt uns, er hilft uns, das Geheimnis und die Macht aller Dinge zu verstehen" (→ Archaische Musikinstrumente).

Die „Sitzung"

Die Heilkulte der Naturvölker haben ihr eigenes „Setting", wenn auch transkulturell oft mit weitreichenden Gemeinsamkeiten. Dazu repräsentative Beispiele aus Asien, Amerika und Afrika.

„Der Schamane blickt unverwandt auf das Feuer [...] Er legt seine Schamanentracht an und beginnt zu rauchen [...] Der Schamane beginnt auf der Trommel zu spielen. Er summt ein Lied. Lied und Trommel werden lauter; nicht mehr lange und der Schamane brüllt [...] Er springt in die Luft [...] schreit wie im Delirium [...] es folgt ein leichter Tanz [...] Jetzt beginnt die ekstatische Reise des Schamanen" (aus einer jakutischen Seance, zit. nach Eliade, 1975, S. 221 ff.).

„[...] In darkness the drums were beaten furiously and the participants sang loudly to summon the Spirits. Then there was silence except for the moaning of the shaman [...]" (aus einer Sitzung bei den Arapaho, zit. nach Triandis, 1980, S. 326).

„Die stundenlang anhaltende rhythmische Motorik [...] transportiert den aktiv beteiligten Patienten in einen hypnotischen Zustand der luziden Besessenheit [...]. In dem Augenblick, in dem ein anhaltender Schrei des Patienten mit nachfolgender kataleptischer Starre seine vollendete Hypnotisierung signalisiert, gilt der angerufene Geist als präsent und ansprechbar" (aus einer Sitzung bei den Digo in Ostafrika, zit. nach Maler, 1977, S. 33).

Kernbereiche und gemeinsame Wurzeln

Phänotypische Ähnlichkeiten bei Schamanen- und Heiler-Ritualen (vgl. auch Suppan, 1984) lassen gemeinsame anthropogene Wurzeln vermuten (vgl. Mastnak, 1993a). Die verbindenden Kernbereiche betreffen die Rolle des „Therapeuten", Bewusstseinszustand, Erfahrungsform und Weltbild. Unvermittelte Methodenübernahmen aus fremden Kulturen scheitern allerdings meist an der trennenden kulturanthropologischen sowie evolutorischen Distanz. Die Effizienz transkultureller Integration wird demhingegen häufig „archetypisch" erklärt, „den Schamanen in uns" (vgl. McNiff, 1988) zu entdecken und geltend zu machen.

Die Rolle des Therapeuten

Entgegen der „Abstinenz" des Psychoanalytikers, der Eigenverantwortlichkeit in Verhaltens- und Selbstmanagementtherapie sowie der Klientenzentriertheit humanistischer Psychotherapien stellt das mächtig-suggestive Moment und das authentisch-kompetente

Attribut des Therapeuten auch dort einen oft entscheidenden Faktor therapeutischer Effizienz dar. Im ethnologischen Bereich musikassoziierter psycho- und psychosomatischer Therapie aber spielt die unangefochtene Autorität des Heilers eine offen bekannte, entscheidende Rolle. Die indianische Ansicht lässt sich verallgemeinern: „The faith of the patient has much to do with his recovery [...] The ceremonies and prayers are well calculated to inspire this feeling, and the effect thus produced upon the mind of the sick man undoubtedly reacts favourably upon his physical organization" (Mooney zit. nach Vogel, 1970, S. 34).

Ekstase und Trance

In Ekstase und Trance liegen psychotherapeutische Mächtigkeiten, die in der Beziehung Mensch-Musik eine besondere Wirkung entfalten. Musikhypnose zieht daher – etwa für psychiatrische Anwendungen (Mastnak, 1992a) – nicht zuletzt aus ethnologischen Forschungen (z. B. Canacakis-Canás, 1977) Nutzen (vgl. auch Tucek, 1995).

Trance und Ekstase als bewusstseinsveränderte Zustände dürfen (auch nach Milton Erickson) als Freiräume erhöhter Kompetenz, Problemzonen zu bearbeiten und psychische Strukturen neu zu organisieren, gelten. Bei der Entwicklung musikhypnotischer Methoden wird dabei häufig auf ethnologisch-kultische Techniken zurückgegriffen wie beispielsweise bei der Terpsichore-Trance auf afrobrasilianische spiritualistische Rituale oder bei der Integration von Musik, „Tanz" und Trance auf den Kult nordafrikanischer Derwische oder persischer Sufis (vgl. Mastnak, 1993b, S. 308).

Aus westlicher Sicht deckt hier Musik funktionale (akusto-psycho-somatische Synchronisation, Konzentrationsbindung, Auflösung von Ich-Grenzen und Dissoziation, Ja-Haltung) sowie gehaltliche (assoziative, symbolische und „direkt" psycho-isomorphe) Bereiche ab (→ Polyästhetische Therapie). „Identitätsempfinden mit der Klanggestalt", „subbewusste Manipulation", die hypnotische Kraft des „Schönen" (Mastnak, 1993c, S. 179 ff.) und die kultisch-ästhetische Distanz von Gestalter und Gestaltetem (Knill, 1992, S. 78) spielen eine entscheidende Rolle (→ Klangtrance).

Synästhesie

„Die Funktion der Musik innerhalb einer Heilungszeremonie kann nur unter Einbeziehung des wechselvollen Zusammenspiels aller Kommunikationsebenen – der auditiven, visuellen, taktilen, olfaktorischen, gustatorischen und letztlich psychischen – betrachtet werden. Je nach Anlass liegt der Akzent stärker auf einer Komponente, sei es auf der visuellen durch Gestik, Mimik, Tanz des Magiers, sei es auf der auditiven durch Geräusche, Trommeln, Geschrei, Musik". Was Habib Hassan Touma (1982, S. 287) hier für den nordamerikanischen Stamm der Navaho schreibt, lässt sich verallgemeinern. Das Moment der Integration verschiedener künstlerischer beziehungsweise kunstanaloger Medien sowie das synästhetische Empfinden findet sich weltweit, wie etwa bei einem Musik, Wort und Tanz verbindenden Heilungsritual der Elgeyos in Kenia (Wekesa & Rotich, 1993).

Trotzdem gerade hier anthropologische Gemeinsamkeiten liegen dürften (vgl. McNiff, 1979), greifen nur wenige moderne künstlerische Therapieformen das multimediale und synästhetische Moment auf. Ausnahmen bilden beispielsweise die Musik- und Tanztherapie Karl Hörmanns, die Kunst- und Ausdrucksorientierte Psychotherapie Paolo Knills sowie die Polyästhetische Therapie (→ Polyästhetische Therapie; Mastnak, 1994a, S. 133), die integrativ auf Gemeinsamkeiten von Naturvölkern und westlicher Zivilisation rückgreift und etwa archaisch-magische „Methoden" auf moderne therapeutische Bedingungen umlegt (vgl. Mastnak, 1994a, S. 163 ff., 1994b). Psychoprophylaktisch und pädagogisch-therapeutisch folgen Ansprüche an die künstlerischen, kreativen, ästhetischen Fächer der Schule (vgl. Mastnak, 1989, 1992b, 1993d).

Magisches Weltbild und kosmische Harmonie

Die Reduktion unseres Weltbilds auf das naturwissenschaftlich Beweisbare (K. Lorenz), die Verdrängung der Seinsstruktur durch die Habensstruktur (E. Fromm), das Ersetzen der Kreation durch Arbeit (R. Panikkar) und der sinnlichen Erfahrung durch kognitive Erkenntnis (A. Portmann) heben den Menschen aus seinem Geist-Wesen heraus, das Jean Gebser (1978; vgl. Mastnak, 1990) als Komplex von archaischem, magischem, mythischem und mentalem Bewusstsein beschreibt. Diesem Bruch scheint ein Gutteil gegenwärtiger psychischer Störungen zu folgen (Mastnak, 1992b). In der Wiedererschließung dieses kreativen und ästhetischen, des anthropologisch verbürgten und ethnologisch aufschlüsselbaren Moments liegen therapeutische Chancen, die sich im Sinne schamanischer Intervention von naturgesetzhaft-magischen Wirklichkeiten ableiten.

Literatur

Canacakis-Canás, J. (1977). *Pyrovasie – Musikalische Ekstase und Feuertanz in Griechenland*. In H. Willms (Hrsg.), *Musik und Entspannung* (S. 46–61). Stuttgart/New York: G. Fischer.
Ebersoll, B. (1985). Musik der Geister und Menschen in indianischen Heilriten. *Musiktherapeutische Umschau*, 1 & 2, 1–15 & 101–120.
Eliade, M. (1975). *Schamanismus und archaische Ekstasetechnik* Frankfurt am Main: Suhrkamp.
Emsheimer, E. (1946). Schamanentrommel und Trommelbaum. *Ethnos, 4,* 166–181.
Gebser, J. (1978). *Ursprung und Gegenwart* (Teil 1–3). Schaffhausen: Novalis.
Knill, P. (1992). „Eros und Schönheit: Kunst und Therapie". Das Kunstanaloge in der therapeutischen Zuwendung. *Musik-, Tanz- und Kunsttherapie, 2,* 76–80.
Laade, W. (1975). *Musik der Götter, Geister und Menschen*. Baden-Baden: Koerner.
Maler, Th. (1977). Musik und Ekstase in einer ostafrikanischen Medizinmann-Praxis. In H. Willms (Hrsg.), *Musik und Entspannung* (S. 29–45). Stuttgart/New York: G. Fischer.
Mastnak, W. (1989). Obertongesang und Schamanentrommel im Oberstufenunterricht. *Polyaisthesis 2,* 163–170.
Mastnak, W. (1990). *Popper, Gebser und die Musikpädagogik Integrale Strukturen musikalischer Erziehung*. München/Salzburg: Katzbichler.
Mastnak, W. (1992a). Music-Hypnosis and its Applications in Psychiatry. *Hypnos, 3,* 137–144.

Mastnak, W. (1992b). Musik-Tanz-Bild-Szene. Zur Bedeutung künstlerisch-therapeutischer Ansätze in Kindergarten, Vor- und Grundschule. *Heilpädagogik, 4*, 113–122.

Mastnak, W. (1993a). Non-Westem Practices of Healing-Music and Applications for Modern Psychiatry. *International Review of the Aesthetics and Sociology of Music (IRASM)* Zagreb 1, 77–84.

Mastnak, W. (1993b). Musik-Hypnotherapie bei psychiatrischen Patienten. *Musiktherapeutische Umschau, 4*, 306–316.

Mastnak, W. (1993c). Polyästhetische Therapie. Grundriß ihrer gesamtkünstlerischen Methodik. *Schweizer musikpädagogische Blätter, 4*, 175–182.

Mastnak, W. (1993d). Tanz-Musik-Trance. Anthropologische Erfahrungen, kreative Entfaltungsprozesse und ethnologische Gehalte im Oberstufenunterricht Musik/Sport. In K. Hörmann (Hrsg.), *Tanztherapie* (S. 189–204). Göttingen: Verlag für Angewandte Psychologie.

Mastnak, W. (1994a). *Sinne – Künste – Lebenswelten. Polyästhetische Erziehung und Therapie durch mehr-sinnliches Wahrnehmen und gesamtkünstlerisches Gestalten.* Prešov: Matúš.

Mastnak, W. (1994b). Synästhetische Trance. In W. Zifreund (Hrsg.), *Kongreßbericht des 11. Symposion Künstlerische Therapien: „Künstlerische Therapien in Interdisziplinärer Sicht".* Tübingen: Attempo.

McNiff, Sh. (1979). From Shamanism to Art Therapy. *Art Psychotherapy, 5*, 155–161.

McNiff, Sh. (1988). The Shaman Within. *The Arts in Psychotherapy, 15*, 285–291.

Richter, M. (1977). Musik und Meditation in Indien. In H. Willms (Hrsg.), *Musik und Entspannung* (S. 62–65). Stuttgart/New York: G. Fischer.

Stege, F. (1961). *Musik Magie Mystik.* St.Goar: Otto Reichl.

Suppan, W. (1984). *Der musizierende Mensch. Eine Anthropologie der Musik.* Mainz: Schott.

Touma, H. H. (1982). Außereuropäische Heilmusik. In G. Harrer (Hrsg.), *Grundlagen der Musiktherapie und Musikpsychologie* (S. 287–291). Stuttgart/New York: G. Fischer.

Triandis, H. & Draguns, J. G. (Hrsg.). (1980). *Handbook of cross-cultural Psychology* (Bd. 6). Boston: Allyn & Bacon.

Tucek, G. K. (1995). Orientalische Musik- & Tanztherapie. Der orientalische Ansatz, Krankheiten mit künstlerischen Medien zu heilen und sein heutiger Stand. *Musik-, Tanz- und Kunsttherapie, 6*, 149–166.

Tucek, G. K. (1997). Das Menschenbild in der Altorientalischen Musiktherapie. *Musik-, Tanz- und Kunsttherapie, 8*, 21–34.

Vogel, V. J. (1970). *American Indian medicine.* Norman: University of Oklahoma Press.

Wekesa, M. & Rotich, P. J. (1993). Ein Heiltanz bei den Elgeyos (Kalenjin) aus Kenia. *Musik-, Tanz- und Kunsttherapie, 1*, 22–24.

Musik-imaginative Schmerzbehandlung (Entrainment)

Susanne Metzner

Die Musik-imaginative Schmerzbehandlung geht auf das sog. *Entrainment* zurück, das von den Amerikanerinnen Cheryl Dileo (1997) und Joke Bradt entwickelt worden ist. Der (meist kurzzeitig angewandte) Behandlungsansatz konzentriert sich zwar, oberflächlich betrachtet, auf die Behandlung eines Symptoms, richtet sich jedoch auf das gesamte bio-psycho-soziale Bedingungsgefüge und vor allem das subjektive Erleben des Patienten/der Patientin.

Das Symptom Schmerz – deskriptive und explikatorische Ansätze

Schmerzempfinden gehört zur elementaren sensorisch-affektiven Grundausstattung des Menschen. Er ist entsprechend der Definition der International Association of the Study of Pain ein unangenehmes Sinnes- und Gefühlserlebnis, das mit aktueller oder potenzieller Gewebsschädigung verknüpft ist oder mit Begriffen einer solchen Schädigung beschrieben wird. Ob und wie etwas jedoch als Schmerz empfunden und welche Bedeutung ihm gegeben wird, ist von der sozialen Formung und von subjektiven Erfahrungen abhängig – soweit der für die Musik-imaginative Schmerzbehandlung gültige deskriptive Ansatz. Der explikatorische Ansatz ist einem systemtheoretischen Krankheitsverständnis entlehnt. Demzufolge ist das Symptom vernetzt mit physischen, psychischen, sozialen, gesellschaftlich-kulturellen und spirituellen Dimensionen innerhalb eines komplexen Systems. Jede dieser Dimensionen enthält wiederum mehrere Teilaspekte, die sich teils ergänzen, teils aber auch überlappen oder gar widersprechen. So sind allein bei der psychischen Dimension kognitive, affektive, motivationale und behaviorale Aspekte zu berücksichtigen, an die sich wiederum ausdifferenzierte Erklärungsmodelle anschließen. Grundsätzlich wird beim Phänomen Schmerz von Regelkreisen innerhalb des Systems ausgegangen, in denen die Funktion des Symptoms entweder der Ausdruck einer Störung oder auch das Mittel zur Stabilisierung des Systems ist.

Ergänzend dazu deutet das Symptom Schmerz aus anthropologisch-phänomenologischer Sicht auf eine Spezifik der menschlichen Existenz, die mit der doppelten psychischen Repräsentation des Körpers zu tun hat, nämlich dem Körper-Haben und dem Körper-Sein. Mit dem Schmerz gehen das unlustvolle, angstbegleitete Erleben von Körperhaben und Körpersein und eine Extremisierung der Wahrnehmung mit einer mehr oder weniger stark ausfallenden psychophysischen Desorganisation einher. Sie ist von Veränderungen des Zeitempfindens und des Raumempfindens gekennzeichnet. Besonders beim chronischen Schmerz ist der Mensch einem permanenten Disstress ausgesetzt, indem er auf einen bestimmten Punkt seiner Selbst-Reflexion fixiert ist und nicht in den Zustand des Nicht-Gewahrseins der eigenen Körperlichkeit zurückpendeln kann.

Einige Grundannahmen zum Einsatz von Musik in der Schmerzbehandlung

Das Erleiden von Schmerz einerseits und subjektive Konstruktion von Schmerzerleben andererseits sind der Grund dafür, dass die Auseinandersetzung mit dem Schmerz und dem schmerzgeplagten Menschen in seiner Not und Bedürftigkeit nie nur ein Anliegen der Wissenschaft, sondern immer auch der Künste war. So lassen sich aus der Beschäftigung mit den Funktionen und Bedeutungen, die Kunst für den Menschen hat, einige Bezüge zum gezielten Einsatz von Musik in der Therapie herstellen. Es geht dabei um kompetenz- und gesundheitsfördernde Aspekte ebenso wie um die Bewältigung von Herausforderungen und Problemen. Eine der wesentlichen anthropologischen Grundannahmen für die Musiktherapie ist, dass der Mensch ein Medium braucht, das ihm die Bewältigung seiner Emotionen und seines Erlebens ermöglicht. Das sinnlich wahrgenommene und gestaltete Material ermöglicht dem Menschen Orientierung in Raum und Zeit, es bereichert Verhalten und Handeln durch die Entwicklung von Alternativen, es erinnert, schafft Rückbindungen und evoziert Entscheidungen. Beim Umgang mit einem künstlerischen Medium kann das Gemeinte, aber Unaussprechliche artikuliert, mindestens aber durch spielerische Übertreibungen, Verzerrungen, Extremisierungen eingekreist werden; unangenehme Erfahrungsbereiche, Missverständnisse, Fehler, Aggressionen, Schmerz oder Angst können gestaltet und ohne Gefahr kommunizierbar werden. Die besonderen Vorzüge des Mediums Musik leiten sich u. a. aus der Tatsache her, dass Menschen, die unter Schmerzen leiden, von sich aus die Möglichkeit ihres stimmlichen Ausdrucks nutzen, und zwar aus zweierlei Gründen: Einerseits um sich Erleichterung zu verschaffen und andererseits um etwas über ihr Erleben mitzuteilen. Zwar gibt es kulturelle, geschlechtsspezifische und individuelle Unterschiede bei diesem Verhalten, dennoch bildet Klang eine Grundlage für Verständigung und damit auch für die Reaktion des anderen, der den stimmlichen Ausdruck des Schmerzes vernimmt. An dieses Ausdrucksverhalten knüpft unmittelbar die Gestaltungsfähigkeit des Menschen an. Er moduliert seine Töne, er entwickelt Klangvorstellungen, die er bearbeitet und gestaltet. Hier hinein spielt auch eine basale Musikalität, derzufolge jeder Mensch angenehme von unangenehmen, d. h. spannungsvollen, dissonanten Klängen unterscheiden kann. Im Alltag wird zudem das Hören von Musik von fast allen Menschen zur Regulation von emotionalen Zuständen verwendet. Sie hat eine positive Konnotation und ist Trägerin des Wissens um die Wirrnisse menschlichen Daseins und Botin der Hoffnung. Diese Vorzüge der Musik machen sich alle musiktherapeutischen Ansätze zur Behandlung von Schmerz zunutze.

Rahmenbedingungen, Ablauf, Indikation und Methodik der Musik-imaginativen Schmerzbehandlung

Für die Durchführung der Musik-imaginativen Schmerzbehandlung werden ein variables Instrumentarium und eine Liegemöglichkeit für den Patienten benötigt. Der Raum sollte gegen Störungen von außen geschützt sein.

Die Musik-imaginative Schmerzbehandlung wird grundsätzlich als Einzeltherapie durchgeführt und umfasst mindestens 2 bis 3 Sitzungen. Sie gliedert sich in vier Phasen:
– das ausführliche Schmerzinterview mit Indikationsstellung und Kontraktgestaltung,
– die Komposition einer „Schmerzmusik" und einer „Linderungsmusik",
– die Anwendungsphase und
– das reflektierende Nachgespräch.

Gegebenenfalls folgen darauf weitere im konkreten Einzelfall zu verabredende Behandlungsphasen.

Im Schmerzinterview wird die aktuelle Lebenssituation abgeklärt und eine möglichst detaillierte Beschreibung des Schmerzes in Bezug auf Lokalisation, Form und Dauer, Qualität, Geschichte, situativen Kontext erarbeitet. Darüber hinaus sind die Reaktionen des Patienten auf den Schmerz, seine Bewältigungsstrategien, evtl. Vorerfahrungen mit Behandlungen von Interesse, ebenso wie die subjektiven Interpretationen des Schmerzes und die aktuellen Erwartungen und Ziele bezüglich der Behandlung. Ziel des Schmerzinterviews ist neben dem Informationsaustausch die Etablierung einer vertrauensvollen, therapeutischen Beziehung und die Indikationsstellung.

Grundsätzlich kann die Musik-imaginative Schmerzbehandlung bei allen Arten und Stärken von Schmerz angewandt werden. Patienten, die nicht nur unter dem Schmerz sondern vor allem unter seinen psychosozialen Auswirkungen leiden und deren Lebensphilosophie eine psychotherapeutische Intervention zulässt, profitieren von dieser Methode besonders. Hingegen ist eine Kontraindikation bei Patienten zu stellen, die sich in einem medizinisch oder psychisch sehr instabilen Zustand befinden, die ein psychiatrisches Problem oder kognitive Einschränkungen haben.

In der nächsten Phase findet der Wechsel zur musikalischen Aktivität statt, dem Kernstück der Musik-imaginativen Schmerzbehandlung. Der Patient wird angeregt, sich seinen Schmerz als Musik (Instrument, Klangfarbe, Dynamik, Puls, Tonhöhe etc.) vorzustellen, was der Therapeut solange versuchsweise umsetzt, bis die passende Musik gefunden ist. Im Anschluss daran geht es um die Imagination einer Musik, die den Schmerz lindern könnte. Nach dieser kompositorischen Tätigkeit folgt die Anwendungsphase. Es geht dabei allerdings nicht allein um die Rezeption der Musikstücke, sondern der Patient hat die Möglichkeit der Steuerung (Beginn, Ende, Tempo, Dynamik). Im reflektierenden Nachgespräch schließlich geht es um das Erleben des Patienten und um mögliche Verabredungen über die Weiterbehandlung. Die therapeutische Begleitung des Patienten während des Schmerzinterviews und der Komposition der Musik aber auch das Spiel der „Schmerz- und der Linderungsmusik" erfordern besondere musiktherapeutische Erfahrung.

Evaluation

Die Musik-imaginative Schmerzbehandlung folgt den allgemeinen Wirkprinzipien von Psychotherapie nach (Grawe et al., 1994) und beinhaltet die Bewältigungs- und die Klärungsperspektive, die Problemaktualisierung sowie die Ressourcenaktivierung. Die Wirkung des Entrainment wurde in den USA anhand quantitativer Studien im Vergleich mit ausschließlich medikamentös behandelten Patienten gut belegt (Dileo & Bradt, 1999; Bradt, 2001; Schwoebel et al., 2002).

Literatur

Bradt, J. (2001). *The Effects of Music entrainment on Postoperative Pain Perception in Pediatric Patients*. Dissertation Temple University, Philadelphia. http://www.xpozd.com/jbradt/jbradt_dissertation.pdf [26. 4. 2006].

Dileo, C. (1997). Reflections on medical music therapy: Biopsychosocial aspects of the treatment process. In J. Loewy (Ed.), *Music therapy and pediatric pain* (pp. 125–144). Cherry Hill, NJ: Jeffrey.

Dileo, C. & Bradt, J. (1999). Entrainment, Resonance, and Pain-Related Suffering. In C. Dileo (Ed.), *Music Therapy & Medicine: Theoretical and Clinical Applications* (pp. 181–188). Silver Spring, MD: American Music Therapy Association.

Grawe, K., Donati, R. & Bernauer, F. (1994). *Psychotherapie im Wandel – Von der Konfession zur Profession*. Göttingen: Hogrefe.

Schwoebel, J., Coslett, H. B., Bradt, J., Friedman, R. & Dileo, C. (2002). Pain and the Body Schema: Effects of Pain Severity on Mental Representations of Movement. *Neurology, 59*, 775–777.

Weiterführende Literatur

Loewy, J. V. (Ed.). (1997). *Music Therapy and Pediatric Pain*. Cherry Hill, NJ: Jeffrey.

Musikinstrumente in der Therapie

Ulrike Höhmann

Die in der Musiktherapie verwendeten Musikinstrumente sollen dem musikalischen Laien den spontanen Ausdruck von Gefühlen und Bedürfnissen ermöglichen. Dafür werden Instrumente benötigt, die leicht spielbar sind und gleichzeitig einen befriedigenden Klang erzeugen lassen, die sowohl den vielfältigen Ausdrucksbedürfnissen als auch dem technischen Können der Spielerinnen entsprechen.

Das musiktherapeutische Instrumentarium umfasst sowohl Melodie-, Rhythmus-, Harmonie- als auch Klanginstrumente. In den 70er Jahren entsprachen diese häufig dem „Orff-Musikinstrumentarium", z. B. Xylophone und Glockenspiele, Stand- und Handtrommeln, Rasseln, Klanghölzer und Flöten, ergänzt durch selbstgebaute Instrumente und klingendes Umweltmaterial. Trotz aller Vielfalt entstammte der überwiegende Teil dieser Instrumente der Gruppe der Schlaginstrumente. Je mehr die Musiktherapie sich jedoch zur tiefenpsychologischen Arbeit entwickelte, desto wichtiger wurde der mit jeder Spielbewegung verbundene symbolische Ausdrucksgehalt. Die der Gestik des Spielens innewohnende Symbolik, z. B. das Streichen, Schütteln, Schlagen, Halten eines Objektes, wurde zu einer therapierelevanten Wahrnehmungs- und Erlebnisebene. Mary Priestley ordnete den Instrumentenfamilien die von S. Freud aufgestellten Entwicklungsphasen der kindlichen Sexualität zu. Danach entsprechen die Schlaginstrumente der analen Phase, die Blasinstrumente der oralen und die Streich- und Zupfinstrumente der genitalen Phase (Priestley, 1982). Gut nachvollziehbar ist dies z. B. beim Streichen über die Saiten eines Cellos, welches nicht nur die Assoziation des Streichelns nahe legt, sondern sich auch in der räumlichen Nähe des Genitalbereiches abspielt. Die Bedeutung der Symbolik von Musikinstrumenten und deren Spielweise im therapeutischen Zusammenhang wird von Decker-Voigt in „Aus der Seele gespielt" ausführlich dargestellt (Decker-Voigt, 2000).

Höhmann wertet Umfragen aus, bei denen Versuchspersonen (a) aufgefordert sind, einigen vorgegebenen Instrumenten Gefühle zuzuordnen und (b) Assoziationen, Erinnerungen, Stimmungen und Tiervergleiche zu diesen Instrumenten zu nennen. Ausführlich wird dies am Beispiel des Xylophons erläutert (Höhmann, 1988). Stein beschreibt die Ausdrucksqualitäten der Spielarten Zupfen, Blasen, Rasseln und Schlagen und untersucht deren spezifische Wirksamkeit in Bezug auf Wahrnehmung, Explorationsverhalten, Affekterleben und Interaktion anhand eines Fallbeispiels (Stein, 2005). Kapteina untersucht, welche Rolle Stabspiel-Instrumente bei der Gestaltung der musikalischen Sozialbeziehung spielen und welche psycho-physischen Erlebnisbereiche durch sie angestoßen werden (Kapteina, 1997). Klausmeier spricht von der Lust des Menschen, sich musikalisch auszudrücken. Dabei postuliert er: Je körpernäher und bewegungsreicher ein Instrument gespielt wird, desto größer der Lustgewinn (Klausmeier, 1978). Die Flöte wird z. B. ähnlich wie der Daumen in den Mund genommen. Das Schlagzeug wird mit weit ausholenden, kräftigen Bewegungen gespielt. Mangelnder Lustgewinn durch körperfernes und bewegungsarmes Spielen kann durch ein breites Ausdrucksspektrum und dadurch einen hohen musikalischen Gewinn kompensiert werden. Das Klavier wird z. B. nur mit den Fingerspitzen berührt, das Xylophon sogar nur indirekt mit Hilfe der Schlegel. Die geordnet nebeneinander liegenden Töne und die leichte Spielbarkeit ermöglichen jedoch vielfältige und wohlklingende Ausdrucksvarianten.

Instrumente, die so stabil gebaut sind, dass sie auch kraftvollen Aggressionsausbrüchen standhalten, sollten neben anderen Bestandteil des musiktherapeutischen Instrumentariums sein. Dies gewährleisten z. B. Congas, Pauken, Klavier und das Balafon, ein afrikanisches Xylophon.

Interessant ist auch das Verhältnis zwischen Kraftaufwand und Klangergebnis beim Spielen eines Instrumentes. Ein Gong beschert seinem Spieler z. B. als Folge einer leichten Bewegung einen vollen Klang. Es scheint mehr aus ihm herauszukommen, als hineingegeben wird. Dies kann psychodynamisch von großer Bedeutung sein. An der Djembe dagegen, einer afrikanischen Trommel, wird am eigenen Leibe bzw. an den eigenen Händen gespürt, dass beim Spielen genau so viel Energie zurückkommt, wie hineingegeben wird. Aufgrund all dieser Überlegungen und Erfahrungen hat sich das musiktherapeutische Instrumentarium seit Mitte der 80er Jahre kontinuierlich erweitert und spezifiziert. Vermehrt wurden Instrumente aus anderen Kulturkreisen einbezogen, z. B. asiatische Gongs, afrikanische Trommeln oder die Koto, ein aus Japan stammendes Saiteninstrument. Diese Instrumente haben den Vorteil, dass sie durch ihre Fremdartigkeit das Interesse auf sich ziehen, einen unverbrauchten Klangreiz anbieten und zum Teil noch einen Hauch von alten Riten und geheimnisvollen Kräften ahnen lassen. Auch in Vergessenheit geratene europäische Instrumente wurden für therapeutische Zwecke wiederentdeckt oder von kreativen Instrumentenbauern, die zum Teil selber Musiktherapeuten sind, neu gestaltet, wie z. B. Obertonflöten, Kantelen, Harfen und Psalter (Dommer, 2003).

Beim Instrumentenbau wurde zunehmend auf die Verwendung von Naturmaterial und deren berührungsfreundliche Verarbeitung geachtet. Die geschmeidige Oberfläche und die abgerundeten Kanten einer Schlitztrommel oder eines Saitenspiels z. B. laden zum Anfassen ein. Ihre Berührung wird als angenehm erlebt. Auch wurden ganz neue, therapiespezifische Instrumente entwickelt. So z. B. die Ocean-Drum, eine von beiden Seiten bespannte Rahmentrommel, in deren Inneren sich unzählige Metallkügelchen befinden, die einen ozeanähnlichen, „berauschenden" Klang erzeugen und dadurch zu vielfältigen Assoziationen und intensivem psycho-physischem Erleben einladen. Oder die Sansula, eine verfeinerte Weiterentwicklung der afrikanischen Kalimba, deren Stimmzungen auf einer dünnen Membran befestigt sind und dadurch einen weichen, obertonreichen Klang erzeugen. Er hält außerordentlich lange an und besitzt einen schwebenden, fast sphärischen Charakter. Das Instrument eignet sich ganz besonders zum Für-Spielen in sehr sensiblen Situationen, z. B. bei sterbenden oder schwer körperlich erkrankten Menschen. Für den Bereich der Tiefenentspannung, Schmerztherapie und Trancearbeit wurden verschiedene Arten von Körperresonanzinstrumenten entwickelt, auf die man sich legt oder setzt oder die auf bestimmte Körperteile gelegt werden, um nicht nur den Klang sondern auch die Schwingungen des Instrumentes unmittelbar am Körper zu spüren. Es handelt sich vor allem um Sonderformen des Monochords, wie z. B. die Klangliege oder der Klangstuhl.

Die Zusammenstellung eines musiktherapeutischen Instrumentariums hängt von der Ausrichtung der Therapeutin, der Zielgruppe und natürlich den finanziellen Möglichkeiten ab. Mit Trance arbeitende Therapeutinnen werden z. B. auf ein Monochord (Dosch & Timmermann, 2005), einen Gong und Klangschalen nicht verzichten wollen. In der Arbeit mit Jugendlichen und mit behinderten Menschen finden auch elektronische Instrumente Verwendung. Ein Synthesizer ist z. B. von einem in seiner Bewegungsfähigkeit stark eingeschränkten Patienten leicht zu betätigen und ermöglicht gleichzeitig vielfältige Klangvariationen.

Einige Therapeutinnen und therapeutische Schulen, insbesondere die Nordoff-Robbins-Musiktherapie, messen dem Klavier eine besondere Rolle bei. Möchte der Therapeut dem Patienten und seiner Musik sicheren Halt anbieten (Holding), so hat er dafür am Klavier besonders breite Möglichkeiten. Das Klavier erlaubt rhythmisches, melodisches, harmonisches und beim Öffnen des Gehäuses geräuschhaftes Spiel und ist zudem vom Pianissimo bis zum Fortissimo spielbar. Es gilt als struktur- und ordnungsgebend. Jedoch ist zu beachten, dass mit dem Klavier häufig Macht und Herrschaft verbunden wird. Dies ist nicht nur auf seine Größe und potenzielle Lautstärke zurückzuführen, sondern auch auf seine Bedeutung als Statussymbol innerhalb der Bildungsgesellschaft. All zu oft erinnert es an mehr oder weniger gelungenen Klavierunterricht und die damit verbundenen Machtkämpfe und Leistungsansprüche. Kaum ein anderes Instrument ist dermaßen gefühlsbesetzt und erinnerungsträchtig wie das Klavier. Ein bewusster Umgang hiermit in der therapeutischen Situation kann den Zugang zu wichtigen Themen eröffnen. Zu beachten ist auch, dass das Klavier in vielen Therapieräumen eines der größten und unbeweglichsten Instrumente ist, was z. B. bei der Aufstellung von Familien mit Instrumenten eine häufige Rolle spielt. Hervorragend eignet sich das Spiel zu zweit am Klavier, wenn es um eine Nähe-Distanz-Problematik geht. Hier können neue Umgangsformen entdeckt und erprobt werden (Musiktherapeutische Umschau, 1992).

Nicht unerwähnt bleiben soll die menschliche Stimme als vielseitiges Instrument in der therapeutischen Situation: Das Singen von Liedern macht nicht nur die Liedtexte zum Bestandteil der Therapie, sondern fördert das Gemeinschaftsgefühl und eine gesunde, tiefe Atmung. Der improvisatorische Einsatz der Stimme ist vielfach mit einer tiefen Regression verbunden. Bei der therapeutischen Begleitung von schwerkranken und sterbenden Menschen erweist sich die Stimme der Therapeutin als sensibles und intimes Instrument. Mit ihr kann sie feinste Äußerungen, Bewegungen und Laute des Patienten aufgreifen und Kontakt herstellen. Die besondere Bedeutung der Stimme wird in einigen Überschriften eines zu diesem Thema herausgegebenen Themenheftes der Musiktherapeutischen Umschau deutlich: Jochims, S.: „Singend miteinander verbunden sein …". Scheu, F.: „Das erste und das letzte Instrument …". Hanschmann, G.: „Intensivere Nähe …". Jochims, S.: „Da steh ich ohne Hülle da …". Von Moreau, D.: „Brückenschlag zwischen innen und außen …" (Musiktherapeutische Umschau, 1990).

Der Musiktherapie steht heute eine faszinierende, bunte Palette von Instrumenten, einschließlich der Stimme, zur Verfügung. Dies sollte jedoch nicht vergessen lassen, dass jedes Instrument einen eigenen Reichtum in sich birgt, und dass die psychische Entwicklung des Patienten sich auch in der Entdeckung und Nutzung der verschiedensten Facetten jedes einzelnen Instrumentes vollzieht. Das Instrument macht dem Spieler Angebote. Beseelt wird es jedoch durch dessen individuelle Gestimmtheit.

Literatur

Decker-Voigt, H.-H. (2000). *Aus der Seele gespielt.* München: Goldmann.
Dommer, W. (2003). *Ritual und Klangtraum. Alte Instrumente neu entdeckt.* Engerda: Arun.
Dosch, J. & Timmermann, T. (2005). *Das Buch vom Monochord. Hören – Spielen – Messen – Bauen.* Wiesbaden: Reichert.
Höhmann, U. (1988). *Zur Symbolik des Musikinstrumentes im Schnittfeld zwischen allgemeiner und individueller Bedeutung* (Abschlussarbeit im Diplom-Aufbaustudium Musiktherapie an der Hochschule für Musik und darstellende Kunst in Hamburg). Hamburg: Institut für Musiktherapie an der Hochschule für Musik und Theater.
Kapteina, H. (1997). Zur Funktion der Musikinstrumente im therapeutischen Prozess. *Musiktherapeutische Umschau, 18*(4), 284–296.
Klausmeier, F. (1978). *Die Kunst sich musikalisch auszudrücken.* Reinbek: Rowohlt.
Musiktherapeutische Umschau (1990). *Themenheft: Einsatz der Stimme in der Musiktherapie.* Band 11, Heft 2.
Musiktherapeutische Umschau (1992). *Themenheft: Das Klavier im Blickpunkt der Musiktherapie.* Band 13, Heft 2.
Priestley, M. (1982). *Musiktherapeutische Erfahrungen.* Stuttgart/Kassel: Fischer/Bärenreiter.
Stein, J. (2005). Zupfen – Blasen – Rasseln – Schlagen. Die Rolle ausgewählter Musik-Instrumente in der Einzelmusiktherapie mit einem Kind mit Autismus. *Musiktherapeutische Umschau, 26*(2), 117–129.

Musikmedizinische Forschung heute und morgen

Ralph Spintge

Die Musiktherapie als Regelverfahren innerhalb der stationären multimodalen Schmerztherapie ist seit Januar 2005 im Fallpauschalen-Katalog (DRG-Katalog) als vergütungsrelevant aufgeführt. Dieser positiven Entwicklung vorausgegangen ist eine jahrzehntelange Forschungsarbeit zur Validisierung musiktherapeutischer/musikmedizinischer Konzepte in der Medizin. Der durch Musiktherapie eo ipso – gelebte – ganzheitliche Aspekt zeitgemäßer Medizin stützt sich sowohl auf qualitative wie auch auf quantitative Forschungsergebnisse. Beide Ansätze stehen gleichberechtigt nebeneinander, da ansonsten der Forschungsgegenstand nicht adäquat erfassbar wäre. Gleichermaßen gilt festzuhalten, dass eine Auftrennung in musiktherapeutische und musikmedizinische Forschung heute als artifiziell und erkenntnisschädlich abzulehnen ist (Decker-Voigt, 2001; Spintge, 2007; Spintge & Droh, 1992).

Musik ist das emotional, ästhetisch und neurophysiologisch wirksamste Kommunikationsmittel des Menschen. Unser Wissen über den musikalischen Code hinter diesen tief verankerten Kommunikationswegen und der daraus folgenden Verhaltenssteuerung wächst beständig und ist gegenwärtig Gegenstand intensiver, globaler Forschungsanstrengungen. Innerhalb unseres musikmedizinischen Forschungsnetzwerkes gehen wir derzeit von der Annahme aus, dass der musikalische Rhythmus das wohl effektivste Wirkelement darstellt (Koepchen et al., 1992; Haken & Koepchen, 1991). Unter Rhythmus verstehen wir gemäß Brockhaus Enzyklopädie (1998) die Ordnung, Gliederung und sinnfällige Gestaltung des zeitlichen Verlaufs von Klangereignissen und erweitern diese Definition um die besondere Berücksichtigung der rhythmischen Variabilitäten (= Rhythmizität) in Bezug auf biologische Prozesse. In den Lebenswissenschaften findet dieser Rhythmusbegriff eine Entsprechung, z. B. im Phänomen der Circadianen Rhythmic, des Biorhythmus etc. Aus neurophysiologischer Sicht werden alle lebenswichtigen Organfunktionen des Menschen über eine strukturierte Abfolge von zeitbezogenen Funktionszustandsänderungen des Zentralnervensystems in Form rhythmischer Muster gesteuert (Abel et al., 1989, 1994; Koepchen et al., 1992; Spintge, 1998). Die MusikMedizin betrachtet Rhythmizität als „Missing Link" zwischen Musik, Mathematik, Physiologie und Medizin. So beobachten wir, dass mentale Aktivitäten mit musikalischen Strukturen korrespondieren, dass motorische Aktivitäten und neurovegetative Rhythmen des Zentralnervensystems mit musikalischen Rhythmen interagieren, dass der emotionale Zustand eines Menschen und seine Variabilitäten sich mit dem Gefühlsgehalt von Musik austauschen. Bezüglich der Vielzahl vorliegender klinisch kontrollierter Studien und Forschungen sei auf die entsprechenden Zusammenfassungen verwiesen (Spintge & Droh, 1992; Spintge, 2000; Avanzini et al., 2003, 2006). Wichtige Aspekte des derzeitigen Wissensstandes bezüglich der für die medizinische Praxis wichtigen Forschungsergebnisse beschreibt Tabelle 1.

Diese Effekte lassen sich auf der ganzen Welt gleichermaßen finden, wenn Aspekte der jeweiligen Musik-Sozialisation des betreffenden Kulturkreises berücksichtigt werden.

Tabelle 1: Beispiele medizinisch bedeutsamer musikmedizinischer Effekte aus eigenen Untersuchungen

Reagierendes System	Reaktion
Herz-Kreislauf	– Senkung der Herzfrequenz – Senkung des artiellen Blutdrucks – antiarrhythmische Wirkung – rhythmische Variabilität gefördert
Atmung	– Senkung des Atemminutenvolumens – Senkung des Sauerstoffverbrauches – Synchronisation/Harmonisierung des Rhythmus
Innere Sekretion und Stoffwechsel	verminderte Freisetzung von: – Katecholamine – ACTH – Cortisol – Prolaktin – ß-Endorphin – Senkung des Grundumsatzes – Herstellen der Schlafbereitschaft
Äußere Sekretion und Ausscheidung	– verminderte Schweißsekretion
Rezeption, Perzeption, Mentale Performance	– angehobene Schmerzschwelle – erhöhte Schmerzempfindungstoleranz – mentale Fokussierung
Psychomotorik	– verminderte motorische Unruhe – verminderter Muskeltonus – lösen muskulärer Verkrampfungen – psychomotorische Bahnung – verbesserte Koordination
Medikamentenverbrauch	– 50 % bis 100 % Einsparung Prämedikation
Behandlungsdauer	– Stationäre Verweildauer verringert (Frühgeborenen-Inkubator: 3 Tage, geriatrische Katarakt-Chirurgie: 1 Tag)

Der gegenwärtige Forschungsschwerpunkt unseres musikmedizinischen Netzwerkes liegt auf dem Einsatz nicht invasiver Methoden, die zugleich die Untersuchungssituation weitgehend unbeeinflusst lassen. Eine solche Methode stellt das Verfahren der sog. neurovegetativen Rhythmizitätsanalyse nach Koepchen (Koepchen et al., 1992) dar. Sie ermöglicht nicht invasive Erfassung rhythmischer Variabilitäten von Organfunktionen und zentralnervösen Prozessen. So lässt sich z. B. zeigen, dass die stark herabgesetzte Variabilität der Herzfrequenz als Maß einer zentralnervösen Schmerzantwort durch musikmedizinische Interventionen auf eine normale (hohe) Variabilität zurückgeführt werden kann.

Die sog. bildgebenden Verfahren liefern auf dem Gebiet der gegenwärtigen Hirnforschung weitere faszinierende Einblicke in musikalische Verarbeitungsprozesse und deren Einfluss auf andere zentralnervöse Funktionen. Das funktionelle MRT (Kernspintomografie/fMRI) und die Positronen-Emissions-Tomografie PET können einzeln oder in Kombination in beinahe Echtzeit Auskunft über Vorgänge im menschlichen Gehirn liefern. Der Nachteil dieser Methoden liegt derzeit noch darin, dass sie aufgrund der Lagerung der Probanden und der Untersuchungstechnik keine völlige Freiheit von Einflüssen der Untersuchungssituation auf das Untersuchungsergebnis ermöglichen. Ein umfassender Überblick zum derzeitigen Wissenstand auf diesen Forschungsgebieten ist jüngst auf zwei Internationalen Forschungskongressen zusammengetragen worden (Avanzini et al., 2003, 2006).

Aufgrund unserer Forschungen zur neurovegetativen Rhythmizität gehen wir selbst derzeit von der Annahme aus, dass Musik in der Lage ist, eine normale, gesunde Variabilität vegetativer rhythmischer Muster (z. B. der Herzfrequenz, der Atmung etc.) zu ermöglichen. Dies geschieht durch das Phänomen der sog. relativen Koordination (Entrainment) wobei Interferenz, Amplifikation und gegenseitige Extinktion in der Interaktion zwischen externen Rhythmen (Musik) mit internen Rhythmen (neurovegetative Neuronennetze) zu beobachten sind. Dabei ist nicht nur der vom Hörer bzw. vom Musizierenden wahrgenommene emotionale Inhalte von Musik einer wissenschaftlichen Analyse weit mehr zugänglich, als dies noch vor wenigen Jahren der Fall war. Vielmehr erlauben die modernen Forschungsmethoden die Erfassung somatomotorischer, hormonaler, zentralnervöser und vegetativer Manifestationen und Intensitätsabstufungen. Diese lassen sich nicht nur qualitativ beschreiben und unterscheiden, sondern auch quantitativ erfassen (Koepchen et al., 1992; Sergent, 1993; Thaut, 2007; Avanzini, 2006). Ein Verfahren, wie die sog. neurologische Musiktherapie nach Thaut nutzt das Phänomen der Rhythmizität neurophysiologischer und motorischer Funktionen und bietet unter Ausnutzung der sog. relativen Koordination (Entrainment) nach Helmholz eine in der neurologischen Rehabilitationswissenschaft anerkannte Methodik zur Behandlung von Menschen mit zentralnervösen Funktionseinschränkungen (z. B. Schlaganfall, Morbus Parkinson, Alzheimer). Heute wissen wir, dass Musik ein angeborenes, biologisch angelegtes Merkmal des menschlichen Gehirnes ist. Der Mensch besitzt ein offensichtlich identisches, zentralnervöses, musikalisches Regelsystem und dies bereits vorgeburtlich. Jeder Mensch ist also in diesem Sinne musikalisch und kann Musik in ihren musikalischen Bestandteilen als solche wahrnehmen und verarbeiten (Avanzini et al., 2006). Aufbauend auf diesem Erkenntnisstand wird die Kombination der o. a. Forschungsmethodiken und Forschungstechniken es uns in Zukunft ermöglichen die Einführung musiktherapeutischer Verfahren in das allgemeine medizinische Methodenrepertoire weiter zu beschleunigen. Die Schmerzmedizin und die Neurorehabilitation spielen neben der Psychosomatik und Psychotherapie derzeit noch eine besondere Vorreiterrolle in diesem Sinne. Aufgrund des Paradigmenwechsels weg von der rein kurativen Medizin hin zu mehr Prävention und mehr Rehabilitation wird die Musik zukünftig vermehrt Forschungsgegenstand im Hinblick auf die Sicherung der allgemeinen Gesundheitsfürsorge darstellen. Gesundheit als biopsychosozialer Faktor mit ethischer Qualität, hierzu kann und muss therapeutische

Musik Beiträge leisten, die der aktuellen und zukünftigen Erforschung harren. Lebensqualität als oberster Zielparameter des Gesundheitssystems fordert eine neue, zukunftsträchtige Heilkunst und in dieser Heilkunst der Zukunft wird Musik ihren festen Platz haben. Konkret muss unsere musiktherapeutische und musikmedizinische Forschung kurz- und mittelfristig weitere adäquate Methoden, Instrumente und Techniken für einen kombinierten und integrierten Einsatz in medizinischen Anwendungsfeldern entwickeln und neue differenzierte Therapieangebote umsetzen. Der Schwerpunkt wird auf klinisch-angewandter Forschung liegen, nachdem uns die Grundlageforschung mit einer Fülle von wegweisenden Erkenntnissen ausgestattet hat. Die Einführung musiktherapeutischer Interventionen auf breiter Front in die Prävention und in die Rehabilitation sollte mittelfristig möglich sein.

Literatur

Abel, H.-H. et al. (1989). A new approach to analyzing the neurovegetative state in man. In R. Droh & R. Spintge (Eds.), *Innovations in physiological anaesthesia and monitoring* (pp. 21–34). Berlin/Heidelberg/New York: Springer.

Abel, H.-H. et al. (1994). Kardiorespiratorische Funktionsdiagnostik und Trainingssteuerung. *Deutsche Zeitschrift für Sportmedizin, 45,* 8–9.

Avanzini, G. et al. (2003). The neurosciences and music. *Annals of the New York Academy of Sciences, 999.*

Avancini, G. et al. (2006). The Neurosciences and Music II. *Annals of the New York Academy of Sciences, 1060.*

Decker-Voigt, H.-H. (2001). *Schulen der Musiktherapie*. München: Reinhardt.

Haken, H. & Koepchen, H. P. (1991). *Rhythms in Physiological Systems*. Heidelberg/New York: Springer.

Koepchen, H. P. et al. (1992). Rhythmicity and music in medicine. In R. Spintge & R. Droh (Eds.), *MusicMedicine* (Vol 2., pp. 39–70). St. Louis, MO: MMB.

Sergent, J. (1993). Mapping the musician's brain. *Human Brain Mapping, 1,* 20–38.

Spintge, R. & Droh, R. (1992). *Musik Medizin – Physiologische Grundlagen und praktische Anwendungen*. Stuttgart: Fischer.

Spintge, R. (1998). Physiologie, Mathematik, Musik und Medizin. In L. Berger (Hrsg.), *Musik, Magie, Medizin* (S. 15–30). Paderborn: Junfermann.

Spintge, R. (2000). Musik in der Anästhesie und Schmerztherapie. *AINS, 35,* 254–261.

Spintge, R. (2007). Ausgewählte Aspekte und Grundlagen musikmedizinischer Anwendungen. In R. Spintge (Hrsg.), *Musik im Gesundheitswesen. Neue Aspekte ganzheitlicher Medizin und Gesundheitsfürsorge* (S. 7–26). St. Augustin: Asgard.

Thaut, M. (2007). Wie lassen sich die Wirkungen von Musik auf das Nervensystem therapeutisch nutzen? In R. Spintge (Hrsg.), *Musik im Gesundheitswesen. Neue Aspekte ganzheitlicher Medizin und Gesundheitsfürsorge* (S. 49–54). St. Augustin: Asgard.

Musikorientierte Methoden in den Praxisfeldern Beratung, Supervision und Coaching

Hannes Jahn

Es geht um eine Art Grenzüberschreitung: Die Anwendung von Musik in Beratungsfeldern wie Coaching und Supervision mit der Anleihe bei musiktherapeutischen Methoden. Mit Coaching und Supervision sind Beratungsmodelle gemeint, die an einem bestimmten Punkt des Beratungsprozesses eine klar bestimmbare Auswahl ursprünglich musik*therapeutischer* Methoden hinüberholt in ein anderes Setting, nämlich das des Coaching und der Supervision. Es sind dies neue Anwendungsfelder für musiktherapeutisches Methodenrepertoire und es ist ein didaktisches Aufeinandertreffen unterschiedlicher Beratungsformate.

Im Rahmen eines Praxisforschungsprojektes, ein Hochschulprogramm, das von der Hochschule für Musik und Theater Hamburg, durch ihr Institut für Musiktherapie und von der European Graduate School EGS in der Schweiz konzipiert und initiiert war, wurde diese Anwendung musikorientierter Methoden in den angrenzenden Berufsfeldern untersucht und beschrieben (Jahn, 2007). Ziel und Anspruch des Hochschulprogramms war es, eine bestimmte Auswahl an musiktherapeutischen Methoden mit weiterem, anderem beraterischem Instrumentarium aus den Feldern Coaching und Supervision zu verbinden und ein Weiterbildungskonzept für einen akademischen Studiengang zu liefern, das die Integration der musiktherapeutischen Methoden in die neuen Praxisfelder anstrebt und zu begründen versucht.

Deshalb seien in Tabelle 1 die wichtigsten heute existierenden Beratungsformate von einander abgegrenzt beziehungsweise ihre Gemeinsamkeiten aufgezeigt.

Tabelle 1: Beratungsformate

Consulting	Pädagogik	Coaching	Supervision	Psychotherapie
Unternehmen Organisationen	Einzel oder Gruppen	Einzel oder Organisationen	Team Abteilung	Einzel oder Gruppen
berufsbezogen	berufs- und personenbezogen	berufs- und personenbezogen	berufs- und personenbezogen	personenbezogen
Ziel/Auftrag	Erziehungs-/ Bildungsauftrag	Ziel/Auftrag/ Persönlichkeit/Beruf	Arbeitssituationen/Fälle	Persönlichkeit Krankheit, Störung
Sacharbeit	Beziehungs- und Sacharbeit	Beziehungsarbeit	Beziehungsarbeit	Beziehungsarbeit

Zwischen den entgegengesetzten Polen von externer Fachberatung und Psychotherapie entsteht ein Spannungsfeld mehr oder weniger geklärter Grenzen zwischen und zu den einzelnen Beratungsformaten. Gemeinsam ist allen Formaten, dass sie mit Formen der Kommunikation und Interaktion arbeiten, im Kern also Beziehungsarbeit sind, auch wenn sich manche Formate stärker auf das Ressourcenmanagement konzentrieren. Auch die Anforderungen an die Professionellen sind bei allen Unterschieden im Instrumentarium zumindest in den Grundzügen vergleichbar: Ihr wichtigstes Arbeitsmittel bleibt ihre eigene Persönlichkeit und die des Klienten oder Patienten. Dabei variiert die Vielfalt der eingesetzten Methoden je nach Schwerpunkt und Ausbildungsbiografie.

Unterschiede zeigen sich meist in der Dauer, der Intensität des Vorgangs und in den Zielen.

Die Methoden, die in den jeweiligen Beratungsformen zum Tragen kommen, sind letzten Endes einer gemeinsamen Entwicklungsgeschichte und gemeinsamen Wurzeln entsprungen (siehe die gleichen Wurzeln heutiger klinischer Psychologie und früherer Seelsorge).

Unter diesem geschichtlichen Gesichtspunkt ist es verständlich und nachvollziehbar, dass die einzelnen Beratungsformen gemeinsame Schnittmengen haben können. Im Mittelpunkt aller Beratungsformen steht der Mensch: Als Einzelner oder als Mitglied einer Organisation. Immer aber sind dies Individuen, die ihr Wesen zu entfalten suchen und letzlich in allen Lebensbereichen Lebenssinn und Würde finden wollen. Sieht man einmal von den notwendigen Besonderheiten therapeutischer Settings ab, ist eine Entwicklung zu beobachten, die von der traditionellen Sichtweise der festen – einer bestimmten Form/Schule zugehörigen – Methoden für ein bestimmtes Klientel abgeht. Vielmehr zeichnet sich die Tendenz ab, Elemente verschiedener Schulen mit einander zu verbinden, beziehungsweise einzelne Instrumente fremder Schulen in das eigene Beratungskonzept zu integrieren. Die abgrenzende Exklusivität der eigenen Schule zu betonen, wird zunehmend abgelehnt. „Supervision ist eine Beratungsform, kein methodisches Verfahren. Sie ist eine Beratungsform, die sich definiert durch ihren Gegenstand, nicht durch die Methoden, derer sie sich bedient" (Buchinger, 2004). Dies kann aber kein Freibrief für die Beliebigkeit der jeweiligen Methode sein, sondern fordert eine genaue didaktische Begründung.

Wie kann also ein Instrumentarium, das historisch aus der therapeutischen Arbeit stammt, nun in einem neuen Beratungsfeld Anwendung finden, das beansprucht schnell, effektiv und nachhaltig zu sein. Warum Musik im Coaching?

Ein Praxisbeispiel: Mit den Worten: „Das war ich früher und so will ich wieder werden!" stellt der Abteilungsleiter einer Software-Firma seine Lieblingsmusik (eine Methode aus der rezeptiven Musiktherapie), schwungvolle argentinische Tangomusik, vor. Er kam zum Coach, weil er sich belastet fühlt und eingeschränkt sieht von Verantwortung und dem Druck, die Jahresziele der Firma zu erfüllen. Er erlebt sich gefangen in einem Berufsalltag, der seine Kräfte raubt und ihm immer weniger Möglichkeiten bietet, sich selbst als agierend und gestaltend wahrzunehmen. Mitarbeiter und Firmenleitung geben fordernde oder sorgenvolle Rückmeldungen, das sorgt für zusätzlichen Druck und inneren Rückzug: „Niemand weiß, wie es mir wirklich geht. Darüber spricht man in unserer Firma auch nicht."

Die Musikpsychologieforschung bewies genügend, dass Musik immer auch unsere psychischen Strukturen und deren Auswirkungen auf unsere Lebenswelten abbildet. Wir verbinden Erfahrungen, die wir mit den Parametern von Musik (Tempo, Dynamik, Rhythmus, Melodie, Klang) machen, mit Situationen z. B. aus dem Berufsleben. So wird die schwungvolle Dynamik der Tangomusik verknüpft mit dem eigenen Erleben früherer Stärke im Beruf und der momentan erlebten Überforderung gegenübergestellt. Die Arbeit mit gehörter Musik, die rezeptive Musiktherapie, hat gezeigt, dass Musik uns immer an Personen, Orte oder eben Situationen und Zeiten erinnert: So war ich früher! So kommuniziert der Klient über die Musik Emotionen, die sonst über das kognitiv geführte Gespräch (Coaching) nur mühsam zugänglich wären, weil die Formen des menschlichen Fühlens den musikalischen Formen viel kongruenter sind als denen der Sprache.

Frohne-Hagemann und Pleuß-Adamcik (2005) haben Funktionen von Musik beschrieben, die in diesem Praxisbeispiel zum Tragen kommen. Neben der schon erwähnten kommunikativen Funktion von Musik, sprechen wir von der emotionalen Resonanz, wenn sich in der Musik Emotionen und Atmosphären widerspiegeln, die der Selbsteinschätzung des Klienten entsprechen und wenn die Musik dem Klienten hilft seine Bedürfnisse wahrzunehmen und ihn dazu ermutigt. Die Zielvorstellung des Klienten (wichtig im Coaching) ist so präzise und überprüfbar formuliert, wie sie nur sein kann: So will ich wieder werden! In ihrer Funktion als Projektionsfläche erlaubt Musik die Verlagerung innerer Erlebnisqualitäten, z. B. von Tatkraft und Stärke, von Sehnsüchten nach Anerkennung und Geltung, aber auch von inneren Konflikten nach außen. Die argentinische Tangomusik in ihrer schwungvollen Dynamik dient dem Abteilungsleiter als Projektionsfläche für Kräfte, die er glaubt verloren zu haben. Seine eigene frühere Erfahrungswelt – Zeiten der aktiven Steuerung des eigenen Handelns und das damit verbundene Erleben von Kraft und Stärke – werden durch die Musik symbolisch repräsentiert. Ein erster initialer Effekt in Richtung positiver Veränderung hat eingesetzt.

Dieses Praxisbeispiel zeigt, wie durch den Einsatz von musiktherapeutischen Methoden durch die Funktionen der Musik und ihre Auswirkungen in nur einer Sitzung wichtige Informationen, Anknüpfungspunkte und Arbeitsrichtungen für das Coaching aufgezeigt werden können. In diesem konkreten Praxisbeispiel erhalten wir Informationen über
– die aktuelle psychische Gestimmtheit des Klienten,
– die Selbsteinschätzung seiner Rolle am Arbeitsplatz,
– die Bedeutung seiner Arbeitskraft für sein Selbstverständnis,
– seinen Wunsch nach Veränderung und die Zielvorstellung,
– seine Sehnsucht nach mehr Anerkennung bei Vorgesetzten und Kollegen.

Auch einzelne Methoden aus der Aktiven Musiktherapie, vor allem Improvisationsformen sind in Coaching- und Supervisionssettings sehr wirkungsvoll einsetzbar, wie sich gezeigt hat: Die Exploration verschiedener Klänge und Spielmöglichkeiten unterschiedlicher Instrumente in der Anfangsphase einer Sitzung ist für den Managerklienten eine ungewohnte, fremde Situation und konfrontiert ihn mit neuem, unbekanntem und unberechenbarem Material (ihn, der sonst alles unter Kontrolle haben muss). Er muss Abstand nehmen von gewohntem Rollenverhalten und aus dem hoch qualifizierten Manager wird für Minuten der unsichere Anfänger in einer neuen Situation. Im Transfer auf den beruflichen Alltag des Klienten ist dies das Training von grundlegenden Kompetenzen, die heute von Führungskräften verlangt werden: Umgang mit ständig neuem Material und sich ständig verändernden Situationen, die Konfrontation mit Neuem, Unberechenbarem und die Integration dessen in das eigene Handlungsrepertoire. In der musikalischen Improvisation muss der Klient bewährte und bekannte Strategien loslassen und sich der offenen Struktur des künstlerischen Prozesses hingeben. Das erfordert eine neue, andere Aufmerksamkeit. Dazu gehört, dass gerade im improvisierten Spiel mit dem Coach oder in der Gruppe (z. B. Rondo) es im übertragenen Sinne um Teamfähigkeit, Zuhören und flexibles Reagieren geht, eben auch um Parameter des beruflichen Alltags.

Zusammenfassend kann also festgehalten werden: Wenn es in der Beratungsarbeit mit Menschen, im Sinne einer Arbeitskraft- und Gesunderhaltung (Coaching) um die Förderung der psychosozialen Kompetenz der Menschen geht, um die Fähigkeit, mit sich selbst und den Mitmenschen in Einklang zu leben, kommunizieren zu können und gemeinsam mit anderen kooperativ an der Lösung von Problemen arbeiten zu können, dann bietet dieses Beratungsmodell ein leistungsfreies Trainingsfeld, in dem Handlungsmöglichkeiten, neue Strategien oder veränderte Qualitäten von Selbstwahrnehmung sinnlich erfahrbar und dann im reflektierenden Gespräch ins Bewusstsein gehoben werden. Die in einem Beratungsprozess bewusst eingesetzten musikorientierten Phasen, können so zu gesunden und nachhaltigen Lösungen führen.

Literatur

Buchinger, K. (2004). Psychoanalyse oder Systemtheorie – eine unangemessene Frage. *Supervision – Mensch, Arbeit, Organisation* (Bd. 1). Weinheim: Beltz.
Frohne-Hagemann, I. & Pleß-Adamczyk, H. (2005). *Indikation Musiktherapie bei psychischen Problemen im Kindes- und Jugendalter. Musiktherapeutische Diagnostik und Manual nach ICD-10*. Göttingen: Vandenhoeck & Ruprecht.
Jahn, H. (2007). *Musikorientierte Methoden in den Praxisfeldern Beratung und Coaching. Eine didaktische Reflexion.* Verfügbar unter: http://www.sub.uni-hamburg.de/opus/volltexte/2007/3194/ [28. 9. 2007].

Weiterführende Literatur

Decker-Voigt, H.-H. & Spintge, R. (2003). Schwerpunktthema: Musiktherapeutische und musikmedizinische Methoden in Beratung und Coaching. *Musik und Gesundsein, 6*. Lilienthal/Bremen: Eres.
Loos, W. (2002). *Unter vier Augen – Coaching für Manager.* München: Verlag moderne Industrie.
Rauen, C. (2003). Unterschiede zwischen Coaching und Psychotherapie. In A. Schreyögg (Hrsg.), *Organisationsberatung, Supervision, Coaching* (S. 289–293). Leverkusen: Leske + Budrich.
Weymann, E. (1999). Kunstanaloges Vorgehen in der Musiktherapie. In I. Frohne-Hagemann (Hrsg.), *Musik und Gestalt. Klinische Musiktherapie als integrative Psychotherapie* (S. 48–71). Göttingen: Vandenhoeck & Ruprecht.

Musikpädagogik – Musiktherapie, Berührung

Wolfgang Mastnak

Musiktherapie und Musikpädagogik teilen das gleiche Medium, unterscheiden sich in Zielgruppe und Anspruch und teilen gemeinsame Wurzeln (vgl. Decker-Voigt, 1983). Daraus begründen sich auch Sinn und Notwendigkeit interdisziplinärer Forschung und Praxis (Mastnak, 1991a): „Im Kern aber erscheint die Sache als eine, scheinen sich die letzten Dinge von Erziehung und Therapie zu treffen – nicht im Sinne einer nachfolgenden Zusammenführung, sondern gerade umgekehrt in einem genuinen Zentrum, von dem aus sich Erziehung und Therapie erst nach und nach – paradigmatisch – entzweien" (Mastnak, 1994a).

Musikalische Heilpädagogik

Die Domäne im Schnittfeld von Musikpädagogik und Musiktherapie war lange Jahre die Heilpädagogik mit dem Ziel der Persönlichkeitsentfaltung und sozialen Integration (vgl. Goll, 1993, S. 103 ff.) von Kindern und Jugendlichen mit geistigen wie körperlichen Defiziterscheinungen (vgl. Moog, 1991; Langen & Piel, 1993). In einem weiten Feld pädiatrischer Diagnosen finden sich Schwerpunkte musikalischer Heilpädagogik bei Down-Syndrom (= Mongolismus, Trisomie 21) oder autistischen Persönlichkeitsstörungen (vgl. Alvin, 1988), bei spastischen Erkrankungen und cerebralen Dysfunktionen. Im Prozess diagnostischer Abklärung ergeben sich dabei teils insofern Schwierigkeiten, als die musikalisch-heilpädagogische Praxis vielfach traditionelle Terminologien verwendet, während Kinder- und Jugendpsychiatrie sowie -psychotherapie meist auf aktuelle internationale Krankheitsregister wie ICD-10 (Weltgesundheitsorganisation) oder DSM-IV TR zurückgreifen.

Musikalische Heilpädagogik hat sich aus zahlreichen Wurzeln gebildet und in verschiedene Äste verzweigt. Gertrud Orff, die einen großen Teil ihrer Konzepte praktisch am Kinderzentrum in München (damals unter der Leitung von Hellbrügge) entwickelte, verbindet im heilpädagogisch-therapeutischen Prozess Musik, Wort und Bewegung (Orff, 1984, 1985, S. 22 ff.) und wendet sie auf eine weit gefächerte Zielgruppe an: Hör-, Sprach-, Seh- und motorisch Behinderte sowie Kinder mit geistigen Beeinträchtigungen, Verhaltensstörungen und Autismus. Aus dieser Verbindung, die sie als elementares Pendant zur ganzheitlichen Sinnenhaftigkeit des Menschen ansieht, entwickelt die Orff-Musiktherapie einen Prozess des Wechselspiels von Erfahren und Gestalten, von Aktion und Reaktion.

Im Gegensatz zum intuitiv-kreativen Ansatz Gertrud Orffs versuchte die Nordoff-Robbins-Schule empirisch begründete Methoden heilpädagogischer Intervention zu entwickeln. Bei weitestgehend gleichbleibendem Setting von Therapeut/Klavier, Co-Therapeut und Kind/Schlagzeug etc. wurde eine enorme Fülle von Material verarbeitet. Jede

Sitzung einer großangelegten Studie wurde auf Band mitgeschnitten und später zusammen mit schriftlichen Itembögen – z. B. zur Kommunikation und Aktivität – ausgewertet. Im Zentrum der Idee steht das „Music Child", als „Oberbegriff für die Tiefe, Intensität, Vielfalt und Intelligenz ... in der musikalischen Interaktivität ... der Begriff Music Child bezeichnet das Zusammenwirken von rezeptiven, kognitiven und expressiven Fähigkeiten" (Nordoff & Robbins, 1986, S. 1).

Die anthroposophische Musiktherapie um Rita Jacobs und die Anny-von-Lange-Schule in Hamburg greift, ohne ideologisch zu verknappen, definitionsgemäß auf Rudolf Steiner (vgl. 1989) zurück. Die äußeren Unterschiede zu anderen Richtungen werden unmittelbar am Instrumentarium deutlich: Leier, Harfe, Kantele, Tenor-Chrotta (ähnlich dem Cello), Streichpsalter, pentatonische und Kalevala-Obertonflöten, Schalmei, Krummhorn, Dulcain u. a. m. Jacobs (1988, S. 32) spannt unter dem Aspekt therapeutischer Anwendung musikalische Elemente wie Klangfarbe (Instrument), Harmonie, Takt etc. in ein zweidimensionales System ein: Mensch („Sinnes-Nerven-Organisation. Haupt als Träger des Denkens", „Atmungs- und Zirkulations-Organisation. Brust als Träger des Fühlens", „Stoffwechsel- und Gliedmaßenorganisation. Als Träger des Wollens") und Musik („Ur-Teile der Musik", „Offenbarungen der Musik" und „Musikinstrumente"). Anthroposophische Musiktherapie bzw. Heilpädagogik spricht vom „Geistig-Seelischen", das „sich dem Leiblichen entzieht und eintaucht in die Ur-Heimat des Musikalischen". Als Ort anthroposophischer Heilpädagogik wurde ferner der Michaelshof in Hepsisau bekannt (Knierim, 1985).

Polyästhetische Erziehung vertrat mit dem Pädiater Claus Thomas bereits von Anfang an eine multimediale heilpädagogisch-therapeutische Domäne: Klangszenenimprovisatorische Projekte mit Mehrfachbehinderten, wie z. B. eine oratorische Szene der Laudes nach dem Sonnengesang des Franz von Assisi (1978), in denen ästhetische und kreative Potenziale der Kinder und Jugendlichen im künstlerischen Medium sinnstiftend zur Entfaltung kommen sollten (vgl. Thomas, 1981). Sein Achsenkreuz distanziert Konzepte „wertloser Instrumente" (z. B. Kreativinstrumente vom Abfallplatz ..., vgl. Buzasi, 1985) sowie Pop- und Trivialmusik (vgl. Tischler & Moroder-Tischler, 1990). Thomas (1991, S. 3): „Die Vertikale im Sinn der Selbstwahrnehmung, der Selbstfindung, des Zu-sich-selbst-seins, des empathein der Individuation, die Horizontalachse im Sinne des kommunikativen Bezugs auf Austausch, der Öffnung zum Du, der Sprache des Ausdrucks, der Teilhabe und Teilgabe, des Zur-Welt-seins." Aus dem heilpädagogischen Ansatz Polyästhetischer Erziehung hat sich eine Schule entwickelt, die beispielsweise bei Bruno Euen (1991) oder Willy Janßen ihren Niederschlag findet.

Als entscheidendes Bindeglied zwischen den verschiedenen effizient wirkenden musikalisch-heilpädagogischen Richtungen zeichnet sich die Akzeptanz der Gültigkeit der Sinneswahrnehmung und künstlerischen Gestaltungsfähigkeit „Behinderter" aus (vgl. Mastnak 1991b, 1994b). Die Arbeit mit Behinderten wird damit zum doppelten Auftrag: Zum einen, dem Individuum zu helfen, seine Individualität entfalten zu können (zur sonderpädagogischen Musikdidaktik vgl. auch Ruud & Mahns, 1992), zum anderen eine Kultur nicht reduktionistisch auf eine „Norm Mensch" einzuengen (vgl. Rödler, 1994).

„Klinische Musikpädagogik"

Während musikalische Heilpädagogik bis zurück in die Antike auf eine gut abgesicherte Tradition zurückblickt, entwickeln sich zurzeit Formen klinischen (speziell psychiatrischen) Einsatzes von Musikpädagogik: Sinnvolle Gestaltung klinischer und postklinischer Zeit, positive Erfahrung von Lernfähigkeit, musikassoziierte Möglichkeiten sozialer Integration. Durch musikalischen Kompetenzaufbau wird zudem die Gefahr postklinischer Vereinsamung und folglich erhöhter Rezidivierungen reduziert.

Musikpädagogische Kompetenzvermittlung erzeugt im klinischen Bereich einen Raum, der nichttherapeutisch attribuiert ist und die Annahme gesunder Persönlichkeitsanteile erleichtert. Darüberhinaus lassen sich im Bereich klinischen Musiklernens weitestgehend widerstandsfrei selbsttherapeutische Kompetenzen zur effektiven Selbsthilfe und Prophylaxe aufbauen (vgl. Mastnak, 1994a, e).

Musiktherapie im pädagogischen Feld

Psychopathogene Bedingungen wie Stress, Selbstentfremdung (Mastnak, 1994c) oder Kompetenzverlust sowie damit verbundene pathologische Entwicklungen bei Jugendlichen führen zur Notwendigkeit effizienter Intervention. Die Fülle von depressiven Episoden und Suizidversuchen (Mastnak, 1992a), von Dependenzen und Angststörungen, von Essproblemen und Zwangshandlungen hat die Schule als einzige Institution, die großflächig und langfristig zu intervenieren vermag, vor die Aufgabe soziokultureller Korrektur sowie psychischer bzw. psychosomatischer Prophylaxe und Prätherapie gestellt. Damit dürfte künftig der Schule ein wichtiger Faktor im Vorfeld von Therapie zukommen (Mastnak, 1992b). Das betrifft besonders Fächer therapeutischer Medien oder innerer Therapieaffinitäten wie z. B. Musikunterricht, Kunsterziehung, szenisches Schulspiel, Sportunterricht, Religion, Philosophie, Ethik.

Einer der Nestoren pädagogisch angewandter Musiktherapie, Norbert Linke, spricht der Musik autonomen Heilcharakter in einer krisenhaften Gesellschaftssituation zu (Linke, 1977, S. 108 ff.; vgl. auch Wilbert, 1993). Diesen therapeutischen Auftrag für Musikunterricht unterstreicht Sigrid Abel-Struth (1985, S. 43): „... Musik, meint musikalische Lebenshilfe im weitesten Sinne ... und nimmt den Musiklehrer in die Pflicht" (vgl. auch Mastnak, 1992c, 1993a).

Die entscheidenden Momente im Verhältnis Mensch-Musik zeigen sich als weitgehend unabhängig von therapeutischen, pädagogischen, kultischen und weiteren kulturellen Praktiken (Mastnak, 1994d): Vertrautheit, Ich-Identität, Kreation, Ekstase, Trance, Transzendenz und Schönheit. Künstlerische Schnittfelder von Pädagogik und Therapie (vgl. Thomas, 1983) erschließen sich vielfach aus ihrem gemeinsamen Kern: Jungianische Psychotherapie und imaginative Musikrezeption (Mastnak, 1991c), Tiefenpsychologie und Musikanalyse (Mastnak, 1993b) oder Integrationen von Psychodrama und Klangszenenimprovisation (Mastnak, 1993c).

Effiziente Integration künstlerischer Pädagogik und Therapie leistete das Institut für Musik- und Tanzpädagogik der Deutschen Sporthochschule in Köln unter Karl Hörmann (vgl. Hörmann, 1986, 1987, 1991, 1994). Polyästhetische Erziehung „als Therapie" wurde im „European Project" zur Bearbeitung von Krisen weiterentwickelt (Mastnak & Rauter, 1994): In der Arbeit mit Behinderten (Arno Pachera), unter den Bedingungen von Krieg mit Modellschulen in Kroatien (Svanibor Pettan) sowie im multinationalen Konflikt in London (Andrea Rauter, Mastnak, 1992d). Leitideen sind in diesem Bereich Ich-Entfaltung, ästhetische Erfahrung, darstellender Ausdruck, Selbst- und Welterkenntnis, Identität und Dialog, sowie Sinnsuche und Wertbewusstsein (Mastnak, 1991a, d).

Therapeutische und pathologische Gehalte im Musikunterricht

Als Teil der kulturellen Szene stellt Musiktherapie einen pädagogischen Gehalt dar, ähnlich wie Musikgeschichte, -soziologie oder -analyse. Ergebnisse musikalischer Wirkungsforschung, pathogene und pathologische Prozesse soziokultureller Wirklichkeit und Musiktherapie als fester Bestandteil von Medizin und Psychotherapie sind zum Gegenstand des Unterrichts in Musik geworden.

Standardwerke im Musikunterricht wie beispielsweise Alban Bergs Wozzeck (Mastnak, 1995, S. 40) oder Franz Schuberts Liederzyklus „Die Schöne Müllerin", beides Fälle von Selbstmord, thematisieren häufig Gehalte psychotherapeutischer Relevanz. Sowohl ihre hermeneutische Betrachtung als auch die Kontrolle möglicher Identifikations- oder Introjektionsprozesse fordert einen pathologisch und psychodynamisch reflektierenden Musikunterricht (Mastnak & Schwarzbauer, 1994). Das inkludiert Themen wie z. B. Kinder-Eltern-Konflikte im Rezeptionsprozess der Oper (Krakauer, 1984), Suizidproblematiken in musikdramatischen Werken (Mastnak, 1992e) oder produktionsdidaktische Auseinandersetzungen mit Identitätskrisen und Drogenabhängigkeit (Mastnak, 1989).

Literatur

Abel-Struth, S. (1985). *Grundriß der Musikpädagogik.* Mainz: Schott.
Alvin, J. (1988). *Musik und Musiktherapie für behinderte und autistische Kinder.* Stuttgart/Kassel: G. Fischer/Bärenreiter.
Buzasi, N. (1985). Musiktherapie in der aktiven Musiktherapie. In H. Bruhn, R. Oerter & H. Rösing (Hrsg.), *Musikpsychologie. Ein Handbuch in Schlüsselbegriffen* (S. 459–464). München: Urban & Schwarzenberg.
Decker-Voigt, H.-H. (1983). Zur Ablösung der Musiktherapie von der Musikpädagogik – eine Zustandsbeschreibung. In H.-H. Decker-Voigt (Hrsg.), *Handbuch Musiktherapie. Funktionsfelder, Verfahren und interdisziplinäre Verflechtung* (S. 21 ff.). Lilienthal/Bremen: Eres.
Euen, B. (1991). Musikalische Einzelförderung als Möglichkeit ästhetischer Emanzipation für Menschen mit intellektuellen und seelischen Beeinträchtigungen. *Polyaisthesis, 6,* 159–163.
Goll, H. (1993). *Heilpädagogische Musiktherapie.* Frankfurt am Main: Lang.

Hörmann, K. (Hrsg.). (1986). *Musik- und Kunsttherapie* (= Musik im Diskurs Bd. 1). Regensburg: Bosse.

Hörmann, K. (1987). *Das Lied in Unterricht und Therapie als Medium erfahrungsorganisierender Musik-und Selbstwahrnehmung*. Frankfurt am Main: Lang.

Hörmann, K. (1991). Sozialkommunikative Bedeutung synästhetischer Phänomene. *Polyaisthesis, 6* (1), 17–38.

Hörmann, K. & Schurian, W. (1994). *Kunsttherapie*. Münster: Paroli.

Jacobs, R. (1988). *Musiktherapie – Ein Beitrag aus anthroposophischer Sicht*. Bad Liebenzell-Unterlengenhardt: Verein für ein erweitertes Heilwesen.

Knierim, J. (1985). Musik in der anthroposophischen Heilpädagogik. In H. Bruhn, R. Oerter & H. Rösing (Hrsg.). (1985). *Musikpsychologie. Ein Handbuch in Schlüsselbegriffen* (S. 464–468). München: Urban & Schwarzenberg.

Krakauer, P. M. (1984). Frau und Mutter – Rezeptionsdidaktische Überlegungen zur Mutterfigur in der Oper. In Roscher, W. (Hrsg.). *Erfahren und Darstellen. Wege musikalischer und gesamtkünstlerischer Bildung heute*. Innsbruck: Helbling.

Langen, A. & Piel, W. (Hrsg.). (1993). *Musik und Heilpädagogik. Festschrift für Helmut Moog zum 65. Geburtstag*. Frankfurt am Main: Lang.

Linke, N. (1977). *Heilung durch Musik? Didaktische Handreichungen zur Musiktherapie*. Wilhelmshaven: Heinrichshofen.

Mastnak, W. (1989). *Klangszenenimprovisation als Schulpraxis. Gesamtkünstlerische Gestaltung und psychischer Prozeß*. In W. Roscher (Hrsg.), *Musiktheater im Unterricht* (S. 75–102). Innsbruck: Helbling.

Mastnak, W. (1991a). Prolegomena zum Künstlerischen in der Therapie. *Musik-, Tanz- und Kunsttherapie. Zeitschrift für künstlerische Therapien, 3*, 61–65.

Mastnak, W. (1991b). Laßt mich lauschen, tasten, schmecken … Erfüllende Sinne behinderten Daseins. *Behinderte in Familie, Schule, Gesellschaft, 3*, 17–23.

Mastnak, W. (1991c). Mozartklänge und Traumbilder. Rezeptionsdidaktik jenseits des Rationalen. *Musikerziehung, 45* (2), 60–66.

Mastnak, W. (1991d). „Musica itaque medicinalis est …". Berührlinien und Wirkfelder von Musiktherapie und Polyästhetischer Erziehung. *Polyaisthesis, 6/1*, 39–51.

Mastnak, W. (1992a). „… dann ging er weg und erhängte sich". Zum Schülerthema Selbstmord. *CPB Christlich Pädagogische Blätter, 5*, 248–253.

Mastnak, W. (1992b). Musikpädagoge der Zukunft: Supervisor und Therapeut? In Schweizerischer Musikpädagogischer Verband (Hrsg.), *Das Berufsbild des Musikpädagogen in der europäischen Zukunft* (S. 39–53). Bern: SMPV.

Mastnak, W. (1992c). „Oft hat ein Seufzer …". Vom Heilenden und Krankmachenden im Musikunterricht. *Musik in der Schule, 2*, 89–93.

Mastnak, W. (1992d). Musik-Tanz-Bild-Szene. Zur Bedeutung künstlerisch-therapeutischer Ansätze in Kindergarten, Vor- und Grundschule. *Heilpädagogik, 4*, 113–122.

Mastnak, W. (1992e). Schülerthema Selbstmord. *Musikerziehung, 46*(3), 97–108.

Mastnak, W. (1993a). Musikschullehrer – unbewußte Heiler? Therapeutische Perspektiven der Musikschule. *Üben & Musizieren, 2*, 9–11.

Mastnak, W. (1993b). Polyästhetische Erziehung und Tiefenpsychologie. In W. Roscher (Hrsg.), *Sinn und Widerspruch musikalischer Bildung* (S. 59–104). München/Salzburg: Katzbichler.

Mastnak, W. (1993c). Psychodrama und Klangszenenimprovisation. In W. Roscher (Hrsg.), *Sinn und Widerspruch musikalischer Bildung* (S. 105–130). München/Salzburg: Katzbichler.

Mastnak, W. (1994a). Musik zwischen Erziehung und Therapie. *Musikerziehung, 5*, 219–226.

Mastnak, W. (1994b). Ästhetisches Handeln – Wahrheit auf „Abwegen". Ästhetisches Handeln – Wahrheit auf „Abwegen"? *Behinderte in Familie, Schule und Gesellschaft, 5*, 17–24.

Mastnak, W. (1994c). Spaltprozesse: Soziokulturelle Selbstentfremdung und musikpädagogischer Auftrag. In W. Roscher (Hrsg.), *Künste und Bildung zwischen Ost und West* (= Polyaisthesis Jb., Bd. 2, S. 219–238). München, Salzburg: Katzbichler.

Mastnak, W. (1994d). Kunst und Künste, Heil und Heilung. *Musik-, Tanz- und Kunsttherapie, 4,* 1–6.

Mastnak, W. (1994e). *Sinne – Künste – Lebenswelten. Polyästhetische Erziehung und Therapie durch mehrsinnliches Wahrnehmen und gesamtkünstlerisches Gestalten.* Prešov: Matúš.

Mastnak, W. (1995). Der Wahnsinn auf der Bühne. Sinngeburten in einer Sinnverlorenen Welt. Institute für Integrative Musikpädagogik und Polyästhetische Erziehung (Hrsg.), *Sinn und Sinne* (= Polyaisthesis Jb., Bd. 4). München/Salzburg: Katzbichler.

Mastnak, W. & Rauter, A. (1994). Künste, Kulte Konflikte. Polyästhetische Integration in London als Europäisches Modell. In W. Roscher (Hrsg.), *Künste und Bildung zwischen Ost und West. Kulturpädagogische Perspektiven Polyästhetischer Erziehung* (= Polyaisthesis Jb., Bd. 2, S. 197–207). Wien: Österreichischer Kunst- und Kulturverlag.

Mastnak, W. & Schwarzbauer, M. (1994). *Klingende Welten – verbindende Sinne. Theorie und Praxis der 6 Lehr- und Lernbereiche Integrativer Musikpädagogik.* Prešov: Matúš.

Moog, H. (Hrsg.). (1991). *Musizieren mit Behinderten. Forschung, Didaktik, Transfer.* Frankfurt am Main: Lang.

Nordoff, P. & Robbins, C. (1986). *Schöpferische Musiktherapie. Individuelle Behandlung für das behinderte Kind.* Stuttgart/Kassel: G. Fischer/Bärenreiter.

Orff, G. (1984). *Schlüsselbegriffe der Orff-Musiktherapie.* Weinheim/Basel: Beltz.

Orff, G. (1985). *Die Orff-Musiktherapie. Aktive Förderung der Entwicklung des Kindes* (2. Aufl.) Frankfurt am Main: Fischer.

Rödler, P. (1994). Dem Wahren Schönen Guten. oder: warum sich über Geschmack nicht streiten läßt und er doch davon abhängt! *Behinderte in Familie, Schule und Gesellschaft, 5,* 25–34.

Ruud, E. & Mahns, W. (1992). *Meta-Musiktherapie. Wege zu einer Theorie der Musiktherapie.* Stuttgart: Fischer.

Steiner, R. (1989). *Das Wesen des Musikalischen und das Tonerlebnis im Menschen.* Dornach: Rudolf Steiner Verlag.

Thomas, C. (1978). *Laudes nach dem Sonnengesang des Franz von Assisi. Oratorische Szene mit geistig Behinderten.* Gold Records (Schallplatte).

Thomas, C. (1981). Wirken und Heilen durch Musik. In D. Larese (Hrsg.), *Feste, 25 Jahre Musische Arbeitsgemeinschaft Bodensee* (S. 32–33). Amriswil: Amriswiler Bücherei.

Thomas, C. (1983). Musiktherapeutische Perspektiven Polyästhetischer Erziehung. In W. Roscher (Hrsg.), *Integrative Musikpädagogik Teil 1: Theorie und Rezeption.* Wilhelmshaven: Heinrichshofen.

Thomas, C. (1991). Berühren und Bewirken. Polyaisthesis als Therapie. *Polyaisthesis, 6* (1), 2–16.

Tischler, B. & Moroder-Tischler, R. (1990). *Musikalische Spielideen für die pädagogische, sonderpädagogische und therapeutische Praxis.* Frankfurt am Main: Diesterweg.

Weltgesundheitsorganisation (1991). *Internationale Klassifikation psychischer Störungen.* Bern: Huber.

Wilbert, H.-J. (1993). Gestaltung von Musikunterricht in Regelschulen nach therapeutischen und heilpädagogischen Gesichtspunkten. In A. Langen & W. Piel (Hrsg.), *Musik und Heilpädagogik. Festschrift für Helmut Moog zum 65. Geburtstag* (S. 343–363). Frankfurt am Main: Lang.

Musikpsychologie

Herbert Bruhn

Überblick

Musikpsychologie hat in den letzten zwei Jahrzehnten einen enormen Imagezuwachs und Erkenntnisgewinn verzeichnen können. Noch Anfang der 1990er Jahre spielte die Musikpsychologie eine Außenseiterrolle sowohl in der Psychologie als auch in der Musikforschung. Die wenigen bekannten Vertreter und Vertreterinnen des Fachs waren Solisten in der Forschungslandschaft, die sich leicht aufzählen ließen. Dies hat sich geändert: Zwischen dem Erscheinen der ersten deutschen Handbücher Musikpsychologie (Bruhn, Oerter & Rösing, 1985; de la Motte-Haber, 1996) und dem Erscheinen des vorliegenden Werks sind vermutlich mehr Bücher über Musikpsychologie erschienen als in den 100 Jahren nach der Tonpsychologie von Carl Stumpf (1885).

Die erste Zeit musikpsychologischer Forschung im 19. Jahrhundert war von der Idee bestimmt, mit Hilfe der Musik den Prinzipien von Denken und Handeln nahe zu kommen. Das gelang nicht – es wurden jedoch damals theoretische Überlegungen angestellt, auf die heute zurückgegriffen werden kann. So finden sich die Ergebnisse der Gestalttheoretiker aus der Schule von Carl Stumpf in den Aussagen der experimentellen Musikpsychologen wieder, denen durch die elektronischen Messverfahren deutlich größere Möglichkeiten eröffnet wurden (vgl. Stoffer & Oerter, 2005, hier insbesondere de la Motte-Haber, S. 81 ff. sowie Deutsch & Hamaoui, 2005, S. 307 ff.).

Drei deutschsprachige Überblickswerke sind in den letzten Jahren erschienen, die das Gebiet der Musikpsychologie aus unterschiedlichen Perspektiven aktuell bearbeiten. Als erstes müssen die vier Bände der Systematischen Musikwissenschaft genannt werden, die Helga de la Motte-Haber jeweils zusammen mit einem ihrer früheren Mitarbeiter herausgegeben hat: (1) Musiktheorie (de la Motte-Haber & Tramsen, 2004), (2) Musikästhetik (de la Motte-Haber & Schwab-Felisch, 2005), (3) Musikpsychologie (de la Motte-Haber & Rötter, 2005) und (4) Musiksoziologie (de la Motte-Haber & Neuhoff, 2007). Hier wird ein Lebenswerk deutlich gemacht – de la Motte-Haber ist die Vertreterin der Musikpsychologie, die mit hohem ästhetischem und philosophischem Anspruch die experimentellen Aspekte der Musikforschung betrachtet. Trotz der tiefgehenden wissenschaftlichen Fundierung stehen in jedem der Beiträge die Musik und das Erleben von Musik im Mittelpunkt. Obwohl jedes der vier Bücher je ein Teilgebiet der Systematischen Musikwissenschaft abdeckt, so ist doch alles aus der Sicht psychologischer Wahrnehmungsforschung bearbeitet – sicher das Ergebnis eines streng editierten Gesamtkonzepts durch die Herausgeberin.

Das zweite Überblickswerk erschien im Hogrefe Verlag und vereint in zwei Bänden das aktuelle Grundwissen zur Musikpsychologie. Jedes Themengebiet wurde von einem speziellen Fachvertreter des jeweiligen Teilgebiets geschrieben, was den Eindruck eines geschlossenen Lehrbuchs weniger deutlich macht als die Bände von de la Motte-Haber (Stoffer & Oerter, 2005).

Das dritte Überblickswerk ist das Neue Handbuch Musikpsychologie (wieder als Taschenbuch im Rowohlt-Verlag). Wie beim Vorgängerbuch von 1993 liegt der Schwerpunkt in der breiten Vermittlung des Wissens unter Musikern und Musikhörern. Die Herausgeber gehen davon aus, dass die rockpoporientierte Musik die moderne Musik unserer Zeit ist. Außerdem wird thematisiert, wie umfassend Musik zum Gegenstand des täglichen Lebens geworden ist und sich mit den Audio-Medien weiterentwickelt (Bruhn, Kopiez & Lehmann, 2008). Musiktherapie wird in allen drei Werken meist kritisch gewürdigt: Das Thema wird in einem Übersichtsartikel berücksichtigt (Rosemarie Tüpker, Herbert Bruhn und Christine Plahl).

Auch international sind neben dem bereits erwähnten Grundlagenwerk von Diana Deutsch (Deutsch, 1999) drei weitere Werke zu nennen: (1) Als Neuherausgabe das New Handbook of Research on Music Teaching and Learning, die beeindruckende Sammlung von Forschungsergebnissen der Musikvermittlung auf mehr als 1.200 eng bedruckten Seiten (Colwell & Richardsen, 2002). (2) Ein Kompendium auditiver Forschungsergebnisse vom Tierreich bis zu den Universalien der Musik in der Welt (Wallin, Merker & Brown, 2000). (3) Die Sammlung von aktuellen Forschungsberichten aus der neuropsychologischen Forschung zu Musik, Hören und Psychomotorik, aus einem Kongress der New York Academy of the Sciences entstanden (Peretz & Zatorre, 2003).

Für die Fortschritte der Musikpsychologie sollen drei Bereiche stellvertretend ausgeführt werden: Die Zielrichtung neuropsychologischer Forschung, die vermuteten Effekte der neuen Konsonanztheorie von Fricke und Ebeling und die Fortführung der Forschung zu den Ausdrucksmodellen von Rösing.

Neuropsychologische Forschung

Seit ungefähr 20 Jahren ist man in der Lage, Funktionen des Gehirns bildlich darzustellen – zunächst nur im Bereich der äußeren Schicht des Cortex mittels EEG, später auch mit zeitlich hoher Auflösung im Inneren des Schädels. Als Übersicht über den Stand der Forschung kann zurzeit der Herausgeberband von Peretz und Zatorre (2003) gelten. Die Erkenntnisse sind patchworkartig, lassen aber bereits Trends erkennen: Ein Großteil der Musikverarbeitung erfolgt vorbewusst, bei den meisten Menschen rechtslateral, also der Sprache entgegengesetzt und führt direkt, ohne Umweg über das Bewusstsein zu emotionalem Erleben. An den Potenzialen lassen sich selbst Besonderheiten wie der neapolitanische Sextakkord als vorbewusst identifizieren (Koelsch & Schroeger, 2008).

Die bewusste Reflexion über Musik dauert sehr viel länger – mindestens 400 bis 500 Millisekunden. Sie dient wohl eher der nachträglichen Betrachtung von Effekten, die aus der nicht bewusstseinsfähigen Phase entstehen (vgl. Roth, 2001).

Welche Konsequenzen für Musiktherapie daraus zu ziehen sind, ist noch nicht absehbar. Deutlich werden aber Konsequenzen für intellektuelles und soziales Lernen. Manfred Spitzer (Spitzer, 2002) hat den Begriff des „hirngerechten Lernens" aus endokrinologischen Untersuchungen abgeleitet: Das Gehirn lernt eigentlich immer, so dass man sich eher fragen müsse, warum es in bestimmten Situationen nicht lernt. Sicher scheint auf jeden Fall, dass Lernen bei ungutem Gefühl oder sogar Angst nicht funktioniert. Psychischer Druck in der Lernsituation verschlechtert die Ergebnisse des Lernprozesses. Hier erkennt man, woher die in der Therapiepraxis unausgesprochene Forderung nach der positiv-wertschätzenden Gesamtsituation kommt, die für den Therapieerfolg notwendig ist.

Konsonanztheorie

Seit 2006 scheint geklärt zu sein, weshalb einfache konsonante Akkorde und Intervalle so deutlich gegenüber Dissonanzen bevorzugt werden. Ebeling konnte aus den Physiologiedaten von Langner ein mathematisches Modell entwickeln, das deutlich zeigt, wie konsonante Intervalle ein geringeres Informationsniveau annehmen als Dissonanzen. Dies bewirkt eine bevorzugte Verarbeitung der Konsonanzen, da die neuronale Verarbeitung nach genau diesen informationsarmen Zuständen sucht, um daraus Entscheidungen für Handlungen abzuleiten: Hohe Aussagekraft einer Information aufgrund von hoher Entropie der Umweltsituation, ein Mustererkennungsprozess.

Das mathematische Modell (entwickelt von Ebeling, 2007) basiert auf einer Autokorrelation mit einem Zeitfenster von 0,8 Millisekunden – einem Zeitraum, in dem zwei aufeinander folgende Töne zu einem einzigen Erlebnis verschmelzen. Die neue Konsonanztheorie erklärt nicht nur die Präferenz für harmonische Musik, sondern auch die Tatsache, dass Intervalle selbst dann als harmonisch angesehen werden, wenn sie nicht genau gespielt werden. Es gibt eine Toleranzbreite, die sämtliche Tonalitätssysteme der Welt einschließt (Fricke, 2005). So erklärt sich, dass die mehrstimmige Musik mitteleuropäischen Ursprungs von Mitgliedern anderer Kulturkreise verstanden werden kann.

Musik als wahrgenommene Handlung

Helmut Rösing argumentiert in mehreren Veröffentlichungen dafür, die Wirkung von Musik daraus abzuleiten, dass die Struktur von Tonart, Melodie, Rhythmus oder Harmonie Modelle des menschlichen Ausdrucks trifft (Rösing, 2005). Diese Theorie lässt sich weiterentwickeln, wenn man bedenkt, dass der Ausdruck der Musik aus einer Handlung entsteht. Am Klang eines Instruments kann man erkennen, ob es aggressiv gespielt wurde oder nicht (zusammenfassend Bruhn, 2007). Am Beispiel lässt sich dies leichter deutlich machen: Wenn ein Geiger eine aggressive Stimmung in einem Musikstück erkannt hat, dann spielt er so, dass die Aggressionen seiner Vorstellung sich im Klang seines Musikinstruments widerspiegeln. Aggressionen führen zu Bewegungen, die z. B. auf einem Streichinstrument einen deutlich anderen Klang hervorrufen als eine Bewegung aus einer liebevollen Stimmung heraus. Dieser Klang wird selbst bei schlechter akustischer Übertragung auch als aggressiv erkannt.

Man muss nicht vertraut sein mit der Musik eines speziellen Kulturkreises, um die einer Aufführung zugrunde liegende Emotion zu verstehen. Da Bewegungsmuster universell verstanden werden (wie beim Gesichtsausdruck nachgewiesen: Ekman, 1988), ist auch wahrscheinlich, dass die Verklanglichung der Bewegungsmuster verstanden werden kann. Die Struktur des Musikstücks birgt somit eine virtuelle Handlung, deren emotionaler Hintergrund über den Klang verständlich wird. Einige empirische Daten weisen bereits in diese Richtung (im Überblick Bruhn, 2007).

Da die emotionalen Inhalte sehr schnell aufgenommen werden, handelt es sich wahrscheinlich um vorbewusste Informationsverarbeitung. Rolf Oerter (2007) bezeichnet Musik als „universelle Protosprache", die in den jeweiligen Kulturen eine wichtige Rolle beim Coping von Lebensproblemen, bei sozialen Interaktionen und bei Ungeduld, Langeweile oder Angst spielt.

Forschung

Die Stärke musikpsychologischer Forschung liegt darin, dass Erkenntnisse aus empirischen Daten abgeleitet und auf ihre Zufälligkeit hin überprüft werden. Entscheidungsträger im Gesundheitswesen hegen im Allgemeinen große Skepsis gegenüber datenarmer interpretativer Forschung, wie in der Historischen Musikwissenschaft oder in den qualitativen Verfahren der Musiktherapie üblich. In der Musiktherapie wird allgemein befürchtet, dass durch empirische Begleitforschung das Spezifische der Therapie mit künstlerischen Mitteln verloren gehen könnte. Diese Furcht ist jedoch nicht angebracht, da empirische Forschung gerade beste Nachweise für die Effektivität von Musiktherapie brachte. Hochgeachtet, jedoch in Mitteleuropa wenig bekannt, sind die beiden Kompendien von Furman und Wilson zur Effektivität von Musiktherapie aus den USA. Hier werden die Arbeiten zur Musiktherapie im Behindertenbereich und in der Behandlung von Hirnverletzungen aufgeführt, jeweils ausgerichtet auf die Therapie von Kindern, Jugendlichen, Erwachsenen und alten Menschen (Furman, 2000). Wilson konzentrierte sich auf das Umfeld Schule (Wilson, 1996).

Einen Überblick über die Metaanalysen von Musiktherapiestudien geben Argstatter et al. (2007). Besonders beeindruckend ist von den hier besprochenen Studien die Effektstärkenberechnung in einer Diplomarbeit aus dem FB Psychologie der Universität Tübingen: Die Autorin bestätigt aufgrund der Höhe der Effektstärken, dass „die Annahme der Wirksamkeit von Musiktherapie durchaus begründet zu sein scheint" (Pesek, 2007).

Literatur

Argstatter, H., Hillecke, T. K., Bradt, J. & Dileo, C. (2007). Der Stand der Wirksamkeitsforschung – Ein systematisches Review. *Verhaltenstherapie & Verhaltensmedizin, 28* (1), 39–61.

Bruhn, H. (2007). Musik als Repräsentation von vorgestellten Handlungen – Ausdrucksmodelle als Erklärung für die Wirkungen von Musik. In K. Bronner & R. Hirt (Hrsg.), *Audio-Branding* (S. 20–31). München: Reinhard Fischer.

Bruhn, H., Kopiez, R. & Lehmann, A. C. (Hrsg.). (2008). *Musikpsychologie. Das neue Handbuch.* Reinbek: Rowohlt.

Bruhn, H., Oerter, R. & Rösing, H. (Hrsg.). (1985). *Musikpsychologie – Ein Handbuch in Schlüsselbegriffen.* München: Urban & Schwarzenberg.
Colwell, R. & Richardsen, C. (Hrsg.). (2002). *New handbook of research on music teaching and learning. A project of the Music Educators National Conference.* New York: Oxford University Press.
Deutsch, D. (1999). *The psychology of music* (2nd ed.). New York: Academic.
Deutsch, D. & Hamaoui, K. (2005). Gruppierungsmechanismen. In T. H. Stoffer & R. Oerter (Hrsg.), *Allgemeine Musikpsychologie* (Enzyklopädie der Psychologie, Serie Musikpsychologie, Bd. 1, S. 307–342). Göttingen: Hogrefe.
Ebeling, M. (2007). *Verschmelzung und neuronale Autokorrelation als Grundlage einer Konsonanztheorie.* Frankfurt/M.: Lang.
Ekman, P. (1988). *Gesichtsausdruck und Gefühl.* Paderborn: Junfermann.
Fricke, J. P. (2005). Psychoakustik des Hörens. Was man von der Musik hört und wie man sie hört. In H. de la Motte-Haber & G. Rötter (Hrsg.), *Musikpsychologie. Handbuch der Systematischen Musikwissenschaft, Bd. 3* (S. 101–154). Laaber: Laaber.
Furman, C. A. (Ed.). (2000). *Effectiveness of music therapy procedures: Documentation of research and clinical practice* (3rd ed.). Washington, DC: American Music Therapy Association.
Koelsch, S. & Schroeger, E. (2008). Neurowissenschaftliche Grundlagen der Musikwahrnehmung. In H. Bruhn, R. Kopiez & A. C. Lehmann (Hrsg.), *Musikpsychologie. Das neue Handbuch* (S. 393–412). Reinbek: Rowohlt.
Langner, G. (2007). Die zeitliche Verarbeitung periodischer Signale im Hörsystem. *Zeitschrift für Audiologie, 45* (1), 8–21.
Motte-Haber, H. de la (1996). *Handbuch der Musikpsychologie* (2. Aufl.). Laaber: Laaber.
Motte-Haber, H. de la (2005). Musiktheorie und Psychologie. In T. H. Stoffer & R. Oerter (Hrsg.), *Allgemeine Musikpsychologie* (Enzyklopädie der Psychologie, Serie Musikpsychologie, Bd. 1, S. 71–94). Göttingen: Hogrefe.
Motte-Haber, H. de la & Neuhoff, H. (Hrsg.). (2007). *Musiksoziologie. Handbuch der Systematischen Musikwissenschaft, Bd. 4 (Hg. Helga de la Motte-Haber).* Laaber: Laaber.
Motte-Haber, H. de la & Rötter, G. (Hrsg.). (2005). *Musikpsychologie. Handbuch der Systematischen Musikwissenschaft, Bd. 3 (Hg. Helga de la Motte-Haber).* Laaber: Laaber.
Motte-Haber, H. de la & Schwab-Felisch, O. (Hrsg.). (2005). *Musiktheorie. Handbuch der Systematischen Musikwissenschaft, Bd. 2 (Hg. Helga de la Motte-Haber).* Laaber: Laaber.
Motte-Haber, H. de la & Tramsen, E. (Hrsg.). (2004). *Musikästhetik. Handbuch der Systematischen Musikwissenschaft, Bd. 1 (Hg. Helga de la Motte-Haber).* Laaber: Laaber.
Oerter, R. (2007). Musik – Einheit und Vielfalt ihrer kulturellen Ausprägung. *Erwägen – Wissen – Ethik, 18* (4), 521–532.
Peretz, I. & Zatorre, R. J. (Eds.). (2003). *The cognitive neuroscience of music.* Oxford: MIT.
Pesek, U. (2007). Musiktherapiewirkung – eine Meta-Analyse. *Musiktherapeutische Umschau, 28* (2), 110–135.
Rösing, H. (2005). Die Bedeutung musikalischer Ausdrucksmodelle für das Musikverständnis. In H. Rösing (Hrsg.), *Das klingt so schön hässlich. Gedanken zum Bezugssystem Musik* (S. 73–88). Bielefeld: Transcript.
Roth, G. (2001). *Denken – Fühlen – Handeln.* Frankfurt a. M.: Suhrkamp.
Spitzer, M. (2002). *Lernen.* Heidelberg: Spektrum.
Stoffer, T. H. & Oerter, R. (Hrsg.). (2005). *Allgemeine Musikpsychologie* (Enzyklopädie der Psychologie, Serie Musikpsychologie, Bd. 1). Göttingen: Hogrefe (Bd. 2: Oerter & Stoffer).
Wallin, N. L., Merker, N. & Brown, S. (Eds.). (2000). *The origins of music.* Cambridge, MS: MIT.
Wilson, B. L. (Ed.). (1996). *Models of music therapy interventions in school settings: From institution to inclusion.* Silver Spring: National Association for Music Therapy.

Musiktherapie an Musikschulen

Gisela Peters

Öffentliche und private Musikschulen – Orte der musikalischen Bildung und Förderung – sind in den letzten 35 Jahren vermehrt auch zu Institutionen für ein musiktherapeutisch fundiertes Arbeitsfeld geworden (Musikschule Mannheim seit 1972).

Nach einer Umfrage des Bundesweiten Arbeitskreises Musiktherapie an Musikschulen (2004) haben in Deutschland ca. 80 öffentliche Musikschulen Musiktherapieangebote unterschiedlicher therapeutischer Konzeptionen eingerichtet. Der Bundesvorstand des Verbandes deutscher Musikschulen hat im November 2008 beschlossen, das Fach Musiktherapie als Förder- und Unterstützungsangebot in den Fächerkanon des VdM aufzunehmen. Musikalische Arbeit mit Behinderten bzw. integrative Angebotsformen einerseits und Musiktherapie andererseits sind eigenständige Angebote. Außerdem bieten ca. 60 private Musikschulen Musiktherapie als speziellen Fachbereich an. Diese Entwicklung ist sowohl für Musikschulen und Kommunen, für die betroffen Familien als auch für Musiktherapeuten und die Vernetzung der Musiktherapie von großer Bedeutung.

Musiktherapie ist dabei nicht zwingend durch die Nähe zum pädagogischen Umfeld in Methodik und Zielsetzung musikpädagogisch geprägt, sondern stellt eine eigenständige therapeutische Fachrichtung dar. Zahlreiche Veröffentlichungen setzen sich mit dieser wichtigen Standortbestimmung klärend auseinander (Blaga, 2006; Beck, 2004; Decker-Voigt, 1983; Fröhlich, 2002; Pfaff, 1998; Plahl & Koch-Temming, 2005; Sievers, 2005; Tischler, 1993; → Musikpädagogik – Musiktherapie, Berührung).

Die therapeutischen Konzepte der Musikschulen sind durch das Schulprofil, die Bedarfslage der Klientel und durch die Ausbildungshintergründe der Lehrkräfte/Therapeuten geprägt. Den Schwerpunkt bilden tiefenpsychologische und entwicklungsorientierte Musiktherapieverfahren in einem geschützten Raum und im Rahmen einer vertrauensvollen musiktherapeutischen Beziehung. Daneben steht seit den 70er Jahren die Fachrichtung für körperlich und geistig behinderte Menschen, die sich im Schnittfeld musikpädagogischer und musiktherapeutischer Arbeit etabliert hat (Mahns, 1996). Auch externe Einrichtungen, z. B. allgemeinbildende Schulen, Kindergärten, Sonderschulen und Werkstätten für Behinderte, führen Kooperationsmodelle mit den Musikschulen durch, um Musiktherapie in ihrem Schulcurriculum zu verankern und die in den Bildungsstandards geforderten personalen und sozialen Kompetenzen zu erreichen (Kok, 2006) – in Hamburg: Kooperation mit der VHGS (Verlässlichen Halbtagsgrundschule); in Mannheim: Sonderschulprojekt (Kok, 2005) Kooperationsportfolio für Gymnasien, Grund-, Haupt- und Realschulen (Kok, 2006) (→ Musiktherapie in der Schule). Hier kommen erlebnisorientierte und übungszentrierte Musiktherapieverfahren mit umschriebenen Zielen zum Einsatz (Frohne-Hagemann, 1983).

Eine interessierte, unterstützende Musikschulleitung und ein intensiver Informationsaustausch mit dem Kollegium haben sich als wichtige Voraussetzung erwiesen, um eine musiktherapeutische Fachrichtung an Musikschulen zu etablieren. Es ist außerdem ideal, wenn die Ziele der Musiktherapie auch im Leitbild der Musikschule verankert sind.

Im September 2002 wurde zur besseren Vernetzung und Qualitätssicherung an der Musikschule Mannheim der „Bundesweite Arbeitskreis Musiktherapie an Musikschulen" (BAMMS) gegründet. Das Ziel dieses Arbeitskreises ist es, optimale inhaltliche und berufliche Voraussetzungen zu schaffen, den qualitativen Standard zu sichern und fachliche Studien/Vorträge auf dem Gebiet der Kindermusiktherapie zu erarbeiten (Kok, 2005), Fachtagungen zu organisieren („Beziehung gestalten" Musiktherapie mit Kindern und Jugendlichen im Kontext von Familie, Schule und sozialem Umfeld. Hamburg, 2006) und Evaluationen zu erheben (Peters, 2006).

Der Arbeitskreis informiert und berät bei Neueinrichtungen von Musiktherapie an Musikschulen. Die Erstinvestitionen sind gering durch die vorhandenen Räume und Instrumente. Die Mitarbeiter verfügen häufig über eine Doppelqualifikation: Musiktherapeut/ Musikpädagoge/Rhythmikpädagoge/Musiker (Blaga, 2006). In einem fachfremden Kollegenkreis müssen sich Musiktherapeuten sehr klar für die Einhaltung ihres Settings einsetzen, damit eine vertrauensvolle Beziehung möglich wird.

Musiktherapie an der Musikschule bietet gleichermaßen Hilfe für Kind und Familie an. Anmeldungen zur Musiktherapie erfolgen direkt auf Anfrage der Eltern, auf Rat des Kinderarztes, durch Empfehlung von Erziehern, Lehrern oder Kollegen der Musikschule, aber in den meisten Fällen ohne eine ärztliche Diagnose. Die Indikationen für Musiktherapie mit Kindern und Jugendlichen sind vergleichbar und das therapeutische Setting erfüllt in den meisten Musikschulen alle Bedingungen einer ambulanten Einzel- oder Gruppentherapie: Anamnesegespräch, „Schnupperstunde", Indikationsstellung, wöchentlich stattfindende Therapiestunden (außerhalb der Schulferien), fachspezifisch ausgestattete Räume, regelmäßige Beratungsgespräche mit den Eltern oder näheren Bezugspersonen, Therapiedauern von einigen Monaten bis zu mehreren Jahren, Fallsupervision, Qualifikation der Therapeuten.

Von besonderer Bedeutung ist der Ort Musikschule auch gegenüber klinischen oder psychotherapeutischen Einrichtungen, weil er einer möglichen Stigmatisierung vorbeugen kann. Ein niedrigschwelliges Angebot ermöglicht auch Kindern/Jugendlichen therapeutische Hilfe in Anspruch zu nehmen, deren Eltern diesen Schritt u. U. gescheut hätten. Mit der musikschulspezifischen Musiktherapie gelangt eine kindgemäße, integrative, professionelle Therapieform zu den Kindern und Jugendlichen in die öffentlichen Erziehungs- und Bildungseinrichtungen und unterstützt neben den Familien auch ihre Lehrer und Betreuer (→ Kindermusiktherapie).

Die Bezahlung der Therapie erfolgt seitens der Eltern und entspricht vielerorts den allgemeinen Gebührensätzen für Instrumentalunterricht. Aus wirtschaftlichen Gründen werden die Gebühren an manchen Schulen teilweise ermäßigt oder erlassen. Dadurch werden auch langfristige Behandlungen möglich. Kooperationen mit Schulen/Sonderschulen sind in den meisten Kommunen kostenfrei oder werden von Fördervereinen oder Sponsoren getragen. Die Krankenkassen finanzieren Musiktherapie nur in seltenen Fällen und die Psychotherapeuten für Kinder und Jugendliche können diesen Bedarf bei weitem nicht abdecken. Aufgrund dieser Rahmenbedingungen bekommen Musiktherapeuten Zugang zu einer Klientel, die sonst u. U. keinen Weg in therapeutische Hilfesysteme finden würde. Kinder und Jugendliche mit schwereren Störungsbildern können rechtzeitig an psychosomatische oder psychiatrische Einrichtungen überwiesen werden.

Eine Musikschule bietet den betroffenen Kindern und Jugendlichen mehr als einen „geschützten Raum" an. Sie lädt sowohl zur Therapie als auch zur Teilnahme an einem lebendigen, positiven Umfeld von gesellschaftlich durchmischten Alters- und Interessengruppen ein. Wenn die Sensibilisierung für die Musik und die Öffnung für ein Miteinander geschaffen sind, belegen viele Kinder-Klienten parallel zur Musiktherapie oder im Anschluss daran andere ergänzende oder aufbauende Fächer. Durch ein solches Umfeld werden Beziehungen angebahnt und Ressourcen gestärkt, weiter entwickelt und in einer oft über Jahre dauernden Kontinuität gefestigt.

Musikschulen streben neben dem Schwerpunkt musikalischer Breitenbildung und Begabtenförderung eine Öffnung in andere gesellschaftliche Bereiche an. Sie sind Teil des Bildungssystems und Orte interkultureller Begegnung und Integration. Dadurch übernehmen sie eine wichtige präventive Aufgabe, denn sie treten gesellschaftlichen Vereinzelungs- und Ausgrenzungstendenzen entgegen. Musiktherapie in das Schulkonzept zu integrieren, entspricht dem Auftrag zur Förderung der Persönlichkeitsentwicklung (VdM) und unterstreicht ein repräsentatives, professionelles, multimodales Angebotsprofil der Schule, das dem aktuellen Trend entspricht (Roeske, 2005). In Zeiten der Kostensenkungen in staatlichen Einrichtungen und Kommunen muss auch eine Musikschule den Nachweis der gesellschaftlich relevanten Förderungswürdigkeit erbringen. Die Fachrichtung Musiktherapie stellt eine Vernetzung im kommunalen Zusammenhang her und ist ein bedeutender Schritt in Richtung Prävention, Förderung und Wiedereingliederung, bevor Kinder und Jugendliche schwerere Störungen entwickeln.

Literatur

Beck, A. (2004). *Musiktherapie an Musikschulen – Ein Grenzgebiet zwischen Pädagogik und Therapie.* Unveröffentlichte Abschlussarbeit, FMZ München.
Blaga, C. (2006). *Musikschule, ein Ort für Musiktherapie. Momentaufnahme und Schlussfolgerung.* Unveröffentlichte Diplomarbeit, Musikhochschule Berlin.
Bundesweiter Arbeitskreis Musiktherapie an Musikschulen (2004). *Liste öffentlicher Musikschulen mit Musiktherapieangeboten unterschiedlicher therapeutischer Konzeptionen.* Unveröffentlichtes Manuskript.
Decker-Voigt, H.-H. (1983). Zur Ablösung der Musiktherapie von der Musikpädagogik – eine Zustandsbeschreibung. *Handbuch Musiktherapie* (S. 21–32). Lilienthal, Bremen: Eres.
Fröhlich, C. (2002). *Präsenz und Achtsamkeit. Beiträge zur psychosozialen Prävention aus Musiktherapie und Elementarer Pädagogik.* Frankfurt am Main: Lang.
Frohne-Hagemann, I. (1983). Möglichkeiten integrativer Arbeit mit verschiedenen künstlerischen Medien in der Musiktherapie In H.-H. Decker-Voigt (Hrsg.), *Handbuch Musiktherapie* (S. 185–189). Lilienthal, Bremen: Eres.
Kok, M. (2005). *Musiktherapie an der Musikschule.* Vortrag Musikschulkongress, Essen, 29. 4. 05: Musik verbindet – Partner Musikschule. Verband deutscher Musikschulen e. V., Bonn.
Kok, M. (2006). Neue Wege der Musiktherapie an der Musikschule – Kooperation mit allgemein bildenden Schulen. *Musiktherapeutische Umschau, 27,* 269–274.
Mahns, W. (1996). Sonderpädagogik. In H.-H. Decker-Voigt, P. J. Knill & E. Weymann (Hrsg.), *Lexikon Musiktherapie* (1. Aufl., S. 342–346). Göttingen: Hogrefe.
Peters, G. (2006). *Ergebnisse der Evaluation.* Vortrag Musiktherapie Tagung Hamburg, 1. 10. 06.
Plahl, C. & Koch-Temming, H. (2005). *Musiktherapie mit Kindern.* Bern: Huber.

Pfaff, F. (1998). Musikschule zwischen Pädagogik und Therapie. *Musiktherapeutische Umschau, 19,* 201–205.
Roeske, C. (2005). *Die Bedeutung institutioneller Kontexte für die Musiktherapie mit Kindern.* Vortrag Universität der Künste Berlin, 19. 11. 05.
Sievers, K. (2005). *Lernendes Heilen – heilendes Lernen Gemeinsamkeiten und Abgrenzungen von pädagogischem und therapeutischem Handeln an der Musikschule.* Unveröffentlichte Diplomarbeit HfMT Hamburg.
Tischler, B. & Moroder-Tischler, R. (1993). *Musik aktiv erleben.* Frankfurt am Main: Moritz Diesterweg.

Weiterführende Literatur

Balles, M. (2001). *Musiktherapie an Musikschulen.* Unveröffentlichte Diplomarbeit, FH Heidelberg.
Bitz, M. (2001). Musiktherapie an Musikschulen. *Einblicke, 11,* 84–86.
Grimm, E. (2007). *Musiktherapie an einer Musikschule – Möglichkeiten und Grenzen.* Unveröffentlichte Diplomarbeit Musikhochschule Augsburg-Nürnberg.
Kettler, H. (2003). *Integrationsmodell Musiktherapie.* Unveröffentlichte Diplomarbeit, FHS Heidelberg.
Koch-Temming, H. (2005). Kindheit heute – Veränderte Sozialisationsbedingungen und ihre Auswirkungen auf die Musiktherapie mit Kindern. Vortrag Universität der Künste, Berlin, 19. 11. 05.
Lang, S., Neels, M. & Wegener, W. (1998). Therapeutisches Musizieren an der Musikschule. *Musiktherapeutische Umschau, 19,* 216–217.
Mitzlaff, S. (2002). Traumaverarbeitungsprozesse in der Musiktherapie mit Kindern – Vergleichende Darstellung zweier Gruppenverläufe vor dem Hintergrund psychotraumatologischer Konzepte. *Musiktherapeutische Umschau, 23* (3), 219–231.
Peters, G. (2002). *Musiktherapie an der Staatlichen Musikschule Hamburg. Musik mit Behinderten an Musikschulen* (2., erw. Aufl., S. 129–133). Nürnberg: Peter Athmann.
Pfaff, F. (2000). Musiktherapie an Musikschulen – Vision oder Illusion? In C. Schwabe & I. Stein (Hrsg.), *Ressourcenorientierte Musiktherapie* (S. 485–487, Crossener Schriften, Bd. XII). Weida: Wüste & Söhne.
Reiner, C. & Schafft, U. (2003). Ambulante Musiktherapie an Musikschulen. *Musiktherapeutische Umschau, 24,* 19–25.
Sinkwitz, D. & Kok, M. (1998). Musiktherapie an einer Musikschule. *Musiktherapeutische Umschau, 19,* 212–215.
Tüpker, R., Hippel, N. & Laabs, F. (Hrsg.). (2005). *Musiktherapie in der Schule.* Wiesbaden: Reichert.

Musiktherapie international

Monika Nöcker-Ribaupierre

Seit der Mitte des 20. Jahrhunderts entwickelt sich Musiktherapie auf der ganzen Welt als zunehmend wissenschaftlich begründete Methode der Heilkunde, zwischen paramedizinischen Berufen, Psychotherapie und Medizin. Musiktherapie, wie sie in den verschiedenen Ländern ausgeübt wird, orientiert sich natürlich an den jeweiligen kulturellen, theoretischen und gesellschaftlichen Auffassungen vom Menschen und ist daher primär als unterschiedlich anzusehen.

Die daraus resultierenden Unterschiede sind erheblich: Die Kontinente, aber auch die einzelnen Länder in den Kontinenten befinden sich auf unterschiedlichem Niveau und auf verschiedenen Wegen, sowohl in ihrem Verständnis von Musiktherapie, als auch in ihrer nationalen und wissenschaftlichen Entwicklung.

In vielen Ländern hat sich die Musiktherapie an Universitäten und in den unterschiedlichsten Anwendungsbereichen etabliert; in einigen Ländern herrscht großes Interesse und Aufbruchstimmung, vor allem, was die Etablierung der akademischen Ausbildung betrifft; in manchen Ländern gibt es vereinzelt Musiktherapeuten, in anderen praktizierende Musiktherapeuten, aber noch keine offizielle Ausbildung, jedoch großes Interesse bei Vertretern angrenzender Disziplinen; in vielen Ländern besinnen sich die Menschen auf ihre musiktherapeutischen Traditionen und versuchen, sie nach heutigen wissenschaftlichen Kriterien zu evaluieren.

In den verschiedenen Teilen vor allem der westlichen Welt ist die berufspolitische Entwicklung von Musiktherapie interessant zu beobachten, folgt sie doch ähnlichen Wegen: Von der Musikpädagogik über die Medizin zur wissenschaftlich begründeten Musiktherapie, vielerorts in Verbindung mit archaischen Formen der Heilkunde bzw. Heilritualen. Die Entwicklung von Musiktherapie wurde stark beeinflusst von angrenzenden Disziplinen wie Psychologie, Musikpsychologie, Psychotherapie, Sonderpädagogik, Ergotherapie, Anthropologie, Musikwissenschaft und traditionellen Heilmethoden.

Definition

Da sich Musiktherapie aus einer Vielzahl verschiedener Disziplinen in verschiedenen Ländern entwickelt hat, ist der Versuch, Musiktherapie als Beruf und als klinische Disziplin zu definieren, problematisch. Dementsprechend gab und gibt es unterschiedliche Definitionen von Musiktherapie, die je nach Orientierung und Perspektive der verschiedenen Praktiker und der verschiedenen Kulturen variieren, wie dies Dileo Maranto in der 1. Auflage dieses Lexikons (Dileo Maranto, 1996), aber vor allem Kenneth Bruscia beschrieben hat (Bruscia, 1998).

In den letzten 10 Jahren hat sich in Bezug auf das Berufsbild vieles entscheidend verändert und geklärt. Deshalb soll hier nicht auf die einzelnen Definitionen eingegangen, sondern der Versuch unternommen werden, die allen zugrunde liegenden Mechanismen aufzuzeigen.

Bei jeder Definition von Musiktherapie wird von drei Schwerpunkten ausgegangen:
– dem theoretischen Hintergrund des Musiktherapeuten,
– den Bedürfnissen der Klienten und
– der Annäherung an das Behandlungsziel.

Die theoretischen Hintergründe basieren auf analytischen, behavioristischen, humanistischen, kreativen, musikmedizinischen, physiologischen, psychodynamischen, transpersonalen Modellen oder traditionellem Wissen.

Definitionen orientieren sich auch an dem Behandlungsauftrag, an den Bedürfnissen der zu behandelnden Patienten, daran, ob Musiktherapie zu diagnostischen Zwecken, als Präventivmaßnahme, für Rehabilitation, als Unterstützung der Entwicklung oder Bewältigung von psychischen Problemen eingesetzt wird. In Abgrenzung zu anderen Therapien hat Musiktherapie das einzigartige Potenzial nicht-sprachfähige Klienten zu erreichen.

Deshalb unterscheiden sich die Bedürfnisse der Klienten und die Anwendungsbereiche. Letztere richten sich nach dem individuellen oder klinischen Behandlungsauftrag, beeinflussen aber nicht den theoretischen Ansatz des Therapeuten. Die Annäherung an das Behandlungsziel erfolgt nach der Philosophie bzw. dem theoretischen Verständnis des Therapeuten (z. B. behavioristisch, tiefenpsychologisch oder heil- bzw. sonderpädagogisch).

Nach der Entwicklungs- und Individuationsphase war Ende des letzten Jahrhunderts die Zeit reif für die Formulierung einer umfassenden Definition. Eine solche Definition von Musiktherapie sollte an oben genannten Kriterien orientiert sein, vor allem aber diejenigen Menschen einschließen, für die die Therapie gedacht ist.

Im Jahr 1996 veröffentlichte die World Federation of Music Therapy (WFMT) unter der Präsidentschaft von Tony Wigram folgende Definition:

> Musiktherapie ist der Gebrauch von Musik und/oder musikalischen Elementen (Klang, Rhythmus, Melodie und Harmonie) von einem Musiktherapeuten mit einem Klienten oder einer Gruppe von Klienten, in einem Prozess, der dazu dienen soll, die Möglichkeit zur Entwicklung von Kommunikation, Beziehung, Lernen, Mobilisierung, Ausdrucksmöglichkeiten, Organisation und anderen relevanten therapeutischen Zielen zu erleichtern und zu fördern, durch Unterstützung physischer, emotionaler, mentaler, sozialer und kognitiver Bedürfnisse. Musiktherapie zielt darauf, Potenziale zu entwickeln und/oder individuelle Fähigkeiten wieder herzustellen, damit der Patient bessere intra- und interpersonelle Integration erreichen kann, und als Folge davon, durch Prävention, Rehabilitation oder Behandlung zu einer besseren Lebensqualität gelangt. (Wigram et al., 2002)

Diese Definition ist allumfassend und schließt alle ein, wobei, wie schon gesagt, Unterschiede innerhalb der verschiedenen Kulturen und je nach Tradition unvermeidbar sind. Aus internationalen Konferenzen, Internetforen, Forschungsberichten und den zunehmenden Übersetzungen relevanter Literatur lässt sich schließen, dass sich die Fachwelt auf einen breiten, die Vielfalt betonenden, aber doch gemeinsamen Weg begeben hat.

An dieser Stelle muss erwähnt werden, dass im internationalen Vergleich tiefenpsychologisch orientierte Musiktherapie, funktionelle Ansätze, Musik im medizinischen Kontext und im traditionellen Sinne gleichermaßen als Musiktherapie bezeichnet wird. Dies widerspricht nicht der o. g. Definition, wohl aber oft in Praxis und Berufspolitik dem Verständnis der einzelnen Länder.

Im Folgenden soll der Versuch unternommen werden, einen Überblick über den internationalen Entwicklungsstand der Musiktherapie zu geben, so unterschiedlich er auch ist. Es gilt dabei selbstverständlich, sich einiger Einschränkungen bewusst zu sein. So sind die Quellen, auf der die Angaben beruhen (s. u.), unvollständig. Die in Überblicksarbeiten notwendigen Verallgemeinerungen lassen Differenzierungen unberücksichtigt.

Trotzdem stellt dieser Beitrag den aktuellen Eindruck der Autorin vom weltweiten Entwicklungsstand der Musiktherapie in den einzelnen Kontinenten dar, wobei in der Kürze nur einige Länder berücksichtigt werden können; es bleibt die Hoffnung, dass trotz der Komprimiertheit ein verständliches Bild entsteht.

Entwicklung und Stand der Musiktherapie in den einzelnen Kontinenten

Afrika

Schwarzafrika. In Schwarzafrika, d. h. Afrika südlich der Sahara, gehören Musik und Tanz zum Leben der Menschen. Die Afrikaner setzen alles Emotionale in Musik und Tanz um, als eine Möglichkeit, ihre Gefühle auszudrücken, zu leben und zu bewältigen. Musik und Tanz sind wesentlicher Bestandteil eines jeden Heilungsrituals, das der Heiler meist unter Beteiligung aller Anwesenden durchführt. Diese Form von „Psychotherapie" ist vor allem bei denjenigen hilfreich, die glauben, durch eigenes Fehlverhalten den Zorn ihrer Vorfahren erregt zu haben. Eine moderne, westliche Form der Musiktherapie einzubringen, bedarf anderer Voraussetzungen.

Hierzu sei Mercedes Pavlicevic zitiert, die aus ihrer Erfahrung in Südafrika schreibt:

> [...] Für die Menschen südlich der Sahara ist Musik kein Ding, kein Objekt, das man gebraucht, sondern ein Teil der Gemeinschaft, wenn man zusammen ist mit seiner Familie, seinen Freunden, den Geschwistern, dem Stamm. Dann ist die Musik, die man „macht" die Musik, die zu dieser besonderen Gruppe von Menschen in dieser besonderen Situation gehört. Sich Musik da als etwas vorzustellen, das übertragbar sei, etwas, das man in der Therapie gebraucht, stimmt nicht mehr. (Pavlicevic, 2002)

Aus den wenigen Berichten, die über musiktherapeutische Aktivitäten existieren, geht hervor, dass es vereinzelt Versuche von im Wesen ausgebildeten schwarzen Musiktherapeuten gibt, die in die Kliniken der Städte gehen und daneben Musikstudenten unterrichten (Ghana, Kenia).

Es erscheint folgerichtig, dass, wenn überhaupt, hier vor allem Musiktherapie in Form von Community Music Therapy-Projekten (Kongressberichte z. B. in Brisbane 2004) mit Frauen oder gefährdeten Jugendlichen aus sozialen Brennpunkten (Kriminalität und Drogenmissbrauch) durchgeführt wird.

Nordafrika. Auch aus dem muslimischen Nordafrika wird nicht von Musiktherapie berichtet. So gehören in Marokko Musik und Tanz ebenfalls zu den traditionellen und allgegenwärtigen Heilritualen (Sekeles, 1998) und werden als solche gelebt.

Anders in *Ägypten*, dort beginnt sich Musiktherapie zu entwickeln; es gibt einige Forschungsberichte, die sich an den musikmedizinischen Parametern orientieren und damit das Interesse von Medizinern nach mehr Ausbildung auch in Musiktherapie wecken (Abdel-Salhem, 2005).

Südafrika. Nur in Südafrika und nur an der Universität in Pretoria gibt es einen Master-Studiengang für Musiktherapie (den Pavlicevic aufgebaut hat und leitet). Der Abschluss ist vom medizinischen Berufsverband HPCSA, zu dem auch alle Ärzte und Psychologen gehören, staatlich anerkannt. Die Bezeichnung ist geschützt, die Registrierung ist Voraussetzung, um arbeiten zu können. Es gibt etwa 20 registrierte Musiktherapeuten, die in der Kinderheilkunde, überwiegend mit krebskranken Kindern, an Zentren für Kinder und Erwachsene mit neurologischen Schäden, in der Nervenheilkunde, mit lern- und verhaltensauffälligen Kindern, Körperbehinderten, und in der AIDS-Waisenarbeit tätig sind. Wie fast in den meisten Ländern der Welt, stehen auch hier das Interesse und der große Bedarf an Musiktherapeuten in deutlichem Gegensatz zu den vorhandenen finanziellen Mitteln.

Amerika

Süd-Amerika

Der offizielle Status von Musiktherapie in Südamerika begann 1966 unter Rolando Benenzon. Sein Ausbildungslehrgang war von Anfang an der medizinischen Fakultät in Buenos Aires angegliedert. Im selben Jahr wurde der musiktherapeutische Verband in Brasilien gegründet, gefolgt von Uruguay zwei Jahre später. Heute gibt es etwa 21 Musiktherapieverbände, auch in Peru, Venezuela, Kolumbien und Chile.

1993 schlossen sich diese Verbände zur dem Music Therapy Latin American Committee zusammen, das, laut Satzung, gleiche Ziele verfolgt wie der Europäische Verband (EMTC) nämlich, ausgehend von Kommunikation, Austausch und gemeinsamen Aktivitäten, die berufspolitische Entwicklung zu fördern.

Argentinien und Brasilien sind diejenigen Länder, in denen sich Musiktherapie in Ausbildung, Praxis und Forschung am kontinuierlichsten entwickelt und entwickelt hat. Das hängt damit zusammen, dass Musiktherapie dort von Anfang an offiziell anerkannt ist.

Heute gibt es zehn grundständige Studiengänge (vier in Argentinien und sechs in Brasilien), sowie fünf offiziell anerkannte Aufbaustudiengänge in Brasilien und Chile. Daneben existieren mehr als zehn nicht offizielle Kurse in allen anderen Ländern (Argentinien, Brasilien, Kolumbien, Kuba, Mexiko, Peru, Venezuela). Methodisch ist die Musiktherapie in Südamerika in unterschiedlichen Ausprägungen tiefenpsychologisch orientiert.

Über den Kontinent verteilt herrschen sehr heterogene Bedingungen für und Vorstellungen von Musiktherapie. Während sich die Aktivitäten sowohl in Ausbildung als auch in der Praxis auf die Küstengebiete konzentrieren, ist Musiktherapie weiter im Land eher unbekannt. Es herrscht dort im Volk und auch bei Menschen, die im Gesundheits- und Erziehungsbereich arbeiten, nach wie vor die Meinung, dass Musiktherapie vorwiegend dazu diene, „Musik für die innere Bestie zu spielen" (Hugo, 2000).

Nordamerika

Beide Länder, die USA und Kanada, sind Einwanderungsländer und müssen sich von daher mit einer Vielzahl von Kulturen und Traditionen auseinandersetzen. Französisch ist offizielle Landessprache in Kanada; in den USA ist spanisch inoffizielle zweite Landessprache. Beide Länder haben eine lange und erfolgreiche musiktherapeutische Tradition. Seit Mitte der 50er Jahre arbeiten in beiden Ländern Musiktherapeuten in verschieden Bereichen des Gesundheitswesens und öffentlichen Lebens.

Kanada. 1977 wurde der Berufsverband CAMT (Canadian Association of Music Therapy) gegründet. Der Verband hat eine richtungsweisende Rolle durch die Festlegung ethischer Richtlinien sowie die Akkrediterungskriterien für Musiktherapeuten und Ausbildungsprogramme. Derzeit gibt es fünf akkreditierte Bachelor- und einen Master-Studiengang an den Universitäten mit der Möglichkeit, in verwandten Gebieten zu promovieren. Das Programm an der Universität Windsor ist von der kanadischen und amerikanischen Musiktherapievereinigung akkreditiert.

1994 wurde der Canadian Music Therapy Trust Fund gegründet, der musiktherapeutische Projekte, Forschung und Publikationen finanziell unterstützt. Zudem veröffentlicht CAMT zwei Fachzeitschriften. Bei der jährlichen Mitgliederkonferenz werden auch Fortbildungsmöglichkeiten zur Erhaltung der Akkreditierung angeboten.

USA. In den USA besteht, wie aus Literatur und Kongressberichten ersichtlich, eine gute und produktive Zusammenarbeit von Musiktherapie und Musikmedizin. Es gibt unzählige quantitative und qualitative Forschungsberichte mit einem breiten Spektrum von endokrinen, immunologischen und neurologischen Auswirkungen von Musik bis hin zu psychodynamischen musiktherapeutischen Aspekten. Auch der Bereich der Prävention, der aus der Zusammenarbeit von Musiktherapeuten und Ärzten beforscht wird, hat eine zunehmend wichtige Bedeutung (Dileo, 2001). Tiefenpsychologische wie kreative Grundlagen werden fundiert gelehrt und haben berufspolitisch denselben Stellenwert. Die meisten Musiktherapeuten wählen nach genauer Betrachtung einen eklektischen Ansatz, der sich nach dem Klientel und dem persönlichem Stil richtet.

In fast jedem der 50 Bundesstaaten der USA gibt es einen oder mehrere Musiktherapiestudiengänge an den Universitäten mit BA- und MA-Abschluss, die Möglichkeit zu promovieren ist in verwandten Gebieten gegeben. Aktuell gibt es ein erstes PhD-Programm für Musiktherapie an der Temple University in Philadelphia.

Der Berufsverband AMTA (American Music Therapy Association) entstand 1998 aus der Fusion der beiden bis dato konkurrierenden Verbände AAMT (American Association of Music Therapy) und NAMT (National American Music Therapy Association). AMTA ist einer der größten Musiktherapieverbände der Welt und hat zzt. über 5.000 Mitglieder. Mit seinen 15 Board of Directors, sieben Delegierten und 14 Committees hat AMTA eine starke und effektiv arbeitende Struktur geschaffen. Der Berufsverband legt die Ausbildungs- und Praxisstandards für seine Mitglieder fest, um den nationalen Qualitätsstandard für musiktherapeutische Leistungen zu gewährleisten. Eine von AMTA unabhängige Organisation, das Certification Board of Music Therapists (CBMT), akkreditiert Musiktherapeuten zum Music Therapist – Board Certified (MT-BC). Um die Akkreditierung zu erhalten, müssen alle fünf Jahre eine bestimmte Anzahl an Fortbildungen oder Publikationen nachgewiesen werden.

Um seiner berufspolitischen Aufgabe nachzukommen, präsentiert der AMTA Musiktherapie und Mitglieder regelmäßig in Washington DC, außerdem wirkt er aktiv an der Erstellung von Gesetzen mit. Neben zahlreichen Buchveröffentlichungen gibt der AMTA drei Fachzeitschriften heraus. Der AMTA ist Mitglied in der World Federation of Music Therapy (WFMT).

Asien

Asien soll aufgrund der unterschiedlichen sozio-kulturellen und religiösen Bedingungen am Beispiel einiger weniger Länder und gesondert betrachtet werden.

In allen asiatischen Ländern spielen die traditionellen Heilrituale, auch der Schamanismus, sowie die kulturspezifischen Instrumente eine vordringliche bis ausschließliche Rolle. Überall wird entweder die eigene Tradition in die heutige Zeit adaptiert oder durch westliche Theorien, Musik und Instrumente erweitert.

Ost-Asien

Zwei kulturelle Aspekte im Osten Asiens sind hervorzuheben: Der Mensch muss krank sein, um Therapie zu bekommen, und: Auf dem Begriff Psychotherapie liegt eine Stigma, obwohl der Anteil der psychiatrischen Patienten steigt. Therapeutische Ziele sind vorwiegend gruppen- oder familienorientiert und betreffen weniger den einzelnen Menschen. Vor allem für junge Menschen hat der Therapeut eher die Funktion eines Erziehers (Okazaki-Sakaue, 2003). Musiktherapie ist nicht staatlich anerkannt, in der Praxis kämpfen Musiktherapeuten um ihr Überleben.

In *Japan* und *Korea* begannen seit den 1960er Jahren musiktherapeutische Pioniere, Psychologen und Psychiater, musiktherapeutisch zu arbeiten. Nach 20 Jahren autodidaktischen Arbeitens erfolgte in Japan 1995 die Gründung der Japanese Music Therapy Association (JMTA). Seit 1996 fing die JMTA an, diese Musiktherapeuten nach einem Punktesystem zu zertifizieren. Heute noch kommen zahlreiche qualifizierte nationale Musiktherapeuten aus den USA, UK, Australien oder Deutschland.

Heute gibt es in Japan 15, in Korea 5 grundständige Studiengänge an Universitäten. Die theoretische Ausrichtung ist sowohl humanistisch und psychodynamisch als auch medizinisch und behavioristisch. Die auch auf Kongressen übermittelte Forschung ist quantitativ, was den Anstrengungen der Verbände entspricht, in Richtung Evidence Based Medicine (EBM) und damit zur Anerkennung zu gehen.

Taiwan. Trotz der schnelllebigen und geschäftsorientierten Lebensweise und der daraus resultierenden Einstellung, Musiktherapie bedeute, Musik zu hören, um gezielt Symptome zu behandeln, hat sich Musiktherapie in den letzten 15 Jahren so weit etabliert, dass ein MA-Studiengang eingerichtet werden konnte (unter Mitwirkung von Hans-Helmut Decker-Voigt). Es wird von einigen meist quantitativen Forschungsprojekten berichtet. Forschung und Praxis orientieren sich daran, wie sie sich in ihren Theoriebildungen an bestehende kulturelle, soziale und ökonomische Gegebenheiten anpassen können.

Südostasien

In *Thailand* hatten die Menschen in den ländlichen Gebieten ihre eigenen traditionellen Musiktherapiemethoden und eigene Schamanen, die Krankheiten behandelten und Menschen heilten. Es gibt noch keine Ausbildung, aber viele unterschiedliche Aktivitäten, um Musiktherapie zu entwickeln. Heute existieren ein eigenes Rehabilitationszentrum für Menschen mit Cerebralparese (CP), ein Förderzentrum für Kinder mit besonderen Bedürfnissen, ein musikalisches Projekt zur Rehabilitation Gefangener – darüber hinaus Musiktherapiekurse für Interessierte, mehrere Forschungsprojekte in verschiedenen Bereichen, vorwiegend mit traditionellen Instrumenten.

In *Indien* basiert die Musiktherapie auf den alten überlieferten Heilritualen mit indischer Musik (Nadayoga, Vedische Gesänge, Ragachikitcha). In den letzten Jahren werden vor allem auch von Medizinern Anstrengungen unternommen, deren überliefertes Potenzial mit modernen Forschungsmethoden wissenschaftlich zu evaluieren und so ihre Heilkraft den Menschen wieder praktisch zuteil werden zu lassen. Es arbeiten viele einzelne Menschen unterschiedlicher Richtungen in den helfenden Berufen musiktherapeutisch. Einige beschäftigen sich intensiv mit Forschung, einige Kliniken bieten Musiktherapie als komplementäre Therapie an. Daneben wird Musikwissenschaftlern, Psychologen und Ärzten neben der vorgeschriebenen Musikausbildung Kurse in Musiktherapie angeboten, z. B. vom Nada Centre for Music Therapy – einer Organisation, die sich gleichzeitig für Veröffentlichungen, Forschung und Dokumentation sowie für die Zertifizierung dieser Musiktherapeuten engagiert (Sumathy & Sairam, 2005).

Vorderer und mittlerer Orient

Wie in Indien konzentriert sich die Musiktherapie auch in muslimischen Ländern auf ihre tradierten Musik-Heil-Kulturen, die Rituale ihrer Heiler und auf ihre Instrumente.

In den zentralasiatischen Ländern (von Sibirien, Mongolei bis Kasachstan) leben die Menschen bis heute stark in dem mythischen Glauben an die Heilkünste der schamanistischen Traditionen. Das, was dort als Musiktherapie verstanden wird, fußt auf dieser Tradition.

Die Musiktherapie im *Iran* basiert zwar auf den traditionellen Melodie- und Harmoniesystem und legt einen besonderen Akzent auf die rhythmischen Traditionen, bezieht aber in der rezeptiven Arbeit auch westliche klassische Musik mit ein. Die Forschung darüber sind eher quantitativ und auf physiologische Parameter konzentriert (autistische und Down-Syndrom-Kinder, CP, Rehabilitation und Sucht).

In der *Türkei* hat Oruç Güvenç die orientalische Musiktherapietradition wieder zum Leben erweckt; sie ist auf dem Wege, sich in der modernen westlichen Welt wissenschaftlich zu etablieren, kooperiert mit Universitäten im Westen und wird in unterschiedlichen klinischen Bereichen angewandt (Tucek et al., 2006).

Israel. Die Musiktherapeutinnen der ersten Generation, die in diesem Land leben und die Musiktherapie dort zu universitärer Etablierung und gesundheitspolitischer Anerkennung verholfen haben (Sekeles, Amir, Razin), wurden im Westen ausgebildet. Musiktherapie hat in Israel im Verbund mit Kunsttherapie einen hohen Stellenwert und genießt hohes Ansehen in der medizinischen Fachwelt. Es gibt Studiengänge mit der Möglichkeit zu promovieren. Berufspolitisch hat sich Israel der EMTC angeschlossen.

Australien und Neuseeland

Die Pionierinnen der australischen Musiktherapie sind Ruth Bright und Denise Grocke. Beiden wurden in den USA ausgebildet und gingen in ihre Heimat zurück, um dort Musiktherapie aufzubauen – mit beispielhaftem Erfolg. Innerhalb von 20 Jahren etablierte sich ein starker Berufsverband, AMTA, der sich aus zahlreichen nationalen Ausschüssen zusammensetzt. Diese Ausschüsse sind u. a. für Registrierung, Ausbildung, Ethik, Veröffentlichungen, weiterführende berufliche Entwicklung und Regierungskontakte zuständig. Musiktherapie hat in Australien mit einem Ethik-Code und Arbeitsstandards einen angesehenen Stand. Die Qualitätssicherung und damit Arbeitserlaubnis erfolgt über eine offizielle Registrierung, sowie über verpflichtende regelmäßige Re-Registrierung.

Weiter gibt es vier akademische Studiengänge: An den Universitäten in Melbourne (BA- und MA-Studiengang, PhD-Programm und der Aufbaustudiengang in GIM), in Sydney und Western Sydney, sowie an der Universität von Queensland.

Im Jahre 2003 arbeiteten fast 200 registrierte Musiktherapeuten in den sechs Bundesstaaten und den zwei Territorien. Die meisten Musiktherapeuten arbeiten in den östlichen Küstenstaaten. Deren Arbeitsbereiche sind Krankenhäuser, Palliativ-Pflegeheime, Alters- und Pflegeheime, Spezialschulen, ambulante Krankenhäuser, Rehabilitationseinrichtungen und private Praxis. Nebenbei gibt es unzählige kommunale Projekte (vorwiegend CMT), die sich um die zu verbessernden Lebensbedingungen der Aborigines und Suchtpatienten kümmern.

Neuseeland. Nach langen Jahren der Besuche zahlreicher weltweit führender Musiktherapeuten (seit 1974) und mit großer Unterstützung von Australien, konnte 2002 der erste Master-Studiengang für Musiktherapie in Wellington beginnen. In diesem Land am anderen Ende der Welt arbeiten zzt. 20 registrierte Musiktherapeuten. Deren vordringliche Aufgabe wird es sein, ihre westliche Orientierung um die kulturelle Welt der Ureinwohner, der Maoris, und der wachsenden Anzahl von Menschen aus Japan und Polynesien zu erweitern.

Europa

Die Entwicklung der modernen Musiktherapie in Europa begann in den 1950er Jahren. Neben den USA stellte Europa die meisten weltweit führenden Musiktherapie-Pioniere. Die erste Ausbildung entstand 1959 in Österreich, in den Jahren danach folgten zögernd, später flächendeckend viele weitere Ausbildungsstätten. Die Ausbildungslandschaft war zunächst in hohem Maße heterogen, von kurzen Lehrgängen an privaten Institutionen bis zu Studiengängen an Universitäten. Seit Ende des 20. Jahrhunderts beginnt sich aufgrund der Verordnungen der europäischen Ausbildungs- und Gesundheitspolitik das Profil der Musiktherapie zu egalisieren.

Im Jahr 2004 wurde der gemeinsame Verband der europäischen Berufsverbände, die European Music Therapy Confederation (EMTC) offiziell von Brüssel anerkannt. Da die Berufsanerkennung nach EU-Recht Angelegenheit der Länder ist, empfiehlt die EU die Festlegung von Standards, Qualitätssicherung und Registrierung durch einen starken europäischen Verband auf europäischer Ebene. Die EMTC (unter Jos De Backer, Präsident und Monika Nöcker-Ribaupierre, Secretary General) hat sich diese Ziele zur Aufgabe für die nächsten Jahre gemacht.

In einigen Ländern existieren offiziell verbindliche Qualitätsstandards, auf deren Basis die Musiktherapie als Gesundheitsberuf bzw. Heilberuf anerkannt ist (wie den skandinavischen Ländern, Belgien, England, den Niederlanden und Israel). In anderen Ländern, in denen die Qualitätsstandards durch die Berufsverbände festgelegt sind, fehlt zwar die berufsrechtliche Anerkennung, aber es ist möglich, als Musiktherapeut zu arbeiten und oft dafür auch angemessen bezahlt zu werden (wie in Deutschland, Österreich oder der Schweiz). In Ländern, in denen es noch keine Qualitätsstandards gibt, wird daran gearbeitet; in den osteuropäischen neuen EU-Ländern herrscht energievolle Aufbruchstimmung und der Wille, sich den neuen EU-Standards anzupassen.

Obwohl es in fast allen mittel- und südeuropäischen Ländern zahlreiche private Ausbildungsangebote gibt, sind in den meisten der mitteleuropäischen Länder, in allen Ländern im Norden, in einigen Ländern im Süden insgesamt 64 Studiengänge an Universitäten angesiedelt (Stand 2005). Nach dem sog. Bologna-Abkommen der EU von 1999 müssen bis zum Jahr 2009 an allen Fachhochschulen und Universitäten Europas sowohl die BA- und MA-Abschlüsse als auch die Modulstrukturen eingeführt sein. Dies ist vorgeschrieben, um den wachsenden Vorschriften in Bezug auf Vergleichbarkeit, Standardisierung, Qualitätssicherung und damit einer legalen Registrierung zu genügen. Die meisten der offiziellen Studiengänge haben die neuen Curricula bereits verabschiedet (34 MA-, 10 BA-Studiengänge, 12 PhD-Programme – Stand 2005).

Europaweit arbeiten etwa 7.000 Musiktherapeuten nach verschiedenen theoretischen Methoden (s. o.) in den unterschiedlichsten Kliniken oder Zentren (von Neonatologie, verschiedenen neurologischen Stationen, Psychosomatik, Psychiatrie, Onkologie, bis Palliativ- und Hospizstationen), in Rehabilitationseinrichtungen, Schulen, Frühförder- und Behinderteneinrichtungen, speziellen Einrichtungen und Projekten, in freier Praxis.

Abschließende Gedanken

Wenn man über weltweite fachspezifische Entwicklungen nachdenkt und versucht, Bekanntes wieder zu entdecken und zu vergleichen, Unbekanntes zu verstehen und zu integrieren, wird die Welt kleiner und überschaubarer.

Es ist hoffentlich gelungen, in dieser Kürze einen Eindruck von der Vielfalt, den unterschiedlichen Vorstellungen und Bedingungen, aber auch den unterschiedlichen Stadien in Bezug auf Entwicklung von Ausbildung und Berufspolitik zu vermitteln.

Vielleicht ist es auch gelungen, Interesse an der Entwicklung in anderen Kontinenten zu wecken. Dem interessierten Leser sei das Studium der ständig wachsenden sehr fundierten Fachliteratur und Journale empfohlen, der Besuch von Kongressen und damit die Möglichkeit persönlicher Kontakte, sowie das Internet.

Zum Abschluss sollen Worten einer Kollegin stehen, die nach Südafrika ging:

> Ich habe in Südafrika gelernt, dass es die vordringliche Aufgabe des „Helfens" ist, einen gemeinsamen Bereich zu finden, eine Haltung, wo sich meine Vorstellungen von Hilfe mit dem decken, was der andere braucht, was er unter „Hilfe" versteht. Gewöhnlich machen wir als Musiktherapeuten Gebrauch von den sozialen Institutionen, um diese gemeinsamen Bereiche zu schaffen. Zum Beispiel definieren Schulen, was es heißt zu lernen, und Kliniken und Krankenhäuser, was es bedeutet, krank und gesund zu sein. Innerhalb dieses Kontexts machen wir Musiktherapie. Wenn dieser Kontext aber entfällt, wird es kompliziert. In vielen Teilen der Welt gibt es in den Institutionen unterschiedliche Konzepte über Krankheit und Gesundheit. Komplexe soziale und kulturelle Belange greifen hier ineinander […]. (Schulz, 2003)

Diese Worte spiegeln die Notwendigkeit wider, sich der unendlichen Vielfalt von Lebensbedingungen und Bedürfnissen, von Möglichkeiten, Traditionen und Philosophien auf der Welt bewusst zu bleiben, um das große Potenzial, das die Musiktherapie bereitstellt, verantwortungsvoll zu entwickeln und einzusetzen. Doch bedarf es dafür noch großer gemeinsamer Anstrengungen.

Dazu noch ein Bild: Die Welt-Musiktherapie benötigt alle Länder als Bausteine; sie sind wie Ziegel klar voneinander geschieden, nur im Verbund finden und erfüllen sie ihren Zweck – so fügt sich das gemeinsame Haus zusammen.

Literatur

Abdel-Salhem, E. (2005). Music therapy in Egypt. *Voices: A world forum for Music Therapy – Online, 31.* http://www.voices.no/country/monthegypt_december2005.html [28. 9. 2007].

Bruscia, K. (1998). *Defining Music Therapy*. Philadelphia, PA: Barcelona Publishers.

Dileo Maranto, C. (1996). Musiktherapie im internationalen Vergleich. In H.-H. Decker-Voigt, P. Knill & E. Weymann (Hrsg.), *Lexikon Musiktherapie* (S. 249–263). Göttingen: Hogrefe.

Dileo, C. (2001). Musiktherapie und Musik in der Medizin – eine amerikanische Sichtweise. *Musik und Gesundheit, 2,* 16–18.

Hugo, M. (2000). South American Models of Training. *WFMT Papers:* Education Symposium November 1999, Washington DC, USA. Available: http://www.musictherapyworld.de/modules/wfmt/w_docs7.htm [28. 9. 2007].

Okazaki-Sakaue, K. (2003). Music Therapy in Japan. *Voices: A world forum for Music Therapy – Online, 107.* Available: http://www.voices.no/country/monthjapan_may2003.html [28. 9. 2007].

Pavlicevic, M. (2002). Moments – how can music therapy help? *Voices: A world forum for Music Therapy – Online.* http://www.voices.no/columnist/colpavlicevic110601.html

Schulz, S. (2003). Musiktherapie in Südafrika. *Musik und Gesundheit, 5,* 17–18.

Selkeles, C. (1998). Music and Movement in the Traditional Healing Rituals of Morocco. In W. Andritzky (Hrsg.), *Jahrbuch für transkulturelle Medizin und Psychotherapie.* Berlin: Verlag für Wissenschaft und Bildung (VWB).

Sumathy, S. & Sairam, T. V. (2005). Music Therapy Traditions in India. *Voices: A world forum for Music Therapy – Online.* http://www.voices.no/country/monthindia_march2005.html [28. 9. 2007].

Tucek, G., Murg, M., Auer-Pekarsky, A. M., Oder, W. & Stepansky, R. (2006). The revival of Traditional Oriental Music Therapy discussed by cross cultural reflections and a pilot scheme of a quantitative EEG-analysis for patients in Minimally Responsive State. *Music Therapy Today (Online) Vol. VII* (1), 39–64. Available http://www.musictherapyworld.de/modules/mmmagazine/index_dynamisch.php?issue=44&article=168 [28. 9. 2007].

Wigram, T., Nygaard-Pedersen, I. & Bonde, L. O. (2002). *A comprehensive guide to music therapy* (p. 30). London: Kingsley.

Internetadressen

http://www.musictherapyworld.net
http://www.voices.no
http://stanleyjordan.com/Links/MusicTherapy.html

Musiktherapie in der Schule

Rosemarie Tüpker

Das Stichwort „Musiktherapie in der Schule" bildet eine begriffliche Einheit nur im Hinblick auf den institutionellen Ort musiktherapeutischer Bemühungen und die damit verbundenen spezifischen Rahmenbedingungen und Fragen. Es ist divergent im Hinblick auf die angewandten Methoden, Formen und theoretischen Fundierungen sowie auf „Diagnosestellung", Anlass oder Auftrag und beinhaltet einen sehr weiten Begriff von Musiktherapie, der Fördermaßnahmen, heil- und sonderpädagogische Zielsetzungen, Sozialpädagogik und Rehabilitation einschließt. Überschneidungen finden sich in der Literatur im Hinblick auf die Altersgruppe, da altersbedingte Besonderheiten der Musiktherapie mit Kindern und Jugendlichen auch unter vielen anderen Themenschwerpunkten (z. B. spezifischen Krankheitsbildern) und institutionellen Kontexten (Kliniken, ambulante Therapie, Beratungsstellen, Zentren) behandelt werden. Ähnliche institutionelle oder fachliche Fragen tauchen innerhalb der musiktherapeutischen Literatur im Zusammenhang schulnaher Einrichtungen, z. B. im Internet (vgl. Irle, 1996) und in Musikschulen (vgl. Sinkwitz & Kok, 1998; Reiner & Schafft, 2003), auf.

Die Anwendung von Musiktherapie in Schulen oder schulnahen und -ergänzenden Einrichtungen hat einerseits eine lange Tradition, die sich aus der heil- und sonderpädagogischen Herkunft des einen Zweiges der modernen Musiktherapie ergibt, wie z. B. in den Arbeiten von Nordoff und Robbins, Orff, Alvin, Bang, Decker-Voigt, Kemmelmeyer, Probst, Moog, Piel (vgl. dazu die Darstellungen in Decker-Voigt, 1983, S. 32–171; Fitzthum, 2003; W. Mahns, 2004, S. 48 ff.; Hippel, 2005, S. 15 ff.). Sie blieb andererseits lange Zeit auf den Bereich der Sonderschulen beschränkt und war damit in ein für diese Schulen charakteristisches Zusammenspiel von Bildungsauftrag, kompensatorischer Erziehung, Heilpädagogik und Therapie eingebunden. Dabei standen die Entdeckung und Entwicklung der musiktherapeutischen Möglichkeiten und Methoden im Zentrum der Darstellungen, während Fragen der institutionellen Rahmenbedingungen kaum Erwähnung fanden. Viele der heute diskutierten besonderen Fragen der Musiktherapie in der Schule – wie Rollenkonflikte, Behandlungsauftrag versus Bildungsauftrag, Formen der Zusammenarbeit mit (anderen) Lehrern und Eltern etc. – kamen erst dadurch in den Blick, dass Musiktherapie sich *auch* als psychotherapeutisches Verfahren etabliert hat und *erst von da aus* „Schule" als ein besonderer Ort mit spezifischen Spannungsverhältnissen in Erscheinung tritt (vgl. W. Mahns, 1987, 1996).

Erst in jüngerer Zeit zeigen sich Ansätze einer Musiktherapie auch an Regelschulen, wodurch die Frage, ob die Institution und der Lebensraum „Schule" für Musiktherapie, Therapie überhaupt und insbesondere auch für psychotherapeutisch verstandene Maßnahmen ein sinnvoller Ort sei, verstärkt ins Blickfeld rückt. Antworten auf diese Frage sind einerseits eng an spezifische gesellschaftlich-politische Verhältnisse gebunden, wie sie sich z. B. aus der Unterschiedlichkeit der europäischen Schulsysteme (vgl. z. B. Schiltz, 2002) oder der unterschiedlichen Formulierung des Auftrages von Schule durch die Länder auch innerhalb Deutschlands ergeben. Begriffliche Bestimmungen wie musiktherapeutische Förderung, Ergänzungsunterricht, musikalisch-therapeutisches Angebot, Musikgruppe, Schüler – Patient, Lehrer – Therapeut etc. können daher nicht allein intrinsisch aus fachlichen Überlegungen heraus gefunden werden, sondern beziehen notwendigerweise immer gesetzliche und politische Vorgaben ein. Die in der Literatur vorzufindende Begriffsvielfalt wie auch gewisse Unschärfen in der Begriffsbildung sind daher nicht notwendig Zeichen fehlender Klarheit oder Konsensbildung innerhalb des Faches Musiktherapie, sondern ergeben sich auch daraus, dass sich in dem Fokus „Musiktherapie in der Schule" zwei gänzlich unterschiedlich organisierte gesellschaftliche Bereiche, nämlich der des Bildungswesens und der des Gesundheitswesens, treffen, so dass eine widerspruchsfreie Konzeptualisierung hier kaum möglich ist. Dass Musiktherapie auch in Regelschulen zunehmend gewagt wird, ist zum einen als Antwort auf die Erkenntnis zu verstehen, dass „Schule neben dem Erziehungs- und Bildungsauftrag in wachsendem Maße auch psychosoziale Probleme zu bewältigen" hat (W. Mahns, 1996, S. 270). Sie ergibt sich zum anderen aus den Besonderheiten des Mediums Musik und den mit und in ihr gestaltbaren Beziehungen, durch die die musiktherapeutischen Angebote von den Schülern und Schülerinnen individuell sehr unterschiedlich nutzbar sind, wie dies insbesondere konkrete Praxisberichte zeigen (vgl. B. Mahns, 1997; W. Mahns, 2004; Tüpker, Hippel & Laabs, 2005).

Musiktherapie in der Schule behandelt unterschiedliche psychosoziale Problemsituationen und Notlagen, deren Ursachen sich im Spannungsfeld Schule, Schüler bzw. Schülerin, Elternhaus und sonstigem sozialem Umfeld ergeben. Das kann eine Einschränkung der Lern- und Entwicklungsmöglichkeiten des Kindes durch körperliche Einschränkungen sein, durch ungünstige häusliche Verhältnisse oder aktuelle Konflikte in der Familie, durch soziale Konflikte oder Herkunft (Migration, Flucht) oder durch Eigenheiten im So-Sein oder „Temperament" des Kindes, die – unter den gegeben Bedingungen – in Konflikt mit den schulischen Anforderungen geraten. Gerade bei letzterem wird deutlich, dass es hier nicht um eine einseitig dem Schüler zuzuschreibende „Pathologie" geht, sondern dass sich Auffälligkeiten, die im Schulalltag als „zu aggressiv, zu lebendig, zu still, zu wenig beteiligt, nicht konzentriert, nicht integriert" benannt werden, immer nur im Verhältnis zur jeweiligen Umgebung markieren lassen. Der hier oft verwendete Begriff der Verhaltensauffälligkeit (vgl. B. Mahns, 1997) ermöglicht dabei, wenn er auf diese Weise betrachtet wird, eine Sichtweise, die Musiktherapie in der Schule als einen Beitrag des Kultur- und Bildungswesens profilierbar und von „medizinisch indizierten" Maßnahmen unterscheidbar macht. Die Unterscheidung ist dabei allerdings nicht vorrangig eine phänomenale, sondern beruht meist zentraler auf einer unterschiedlichen Interpretation der Phänomene. Dies wird von Vertretern und Vertreterinnen des Gesundheitswesens oft zugunsten einer unkritisch naiven Einteilung in „Krankheit" und „noch normales Verhalten" geleugnet. Dass eine solche Einteilung dabei oft nicht erkenntnis-, sondern interessengeleitet ist, lässt sich vor allem auch an Informationsmaterial ablesen, welches sich im schulischen Umfeld an Eltern und Lehrer bzw. Lehrerinnen wendet (z. B. Leitfaden ads/adhs des Hamburger Arbeitskreises, 2004). Dabei ist es nicht nur eine Frage der gesellschaftlichen Deutung, ob ein Phänomen als Störung *zwischen* Individuum und Gesellschaft (Schüler bzw. Schülerin und Schule) verstanden wird oder in einem einengende Sinne als klinisch relevante Störung *des* Individuums (wie z. B. im ICD-10), sondern hat auch unterschiedliche Folgen: Störung im Sinne von „Krankheit" setzt den Wirkungs- und Handlungskreis von Diagnose – Indikation – Therapie im medizinisch/psychotherapeutischen Sinne in Gang, einschließlich der Fragen: Wer darf wen, auf wessen Kosten, nach welchen Regeln und mit welchen Maßnahmen behandeln? Im ersteren Falle hingegen müssen Fragen der besseren Abstimmung diskutiert werden, was durch besondere Hilfestellungen für das Individuum geschehen kann, aber ebenso auf die Notwendigkeit einer Veränderung der Bedingungen (z. B. Klassenstärke, Betreuungsverhältnis, Unterrichtsmethodik) verweisen kann.

Die Wiedergewinnung kultureller Kompetenzen innerhalb von Schule entgegen einer Medizinalisierung gesellschaftlicher Probleme in der Schule ist aktuell vielleicht die entscheidendere Streitfrage als die zu Beginn der Musiktherapie in diesem Bereich stärker diskutierte Abgrenzung zwischen therapeutischen und pädagogischen (Be-)Handlungsaufträgen und Zielsetzungen.

Durchgeführt wird Musiktherapie in der Schule sowohl in Einzelarbeit als auch (häufiger) in kleinen Gruppen. Die Formen der Arbeit unterscheiden sich am einen Ende der Skala nicht von den üblichen Methoden der Kinder- und Jugendlichen-Musiktherapie und berühren sich am anderen Ende mit einer musikzentrierten Projektarbeit, die darauf vertraut, dass positive soziale Erlebnisse und kulturelle Teilhabe für die Beteiligten eine therapeutische, entwicklungsfördernde oder integrative Wirkung entfalten. Die Durchführenden sollten, wie schon Mahns (1996) ausführte, über eine musiktherapeutische Ausbildung verfügen und die Fragen der eigenen Rolle, der institutionellen Einbindung ihres Angebots, der Freiwilligkeit, Schweigepflicht, Elternarbeit, Gruppenzusammensetzung und des Settings mit besonderem Bedacht reflektieren und handhaben. Die Erfahrungen zeigen, dass die Kinder und Jugendlichen dann den zur Verfügung gestellten → *Spielraum* erstaunlich schnell und präzise therapeutisch zu ihrer eigenen Entwicklung zu nutzen wissen (vgl. u. a. Fallbeispiele in Tüpker, Hippel & Laabs, 2005).

Übergeordnet ergibt sich der Bedarf ergänzender therapeutischer Angebote *innerhalb* von Schulen aus den bekannten Zahlen über Auffälligkeiten und Störungen von Kindern und Jugendlichen, aus den erhöhten gesellschaftlichen Anforderungen an das System Schule sowie aus den nicht ausreichend zur Verfügung stehenden Therapiemöglichkeiten außerhalb von Schule bzw. der häufig beklagten Nichtnutzung gerade durch die Eltern, deren Kinder als „behandlungs- oder beratungsbedürftig" eingeschätzt werden. Der innerschulische Bedarf wird sich durch die sich abzeichnende Einführung längerer Aufenthaltszeiten von Kindern und Jugendlichen in Schulen verstärken und psychotherapeutische Angebote innerhalb der Schule würden von Lehrerinnen und Lehrern zu einem überraschend hohen Prozentsatz begrüßt: Gemäß einer Untersuchung an 22 Regelschulen in den Ländern Bremen und Niedersachsen zu 98 % (vgl. Menebröcker, dargestellt in Hippel, 2005, S. 22). Dem stehen (in Deutschland) fast völlig fehlende Strukturen hinsichtlich einer Integration solcher Angebote in das System Schule gegenüber, wodurch auch musiktherapeutische Angebote – insbesondere in den Regelschulen – oft nur als Projekte für einen begrenzten Zeitraum oder in geringem Umfang zur Verfügung stehen.

Literatur

Decker-Voigt, H.-H. (Hrsg.). (1983). *Handbuch Musiktherapie.* Lilienthal/Bremen: Eres.
Fitzthum, E. (2003). *Von den Reformbewegungen zur Musiktherapie. Die Brückenfunktion der Vally Weigl.* Wien: Edition Präsens.
Hamburger Arbeitskreis ADS/ADHS (Hrsg.). (2004). *Leitfaden ads/adhs.* Hamburg: Hrsg.
Hippel, N. (2005). Musiktherapie in der Schule – nur ein Wunschgedanke? In R. Tüpker, N. Hippel & F. Laabs (Hrsg.), *Musiktherapie in der Schule* (S. 13–27). Wiesbaden: Reichert.
Irle, B. (1996). Der Spielraum Musiktherapie als Ergänzung des pädagogischen Auftrages in einem Internat. In B. Irle & I. Müller (Hrsg.), *Raum zum Spielen – Raum zum Verstehen. Musiktherapie mit Kindern.* Münster: LIT.
Mahns, B. (1997). Musiktherapie bei verhaltensauffälligen Kindern. In V. Bolay & V. Bernius (Hrsg.), *Praxis der Musiktherapie* (Bd. 14). Stuttgart: Fischer.
Mahns, W. (1987). Zur Praxis der Musiktherapie an einer Sonderschule. In H.-H. Decker-Voigt, J. Th. Eschen & W. Mahns (Hrsg.), *Musik und Kommunikation* (Bd. 1, S. 11–34). Lilienthal/Bremen: Eres.
Mahns, W. (1996). Musiktherapie in der Schule. In H.-H. Decker-Voigt, P. Knill & E. Weymann (Hrsg.), *Lexikon Musiktherapie* (S. 268–272). Göttingen: Hogrefe.
Mahns, W. (2004). *Symbolbildung in der analytischen Kindermusiktherapie. Eine qualitative Studie über die Bedeutung der musikalischen Improvisation in der Musiktherapie mit Schulkindern.* Münster: LIT.
Reiner, C. & Schafft, U. (2003). Ambulante Musiktherapie an Musikschulen. *Musiktherapeutische Umschau, 24,* 19–25.
Schiltz, L. (1999). *Musique et élaboration imaginaire de l'agressivité à l'adolescence. Evaluation d'une expérience thérapeutique.* Thèse de doctorat en psychologie clinique. Paris: Universität V.
Schiltz, L. (2002). Musiktherapeutische Behandlung jugendlicher Borderline-Patienten im Rahmen eines schulpsychologischen Dienstes. In P. Petersen (Hrsg.), *Forschungsmethoden künstlerischer Therapien. Grundlagen – Projekte – Vorschläge.* Berlin: Mayer.
Sinkwitz, D. & Kok, M. (1998). Musiktherapie an einer Musikschule. *Musiktherapeutische Umschau, 19,* 212–215.
Tüpker, R., Hippel, N. & Laabs, F. (Hrsg.). (2005). *Musiktherapie in der Schule.* Wiesbaden: Reichert.

Musiktherapie mit alten Menschen

Rosemarie Tüpker und Barbara Keller

Musiktherapie kann eine Hilfestellung für alte Menschen im Umgang mit altersbedingten Einschränkungen, Verlusten, Erkrankungen, psychischen und sozialen Veränderungen sein. Sie kann alten Menschen auf eine Weise begegnen, die sie wieder Ganzheit und Kohärenz erleben lassen, auch wenn körperliche oder geistige Abbauprozesse die Identität bedrohen und die eigene Wahrnehmung der Welt und die der anderen zunehmend auseinander driften. Mit der Musik, ihren Atmosphären und besonderen Begegnungsmöglichkeiten kann die Musiktherapie eine verbindende Funktion erfüllen, hineinführen in die Erlebniswelt des Patienten, Brücken bauen zwischen innen und außen, früher und heute und zwischen den teilnehmenden Spielern. Sie kann kulturelle und emotionale Teilhabe am Leben stärken, fördern oder wiederherstellen, aber ebenso in eine Phase der Stille und Abschiedlichkeit begleiten. Sie kann eine geeignete Form der Psychotherapie im engeren Sinne sein, aber auch weiter gefasste psychosoziale und kulturelle Aufgaben erfüllen. Eine weitere Differenzierung ergibt sich aus den unterschiedlichen psychosozialen Aufgaben des jüngeren, mittleren und hohen Alters (vgl. Erikson, 1966; Grüne, 1999; Horak, 2003).

Entsprechend unterschiedlich sind Ziele, Formen und Methoden der Musiktherapie mit alten Menschen sowie die Institutionen, in denen sie durchgeführt wird. Im klinischen Bereich kommt Musiktherapie in der geriatrischen Rehabilitation, in der Gerontopsychiatrie, in der psychosomatischen und psychotherapeutischen Behandlung älterer Menschen sowie in der Palliativmedizin vor. Sie kann in diesen Bereichen auf konkrete Behandlungsaufträge bezogen sein wie z. B. auf die Wiederherstellung oder Verbesserung der Bewegung oder Sprache nach einem Schlaganfall, auf die Behandlung der Ursachen und Symptome einer Depression oder Schmerzsymptomatik, auf die Verbesserung der Kontaktmöglichkeiten im Zuge einer psychiatrischen Erkrankung. Sie kann allgemeiner – im Gesamtkonzept einer palliativen Behandlung – auf die Verbesserung der aktuellen Lebensqualität und/oder die Begleitung des Sterbeprozesses ausgerichtet sein. Die Methoden können dabei übende oder psychotherapeutische Aspekte betonen, stärker diagnosespezifisch oder personenzentriert sein, sind aber immer individuell auf die Bedürfnisse des Betroffenen abzustimmen. Insofern unterscheiden sie sich auch im klinischen Umfeld von medizinischen Maßnahmen, da es sich bei Musik um ein kulturelles Mittel der Behandlung handelt, dessen Wirkungsmöglichkeiten im Unterschied zu biochemischen und mechanischen Wirkmechanismen immer an biografisch-individuelle sowie kulturspezifische Besonderheiten gebunden sind.

Musiktherapie mit alten Menschen findet des Weiteren in den verschiedenen Wohneinrichtungen für alte Menschen, in der häuslichen Pflege oder im häuslichen Umfeld statt und kann dort als eine psychosoziale Dienstleistung verstanden werden. Der Musiktherapeut besucht den alten Menschen in seinem alltäglichen Wohnumfeld und schafft mit Hilfe der Musik eine Atmosphäre, in deren Zentrum die Begegnung steht, und innerhalb derer sich der Musiktherapeut als Begleiter anbietet. Insbesondere in nicht mehr sprachlich gestaltbaren Interaktionen, ob am Sterbebett oder in der Gruppe im Seniorenheim kann ein sensibles Verständnis für Raum, Resonanz, Empathie und Offenheit den Musiktherapeuten zu einem Beziehungspartner werden lassen (vgl. Sonntag, 2006). Er stellt sich für eine gewisse Zeit in den Dienst des alten Menschen und schafft Möglichkeiten der Freiheit in einer begrenzten Umgebung. Die Musik unterstützt dies, sie vermag eine „biografische Zeitlosigkeit" herzustellen – durch die Emotionalität werden mühelos Lebensphasen überwunden und wohltuende stabile Elemente erlebt (vgl. Muthesius, 2001).

Altenheime alter Prägung sind zunehmend durch „reine Pflegeheime" abgelöst worden, innerhalb derer die Arbeit mit dementen Bewohnern (→ Altersdemenz und Musiktherapie) oft einen Schwerpunkt darstellt; gleichzeitig trifft der Musiktherapeut hier auf Bewohner mit anderen gerontopsychiatrischen Veränderungen, auf Schwer- und Schwerstpflegebedürftige mit oft schweren Krankheiten sowie auf Sterbende. Die Einsicht, dass im Alter viele Probleme zwar behandelbar, aber nicht heilbar sind, ist eine grundlegende Voraussetzung für die musiktherapeutische Arbeit mit alten Menschen (vgl. Muthesius, 1997b; Sonntag, 2006). Jedoch lassen sich in der Begegnung mit dem alten Menschen auf der Basis dieses therapeutischen Selbstverständnisses und ohne jeglichen (Erfolgs-, Erwartungs-, Zeit-)Druck mit Hilfe der Musik „heile" Momente herstellen.

Da musiktherapeutische Stellen in Alteneinrichtungen in der Regel nicht eingeplant sind, findet Musiktherapie entweder im Rahmen einzelner Honorartätigkeiten oder gebündelt über musiktherapeutische Dienstleistungsunternehmen statt (vgl. Keller, Klären & Pfefferle, 2006). Zuständig für die organisatorische Einbindung sind Leitung und Sozialer Dienst der Einrichtung, während die alltägliche Arbeit in der Regel eher mit den Pflegenden abzusprechen ist. Einbezogen werden können in verschiedenen Formen auch die Angehörigen. Aufgrund der Pflegesituation wird von verschiedenen Autorinnen auch das Recht alter Menschen auf Musik und allgemeiner auf kulturelle Teilhabe betont (vgl. Tüpker, 2001a, b; Muthesius, 2005). Zur Einlösung einer solchen Forderung stehen musiktherapeutische Angebote neben anderen, wie z.B. denen des neu konzipierten Faches der Musikgeragogik. Ist diese lebensweltlich und biografisch orientiert, so steht auch bei ihr die Beziehung zwischen dem alten Menschen und der Musik im Mittelpunkt der Bemühungen (vgl. Hartogh, 2005; Hartogh & Wickel, 2004). Im Unterschied zur Musiktherapie versteht sich Musikgeragogik aber – in Fortsetzung von Musikpädagogik und -andragogik – als eine bildungstheoretisch konzipierte Disziplin, die sich mit den didaktisch-methodischen Aspekten musikalischer Bildungsprozesse im Alter beschäftigt (Hartogh, 2005, S. 185). Weitere Unterschiede ergeben sich, wie auch bei anderen musikalischen Angeboten, aus unterschiedlichen Ausbildungsvoraussetzungen. Für die Durchführung von Musiktherapie mit alten Menschen wird eine vollständige musiktherapeutische Ausbildung – einschließlich musiktherapeutischer Selbsterfahrung (→ Lehrmusiktherapie) und Supervision (→ Supervision und Musiktherapie) – vorausgesetzt, um über ein entsprechendes methodisches Repertoire zu verfügen und um die in dieser Arbeit besonders komplexen Übertragungs- und Gegenübertragungsphänomene angemessen handhaben zu können (vgl. Radebold, 1992). Zur spezialisierenden Ergänzung (Weiterbildung) können z.B. gehören: Arbeitsfeldspezifische instrumentale oder stimmliche Fähigkeiten, besondere musikalische Repertoirekenntnisse oder spezifische methodische Kenntnisse, wie z.B. die der Validation oder vergleichbarer Methoden einer verstehenden Altenarbeit (Feil, 2000; Böhm, 1988; Kitwood, 2005). Methodisch zeichnet sich – parallel zu entsprechenden Entwicklungen in Altenarbeit, Gerontologie und Geragogik – eine Wendung von defizitorientierten zu entwicklungsoffenen, ressourcen- oder kompetenzorientierten Ansätzen ab.

Musiktherapie mit alten Menschen findet als Einzeltherapie und in kleinen Gruppen (von etwa 4 bis 8 Personen) statt. Bewährt hat sich die Beteiligung eines Co-Therapeuten, insbesondere, wenn eine Gruppe mehrere desorientierte Teilnehmer hat. Empfohlen werden tendenziell eher kürzere und häufigere Sitzungen (zweimal bis mehrmals pro Woche), damit zum einen eine Überforderung vermieden wird und zum anderen Kontinuität und Kohärenz erfahrbar werden. Die Gruppenzusammensetzung sollte in Kooperation mit Sozialem Dienst/Pflegepersonal durch den Musiktherapeuten erfolgen. Die Kriterien der Zusammensetzung sind – neben räumlichen Gegebenheiten und der Frage nach dem Vorhandensein von Instrumenten – von Zielsetzung, Form und Methodik einer Gruppe abhängig. Eine Mischung von dementen und nicht dementen Teilnehmern in einer Gruppe erweist sich oft als schwierig. Der häufig zu findende Wunsch nach Abgrenzung gegenüber dementen Gleichaltrigen bei den gut orientierten älteren Menschen sollte als identitätserhaltender Schutzmechanismus respektiert werden.

In der Einzeltherapie wird die Dauer der Begegnung oft flexibel an die aktuelle Tagesverfassung des Patienten oder Bewohners angepasst. Bei dementen alten Menschen ist bedeutsam, dass musikalische Strukturen sich offensichtlich länger und stabiler erhalten als andere kognitive Strukturen, so dass sich im Umgang mit Musik Oasen der Erinnerung, Orientierung, des Identitäts- und Selbstempfindens und des Selbstwertgefühls einstellen, die als ein Gegengewicht gegen leidvoll erlebten Selbst- und Weltverlust wirksam werden können. Deshalb spielt – im Zusammenhang mit der spezifischen musikalischen Sozialisation der meisten heute älteren Menschen (vgl. Muthesius, 1997a) – das vertraute Liedgut und musikalisch Bekanntes (Salonmusik, Klangcharakteristik älterer Tonträger, frühere klangliche Umgebung) eine stärkere Rolle als dies sonst in der Musiktherapie üblich ist. Daneben sollte auch der möglicherweise ungünstige Einfluss akustischer Umgebungen, dem alte Menschen unkritisch ausgesetzt werden, berücksichtigt werden (vgl. Sonntag, 2005). Als weitere wichtige Besonderheiten, die in der Arbeit mit alten und desorientierten Menschen therapeutisch genutzt werden, nennt Muthesius (2000) die emotionalisierenden und die strukturierenden Qualitäten von Musik, ihre kreativitäts- und bewegungsfördernden Aspekte sowie die Förderung von Gemeinschaft und Interaktion. Methodisch ist das Singen von Liedern in der Musiktherapie eingebettet in einen therapeutisch orientierten (Gruppen-)Prozess, der auch die Improvisation, das Gespräch und das Hören von Musik einschließen kann sowie die Arbeit mit einzelnen Teilnehmern innerhalb einer Gruppe. Oft beginnt dieser Prozess schon mit dem behutsamen Abholen der Patienten aus ihrem Alltag und ihrer aktuellen psychischen Verfassung. Entwicklungen, die sich aus der aktuellen (Gruppen-)Situation ergeben und Raum für spontane und kreative Aspekte geben, können eingebunden werden in ritualisierte Formen, die einen Wiedererkennungswert haben und Vertrautheit schaffen, wie z. B. Begrüßungs- und Abschlusslieder, die erstaunlicherweise – selbst wenn es sich um eigens für die Gruppe komponierte Lieder handelt – auch von Personen mit einem diagnostizierten „Verlust des Kurzzeitgedächtnisses" wiedererkannt werden. Improvisation spielt sowohl im musikalischen wie im übergeordneten Sinne eine wesentliche Rolle:

Sie ermöglicht es, dem Patienten in *seiner* Realität zu begegnen und ein Verstehen durch musikalische Anknüpfung, Einfühlung und Spiegelung zu finden. Auch dabei kommt der Stimme oft eine wichtige Bedeutung zu: Spontane stimmliche Äußerungen des alten Menschen, Sprechen und (gemeinsames) Singen können ineinander übergehen und scheinbar Ausdrucksloses und Nichtverstandenes kann in eine musikalische Kommunikation eingebunden werden und so ihren teilbaren Sinn finden. Es werden aber ebenso Instrumente in einer für die Musiktherapie üblichen Auswahl (leichte Spielbarkeit, unterschiedliche sinnliche Qualitäten und Handhabung, verschiedene Ausdrucksmöglichkeiten etc.) verwendet. Die Auswahl kann erweitert werden durch Instrumente, die eine generationsspezifische Bedeutung haben (z. B. Mundharmonika, Akkordeon) oder die an die Erfahrungen eines alten Menschen anknüpfen, der aus einem anderen Kulturkreis stammt. Zu berücksichtigen ist auch, dass manche Instrumente zu groß oder zu schwer für die schwächere körperliche Konstitution eines alten Menschen sind oder nicht leicht genug zum Erklingen gebracht werden können sowie die besonderen auditiven Bedingungen des Hörens mit einem Hörgerät (vgl. Prause, 2001). Musikinstrumente wie auch Lieder können schmerzhafte Erlebnisse, Gefühle des Verlustes (z. B. wenn eine Instrument nicht mehr wie früher gespielt werden kann, die Stimme als nicht mehr wohlklingend erlebt wird, verlorene Heimat, Menschen …) hervorrufen. Dies stellt allerdings in der Musiktherapie keinen Grund für ein Vermeiden dar, sondern eine Möglichkeit, den alten Menschen in diesen Empfindungen verstehend zu begleiten.

Im Zentrum der Musiktherapie mit alten Menschen steht das Mitgehen und Verstehen des verbal und nonverbal geschilderten Leides, die Begleitung von Entwicklung und Veränderung, aber auch von Verlusterfahrungen, Abschied, Trauer und Sterben. Musiktherapie soll einen Raum schaffen, in dem sich der alte Mensch äußern und ausprobieren kann und in dem ihm geantwortet wird, in dem er in Kontakt kommt mit sich selbst, mit dem Therapeuten und mit anderen Patienten, in dem Schicksale und Erinnerungen geteilt werden, in dem Wunden aufbrechen und heilen können. Die therapeutische Beziehung bildet die Basis, auf der die unterschiedlichen musikalischen und anderen Elemente in freier Zusammenstellung Platz finden – die Regie dafür liegt beim Patienten. Musik kann – muss aber nicht notwendigerweise – zum Einsatz kommen. Aufgrund des Sprachzerfalls und der veränderten Bedeutung von Sprache kommt der vom Musiktherapeuten geschaffenen Atmosphäre eine bedeutende Rolle zu (vgl. Weymann, 2005).

Literatur

Böhm, E. (1988). *Verwirrt nicht die Verwirrten. Neue Ansätze geriatrischer Krankenpflege.* Bonn: Psychiatrie-Verlag.
Erikson, E. H. (1966). *Identität und Lebenszyklus.* Frankfurt am Main: Suhrkamp.
Feil, N. (2000). *Validation. Ein Weg zum Verständnis verwirrter alter Menschen.* München: Reinhardt.
Grüne, H. (1999). *Grundlagenstudie älterer Erwachsener.* Köln: Institut Rheingold.
Hartogh, Th. (2005). *Musikgeragogik – ein bildungstheoretischer Entwurf. Musikalische Altenbildung im Schnittfeld von Musikpädagogik und Altenarbeit.* Augsburg: Wißner.
Hartogh, Th. & Wickel, H. H. (2004). Musik in der Altenarbeit. In Th. Hartogh & H. Wickel (Hrsg.), *Handbuch: Musik in der Sozialen Arbeit* (S. 359–372).Weinheim: Juventa.

Horak, R. (2003). *Lebenswirklichkeit hochbetagter Menschen. Ein morphologischer Beitrag für Bereiche der Geragogik und der Pflegeausbildung.* Unveröffentlichte Dissertation. Oldenburg: Universität Oldenburg.

Keller, B., Klären, C. & Pfefferle, U. (2006). Musik auf Rädern GbR – ambulante Musiktherapie. Gründung und Etablierung eines Dienstleistungsunternehmens und Erfahrungen aus der musiktherapeutischen Arbeit mit alten Menschen. In H. Schirmer (Hrsg.), *Jahrbuch Musiktherapie* (Bd. 2, S. 9–34). Wiesbaden: Reichert.

Kitwood, T. (2005). *Demenz. Der person-zentrierte Ansatz im Umgang mit verwirrten Menschen.* Mannheim: Huber.

Muthesius, D. (1997a). *Musikerfahrungen im Lebenslauf alter Menschen.* Hannover: Vincentz.

Muthesius, D. (1997b). Musiktherapeutische Beiträge zu einem veränderten psychosozialen Versorgungsbedarf alter, erkrankter Menschen. *Musiktherapeutische Umschau, 18,* 79–93.

Muthesius, D. (2000). Gefühle altern nicht: Musiktherapie mit dementen Patienten. In Deutsche Alzheimer Gesellschaft (Hrsg.), *Fortschritte und Defizite im Problemfeld Demenz* (S. 167–179). Berlin: Deutsche Alzheimer Gesellschaft.

Muthesius, D. (Hrsg.). (2001). *„Schade um all die Stimmen …". Erinnerungen an Musik im Alltagsleben.* Wien: Böhlau.

Muthesius, D. et al. (2005). Balsam für die Seele: Hausmusik. Verbesserung der häuslichen Pflegesituation gerontopsychiatrischer Patienten unter Einsatz von Musiktherapie (Deutsche Gesellschaft für Musiktherapie (Hrsg.), Reihe: Vorgestellt, Band 73). Köln: Kuratorium Deutsche Altershilfe.

Prause, M.-C. (2001). Hörschädigungen im Alter und ihre Konsequenzen für das Musikerleben und die musiktherapeutische Arbeit. In R. Tüpker & H. H. Wickel (Hrsg.), *Musik bis ins hohe Alter. Fortführung, Neubeginn, Therapie* (S. 177–197). Münster: LIT.

Radebold, H. (1992). *Psychodynamik und Psychotherapie Älterer.* Berlin: Springer.

Sonntag, J.-P. (2005). Akustische Lebensräume in Hörweite der Musiktherapie. Das Ambiente stationärer Betreuung von Menschen mit Demenz. *Musiktherapeutische Umschau, 26,* 263–274.

Sonntag, J.-P. (2006). *„Dement, alt – klingt wie …". Ein polyphoner Lauschangriff auf die Zukunft der Musiktherapie mit Menschen mit Demenz.* Vortrag im Rahmen der zweiten Netzwerktagung „Musiktherapie mit alten Menschen" am 20.05.2006 in Magdeburg.

Tüpker, R. (2001a). Musik bis ins hohe Alter. In R. Tüpker & H. H. Wickel (Hrsg.), *Musik bis ins hohe Alter. Fortführung, Neubeginn, Therapie* (S. 6–19). Münster: LIT.

Tüpker, R. (2001b). Musiktherapeutische Konzepte mit alten Menschen. In R. Tüpker & H. H. Wickel (Hrsg.), *Musik bis ins hohe Alter. Fortführung, Neubeginn, Therapie* (S. 87–142). Münster: LIT.

Weymann, E. (2005). Atmosphäre – ein Grundbegriff für die Musiktherapie. *Musiktherapeutische Umschau, 26,* 236–249.

Neurorehabilitation bei Menschen mit erworbenen Hirnschäden

Claudia Senn-Böning

Der Begriff „Wachkoma" ist dem französischen Wort „Coma Vigile" (vigile = wach sein) entlehnt, er beschreibt einerseits den Zustand des „Wach-Seins" und andererseits den der „tiefen Ohnmacht", des „tiefen Schlafes" (griech. = Koma), zwei Seinsformen menschlichen Lebens, die gleichzeitig gelebt nicht miteinander vereinbar sind. Das Wachkoma lässt sich demnach als eine „extreme Lebensform" (Zieger, 1998, S. 168) verstehen, in der diese beiden Lebenszustände trotz ihrer Unvereinbarkeit ineinanderfließen. Der medizinische Fachbegriff für das Wachkoma ist der des „apallischen (Durchgangs-)Syndroms". Aus der Sicht der Hirnphysiologie ist im Zustand des Wachkomas die Verbindung zwischen Großhirnrinde (griech. = pallium, „ohne Mantel") und Stammhirn unterbrochen. Dadurch kommt es zu schwerwiegenden Veränderungen im Bereich der körperlichen, geistigen und seelischen Funktionen. Herkömmlich geht man davon aus, dass damit jegliche Bewusstseinsformen nicht mehr vorhanden sind. Zieger kritisiert diese Sichtweise als „bio- oder defektmedizinisch" (Zieger, 2003, S. 2). Durch neuere Forschungsergebnisse gerät diese Vorstellung über das apallische Durchgangssyndrom ins Wanken. Mittels bildgebender Verfahren lässt sich aufzeigen, dass sowohl Verbindungsstörungen zwischen Hirnarealen als auch eine „Dissoziation neurofunktioneller Systeme und Funktionsweisen" (Zieger, 2003, S. 7) vorliegen könnten. Diese Ergebnisse führen nach Zieger zu der Annahme, dass das Koma selbst als ein Teil der akuten Schockreaktion nach Stresstrauma anzusehen ist. Die nachfolgenden Funktionsausfälle wie die klinische Pathologie des Wachkomas mit diffusen Erregungszuständen, Schwitzattacken, vegetativen „Stürmen" und starren spastischen Haltungen sind nicht allein als Folge der Hirnschädigung, sondern auch als ein Ausdruck der pathologischen Stresstraumaverarbeitung (Zieger, 2003, S. 3) zu verstehen. Vor dem Hintergrund dieser Erkenntnisse scheint dann der englische Begriff „minimal conscience state" für Wachkoma zutreffender zu sein.

Diagnostische Hinweise für den Wachkoma-Zustand sind u. a. die Fähigkeit zur Spontanatmung, das Vorhandensein eines Schlaf- und Wachrhythmus, die offenen Augen im Wachzustand, der nicht fixierende Blick ins Leere, die Beugespastik, die fehlende Eigenaktivität.

Erworbene Hirnschäden haben sehr unterschiedliche Ursachen. Die vaskulär (lat. = die Gefäße betreffend) bedingten Hirnerkrankungen zeigen sich z. B. als Schlaganfall, Hirninfarkt und Hirnblutung. Das Schädelhirntrauma wird durch äußere Gewalteinwirkungen wie Unfälle, Katastrophen usw. herbeigeführt. Bei der Hypoxie handelt es sich um eine Sauerstoffunterversorgung des Gehirns, wie dies bei Reanimation nach einem Herzstillstand unterschiedlicher Genese passieren kann (Baumann, 2004, S. 46). Bei all diesen Erkrankungen können unterschiedliche Syndrome entstehen, wie z. B. das apallische Syndrom.

Unsere Persönlichkeit, unser Denken und Fühlen sind jeweils in verschiedenen Bereichen des Großhirns angesiedelt. Im Stammhirn, also im ältesten Teil unseres Nervensystems, bleiben zentrale Aufgaben des Körpers wie Atmung, Kreislauf, Reflexe, Schlucken usw. intakt, auch wenn die Verbindung zur Großhirnrinde unterbrochen ist. In einer akuten schwerst traumatisierenden Situation verändert sich nun die gesamte Wahrnehmungssituation des Betroffenen schlagartig. Die Bewusstseinsstörung, die diesem Geschehen zugrunde liegt, kann im Einzelfall sehr unterschiedliche Formen annehmen und in unterschiedlicher Intensität auftreten. Aktives Handeln, adäquate Reaktionen auf innere und äußere Reize sind nicht mehr möglich. Die Aspekte der emotionalen Auswirkungen sind bei körperlichen Traumata denen der psychischen vergleichbar. Der Betroffene (aus Gründen der besseren Lesbarkeit verwende ich in diesem Text die männliche Schreibweise) ist Gefühlen wie Todesangst, Überwältigung, Hilflosigkeit, Ohnmacht und Orientierungslosigkeit ausgesetzt. Es kommt im Wachkoma zu einer Art „bis auf tiefste Bewußtseinsebenen und Kernzonen des autonomen Körperselbst zurückgenommenen extremen Lebensform" (Zieger, 1997, S. 5). Diese dient als Schutzfunktion und Überlebensmöglichkeit. Zum Realisieren dieser Schutzfunktion findet sich der Wachkomapatient jedoch in einer von sich selbst isolierten und von der Außenwelt abgeschnittenen Situation wieder.

Auch das Leben der Angehörigen hat sich schlagartig verändert. Sie fühlen sich ebenso in dramatischer Weise überwältigt, ohnmächtig und orientierungslos, einem Trauma gleichkommend. Sie sind mit existenziellen Fragen des Überlebens, des Lebens und Sterbens konfrontiert. In den Kliniken hat man erst allmählich verstanden, dass für eine psychologische Betreuung der Angehörigen gesorgt werden muss. Die Familien trauern um ihre schädelhirnverletzten Angehörigen, die zwar leben, aber nicht mehr die Menschen sind, die sie einmal für sie waren. Die Trauer ist an die Dauer des Zustandes gekoppelt und kann nicht enden, so lange er sich nicht erheblich verbessert. Die Familien – zumeist sind es die Frauen – haben oft das Gefühl, verpflichtet zu sein, ihre Angehörigen zuhause selbst pflegen zu müssen; dies auch, weil vermeintlich das soziale Umfeld es so verlangt. Häufig entstehen durch die hohen Pflegekosten erhebliche finanzielle Belastungen, die zu großer Not führen können. Mit diesen Problemen fühlen sich vielfach die Familien allein gelassen (Käsbach-Kranefuß, 1998, S. 71 ff.).

Neurologische Rehabilitation und Ethik

Die neurologische Rehabilitation für Menschen mit erworbenen Hirnschäden wird in der Bundesrepublik in sieben Phasen unterteilt. Die Behandlungen beginnen jeweils als Akutbehandlung in einer Abteilung der Intensivmedizin. Je nach Remission gehen die Betroffenen dann in eine berufliche Rehabilitation über oder sie verbleiben in dauerhaft unterstützenden, betreuenden und zustandserhaltenden Maßnahmen in (zumeist anderen) Einrichtungen. Eine Rückbildung des apallischen Syndroms durch intensive rehabilitative Maßnahmen ist möglich und auch immer wieder zu beobachten. Häufig aber ist die Schädigung irreversibel und der Erkrankte benötigt dauerhaft Hilfe.

Die Diskussion um die Haltung im Umgang mit Menschen im Wachkoma berührt die für unsere Gesellschaft geltenden ethischen Grundwerte. Im Spannungsfeld von biodefektmedizinischer und beziehungsmedizinischer Sichtweise hat das Beispiel der Wachkomapatientin T. Shiavo aus den USA das Nachdenken über die Lebensform Wachkoma neu entfacht. Diese Patientin wurde nach langem Streit der Angehörigen untereinander nicht mehr weiter ernährt und starb. In Deutschland sind es ca. 3.000 Menschen jährlich, die in den Zustand des Wachkomas gelangen. Diese Menschen können viele Jahre weiterleben. Allerdings ist deren Immunabwehr sehr geschwächt. Ein erhöhtes Infektionsrisiko führt durch die Sekundärerkrankungen häufig zu einem früheren Tod.

Wachkoma und Persönlichkeit

Ein Wachkomapatient ist nach wie vor auch in seinem veränderten Bewusstseinszustand ein lebendes soziales Wesen. Der Patient hat die Fähigkeit, Teile der ihm eigenen unverwechselbaren Persönlichkeit auch in diesem zurückgenommenen Zustand „hindurchscheinen" zu lassen. Der eine ist z. B. immer freundlich gestimmt, der andere schläft morgens gern lang und wird erst im Verlauf des Vormittags „zugänglicher", der nächste regt sich schnell auf und zeigt sich „beleidigt". Das bestätigen auch die Angehörigen immer wieder. Bei empathischer Einfühlung und mit Hilfe von Gegenübertragungsarbeit können hier nun wertvolle musiktherapeutische Begegnungen stattfinden. Denn Menschen im Wachkoma haben ihre Fähigkeit zumeist nicht verloren, auf ihre Lebenserfahrungen mit ihren jeweils eigenen Verarbeitungs- und Kompensationsmechanismen zurückgreifen zu können.

Die Bedeutung der Musiktherapie in der Neurorehabilitation

Mit dem psychotherapeutischen Handwerkszeug der Analyse von Übertragungs- und Gegenübertragungsphänomenen in der tiefenpsychologisch und psychoanalytisch orientierten Musikpsychotherapie wird das Aufeinandertreffen mit einem Wachkomapatienten in eine sinnhafte präsymbolische Interaktion transformiert, so dass der so zurückgenommene Mensch langsam wieder auf seine ihm gemäße Weise in ein soziales Umfeld sich hinein begeben kann. Bereits Lurija und Sacks bezeichneten das Gehirn als „soziales" Organ mit seinen wahrnehmenden Möglichkeiten als die „Neurologie des Subjekts, des Selbst und der Identität" (Lurija, 1993; Sacks, 1989 zitiert nach Zieger, 2004, S. 156). Im Zustand des Wachkomas verliert der erkrankte Mensch aber Teile seiner Identität und damit den größten Teil seiner Autonomie. Das Ohr erhält nun in dieser Situation eine herausragende Rolle als wichtiger Sinneskanal. Da das auditive System u. a. mit dem limbischen System in Verbindung steht, bleibt auch bei schweren Hirnschädigungen ein unabhängiger Weg für die emotionalen und motivationalen Verhaltensweisen über eine akustische Beeinflussung bestehen (→ Hörorgan: Entwicklung und Bedeutung).

In der musiktherapeutischen Beziehung erfährt der Patient wieder Ansätze von Selbsterleben und erlangt somit ein Gefühl von teilweise vorhandener Autonomie zurück – hier verstanden als Fähigkeit, das Eigene zu erfahren, zu entfalten und nach Ausdrucksformen zu suchen.

Die Arbeit von Musiktherapeuten in der medizinischen Rehabilitation für Menschen mit erworbenen Hirnschäden hat in den letzten Jahren eine zunehmende Anerkennung erfahren. Diese Arbeit leistet einen wichtigen Beitrag für deren Genesungsprozess. Musiktherapeuten arbeiten in allen Bereichen der Rehabilitation: In den Kliniken der Akutversorgung, in speziellen Einrichtungen der Langzeitbetreuung, in ambulanten Bereichen. Seit 1995 gibt es einen bundesweiten Arbeitskreis „Musiktherapie in der neurologischen Rehabilitation", in dem es um Fortbildung, kollegialen Austausch und Konzepte geht (Baumann, 2004, S. 55). Die wachsende Anzahl von Forschungsprojekten und veröffentlichten Fallberichten zeigt auf, welchen Stellenwert mittlerweile die Musiktherapie in der Arbeit mit schädelhirnverletzten Menschen in ihren verschiedenen musiktherapeutischen Methodenansätzen und theoretischen Grundannahmen musiktherapeutischen Handelns bekommen hat. Hingewiesen sei hier auch auf den „Indikationskatalog für Musiktherapie" und auf die speziellen musiktherapeutischen Seminarangebote, die es für diesen Arbeitsbereich mittlerweile gibt. Zusätzlich zu erwähnen ist die Arbeit der „Akademischen Lehreinrichtung der Hochschule für Musik und Theater Hamburg" im „Zentrum für Gesundheit, Pflege und Therapie Lüneburg". Hier wird Studierenden der Musiktherapie – auch aus dem europäischen Ausland – im Rahmen von Praktika die Möglichkeit geboten, unter fachlicher Begleitung musiktherapeutisch zu arbeiten. Aus vielen Veröffentlichungen geht hervor, dass die meisten Musiktherapeuten sich in ihrer Arbeit mit Wachkomapatienten von ihren inneren Resonanzen leiten lassen und sich als im Beziehungskontext Handelnde verstehen.

Durch die moderne Medizin wächst die Zahl der im Wachkoma überlebenden Menschen. Die Notwendigkeit einer guten medizinischen, pflegerischen und therapeutischen Versorgung im Rahmen der funktionellen Therapien ist für diese Patienten selbstverständlich, ebenso auch die Anerkennung der Notwendigkeit einer emotionalen Versorgung. Und gerade hier haben sich die Aufgaben der Musiktherapeuten hin verlagert, zu einem Selbstverständnis von psychischer Stabilisierung, Interaktionsaufbau, Autonomieverstärkung und Krankheitsverarbeitung. Dies wird von den Medizinern in der neurologischen Rehabilitation anerkannt (Baumann & Gessner, 2004, S. 5). Seit einigen Jahren hat das Land Bayern in das Curriculum der Ausbildung für Fachärzte für Physikalische Medizin und Rehabilitation Musiktherapie als Fach mit aufgenommen.

Musiktherapeutische Behandlung auf der Grundlage psychoanalytischer Entwicklungspsychologie

Eine wichtige Voraussetzung, die musiktherapeutische Arbeitsweise im psychotherapeutischen Kontext anzusiedeln, liegt in dem Wissen um entwicklungspsychologische Prozesse. Durch neurobiologische Erkenntnisse wird diese Methode musiktherapeutischen Handelns untermauert.

In Bezug auf die embryonale Entwicklung des Menschen gilt seit langem als gesichert, dass die Entwicklung des Hörsinns zu einem frühen Zeitpunkt im Mutterleib weitestgehend angelegt bis abgeschlossen ist. Der Fötus kann ab dem 6. Monat intrauterin alle Geräusche, Klänge, Töne innerhalb und außerhalb des Mutterleibes hörend aufnehmen. Bereits ab dem 22. Tag des intrauterinen Lebens beginnt die „Entwicklung des Ohres" aus einer Zellschicht, „aus der sich später sowohl die Haut als auch das Nervensystem entwickelt. Der sogenannte Vestibularapparat steuert u. a. das Gleichgewicht und die Körperhaltung" (Engert-Timmermann & Timmermann, 2000, S. 114). Nach Abschluss der Entwicklung des Gehirns und des Nervensystems „steht der Vestibularapparat über das Rückenmark in nervaler Verbindung zu jedem Muskel des Körpers" (Engert-Timmermann & Timmermann, 2000, S. 115). „Sowohl das körperlich empfundene Gleichgewicht – Musik, also Schalldruck kann uns „umhauen" – als auch das emotional empfundene Gleichgewicht werden wir mit Musik steuern können. Dies hat greifbare, fühlbare Gründe, denn unser Körpergefühl, unser Raum- und Bewegungsempfinden, wird durch den Vestibularapparat gesteuert, und der hat seinen Sitz im Ohr" (Decker-Voigt, 1999, S. 36).

Hören wird aufgefasst als ein unbewusster physiologischer Vorgang, als Voraussetzung zum (Hin-)Horchen, welches psychologischen Gesetzen folgt. Das limbische System, welches über den Thalamus u. a. mit dem auditiven System eng verbunden ist, durchzieht das gesamte Gehirn. Seine Tätigkeiten erleben wir als affektive und emotionale Einfärbungen, Wahrnehmungen, Vorstellungen, Erinnerungen und Handlungsplanungen (Roth, 2001, S. 4). Somit findet beim Fötus bereits über dieses frühe Hören eine Art emotionale Verankerung statt. Die emotionalen und affektiven Zustände der Mutter teilen sich dann dem Fötus auch über das Blut und die sich darin enthaltenen hormonellen Veränderungen mit. Das Wahrnehmen von Schallwellen, die auch über Bewegungen und Lageveränderungen der Mutter entstehen, verbindet das Gehörte ebenfalls mit deren emotionaler Gestimmtheit. Herzschlag, Atmung, Sprache und Singen in Verbindung mit z. B. Laufen und Liegen verknüpfen sich zu entsprechenden Bewegungsmustern. Hierbei geht es um die Verschmelzung zu einer Einheit von Mutter und Kind, immer in korrespondierendem emotionalem Ausdruck der Mutter. Es scheint nachgewiesen, dass der Fötus über rudimentäre „Wahrnehmungsspeicherungen" verfügt; über die kinästhetische Eigenerfahrung hinaus könnten Keime von ersten Objektbeziehungserfahrungen in Verbindung mit Bewegungen, Lageveränderungen usw. angenommen werden (Schmidt, Lamparter & Deneke, 2004). Die Basisaffekte, die jedem Menschen postnatal zur Verfügung stehen, gehen intrauterin auch mit anderen Sinneseindrücken bereits zusammen, so dass sich durch die Koppelung des Eigenen mit dem durch die Mutter-Kind-Einheit gespeicherten Bewegungsmustern sogenannte „psychoakustische Grundfiguren" (Schmidt, Lamparter & Deneke, 2004, S. 28) herausbilden könnten.

Als Musiktherapeutin komme ich mit dem „Persönlichkeitsrhythmus" der Wachkomapatienten in Kontakt. Der über den Hörsinn ermöglichte Kontakt zur Außenwelt zeigt sich häufig in ihren Antworten, die in direkt sichtbaren körperlichen Veränderungen abzulesen sind. Die Resonanz des Therapeuten auf z. B. den Atemrhythmus des Patienten (stimmlich und/oder instrumental) stellt eine erste Möglichkeit dar, ihm in seinem ganz eigenen Rhythmus zu begegnen (Gustorff & Hanich, 2000, S. 62 f.). Der Patient kann sich über seinen willkürlich steuerbaren Atemrhythmus mitteilen. Er kann darüber aktiv am Kontakt mitwirken und erlebt ein Stück zurückgewonnene Autonomie. Er kann sich gemeint und sich in seinem Zustand angenommen fühlen, wenn sich die klanglichen Resonanzen des Therapeuten direkt auf den Rhythmus des Patienten beziehen. Da ja auch das Körperselbst in seinen kinästhetischen Empfindungsmöglichkeiten durch das Trauma gestört wurde, kombiniert der Therapeut häufig die freie musikalische Improvisation mit Körperkontakt, in dem er die Hand des Patienten im Rhythmus der musikalischen Interaktion mitbewegt. Patienten mit ausgeprägter Spastik begegnet der Therapeut, wenn er mit seinen Fingern rhythmisch oder auch Melodiebögen folgend auf der Hand oder auf der Schulter des Patienten seine musikalische Aktion begleitet. Durch Körperkontakt in Verbindung mit Tönen, Rhythmen, stimmlicher Unterstützung von Schmatzgeräuschen und anderen scheinbar reflektorischen Geräuschen des Patienten gestaltet sich eine unmittelbare Nähe. Es entsteht eine Art Muster, ein Rhythmus, eine Form, durch die auf längere Sicht gesehen und in vielen Wiederholungen der Patient über kinästhetische Empfindungen ein Selbstgefühl zurückgewinnen kann. Die sich in dieser Situation hergestellte Übereinstimmung gelingt nur über ein empathisches Sich-Einfühlen in die momentane Situation des Patienten und über die Wahrnehmung der inneren Resonanzen des Therapeuten. Die gewählten Tonhöhen, melodischen Bewegungen, rhythmischen Formen und Dynamiken entstehen aus dem Moment heraus und spiegeln die atmosphärisch wahrgenommene emotionale Verfassung des Patienten wider. Solche Formen der Begegnungen mit Menschen im Wachkoma können verstanden werden als eine Erfahrungsbildung im „autistisch-berührenden Modus" (Ogden, 2000, S. 52 ff.). Diese Erlebensform basiert auf sensorischen Wahrnehmungen. Ein allererstes Selbstgefühl bildet sich „durch den Rhythmus der Sinneswahrnehmung" (Tustin, 1981 zitiert nach Ogden, 2000, S. 31). Das Erleben sensorischer Berührungen in Verbindung mit Rhythmuserleben, also Körperberührungen und erlebte Situationskomplexe, stellen im Sinne Sterns amodale Wahrnehmungseinheiten dar. Aus diesem Beziehungserleben zwischen der Form und dem Gefühl des Umhülltseins, „zwischen einem Taktschlag und dem Gefühl von Rhythmus" (Ogden, 2000, S. 32), entstehen rudimentäre Selbsterfahrungsmomente. Stern nennt diese auch Auftaucherlebnisse, welche das Erleben von Selbstkohärenz möglich machen. Durch diese Einigungssituationen im emotionalen Beziehungsraum entstehen Beziehungserfahrungen. Konzepte wie das des „impliziten Beziehungswissens" (Stern, 2005, S. 123 ff.) oder das des „ungedachten Bekannten" bei Bollas (1997) schaffen eine Basis, auf der sich Gegenübertragungsphänomene auch bei diesen bewusstseinseingeschränkten Menschen verstehen lassen. Wenn Wachkoma verstanden werden kann als Rückzug auf das autonome Körperselbst, dann kann der Musiktherapeut genau dort mit der Methode der freien musikalischen Improvisation vokal und instrumental dem Menschen im Wachkoma begegnen. Die menschliche Stimme in Form von Summen, Singen und Lautieren eignet sich für die Kontaktaufnahme und knüpft an Beziehungsrepräsentanzen des Patienten an, genauso wie das Singen von Liedern, die sich spontan einstellen. Es wird etwas Neues geschaffen und etwas Altes wiedergefunden, das die intersubjektive Umwelt verändert (Hofer-Moser, 2005, S. 54).

Literatur

Baumann, M. (2004). Wo steht die Musiktherapie in der Neurorehabilitation? *Musiktherapeutische Umschau, 25* (1), 45–56.
Baumann, M. & Gessner, C. (Hrsg.). (2004). *Zwischenwelten. Zeitpunkt Musik*. Wiesbaden: Reichert.
Bollas, C. (1997). *Der Schatten des Objekts. Das ungedachte Bekannte. Zur Psychoanalyse der frühen Entwicklung*. Stuttgart: Klett-Cotta.

Decker-Voigt, H.-H. (1999). *Mit Musik ins Leben. Wie Klänge wirken: Schwangerschaft und frühe Kindheit.* Kreuzlingen: Ariston.

Engert-Timmermann, G. & Timmermann, T. (2000). Körper – Atem – Musik. Eine ganzheitliche Methode in der nonverbalen Psychotherapie. *Wiener Beiträge zur Musiktherapie, 3,* 113–125.

Gustorff, D. & Hannich, H.-J. (2000). *Jenseits des Wortes. Musiktherapie mit komatösen Patienten auf der Intensivstation.* Bern: Huber.

Hofer-Moser, O. (2005). *Neurobiologie und Psychotherapie* (Teil 1). *Psychoanalyse & Körper, 7,* 25–68.

Käsbach-Kranefuß, B. (1998). *Eine Untersuchung an Angehörigen von Patienten mit erworbenen, schweren Schädel-Hirn-Verletzungen.* Unveröffentlichte Diplomarbeit, Fachbereich Psychologie der Universität Hamburg.

Ogden, T. H. (2000). *Frühe Formen des Erlebens* (2. Aufl.). Wien: Springer.

Roth, G. (2001). Wie das Gehirn die Seele macht. Vortrag bei den 51. Lindauer Psychotherapiewochen, 22. April 2001. Zugriff am 09. 08. 2006 unter www.psychotherapiewochen2001/PDF/g_roth01.pdf.

Schmidt, H. U., Lamparter, U. & Deneke, F.-W. (2004). Die pränatale akustische Wahrnehmung. Eine Literaturübersicht. *Musiktherapeutische Umschau, 25,* 27–34.

Stern, D. (2005). *Der Gegenwartsmoment. Veränderungsprozesse in Psychoanalyse, Psychotherapie und Alltag.* Frankfurt am Main: Brandes & Apsel.

Zieger, A. (1997). *Neue Forschungsergebnisse und Überlegungen im Umgang mit Wachkoma-Patienten.* Überarbeitetes Vortragsmanuskript zur Fortbildungsveranstaltung „Bioethik und Menschenwürde in der Medizin am Beispiel der Wachkoma-Patienten" der Landesärztekammer Hamburg am 11. 01. 1997. http://bidok.uibk.ac.at/texte/forschungsergebnisse.html [09. 01. 2006]

Zieger, A. (1998). Neue Forschungsergebnisse und Überlegungen im Umgang mit Wachkoma-Patienten. *Die Rehabilitation. Zeitschrift für Praxis und Forschung in der Rehabilitation, 37*(4), 167–176.

Zieger, A. (2003). *Traumatisiert an Leib und Seele. Konsequenzen für den Umgang mit Wachkoma-Patienten aus beziehungsmedizinischer Sicht.* Handout zum Vortrag zur Jahrestagung der Österreichischen Wachkoma Gesellschaft Wien am 24. 10. 2003.

Zieger, A. (2004). Der Wachkoma-Patient als Mitbürger, Lebensrecht und Lebensschutz von Menschen im Wachkoma und ihren Angehörigen in der Solidargemeinschaft. *BEHINDERTE, 27,* 34–45.

Weiterführende Literatur

Baumann, M., Hinkelmann, A., Jochheim, M., Mainka, S., Straub, S. & Unterharnscheidt, M. (2005). *Indikationskatalog Musiktherapie in der Neurologischen Rehabilitation.* Beiträge zur Musiktherapie. Berlin: Deutsche Gesellschaft für Musiktherapie.

Jochims, S. (Hrsg.). (2005). *Musiktherapie in der Neurorehabilitation. Internationale Konzepte, Forschung und Praxis.* Bad Honnef: Hippocampus.

Zieger, A. & Schönle, P. W. (Hrsg.). (2004). *Neurorehabilitation bei diffuser Hirnschädigung.* Bad Honnef: Hippocampus.

Nordoff/Robbins-Musiktherapie (Schöpferische Musiktherapie)

Dagmar Gustorff

Die Nordoff/Robbins Musiktherapie ist nach ihren Begründern benannt: Paul Nordoff, Komponist und Pianist (1909–1997) und Clive Robbins, Sonderpädagoge (geb. 1928). Schon früh setzte sich statt dieser personengebundenen Benennung die Bezeichnung „Creative Music Therapy" bzw. – im deutschsprachigen Raum – „Schöpferische" oder „Kreative Musiktherapie" durch. Aufgrund der starken Betonung des künstlerischen Aspektes wird dieser Ansatz auch häufig unter dem Titel „Die Kunst der Musik in der Therapie" vorgestellt (Nordoff & Robbins, 1983, 1986; Ansdell, 1995; Aigen, 1998).

Nordoff und Robbins begannen ihre gemeinsame musiktherapeutische Arbeit im Jahre 1959 in England. Die ersten Klienten waren mehrfach behinderte und autistische Kinder, die primär oder sekundär unter erheblichen Einschränkungen ihrer Kommunikations- und Ausdrucksmöglichkeiten litten. In der direkten praktischen Anwendung offenbarte sich die zentrale Bedeutung, die die Musik als Kommunikationsmittel in der Arbeit mit solchen Kindern haben kann. Gedanklich bildete sich das Konzept einer musikalischen Identität des Menschen heraus. Sie ist durch Musik erreichbar und ermöglicht einen ganz unmittelbaren Zugang zum menschlichen Wesen.

Von Anfang an dokumentierten Nordoff und Robbins ihre musiktherapeutische Arbeit auf Tonträgern und beschrieben die musikalischen Vorgänge unter phänomenologischen Gesichtspunkten. Das Material wurde systematisch aufgearbeitet und veröffentlicht. Diese Ansätze wiesen den Weg hin zur heutigen Methode, die lehr- und lernbar wurde.

In den folgenden Jahren bereisten Nordoff und Robbins Nordamerika sowie den europäischen Kontinent, waren therapeutisch und ausbildend tätig und legten so den Grundstein für den internationalen Hintergrund, vor dem sich die schöpferische Musiktherapie seit Jahrzehnten bewegt.

Studiengänge, die diese Musiktherapie vermitteln, gibt es heute in London (Nordoff/Robbins Music Therapy Centre in Kooperation mit der City University London), in New York (New York University), Schottland (Nordoff/Robbins Scotland, University of Edinburgh), Australien (Nordoff/Robbins Music Therapy Australia, University of Western Sydney) und in Deutschland (bis 2008 am Institut für Musiktherapie, Universität Witten/Herdecke; aktuelle Informationen zur Ausbildung in Deutschland bei www.nordoff.robbins.verein.de). Im Aufbau befinden sich vergleichbare Einrichtungen in Japan und Korea.

Zu dem ursprünglichen Tätigkeitsfeld mit körperlich und geistig behinderten sowie mit autistischen Kindern kamen nach und nach weitere Arbeitsbereiche hinzu, deren Entwicklung vor allem in Deutschland stattfand. Heute wird die Schöpferische Musiktherapie mit Patienten und Klienten aller Altersstufen eingesetzt: In der Pädiatrie, Kinder-, Jugend- und Erwachsenenpsychiatrie, der Psychosomatik, inneren Medizin, Neurologie, Neurochirurgie, Geriatrie, in der onkologischen Rehabilitation und in der Rehabilitation von Patienten mit Verletzungen des zentralen und peripheren Nervensystems, in der Intensivmedizin, der Sterbendenbegleitung sowie in der Entwicklungsförderung etwa im sonder- und heilpädagogischen Rahmen oder in der Musikschule.

Die Schöpferische Musiktherapie gehört zu den aktiven Musiktherapieformen, d. h. Klient/Patient und Therapeut sind beide musizierend tätig. Einzel- und Gruppensettings werden eingesetzt. In beiden Fällen stehen den Patienten Instrumente zur Verfügung, die ohne Vorkenntnisse oder Ausbildung gespielt werden können. Der Therapeut spielt in der Regel Klavier und setzt seine Stimme ein.

Im Mittelpunkt steht der Mensch mit seinen natürlichen künstlerischen Potenzialen. Die Möglichkeit zu künstlerischem Schaffen wird als entscheidendes Merkmal menschlichen Daseins verstanden. Das alltägliche Leben vollziehen wir, indem wir wahrnehmen, erleben und gestalten. Wir tun dies in Beziehung zu und unter Einbeziehung von uns umgebenden Menschen und Gegebenheiten. Im Idealfall handeln wir dabei in Autonomie, Selbstbestimmtheit und mit intentionaler Kraft. Im Krankheitsfall kann es zu Beeinträchtigungen oder sogar Verlust der freien Wahrnehmungs- und Gestaltungsfähigkeit sowie des autonomen Handelns im Körperlichen und Seelischen kommen.

Da die Musik die genannten Bereiche des Wahrnehmens, Erlebens und Gestaltens in sich vereint – im Sinne der Synchronizität –, bietet sie ideale Möglichkeiten zur therapeutischen Begleitung. Sie eröffnet Wege zur Entfaltung von Wahrnehmungs-, Erlebens- und Gestaltungsmöglichkeiten, Wege, die jeder Patient selbst handelnd mitgestalten kann.

Die Therapie ist dialogisch, nicht manipulativ. Hierbei ist die Orientierung an der Person mit ihren Potenzialen, nicht am anhand von Defiziten definierten Patienten gefordert.

Musik ist von großer Unmittelbarkeit und birgt die Möglichkeit, die ganze Vielfalt menschlichen Daseins auszudrücken. Sie benötigt keine Übersetzung, offenbart ihren Sinn unmittelbar und wird als Phänomen zu ihrer eigenen Erklärung. So wird konsequenterweise in der schöpferischen Musiktherapie rein musikalisch gearbeitet, ohne das musikalische Geschehen notwendigerweise etwa einer systematischen verbalen Aufarbeitung mit dem Patienten zuzuführen.

Musik hat, nach Auffassung derer, die diesen Ansatz vertreten, keine allgemeingültige vorhersehbare Wirkung und wird daher nicht „verabreicht", sondern steht als immer neu entstehendes künstlerisches Material im Zentrum.

Im Rahmen eines musiktherapeutischen Prozesses entsteht die Musik in der Improvisation zwischen Patient und Therapeut. Ausgangspunkt sind immer die musikalischen Äußerungen des Patienten. Beide Beteiligte gehen mit der Musik und den ihr eigenen Intentionen um. So entwickelt sich zwangsläufig ein sehr weiter Musikbegriff.

Die in der Therapiesituation entstehende Musik ermöglicht es, den musizierenden Menschen – in unserem Fall den Patienten – direkt und unmittelbar zu erleben, mit seinen Möglichkeiten und Tendenzen. Es entsteht eine musiktherapeutische Diagnose. Dadurch, dass der Patient über die Musik mit dem Therapeuten in eine lebendige Beziehung treten kann, erlebt er, wie seine derzeitige Befindlichkeit, sein Leiden, mit ihm geteilt und so objektiviert wird. Darüber hinaus ergibt sich für ihn die Möglichkeit, seinem Befinden, das er als subjektive innere Wahrnehmung kennt, dem er oft ausgeliefert zu sein scheint, von außen zu begegnen. Aus dieser Begegnung heraus erwächst ihm die Chance, selber etwas zu verändern, bzw. absichtsvolle musikalische Angebote des Therapeuten aufzugreifen und weiter zu entwickeln.

Der Therapeut hat hier nicht die Rolle des stets Wissenden inne, der Ziele und Ergebnisse vorab festlegt und deren Machbarkeit verfolgt. Vielmehr macht er – in Kenntnis möglicher musikalischer Gestaltungs- und Entwicklungsprozesse – im Laufe der Improvisation entsprechende Angebote. Als Partner nimmt der Patient diese auf oder verwirft sie. So begeben sich beide auf den Weg hin zu einer freieren Wahrnehmungs- und Gestaltungsfähigkeit des Patienten.

Das Therapiegeschehen spielt sich also in den prozesshaften Verläufen der gemeinsamen Improvisationen ab. Die Auswertung der Therapie findet anhand der Audio- bzw. Videodokumentationen der Sitzungen statt. Eine klare Beschreibung der Phänomene im Zuge der musikalisch dialogischen Prozesse steht zunächst im Vordergrund, nicht deren Interpretation. Qualitative und quantitative Aspekte werden systematisch festgehalten und um die Komponenten der Beziehung und der Kommunikation, die sich in der musikalischen Aktivität widerspiegeln, erweitert.

Um ein tieferes Verständnis des therapeutischen Geschehens zu ermöglichen, wurde am Institut für Musiktherapie der Universität Witten/Herdecke eine Methodologie entwickelt, die es ermöglicht, therapeutische Prozesse auf verschiedenen Ebenen zu betrachten, differenziert zu beschreiben und auszuwerten (Aldridge, 1999). Das in diesem Zusammenhang entstandene Konzept einer therapeutischen narrativen Analyse (Aldridge, 2005), welches aufgrund seiner Breite für kreative Kunsttherapien geeignet erscheint, bietet eine ausreichend flexible Form eines Forschungsdesigns und ist daher für die Forschung in der klinischen Praxis besonders geeignet (siehe www. musictherapyworld.de).

Einige Fachautoren der Musiktherapie ordnen die schöpferische Musiktherapie den sogenannten klientenzentrierten Ansätzen zu. Andere sehen eine Nähe zur humanistischen Psychologie (Ruud & Mahns, 1995; Smeijsters, 1994). In jedem Falle reiht sie sich in die Gruppe der künstlerischen Therapien ein. Versuche der Kategorisierung müssen immer ungenau bleiben. Der weitere fachliche Dialog über methodische Begrenzungen hinweg wird Verständnis und Orientierung befördern.

Literatur

Aigen, K. (1998). *Paths of Development in Nordoff-Robbins Music Therapy.* Gilsum, NH: Barcelona Publishers.
Aldridge, D. (1999). *Musiktherapie in der Medizin. Forschungsstrategien und praktische Erfahrungen.* Bern: Huber.
Aldridge, D. (2005). *Case Study Designs in Music Therapy.* London: Kingsley.
Ansdell, G. (1995). *Music for Life. Aspects of Creative Music Therapy with Adult Patients.* London: Kingsley.
Nordoff, P. & Robbins, C. (1983). *Musik als Therapie für behinderte Kinder.* Stuttgart: Klett-Cotta.

Nordoff, P. & Robbins, C. (1986). *Schöpferische Musiktherapie.* Stuttgart: Fischer.
Ruud, E. & Mahns, W. (1995). *Meta-Musiktherapie.* Stuttgart: Fischer.
Smeijsters, H. (1994). *Musiktherapie als Psychotherapie.* Stuttgart: Fischer.

Onkologie und Musiktherapie

Ute Hennings

Onkologie und Hämatologie

Onkologie und Hämatologie sind die Bezeichnungen der medizinischen Fachgebiete, die Krebserkrankungen behandeln. Unter „Krebs" werden alle bösartigen Neubildungen einschließlich der primär systemischen Lymphome und Leukämien verstanden. Die Entstehung einer Krebserkrankung beruht meist nicht nur auf einer einzigen Ursache, sondern setzt sich aus einem Geflecht verschiedenster Faktoren zusammen. Die Krankheitsbilder und Krankheitsverläufe sind überaus unterschiedlich, ebenso sind es die Chancen auf Heilung oder Lebensverlängerung. Man unterscheidet lokale Behandlungsformen (Operationen, Strahlentherapie), die örtlich wirksam sind, von sogenannten systemischen Behandlungsformen (Chemotherapie, Hormontherapie, Hochdosistherapie in Verbindung mit einer Knochenmark- bzw. Stammzelltransplantation), die im ganzen Körper wirken. Die Therapien sind mit ihren schmerzhaften Eingriffen und Nebenwirkungen nicht nur körperlich, sondern auch seelisch sehr belastend. Trotz medizinischer Fortschritte in Diagnostik und Therapie bedeutet die Diagnose „Krebs" für Patienten und die gesamte Familie eine lang andauernde Extremsituation mit entsprechenden psychosozialen Auswirkungen. Daher ist eine psychoonkologische Begleitung notwendig.

Psychoonkologie

Psychoonkologie unterstützt betroffene Menschen und ihre Angehörige darin, ihre Selbstständigkeit und Lebensqualität so gut wie möglich zu erhalten oder mit einer geeigneten Behandlung zu verbessern. Dieses ressourcenorientierte Angebot reicht von Beratung bis hin zu spezifischen Psychotherapien wie künstlerischen Therapien.

Musiktherapie in der Onkologie

Musiktherapie in der Onkologie ist zunehmend ein wichtiger Bestandteil der psychoonkologischen Behandlung. Musiktherapeuten arbeiten in Bereichen wie Akutklinik, Palliativstation, Hospiz, onkologische Fachpraxis, ambulante und klinische Rehabilitationsklinik oder in freier Praxis. Das Angebot gilt für Kinder, Jugendliche und Erwachsene. Im Zentrum steht die Förderung der Ressourcen des Patienten und seiner Familie. Dies gilt während der Zeit der Erkrankung, der Therapie und – unter Umständen – des Sterbens und der Trauer. Voraussetzung ist ein stützendes Beziehungsangebot, das sich nach den körperlichen, seelischen und sozialen Möglichkeiten des Patienten und seines sozialen Umfeldes richten muss.

Seit über zehn Jahren trifft sich eine Arbeitsgemeinschaft der in diesem Bereich tätigen Musiktherapeuten, um sich fachlich auszutauschen und Konzepte zu entwickeln. Das in dieser Gruppe erstellte Berufsbild (2006) und das in der Musiktherapeutischen Umschau erschienene Themenheft „Musiktherapie in der Onkologie" (1999) beschreiben die Besonderheiten in diesem Arbeitsfeld.

Setting der Musiktherapie in der Akutklinik

Musiktherapie muss die Bedingungen des vorgegebenen stationären Rahmens in der Akutklinik besonders berücksichtigen. Medizinische und pflegerische Maßnahmen haben Vorrang. Eine gute Integration der Musiktherapeutin in das Behandlungsteam ist notwendig, um den Informationsfluss von Medizin und Therapie zu gewährleisten. Es müssen Absprachen mit den Ärzten und dem Pflegepersonal getroffen werden, damit ein möglichst ungestörter und geschützter Raum für die Arbeit entsteht. Die Musiktherapie findet meist als Einzeltherapie statt. Besucher oder Bettnachbarn in einem Zweibettzimmer müssen unter Umständen einbezogen werden. Eine Therapieeinheit dauert zwischen zehn und sechzig Minuten und wird wöchentlich ein- bis dreimal angeboten. Je nach medizinischer Behandlungsart variiert die Aufenthaltsdauer der Patienten, bei der Knochenmarktransplantation zwischen drei und sechs Wochen. In Krisensituationen, wie Verlegung des Patienten auf die Intensivstation, bis hin zur Sterbebegleitung, öffnet sich der Zeitrahmen für eine intensivere Begleitung von Patienten und Angehörigen.

Die körperliche und psychische Befindlichkeit sind gleichwertig mit in die Therapie einzubeziehen. Neben Schmerzen, Übelkeit und Erbrechen sind Erschöpfung, Müdigkeit und Schwäche die häufigsten und am meisten belastenden Symptome. Nebenwirkungen der Therapie schränken den Patienten mitunter in seiner Wahrnehmungs- und Konzentrationsfähigkeit ein. Psychische Probleme wie Ängste, Sorgen, Schlaflosigkeit, reaktive Depressionen, Gefühle von Hilf- und Hoffnungslosigkeit, Isolation, Verlust von Kontrolle und Autonomie, treten auf. Kommunikations- und Complianceprobleme können die Zusammenarbeit von Patienten mit dem pflegerischen und medizinischen Personal erschweren.

Der Umgang mit den Themen Lebensbedrohung, Tod und Sterben stellt eine besondere Herausforderung dar.

Rezeptive Musiktherapie

Die rezeptive Musiktherapie ist ein hilfreiches Angebot, um einen ersten Kontakt zum Patienten herzustellen. Gerade bei besonderer Belastung des Patienten durch Nebenwirkungen der Therapie, eignet sich das rezeptive Verfahren als niederschwelliges Angebot. Meist wird dem Patienten live etwas vorgespielt. Ob komponierte oder improvisierte Musik, ob einzelne Klänge ertönen, hängt von der individuellen Befindlichkeit des Patienten ab. Er erfährt durch die auf ihn abgestimmte Improvisation persönliche Zuwendung. Das rezeptive Verfahren kommt dem geschwächten Patienten in seinem

Bedürfnis nach Schonung und Erholung entgegen. Gleichzeitig kann die Musik den Patienten innerlich berühren, indem Bilder, Phantasien, Gefühle, Gedanken und Wünsche ausgelöst werden, was seine Wahrnehmung auf eine andere Ebene als die der Symptome lenkt. Rezeptive Musiktherapie lässt sich mit Körperwahrnehmungs-, Entspannungs-, und Imaginationsübungen kombinieren.

Manchmal wecken die erklingenden Musikinstrumente auch die Neugier des Patienten, und es entsteht der Wunsch, das Instrument zu berühren und auszuprobieren. Hierin liegt die Chance, zur aktiven Musiktherapie überzuleiten.

Aktive Musiktherapie

Aktive Musiktherapie ist besonders da indiziert, wo eine sprachliche Auseinandersetzung erschwert ist. Wenn Patienten in besondere seelische Not geraten, für die sie manchmal keine Worte finden, kann die freie Improvisation als Ausdrucksmittel ihrer Gefühle dienen. Durch die Möglichkeit, gestaltend tätig zu sein, kann Autonomie gefördert werden, und Gefühle der Ohnmacht und Abhängigkeit bekommen ein Gegengewicht. Als Folge der Chemotherapie können Patienten wegen starker Mundschmerzen (Mukositis) vorübergehend kaum sprechen. Gemeinsam mit der Therapeutin zu improvisieren, nonverbal kommunizierend, kann Gefühle der Isolation auffangen helfen.

Die Musik klingt im stationären Setting meist leise und eher vorsichtig tastend, insgesamt eher nach Harmonie strebend.

Der Musiktherapieraum außerhalb der Station, bietet ein breiteres musiktherapeutisches Angebot. Hier sind andere Töne zu hören: Die Musik klingt oft mutiger, auch dem Leben mehr zugewandt.

Musikinstrumente

Im stationären Setting müssen Musikinstrumente handlich, transportfähig und unter bestimmten Bedingungen auch desinfizierbar sein. Sie sollten nicht zu schwer sein, um vom Patienten auch im Liegen gespielt werden zu können.

Die Stimme wird von allen in der Onkologie arbeitenden Musiktherapeuten als das wichtigste „Instrument" bezeichnet (von Hodenberg, 1997, 1999, S. 358 f.; Mangold & Oerter, 1999, S. 349 f.). Außerdem werden Saiteninstrumente, wie Leier, Kantele, Harfe, Bordunleier, Monochord und Gitarre häufig gespielt. Sie sollen Raum und Weite schaffen und lösend wirken und können besonders bei Patienten mit Schmerzen das Körperempfinden beeinflussen. Auch Klangschalen und Gongs, deren Schwingung sich gut auf den Körper übertragen, eignen sich hier. Instrumente aus dem Bereich der Perkussion (Metall, Holz, Fell) kommen zum Einsatz in konstruktiven Phasen wie z. B. Konfliktverarbeitung, aber auch zum Ausdruck von wieder gewonnener Lebensfreude.

Ziele der Musiktherapie in der Onkologie

Die wichtigsten Zielbereiche der Studien, die im Bereich „Musiktherapie in der Onkologie" durchgeführt wurden, werden in der Literaturübersicht von Rose et al. (2004, S. 457 f.) folgendermaßen zusammengefasst:
- Förderung von Entspannungszuständen,
- Hilfe bei krankheitsbedingten Einschlafstörungen,
- Reduzierung von Ängsten und Depressionen,
- Steigerung des Selbstwertgefühls,
- Unterstützung der medizinischen Schmerztherapie,
- Verringerung von Übelkeit und Schwindel,
- Abbau der durch Krankheit bedingten Isolation,
- Anregung der Kommunikation unter den Patienten bzw. mit der Familie,
- Ausdruck belastender Gefühle und damit einhergehende Verbesserung der Krankheitsverarbeitung,
- Ermöglichung eines Erlebens von Hoffnung, Trost und Spiritualität,
- Förderung der verbalen und nonverbalen Kommunikation in Bezug auf die eigene Emotionalität,
- Sterbebegleitung.

Die Indikation zur Musiktherapie ergibt sich aus den psychosozialen Problemen, in die ein Patient und seine Familie mit Beginn der Diagnose „Krebs", während der stationären und ambulanten Behandlung, in der Nachsorge und Rehabilitation geraten. Auch noch lange danach, bei chronischen Verläufen, bei Rezidiven und nicht zuletzt auch in der Sterbebegleitung, hat Musiktherapie ihren Platz.

Literatur

Arbeitsgemeinschaft der Musiktherapeutinnen und Musiktherapeuten in der Onkologie (2006). *Berufsbild der Musiktherapie in der Onkologie und Hämatologie mit Erwachsenen.* Zugriff am 06.11.2008. Verfügbar unter: http://www.musiktherapie-onkologie.de/files/berufsbild.pdf
Hodenberg, F. von (1997). Dona nobis pacem. Musiktherapie als Begleitung in die innere Ruhe. In R. Verres & D. Klusmann (Hrsg.), *Strahlentherapie im Erleben der Patienten* (S. 240–277). Heidelberg: Barth.
Hodenberg, F. von (1999). Die Stimme in der Sterbebegleitung. Themenheft: Musiktherapie in der Onkologie. *Musiktherapeutische Umschau, 4,* 358–363.
Mangold, I. & Oerter, U. (1999). „... Du kannst ja nicht das Klavier mitnehmen." Zur besonderen Situation der Musiktherapie am Krankenbett. Themenheft: Musiktherapie in der Onkologie. *Musiktherapeutische Umschau, 4,* 349–357.
Rose, J.-P., Brandt, K. & Weis, J. (2004). Musiktherapie in der Onkologie. Eine kritische Analyse zum Stand der Forschung. *Psychotherapie, Psychosomatik, medizinische Psychologie, 54,* 457–470.
Themenheft (1999). Musiktherapie in der Onkologie. *Musiktherapeutische Umschau, 4.*

Weiterführende Literatur

Aldridge, D. (1999). *Musiktherapie in der Medizin. Forschungsstrategien und praktische Erfahrungen.* Bern: Huber.

Arbeitsgemeinschaft der Wissenschaftlichen Medizinischen Fachgesellschaften (AWMF) (Hrsg.). (2008). *S3-Leitlinie „Psychosoziale Versorgung in der Pädiatrischen Onkologie und Hämatologie" der Psychosozialen Arbeitsgemeinschaft in der pädiatrischen Onkologie und Hämatologie (PSAPOH) und der Arbeitsgemeinschaft in der Gesellschaft für pädiatrische Onkologie und Hämatologie (GPOH).* Zugriff am 6.11.2008 http://www.uni-duesseldorf.de/AWMF/11/11_025.htm.

Decker-Voigt, H. & Escher, J. (Hrsg.). (1994). *Neue Klänge in der Medizin. Musiktherapie in der Inneren Medizin.* Bremen: Trialog.

Delhey, M. (1996). Musiktherapie. In E. Aulert (Hrsg.), *Lehrbuch der Palliativmedizin* (S. 916–921). Stuttgart: Schattauer.

Grießmeier, B. & Bossinger, W. (1994). *Musiktherapie mit krebskranken Kindern.* Stuttgart: Fischer.

Hasenbring, M., Schulz-Kindermann, F., Hennings, U., Florian, M., Linhart, D., Ramm, G. & Zander, A. R. (1999). Efficacy of relaxation/imagery, music therapy and psychological support for pain and quality of life. First results from a randomized controlled clinical trial. *Bone Marrow Transplantation, 23,* 166.

Munro, S. (1986). *Musiktherapie bei Sterbenden.* Stuttgart: Fischer.

Psychosoziale Arbeitsgemeinschaft in der Pädiatrischen Onkologie und Hämatologie (PSAPOH): „Berufsbild der Kunst- und Musiktherapeuten in der pädiatrischen Onkologie und Hämatologie". Zugriff am 06.11.2008. Verfügbar unter: http://www.kinderkrebsinfo.de/GPOH/Arbeitsfelder/PSAPOH/Arbeitsgruppen.

Renz, M. (2000). *Zeugnisse Sterbender: Todesnähe als Wandlung und letzte Reifung.* Paderborn: Junfermann.

Rodi, B. (1998). Musiktherapie in der Onkologie. In F. A. Muthny (Hrsg.), *Psychoonkolgie – Bedarf, Maßnahmen und Wirkungen am Beispiel des „Herforder Modells"* (S. 124–136). Lengerich: Pabst.

Rose, J.-P., Brandt, K. & Weis, J. (2004). Musiktherapie in der Onkologie. Eine kritische Analyse zum Stand der Forschung. *Psychotherapie, Psychosomatik, medizinische Psychologie, 54,* 457–470.

Schröder, H. M., Lilienthal, S. Schreiber-Gollwitzer, B. M. & Griessmeier, B. (Arbeitsgruppe Leitlinien der PSAPOH) (2008). Psychosoziale Versorgung in der pädiatrischen Onkologie und Hämatologie. In Deutsche Gesellschaft für Kinder- und Jugendmedizin (Hrsg.), *Leitlinien Kinder- und Jugendmedizin* (Bd. 16, S. 17–35). München: Elsevier, Urban & Fischer.

Seidel, A. (Hrsg.). (2005). *Verschmerzen. Musiktherapie mit krebserkrankten Frauen und Männern im Spannungsfeld von kurativer und palliativer Behandlung.* Wiesbaden: Reichert.

Tschuschke, V. (2002). *Psychoonkologie. Psychologische Aspekte der Entstehung und Bewältigung von Krebs.* Stuttgart: Schattauer.

Weber, S. (1998). Vergessen, wo ich bin ... – Musiktherapie mit Krebspatienten während der Chemotherapie. In W. Kraus (Hrsg.), *Die Heilkraft der Musik* (S. 186–193). München: Beck.

Wormit, A. F. (2008). Heidelberger Therapiemanual: Tumor-, Schmerz- und Nierenerkrankungen. In H. V. Bolay, A. Dulger & H. J. Bardenheuer (Hrsg.), *Evidenzbasierte Musiktherapie.* Berlin: Uni-Edition.

Phasen der Gruppenmusiktherapie

Hartmut Kapteina

Der Ablauf der Gruppenmusiktherapie resultiert aus den musikalischen Handlungsmöglichkeiten, der Dynamik der Gruppe und den Interventionen des Gruppenleiters. An den musikalischen Handlungsmöglichkeiten orientiert beginnt der Prozess der Gruppenmusiktherapie mit der Aneignung der Musikinstrumente, ihrer Handhabung, der klanglichen Eigenschaften und der Möglichkeiten, sich mit ihrer Hilfe auszudrücken. Dabei ist der Aufforderungscharakter der Musikinstrumente wirksam (Langenberg, 1988, S. 42), weiterhin Experimentier- und Entdeckungsfreude aber auch Angst davor, „falsch" zu spielen. Geschieht diese Instrumenten- und Klangerkundung im Gruppenrahmen, so entsteht ein Schallwirrwarr, das bedrängend, beunruhigend oder beängstigend wirken kann (Mayr, 1983, S. 46 f.). Das musikalische Chaos zu Beginn einer Musiktherapiegruppe kann von den Patientinnen bzw. Patienten als „existenzielle Bedrohung" oder mit „fröhlicher Unbekümmertheit" erlebt werden (Schirmer, 1991, S. 321 f.); für den Therapeuten stellt sich in dieser „chaotischen" Phase (Kapteina, 1974, S. 253), der „Lärm- oder Entlastungsphase" (Vorel, 1993, S. 25) oder der Phase der „Exploration" (Bruhn et al., 1993, S. 419) die Frage, wie viel Strukturierungshilfen es geben muss, damit diese Phase konstruktiv erlebt werden kann (Schirmer, 1991, S. 317). Er kann Spielangebote machen, die die Aufmerksamkeit auf einzelne musikalische Aspekte lenken, Themen stellen oder Aufgaben formulieren, deren Bewältigung Sicherheit vermittelt und Angst abbaut (Loos, 1986, S. 165 ff.). Er kann aber auch die Spieler bei der Anwendung ihrer eigenen Strategien unterstützen, über die sie verfügen, um die chaotische Situation zu bewältigen, ihre Ideen aufgreifen und in Spielvereinbarungen überführen. So beginnt eine „differenzierende" Phase, in welcher zunehmende Vertrautheit entsteht, dem Instrument, der musikalischen Gestaltung und Kommunikation sowie der Gruppensituation gegenüber. So besetzt jeder Spieler in der ihm entsprechenden Weise das neu erschlossene Feld der musikalischen Kommunikation (vgl. Kapteina, 1974, S. 254 ff.; Bruhn et al., 1993, S. 420). Vorel nennt diese Phase „Aushorch- und Entdeckungsphase" (1993, S. 25), wenn die Spieler beginnen, ihre neu gewonnenen musikalischen Gestaltungsmöglichkeiten einzusetzen, um ihren Ausdrucksbedürfnissen gezielt nachzugehen und die Klänge zur Mitteilung des noch nicht Aussprechbaren zu verwenden. Es beginnt die „kommunikative Phase" (Kapteina, 1974, 257 f.), die Aktionsphase, nach Vorel (a. a. O.), in der die Abbild- oder Widerspiegelungsfunktion der musikalischen Ereignisse in den Vordergrund tritt: Welche Aspekte der Biografie des Einzelnen, welche gegenwärtigen Alltagsthemen, welche Konfliktsituationen, welche Verhaltensmuster, welche sozialen Konstellationen, welche Gefühlsqualitäten usw. treten in den Klangkonfigurationen in Erscheinung? All diese psychosozialen Inhalte können in dieser Phase erkannt, bearbeitet, verstanden und ggf. neu gestaltet werden. Musikalischer Ausdruck wird auch als Experimentierfeld für neue Verhaltensweisen erschlossen. Mit musikalischer Vielfalt können sich starre psychosoziale Strukturen öffnen, hin zu Wachstum und Veränderung. Eine letzte Phase schließt sich an, in der die einzelnen ihre neuen Erkenntnisse und Verhaltensweisen in ihre persönliche Alltagspraxis umsetzen und die Gruppe als Therapeutikum überflüssig wird.

Ausgehend von der „nach gewissen Gesetzmäßigkeiten verlaufenden Gruppenentwicklung" (Schwabe & Rudloff, 1997, S. 103) und unter Anwendung der Prinzipien der „intendiert dynamischen Gruppenpsychotherapie nach Höck" (Röhrborn, 1987, S. 184) können die Phasen der Gruppenmusiktherapie aus gruppendynamischer Sicht ebenfalls vierfach gegliedert werden: In der ersten Phase, der „Anwärm- und Abhängigkeitsphase" sind die „Gruppenmitglieder zunächst nahezu ausschließlich auf den Therapeuten orientiert", von dem sie sich Instruktionen erhoffen. Dabei sei es Aufgabe des Leiters, „möglichst rasch zu erreichen, dass die Gruppenmitglieder miteinander ins Gespräch kommen" (ebd., S. 185), so dass das zweite Stadium der Gruppenentwicklung eintreten kann, die Aktivierungsphase, in der sich die Gruppenmitglieder voreinander öffnen, Schwächen und Stärken zeigen und auch aggressive Gefühle untereinander und dem Leiter gegenüber zum Ausdruck bringen können. Aufgabe des Therapeuten ist es in dieser Phase, die offene Auseinandersetzung herbeizuführen und die „Aufhebung von Scheinharmonie" zu ermöglichen. So kann das Vertrauensverhältnis entstehen, das die konstruktive Bearbeitung der persönlichen Problematik des einzelnen Patienten in der dritten, der „Arbeitsphase", ermöglicht (Röhrborn, 1987, S. 185 f.; Schwabe & Rudloff, 1997, S. 106). Am Ende steht auch die Auflösung der Gruppe mit dem Bemühen um ein „möglichst konstruktives Abschiednehmen". Sie schaut auf den gemeinsam zurückgelegten Weg auf die bearbeiteten Themen zurück, sie vergewissert sich der gewonnenen Kompetenzen und tauscht sich über die nächsten Ziele aus, die sich die einzelnen Mitglieder vornehmen.

Jutta Brückner u. a. zeigen in ihrer Musiktherapie für Kinder, wie gruppendynamischer Verlauf und musikalische Aktion aufeinander bezogen werden. So fällt in die erste Phase die gezielte und vom Therapeuten gesteuerte Aneignung des ästhetischen Materials und seiner Gestaltungs- und Ausdrucksmöglichkeiten – vergleichbar der chaotischen und differenzierenden Phase –; sie gliedern diesen Vorgang in drei Stufen: „Bekannt machen mit dem Material" (1), „Farbwirkungen und Musik erlebbar machen: Entwicklung der Aufmerksamkeitshaltung" (2) und „freudige Erlebnisse mit der Musik in Verbindung zu bringen, Entwicklung der Ausdrucksfähigkeit" (3); mit der „Aktivierungsphase" korrespondiert eine vierte Stufe „Bewusstmachung von Gefühlen, Konflikte verdeutlichen" und mit der „Arbeitsphase" eine fünfte: „Auslösen von positiven und negativen Emotionen, Entfaltung der ästhetischen Erlebnis- und Genussfähigkeit, Konfliktlösungswege suchen" (1991, S. 107 ff.). Dieses Beispiel zeigt, wie das an der musikalischen Materialauseinandersetzung und das an, der Gruppendynamik orientierte Verständnis des Gruppenablaufs zueinander in Beziehung gebracht werden können.

Wilhelm Günther (1992) verfolgt in seiner „pädagogischen Musiktherapie" eine sechsstufige Phasenabfolge des therapeutischen Prozesses; am Anfang stehe die „Information" über die Absichten und Handlungsmöglichkeiten der Therapie, sodann die Herstellung des „Kontaktes" in einer Weise, die „dem Kind seine Geschütztheit und die Sicherstellung seiner Versorgung klar verdeutlicht." In der dritten Phase kann es zur „Entlastung" des Kindes kommen; es kann neue Beziehungen zu anderen Kindern und zu Erwachsenen aufnehmen. Auf dieser Grundlage sind in der vierten Phase die „Enthüllung" erlebter Traumata und die Äußerung von Bedürfnissen möglich. So ist die Voraussetzung für den Neuanfang der Beziehungsfähigkeit gegeben, der die freie „Selbstgestaltung von sinnvollen Lebensbezügen im Sinne des Mündigkeitszieles" während der Phase der

"Belastung" ermöglicht. In der „Ablösungsphase" kommt der Prozess zu seinem Ende (S. 91). Günther hebt hervor, was für alle Phasentheorien gilt, dass die Phasen nicht starr gegeneinander abgrenzbar sind (Haas, 1983, S. 29). Außerdem betont er die Gültigkeit seines Phasenablaufs nicht nur für den therapeutischen Gesamtablauf, sondern auch für jede einzelne Sitzung.

Walter Selle (2005) beschreibt die in Heidelberg entwickelten „manualisierten Musiktherapien" am Beispiel der Behandlung von Kindern, die an Kopfschmerzen und Migräne leiden. In einer ersten Phase wird über Kontaktspiele und rezeptive Klang- und Phantasiereisen die therapeutische Beziehung aufgebaut sowie Wohlbefinden und Körperwahrnehmung gefördert. Durch „Symptom-Improvisation" soll während der zweiten Phase das Kind „dem Gefühl des Ausgeliefert-Seins mit Aktivität begegnen", und in der dritten Phase bei der „Variation musikalischer Parameter in freier Improvisation" neue musikalische Erfahrungsräume erschließen und so seinen Handlungsspielraum erweitern (S. 174).

Phasen der Gruppenmusiktherapie-Sitzung

In den weitaus überwiegenden Fällen wechselt der Ablauf der musiktherapeutischen Gruppensitzung zwischen Gesprächs- und Musikphasen, so „dass zwischen Spielen und Reden etwas in Gang kommt" (Tüpker, 1988, S. 197).

Bei Kapteina und Hörtreiter ist der Ablauf einer Musiktherapie-Sitzung in die vier Phasen „Themenfindung", „musikalische Bearbeitung", „Einzelarbeit", „Verbale Aufarbeitung" aufgeteilt (1993, S. 110 ff.), bei Lenz heißen sie Impression, Interaktion, Reflexion und Integration (1995, 35 ff.). Gestalttherapeutisch orientierte Musiktherapeuten beschreiben den Ablauf über eine „Initialphase", die durch „Identifizierung und Formulierung des Problems (…) ‚warm up' durch Bewegung und Ausdruck (…) Musiksuchen, Instrumente probieren" (Canakakis-Canas, 1985, S. 66) geprägt ist. In der zweiten Phase geht es darum, die gefundene Themenstellung in einen musikalischen Handlungsvollzug zu überführen („Erlebniszentrierung" nach Lenz, 1995, S. 35); Leiter und Gruppenmitglieder verfolgen die Frage: Welche musikalische Erfahrung kommt den momentan in der Gruppe wirksamen Prozessen, Konflikten, Themen, Spannungen, Erwartungen etc. am ehesten entgegen? Diese Phase entspricht der „Aktionsphase" in der integrativen Musiktherapie, „Körperbewegung, stimmlicher Ausdruck, Imagination, Expressivität, Kreativität, Katharsis, heiteres Spiel, emotionale Erfahrungen verschiedener Qualität" kommen in Gang, wobei der Prozess unterschiedliche „Ebenen therapeutischer Tiefung" erreicht (Canacakiks-Canas, 1985, S. 67). Diese Erlebnisse bedürfen in jedem Fall der verbalen Aufarbeitung, wie sie auch in der „Integrationsphase" der integrativen Musiktherapie geschieht: „Rückschau, Reflexion des Erlebten, Aufhellung psychodynamischer Zusammenhänge, Einsichtgewinnung" (ebd.).

Zur verbalen Aufarbeitung gehört auch die „Neuorientierung"; welche Konsequenzen werden aus dem Erlebten gezogen, welches neue Verhalten, welche neue Umgangsweisen mit den Lebensproblemen sind jetzt erkennbar und welche neuen Konfliktlösungsstrategien? Unter Umständen können diese Erkenntnisse wiederum in musikalische

Aktionen überführt werden, die die Funktion des Probehandelns für den Alltag bekommen und die Entscheidung bestärken, etwas im Leben zu verändern (Kapteina, 1976, S. 43 f.).

Paolo J. Knill gliedert den Ablauf seiner Ausdruckstherapie-Sitzungen nach den verschiedenen Weisen des Kontakts und der Kommunikation der Gruppenteilnehmer zueinander: Zentrierung (1): „Jeder ist bei sich. Die Kommunikation beschränkt sich auf ein Minimum. Der einzelne hat Zeit herauszufinden, was in seinem Organismus gerade vor sich geht"; Interaktion (2): Die Menschen haben Kontakt miteinander. Der einzelne benutzt die Gegenwart des anderen (seinen Körper, seinen Ausdruck) als ‚Material', mit dem er arbeitet (interagiert), ohne dabei unbedingt auf ihn einzugehen, ihm zu antworten"; Teilen (3): Alle sind sehr stark auf Kommunikation ausgerichtet. Sie wollen einander hören, spüren und einander Antwort geben", verbal oder nonverbal; Verarbeitung (4): „Alle reflektieren und besprechen, was jeder von sich gezeigt, ausgedrückt hat" und Ritual (5): „Bevor die Teilnehmer in die ‚Welt draußen' gehen, sollen sie die Kraft ihres Organismus im Vertrauen zur Gruppe und mit ihrer Unterstützung erleben können" (1979, S. 115). Neuerdings werden die kommunikativen Phasen des musiktherapeutischen Gruppenprozesses mit den Entwicklungsphasen der Interaktion zwischen Mutter und Kind in Verbindung gebracht. Die von Karin Schumacher (1999, 2000; Schumacher & Calvet-Kruppa, 2001) beschriebenen Modi des Kontakts zwischen Säugling und Bezugsperson können in der Entwicklung von musikalischer Interaktion und Kommunikation in der therapeutischen Beziehung sowie der Interaktion der Gruppenmitglieder untereinander beobachtet werden.

Auch die von Swanwik und Tillman (1986) beschriebenen Stadien der allgemeinen und der musikalischen Entwicklung, die mit den Themen „Beherrschen", „Imitation", „imaginatives Spiel" und „Meta-Kognition" gekennzeichnet werden, können in den Phasen des Gruppenmusiktherapieprozesses nachvollzogen werden.

Allen Phasenaufteilungen gemein ist aber das Hinundherpendeln zwischen Regression und Progression (vgl. Wollschläger, 1971, S. 4). Darin korrespondiert der musiktherapeutische Ablauf auffällig mit den Phasen des kreativen Denkprozesses: Präparation, Inkubation, Illumination (Einsicht) und Elaboration (vgl. Stiefel, 1976, S. 33 ff.). Nach Loos ist Kreativität das Herzstück der Improvisation in der Musiktherapie (1986, S. 162).

Literatur

Brückner, J. et al. (1991). *Musiktherapie für Kinder* (2. Aufl.) Berlin: Verlag Gesundheit.
Bruhn, H. et al. (1993). Aktive Musiktherapie. In H. Bruhn (Hrsg.), *Musikpsychologie* (S. 417–424). Reinbek: Rowohlt.
Canacakis-Canas, J. (1985). Innovative Wege der Therapie. Mein therapeutischer Umgang mit Musik. In H. G. Bastian (Hrsg.), *Musikpädagogische Forschung* (Bd. 6, S. 59–75). Laaber: Laaber.
Günther, W. (1992). *Pädagogische Musiktherapie mit Kindern in Heimeinrichtungen*. Essen: Blaue Eule.
Haas, J. (1983). *Musiktherapie bei psychischen Störungen*. Stuttgart: Fischer.

Kapteina, H. (1974). Gruppenimprovisation eine musikpädagogische Methode. *Archiv für Angewandte Sozialpädagogik, 6,* 247–268.

Kapteina, H. (1976). Musikpädagogik und Alltagsleben. *Archiv für Angewandte Sozialpädagogik, 2,* 41–59.

Kapteina, H. & Hörtreiter, H. (1993). *Musik und Malen in der therapeutischen Arbeit mit Suchtkranken.* Stuttgart, Kassel: Fischer, Bärenreiter.

Knill, P. (1979). *Ausdruckstherapie.* Halle (Westfalen): Ohlsen.

Langenberg, M. (1988). *Vom Handeln und Be-Handeln.* Stuttgart: Fischer.

Lenz, M. (1995). *Musik und Kontakt.* Frankfurt am Main: Lang.

Loos, G. (1986). *Spielräume.* Stuttgart: Fischer/Kassel: Bärenreiter.

Mayr, S. (1983). *Musiktherapeutische. Gruppenimprovisation aus sozialtherapeutischer Sicht.* In H.-H. Decker-Voigt (Hrsg.), *Handbuch Musiktherapie* (S. 45–48). Lilienthal: Eres.

Röhrborn, H. (1987). Die drei Phasen der Gruppenentwicklung. In Ch. Schwabe (Hrsg.), *Regulative Musiktherapie* (2. Aufl., S. 184–187). Leipzig: Thieme.

Schirmer, H. (1991). Am Anfang war das Chaos. *Musiktherapeutische Umschau, 12,* 308–325.

Schumacher, K. (1999). *Musiktherapie und Säuglinsforschung.* Frankfurt: Lang.

Schumacher, K. (2000). Musiktherapeutische Konzeption auf der Basis der Säuglingsforschung – „Res severa set verum gaudium". In Ch. Schwabe & I. Stein (Hrsg.), *Ressourcenorientierte Musiktherapie* (Crossener Schriften zur Musiktherapie, S. 266–273). Crossen: Akademie für angewandte Musiktherapie.

Schumacher, K. & Calvet-Kruppa, C. (2001). Die Relevanz entwicklungspsychologischer Erkenntnisse für die Musiktherapie. In H.-H. Decker-Voigt (Hrsg.), *Schulen der Musiktherapie* (S. 102–124). München: Reinhardt.

Schwabe, Ch. & Rudloff, H. (1997). *Die Musikalische Elementarerziehung.* Crossen: Akademie für Angewandte Musiktherapie.

Selle, W. (2005). Die Improvisation in manualisierten Musiktherapien. In U. Haase & A. Stolz (Hrsg.), *Improvisation – Therapie – Leben* (S. 170–178). Crossen: Akademie für angewandte Musiktherapie.

Stiefel. E. (1976). *Kreativität und Musikunterricht.* Kastellaun: Henn.

Swanwick, K. & Tillman, J. (1986). The Sequence of Musical Development: A Study of Children's Composition. *British Journal of Music Education, 3* (3), 305–339.

Tüpker, R. (1988). *Ich singe, was ich nicht sagen kann.* Regensburg: Bosse.

Vorel, W. (1993). *Musiktherapie mit verhaltensgestörten Kindern.* Lilienthal: Eres.

Wollschläger, G. (1971). *Kreativität und Gesellschaft.* Wuppertal: Hannover.

Weiterführende Literatur

Frohne-Hagemann, I. (1990). Integrative Musiktherapie als psychotherapeutische, klinische und persönlichkeitsbildende Methode. In I. Frohne-Hagemann (Hrsg.), *Musik und Gestalt* (S. 99–120). Paderborn: Junfermann.

Petzold, H. (1977). *Die neuen Körpertherapien.* Paderborn: Junfermann.

Schwabe, Ch. (1987). *Regulative Musiktherapie* (2. Aufl.). Leipzig: Thieme.

Poesie-Therapie

Margot Fuchs

Musik und Poesie wurden seit alten Zeiten als heilende Medien geschätzt. Historisch betrachtet gehört Poesie-Therapie im weitesten Sinne zu den ältesten Behandlungsmethoden. Die Beschwörungs- und Bannungskraft des Wortes äußerte sich in Poesie und Märchen, in Zaubersprüchen, Wahrsagerei und Heilsprüchen. Die Kunst geistigen Heilens wird auch heute noch in „primitiven" Gesellschaften auf der ganzen Welt mit Hilfe der Magie des poetischen Wortes praktiziert. Es wird angenommen, dass das poetische Wort über Bannsprüche, Beschwörung, Anrufung, und Austreibungsrituale Krankheit bannen kann und Gesundheit erhält. Hoch gehalten wird die medizinische Einwirkung in afrikanischen Stämmen, wo religiös medizinische Gedichte gesprochen werden, als auch in indianischen und balinesischen Heilmethoden (Morrison, 1987, S. 210). Jack J. Leedy (1969, S. 11) bestätigt, dass schon im antiken Griechenland die heilende Kraft der Poesie erkannt wurde. Sie verehrten Apollo als doppelten Gott der Medizin und Poesie. Morris R. Morrison (1987, S. 23) erzählt folgende Geschichte, die sich im fünfzehnten Jahrhundert in Persien zutrug: Ein Poet ging wegen Depressionen und „inneren Knoten" zum Arzt. Der Arzt fragte ihn, ob er kürzlich ein neues Gedicht schrieb, was der leidende Dichter bestätigte. Der Doktor ließ ihn das Gedicht laut aufsagen. Einmal, zweimal und ein drittes Mal. Daraufhin antwortete er: „Hinweg mit dir, du bist geheilt. Es war dieses Gedicht, das sich in dir verknotet hat. Jetzt hat es offen geredet und keinen Hehl daraus gemacht. Du hast Heilung gefunden". Es wird in diesem Zusammenhang angenommen, dass Worte in sich scheinbar ihre magische Kraft aus alter Zeit bewahrt haben.

Andererseits ist Poesie-Therapie, verglichen mit Musik-, Mal- und Drama-Therapie, im Bereich der Kunsttherapien ein Neuankömmling mit großen Potenzialen (Wolberg, 1968, S. 10). Im Vergleich zum Verband der Kunsttherapie ist in Amerika die National Association of Poetry Therapy zahlenmäßig in den Kinderschuhen, doch hat sie wegen ihres Bestrebens nach Zusammenarbeit einen guten Ruf. Noch 1860 betrachteten, wie Leedy (1973) informiert, viele Mitglieder der medizinischen Berufe in Amerika das Schreiben von Gedichten als eine Ursache für Geisteskrankheit. Dass dies eine nicht haltbare Mär ist, zeigt beispielsweise C. G. Jung's außerordentlich philosophisches und poetisches Werk „Vll Sermones ad Mortuos", das er als 16-Jähriger in praktisch einem Zug niederschrieb. In seinem Fall kann man sogar annehmen, dass diese Art von intuitivem, innerlich getragenen Schreiben zu neuem Verständnis und geistigen Entdeckungen führte. Es liegt auf der Hand, ihm Glauben zu schenken, wenn er rückblickend sagt, dass er ohne das Gewährenlassen und Festhalten von „geistigen Verrücktheiten", unterstützt von seiner Familie und professionellen Freunden, nie auf die Archetypen und Mandalas gestoßen wäre (Crain, 1992, S. 288).

Poesie-Therapie, wie sie üblicherweise heute verstanden und praktiziert wird, verschreibt das Gedicht als Medizin zur Linderung von seelischen Nöten. Dieser Ansatz wird oft dadurch erweitert, dass geleitetes spontanes Schreiben, Tagebuch führen und Geschichten erzählen den therapeutischen Prozess einleiten, mitbestimmen oder reflektierend beenden.

Poesie in der Psychotherapie/Musiktherapie

Wohl existieren unzählige psychotherapeutische Ausrichtungen und Verfahren, doch gibt es keine Psychotherapie ohne das WORT. Morris R. Morrison vertritt, dass durch den Gebrauch von Poesie in der Psychotherapie eine zusätzliche Kraft in der therapeutischen Begegnung eingeführt wird, nämlich die *Stimme des Poeten*. In der Poesie lebt die Magie des Wortes; sie ist die eindringlichst durchdringende und hervorrufende Kommunikationsform. Poesie ermöglicht eine Kommunikation mit dem Übernatürlichen und unterstützt einen Kontakt mit dem Unbewussten. Poetische Sprache, ein Träger von Imagination, ist in Wirklichkeit der Vermittler von authentischer Rede, einer Aussprache. Poesie wurde als „erinnerungswerte Rede" definiert, die besten Worte in ihrer besten Ordnung, Psyche's wahrste Unterschrift. Byron beschreibt in seinem Essay „Der Poet" Poesie als die Lava der Imagination, deren Ausbruch ein Erdbeben verhindert. Dichter wie Rilke glaubten, dass ihre Kunst durch jegliche Form von Psychotherapie einen Verlust erleiden würde. Andererseits anerkannten Dichter wie Emily Dickinson Psychotherapie als eine starke motivierende Kraft für ihr Schreiben, da sie zum Erblühen ihres schlummernden Potenzials beitrug (1987, S. 209 ff.). Der Poet Auden wurde danach gefragt, ob es so etwas wie „therapeutische Gedichte" gäbe. „Nein", erwiderte er. „Schreiben", fuhr er weiter, „ermöglicht den Menschen, sich des Lebens ein bißchen mehr zu freuen oder es besser auszuhalten" (Morrison, 1987, S. 40). Poesie in der Psychotherapie oder Musiktherapie bietet die notwendige intime Seelen- und Gefühlssprache. Die verirrte Seele findet Ruhe und Linderung in einem poetischen Beziehungsraum. Poesie in der Psychotherapie bildet eine Beziehungsbrücke zum Zwischenmenschlichen, das menschlichen Willen und Ratio übersteigt. Sie kann eine Krankheit nicht wegnehmen, doch sie macht das Erleiden erträglicher, tragbar. Schlussendlich, unabhängig vom psychotherapeutischen Verfahren, ist es immer die Wunde selbst, die heilt.

Eine „Renaissance" der Künste in der Psychotherapie ereignete sich in Amerika im Jahre 1979. Sie erhielten einen ebenbürtigen Status nebst den anderen Psychotherapien, informiert Morris R. Morrison (1987, S. 24). Morrison erläutert weiter, dass bereits Freud eine Verwandtschaft zwischen Poesie und Psychologie sah. Er meinte, dass die Poeten das Unbewusste vor ihm entdeckt hatten. Sie seien fähig, aus Quellen zu schöpfen, die den Wissenschaften noch nicht zugänglich seien. Dr. Theodore Reik, ein ehemaliger Kollege von Freud, besagt ähnliches, wenn er die Praxis seiner Psychotherapie als Versuch, eine Poesie der Psychoanalyse herzustellen, umschreibt. Er war überzeugt, dass die Metaphern der Poeten oft bedeutungsvoller sind als technische wissenschaftliche Sprache in all ihrer Präzision und Klarheit (1987, S. 23 f.). Poesie und Psychotherapie sind sich darin entsprechend, dass beide der Psyche dienen. Die Poesie ermöglicht ein „sich ausschreiben", während man sich in der Psychotherapie ausspricht. In beiden Fällen dient das Wort um Gefühlswelten zu umschreiben, auszudrücken und zu reflektieren. Nebst der Bildsprache spricht das traditionelle Gedicht durch seinen Rhythmus. Morrison (1987, S. 43) bestätigt Prof. George Stades (Columbia University) Aussage, dass der Rhythmus eines Gedichtes den Leser in einen Trancezustand versetzen kann und eine versinnbildlichte oder allegorische Konfrontation mit der leidenden Seele ermöglich. Nebst der rhythmischen Verwandtschaft der Poesie mit der Musik können sich Musik und Poesie durch einen „intermedialen Transfer" (Knill, 1979, S. 82) ergänzen. Durch diese Methode wird beispielsweise ein Gedicht „vertont", in Musik transformiert, oder eine Komposition wird durch ein Gedicht versinnbildlicht, um einen therapeutischen Prozess zu vertiefen oder der Sache durch eine andere Dimension auf den Grund zu gehen. Musik und Poesie, die man nicht so schnell vergisst, sitzen tief und zeugen von ihrer einmaligen Qualität. Darin sieht Alan A. Stone (1973) eine Ähnlichkeit zwischen den beiden Kunstarten. Unvergessliche Poesie ist wie Musik, sie widerhallt im Innern nach ihr ureigensten Akkorden. Bereits Aristoteles sah die Verbindung der Künste, wie Poesie und Drama, nicht nur als einen Ort der Reinigung von unterdrückten und unerwünschten Gefühlen, sondern auch als ein wertvolles Medium zur Entwicklung von Einsicht. Poesie sei der Arzt für die Psyche, informiert Jack J. Leedy (1973). Nebst dem Rhythmus hat der Klang in der gesprochenen und gesungenen Poesie eine tief ergreifende Einwirkung auf den Zuhörer und Vortragenden. Darin liegt eine natürliche Verwandtschaft zwischen der Poesie in der Psychotherapie und der Musiktherapie. Ähnlich wie die Methode der Wiederholung in der Musiktherapie kann durch aufrechterhaltende klangliche poetische Wiederholung das überwachende Denken zur Ruhe kommen. In diesem passiven Zustand von Gewahrsein ist die Sinneswahrnehmung erhöht und der Zugang zu den Gefühlen erleichtert. In einem psychotherapeutischen Kontext verhilft Poesie mit Gefühlen umzugehen. Poesie kann Gefühle hervorrufen, ihr Auslöser und Erlöser sein. James M. Murphy betont, dass das Lesen und Schreiben von Poesie in der Psychotherapie heilend und heilsam ist. Bezüglich des Schreibens hat sich das spontane Schreiben effektiver erwiesen. Wer hat nicht schon in einem Brief an jemanden seiner Wut freien Lauf gelassen. Der Brief wurde vielleicht nie abgeschickt, doch das Schreiben wirkte befreiend (1973). Poesie in der Psychotherapie lebt vom Spiel mit Wort und Bild. Ähnlich wie in der Musiktherapie das Fixiertsein auf Regeln ein Hindernis darstellen kann, können gelernte Versmaße und Rhythmen dem Gespürsinn und der Vorstellungskraft in den Weg kommen, wenn es nur noch darum geht, das zum Schema passende Wort zu finden. Nach Murphy (1973) müssen die folgenden drei Bedingungen erfüllt werden, damit das Lesen von Poesie in der Psychotherapie heilsam wirkt: (a) Ein sorgfältiges Wort für Wort lesen, damit das Versmaß und wenn vorhanden der Reim, der vokalische Gleichklang, der Stabreim nicht verloren gehen. (b) Poesie will gehört sein. Sei es, dass der Text dem Autor vorgelesen wird oder er sich selbst zuhört, während er vorliest oder ihn aufsagt. (c) Es sollte eine Übereinstimmung zwischen Person und Poesie herrschen, gleichsam einem Gefühlsspiegel. Es wird angenommen, dass Poesie symbolisch Gefühle des Patienten präsentiert. Leedy kommt in diesem Zusammenhang auf ein ähnliches Prinzip wie in der Musiktherapie und nennt es „isoprinciple". Die Poesie kann als Projektionsobjekt dienen, wird zum Mitspieler des „als ob". Entscheidend ist das stellenweise Identifizieren mit der poetischen Botschaft, was das Gefühl vermittelt nicht allein zu sein. Es wäre in der Musiktherapie zu untersuchen, wie weit das spontane schriftliche Komponieren, ähnlich wie in der Poesie-Therapie das spontane intuitive Schreiben im Sinne von Jungs aktiver Imagination oder Freuds freiem Assoziieren, eine heilsame Funktion haben könnte.

Literatur

Association of Hospital and Institution Libraries. (1971). *Bibliotherapy. Methods and Materials.* Chicago: American Library Association.
Brown, E. F. (1975). *Bibliotherapy And Its Widening Applications.* Metuchen, NJ: The Scarecrow.
Crain, W. (1980). *Theories of Development. Concepts and Applications.* Upper Saddle River, NJ: Prentice Hall.
Knill, P. J. (1979). *Ausdruckstherapie.* Suderburg, DL: Pro Janus.
Leedy, J. J. (1969). *Poetry Therapy.* Philadelphia & Toronto: J. B. Lippincott.
Leedy, J. J. (1973). *Poetry the Healer.* Philadelphia & Toronto: J. B. Lippincott.
Morrison, M. R. (1987). *Poetry as Therapy.* New York: Human Sciences.
Murphy, J. M. (1973). In J. J. Leedy (Ed.), *Poetry the Healer.* Philadelphia & Toronto: J. B. Lippincott.
Stone, A. A. (1973). In J. J. Leedy (Ed.), *Poetry the Healer.* Philadelphia & Toronto: J. B. Lippincott.
Wolberg, L. R. (1969). In J. J. Leedy (Ed.), *Poetry Therapy.* Philadelphia & Toronto: J. B. Lippincott.

Polaritätsverhältnisse in der Improvisation

Martin Deuter

Eine Therapieform, die sich wie die Musiktherapie auf ein künstlerisches Medium stützt, sieht sich bei der Begründung ihres Handelns vor der Aufgabe, gedankliche Modelle ganz unterschiedlicher Herkunft miteinander zu verbinden. Musikalische Praxis, musikwissenschaftliche Ansätze und Gesichtspunkte künstlerischer Prozesse sind mit psychologischen Theorien und mit Konzepten psychotherapeutischer Behandlung in Verbindung zu bringen.

In der Musiktherapie werden seelische Äußerungen und biografisch bestimmte Strukturierungen über den Zwischenschritt der Musik in der Gegenwart der gemeinsamen Szene zwischen Patient und Therapeut entfaltet. Neben der Inszenierung musikalischer Ereignisse, die den Patienten berühren und bewegen, ist es die Aufgabe des Musiktherapeuten, Musik und Erleben in Sprache zu bringen.

Unbestreitbar ist es, dass sich das Erleben von Musik einer vollständigen Überführung in sprachliche Strukturen entzieht. Dennoch gilt es eine Übersetzungsarbeit zu leisten, die sich dementsprechend aber oftmals mit einer Annäherung an den Gegenstand begnügen muss und auf Analogien und Metaphorisierungen angewiesen ist. Umso wichtiger ist es, ein geeignetes Vokabular zur Verfügung zu haben, mit dem sich die Phänomene der Musik mit einer psychologisch relevanten Erklärung verbinden lassen. In der musiktherapeutischen Literatur gibt es so auch verschiedentlich Versuche, die Aspekte musikalischer Materialität und psychologischer Auslegung in ein überschaubares und in der Praxis anwendbares System zu bringen (vgl. Bruscia, 1987; Deuter, 2001; Frohne-Hagemann, 1999; Grootaers, 2001; Hegi, 1998; Hoffmann, 2002; Weymann, 2004; → Methoden der psychotherapeutischen Musiktherapie).

Wir gehen davon aus, dass es eine Entsprechung gibt zwischen den Strukturierungen, die sich in der Improvisation zeigen, und der Art und Weise, wie Alltagshandlungen und Beziehungen gestaltet werden. Wie die Geschehnisse des Alltags erscheinen und vergehen, wie sich einzelne, abgrenzbare Motive verdeutlichen oder wieder im einheitlichen Hintergrund verschwimmen, wie wir Einzelnes miteinander verbinden und wieder voneinander lösen, wird in der Vielfalt und Vieldeutigkeit der musikalischen Mittel erfahrbar.

Die musikalischen Verläufe, die Beziehung der Spieler untereinander und das Erleben all dieser Eindrücke lassen sich als *Polaritätsverhältnisse* beschreiben. Unter dem Blickwinkel von Polaritäten wird die Improvisation als ein bewegliches und bewegtes Geschehen im Austausch sich polar ergänzender Wirkungskräfte beschreibbar. Die Lebensmethode des Patienten zeigt sich in der Improvisation mit dem Therapeuten zunächst eben in musikalischen Formen. Hier werden die Eigentümlichkeiten der entstehenden Musik, die nicht eingelösten Entwicklungsversprechen und die Begrenzungen der Lebendigkeit spürbar. Es ist daher für das Verständnis der Phänomene, die uns in der Improvisation begegnen, ein Gewinn, gestörte Polaritäten auch im Hinblick auf das musikalische Material benennen zu können. Hilfreich ist es dabei, eine Begrifflichkeit zur Verfügung zu haben, die eine Verbindung ermöglicht zwischen den Phänomen der

Improvisation, das „unsere musikalische Empfindsamkeit" (Grootaers, 2001, S. 23) berührt, den Alltagsbezügen sowie der psychologischen Dimension des Geschehens. „Die Grundbeziehungen in der Musik sind Spannungen und Entspannungen, und die durch diese Funktion erzeugten inneren Bewegungsabläufe sind die gleichen in aller Kunst und auch in der dazugehörigen psychischen Resonanz" (Langer, 1965, S. 224). Diese Grundbeziehungen, zu erleben in vielerlei Details der Behandlungssituation, gilt es zu benennen, um therapeutisch handlungsfähig zu sein und um die intuitive Einfühlung und Mitbewegung reflektierbar und vermittelbar werden zu lassen.

Der Übergang von musikologischer Begrifflichkeit zu einer psychologischen und zugleich alltagsnahen Bezeichnung kann mit der Benennung von *Polaritäten* und mithilfe von *Handlungsbegriffen* gelingen. Die musikalisch-stoffliche Grundlage unserer Eindrücke und Empfindungen in einer Improvisation als Polarität zu beschreiben, hat Vorteile gegenüber direkten Zuordnungen im Sinne eines „Klang ist …", „Melodie ist …". Jede derartige Zuschreibung trifft eine Festlegung, die dem Bewegungscharakter der Musik und der Vieldeutigkeit und Kontextabhängigkeit ihrer Elemente nur unzureichend gerecht wird. Beschreiben wir die Geschehnisse in der Musik jedoch als Polaritäten, so berücksichtigen wir die Beweglichkeit und das In-Entwicklung-Sein ihrer Phänomene, ohne vor ihrer Flüchtigkeit stumm bleiben zu müssen.

Handlungsbegriffe schaffen eine Verbindung zwischen musikalischem Geschehen und der Alltagswirklichkeit des seelischen Erlebens, zu der die Musik uns einen Zugang ermöglicht. In der Musik erleben wir uns als Handelnde in ganz spezifischen Gesten der Äußerung. Gleichzeitig werden wir durch die Musik, durch die Mitspieler und den Verlauf der Improvisation selbst „behandelt". Wir geraten in etwas hinein, wir verlieren (etwas oder uns selbst), wir gewinnen, wir tauchen auf und verschwinden wieder, wir nehmen Anteil und distanzieren uns, wir werden ausgestoßen oder vereinnahmt, wir werden angegriffen oder unterstützt, fühlen uns gelangweilt oder belebt.

Das musikalische Material der Improvisation betrachten wir aus drei verschiedenen Perspektiven: Wir betrachten den Klang, die Ereignisse einer rhythmischen und die einer melodischen Dimension. Als Polarität aufgefasst, gliedert sich die *klangliche Dimension* in die Gegenüberstellung von *erscheinen – vergehen;* die *rhythmische Dimension* in *verbinden – lösen* und die *melodische Dimension* in die Polarität von *verdeutlichen – vereinheitlichen*.

In der Übersicht dargestellt, zeigt sich der Zusammenhang so:
– Klangliche Dimension: Polarität von Klang und Stille – erfahrbar in den Bewegungen von *erscheinen* und *vergehen*.
– Rhythmische Dimension: Polarität von Struktur und Impuls – erfahrbar in den Bewegungen von *verbinden* und *lösen*.
– Melodische Dimension: Polarität von Motiv und Kontinuum – erfahrbar in den Bewegungen von *verdeutlichen* und *vereinheitlichen*.

Die alltagsnahen, aber auch im psychologischen Sinne zu verstehenden Begriffspaare *erscheinen – vergehen, verbinden – lösen* und *verdeutlichen – vereinheitlichen* werden in den Dimensionen von Klang, Rhythmus und Melodie jeweils ergänzt durch eine Benennung, die das Geschehen aus musikalischer Sicht bezeichnet. Als Dimensionen unterscheiden sich die einzelnen Bereiche voneinander. So wie wir es gewohnt sind, Parameter der Musik getrennt voneinander zu betrachten, obwohl sie nur im Zusammenhang ihre Wirkung entfalten, so können wir einzelne Dimensionen des musikalischen Geschehens benennen, wohl wissend, dass sie sich genauso durchdringen wir die drei Dimensionen des Raumes. Sich bei der Beschreibung der Improvisation auf nur drei Dimensionen zu beschränken, erscheint beim ersten Hinsehen womöglich zu eng. Die Überschaubarkeit der Begriffe indes ist bei einer Systematik, die in der praktischen Anwendung der Improvisation von Nutzen sein soll, ein hoher Wert. Auch hat die Erfahrung gezeigt, dass drei musikalische Dimensionen (in jeweils polarer Gliederung) für eine differenzierte und übersichtliche Orientierung im Geschehen der Improvisation ausreichend sind.

Klangliche Dimension. Die Klangliche Dimension bezeichnet das Verhältnis von Klang und Stille; als Handlung und in ihren Bewegungsaspekt wird sie anschaulich in der Polarität von *erscheinen – vergehen*. Im Sinn der Polarität wird hier die Stille nicht nur als die Abwesenheit des Hörbaren angesehen, sondern als ein eigener Wirkungsbereich, der als Ergänzung zu den Klangphänomenen seine Gestaltungstendenzen, seine „Vorlieben" und „Eigenarten", sein Verhältnis zur jeweiligen musikalischen Dimension in das Geschehen einbringt. So haben alle drei Dimensionen, sowohl Rhythmus und Klang, als auch die Melodie ihr je eigenes Verhältnis zur Stille und gestalten den Übergang zur Stille auf ihre eigene Weise.

Rhythmische Dimension. Die Rhythmische Dimension zeigt sich musikalisch im Austausch von strukturierten Zusammenhängen und einzelnen, für sich stehenden Ereignissen; konkret in den rhythmischen Gestaltungen im Verhältnis von Gleichmaß und Vielfalt, von Schlag und Gegenschlag, im erweiterten Sinne in allen Prozessen, die mit Bindung und Lösung zu tun haben, mit Tendenzen zur Erstarrung oder Auflösung und deren Zwischenformen.

Melodische Dimension. In der Melodischen Dimension schließlich wird die abgegrenzt wahrnehmbare Figur des musikalischen *Motivs* einem *Kontinuum* gegenübergestellt. In der Spannung dieser Gegensätze ereignet sich die Bewegung von Abgrenzung und Verschmelzung, von Individualität und Gemeinschaft, von Figur und Grund. Die Verdeutlichung von Ansichten und Meinungen, die Präsentation der eigenen Person, die Verständlichkeit der sprachlichen Aussage sind abhängig von einer Umgebung, die der Differenzierung unterstützend entgegenkommt und sich, zumindest für den Augenblick, eigener, überlagernder Äußerung enthält. So wie das gesprochene Wort, um verstanden zu werden, die Zurückhaltung des Zuhörers voraussetzt, so benötigen musikalische Motive und Melodien in ihrer Sprachähnlichkeit einen Hintergrund, vor dem sie sich abheben können, der ihnen aber auch gegenübersteht, wie einem Sprecher ein interessierter und aufmerksamer Zuhörer. Auch ein Redner kann sein Thema nur verdeutlichen, wenn die Zuhörer sich in ihrer Rolle „vereinheitlichen" lassen, d. h. für den Zeitraum seines Sprechens auf eigene Rede verzichten.

Die Elemente der *Form* und der *Dynamik*, die in der Musik eine wichtige Funktion haben, bleiben in der Systematik der Polaritätsverhältnisse nicht unberücksichtigt. Formaspekte und dynamische Strukturierungen ergeben sich aus der Spannung der jeweiligen Polarität und aus dem Zusammenspiel der drei Dimensionen Klang, Rhythmus und Melodie. Formelemente werden erkennbar in den Bewegungen zwischen den Polen *erscheinen* und *vergehen*. Abschnitte, Phrasierungen, Wiederholungen und Neuentwicklungen werden als größere Zusammenhänge im Erscheinen und Vergehen einzelner Gestaltungselemente deutlich. Dynamik, sowohl allgemein verstanden als das Verhältnis unterschiedlicher Kräfte, als auch im engeren musikalischen Sinne als das Verhältnis von laut und leise, von schnell und langsam, von Verlangsamung und Beschleunigung, entfaltet sich zwischen allen Polen. Die Dynamik einer Improvisation, sowohl den Verlauf als auch die Beziehung der Spieler betreffend, ist davon abhängig, wie lebendig sich der Austausch in der Polarität von *erscheinen* und *vergehen*, von *verbinden* und *lösen*, von *verdeutlichen* und *vereinheitlichen* gestaltet.

Fassen wir die Geschehnisse in der Improvisation im Blickwinkel der Polarität auf und benennen die Phänomene entsprechend, so wird der Zusammenhang zwischen unserem künstlerisch-ästhetischen Formbedürfnis und den eingeschränkten Formenbildungen, denen wir in der Behandlung begegnen, fassbar. Künstlerische Gestaltungen sowie auch pathologische Ausdrucksformen gehen oft mit Extremisierungen und Zuspitzungen, mit Einseitigkeit und Übertreibung einher. Im Bereich der künstlerische Improvisation hat dies mit einer *Steigerung* der Äußerung zu tun; im Zusammenhang einer problematischen Lebensmethode steht vor allem die *Belastung* im Vordergrund, die eine solche Strukturierung für den Betreffenden und seine Umgebung mit sich bringt (Salber, 2001, S. 80 f.). Belastungen und Steigerungen sind Merkmale einer Extremisierung im Austausch der Pole; in der Begrifflichkeit der Polaritätsverhältnisse werden diese Extremisierungen unterscheidbar im Hinblick auf ihre künstlerischen und ihre therapeutischen Implikationen. So können im therapeutischen Zusammenhang die Belastungen, die sich aus einer Extremisierung ergeben, gemildert werden, indem nach Erweiterungsmöglichkeiten der eingeschränkten Bewegung gesucht wird. Damit werden die Voraussetzungen für eine Steigerung der Lebendigkeit geschaffen.

Literatur

Bruscia, K. L. (1987). *Improvisational Models Of Music Therapy*. Springfield: Charles C. Thomas.
Deuter, M. (2001). Polaritätsverhältnisse in der Improvisation. *Einblicke. Beiträge zur Musiktherapie, 12,* 70–86.
Frohne-Hagemann, I. (1999). Zur Hermeneutik musiktherapeutischer Prozesse – Metatheoretische Überlegungen zum Verstehen. *Musiktherapeutische Umschau, 20* (2), 103–113.
Grootaers, F. G. (2001). *Bilder behandeln Bilder. Musiktherapie als angewandte Morphologie.* Münster: LIT.
Hegi, F. (1998). *Übergänge zwischen Sprache und Musik.* Paderborn: Junfermann.
Hoffmann, P. (2002). *Zur (Wieder-)Entdeckung der Zeit. Die Bedeutung des Phrasierens in Improvisationen der Musiktherapie.* Unveröffentlichte Dissertation Universität Witten-Herdecke.
Langer, S. K. (1965). *Philosophie auf neuem Wege. Das Symbol in Denken, im Ritus und in der Kunst.* Frankfurt a. M.: Fischer.
Salber, W. (2001). *Psychologische Behandlung.* Bonn: Bouvier.
Weymann, E. (2004). *Zwischentöne. Psychologische Untersuchungen zur musikalischen Improvisation.* Gießen: Imago Psychosozial-Verlag.

Polyästhetische Therapie

Wolfgang Mastnak

Ursprung und Entwicklung

„Polyaisthesis" bedeutet „Mehrwahrnehmung". Damit meint „Polyästhetische Therapie" eine Interventionsform, die offen ist für die Verbindung der Künste sowie für ästhetisches Erfahren vermittels der Gesamtheit verschiedener Sinneskanäle. Entwicklungsgeschichtlich steht Polyästhetische Therapie mit Polyästhetischer Erziehung (Roscher, 1976, 1986) in Beziehung, deren Konzepte von Anbeginn therapeutische Ideen beinhalteten (Roscher, 1991), immer allerdings primär im bildungsspezifischen (Mastnak, 1993a, b) beziehungsweise heil- und sonderpädagogischen Kontext (Kienhorst, 1983; Thomas, 1983; Euen 1991; Mastnak, 1991a).

Polyästhetische Therapie unterstreicht die *an sich* therapeutisch relevante Essenz von Musik, deren sich Musikerziehung und Musiktherapie gleichermaßen bedienen (Mastnak, 1991b). Therapeutische Dimensionen finden sich somit implizit gleichwie als noch zu erschließende Möglichkeit in der Pädagogik wieder, pädagogische umgekehrt in der Therapie. Zunehmende psychopathologische Ereignisse in Schulen (Angststörungen, Depressionen, Abhängigkeiten, Suizidalität …) fordern dem (Musik-)Lehrer schließlich auch therapeutische Kompetenzen ab (Mastnak, 1992a, b, 1993c). Bildungsspezifische Desiderate in der Therapie (z. B. kulturelle Nachreifungsprozesse) verlangen vom Therapeuten auch pädagogische Kompetenzen (→ Musikpädagogik – Musiktherapie, Berührung).

Wissenschaftstheoretische Basis

„Polyästhetische Therapie sieht ihren Wert nicht allein in der Funktion ihrer Wirkung. Darüber hinaus ist sie ganz Wesentlich mit der Problematik des Weltbildes, der Sicht des Menschen, der Möglichkeiten und Grenzen menschlichen Erkennens und der metaphysischen Begriffe von Sein und Sinn verbunden" (Mastnak, 1994a, S. 125). Die Einmaligkeit und Unausweichlichkeit des menschlichen Lebens wird im Wechselspiel von innerer Bestimmung (Telos) sowie Selbstbestimmung zum Sinnauftrag des Daseins.

Zwei wissenschaftstheoretische Grundsätze Polyästhetischer Therapie stehen mit konventioneller (psychologischer) Wissenschaft zunächst in Widerspruch. „Die Wirklichkeit ist „größer" als das Fassungsvermögen menschlicher Psyche … Der Ganzheitsanspruch von Erkenntnis … [ist] unmöglich einzulösen. Statt dessen soll versucht werden, im Repräsentierungsprozess der außerbewussten Wirklichkeit *„Wesentliche Dimensionen"* zu bilden … Die Bedeutung von „ganzheitlich" zielt damit auf die „bestmöglich" adäquate Repräsentierung von Wirklichkeit ab" (Mastnak, 1994, S. 128). „Wesentliche Dimension" und *Psychologische Unschärferelation* verweisen aufeinander (Mastnak, ebd.): „Je (quantitativ) präziser eine psychologische Theorie, desto mehr scheint sie oft am Wesen des Menschen vorbeizugehen … Dem folgt die Hypothese, dass sich ‚wissenschaftliche Exaktheit' und Adäquanz hinsichtlich der Repräsentierung der menschlichen

Psyche zueinander ‚indirekt proportional' verhalten ... Polyästhetisch-therapeutische Forschung strebt hier eine differenzierte, kritisch reflektierende und die Grenzen menschlichen Erkennens und wissenschaftlichen Modellierens wahrende Position an."

Psychologisch entwickelte sich innerhalb polyästhetischer Therapieforschung das differenzielle Modell der „Perspektiventheorie" (vgl. Mastnak, 1994, S. 136 ff.). Sie sieht den Menschen als vernetztes System „psychosomatischer Grundvariablen", die anthropogen vorbestimmt sind (z. B. Sehnsucht), sich aber erst in der Lebensverwirklichung konkretisieren (z. B. Sehnsucht „nach" etwas, spezifisches Muster des Sehnsuchtserlebens etc.). Psychosomatische Grundvariablen sind systemisch vernetzt und drängen nach Übereinstimmung von innerem Desiderat und äußerer Verwirklichung (z. B. innerer Gestaltungswille drängt nach dem äußeren Prozess des Gestaltens). Grundvariablen bilden unterschiedliche Dominanzen sowie Toleranzgrenzen aus. „Aggressive" Dominanz zusammen mit Diskrepanz jenseits der Toleranzgrenze führt auf die Dauer zu psychischen/psychosomatischen Störungen. Polyästhetische Therapie versucht – jenseits billiger Assimilation, Resignation oder Ignoranz – Innermenschliches und Lebenssituation miteinander in gelingende Beziehung zu bringen. Dabei spielen die menschlichen Urprinzipien von Erfahren und Darstellen, von Sinnlichkeit (= ganzheitlicher Prozess von Wahrnehmungserfahrung und Bedeutungserleben) und Expression eine zentrale, nicht allein auf den therapeutischen oder unmittelbar künstlerischen Prozess eingeschränkte Rolle.

Philosophische Grundlegung

Polyästhetische Therapie geht zunächst davon aus, dass Therapie immer Persönlichkeitsmodifikation bedeutet. Die Therapieindikation stellt sich somit aufgrund des Auseinanderklaffens eines „Soll"- und eines „Ist"-Zustands.

Damit impliziert Therapie ein wertspezifisches Menschenbild, das anthropologisch kritisch zu reflektieren ist. Polyästhetische Therapie fordert damit noch *vor* Therapiebeginn die wert- und methodenkritische Reflexion von Verlauf, Ziel und Outcome der Therapie.

Polyästhetische Therapie sieht sich damit als Gegenpol sowohl zu Formen von Psychotherapie, die ihr Ziel – ähnlich wie Ideologien – zirkulär definieren, als auch zu wertrelativistischen Ansätzen, die in scheinbarer Wertneutralität ungesagt ihre Werte transportieren.

In ihrer Standortbestimmung stellt die Theorie Polyästhetischer Therapie fünf kritische Dimensionen zur Diskussion, die dynamische Orientierungshilfe gegen das Dogma axiomatischer Festlegungen von Gesundheit und Krankheit sein wollen (Mastnak, 1991c). Ihre Akzente sind primär philosophisch-anthropologisch bestimmt und grenzen sich von konventionell-klinischen Klassifikationen psychischer Krankheit (z. B. DSM-IV TR oder ICD-10), die für künstlerische Intervention vielfach unangemessen erscheinen, ab:
– *Ich-Entfaltung und Wahrung des Menschen* als Seinsrealisierung im Sinne anthropogener Gesetzmäßigkeiten, individueller Anlagen und des persönlichen Willens,

- *Sinnlichung und Gestaltung* als ganzheitliche Form des Erfahrens sowie als schöpferischer Umgang mit sich und der Welt,
- *Selbst- und Welterkenntnis* als Repräsentation der Wirklichkeit vermittels des Gesamts spezifisch menschlichen Wahrnehmens, Auf-Einander-Beziehens und Reflektierens,
- *Identität und Dialog* als erfüllendes Er-Leben des eigenen Seins sowie als einfühlendes Wechselspiel mit der kulturellen wie natürlichen Umwelt,
- *Sinnverwirklichung und Wertbewusstsein* als Prozess transzendenten Wahrhabens und Wahrgebens, Lebensziele zu formulieren und der Verwirklichung des Daseins seine individuelle Bedeutung zu verleihen.

Das integrative Prinzip

Therapiekonzepte, die ausschließlich Musik „verwenden" und solche, die verschiedene Künste zusammenführen, stehen einander teils ähnlich kontrastierend gegenüber wie exklusiv rezeptive und exklusiv produktive Verfahren. Vergleichbare Widersprüche finden sich zwischen Richtungen, welche die Musik in andere Therapiekonzepte – etwa Psychoanalyse oder Verhaltenstherapie – eingliedern und Schulen, die in der Musik selbst das eigentlich Wirksame, das „therapeuticum per se" sehen.

Innerhalb eines oft undurchschaubaren Konkurrenzkampfs verschiedener Formen von Psychotherapie fordert Polyästhetische Therapie im Gegensatz zu separatistischen Tendenzen spezifische Integration. Damit versucht sie, ohne unreflektiert synkretistisch anzuhäufen, Bedeutung, Weg und Wirkung verschiedener Ansätze in Beziehung zu setzen und für Lösungen psychischer Probleme in einer pluralistischen Wirklichkeit nutzbar zu machen (Mastnak, 1994, S. 133 ff.):
- *Integration anderer Therapieansätze und interdisziplinärer Austausch* zur kritischen Indikations-, Methoden- und Zielreflexion sowie zu einer effizienten klienten- und kulturspezifischen Therapiekonzeption,
- *Therapiebezogene Traditionsberücksichtigung und kulturanthropologische Integration* zur Anverwandlung und Nutzung traditioneller und evolutionärer „Therapie"-erfahrung für die Bearbeitung psychischer Probleme innerhalb unserer Kultur → Musikethnologie – Schamanismus – Musiktherapie,
- *Interkulturelle und intersoziale Reflexion und Aktion* zum Verständnis des kultur- und gesellschaftsabhängigen Begriffs von „Krankheit" samt der auf ihn bezogenen therapeutischen Erschließung kultur- und schichtspezifischer Interventionsformem (→ Musikethnologie – Schamanismus – Musiktherapie).

Fünf Aspekte Polyästhetischer Therapie

Polyästhetische Therapie orientiert ihre Methodik und Praxis an fünf grundlegenden Aspekten:
- Der *multisensorisch-multimediale* Aspekt fordert die therapeutische Berücksichtigung aller Sinne (Schauen, Hören, Tasten, Schmecken …) und gestalterischer Medien (Musik, Tanz, Wort, Szene, Malerei …). Wahrnehmen, Ausdrücken und Gestalten bilden dabei einen therapeutischen Wirkkreis. Sinnenhaftigkeit, Expressivität und Einflussnahme

auf die Umwelt werden zur therapeutisch erreichbaren Berührlinie von „Innen" und „Außen";
- Der *perspektiventheoretische* Aspekt (siehe oben) bildet die psychologisch-theoretische Grundlage zu Diagnose, Verfahrens- und Zielkonzeption;
- Der *künstlerische* Aspekt scheidet Polyästhetische Therapie von medialen Interventionsformen, die künstlerische Medien nicht kunstadäquat einsetzen (z. B. nur als austauschbare Beschäftigung oder als Verstärker operanter Konditionierung). Er vertritt, dass sich erst im genuin Künstlerischen der therapeutische Konnex zu den entscheidenden psychischen Momenten des Menschen erschließt, während sich etwa Verzweiflung, Todessehnsucht oder Angst nicht vermittels plagiater Schablonen oder musikalischer Trivialismen repräsentieren und bearbeiten lassen;
- Der *wertkritische* Aspekt fordert (vgl. oben) Methoden und Zielkritik. Insbesonders bezieht er sich auf die Reflexion gesellschaftlicher, individueller und dogmatischer (durch Religion, Ideologie oder die Therapierichtung selbst generierte) Wertverankerungen. Er sieht den Wert von Therapie nicht in ihr selbst begründet, sondern in der Erfahrung des Lebens und der Erschließung seines Sinns;
- Der *lebensrelevante* Aspekt versucht polyästhetisch-therapeutische Intervention über bloße Struktur- und Systemorientierung sowie über einschränkende Personenzentrierung hinaus, und entgegen einer lebensverkehrenden Einstülpung des Daseins in bloßen Vollzug von Therapie, auf ein gelingendes Leben als Verwirklichung des Menschlichen selbst zu orientieren (Mastnak, 1992d).

Methode und Praxis

Polyästhetische Therapie wurde im Wechselspiel anthropologischer Reflexion und (besonders) psychiatrisch-psychotherapeutischer Praxis entwickelt (Mastnak, 1991d, 1992c).

Ihr methodisches Repertoire (vgl. Mastnak, 1993d) beheimatet insbesonders Vokal-, Instrumental-, transmediale (Mastnak, 1993e) sowie gesamtkünstlerische Improvisation (z. B. Solo-Vokalimprovisation als Gestaltung psychischer Momente; Duoimprovisation als ästhetisches Experimentierfeld dialogischer Beziehung; wechselseitige Umsetzungen von Klang, Wort, Tanz und Bild als Möglichkeit aspektvariierender Annäherung an erstarrte Probleme; Klangszenenimprovisationen als darstellende Verarbeitung deprivierender Lebenssituationen und deprivierter Persönlichkeiten; → Musikethnologie – Schamanismus – Musiktherapie).

Dabei kommt dem musikalisch vermittelten Moment bewusstseinsverändernder Prozesse (vgl. auch Mastnak, 1992), dem Kontrastspiel rationaler Selbstreflexion und hypnoidästhetischer Erfahrung (Mastnak, 1992e, S. 1993 f.) eine wichtige Rolle zu.

Fallbeispiel

Frau L. litt seit etwa sechs Jahren an plötzlich auftretenden, ihr Leben extrem einschränkenden Schwindelanfällen, die mit Anästhesie unterhalb der Halstrennlinie, Würgegefühlen, Panik vor Kontrollverlust und Todesängsten verbunden waren. Neurologische, internistische und gynäkologische Abklärung schloss organische Urasachen aus. Innerhalb eines äußerst komplexen Therapieverlaufs gab eine ästhetisch vermittelte Ich-Erfahrung die Wende: In der Rezeption von Mozarts Konzert für Flöte und Harfe gelang es Frau L. erstmals, ihr „krampfhaftes", sich scheinbar vor „Selbst-Verlust" schützendes Festklammern am rationalen Wachbewusstsein im ästhetisch-hypnoiden „Ein-Hören", in der Ich-Klang-Verschmelzung, zu überwinden. Sie begann schließlich, die Klangerfahrung körperlich als golden-wärmende Sonne in der Unterbauchregion wahrzunehmen. Im hypnoiden Prozess „wanderte" die Klang-Wärme-Farbe-Gestalt in ihre Halsregion, wo sie zum ersten Mal Weite, eine positive Verbindung von Kopf und Körper, vor allem aber ein identitätsvermittelndes Nach-Innen-Lauschen spürte. Im weiteren Verlauf synästhetischer wie symbolerfahrender Arbeit nahm die pathologische Symptomatik ab. Nach wenigen Monaten nahm Frau L. Arbeit und normales Familienleben wieder auf.

Literatur

Euen, B. (1991). Musikalische Einzelförderung als Möglichkeit ästhetischer Emanzipation für Menschen mit intellektuellen und seelischen Beeinträchtigungen. *Polyaisthesis, 2,* 159–163.

Kienhorst, E. M. (1983). Ensemble-Improvisation in der Altenarbeit. In W. Roscher (Hrsg.), *Integrative Musikpädagogik* (Teil 2, Beispiele gesamtkünstlerischer Improvisation, S. 95–104). Wilhelmshaven: Heinrichshofen.

Mastnak, W. (1991a). Laßt mich lauschen, tasten, schmecken ... Erfüllende Sinne behinderten Daseins. *Behinderte in Familie, Schule und Gesellschaft, 3,* 17–23.

Mastnak, W. (1991b). „Musica itaque medicinalis est ..." Berührlinien und Wirkfelder von Musiktherapie und Polyästhetischer Erziehung. *Polyaisthesis, 6,* 39–51.

Mastnak, W. (1991c). Prolegomena zum Künstlerischen in der Therapie. *Musik-, Tanz- und Kunsttherapie, 2,* 61–65.

Mastnak, W. (1991d). Perkussions- und Bewegungsimprovisation als Ansatz Polyästhetischer Therapie bei manischen Patienten. *Musik-, Tanz- und Kunsttherapie, 4,* 188–195.

Mastnak, W. (1992a). „Oft hat ein Seufzer ..." Vom Heilenden und Krankmachenden im Musikunterricht. *Musik in der Schule, 2,* 89–93.

Mastnak, W. (1992b). Musikpädagoge der Zukunft: Supervisor und Therapeut? In Schweizerischer Musikpädagogischer Verband (Hrsg.), *Das Berufsbild des Musikpädagogen in der europäischen Zukunft* (S. 39–53). Basserdorf: SMPV.

Mastnak, W. (1992c). Musiktherapie bei psychiatrischen Patienten. *Österreichische Krankenhaus-Zeitung, 7–8,* 329–342.

Mastnak, W. (1992d). Was bleibt, ist immer der Mensch. Musikalisches Er-Leben als Konkretion individuellen Daseins. *Polyaisthesis, 7,* 21–33.

Mastnak, W. (1992e). Music-Hypnosis and its Applications in Psychiatry. *Hypnos, 3,* 137–144.

Mastnak, W. (1992f). Sound Focusing. Therapie durch Stimme und gezielte Körperresonanz. *Musiktherapeutische Umschau, 13,* 30–47.

Mastnak, W. (1993a). Polyästhetische Erziehung und Tiefenpsychologie. In W. Roscher (Hrsg.), *Sinn und Widerspruch musikalischer Bildung – Beiträge zu „poiesis" und „aisthesis" heute* (S. 59–104). München/Salzburg: Katzbichler.

Mastnak, W. (1993b). Psychodrama und Klangszenimprovisation. In W. Roscher (Hrsg.), *Sinn und Widerspruch musikalischer Bildung – Beiträge zu „poiesis" und „aisthesis" heute* (S. 105–130). München/Salzburg: Katzbichler.

Mastnak, W. (1993c). Schülerthema Selbstmord. *Musikerziehung, 46*(3), 97–108.

Mastnak, W. (1993d). Polyästhetische Therapie. Grundriss ihrer gesamtkünstlerischen Methodik. *Schweizer musikpädagogische Blätter, 4,* 175–182.
Mastnak, W. (1993e). Tanz-Musik-Trance. Anthropologische Erfahrungen, kreative Entfaltungsprozesse und ethnologische Gehalte im Oberstufenunterricht Musik/Sport. In K. Hörmann (Hrsg.), *Tanztherapie* (S. 189–204). Göttingen: Verlag für Angewandte Psychologie.
Mastnak, W. (1993f). Musik-Hypnotherapie bei psychiatrischen Patienten. *Musiktherapeutische Umschau, 4,* 306–316.
Mastnak, W. (1994). *Sinne – Künste – Lebenswelten. Polyästhetische Erziehung und Therapie durch mehr-sinnliches Wahrnehmen und gesamtkünstlerisches Gestalten.* Prešov: Matúš.
Roscher, W. (1976). *Polyästhetische Erziehung. Klänge-Texte-Bilder-Szenen. Theorien und Modelle zur pädagogischen Praxis.* Köln: DuMont.
Roscher, W. (1986). Polyaisthesis Polyästhetik – Polyästhetische Erziehung. *Polyaisthesis, 1,* 4–16.
Roscher, W. (1991). Polyästhetische Erziehung: Kunst und Therapie. *Musik-, Tanz- und Kunsttherapie, 1,* 3–6.
Thomas, C. (1983). Musiktherapeutische Perspektiven Polyästhetischer Erziehung. In W. Roscher (Hrsg.), *Integrative Musikpädagogik* (Teil 1, S. 41–60). Wilhelmshaven: Heinrichshofen.

Polyaisthesis, Therapie und Kunst

Michaela Schwarzbauer

„Polyaisthesis" versteht sich im Sinne Polyästhetischer Erziehung (einer um die Gestalt des Musikpädagogen Wolfgang Roscher (1927–2002) in den frühen 70er Jahren des 20. Jahrhunderts begründeten musikpädagogischen Richtung) als „‚Mehrwahrnehmung' von Erscheinungsbezügen durch die Verknüpfung und Vernetzung sinnlicher Erfahrungen" (Roscher, 1996, S. 290). Basierend auf aristotelischem Gedankengut wird eine Zusammenführung, Abstimmung und Durchgestaltung der Einzelsinne in einem „sensorium commune" (Aristoteles, 1968, S. 170 f.) bestimmend für persönliches Erfahren von Welt. Die Vorsilbe „poly" verweist dabei auf ein qualitatives „mehr" an Wahrnehmung: „Polyaisthesis aber heißt nun nicht Übermaß an Wahrnehmung oder Informationsflut, sondern meint vielmehr das Intensivieren von Wahrnehmung, tiefgreifender erfahren, erschauen, erahnen, erkennen und erleben, gewahr werden und ermitteln, aushorchen, lauschen, riechen, schmecken, betasten und erfühlen, staunen und erstaunen durch die intensivierte Kraft aller Sinne" (Thomas, 1983, S. 43 f.).

Eine sorgfältige Schulung der Sinne wird zur unverzichtbaren Grundlage einer Orientierung innerhalb einer von vielfältigen Eindrücken geprägten Umgebung. Sie gestattet Integration von Neuem, bislang als fremd Empfundenem, wird Basis kritischer Selektion in der Zu- oder Abwendung von Auge und Ohr, ermöglicht in der Hinwendung zum Anderen die Entdeckung unterschiedlicher Perspektiven der Betrachtung. Die unmittelbare Verbindung zwischen Sinneswahrnehmung und Sinnfindung verdeutlicht sich etwa in einem Infragestellen von Normierungen und Konventionen, von einengenden Kategorisierungen, was als normal oder abnormal zu erachten ist. Roschers Verständnis von „Mehrwahrnehmung" übersteigt (u. a. unter Bezug auf Reflexionen von Karl Popper, Jean Gebser oder Hans Georg Gadamer [vgl. Roscher, 1986]) eine Beschränkung auf Auge, Ohr, Geruchs- und Geschmackssinn, verweist vielmehr gleichzeitig auf einen „Sinn für Raum und Zeit, für Kommunikation und Kultur" und fordert ein „integrales Bewußtsein und Gespür für komplexe Erfahrungen von Wirklichkeit" (Roscher, 1996, S. 290) heraus. Zentral erscheint gerade im Kontext therapeutischer Anliegen Gebsers Verständnis eines aperspektivisch-diaphanen Denkens, in dem ein archaisches, magisches, mythisches und rational-mentales Bewusstsein als Dimensionen menschlichen Gewahrens in einer mehrdimensionalen und integralen Sichtweise durchscheinen und vergegenwärtigt sind (Gebser, 1986, S. 365 ff.).

Ein Einüben in mehrsinniges Gewahren und sinndeutendes Erfahren von Welt erfolgt im Bereich Polyästhetischer Erziehung primär unter einem musik- bzw. kunstpädagogischen Blickwinkel, im Austausch zwischen Forschern, Künstlern und Lehrern, getragen von der Überzeugung, dass es angesichts vielfältiger sinnlicher Eindrücke und Reize einer kritischen Wahrnehmungsschulung bedarf (siehe etwa Roscher, 1976, 1983). Diese entfaltet sich in künstlerischer Rezeption und Produktion, im kontinuierlichen Ineinandergreifen von Erfahren und Darstellen, sinnlicher Wahrnehmung (aisthesis) und der Bereitschaft, gestalterisch tätig zu werden (poiesis). Zum zentralen Übungsfeld im Bereich künstlerischen Gestaltens wird Improvisation (Roscher, 1984).

Mehrsinniges Gewahren erfährt dabei in dem weit gefassten Verständnis von „Polyaisthesis" eine Ausfächerung, der durch die Formulierung von fünf Aspekten Zielgerichtetheit verliehen wird: Der multimediale Aspekt fordert einen Brückenschlag zwischen künstlerischen Ausdrucksformen. Der interdisziplinäre Aspekt betont die Bedeutung von Öffnung gegenüber verschiedenen Disziplinen; ein traditionsintegrativer Aspekt wendet sich gegen Spezialismen in der Überbetonung tradierter Meisterwerke und in der Beschränkung auf ein eng gefasstes Kunstverständnis im Sinne von Listenius' Ideal des opus absolutum et perfectum (1537); der interkulturelle Aspekt nimmt die Anliegen von Offenheit und Toleranz gegenüber dem ästhetischen Reichtum außereuropäischer Kulturen in den Blick; der sozialkommunikative Aspekt akzentuiert die Bedeutung ästhetischer Mitbestimmung für alle.

Gerade in diesem fünften Aspekt erschließen sich wesentliche Dimensionen für eine – mit Ausnahme der explizit therapeutisch verstandenen Ansätze von Wolfgang Mastnak (Mastnak, 1994) – im Bereich von Heil- und Behindertenpädagogik verankerte Arbeit. Diese fordert eine dienende Haltung des Lehrenden in der Zuwendung zum aufgrund von körperlichen oder geistigen Voraussetzungen benachteiligten Schüler ein. Roschers Verweis auf Wilhelm Salbers Beschreibung des Therapeuten als „Kunstgefährten des Menschen ‚auf dem Weg durch die Wirklichkeit'" (Salber, Referat 1989, zit. in Roscher, 1986, S. 292 f.) verdeutlicht den gegenüber dem auch medizinisch ausgebildeten Therapeuten deutlich modifizierten Anspruch, den die Vertreter Polyästhetischer Erziehung im Umgang mit Behinderten wahrnehmen wollen und können.

Getragen von Respekt gegenüber der Individualität jedes einzelnen Schülers suchten etwa Willy Janßen (Oldenburg) und Christian Schwetz (Böheimkirchen, 2000) in den letzten beiden Dekaden des 20. Jahrhunderts in integrativen Klassen mit Behinderten und Nichtbehinderten insbesondere in Klangszenenimprovisationen den unterschiedlichen Fähigkeiten der Kinder innerhalb eines Klassenverbands gerecht zu werden. Der Begriff Integration erscheint hier in zwei Richtungen ausgefaltet: Einerseits im Zusammenwirken von in einer normierenden Gesellschaft als „normal" klassifizierten Kindern und jenen, die aufgrund ihrer körperlichen oder geistigen Voraussetzungen ‚benachteiligt' erscheinen; andererseits in der Offenheit gegenüber den einzigartigen Beiträgen, die von jedem Schüler geleistet werden können.

Gleichermaßen von Medizin, Theater und Musik herkommend sucht Claus Thomas (Freiburg) seit Mitte der 70er Jahre Wahrnehmungsschulung in Wahrnehmungs- und Ausdrucksspielen, in Modellen sensomotorischer, auditiver, taktiler und olfaktorischer Kommunikation für lernbehinderte, später auch schwerstbehinderte Kinder zu entwickeln. In den Übungen soll eine gesteigerte Empfindsamkeit gegenüber dem Spannungsgrad im eigenen Körper erwirkt, in Partner- und Gruppenübungen aber auch einfühlsames Bewegen des anderen initiiert werden (Thomas, 1983).

Dietmar Jürgens' auch theoretisch fundierte Grundlegung polyästhetischer Arbeit mit Behinderten ist getragen von Zielsetzungen im Bereich von Sozial- und Heilpädagogik (Jürgens, 2006). Ein ethischer Anspruch im von Jürgens als therapeutisch bezeichneten Einsatz von Musik fordert eine Vertrauensbasis, getragen von der Bereitschaft des Therapeuten, dem anderen zu folgen. Künstlerische Interaktion, etwa im Singen mit und für Behinderte, ist getragen von einem biografischen Moment, in der Achtung des Lebensentwurfs des Patienten, in der Bereitschaft, „die Ressourcen, Fähigkeiten, Vorlieben, Themen des Gegenübers aufzugreifen" (Jürgens, 2006, S. 125) sowie vom Respekt gegenüber dem Mitmenschen als gleichberechtigtem Kommunikationspartner, der bereit ist, sich nach außen hin zu öffnen, etwas zu zeigen, ungeachtet der Gefahr einer Preisgabe von Schutz. Zum ethischen Anspruch polyästhetischer heilpädagogischer Praxis tritt für Jürgens als ganz wesentliches Moment ein ästhetischer Gesichtspunkt. Unter Verweis auf Singen als bedeutende, auch körperlich unmittelbar erfahrbare musikalische Ausdrucksform schreibt Jürgens: „In seinem Singen vermittelt der singende Mensch etwas Nicht-Verbalisierbares, etwas, dem allein die Komplexität des Singens im Hier und Jetzt persönliche Verbindlichkeit verleiht: die gesamte Kontextualität des Menschen, die das Hier und Jetzt bestimmt und in erweiterter bzw. ästhetischer Wahrnehmung als existent wahrgenommen wird. […] Der Singende zeigt auf das, was ihn bewegt, zeigt durch seine Artikulation, seine Lautstärke, seine Klangfarbe, seine Tonwahl und Melodiengestalt, ggf. auch durch die Wahl dessen, was er singt, seine Befindlichkeit, seine Erinnerung, seine Geschichte, das, was er vielleicht auch verarbeiten möchte […]" (Jürgens, 2006, S. 109). In der Betonung einer ganz spezifischen Zeiterfahrung, die musikalische Begegnung aus dem alltäglichen Zeitfluss heraushebt, stellt Jürgens (primär aus dem Blickwinkel des Praktikers) einen Bezug zu philosophischen und ästhetischen Reflexionen Hans Georg Gadamers oder Martin Seels her (siehe Gadamer, 1986, S. 117; Seel, 2000, S. 44), ohne sich explizit auf diese Autoren zu beziehen. Jürgens' Verweis auf Vergangenes in der „memoria", der Erinnerung an im gemeinsamen Musizieren Erfahrenes und Zukünftiges in der „medidatio", im Kreisen der Gedanken um die nächste Stunde (Jürgens, 2006, S. 110 f.) ließe sich ergänzen durch Seels Ansprache von Gegenwärtigem in der „contemplatio" (siehe z. B. Seel, 2000).

Wenn für Jürgens ein ästhetisches Moment in der künstlerisch-heilpädagogischen Praxis zu einem Fokussierungspunkt wird, so erfolgt dies gegen den Hintergrund eines Verständnisses von Ästhetik als einer vom Alltäglichen abgesetzten Form von Wahrnehmung und impliziert nicht notwendigerweise den Anspruch des Kunstwerks, insbesondere nicht in der Form des bis in Details hinein durch Notation fassbaren musikalischen Opus. Im Musizieren und künstlerischen Gestalten mit Behinderten steht vorerst die Dynamik, das Prozesshafte eines klanglichen Geschehens im Vordergrund. Dennoch wird durch die Betonung eines Zeigens, die noch deutlicher als bei Jürgens in den Arbeiten von Janßen, Schwetz (2000) oder Thomas zum Ausdruck kommt, das vielfach in einer öffentlichen Aufführung einen Kristallisationspunkt findet, ein Qualitätsanspruch gestellt, soll musikalisches Gestalten einen Ausfluss in einer formal zumindest in Umrissen festgelegten Darstellung für andere finden. Ein solches Anliegen korrespondiert mit Korenjaks Verständnis künstlerischen Ausdrucks, das diese auf der Basis von Überlegungen über „Art Brut" entfaltet: „Daneben finde ich die generalisierende Ansicht, dass alle ‚Kunst' auch ‚Therapie' und jede ‚Therapie' zugleich auch ‚Kunst' sei, überdenkenswert. Von den Vertretern künstlerischer Therapien werden gerne die Aussagen von Joseph Beuys zitiert: ‚Kunst *ist* ja Therapie' [Beuys, zitiert in Petzold & Orth, 1990, S. 33]. […]. Ich denke aber, dass hier ein Zitat ‚isoliert' wird und seine darauf folgenden Gedanken gerne übersehen werden, in denen es heißt: ‚Aber bei dieser Therapie sollte man sich sozusagen ein Bewußtsein erschaffen, das heißt, man sollte nicht darauf verzichten, in Zusammenhängen zu DENKEN' [Beuys, zitiert in Petzold & Orth, 1990,

S. 33]. Eine Therapie, die beispielsweise nur Aggressionen ableiten oder die Menschen lediglich beschäftigen will, ist Beuys überzeugt, kann nicht ‚tief genug in den Gesamterkenntnisprozess eingreifen'" (Korenjak, 2006, S. 94). Das Anliegen, einen von unbewussten Prozessen geleiteten Bereich des primär Triebhaften zurückzulassen, fordert vom Therapeuten ein hohes Maß an Erfahrung und Verantwortungsbewusstsein im Umgang mit künstlerischen Gestaltungsmöglichkeiten. Verständlich erscheint in diesem Kontext Roschers Warnung vor einer „kunstdilettantischen Praxis der Therapeuten" (Roscher, 1996, S. 291), die mangelnder Vor- und Ausbildung im künstlerischen Bereich entspringt. Wenn er auf die Gefahr eines „hinweg-‚[T]herapieren[s]'" (Roscher, 1996, S. 293) des Ureigensten eines Menschen mit Hilfe von Kunst verweist, getragen von nicht weiter reflektierten Zielsetzungen wie Normalität oder Gesundheit, so spiegelt sich in diesen Worten abermals eine Haltung der Achtung, einerseits gegenüber den Möglichkeiten künstlerischen Ausdrucks, andererseits gegenüber jenen, die getragen von der Sehnsucht, Persönlichem mit Hilfe des künstlerischen Mediums Gestalt zu verleihen, dieses Text, Klang oder Bild werden lassen.

Literatur

Aristoteles (1968). *Hauptwerke*. Stuttgart: Reclam.
Gadamer, H. G. (1986). *Wahrheit und Methode*. Tübingen: J. C. B. Mohr (Paul Siebeck).
Gebser, J. (1986). *Ursprung und Gegenwart*. München: dtv. (basierend auf der Ausgabe 1949, Stuttgart: Verlags-Anstalt GmbH)
Jürgens, D. (2006). „Ich öffne mich mit Herz und Sinn." Eine Herleitung aus der polyästhetischen heilpädagogischen Praxis. In M. Schwarzbauer (Hrsg.), *Öffnungen* (Polyästhetik und Bildung, Bd. 4, S. 99–128). Frankfurt am Main: Lang.
Korenjak, A. (2006). Art Brut. Öffnungen an den Grenzen psychiatrischer Praxis. In M. Schwarzbauer (Hrsg.), *Öffnungen* (S. 83–98). Frankfurt a. M.: Lang.
Mastnak, W. (1994). *Sinne – Künste – Lebenswelten. Polyästhetische Erziehung und Therapie durch mehr-sinnliches Wahrnehmen und gesamtkünstlerisches Gestalten*. Prešov: Matúš.
Petzold, H. & Orth, I. (1990). *Die neuen Kreativitätstherapien. Handbuch der Kunsttherapie*. Paderborn: Edition Sirius.
Roscher, W. (1976). Zur Konzeption Polyästhetischer Erziehung. In W. Roscher (Hrsg.), *Polyästhetische Erziehung. Klänge, Texte, Bilder, Szenen. Theorien und Modelle zur pädagogischen Praxis* (S. 13–29). Köln: DuMont.
Roscher, W. (1983). Bildungstheoretische Perspektiven Integrativer Musikpädagogik. In W. Roscher (Hrsg.), *Integrative Musikpädagogik. Teil 1. Theorie und Rezeption. Beispiele gesamtkünstlerischer Interpretation* (S. 11–22). Wilhelmshaven: Heinrichshofen.
Roscher, W. (1984). Was bedeutet musikalische Bildung heute? In W. Roscher (Hrsg.), *Erfahren und Darstellen. Wege musikalischer und gesamtkünstlerischer Bildung heute* (S. 7–18). Innsbruck: Helbling.
Roscher, W. (1986). Polyaisthesis – Polyästhetik – Polyästhetische Erziehung. *Polyaisthesis, 1,* 4–16.
Roscher, W. (1996). Polyaisthesis, Therapie und Kunst. In H.-H. Decker-Voigt, P. J. Knill & E. Weymann (Hrsg.), *Lexikon Musiktherapie* (S. 290–296). Göttingen: Hogrefe.
Schwetz, C. (2000). „Sonnengesang" nach Franz von Assisi. Bericht zur Improvisation in der Grundschule. In W. Roscher (Hrsg.), *Leben und Lehren. Zu Qualität – Kreativität – Humanität*

in Musik und allen Künsten (Jahrbuch Polyaisthesis, Bd. 7, S. 357), München, Salzburg: Katzbichler.

Seel, M. (2000). *Ästhetik des Erscheinens*. München, Wien: Hanser.

Thomas, C. (1983). Musiktherapeutische Perspektiven Polyästhetischer Erziehung. In W. Roscher (Hrsg.), *Integrative Musikpädagogik. Teil 1. Theorie und Rezeption. Beispiele gesamtkünstlerischer Interpretation* (S. 41–60). Wilhelmshaven: Heinrichshofen.

Weiterführende Literatur

Korenjak, A. (2007). Über das Heilende in den Künsten. Gedanken zu Polyästhetik und Therapie. In M. Schwarzbauer & G. Hofbauer (Hrsg.), *Polyästhetik im 21. Jahrhundert. Chancen und Grenzen ästhetischer Erziehung* (S. 85–97). Frankfurt a. M.: Lang.

Pränatale und perinatale Psychologie und ihre Relevanz für Musiktherapie

Monika Nöcker-Ribaupierre

Entwicklungspsychologisch befassen sich diese beiden Bereiche mit den intrapsychischen Vorgängen um die Geburt und deren Relevanz für die spätere psychische Entwicklung. Die pränatale Psychologie erforscht seelische Vorgänge, Reaktionen und Inhalte vor der Geburt, die perinatale Psychologie das psychische Geschehen beim Kind (Mutter und Umwelt) in der Zeit der Geburt.

Pränatale Psychologie

Die pränatale Psychologie geht von der Annahme eines psychischen Lebens vor der Geburt aus. Der empirisch-rationale Ansatz bei der Betrachtungsweise der pränatalen Zeit ist der, dass sich, in Zusammenhang mit den pränatal aktiven physischen Verhaltensweisen, auch die psychischen Grundmuster pränatal entwickeln.

Gustav Hans Graber, Psychoanalytiker und Schüler Freuds, beschrieb als erster die Bedeutung des pränatalen Lebens, die Geburt als Daseinswechsel zwischen prä- und postnatalem Leben (1924 in „Die Ambivalenz des Kindes"). Er ist der Begründer der Pränatalen Psychologie, arbeitete und forschte viele Jahre allein. In den 40er Jahren fand er Kontakt zu anderen Psychoanalytikern und Medizinern, wie Kruse, Hau, Schindler, Liley, Raskowsky, Simon, Ammon. 1971 gründeten sie die „Internationale Studiengemeinschaft für pränatale Psychologie" (ISPP), die 1986 zur interdisziplinären „Internationalen Studiengemeinschaft für pränatale und perinatale Psychologie und Medizin" (ISPPM) erweitert wurde (Fedor-Freyberg, 1987).

Die Vertreter der ISPPM beforschen die Entstehung physischer und psychischer Vorgänge von der pränatalen Zeit bis kurz nach der Geburt.

In ihren Anfängen war die pränatale Psychologie auf die Kasuistik, auf Phantasien und Träume mit prä- oder perinatalem Inhalt im psychotherapeutischen Prozess angewiesen. Bis Ende des letzten Jahrhunderts veränderte sich die Beweisführung mit Hilfe neuer wissenschaftlicher Möglichkeiten und damit erweiterte sich der Kreis derjenigen, die sich mit dieser Entwicklungszeit beschäftigen. Beispielsweise die Ultraschalltechnik ermöglichte den darauf basierenden Disziplinen, wie Verhaltensfetologie, Verhaltens- und Entwicklungsforschung, durch Messungen und Beobachtungen fetaler Reaktionen über biologische Parameter, eine neue Betrachtungsweise dieses Lebensabschnittes. Darüber hinaus beschäftigt sich die Psychologie, besonders die Säuglings- und Bindungsforschung, mit qualitativen und quantitativen bzw. statistischen Methoden, um Zusammenhänge zwischen der psychischen Befindlichkeit von Mutter und Kind während des Schwangerschaftsverlaufs und späterer Verhaltensauffälligkeiten zu erarbeiten. Auch erweitert sich der Kreis der Psychoanalytiker, die als Wurzeln für psychische und psychosomatische Symptombildungen und psychotische Störungen prä- und perinatale Ereignisse bzw. Traumata ansehen und in ihre Behandlung mit einbeziehen.

Das ungeborene Kind ist spätestens vom fünften Schwangerschaftsmonat an strukturell und funktionell so weit entwickelt, dass es seine Umwelt wahrnimmt und auf sie reagiert. Mutter und Kind sind während der Schwangerschaft biologisch eine Einheit. Der Dialog von Mutter und Kind findet auf mehreren Ebenen statt, auf der endokrin-hormonalen, der biochemischen und der psychologisch-emotionalen.

Die pränatale Psychologie bezieht die psychischen und psycho-somatischen Einflüsse, die über die Mutter als primäre Umwelt auf das ungeborene Kind einwirken und so entscheidenden Einfluss auf die Entwicklung des Kindes nehmen, in ihre Forschung mit ein. Ich-hafte Erinnerungen sind dem Menschen im Allgemeinen erst ab dem zweiten bis dritten Jahr zugänglich, vorausgehende Erinnerungen unterliegen der Amnesie. Erinnerungen aus der vorsprachlichen Zeit haben als körperliche und sensorische Empfindungen erlebnishaften Charakter, sie werden als subjektive Realität erlebt. Dieser Erlebnisbereich ist über verbale Therapien allein nicht zu erreichen (Janov, 1984; Verny & Kelly, 1981; Janus, 1990, 1991).

In den letzten Jahren zeigen Tiefenpsychologen und Psychoanalytiker zunehmend Interesse an Forschungen angrenzender Disziplinen wie Säuglings- und Bindungsforschung, Psychotraumatologie, Körper- und Musikpsychotherapie und den Neurowissenschaften. Als neuer Rahmenbegriff wurde der Begriff *psychoydynamische Psychotherapie* geprägt (Janus, 2006), in dem sich auch die pränatale Psychologie einordnen kann, gestützt durch Ergebnisse der Neurobiologie (Hüther, 2005) und der Stressforschung (Huizink, 2005).

Das interdisziplinäre Zusammenwirken dieser verschiedenen Bereiche verhilft der pränatalen Psychologie zur Anbindung an die geforderte wissenschaftliche Fundierung. Dadurch erreicht sie wiederum Menschen, die in der Geburtsvorbereitung und -begleitung arbeiten, und untermauert den schon lange in Bewegung geratenen Paradigmenwechsel (Janus, 2006).

Psychodynamisch ist die intrauterine Zeit die Zeit des Eins-Seins, der Geborgenheit, der Grenzenlosigkeit, der Unabgegrenztheit aber auch der einengenden Bedrohtheit. Dies sind Erlebnisse, die im Zusammenhang mit Musiktherapie oft beschrieben werden.

Da das Hörsystem dem Fetus ermöglicht, ab dem fünften Schwangerschaftsmonat auf akustische Eindrücke aus seiner Umwelt zu reagieren, sie zu speichern und postnatal zu erinnern, besteht musik-psychotherapeutisch die einzigartige Möglichkeit, Erinnerungen bzw. Störungen aus diesem pränatalen Lebensbereich zu erreichen. Sowohl über rezeptive und tranceinduzierende Musiktherapie als auch in der aktiven Improvisation (Strobel, 1988; Hess, 1999; Decker-Voigt, 1999; Rittner & Fachner, 2004), ist diese Art der Seins-Weise psychisch reaktivierbar und damit therapeutisch bearbeitbar. Der Nachweis der Wirkung von Musiktherapie kann aber trotz der Erkenntnisse der Neurowissenschaften im Moment nur über Kasuistik gelingen.

Als präventive Therapie für diesen Lebensbereich stellt die Musiktherapie zudem verschiedene Ansätze einer Begleitung von Risikoschwangerschaft und normalen Schwangerschaften (Schwartz, 2003) und nach einer Frühgeburt (→ Auditive Stimulation) bereit (Nöcker-Ribaupierre, 2003).

Perinatale Psychologie

Im Gegensatz zur pränatalen Psychologie, die bis zu den neuen Erkenntnissen der Neurowissenschaften zunächst vorwiegend auf Fallberichte aus therapeutischen Verläufen angewiesen war, wächst die Zahl der direkten Beobachtungen in der perinatalen Psychologie rasch an. Die Auswirkung des Geburtsvorgangs auf die spätere Entwicklung wird vor allem von psychoanalytisch ausgerichteten Wissenschaftlern untersucht.

Die Annahme, dass der Geburtsvorgang für das Kind bereits ein traumatisches und angstvolles Erlebnis sei, auf das man spätere Fehlentwicklungen, Angst- und Neurosehaltungen zurückführen kann, wurde in den Anfängen der Psychoanalyse als Geburtstrauma beschrieben (Rank, 1924; Graber, 1974).

Bis in die 70er Jahre waren Störungen aus diesem Lebensbereich zunächst ausschließlich Thema anderer Fachbereiche, vorwiegend der Medizin:

Die interdisziplinäre Fachrichtung der Perinatologie (perinatale Medizin) befasst sich mit der Physiologie (natürliche Entwicklung) und Pathologie (Störungen, Krankheiten) bei Mutter und Kind innerhalb der ersten beiden Lebensmonate (Fedor-Freyberg, 1987). Bei perinatalen Phasen geht man dabei von biologischen Abläufen aus, die bei allen Menschen ähnlich oder vergleichbar sind.

Eine Reihe von Psychotherapeuten haben aus der Beschäftigung mit der Thematik des Geburtstraumas verschiedene Therapieansätze entwickelt, sich jedoch damit an ein Grenzgebiet psychologischer Wissenschaft und psychotherapeutischer Behandlungspraxis begeben: Ronald Laing (1982, Birthing), Arthur Janov (1984, Primärtherapie), Leonard Orr (1977, Rebirthing) und Stanislav Grof (1983, LSD-Therapie).

Die vier perinatalen Erfahrungsmatrizen, die Grof als Kern seiner Theorie des Geburtstraumas ansieht (sie korrelieren mit den klinischen Stadien einer Geburt) – von intrauteriner Einheit über Ausweglosigkeit durch Eingeschlossensein, Kampf um Überleben bis zur Umstellung auf individuelle Unabhängigkeit – bilden einen Zugang, psychische Durchgangsphänomene in der Therapie zu verstehen. Alle diese oben genannten Therapeuten beziehen die pränatale Zeit als Erfahrung in ihre Theorien und Therapien mit ein.

Die Erweiterung der psychotherapeutischen Wissenschaften um diesen Bereich verläuft noch zögernd. Ende der 70er Jahre beschrieb als erste die französische Schule der analytischen Psychotherapie mit Kindern und Jugendlichen ihre Arbeit vor diesem Hintergrund (Stork, 1986; Lebovici, 1990).

Die perinatale Zeit entspricht psychoanalytisch gesehen der Zeit der ersten Trennung. Deshalb können in Psychotherapien perinatale Erlebnisse in der Zeit der Ablösung vom Therapeuten reaktiviert werden. In Fallbeschreibungen erscheint darüber hinaus der perinatal traumatisierte Patient, der in der Regression die Geburt als Quelle des Angstaffektes, Angstüberflutung durch Verlust oder halluzinatorischer Omnipotenzgefühle erlebt (Janus, 1990). Die Frage, ob es einen spezifisch musiktherapeutischen Zugang zu diesem Lebensbereich gibt, bedarf zum derzeitigen Erkenntnisstand weiterer Absicherung durch Forschung. In der rezeptiven Musiktherapie werden Geburtsszenen beschrieben, die durch das Spielen archaischer Klänge wiederbelebt werden (Strobel, 1988; Hess, 1999).

In der kinderpsychiatrischen Erforschung des frühkindlichen Hirnschadens (frühkindlich exogenes Psychosyndrom) gibt es genügend empirische psychologisch-somatische Untersuchungen, die ihn als Folge von schädigenden perinatalen Einflüssen belegen. Da in der psychotherapeutischen Praxis der Aspekt einer Frühtraumatisierung zunächst wenig beachtet wurde, erfolgte die Zuordnung der frühkindlichen Hirnschädigung in dem rein somatischen Bereich.

Seit den letzten 15 Jahren hat sich aufgrund der Erkenntnisse der Pränatalen Psychologie, Säuglingsforschung (Stern, 1992; Beebe & Lachmann, 2006) und Bindungsforschung (Brisch & Hellbrügge, 2003; v. Klitzing, 2005) die Betrachtungsweise dieser frühen Lebenszeit grundlegend verändert. Diese Forschungen tragen wesentlich zu dem Paradigmenwechsel bei, der zurzeit Medizin, Psychologie und die Neurowissenschaften beschäftigt (Krens & Krens, 2005, 2006). Bereits vor der Geburt, während der Geburt und in den ersten Wochen werden Mutter und Kind als eine aufeinander bezogene, sich physisch und emotional gegenseitig beeinflussende Zweiheit gesehen (Maiello, 2003). Daraus haben sich auch neue musiktherapeutische Ansätze in der Therapie mit Säuglingen, Kindern und Erwachsenen (Lenz & Moreau, 2003), Methoden zur Prävention in Schwangerschaftsbegleitung und Geburtshilfe (Schwartz, 2003) sowie in der Betreuung frühgeborener Kinder entwickelt (Zimmer, 2003; Nöcker-Ribaupierre, 2003; Nöcker-Ribaupierre & Zimmer, 2004; Haslbeck, 2004).

Literatur

Beebe, B. & Lachmann, F. M. (2006). *Säuglingsforschung und die Psychotherapie Erwachsener*. Stuttgart: Klett-Cotta.
Brisch, K. H. & Hellbrügge, T. (Hrsg.). (2003). *Bindung und Trauma. Risiken und Schutzfaktoren für die Entwicklung von Kindern*. Stuttgart: Klett-Cotta.
Fedor-Freyberg, P. (Hrsg.). (1987). *Pränatale und Perinatale Psychologie und Medizin*. Älvsjö: Saphir.
Graber, H. (1974). *Pränatale Psychologie*. München: Kindler.
Grof, S. (1983). *Topographie des Unbewussten*. Stuttgart: Klett-Cotta.
Hess, P. (1999). Musiktherapie mit archaischen Klangkörpern. *Musiktherapeutische Umschau, 20* (2), 77–92.
Huinzik, A. (2005). Pränataler mütterlicher Stress und die Entwicklung des Säuglings. In I. Krens & H. Krens (Hrsg.), *Grundlagen einer vorgeburtlichen Psychologie* (S. 83–93). Göttingen: Vandenhoeck & Ruprecht.
Hüther, G. (2005). Pränatale Einflüsse auf die Hirnentwicklung. In I. Krens & H. Krens (Hrsg.), *Grundlagen einer vorgeburtlichen Psychologie* (S. 49–62). Göttingen: Vandenhoeck & Ruprecht.
Janov, A. (1984). *Frühe Prägungen*. Frankfurt a. M.: Fischer.
Janus, L. (1990). *Die Psychoanalyse der vorgeburtlichen Lebenszeit und der Geburt*. Pfaffenweiler: Centaurus.
Janus, L. (1991). *Wie die Seele entsteht*. München: Hoffmann & Campe.
Janus, L. (2006). Die Entdeckung des vorgeburtlichen Unbewussten. Zur Geschichte der pränatalen Psychologie. In I. Krens & H. Krens (Hrsg.), *Risikofaktor Mutterleib* (S. 54–66). Göttingen: Vandenhoeck & Ruprecht.
Klitzing, K. v. (2005). Eltern-Kind-Beziehung in der Pränatalzeit und Entwicklung des Kindes. Von der Vorstellungskraft der Eltern zur Eltern-Kind-Interaktion. In I. Krens & H. Krens (Hrsg.), *Grundlagen einer vorgeburtlichen Psychologie* (S. 123–133). Göttingen: Vandenhoeck & Ruprecht.
Krens, I. & Krens, H. (Hrsg.). (2005). *Grundlagen einer vorgeburtlichen Psychologie*. Göttingen: Vandenhoeck & Ruprecht.
Krens, I. & Krens, H. (Hrsg.). (2006). *Risikofaktor Mutterleib*. Göttingen: Vandenhoeck & Ruprecht.

Laing, R. D. (1982). *Die Tatsachen des Lebens.* Hamburg: Rowohlt.
Lebovici, S. (1990). *Der Säugling, die Mutter und der Psychoanalytiker.* Stuttgart: Klett-Cotta.
Maiello, S. (2003). Die Bedeutung pränataler auditiver Wahrnehmung und Erinnerung für die psychische Entwicklung – eine psychoanalytische Perspektive. In M. Nöcker-Ribaupierre (Hrsg.), *Hören – Brücke ins Leben. Musiktherapie mit früh- und neugeborenen Kindern* (S. 85–108). Göttingen: Vandenhoeck & Ruprecht.
Nöcker-Ribaupierre, M. (2003). Die Mutterstimme – eine Brücke zwischen zwei Welten. Kurz- und Langzeitbeobachtungen Auditiver Stimulation mit Mutterstimme. In M. Nöcker-Ribaupierre (Hrsg.), *Hören – Brücke ins Leben. Musiktherapie mit früh- und neugeborenen Kindern* (S. 151–169). Göttingen: Vandenhoeck & Ruprecht.
Orr, L. & Ray, S. (1977). *Rebirthing in the New Age.* Millbrae: Celestial Arts.
Rank, O. (1924/1988). *Das Trauma der Geburt.* Frankfurt a. M.: Fischer.
Schwartz, F. J. (2003). Medizinische Musiktherapie für das frühgeborene Baby – ein Forschungsüberblick. In M. Nöcker-Ribaupierre (Hrsg.), *Hören – Brücke ins Leben. Musiktherapie mit früh- und neugeborenen Kindern* (S. 135–150). Göttingen: Vandenhoeck & Ruprecht.
Stern, D. (1992). *Die Lebenserfahrungen des Säuglings.* Stuttgart: Klett-Cotta.
Stork, J. (1986). Die Ergebnisse der Verhaltensforschung im psychoanalytischen Verständnis. In J. Stork (Hrsg.), *Zur Psychologie und Psychopathologie des Säuglings* (S. 9–22). Stuttgart: Frommann-Holzboog.
Vreny, T. & Kelly, J. (1981). *Das Seelenleben des Ungeborenen.* München: Rogner & Bernhard.

Literatur zum Transfer in die musiktherapeutische Praxis

Decker-Voigt, H.-H. (1999). *Mit Musik ins Leben.* Kreuzlingen: Ariston.
Haslbeck, F. (2004). *Music Therapy with preterm infants – theoretical approach and first practical experience.* Retrieved June 25, 2008, from http://musictherapyworld.de/modules/mmmagazine/index_dynamisch.php?issue=38&article=112
Hess, P. (1999). Musiktherapie mit archaischen Klangkörpern. *Musiktherapeutischen Umschau, 20*(2), 77–92.
Lenz, G. M. & Moreau, D. v. (2003). Resonanz und Synchronisation als regulative Faktoren von Beziehung – das spezifische Potential der Musiktherapie. In M. Nöcker-Ribaupierre (Hrsg.), *Hören – Brücke ins Leben. Musiktherapie mit früh- und neugeborenen Kindern* (S. 109–134). Göttingen: Vandenhoeck & Ruprecht.
Nöcker-Ribaupierre, M. (Hrsg.). (2003). *Hören – Brücke ins Leben. Musiktherapie mit früh- und neugeborenen Kindern.* Göttingen: Vandenhoeck & Ruprecht.
Nöcker-Ribaupierre, M. & Zimmer, M.-L. (2004). *Förderung frühgeborener Kinder mit Musik und Stimme.* München: Reinhardt.
Rittner, S. & Fachner, J. (2004). Klang und Trance im EEG – Brainmapping mit dem Ganzkörpermonochord im therapeutischen Setting. *Musiktherapeutische Umschau, 25*(1), 70–80.
Strobel, W. (1988). Klang – Trance – Heilung. *Musiktherapeutische Umschau, 9*(2), 119–139.
Zimmer, M. L. (2003). Zu früh geborene Kinder haben „zu früh geborene Mütter". Praktische Erfahrungen mit Frühgeborenen und ihren Müttern beim Einsatz der Auditiven Stimulation mit der Mutterstimme. In M. Nöcker-Ribaupierre (Hrsg.), *Hören – Brücke ins Leben. Musiktherapie mit früh- und neugeborenen Kindern* (S. 170–191). Göttingen: Vandenhoeck & Ruprecht.

Weiterführende Literatur

Spintge, R. & Droh, R. (1987). *Musik in der Medizin.* Berlin: Springer.
Tomatis, A. (1987). *Der Klang des Lebens.* Hamburg: Rowohlt.

Psychodynamic Movement

Susanne Metzner

Psychodynamic Movement ist ein von der englischen Musiktherapeutin Priestley entwickeltes Verfahren der integrierten Musik- und Bewegungstherapie, das von den dänischen Musiktherapeutinnen Nygaard-Pedersen und Barth-Scheiby sowie der Autorin weiterentwickelt und modifiziert wurde. Im Zentrum von Psychodynamic Movement, die als Einzel- oder Gruppentherapie mit 5 bis 8 Patienten durchführbar ist, steht die Kombination von der Bewegungsimprovisation der Patienten und der musikalischen Improvisation durch die Therapeutin. Die mindestens 90 Minuten umfassende Sitzung umfasst drei bzw. vier Phasen:
1. das Warm-up,
2. die psychodynamische Bewegungsimprovisation,
3. das reflektierende Gespräch und
4. (fakultativ) die abschließende Entspannungsübung.

Der Raum sollte ausreichend groß, gut beheizbar und belüftbar sein und mit Decken, Instrumenten, vorzugsweise einem Klavier, mit Hifi- und Videoanlage ausgestattet sein.

Zahlreiche psychotherapeutische Verfahren tragen der Bedeutung des Körpers Rechnung, u. a. Moser (Psychoanalyse), Petzold (Integrative Therapie), Loos (Musiktherapie), wobei teilweise sehr unterschiedliche Denkmodelle zur theoretischen Erklärung herangezogen werden, was hier nicht näher erläutert werden kann. Psychodynamic Movement versteht sich als eine Methode der analytischen Musiktherapie, wobei die freie oder thematisch gebundene Bewegungsimprovisation analog der musikalischen Improvisation als eine Inszenierung intrapsychischer Konflikte anzusehen ist. Dabei geht es weniger um den Ausdruck spezifischer Gefühlsinhalte als um die elementare Verbindung der Arten des Fühlens im szenischen Zueinander, um die individuellen Wahrnehmungen als Empfindungen für Stimmung, Gestimmtsein und Stimmigkeit, für Zeitmuster und Rhythmen, für Aktivierungskonturen, Dynamik, Intensität, für Bewegungsspielraum, Haltung und Form, deren Verankerung sowohl zu den unbewussten Phantasien als auch bis ins Vegetative reicht. Dabei ist besonders zu bedenken, dass bei Psychodynamic Movement ein Körperbegriff gilt, der nicht von einem Natürlichkeitsparadigma ausgeht, sondern die Repräsentanz des Körperlichen als von einer dialektischen Beziehung von Natur und Kultur geprägt ansieht (vgl. Hoppe, 2005). Anwendungsbezogen bedeutet dies, dass mittels des sensorisch-kinästhetisch-eidetischen Gedächtnisses Patienten sich zwar zu erinnern vermögen, doch versteht sich der Körper, die Bewegung nicht von selbst, sondern bedarf der Deutung und Interpretation (Kühn, 1995). Dies geschieht zum einen durch die von der Gegenübertragung geleitete Improvisation der Therapeuten, wodurch sich aus der Fülle des protosymbolischen Materials gestische und musikalische Strukturen von präsentativ-symbolischem Gehalt herausbilden, zum andern im anschließenden, den Prozess reflektierenden Gespräch. Nicht so sehr die Erfüllung früh erfahrener Mangelsituationen sondern die Legitimierung der elementaren Bedürfnis- und Erlebensformen und die aus dem Verstandenwerden entstehenden neuen lebendigen Umgangsweisen stehen im Zentrum der therapeutischen Aufmerksamkeit. Die Verschränkung von sinnlich-situativen mit abstrahiert-rationalen Strukturen und deren anzustrebendes Gleichgewicht machen den therapeutischen Erkenntnis- und Heilungsprozess in der psychodynamischen Bewegungsimprovisation aus. Die spezifische Asymmetrie im Verhältnis zwischen musizierender Therapeutin und sich bewegenden Patienten kann als Problemstellung hier nur angedeutet werden, in der Praxis wird dem z. T. durch eine zweite Therapeutin, die an der Bewegungsimprovisation teilnimmt, Rechnung getragen.

Die Hervorhebung der sinnlich-situativen Elemente und das mit der körperlichen Bewegung im Zusammenhang stehende regressive Potenzial dieses Verfahrens ist augenfällig und hat Konsequenzen für die Frage nach Kontraindikationen, die im Einzelfall bei schwer ich-strukturell gestörten und/oder in akuten Krisen befindlichen Patientinnen und Patienten zu stellen ist. Zweifellos stellt die Ausbildung und berufliche Kompetenz der Musiktherapeutin, einschließlich einer Lehrtherapie in Psychodynamic Movement einen wesentlichen Faktor bei der Indikationsstellung dar. Vor allem jedoch scheint es eine Frage der persönlichen Neigung zu sein, inwieweit Körperwahrnehmungen und bewegungsimprovisatorische Anteile in die Musiktherapie integriert werden.

Literatur

Hoppe, S. (2005). *Metamorphosing Body – Theorien des Körpers in der Musiktherapie.* Unveröffentlichte Diplomarbeit. Hochschule Magdeburg-Stendal (FH).

Kühn, M. (1995). Theorie, Handlung und Methode: Der Körper als Grenze. In M. Nöcker-Ribaupierre & C. Münzberg (Hrsg.), *Beiträge zur Musiktherapie* (S. 78–96). Freies Musikzentrum München.

Weiterführende Literatur

Eschen, J. T. (Ed.). (2002). *Analytical Music Therapy.* London: Kingsley.

Geuter, U. (2006). Körperpsychotherapie – Teil 1. *Psychotherapeutenjournal, 2,* 116–122.

Metzner, S. (1999). Das Körperliche in der Musiktherapie. Zum Unterrichtsfach „Psychodynamic Movement". In M. Nöcker-Ribaupierre & C. Münzberg (Hrsg.), *Beiträge zur Musiktherapie* (S. 5–21). Freies Musikzentrum München.

Nygaard-Pedersen, I. (2002). Psychodynamic Movement – A basic Training Methodology for Music Therapists. In J. T. Eschen (Ed.), *Analytical Music Therapy* (pp. 190–217). London: Kingsley.

Nygaard-Pedersen, I. & Barth-Scheiby, B. (1989). Psychodynamische Bewegung innerhalb eines musiktherapeutischen Konzeptes. In H.-H. Decker-Voigt (Hrsg.), *Abschlußbericht des Modellversuchs Diplom-Aufbaustudium Musiktherapie an der Hochschule für Musik und darstellende Kunst Hamburg* (Dokumentation, Teil III, S. 70–74). Lilienthal/Bremen: Eres.

Priestley, M. (1982). *Musiktherapeutische Erfahrungen.* Stuttgart/New York: Fischer.

Psychodynamische Psychiatrie und Musiktherapie

Ingo Engelmann

Einleitung: Patienten über psychiatrische Musiktherapie

Psychiatriepatienten wissen sehr genau über ihre Erfahrungen in der Musiktherapie zu berichten. Die klangliche Improvisation nutzen sie wie einen Fahrstuhl in innere affektive Räume, die sonst versperrt sind. Dabei finden wir Unterschiede zwischen psychotischen und persönlichkeitsgestörten Patienten. Psychotische Menschen nehmen innere Bewegungen wahr, für die sie oft keine differenzierenden Worte finden:

– „Gefühle hab ich nicht gehabt, ich hab mich einfach wohl gefühlt. Ich weiß nicht, warum ich so oft weinen musste. Ich hab was Eigenes entdeckt in der Musiktherapie: Der Ton der Schlitztrommel wärmte mich, als wenn mich jemand in den Arm genommen hat."
– „Ich konnte Instrumente spielen, die ich nicht gelernt hatte, und konnte zum ersten Mal über mich selbst sprechen."
– „Ich hab ein paar Mal nicht mitbekommen, dass die Improvisation nicht einfach immer so weiterging, sondern nur noch ich übrig geblieben war. Da hab ich einen Schreck gekriegt und versucht, auch rechtzeitig aufzuhören, aber ich wusste nie so recht, wann rechtzeitig ist."

Persönlichkeitsgestörte Menschen, deren inneres Strukturniveau geordneter ist, benennen die an seelischen Prozessen beteiligten Emotionen ansatzweise differenzierter:

– „Ich kann meine emotionalen Erlebnisse in der Musik oder dem Vor- und Nachgespräch auch ganz schlecht beschreiben: Ich habe immer gern mitgespielt, es hat mir geholfen, ich hab mich drauf gefreut, es hat mich beeindruckt – obwohl ich nicht mehr weiß, was mich eigentlich beeindruckt hat."
– „Eigentlich achte ich nicht so sehr auf meine Stimmungen, aber in der Improvisation habe ich Bedrohliches erlebt: Am Klavier hätte ich mich verlieren können, da waren mir die beiden Bassstäbe lieber."
– „Oft hat sich in der Musik eine gemeinsame Struktur entwickelt. Das war für mich wichtig, weil ich allein im Chaos versinke."
– „Ich weiß auch nicht, was ich mit dem Klavier und was das Klavier mit mir gemacht hat. Das war 'ne komische Wechselwirkung."
– „Dass ich andere anrühren kann, das war neu für mich" (Engelmann, 2000, S. 184 ff.).

Die Polarität der psychiatrischen Therapie

Psychiatrie ist die Lehre von der biologischen, seelischen und sozialen Behandlung psychischer Erkrankungen. Wurde sie zunächst vorwiegend in großen Psychiatrischen Krankenhäusern (Landeskrankenhäuser) praktiziert, so hat sich der Ort der Psychiatrie in den letzten Jahrzehnten zunehmend in die Gemeinde verlagert (z. B. Betreutes Wohnen, Appartmentwohnen).

Psychiatrische Theorien und praktische Vorgehensweisen sind in der Regel polar einzuordnen. Auf dem einen Pol findet man die Dynamik seelischer Entwicklungswege und Strukturen (psychodynamische Psychiatrie, psychoanalytische und tiefenpsychologische Modelle). Der andere Pol orientiert sich am biologisch und sozial determinierten Verhalten (biologische Psychiatrie, Cognitive science). Forschungsergebnisse in Säuglingsforschung und Neuropsychologie haben in den letzten Jahrzehnten gezeigt, wie eng die Verbindungen zwischen beiden Polen sind: Je genauer das Gehirn neurophysiologisch erforscht wird, desto deutlicher werden die Wechselwirkungen zwischen den psychodynamischen Prozessen auf der einen und dem biologischen Fundament auf der anderen Seite. Die Auswirkungen dieser Erkenntnisse auf eine Krankenhauspsychiatrie, die immer kürzere Behandlungszeiten und effektivere empirische Beobachtbarkeit auf ihre Fahnen schreibt, bleiben abzuwarten (Moser nach Böker, 2006, S. 397 ff.; zur Polarität vgl. Deuter, 2001).

Musiktherapie in der Psychodynamischen Psychiatrie

Kliniken für Psychiatrie, Psychotherapie und Psychosomatik gehören seit Jahrzehnten zum festen Arbeitsfeld für Musiktherapeuten (Engelmann, 1995). In gemeindepsychiatrischen Einrichtungen des Betreuten Wohnens, Wohnheimen und Tagesstätten hat sich Musiktherapie nicht in gleichem Maß etablieren können. Das weist darauf hin, dass Musiktherapie in der Psychiatrie als psychotherapeutische Behandlungsmethode eingesetzt wird und weniger in der psychosozialen Begleitung. Dabei steht die aktuelle Musiktherapie dem psychodynamischen Pol psychiatrischer Behandlung näher als den kognitiv orientierten verhaltenstherapeutischen Strategien. Sie stellt die Beziehung zwischen Patient und Therapeut in den Mittelpunkt. Sie nutzt das Dreieck Patient-Therapeut-Instrument/Klang zur Re-Inszenierung triangulärer Zustände auf dem Wege zur Identitätsbildung. Dabei werden die nonverbalen Inszenierungen biografisch bestimmter Konflikte und Phantasien über die affektiven Verwicklungen ernst genommen. Sie sollen nicht der Oberfläche rationalen Verstehens und beobachtbaren Verhaltens untergeordnet werden.

Musiktherapie hat sich als besonders geeignet erwiesen, psychotherapeutische Behandlungsstrategien auf den Personenkreis strukturell schwer gestörter Patienten zu orientieren, die in der Psychiatrie den Hauptanteil der Patienten stellen (Metzner, 1999, zum Strukturbegriff: Arbeitskreis OPD, 2006). Die aktive Musiktherapie mit Psychiatriepatienten beinhaltet die Möglichkeit einer nonverbalen Begegnung, die durch die strukturellen Besonderheiten ihrer Person verbal oft wenig differenziert, affektiv wenig schwingend oder mit wenig Nachhaltigkeit stattfindet. Die klangliche Begegnung eröffnet dem Patienten einen Zugang zu eigenen inneren Räumen, die sich mit Erinnerungen oder Selbstwahrnehmungen füllen können. So entsteht Beziehung zur eigenen Geschichte und zum Gegenüber als wesentliche Erfahrung für den strukturell (und damit immer auch beziehungs-)gestörten Menschen in der Psychiatrie.

Die auf Psychoanalyse und tiefenpsychologische Theorien gründende psychodynamische Psychiatrie stellt das beziehungszentrierte Verstehen der Person und des Konflikts in den Mittelpunkt. Nicht „Deutung" oder „psychoanalytische Abstinenz" sind Standards dieser Behandlung, sondern das „Prinzip Antwort" und „Verwicklung": Der Therapeut versucht sich in die innere Landschaft des Patienten im Rahmen von Gegenübertragungsweben einzuschwingen und schlägt Handlungsantworten vor, die der Patient selbst nicht entwickeln kann. In diesem Prozess verwickelt der Therapeut sich in die Muster des Patienten und sucht mit ihm gemeinsam nach Auswegen aus den Verwicklungen. Diese allgemeinen Beschreibungen des therapeutischen Vorgehens in der psychodynamischen Psychiatrie lassen sich problemlos mit musiktherapeutischem Vokabular spezifizieren: Die „musikalische Antwort" in der aktiven musiktherapeutischen Improvisation wie auch das klangliche Neben- und Ineinanderwirken der gemeinsamen Improvisation von Therapeut und Patient fügen sich passgenau in das Gebäude psychodynamischer Psychiatrie ein (Heltzel, 1998). Spezifische Aspekte der Schizophreniebehandlung behandelt Kunkel in diesem Band unter dem Stichwort „Schizophrenie und Musiktherapie in der Psychiatrie".

Musiktherapeutische Methoden und Strategien

Neben der aktiven Improvisation bietet die rezeptive Musiktherapie besonders für zurückgezogene und kommunikativ extrem eingeschränkte, langfristig erkrankte Menschen einen niedrigschwelligen Zugang zu Interaktion, affektiver Berührung und Rekonstruktion der eigenen Geschichte (Engelmann, 2006). In der rezeptiven Musiktherapie können psychiatrische Patienten durch die Musikauswahl sehr präzise da erreicht werden („joining"), wo sie selbst mit ihrer Geschichte und ihrer aktuellen Verfassung anzutreffen sind: Gefühlsabwehr und Konfliktfreiheit (Volksmusik wie z. B. „Musikantenstadl", seichter Schlager), Neugier und Wachstum (Auseinandersetzung mit Weltmusik oder mit Avantgarde aus Klassik und Rock usw.). Die Berührung, die hier entstehen kann, ebnet den Weg zu einer dann auch verbalen Begegnung und damit zur Therapie.

Psychiatrische, teilweise auch psychotherapeutische Institutionen oder Teams und Mitarbeiter stellen sich mehr und mehr dem Anspruch der Versorgung. Sie erarbeiten Behandlungskonzepte, die sich an den Möglichkeiten und Bedürfnissen der Nutzer orientieren, statt diese für ein starres Konzept auszuwählen. Musiktherapie bietet hierfür ein breites Spektrum psychotherapeutisch wirksamer Strategien und Formen, die mit den Patienten gemeinsam gestaltet und gewählt werden können. Ein Patient mit großen Berührungs- und Beziehungsängsten kann sich in der Einzeltherapie geschützter fühlen, in der der Therapeut sich ihm ganz widmet. Er kann sich aber auch in der Gruppentherapie mit vier oder fünf anderen Patienten sicherer erleben, weil er sich in der gemeinsamen Improvisation in den Gesamtklang einweben oder sich darin verstecken kann. Aktive und rezeptive Therapieansätze können nebeneinander oder miteinander verschränkt genutzt werden. Die Nutzung vertrauten klanglichen Materials (Lieder, Schlager usw.) aus verschiedenen Lebensbereichen kann dem Patienten erleichtern, sich in eine psychotherapeutisch getönte Begegnung einzulassen. Die Verbindungen von „reiner" Musiktherapie mit Elementen aus der Bewegungs- und Tanztherapie oder Entspannung kann ebenso helfen, Patienten dort abzuholen, wo sie sich sicher oder vertraut fühlen. Erfindungsgabe und Kreativität des Therapeuten oder Flexibilität in der Interaktion von Therapeutin und Patient finden in der Musiktherapie einen weiten Spielraum. Der Übergang aus dem vorbereitenden Gespräch in die musikalische Gestaltung und wieder in das auswertende Gespräch bietet Gelegenheit zu symbolisierter Reflexion des Geschehens.

Zu dieser methodischen Vielfalt musiktherapeutischer Strategien kommen ebenso vielfältige Einsatzmöglichkeiten für verschiedene Patientengruppen hinzu. Musiktherapie wird (über das psychiatrische Krankenhaus hinaus) überall da eingesetzt, wo Entwicklungsprozesse gestört oder blockiert sind. Das ist auf der akutpsychiatrischen Station ebenso der Fall wie auf der Intensivstation für frühgeborene Säuglinge, auf der Suchtstation und in der Traumabehandlung ebenso wie im Hospiz für sterbende Menschen (vgl. in diesem Band die Stichworte „Schizophrenie und Musiktherapie in der Psychiatrie" „ambulante" sowie „stationäre Suchtkrankenarbeit", „Trauma und sexueller Missbrauch", „Altersdemenz" sowie Dehm-Gauwerky, 2006).

Psychodynamisch verstandene Musiktherapie in der Psychiatrie bezieht sich auf psychoanalytische Entwicklungs- und Persönlichkeitsmodelle (dazu näher Arbeitskreis OPD, 2006; Mentzos, 1991). Sie ist Bestandteil eines multifaktoriellen Behandlungsprozesses und darf nicht missverstanden werden als aktivierendes, schmückendes Beiwerk einer biologisch verengten Psychiatrie. Musiktherapeuten sind im Behandlungsteam einer psychiatrischen Institution wichtige Gesprächspartner der anderen Berufsgruppen (Ärzte, Therapeuten, Pflegeberufe). Sie vertreten psychotherapeutische Aspekte der Behandlung und übersetzen intrapsychische (Klang-)Prozesse in eine gemeinsame Sprache des Teams. Durch die Kontinuität ihrer Mitarbeit im Team (verglichen z. B. mit häufig wechselnden Assistenzärzten) sowie durch ihre psychotherapeutische Kompetenz spielen Musiktherapeuten eine wesentliche Rolle im multiprofessionellen Team. Die Entwicklung der immer wieder eingeforderten „gemeinsamen Sprache" stellt an Musiktherapeuten besondere Anforderungen, die abstrakten und schwer zu durchdringenden klanglichen Strukturen einer Improvisation in den therapeutischen Zusammenhang zu stellen und zu den Fokusformulierungen und -entwicklungen in der therapeutischen Behandlung beizutragen.

Literatur

Arbeitskreis OPD (Hrsg.). (2006). *Operationalisierte psychodynamische Diagnostik OPD-2*. Bern: Huber.
Böker, H. (Hrsg.). (2006). *Psychoanalyse und Psychiatrie*. Heidelberg: Springer.
Dehm-Gauwerky, B. (2006). *Inszenierungen des Sterbens – innere und äußere Wirklichkeiten im Übergang. Eine psychoanalytische Studie über den Prozess des Sterbens anhand der musiktherapeutischen Praxis mit altersdementen Menschen* (Kulturanalysen, Bd. 3). Marburg: Tectum.
Deuter, M. (2001). Polaritätsverhältnisse. Zu einer musikalisch-psychologischen Benennung der Improvisation. *Einblicke – Beiträge zur Musiktherapie, 12*, 70–86.
Engelmann, I. (1995). Musiktherapie in psychiatrischen Kliniken. Eine Fragebogenuntersuchung zu Verbreitung und Durchführung. *Der Nervenarzt, 66*, 217–224.
Engelmann, I. (2000). *Manchmal ein bestimmter Klang. Analytische Musiktherapie in der Gemeindepsychiatrie*. Göttingen: Vandenhoeck & Ruprecht.
Engelmann, I. (2006). Von fremden Ländern und Menschen. In BVM (Hrsg.), *Jahrbuch Musiktherapie* (Bd. 2, S. 85–102). Wiesbaden: Reichert.

Heltzel, R. (1998). Was ist psychodynamische Psychiatrie? *NAPPO-Mitgliederrundbrief der Norddeutschen Arbeitsgemeinschaft Psychodynamische Psychiatrie, 3,* 3–6.

Mentzos, S. (1991). *Psychodynamische Modelle in der Psychiatrie.* Göttingen: Vandenhoeck & Ruprecht.

Metzner, S. (1999). *Tabu und Turbulenz. Musiktherapie mit psychiatrischen Patienten.* Göttingen: Vandenhoeck & Ruprecht.

Psychosomatik

Ole Teichmann-Mackenroth

„Musiktherapie in der Psychosomatik" meint die Anwendung des kunst- und psychotherapeutischen Verfahrens Musiktherapie im Rahmen einer psychosomatischen Behandlung mit dem Ziel, Verständnis und Bewusstsein für die Beschwerden zu entwickeln und das leib-seelische Wohlbefinden der behandelten Menschen nach Möglichkeit zu verbessern. Zugrunde liegt dabei die ganzheitliche Betrachtungsweise der menschlichen Existenz einschließlich ihrer biologischen, ökologischen, kulturellen und sozialen Vernetzung, wie sie vor allem von der Integrierten Psychosomatischen Medizin in Abgrenzung zur biotechnischen Organmedizin, d. h. deren dogmatisch erstarrter Lehre, dass im Organismus keine anderen als physikalisch-chemische Kräfte wirksam seien, wieder eingenommen wird: Sie bezieht die Organschädigung bzw. Organfunktionsstörung auch auf die oben genannte Vernetzung sowie die Persönlichkeit und das Lebensschicksal der behandelten Patientinnen und Patienten.

Sowohl in der Klinischen Psychosomatik und Psychotherapie als auch in den sogenannten psychosomatischen Fachkliniken, die formell keine Krankenbehandlung, sondern Rehabilitation im Auftrag der Rentenversicherungsträger betreiben, gilt damit der von von Uexküll (1992, S. 33) formulierte Anspruch, „biotechnisches Wissen für den lebenden Körper neu zu interpretieren". Dies bedeutet jedoch, dass erst einmal der tiefe Graben zwischen „objektiver" naturwissenschaftlicher und intersubjektiver hermeneutischer Sichtweise des krankmachenden Geschehens überbrückt werden müsste. Doch mit dem „Leib-Seele-Problem" tut sich die in Deutschland aus Gründen der historischen Entwicklung internistisch ausgerichtete Psychosomatik heute noch schwer. Im statischen Ordnungsdenken z. B. des Diagnoseschlüssels ICD (International Classification of Diseases) steht weiterhin die Krankheit im objektivierbaren Sinne und nicht das kranke Subjekt Mensch im Mittelpunkt, wie dies in der Musiktherapie und jedem anderen intersubjektiven Behandlungsverfahren der Fall ist.

Die fachliche Eigenständigkeit und Anerkennung der Musiktherapie, die sich aus ihrer künstlerisch-kulturellen Herkunft ableitet, aus der heraus sie im Gegensatz zum Pathogenese-Modell der Medizin inzwischen ein dynamisches, auf Salutogenese beruhendes Denkmodell zu entwickeln beginnt, ist in den letzten zehn Jahren zwar gewachsen, gesundheitspolitisch aber durch das Psychotherapeutengesetz, die Gesundheitsreformgesetzgebung und Einsparzwänge in den Krankenhäusern bedroht. Die daraus resultierende, weil kostensparende Verabreichung von Musikkonserven durch nicht qualifiziertes Personal kann jedoch nur als grober Missbrauch künstlerischen Potenzials bezeichnet werden und als Reduktion der Kunst der Musik auf ein Gebrauchsmittel. Das zentrale kunsttherapeutische Wirkprinzip – in der psychosomatischen Musiktherapie die musikalische Improvisation als Ausdruck simultaner leib-seelischer und innerer wie äußerer Realität, die nur im so und nicht anders gestalteten Musikprozess zu erfassen ist – würde aus ökonomischen Gründen geopfert, sein Eigenleben und seine autonome Dynamik für nichtig erklärt. Bleibt es dagegen anerkannt und durch das Tätigwerden einer musiktherapeutischen Fachkraft erhalten, kann es auch Sinnträger, Symbol und Mittler bleiben oder wie Langer (1984, S. 252) sagt, „das mit Worten nicht sagbare, und doch nicht unausdrückbare Prinzip der lebendigen Erfahrung sowie die innere Bewegungsform des empfindenden, seines Lebens bewussten Daseins".

Die Funktion der musiktherapeutischen Improvisation (siehe dazu auch Weymann, 2004, S. 45 ff.) ist dementsprechend hier die Verdichtung von Erlebnissen und Erfahrungen in tönende Botschaften. Die Improvisation psychosomatisch erkrankter Patientinnen und Patienten sind in der kleinen Welt musiktherapeutischer Stunden Botschaften von dem, was ihnen in der großen Welt und ihrem Leben widerfahren ist und was sie – auslösend für die akute psychosomatische Dekompensation – erneut aus dem Rhythmus bringt. Sie tönen nach Zerstörung, Gewalt, Untergang, Tod, Neubeginn, Aufbruch, Kampf, Streit, Auseinandersetzung, Hoffnung, Trost, Sehnsucht nach Liebe und Geborgenheit. Im musiktherapeutischen Kontext sind sie stets an die therapeutische Zielsetzung gebunden, das Wissen von den Beschwerden und ihrer Herkunft zu mehren. So manch drohender Herzangstanfall wird aber auch in einer „beherzt" gespielten Musik, z. B. gegen bevormundende Einengung durch bestimmte aktuelle oder lebensgeschichtlich bedeutsame Bezugspersonen, als überwindbar erlebt.

Im Schutz der „hilfreichen Beziehung" (Teichmann-Mackenroth, 1992a, S. 249 ff.) gelangen die Spielerinnen und Spieler beim Improvisieren unter Umgehung der für sie typischen technisch-funktionalen Sprache in Erlebnisräume, in denen die Fähigkeit des Spürens wieder- und neuentdeckt werden kann. Musiktherapie bietet ihnen im „Hier und Jetzt" der sinnlichen Welt der Klänge die symbolische Durcharbeitung aller leibseelischen Konflikte, gleichgültig, wie lange vor der Entwicklung verbaler Kommunikation sie entstanden sind. Sie erschließt Spielräume der frühen globalen, nonverbalen und amodalen menschlichen Erfahrung (Stern, 1992, S. 57 ff.; Teichmann-Mackenroth, 1992b, S. 51 ff.), die nur unzureichend in Worte zu fassen ist und weit vor jener Krise des Welt- und Selbstverständnisses liegt, in die jedes Kind unweigerlich beim Sprechenlernen, d. h. bei dem Versuch gerät, globale präverbale Erfahrungsinhalte sprachlich auszudrücken.

Im Spielen und Wiederanhören ihrer improvisierten Werke erleben psychosomatisch Erkrankte sinnlich direkt spürbare, wortlose, emotionalgeladene Prozesse, die gleichbedeutend sind mit dem ersten Zulassen und Aushalten bislang abgewehrter Affekte und Gefühle und erste Versuche darstellen, darüber mit anderen zu sprechen (siehe dazu Hegi, 1998, S. 58 ff.). Sie benötigen dabei eine sichere, stützende Begleitung – ganz ähnlich der realen Fürsorge einer Mutter für ihr Kleinkind bei der Entdeckung seiner Umwelt – damit sie ihre von allen nur denkbaren Spielarten psychosomatischer Abwehr sorgfältig geschützten Verletzungen allmählich in das klanglich-rhythmische Geschehen einfließen lassen und ihre musikalisch manifesten Abwehrmechanismen wie „harmonisches Spiel", „metrisches Gleichmass" oder „ungeschehen machende Leisigkeit" dafür allmählich aufgeben können. Im Unterschied zu neurotisch erkrankten Patientinnen und Patienten sollten ihre Improvisationen im Kernbereich der zentralen Affekte und Konflikte aber ungedeutet bleiben, damit nicht erneut einsetzende Abwehrmanöver das notwendige Nachholen ungelebter Erfahrungen zunichte machen, die unabdingbar sind zur Entwicklung eines eigenen Körper- und Selbstbildes mit den dazugehörigen (Miss-)Empfindungen und Emotionen sowie der Wahrnehmung von Mitmenschen und Umwelt.

Die musiktherapeutische Aufgabe der Begleitung durch diese Entwicklungsprozesse besteht beim Spielen darin, reflektierend und haltgebend mitzuspielen und die hörbar werdenden Emotionen so zurückzugeben, wie das eine „gute" Mutter im Dialog mit ihrem Baby auch tun würde. Priestley (1986, S. 2) konstatiert: „In ihrer Musik durchleben Therapeut und Patient die vorsprachliche Kommunikation des frühesten Lebensalters mit all seinen geheimnisvollen Spielarten des Liebens und Versorgens". Die Entbehrungen und Verletzungen der frühen Zeit werden im musiktherapeutischen Dialog vom Klangmaterial quasi eingehüllt, so dass die Spielerinnen und Spieler wagen können, sie selbst zu sein und ihre Gefühle hörbar werden zu lassen, wie sie wirklich sind, selbst wenn die dabei entstehenden Klänge oft von musikalischen Brüchen, scheinbar unzusammenhängenden Klangfetzen und das Ohr kränkenden kakophonen Verformungen nur so strotzen (Teichmann-Mackenroth, 1990a, S. 69).

Auf diesem Weg wechselhafter Pro- und Regression zwischen schützender Geborgenheit und mutigem Voranstürmen wächst bei günstigem Behandlungsverlauf die Ich-Stärke und mit ihr das Gespür und später Bewusstsein für die unerfüllt gebliebenen Wünsche früherer Daseinsepochen. Die Enttäuschung darüber, dass sie für immer unerfüllbar bleiben werden, ist eine tiefe narzisstische Verletzung, die nur heilen kann, wenn zunehmend Momente eigenen Handelns und Gelingens erlebt werden können. In einer kraftvoll-expressiv gespielten Paukenimprovisation z. B., wird die darin impliziert erhaltene Botschaft auf stets sinnfällige Weise verstehbar: Das bist du selbst! Deine wieder erstarkten Kräfte haben dir erlaubt, dich mit klopfendem Herzen über andere (Therapeutin/Therapeut oder Mitspielerinnen/Mitspieler) hinwegzusetzen und selbst zu entscheiden, wann du dich unterordnen und anpassen oder deine Auffassung von den Dingen durchsetzen und identisch sein willst (Teichmann-Mackenroth, 1990b, S. 139; Purdon, 2002, S. 111).

Diese Art sinnlicher Wahrnehmungen vom Selbst, wie sie sich im musiktherapeutischen Dialog besonders gut entfalten, entsprechen etwa dem, was von Uexküll (1992, S. 24) „Sinnesenergien" nennt und die er (eine goldene Brücke für das Leib-Seele-Problem der Psychosomatik) als „seelische Funktionen des Körpers" beschreibt. „Sie weben ein Netz greifbarer, farbiger, tönender, duftender und schmeckender Beziehungen um ihn, die ihn mit festen, aber für jeden anderen unsichtbaren Fäden mit den Dingen und Personen der Außenwelt verbinden. In dem Netz, das aus diesen Fäden gesponnen wird, kann der Körper leben, d. h. atmen, trinken, ruhen und sich bewegen. Beraubt man ihn dieses Netzes, geht er in kürzester Zeit zugrunde. Die Fäden des Netzes (…) sind für den Außenstehenden unsichtbar, für den Sehenden aber leuchtend und bunt, für jeden anderen unhörbar, für den Hörenden aber tönend".

Literatur

Hegi, F. (1998). *Übergänge zwischen Sprache und Musik.* Paderborn: Junfermann.
Langer, S. (1984). *Philosophie auf neuem Wege.* Frankfurt am Main: Fischer.
Priestley, M. (1986). Musiktherapie und Liebe. *Musiktherapeutische Umschau, 7,* 1–7.
Purdon, C. (2002). The Role of Music in Analytical Music Therapy – Music as a Carrier of Stories. In J. Th. Eschen (Ed.), *Analytical Music Therapy* (pp. 104–114). London/Philadelphia: Kingsley.

Stern, D. (1992). *Die Lebenserfahrung des Säuglings*. Stuttgart: Klett-Cotta.
Teichmann-Mackenroth, O. (1990a). Über die Dualität des musiktherapeutischen Dialogs. In P. Petersen (Hrsg.), *Ansätze kunsttherapeutischer Forschung* (S. 58–70). Berlin: Springer.
Teichmann-Mackenroth, O. (1990b). Musiktherapie in der stationären Psychotherapie psychosomatischer Patienten. In H.-H. Decker-Voigt et al. (Hrsg.), *Musik und Kommunikation* (S. 125–140). Lilienthal: Eres.
Teichmann-Mackenroth, O. (1992a). Zum Konzept der hilfreichen Beziehung in der Musiktherapie. *Musiktherapeutische Umschau, 13,* 249–257.
Teichmann-Mackenroth, O. (1992b). Echos frühkindlicher Erfahrungen in der Musiktherapie. In Institut für Musiktherapie und Morphologie (Hrsg.), *Materialien zur Morphologie der Musiktherapie* (Bd. 5, S. 51–55). Zwesten: Eigenverlag.
Uexküll, T. v. (1992). Was ist und was will „Integrierte Psychosomatische Medizin?" In T. v. Uexküll et al. (Hrsg.), *Integrierte Psychosomatische Medizin in Praxis und Klinik* (S. 17–34). Stuttgart: Schattauer.
Weymann, E. (2004). *Zwischentöne*. Gießen: Psychosozial-Verlag.

Rating Scales

Lutz Neugebauer

In ihrer Arbeit mit behinderten Kindern entwickelten Paul Nordoff und Clive Robbins Rating-Skalen (Nordoff & Robbins, 1986) zur Beurteilung der musiktherapeutischen Situation. Diese Skalen wurden in Anlehnung an bereits existierende Beobachtungsbögen entwickelt (Ruttenberg et al., 1966). Gemeinsam mit dem Verfasser der Vorlagen wurden zwei verschiedene Beobachtungskriterien in Skalen festgelegt:
– zum einen die in der Musik auftretende Beziehung zwischen Kind und Therapeut,
– zum anderen die Möglichkeiten zur musikalischen Kommunikation.

In Skala I werden verschiedene Ebenen der Beziehungen – wie sie in der Musik auftreten können – beschrieben und anhand musikalischer Kriterien nachvollziehbar. Die Skala ist in zehn Teilschritte untergliedert, die von völligem Nichtbeachten bis hin zu Erreichen und Festigen von aktiver Selbstständigkeit in musikalischer Gruppenarbeit reichen. Der sogenannten Abwehr wird in ihrer *Beziehungsqualität* die gleiche Bedeutung beigemessen wie der aktiven Teilnahme.

Skala II beschreibt die Möglichkeiten zur Kommunikation innerhalb der Musik. Auch sie ist in zehn Teilschritte unterteilt. In ihr werden sowohl Wahrnehmungs- als auch Ausdrucksaspekte angesprochen. Sie ist untergliedert in drei Teilbereiche der Aktivitäten:
– instrumentale Aktivitäten,
– vokale Aktivitäten,
– Bewegungsaktivitäten.

Die Anwendung der Skalen war zunächst auf die Musiktherapie mit Kindern gerichtet. Ihre Entwicklung stützte sich auf die Arbeit mit 52 Kindern, die in insgesamt über 1.000 Musiktherapiesitzungen behandelt wurden, bei deren Auswertung die Skalen Anwendung fanden.

Über ihre ursprüngliche Funktion als Beurteilungsinstrument für musiktherapeutische Entwicklungen hinaus stellten sich die Skalen als sinnvolles Element der Ausbildung von Musiktherapeuten heraus. Sie erwiesen sich als gute Hilfe bei der Entwicklung klinischer Wahrnehmungsfähigkeit und zur Identifikation und Differenzierung dynamischer interaktiver Element im Therapieprozess. Die Rating-Scales stellen einen wesentlichen Schritt für die Entwicklung systematischer Beobachtungskriterien dar. Eine systematische Beobachtung der für Musiktherapie spezifischen Prozesse, wie sie Nordoff und Robbins seinerzeit entwickelten, wird auch heute als Ausgangspunkt jeder forscherischen Tätigkeit betrachtet. Zum Zeitpunkt der Drucklegung dieses Buches werden die Skalen durch Untersuchungen der Inter Rater Reliabilität hinsichtlich ihrer Validität und Reliabilität überprüft. Eine Publikation hierzu ist durch den Verfasser dieser Untersuchung, John F. Mahoney, in Vorbereitung.

Literatur

Nordoff, P. & Robbins, C. (1986). *Schöpferische Musiktherapie*. Stuttgart: Fischer.
Ruttenberg, B. A., Dratmann, M. L., Franknoi, J. & Wenar, C. (1966). An instrument for evaluating autistic children. *Journal of the American Academy of Child Psychiatry, 5,* 453–478.

Rezeptionsforschung

Heiner Gembris

Der Begriff Rezeptionsforschung ist kein klar umrissener, sondern ein eher diffuser Sammelbegriff, unter dessen Dach zumeist empirische Untersuchungen zusammengefasst werden, die sich mit grundlegenden musikalischen Wahrnehmungsprozessen, dem Beurteilen und emotionalen Erleben von Musik sowie mit Funktionen und Wirkungen von Musik befassen. Die Wurzeln der Rezeptionsforschung reichen zurück bis zur Tonpsychologie des 19. Jahrhunderts, die sich ausschließlich mit der Wahrnehmung einzelner Töne und Klänge befasst hat. Schon Ende des 19./Anfang 20. Jahrhunderts gab es empirische Studien, die sich mit physiologischen Wirkungen des Musikhörens, musikalischem Erleben und musikalischen Vorlieben befasst haben. Ab den 1970er Jahren erlebte sie einen bemerkenswerten Aufschwung (für einen Überblick vgl. Rösing, 1983; Gembris, 1999). In jüngerer Zeit ist insbesondere der Zusammenhang von Musik(hören) und Emotionen in den Blickpunkt der Forschung gerückt (Juslin & Sloboda, 2001; Sloboda & Juslin, 2005).

Die Rezeptionsforschung stellt ein zentrales Forschungsgebiet der Musikpsychologie dar. Die sozialen und kulturellen Aspekte der Musikrezeption sind wichtige Arbeitsfelder der Musiksoziologie (Bühl, 2004; Gebesmair, 2001) und der Sozialpsychologie (Ferchhoff, 2005). Radiosender und andere Medien betreiben Rezeptionsforschung, um Hörerpräferenzen und Publikumsverhalten in Programmplanungen und Verkaufsstrategien einzubeziehen (z.B. Altrogge & Schabedoth, 2004). Im angloamerikanischen Bereich gibt es für den Begriff Rezeptionsforschung keine Entsprechung. Die entsprechende Forschung ist stattdessen unter Stichworten wie „music perception", „music listening" oder „music psychology" zu finden. Für die Musiktherapie ist die Rezeptionsforschung insofern von Bedeutung, als sie Grundlagenwissen über das Musikhören und seine Wirkungen bereitstellt.

Das Musikhören ist ein ganzheitliches Geschehen, bei dem gleichzeitig verschiedene kognitive, emotionale, physiologische und sozialpsychologische Prozesse mit unterschiedlichen Intensitäten und in wechselseitiger Interaktion ablaufen. Welche Aspekte dabei besonders hervortreten bzw. im Hintergrund bleiben, hängt nicht nur von der Art der Musik, sondern in wesentlichem Maße von situativen Bedingungen und individuellen Voraussetzungen der Hörer ab. Obgleich es in der Praxis nicht möglich ist, die verschiedenen beim Musikhören ablaufenden Prozesse klar voneinander zu trennen, ist es für die Erforschung des Musikerlebens unumgänglich, einzelne Aspekte für Analysezwecke mehr oder weniger zu isolieren und für sich zu betrachten. Dabei haben sich in der Rezeptionsforschung folgende Themenschwerpunkte herausgebildet:
– kognitive Wahrnehmungs- und Verarbeitungsprozesse beim Musikhören,
– emotionales Erleben und emotionale Wirkungen von Musik,
– psychophysiologische Wirkungen des Musikhörens,
– musikalische Einstellungen, Präferenzen und ihre Entstehungsbedingungen,
– Anwendung von Wirkungen des Musikhörens/therapeutische Wirkungen von Musik.

Je nach Fragestellung arbeitet die Rezeptionsforschung mit unterschiedlichen Methoden, die einzeln oder miteinander kombiniert verwendet werden. Der weitaus überwiegende Teil der Forschung arbeitet mit Befragungen der Probanden mittels (standardisierter) Fragebögen (am häufigsten) oder Interviews (seltener). Eine besondere Rolle spielt seit den 1970er Jahren das semantische Differenzial bzw. das Polaritätsprofil, bei dem verschiedene Dimensionen des Musikerlebens (wahrgenommene Gefühle, Vertrautheit, Werturteile etc.) oder bestimmte Musikstücke, Stilrichtungen etc. mit Hilfe von gegensätzlichen Adjektivpaaren (Polaritäten) auf abgestuften Skalen beurteilt werden können. Um den zeitlichen Verlauf von emotionalen Wirkungen oder anderen Reaktionen während der erklingenden Musik fortlaufend erfassen zu können, wurden Methoden der kontinuierlichen Erfassung musikinduzierter Reaktionen entwickelt, die entweder mit einem speziellen Gerät (Continuous Response Digital Interface; Gregory, 1989; Madsen, 1998) oder mit Hilfe von Computer, Maus und einem speziellen Computerprogramm arbeiten (Nagel, Kopiez, Grewe & Altenmüller, 2007). Diese Methoden wurden bislang allerdings selten verwendet. Häufiger sind Experimente und physiologische Messungen. Die technische Entwicklung bildgebender Verfahren in der Gehirnforschung (z. B. Positronen-Emissionstomografie [PET], funktionelle Magnetresonanztomografie [fMRI]) in Verbindung mit den Fortschritten der Neurowissenschaften hat in jüngster Zeit auch für die Untersuchung der in die Musikwahrnehmung und -verarbeitung involvierten Gehirnareale neue Möglichkeiten erschlossen (Evers, 2005; Koelsch & Schröger, 2008).

Kognitive Wahrnehmungs- und Verarbeitungsprozesse beim Musikhören

Die Wahrnehmung von Musik unterliegt gestaltpsychologischen Prinzipien. Wir hören nicht einzelne Elemente, etwa eine Reihenfolge von Tönen, sondern die einzelnen Töne werden bereits im Wahrnehmungsakt zu Motiven oder Phrasen gruppiert (auditory grouping, streaming) und auf diese Weise zu musikalischen Gestalten zusammenfasst. Musikalische Gestalten sind somit die Grundeinheit der Wahrnehmung (Auhagen, 2005, 2008; de la Motte-Haber, 2005; Deutsch & Hamaoui, 2005; Kreutz, 2005). Diese kleinen Gruppen musikalischer Elemente (Gestalten) werden zu größeren Gruppen bzw. Gestalten zusammengefasst, diese wiederum zu noch größeren Gruppen usw., so dass die musikalische Wahrnehmung als ein hierarchisch ablaufender Prozess angesehen werden kann (Lerdahl & Jackendoff, 1983). Seit den 80er Jahren spielen in der Musikpsychologie gestaltpsychologische und hierarchische Theorien der Musikwahrnehmung sowie die Frage der mentalen Repräsentation von Musik eine wichtige Rolle in der Rezeptionsforschung. Andere kognitive Ansätze haben sich beispielsweise mit dem Zusammenhang von Informationsgehalt (Komplexität und Neuheit der Musik für den Hörer) und Informationsverarbeitungskapazität einerseits und dem Gefallen an der Musik andererseits befasst (Werbik, 1971; Konecni, 1979; Flath-Becker, 1987) oder mit der Bedeutung von Erwartungen für das Erleben von Musik (Feldmann, 1998). Vor allem in der angloamerikanischen Forschung hat die Erforschung kognitiver Prozesse des Musikhörens bis in die 1990er Jahre eine dominante Rolle gespielt (McAdams & Bigand, 1993).

Der Zusammenhang zwischen Musik, ihrer Struktur und Darbietung einerseits und ihren Wirkungen auf Gefühle, Stimmungen und emotionales Befinden andererseits ist sicher eines der faszinierendsten und schillerndsten Gebiete der Rezeptionsforschung. Gute Übersichten geben Juslin und Sloboda (2001), Rötter (2005), Sloboda und Juslin (2005), Kopiez (2008) und Kreutz (2008). Ein zentrales Thema ist die Frage, welche Musik bzw. musikalischen Elemente welchen emotionalen Ausdruck vermitteln oder inwieweit sich die Stimmung durch das Hören von Musik beeinflussen lässt (für einen Überblick vgl. Gembris, 2002). Verschiedene Untersuchungen konnten nachweisen, dass sich die momentane Stimmung tatsächlich durch Musik beeinflussen lässt (z. B. Shatin, 1970; Pignatiello et al., 1989); anderen gelingt dies nur eingeschränkt oder gar nicht (z. B. Stratton & Zalanowski, 1989). Offen bleibt dabei beispielsweise auch die Frage, wie lange musikinduzierte Stimmungsveränderungen anhalten.

Ein Problem besteht bei dieser Art von Untersuchungen u. a. darin, dass meist die musikalische Struktur und einzelne musikalische Elemente als Einflussfaktoren geprüft werden, während gleichzeitig die situativen Bedingungen des Hörens und die individuelle Disposition der Rezipienten vernachlässigt werden, obgleich sie für das Erleben und die emotionalen Wirkungen von Musik von ausschlaggebender Wirkung sein können. So können sich in Abhängigkeit vom Grad der psychophysiologischen Erregung emotionale Reaktionen auf ein und dasselbe Musikstück in ihr Gegenteil verkehren (Gembris, 1985). Ebenso kann in unterschiedlichen Stimmungen ein und dasselbe Musikstück zu verschiedenartigen emotionalen Reaktionen führen. Darüber hinaus spielen u. a. auch die individuellen Coping-Strategien für emotionale Wirkungen von Musik eine wichtige Rolle. Experimentelle Untersuchungen (Behne, 1984; Gembris, 1991) zeigen, dass es einerseits Personen gibt, für die beispielsweise zur Bewältigung von Trauer stimmungskongruente Musik einen therapeutischen Effekt hat (Iso-Prinzip), während für andere ein solcher Effekt eher durch stimmungskontrastierende Musik herbeigeführt werden kann (Kompensations-Prinzip).

Intensives Musikerleben kann u. U., wie auch bei heftigen Emotionen, mit starken körperlichen Empfindungen und Reaktionen verbunden sein (Gabrielsson, 2001). Durch physiologische Messungen (z. B. Herz- und Atemfrequenz, psychogalvanische Hautreaktion, EEG etc.) wird versucht, Rückschlüsse auf das Musikerleben zu ziehen. Zwar können emotionale Wirkungen von Musik tatsächlich mit physiologischen Reaktionen verbunden sein, dies muss aber nicht notwendigerweise der Fall sein. Über die Qualität des musikalischen Erlebens können physiologische Messungen nichts aussagen, sie können allenfalls ein Indikator für die Intensität des emotionalen Erlebens sein. Die Ergebnisse physiologischer Untersuchungen des Musikerlebens sind widersprüchlich (s. z. B. Dainow, 1977; Behne, 1993, 1995). Die bisherigen Untersuchungen auf diesem Gebiet zeigen, dass eher individuelle Reaktionsdispositionen der Hörer für physiologische Reaktionen auf Musik ausschlaggebend sind als die Musik selbst (s. z. B. Allesch, 1981; Faienza, 2005). Allgemein lässt sich lediglich sagen, dass schnelle, laute Musik (über 65 dB (A)) mit einem weiten Frequenzspektrum und hohem Informationsgehalt wahrscheinlich physiologische Erregung hervorruft, während langsame, leise Musik mit einem engen Frequenzspektrum und geringem Informationsgehalt trophotrope Reaktionen bewirkt (Gembris, 2002; Behne, 1995). In der Literatur hat sich dafür die Bezeichnung „stimulative" und „sedative" Musik durchgesetzt, obgleich sich die entsprechenden Wirkungen nicht immer nachweisen lassen (s. Behne, 1995; Hadsell, 1989).

Musikalische Einstellungen und Präferenzen sind vor allem in sozialpsychologischen, medienwissenschaftlichen, musikwissenschaftlichen und musikpädagogischen Zusammenhängen untersucht worden (z.B. Gembris, 2005; Behne, 1986). Musikgeschmack (als längerfristige musikalische Vorliebe) und musikalische Präferenzen (als kurzfristige und situativ beeinflusste Vorlieben) stehen vor allem in engem Zusammenhang mit Alter, Bildungsgrad, sozialem Mileu und Lebensstil (Kleinen, 2008; Kalies, Lehmann & Kopiez, 2008, S. 298). Als Persönlichkeitsmerkmale haben Offenheit und Extroversion ebenfalls einen Einfluss auf musikalische Präferenzen (zusammenfassend Gembris, 2005; Rentfrow & Gosling, 2003).

Es gibt auch einige Studien aus dem musiktherapeutischen Bereich, in denen musikalische Präferenzen untersucht werden. Vor allem geht es dabei um die Untersuchung der Präferenzen von Erwachsenen und älteren Menschen, etwa um auf dieser Basis z. B. Musikprogramme für Altersheime oder gerontologische Abteilungen zu entwickeln (Jonas, 1991; Moore, Staum & Brotons, 1992; Smith, 1989). Da Musik in der Therapie bei allen Altersstufen angewendet werden kann, ist hier ein Grundwissen beispielsweise über generationsspezifische Präferenzen und Präferenzwandel von Bedeutung (s. Hartogh, 2005).

Ein weiterer Teil der Rezeptionsforschung befasst sich mit der praktischen Anwendung von Musik, um bestimmte Wirkungen zu erzielen, z. B. in der Werbung, im Kaufhaus, zur Steigerung von Arbeitsleistungen etc. (s. zusammenfassend Behne, 1995; Tauchnitz, 2005). Neben solchen Fragestellungen sind auch Wirkungen des Musikhörens in therapeutisch-medizinischen Kontexten ein wichtiges Thema. Bei den meisten Untersuchungen dieser Art wird Musik als Hintergrundmusik verwendet, um entspannende, schmerz- und angstreduzierende Wirkungen zu erzielen, z. B. vor und während chirurgischer Eingriffe, in entspannungstherapeutischen Kontexten, bei Verhaltensänderungen und Lernen, oder auch zur Stimulierung und Beruhigung von Neu-bzw. Frühgeborenen.

Solchen Untersuchungen liegen oftmals verhaltenstherapeutische oder lerntheoretische Ansätze zugrunde. Die Ergebnisse sind nicht einheitlich. Teils können tatsächlich entsprechende Effekte des Musikhörens nachgewiesen werden, etwa in Gestalt von Verbesserung im subjektiven Befinden, Reduktion von Schmerzempfindungen oder von Ängsten, wodurch beispielsweise die Dosierung von Beruhigungsmitteln bei Operationen reduziert werden kann (s. Spintge & Droh 1987, 1992; Korunka et al., 1992; Mayer, 1989). Andere Untersuchungen können derartige Effekte nicht oder nur teilweise bestätigen.

Die Widersprüchlichkeit der Befunde dürfte zu einem nicht geringen Teil mit der Unterschiedlichkeit der Versuchsbedingungen und mit den nicht selten unbefriedigenden Methoden zusammenhängen. Andererseits entspricht sie auch den Verhältnissen im alltäglichen Leben: Auch im Alltag wird nicht jedes Musikhören eine feststellbare oder gar außergewöhnliche Wirkung auf die Stimmung, Leistung oder Anspannung haben; meist wird Musik eher keine spektakulären Wirkungen haben. Dazu kommt, dass aufgrund der weiten Verbreitung der Musik durch die Medien und ihrer ständigen Präsenz als Hintergrundmusik sich ihre Wirkungen sowohl in therapeutischen als auch nicht therapeutischen

Kontexten (z. B. in der Werbung oder zur Steigerung von Arbeitsleistungen) anscheinend durch Gewöhnung abnutzen (Gembris, 1993; Behne, 1995). Dennoch kann Musik dann, wenn sie bewusst erlebt wird und in einen subjektiv und/oder sozial bedeutungsvollen Kontext eingebunden ist, intensive emotionale Erlebnisse auslösen. In jedem Fall hat die Rezeptionsforschung gezeigt, dass Musik nicht wie ein Medikament eingesetzt werden kann, das nach Verabreichung zuverlässig und kalkulierbar eine bestimmte Wirkung erreicht. Vielmehr werden Wirkungen von Musik zum sehr großen Teil durch den situativen Kontext sowie durch individuelle Dispositionen wie Präferenzen, Einstellungen und Erwartungen bestimmt werden. Dem müssten Forschung und Praxis mehr Rechnung tragen.

Literatur

Allesch, C. (1981). Untersuchungen zum Einfluß von Musik auf Puls- und Atmungsfrequenz. *Zeitschrift für Klinische Psychologie und Psychotherapie, 29,* 353–382.

Altrogge, M. & Schabedoth, E. (2004). Formatierte Programme und unformatierte Hörer. Zur Diskrepanz von Musik- und Hörerforschung. *Musikforum, 2,* 24–27.

Auhagen, W. (2005). Rhythmus- und Tempoempfinden. In H. de la Motte-Haber & G. Rötter (Hrsg.), *Musikpsychologie* (S. 231–249). Laaber: Laaber.

Auhagen, W. (2008). Rhythmus und Timing. In H. Bruhn, R. Kopiez & A. C. Lehmann (Hrsg.), *Musikpsychologie. Das neue Handbuch* (S. 437–457). Reinbek: rororo.

Behne, K.-E. (1984). Befindlichkeit und Zufriedenheit als Determinanten situativer Musikpräferenzen. In K.-E. Behne, H. de la Motte-Haber & G. Kleinen (Hrsg.), *Jahrbuch Musikpsychologie* (S. 7–21). Wilhelmshaven: Noetzel.

Behne, K.-E. (1986). *Hörertypologien. Zur Psychologie des jugendlichen Musikgeschmacks.* Regensburg: Bosse.

Behne, K.-E. (1993). Wirkungen von Musik. *Musik und Unterricht, 18,* 4–9.

Behne, K.-E. (1995). Wirkungen von Musik. In S. Helms, R. Schneider & R. Weber (Hrsg.), *Kompendium der Musikpädagogik* (S. 333–348). Kassel: Bosse.

Bühl, W. L. (2004). *Musiksoziologie.* Bern: Lang.

Dainow, E. (1977). Physical Effects and Motor Responses to Music. *Journal of Research in Music Education, 25,* 211–221.

de la Motte-Haber, H. (2005). Modelle der musikalischen Wahrnehmung. In H. de la Motte-Haber & G. Rötter (Hrsg.), *Musikpsychologie* (S. 55–73). Laaber: Laaber.

Deutsch, D. & Hamaoui, K. (2005). Gruppierungsmechanismen beim Hören von Musik. In T. H. Stoffer & R. Oerter (Hrsg.), *Allgemeine Musikpsychologie* (Enzyklopädie der Psychologie, Serie Musikpsychologie, Bd. 1, S. 307–341). Göttingen: Hogrefe.

Evers, S. (2005). Hirnphysiologische Grundlagen der Musikwahrnehmung. In H. de la Motte-Haber & G. Rötter (Hrsg.), *Musikpsychologie* (S. 40–54). Laaber: Laaber.

Faienza, C. (2005). Individuelle Unterschiede bei physiologischen Reaktionen auf Musik. In R. Oerter & T. H. Stoffer (Hrsg.), *Spezielle Musikpsychologie* (Enzyklopädie der Psychologie, Serie Musikpsychologie, Bd. 2, S. 323–368). Göttingen: Hogrefe.

Feldmann, M. (1998). *Erwartungsdiskrepanz und emotionales Erleben von Musik.* Hildesheim: Olms.

Ferchhoff, W. (2005). Musikalische Jugend(sub)kulturen. In R. Oerter & T. H. Stoffer (Hrsg.), *Spezielle Musikpsychologie* (Enzyklopädie der Psychologie, Serie Musikpsychologie, Bd. 2, S. 411–460). Göttingen: Hogrefe.

Flath-Becker, S. (1987). *Musikpräferenzen in Situationen psychischer Anspannung.* Frankfurt: Lang.
Gabrielsson, A. (2001). Emotions in strong experiences with music. In P. N. Juslin & J. A. Sloboda (Eds.), *Music and emotion. Theory and research* (pp. 431–449). Oxford: Oxford University Press.
Gebesmair, A. (2001). *Grundzüge einer Soziologie des Musikgeschmacks.* Wiesbaden: Westdeutscher Verlag.
Gembris, H. (1985). *Musikhören und Entspannung.* Hamburg: Wagner. (Download unter http://groups.uni-paderborn.de/ibfm/downloads.html)
Gembris, H. (1991). Situationsbezogene Präferenzen und erwünschte Wirkungen von Musik. In Behne, K.-E., Kleinen, G. & de la Motte-Haber (Hrsg.), *Jahrbuch Musikpsychologie* (S. 73–95). Wilhelmshaven: Noetzel.
Gembris, H. (1993). Zur Situation der Rezeptiven Musiktherapie. *Musiktherapeutische Umschau, 14,* 193–206.
Gembris, H. (1999). 100 Jahre Rezeptionsforschung. Ein Rückblick in die Zukunft. In K.-E. Behne, G. Kleinen & H. de la Motte-Haber (Hrsg.), *Wahrnehmung und Rezeption* (Jahrbuch Musikpsychologie Bd. 14, S. 24–41). Göttingen: Hogrefe.
Gembris, H. (2002). Wirkungen von Musik – Musikpsychologische Forschungsergebnisse. In G. Hofmann & C. Trübsbach (Hrsg.), *Mensch & Musik. Diskussionsbeiträge im Schnittpunkt von Musik, Medizin, Physiologie und Psychologie* (S. 9–28). Augsburg: Wißner.
Gembris, H. (2005). Musikalische Präferenzen. In R. Oerter & T. H. Stoffer (Hrsg.), *Spezielle Musikpsychologie* (Enzyklopädie der Psychologie, Serie Musikpsychologie, Bd. 2, S. 279–342). Göttingen: Hogrefe.
Gregory, D. (1989). Using computers to measure continuous music responses. *Psychomusicology, 8* (2), 127–134.
Hadsell, N. A. (1989). Multivariate Analyses of Musicians' and Non-Musicians' Ratings of Pre-Categorized Stimulative and Sedative Music. *Journal of Music Therapy, XXVI,* 106–114.
Hartogh, Th. (2005). *Musikgeragogik – Ein bildungstheoretischer Entwurf. Musikalische Altenbildung im Schnittfeld von Musikpädagogik und Geragogik.* Augsburg: Wißner.
Jonas, J. L. (1991). Preferences of Elderly Music Listeners Residing in Nursing Homes for Art Music, Traditional Jazz, Popular Music of Today, and Country Music. *Journal of Music Therapy, XXVIII,* 149–160.
Juslin, P. N. & Sloboba, J. A. (Eds.). (2001). *Music and emotion. Theory and research.* Oxford: Oxford University Press.
Kalies, Ch., Lehmann, A. C. & Kopiez, R. (2008). Musikleben und Live-Musik. In H. Bruhn, R. Kopiez & A. C. Lehmann (Hrsg.), *Musikpsychologie. Das neue Handbuch* (S. 293–315). Reinbek: rororo.
Kleinen, G. (2008). Musikalische Sozialisation. In H. Bruhn, R. Kopiez & A. C. Lehmann (Hrsg.), *Musikpsychologie. Das neue Handbuch* (S. 37–66). Reinbek: rororo.
Koelsch, S. & Schröger, E. (2008). Neurowissenschaftliche Grundlagen der Musikwahrnehmung. In H. Bruhn, R. Kopiez & A. C. Lehmann (Hrsg.), *Musikpsychologie. Das neue Handbuch* (S. 393–412). Reinbek: rororo.
Konecni, V. J. (1979). Determinants of aesthetic preference and effects of exposure to aesthetic stimuli: Social, emotional and cognitive factors. *Progress in Experimental Personality Research, 9,* 149–197.
Kopiez, R. (2008). Wirkungen von Musik. In H. Bruhn, R. Kopiez & A. C. Lehmann (Hrsg.), *Musikpsychologie. Das neue Handbuch* (S. 525–547). Reinbek: rororo.
Korunka C. et al. (1992). Die Auswirkung von Suggestionen und Musik während Vollnarkose auf postoperative Befindlichkeit. *Zeitschrift für Klinische Psychologie, 21,* 272–285.

Kreutz, G. (2005). Melodiewahrnehmung: Funktionen von Arbeitsgedächtnis und Aufmerksamkeit. In H. de la Motte-Haber & G. Rötter (Hrsg.), *Musikpsychologie* (S. 185–207). Laaber: Laaber.

Kreutz, G. (2008). Musik und Emotion. In H. Bruhn, R. Kopiez & A. C. Lehmann (Hrsg.), *Musikpsychologie. Das neue Handbuch* (S. 548–572). Reinbek: rororo.

Lerdahl, F. & Jackendoff, R. (1983). *A Generative Theory of Tonal Music*. Massachussets: MIT.

Madsen, C. K. (1998). Emotion versus tension in Haydn's Symphony no. 104 as measured by the two-dimensional continuous response digital interface. *Journal of Research in Music Education, 46*, 546–554.

Mayer, R. (1989). Die Audio-Analgesie – eine besondere Form des Angstabbaus. In H. G. Sergl & H. Müller-Fahlbusch (Hrsg.), *Angst und Angstabbau in der Zahnmedizin*. 1. Jahrestagung des Arbeitskreises Psychologie und Psychosomatik in der Zahn-, Mund- und Kieferheilkunde der DGZMK (S. 117–123). Berlin: Quintessenz.

McAdams, S. & Bigand, E. (Eds.). (1993). *Thinking in sound: the cognitive psychology of human audition*. London: Oxford University Press.

Moore, R. S., Staum, M. J. & Brotons, M. (1992). Music Preferences of the Elderly: Repertoire, Vocal Ranges, Tempos, and Accompaniments for Singing. *Journal of Music Therapy, XXIX*, 236–252.

Nagel, F., Kopiez, R., Grewe, O. & Altenmüller, E. (2007). „EMuJoy" – Software for continuous measurement of perceived emotions in music: Basis aspects of data recording and interface features. *Behavior Research Methods, 39* (2), 283–290.

Pignatiello, M. et al. (1989). A Psychophysiological Comparison of the Velten and Music Mood Induction Techniques. *Journal of Music Therapy, XXVI*, 140–154.

Rentfrow, P. J. & Gosling, S. D. (2003). The Do Re Mi's of Everyday Life: The Structure and Personality Correlates of Music Preferences. *Journal of Personality and Social Psychology, 84*, 1236–1256.

Rösing, H. (1983). *Rezeptionsforschung in der Musikwissenschaft*. Darmstadt: Wissenschaftliche Buchgesellschaft.

Rötter, G. (2005). Musik und Emotion. Musik als psychoaktive Substanz – Musikalischer Ausdruck – Neue Experimentelle Ästhetik – Emotionstheorien – Funktionale Musik. In H. de la Motte-Haber & G. Rötter (Hrsg.), *Musikpsychologie* (S. 268–338). Laaber: Laaber.

Shatin, L. (1970). The Alteration of Mood Via Music: A Study of the Vectoring Effect. *Journal of Psychology, 75*, 81–86.

Sloboda, J. A. & Juslin, P. N. (2005). Affektive Prozesse: Emotionale und ästhetische Aspekte musikalischen Verhaltens. In T. H. Stoffer & R. Oerter (Hrsg.), *Allgemeine Musikpsychologie* (Enzyklopädie der Psychologie, Serie Musikpsychologie, Bd. 1, S. 767–841). Göttingen: Hogrefe.

Smith, D. S. (1989). Preferences for Differentiated Frequency Loudness Levels in Older Adult Music Listening. *Journal of Research in Music Therapy, XXVI*, 18–29.

Spintge, R. & Droh. R. (Hrsg). (1987). *Musik in der Medizin/Music in Medicine*. Berlin: Springer.

Spintge, R. & Droh, R. (1992). *Musik-Medizin. Physiologische Grundlagen und praktische Anwendungen*. Stuttgart: Fischer.

Stratton, V. N. & Zalanowski, A. H. (1989). The Effects of Music and Paintings on Mood. *Journal of Music Therapy, XXVI*, 30–41.

Tauchnitz, J. (2005). Musik in Werbung und Konsum. In R. Oerter & T. H. Stoffer (Hrsg.), *Spezielle Musikpsychologie* (Enzyklopädie der Psychologie, Serie Musikpsychologie, Bd. 2, S. 699–720). Göttingen: Hogrefe.

Werbik, H. (1971). *Informationsgehalt und emotionale Wirkung von Musik*. Mainz: Schott.

Rezeptive Musiktherapie

Isabelle Frohne-Hagemann

Mit dem Begriff „Rezeptive Musiktherapie" ist das Hören und Erleben von Musikstücken verschiedener Genres mit therapeutischer Zielsetzung gemeint. Wenn keine Indikation für „aktive Musiktherapie", d. h. zum Spielen auf Instrumenten vorliegt, etwa weil der Patient das Sich-spielerisch-Ausdrücken (noch) fürchtet, können die vielfältigen Formen rezeptiver Musiktherapie (vgl. Frohne-Hagemann, 1998, 2001, 2004, 2007; Grocke & Wigram, 2007) einen guten Zugang zum emotionalen Erleben bereitstellen. Im Grunde liegt jedoch auch dem aktiven Musizieren ein rezeptiver Vorgang zugrunde, da sich niemand spielend ausdrücken kann, wenn er/sie nicht auch dem eigenen Spiel lauscht. Deshalb können auch Formen aktiver Musiktherapie einen Schwerpunkt im Rezeptiven sehen, wenn das bewusste Wahrnehmen und Erleben des Gespielten besonders im Zentrum steht (z. B. Bissegger, 2005; Timmermann, 2005).

Das Hören von Musik wurde schon in der Antike als Möglichkeit erkannt, seelisch erkrankte Menschen zu heilen. Das berühmteste Beispiel aus der Bibel ist Saul, der durch Davids Harfenspiel von seinen Depressionen geheilt wurde (1. Samuel 16, 23). Über die Wirkungsweise von Musik auf das Erleben wurden im Laufe der Jahrhunderte verschiedenste Erklärungsmodelle diskutiert. Ein Modell, auf das noch heute manche Schulen der Musiktherapie in modifizierter Form zurückgreifen, z. B. die altorientalische Musiktherapie (Tucek, 2005), ging davon aus, dass Musik die Seele des Menschen durch die ihr innewohnenden kosmisch-harmonischen Gesetze in Ordnung bringen könnte. Eine andere Erklärung über die Wirksamkeit des Musikhörens, die von Athanasius Kircher im 17. Jahrhundert entwickelt wurde, besagte, dass die sog. Spiritus, die Lebensgeister als „Vehikel der Seele" durch Musik so beeinflusst würden, dass die in Unordnung geratenen Körpersäfte wieder in ein normales Verhältnis gebracht würden (Möller, 1976). Im 19. Jahrhundert stand die Beeinflussung des Affekthaushaltes durch Musik und die Möglichkeit der affektiv-moralischen Erziehung (traîtement morale) des Patienten als Erklärungsmodell im Vordergrund (Lecourt, 1988). Auch wurde das Musikhören zum Zwecke der Unterbrechung krankhafter Gedanken oder zur Ablenkung oder zur Beruhigung eingesetzt, eine Form funktionaler Musiktherapie, die heute z. B. in der anxiolytisch orientierten „Musikmedizin" (Spintge & Droh, 1992) bei Operationen differenziert und verfeinert wurde.

Die alten Vorstellungen über die Wirkung von Musik ließen einen soziokulturellen Aspekt des Musikhörens und die Abhängigkeit der Wirksamkeit vom jeweiligen Kontext und den Hörgewohnheiten vermissen. Interessanterweise spielte in den jahrtausende alten Medizinmann-Praktiken (Maler, 1977) das Kollektiv der sozialen Gemeinschaft bei der Trance fördernden und die Krankheitsgeister des Besessenen heilenden Musik des Medizinmanns immer schon eine zentrale Rolle.

Rezeptive Musiktherapie als *Psychotherapie* entwickelte sich erst im 20. Jahrhundert. Mit dem Aufblühen der aktiven Musiktherapie in der Bundesrepublik in den 60er und

70er Jahren verlor sie zunächst an Bedeutung. In der ehemaligen DDR behielt die von Christoph Schwabe entwickelte *Regulative Musiktherapie* (→ Schwabe-Musiktherapie) allerdings immer einen gleichberechtigten Platz neben der aktiven Musiktherapie.

Ebenso wie die Methoden aktiver Musiktherapie basieren die heutigen Formen und Methoden Rezeptiver Musiktherapie neben nicht psychotherapeutischen Erklärungsmodellen auf psychoanalytischen, tiefenpsychologischen-phänomenolgischen, humanistischen, systemischen, verhaltenstherapeutischen und integrativen Referenztheorien. Gegenwärtig findet vermehrt auch eine Suche nach musiktherapiespezifischen und evidenzbasierten Modellen statt.

Die Funktionen der Musik in den verschiedenen Methoden rezeptiver Musiktherapie sind vielfältig:
– Unter anderem kann Musik als Medium dienen, um die Wahrnehmung zu trainieren (Schwabe & Röhrborn, 1996; Röhrborn, 2005) und um Strategien der Tiefenentspannung einschließlich Musikhypnose zu lernen (Decker-Voigt & Maetzel, 1997; Decker-Voigt, 2005; Selle, 2005).
– Tanzen zur Musik und/oder „die Musik tanzen" fördert die kreuzmodale Wahrnehmung, die motorische Bewegungskoordination und das seelische Erleben und Ausdrücken.
– Bildnerisches Ausdrücken der Musik dient dem Ausdrücken unbewusster Seelenlandschaften und Konflikte (z. B. Kapteina & Hörtreiter, 1993, 2004a, b).
– In der Jugend gehörte, emotional bedeutsame Musikstücke können bei alten Menschen Erinnerungsarbeit anregen (Muthesius, 1990). Das Explorieren des emotionalen Bedeutungshofs von Musiken, die im Lebenslauf gehört wurden, ermöglicht eine intensive emotionale Auseinandersetzung mit der eigenen Biografie (Frohne-Hagemann, 1998, 2001).
– Das Mitteilen des in, durch und über Musik Erlebten fördert die narrative Praxis und Kommunikation zwischen Patienten.
– Das Aufschreiben musikalisch induzierter Geschichten kann Jugendlichen helfen, innere Konflikte auszudrücken (Schiltz, 2005).
– Das Hören ethnischer Musiken ermöglicht eine Auseinandersetzung mit soziokulturellen Themen. Kritisches Hören, von z. B. Werbemusik, lässt die Gefahr emotionaler Manipulation bewusster werden.
– Das Hören ausgewählter Musik kann eingesetzt werden, um in veränderten Bewusstseinszuständen das Seelische zu explorieren und seelisches Wachstum zu stimulieren. Zwei Methoden sind hier besonders zu nennen: Guided Imagery and Music (GIM) (Bruscia & Grocke, 2002; Frohne-Hagemann, 2008; Geiger, 2004) und die klanggeleitete Trance nach Strobel (Strobel, 1992; Schmucker, 2005).

Eine *spezifische* Indikation für rezeptive Musiktherapie ist im klinischen Bereich die Unterstützung der Behandlung schwerstkranker Menschen, der Einsatz in der Sterbebegleitung (Munro, 1986; Renz, 2006), bei Wachkomapatienten (Jochheim, 2004), ferner die Arbeit mit Frühgeborenen (Nöcker-Ribaupierre, 2005), der emotionale Zugang zu dementen Menschen, (Muthesius, 1990), d. h. dort, wo Patienten nicht selber spielen können oder wollen oder wo durch aktive Musiktherapie existenziell bedeutsame Themen und Sinnfindungsprozesse nicht bearbeitet werden können (Süselbeck, 2004). Rezeptive Musiktherapie hat jedoch auch in anderen Anwendungsfeldern ihren Platz, etwa in der Suchttherapie (Kapteina & Hörtreiter, 2004a, b), in der Gruppenmusiktherapie mit Kindern (Brückner, Mederacke & Ulbrich, 1991), und dem Bereich der Gesundheitsvorsorge, z. B. in Form von Klangmassagen zur Entspannung (Hess, 2002).

Heute sind im deutschsprachigen Raum die Regulative Musiktherapie (RMT) sowie die Guided Imagery and Music (GIM) die wohl in Theorie und Praxis bekanntesten Formen rezeptiver Musiktherapie. *Guided Imagery and Music (GIM)* wurde von der Amerikanerin Helen Bonny in den 70er Jahren des 20. Jahrhunderts in den USA entwickelt und wird als psychotherapeutische Methode international gelehrt und praktiziert (→ Guided Imagery and Music (GIM)/Musikimagination (MI)).

Literatur

Bissegger, M. (2005). Die rezeptive Musiktherapie in der anthroposophischen Musiktherapie. In I. Frohne-Hagemann (Hrsg.), *Rezeptive Musiktherapie – Theorie und Praxis* (S. 341–358). Wiesbaden: Reichert.

Brückner, J., Mederacke, I. & Ulbrich, C. (1991). *Musiktherapie für Kinder. Rezipieren-Improvisieren – Kommunizieren – Bewegen.* Berlin: Verlag Gesundheit.

Bruscia, K. & Grocke, D. (Eds.). (2002). *Guided Imagery and Music: The Bonny Method and Beyond.* Gilsum, NH: Barcelona Publishers.

Decker-Voigt, H.-H. (2005). Zur Methodik der Musiktherapeutischen Tiefenentspannung (MTE). In I. Frohne-Hagemann (Hrsg.), *Rezeptive Musiktherapie – Theorie und Praxis* (S. 289–306). Wiesbaden: Reichert.

Decker-Voigt, H.-H. & Maetzel, F.-K. (1997). *Selbsthilfe zur Herz-/Kreislaufstärkung.* Medizinisch-psychologisches Musikprogramm. Handbuch mit CDs. Hamburg: Polymedia/Universal.

Frohne-Hagemann, I. (1998). The „Musical Life Panorama" (MLP) – a facilitating method in the field of clinical and sociocultural music therapy. *Nordic Journal of Music Therapy, 7,* 104–112.

Frohne-Hagemann, I. (2001). Das musikalische Lebenspanorama (MLP) – narrative Praxis und inszenierende Improvisation in der Integrativen Musiktherapie. In I. Frohne-Hagemann (Hrsg.), *Fenster zur Musiktherapie* (S. 175–198). Wiesbaden: Reichert.

Frohne-Hagemann, I. (Hrsg.). (2004). *Rezeptive Musiktherapie – Theorie und Praxis.* Wiesbaden: Reichert.

Frohne-Hagemann, I. (2004). Rezeptive Musiktherapie aus der Sicht der Integrativen Musiktherapie. In I. Frohne-Hagemann (Hrsg.), *Rezeptive Musiktherapie – Theorie und Praxis* (S. 307–340). Wiesbaden: Reichert.

Frohne-Hagemann, I. (Ed.). (2007). *Receptive Music Therapy, Theory and Practice.* Wiesbaden: Reichert.

Geiger, E. (2005). GIM – The Bonny Method of Guided Imagery and Music. Imaginative Psychotherapie mit Musik nach Helen Bonny. Eine Übersicht. In I. Frohne-Hagemann (Hrsg.), *Rezeptive Musiktherapie – Theorie und Praxis* (S. 89–110). Wiesbaden: Reichert.

Grocke, D. & Wigram, T. (2007). *Receptive Methods in Music Therapy. Techniques and Clinical Applications for Music Therapy Clinicians, Educators and Students.* London: Kingsley.

Hess, P. (2002). Die Rolle archaischer Klänge in der Musiktherapie. *Einblicke, Hefte zur Musiktherapie, 13,* 72–86.

Jochheim, M. (2004). Einfach da sein dürfen – Musiktherapie mit bewusstseins- und wahrnehmungsgestörten Patienten. In M. Baumann & C. Gessner (Hrsg.), *Zwischenwelten. Musiktherapie bei Patienten mit erworbener Hirnschädigung* (S. 19–40). Wiesbaden: Reichert.

Kapteina, H. & Hörtreiter, H. (1993). *Musik und Malen in der therapeutischen Arbeit mit Suchtkranken.* Stuttgart: Fischer.

Kapteina, H. & Hörtreiter, H. (2004a). Rezeptive Musiktherapie bei Suchterkrankungen. In I. Frohne-Hagemann (Hrsg.), *Rezeptive Musiktherapie. Theorie und Praxis* (S. 253–270). Wiesbaden: Reichert.

Lecourt, E. (1988). *La musicothérapie*. Paris: Presses Universitaires de France.

Maler, T. (1977). Musik und Ekstase in einer ostafrikanischen Medizinmann-Praxis. In H. Willms (Hrsg.), *Musik und Entspannung* (S. 29–45). Stuttgart: Fischer.

Meadows, A. (2002). Psychotherapeutic Applications of the Bonny Method. In K. Bruscia & D. Grocke (Eds.), *Guided Imagery and Music. The Bonny Method and Beyond* (pp. 186–204). Gilsum, NH: Bercelona Publishers.

Möller, H.-J. (1976). Was macht die Musik mit den Lebensgeistern? Musik und Therapie in der Geschichte: Die Theorie des Athanasius Kircher. *Musiktherapie. Zeitschrift für die musiktherapeutische Forschung und Praxis. Musik & Medizin, 3,* 35–36.

Munro, S. (1986). *Musiktherapie bei Sterbenden*. Stuttgart: Fischer.

Muthesius, D. (1990). Denkt man doch im Silberhaar gern' vergang'ner Zeiten. *Musiktherapeutische Umschau, 11* (2), 132–140.

Nöcker-Ribaupierre, M. (2005). Zur therapeutischen Verwendung von Klängen in der frühesten Kindheit. In I. Frohne-Hagemann (Hrsg.), *Rezeptive Musiktherapie – Theorie und Praxis* (S. 51–64). Wiesbaden: Reichert.

Renz, M. (2006). *Grenzerfahrung Gott: Spirituelle Erfahrungen in Leid und Krankheit.* Freiburg: Herder.

Röhrborn, H. (2005). Regulative Musiktherapie in der Dyade – Erfahrungen aus einer Psychotherapieklinik im Versorgungskrankenhaus. In I. Frohne-Hagemann (Hrsg.), *Rezeptive Musiktherapie – Theorie und Praxis* (S. 217–232). Wiesbaden: Reichert.

Schiltz, L. (2005). Psychodiagnostik, Psychotherapie und Forschung mit Hilfe von musikalisch induzierten Geschichten. In I. Frohne-Hagemann (Hrsg.), *Rezeptive Musiktherapie – Theorie und Praxis* (S. 39–48). Wiesbaden: Reichert.

Schmucker, A. (2005). Die Klanggeleitete Trance nach Wolfgang Strobel. Rezeptive Musiktherapie mit Klangarchetypen – eine tiefenpsychologische Methode. In I. Frohne-Hagemann (Hrsg.), *Rezeptive Musiktherapie – Theorie und Praxis* (S. 65–88). Wiesbaden: Reichert.

Schwabe, C. & Röhrborn, H. (Hrsg.). (1996). *Regulative Musiktherapie. Entwicklung, Stand und Perspektiven in der psychotherapeutischen Medizin.* Stuttgart, Jena: Fischer.

Selle, E.-W. (2005). „… ein breites, sicheres Floß …". Entwicklungs- und Wirkungsgeschichte eines Entspannungstrainings nach musiktherapeutischen Gesichtspunkten. In I. Frohne-Hagemann (Hrsg.), *Rezeptive Musiktherapie – Theorie und Praxis* (S. 271–288). Wiesbaden: Reichert.

Spintge, R. & Droh, R. (1992). *Musikmedizin – Psychologische Grundlagen und praktische Anwendungen.* Stuttgart: Fischer.

Strobel, W. (1992). Die Klanggeleitete Trance. Eine analytisch orientierte Form nonverbaler Hypnotherapie. *Hypnose und Kognition, 9,* 98–117.

Süselbeck, B. (2004). Guided Imagery and Music (GIM) und Trauerarbeit – ein Fallbeispiel. In I. Frohne-Hagemann (Hrsg.), *Rezeptive Musiktherapie – Theorie und Praxis* (S. 139–156). Wiesbaden: Reichert.

Timmermann, T. (2005). Erfahrungen mit dem Unterrichtsfach „Rezeptive Musiktherapie" an der Universität für Musik und Darstellende Kunst, Wien. In I. Frohne-Hagemann (Hrsg.), *Rezeptive Musiktherapie – Theorie und Praxis* (S. 381–398). Wiesbaden: Reichert.

Tucek, G. (2005). Rezeptive altorientalische Musiktherapie (rAM). In I. Frohne-Hagemann (Hrsg.), *Rezeptive Musiktherapie – Theorie und Praxis* (S. 359–380). Wiesbaden: Reichert.

Weiterführende Literatur

Decker-Voigt, H.-H. (2009). *Musiktherapeutische Tiefenentspannung.* Lilienthal: Eres.

Gembris, H. (1999). 100 Jahre musikalische Rezeptionsforschung. Ein Rückblick in die Zukunft. *Musikpsychologie, 14,* 24–41.

Kapteina, H. & Kröger, M. (2004b). Musik in der Suchtprävention und Drogenarbeit. In T. Hartogh & H. H. Wickel (Hrsg.), *Handbuch Musik in der Sozialen Arbeit* (S. 427–433). Weinheim: Juventa.

Körlin, D. (2005). The Spektrum Group GIM Therapy. In I. Frohne-Hagemann (Hrsg.), *Rezeptive Musiktherapie – Theorie und Praxis* (S. 157–182). Wiesbaden: Reichert.

Metzner, S. (2004). Einige Gedanken zur rezeptiven Musiktherapie aus psychoanalytischer Sicht. In I. Frohne-Hagemann (Hrsg.), *Rezeptive Musiktherapie – Theorie und Praxis* (S. 27–38). Wiesbaden: Reichert.

Musiktherapeutische Umschau (1993). *Klang und Trance, Neue Wege der rezeptiven Musiktherapie.* Band 14 Heft 3/4 Teil 1/2.

Schneider, K. (1989). Gong und Imagination. In H. Petzold (Hrsg.), *Heilende Klänge. Der Gong in Therapie, Meditation und Sound Healing* (S. 125–146). Paderborn: Junfermann.

Tomatis, A. (1990). *Der Klang des Lebens.* Reinbek: Rowohlt.

Rhythmisches Prinzip

Isabelle Frohne-Hagemann

Der Begriff „das Rhythmische Prinzip" stammt ursprünglich aus dem Bereich der „rhythmisch-musikalischen Erziehung" (Feudel, 1949; Finkel, 1976; Friedrich-Barthel, 1979; Vogel-Steinmann, 1979; Bannmüller & Röthig, 1990; Schäfer, 1992; Konrad, 1995), womit gemeint war, dass die Rhythmik nicht nur als Unterrichtsfach, sondern auch als Unterrichts-*Prinzip* verstanden werden sollte. Dieses Prinzip wurde von Isabelle Frohne als *anthropologische, philosophische und psychologische Grundformel* und als erkenntnistheoretisches und praktisches Modell erforscht in Bezug auf geistes-, naturwissenschaftliche, therapeutische und künstlerische Aspekte (Frohne, 1981).

Der Grundgedanke ist folgender: Unser Leben wird von Tausenden rhythmischer Prozesse gesteuert, die alle ineinander greifen und im Allgemeinen ein gut funktionierendes Ganzes bilden. Rhythmen sind biologischer, physiologischer, biochemischer, psychischer, sozialer und kosmischer Natur. Die rhythmischen Grundmuster, nach welchen wir offensichtlich leben, lassen auch in allem, was menschenbedingt ist, Rhythmen entstehen, so in der Menschheitsgeschichte (z. B. Kriegs- und Friedenszeiten, in der persönlichen Lebensgeschichte, in den sozialen Beziehungen (z. B. Kontakt – Rückzug) im Wirtschaftsleben (Konjunkturen), in der Kunst, in der Musik, der Sprache (z. B. Versmaße in der Poesie), in der Schrift und natürlich in allen Körperprozessen (z. B. Schlaf-Wachrhythmen, Stoffwechsel, zirkadiane Rhythmen). In all diesen biopsychosoziokulturellen Bereichen stellt die rhythmische Struktur Zusammenhänge her.

Das Rhythmische wird sehr unterschiedlich interpretiert, je nachdem, vor welchem Hintergrund die Phänomene wahrgenommen und eingeordnet werden. Der Mensch kann Rhythmen sowohl logisch-linear (linkshemisphärisch) als *periodisch-zyklische* Rhythmen als auch intuitiv-ganzheitlich (rechtshemisphärisch) als *polare* Rhythmen erfassen.

Der *periodisch-zyklische Rhythmus,* der beispielsweise in der Medizin erforscht wird, ist ein sich im Ablauf der Zeit wiederholendes lineares Geschehen, das damit nicht qualitativ, sondern quantitativ mit naturwissenschaftlichen Methoden untersucht werden kann. Hier warten Fragen wie „wann, warum, wie oft" etc. auf Antwort.

Dem gegenüber steht der *polare Rhythmus,* der ein ganzheitliches, hierarchisches und dialektisches Prinzip widerspiegelt. Ein polarer Rhythmus ist eine Gestalt aus Gegensätzen, z. B. Ebbe – Flut, deren Einzelphänomene keine Bedeutung für sich allein haben, sondern erst als aufeinander bezogene *Sinneinheiten*. Solche Sinneinheiten wiederholen sich in der Zeit, indem die *ursprüngliche* Gestalt *immer wieder* geholt wird, und das will heißen: Immer wieder aufs Neue *erschaffen* wird, wobei sie sich aufgrund der neuen Zeiterfahrung zu Einheiten höherer Ordnung differenziert. Hier stehen Fragen nach dem „wie" und der Qualität im Vordergrund.

Rhythmen werden periodisch-zyklisch wahrgenommen, wenn man einem (eher linkshemisphärisch betonten) dualistischen Denken verpflichtet ist, d. h. wenn der Wahrnehmende „objektive" Fakten und nicht *Beziehungen* im Focus hat und deshalb auch meint, mit dem Beobachteten nichts zu tun zu haben. Rhythmen werden polar wahrgenommen, wenn sich der Wahrnehmende als Teil der beobachteten rhythmischen Gestalt erfasst, sich als *Teil der Beziehung von Subjekt und Objekt* erlebt. Die Pole des polar erlebten Rhythmus bedingen einander, ob es sich um Rhythmen wie Ebbe und Flut, Kontakt und Rückzug, Verschmelzung und Spaltung, Aktivität und Passivität, Lust und Unlust, Spannung und Lösung, Enge und Weite handelt oder um die ja ebenfalls polar zu verstehende rhythmische Beziehung zwischen dem, der all dies mal wahrnimmt und auch wieder nicht wahrnimmt, wenn er z. B. schläft.

Das Rhythmische Prinzip als *anthropologische Grundformel* integriert die rechts- und linkshemisphärischen Modalitäten des Erkennens. Dies hat Konsequenzen für Forschung und Therapie. Quantitativ ausgerichtete Forschungen in der Musiktherapie dürfen demnach qualitative Methoden nicht ausschließen. Störungsspezifische Diagnostiken dürfen den Kontext (das erlebte soziale Umfeld und die gelebte Kultur) und das Kontinuum eines Menschen (Biografie, Geschichte der eigenen Kultur, usw.) nicht ausklammern. Ein Mensch oder ein Patient (Figur) kann nicht ohne Bezug zu seinem aktualen und lebensgeschichtlichen *Kontext* (Hintergrund) verstanden werden. Der *Beziehungsaspekt* und das *Handeln aus dem Prozess* heraus lebt aus der *rhythmischen Bezogenheit* (Polaritäten: Subjekt – Objekt, Figur und Hintergrund-Beziehungen).

Im rhythmischen, *prozessualen Geschehen* bleibt nichts gleich, alles fließt und jeder neue Erkenntnisstand – der jeweilige rhythmische Ausgleich – ist wieder Teil eines neuen rhythmischen Spannungsfeldes. Damit ist rhythmische Forschung, rhythmisches Erkennen, ja rhythmisches Leben ein *hierarchisch* gegliedertes Geschehen: Jede erreichte Ganzheit ist gleichzeitig Teil eines neuen Spannungsfeldes, in welchem man um den rhythmischen Ausgleich ringt. Dies ist ein lebenslanger Prozess, weil er das Leben selbst ist. Alles bleibt im Fluss und jede Wahrheit ist nur Teil einer anderen Wahrheit.

Auch in der Musik zeigt sich das Rhythmische Prinzip deutlich. Nur dann verstehen wir Musik wirklich, nur dann bewegt uns Musik, wenn wir ihre Gegensatzpaare als rhythmische Sinneinheiten erfassen. Musik bewegt uns aufgrund ihres prozessualen Charakters, bei welchem man als Spieler oder Hörer mitfließt, ins Geschehen involviert wird und aus dieser Bezogenheit heraus rechts- *und* linkshemisphärisch immer neue Sinnzusammenhänge erschließt. Am allerdeutlichsten wird dies natürlich beim musikalischen Rhythmus, der nicht wirkt, wenn man sich nicht auf ihn einlässt. Wer noch zählen muss, hat den Rhythmus noch nicht leiblich erfasst, ist noch nicht bezogen und nicht im Geschehen. Der musikalische Rhythmus ist jedoch nur *ein* Ausdruck des Rhythmischen Prinzips. Das Rhythmische Prinzip ist ein „*Erkenntnisprinzip*", das sich auf die Frage bezieht, wie wir Phänomene rhythmisch wahrnehmen, so dass sie uns als Rhythmus erscheinen.

Für die Musiktherapie – wie für jede Therapie – hat das Rhythmische Prinzip eine grundlegende anthropologische Bedeutung. Der Weg ist das Ziel. In *Ko-Respondenz- und Konsensprozessen* zwischen Patient und Therapeut wird versucht, Erfahrungs-, Erlebens- und Verhaltensmustermuster als Teil hierarchisch gegliederter Sinneinheiten zu verstehen. Die Sinnfindung ermöglicht einen rhythmischen Ausgleich zwischen konflikthaften polaren Strukturen zu entwickeln, z. B. für die rhythmischen Prozesse von Annäherung und Abstandgewinnung, von Involvierung und Reflexion, von Spielen und Sprechen,

Erleben und Verdauen, etc. Das Rhythmische Prinzip ist eines der grundlegenden Konzepte der heraklitischen und gestalttherapeutischen Orientierung in der Integrativen Musiktherapie (→ Integrative Musiktherapie, → Gestalttherapie und Musiktherapie). Die Anwendung des Rhythmischen Prinzips bedeutet, dass das Werden und Vergehen des Lebens ein rhythmisch fließendes Geschehen ist und dass deswegen auch eine musiktherapeutische *Diagnostik* von Störungen und Ungleichgewichten im Leben *prozessual* ist und Festschreibungen und Stigmatisierungen vermeidet.

Literatur

Bannmüller, E. & Röthig, P. (Hrsg.). (1990). *Grundlagen und Perspektiven ästhetischer und rhythmischer Bewegungserziehung.* Stuttgart: Klett.

Feudel, E. (1949). *Durchbruch zum Rhythmischen in der Erziehung.* Stuttgart: Klett.

Finkel, K. (1976). *Rhythmik als Bestandteil musikalisch-ästhetischer Erziehung im Elementarbereich. Handreichungen für den Musikunterricht.* Lilienthal: Eres.

Friedrich-Barthel, M. (1979). *Rhythmik zwischen Pädagogik und Psychotherapie* (Psychoanalytische Reflexion und therapeutische Verfahren, Bd. 6). Frankfurt am Main: Fachbuchhandlung für Psychologie.

Frohne, I. (1981). *Das Rhythmische Prinzip. Grundlagen. Formen und Realisationsbeispiele in Therapie und Pädagogik.* Lilienthal: Eres.

Konrad, R. (1995). *Erziehungsbereich Rhythmik. Versuch einer Theorie* (2. Aufl.). Regensburg: Bosse.

Schäfer, G. (1992). *Rhythmik als interaktionspädagogisches Konzept.* Remscheid: Waldkauz.

Vogel-Steinmann, B. (1979). *Was ist Rhythmik? Analyse und Bestimmung der rhythmisch-musikalischen Erziehung.* Regensburg: Bosse.

Rondo – Beziehungsrondo

Johannes Th. Eschen

Unter den inzwischen zahlreichen Grundmodellen für musiktherapeutische Improvisation (weitgehend auch veröffentlicht in entsprechenden Praxissammlungen), nimmt das Rondo – Beziehungsrondo eine besondere historische Bedeutung in der deutschsprachigen Musiktherapie ein, weswegen hier darauf eingegangen werden soll:

Für Menschen, die Tagträumen begegnen möchten, zugleich aber Angst davor haben, kann folgendes von ihnen selbst gesteuerte Rondo einen relativ „ungefährlichen" Einstieg vermitteln:

A: Improvisation mit voller Aufmerksamkeit für vorher festgelegtes einfaches Tonmaterial,
B: assoziative Improvisation,
A: … etc.

Hier kann z. B. der Patient die Umschaltung von A- zu B-Teilen durch ein vorher vereinbartes Signal (mit einem sonst nicht verwendeten Instrument wie Gong, Becken, Glocke oder dergleichen) herbeiführen.

Grundregel Nr. 1 für solche Rondoimprovisationen ist:
Der A-Teil muss so einfach und markant strukturiert sein, dass sich beide Partner leicht daran erinnern können.

Der Therapeut wird dabei in der Regel „mit schwebender Aufmerksamkeit" Signale eines Umschaltwunsches sofort aufgreifen. In Ausnahmefällen kann der Patient sogar alle Umsteuerungen an den Therapeuten überweisen, der dann intuitiv das „Wieviel – Wovon" zu erspüren versucht, und – wenn's gut geht – vom Patienten eine Rückmeldung bekommt, ob er sich verstanden fühlte.

Komponierte Rondo-Formen finden wir in der aktiven Musiktherapie in Sonderheit bei einigen Spielliedern von Nordoff und Robbins (1962, 1968) z. B.: „Let's beat the Drum", „Charly knows, how to beat that Drum" oder „Drum-Talk". Sie vermitteln lebendigen Wechsel zwischen Vertrautem und Phasen hoher Aufmerksamkeitsspannung.

Ähnliche Funktionen können andere komponierte Rondos auch in der Rezeptiven Musiktherapie (→ Rezeptive Musiktherapie) übernehmen.

Das *Beziehungs-Rondo* (Eschen, 1975, S. 43) besteht in der Regel aus: Tutti – Beziehungsspiel zweier Partner – Tutti – etc.

Es ist eine charakteristische Form für Stundenanfänge der „aktiven Gruppenmusiktherapie".

Im Tutti, wenn alle gleichzeitig spielen, bietet sich für jeden die Möglichkeit, das eigene Instrument (und „sich selbst heute") auszuprobieren – im Schutz der Gruppenklänge. Danach ist es oft leichter, sich in ein „Zwiegespräch" zu begeben und zu erleben: Ich werde wahrgenomen und kann mich in Frage-Antwort-Spiele wagen, kann Signale geben oder aufgreifen, begleiten oder führen und, wenn's sein muss, rücksichtslos „meinen Stremel durchziehen"; oder möchte ich jetzt einfühlsam mitgehen?

Im Beziehungs-Rondo kommt jeder musikalisch „zu Worte" oder zu signifikantem Schweigen.

Bei 6 Gruppenteilnehmern wird die „Normal-Form" (mit kreisförmiger Sitzordnung) so gestaltet: Tutti – Duett 1 + 2 – Tutti – Duett 3 + 4 – Tutti – Duett 5 + 6 – Tutti.

Dem Beziehungs-Rondo pflegt eine Gesprächsphase zu folgen, in der jeder sein Erleben und, was ihm an Wahrnehmungen wichtig war, äußern kann – meist „in ritualisierter Abfolge (im Kreis)", damit jeder „seinen Platz" hat – und sei's zu: „Ich sag' heut nichts" – womit immerhin schon ein Signal an die Gruppe gegeben wäre.

Werden die Duette überkreuz improvisiert (Tutti – Duett 1 + 4 – T – Duett 2 + 5 – T – Duett 3 + 6 – T), ist das Erleben oft stark verändert – auch Konfrontationen werden leichter zugelassen.

Bei noch kleinerer Teilnehmerzahl einer „erfahrenen Gruppe" kann es zu sehr tiefen und eindrucksvollen Erlebnissen kommen, wenn die vertraute Spielregel verwandelt wird zu: Tutti – Dialog mit mir selbst – Tutti.

Wenn nötig kann der Charakter der Tutti-Phasen vorgeprägt werden – z. B. durch Vorweg-Einigung auf einen wiederkehrenden Rhythmus; dabei kann der Therapeut oder ein freiwilliger „Hüter des Rhythmus" helfen, das vereinbarte Muster wiederaufzugreifen.

Eine freiere Variante, bei der nur festgelegt wird: Tutti – zwei – Tutti – zwei – etc. hilft bewusst zu machen, „wann möchte ich dabeisein?", oder: mit wem oder mit wem nicht? Sie führt dann oft zu unbeabsichtigten (?) Dreierspielen. Darin können sich auf höchst dramatische Weise komplizierte Geschwister-Erfahrungen reaktivieren oder andere früher erlittene Dreier-Probleme. Wie in anderen Ausnahmesituationen zerbricht die Gruppe dann zumeist die „Form" und gibt sofort Raum für nachdenkliches Schweigen und Erzählen.

Literatur

Eschen, J. T. (1975). Skizze einiger Aspekte musiktherapeutischer Gruppenarbeit. In H.-H. Decker-Voigt (Hrsg.), *Texte zur Musiktherapie* (S. 42–45). Lilienthal/Bremen: Eres.
Nordoff, P. & Robbins, C. (1962). *Book of children's play-songs I + II.* Bryn Mawr, PA: Theodor Presser.
Nordoff, P. & Robbins, C. (1968). *Fun for four Drums.* Bryn Mawr, PA: Theodor Presser.

Säuglingsforschung und Musiktherapie

Frauke Schwaiblmair

Die Bedeutung musikalischer Merkmale der frühen Mutter-Kind-Interaktion für die Musiktherapie

In den letzten Jahren wurde in der Psychotherapieforschung zunehmend Bezug auf Erkenntnisse der Säuglingsforschung, bzw. Mutter-Kind-Interaktionsforschung genommen, um die Prozesse der therapeutischen Beziehungsgestaltung und Behandlung zu beschreiben und zu verstehen (Beebe & Lachmann, 2002; Dornes, 2001; Stern et al., 1998). Eine ähnliche Tendenz ist bei Musiktherapeuten zu finden (Decker-Voigt, 2000; Lenz, 1996; Plahl, 2000; Schumacher, 1999; Nöcker-Ribaupierre, 2003; Plahl & Koch-Temming, 2005), die auf der Grundlage von Beobachtungen der frühen Mutter-Kind-Interaktion musiktherapeutische Prozesse beschreiben.

Die inhaltsanalytische Auswertung der Veröffentlichungen von drei bzw. vier Säuglingsforschern zeigt, inwieweit biologisch verankerte Fähigkeiten (hier: Die Ammensprache) erlern- und somit auch lehrbar (Warner, 2002) sind, ob es eine klare, beschreibbare Grenze zwischen bewusstem und unbewusstem Verhalten gibt und wo die Intuition in diesem Feld anzusiedeln ist. Es wird deutlich, welche Bedeutung die von Säuglingsforschern beobachteten musikalischen Parameter im Rahmen von Mutter-Kind-Interaktionen für das Verständnis und die Erfassung musiktherapeutischer Prozesse haben.

Der Fokus beschränkt sich auf Mechthild und Hanuš Papoušek, Daniel N. Stern und Colwyn Trevarthen, die als führende Vertreter dreier verschiedener Forschungsschwerpunkte im Bereich der Säuglingsforschung musikalische Termini zur Darstellung ihrer Ergebnisse nutzen. Zudem haben ihre Forschungsergebnisse direkten Zugang in therapeutische Prozesse gefunden. Die Arbeiten Papoušeks werden seit einigen Jahren in der Beratung im Rahmen einer Schreibaby-Ambulanz (Kinderzentrum München) umgesetzt. Den Arbeiten Sterns kommt in der praktischen Arbeit und theoretischen Auseinandersetzung von Musiktherapeuten (Decker-Voigt, 2000; Lenz, 1996; Lenz & von Moreau, 2003; Schumacher, 1999; Nöcker-Ribaupierre, 2003) eine wesentliche Bedeutung zu. Trevarthen setzt sich in seinen Veröffentlichungen direkt mit der Musiktherapie auseinander.

Im Vergleich von Papoušek, Stern und Trevarthen ist festzustellen, dass Stern die aktive Rolle des Kindes in der Interaktion betont und insbesondere seine emotionale und psychische Entwicklung beschreibt. Dagegen stützt sich Papoušek auf die Sprachentwicklung und die Bedeutung der Mutter-Kind-Aktion in diesem Zusammenhang. Trevarthen fokussiert die Interaktion von Säugling und „Caregiver" in Abhängigkeit von neurologischen Grundannahmen. Bei aller Schwerpunktsetzung beachten sie alle aber auch andere Faktoren.

Inwieweit sind genetisch determinierte Fähigkeiten, hier insbesondere die Infant Directed Speach (IDS) oder Ammensprache, erlern- und lehrbar?

Die Universalien im Bezug auf die Interaktion Erwachsener mit Säuglingen wurden von Säuglingsforschern beschrieben und nachgewiesen. Papoušek, Stern und Trevarthen gehen davon aus, dass ein Heranführen oder Aufdecken der veranlagten Kompetenz möglich ist. Intuitives Verhalten ist lehrbar im Rahmen eines Reflektionsprozesses, der einen bewussten Einsatz erlaubt. Dieser Prozess ist bekannt aus der Therapieausbildungspraxis. Damit scheinen wichtige Wirkfaktoren der musiktherapeutischen Interaktion und Behandlung (vgl. Bedeutung von melodischen Gesten, Dynamik- und Rhythmusabstimmungen in Mutter-Kind-Interaktion) unabhängig vom psychotherapeutischen Grundkonzept zu sein. In der Musiktherapie hat eine methodische Weiterentwicklung der Universalien stattgefunden, denn anlagebedingte Wirkungen von Melodie-, Harmonie- (Haase, 1980) und Rhythmusmustern wurden für therapeutische Zwecke adaptiert und ausgebaut.

Wo ist die Intuition in dem Spannungsfeld von bewusstem und unbewusstem Verhalten anzusiedeln und ist intuitives Verhalten vermittelbar?

Unbewusst ist ein angeborenes oder erlerntes Verhalten, das unabhängig von innerer Einstellung oder Bewusstseinszustand auftritt. Bewusstes Verhalten ist Verhalten, auf das die Aufmerksamkeit gerichtet ist. Intuitives Verhalten ist biologisch determiniertes Verhalten, das in Abhängigkeit von der inneren Einstellung, der Bereitschaft sich auf jegliche Entwicklung einzulassen, auftritt. Intuitives Verhalten kann aus unterschiedlichen Gründen gehemmt oder verschüttet sein. Eine besondere Bedeutung in dem Prozess der Entdeckung eigener intuitiver Kompetenz kommt der Bereitschaft zu, sich auf den Interaktionspartner einzulassen. Dies ermöglicht ein „Einfühlen" in die Bedürfnisse des Gegenübers und bereitet so einen Weg zu intuitiven Handeln. Diese Fähigkeit, sich für das Gegenüber zu öffnen, ihn mit allen Sinnen wahrzunehmen und sich auf ihn einzulassen, wird in psychotherapeutischen Ausbildungen in Reflexions- und Supervisionsprozessen intensiv geschult.

Diese Form des Einfühlens, wie es auch von den Säuglingsforschern beschrieben wird (Stern, 2000a; Trevarthen & Aitken, 1994, 2001), ermöglicht im Weiteren eine indikations- und zielgerichtete Behandlung (Papoušek et al., 1996), die den Menschen auch erreichen kann.

Welche Bedeutung hat die Säuglingsforschung zum gegenwärtigen Zeitpunkt für die Praxis und Theoriebildung der Musiktherapie?

Die Säuglingsforschung bietet Konzepte, die zur Erklärung musiktherapeutischen Handelns geeignet sind. Dies ist auch auf die Parallele zwischen musiktherapeutischer Interaktion und Mutter-Kind-Interaktion zurückzuführen. Es läuft jeweils Wesentliches nonverbal und symbolisch ab (Stern, persönliche Äußerung, 1996). Dabei besteht die Gefahr für Musiktherapeuten, dass sie Erkenntnisse aus der Mutter-Kind-Interaktionsforschung aufgrund der von Säuglingsforschern häufig verwendeten musikalischen Metaphern direkt als Beleg für die Effektivität von Musiktherapie übernehmen. Diese Gefahr logischer Irrtümer in der Theoriebildung wurde von Schlinger (1992) im Zusammenhang mit der Verhaltensanalyse beschrieben.

Metaphern insbesondere aus dem Bereich der Musik werden insbesondere bei der Interpretation (quantitativ) gewonnener Daten verwendet (Warner, 2002). Dabei ist hervorzuheben, dass Papoušek (1994) musikalische Begriffe fast ausschließlich und unmissverständlich zur Beschreibung klanglicher Phänomene benützt. Trevarthen und Aitken nützen Metaphern für die Beschreibung synchroner rhythmischer Muster, mit denen sich Säuglinge den von der Mutter ausgedrückten „musikalisch-poetischen Gefühlen" anpassen (2001, S. 12) und verwenden den Begriff „kommunikative Musikalität" statt nonverbaler Kommunikation. Konzepte der natürlichen Musikalität (Trevarthen, 2002), des Selbstkonzeptes und der Affektabstimmung (Stern, 2000a) erfassen wahrscheinlich nur einen Faktor musikalischer Improvisation und musiktherapeutischer Behandlung und müssen deshalb von Musiktherapeuten mit kritischer Distanz bewertet und genützt werden.

Für Trevarthen hat Musik die Fähigkeit, emotionales Miteinander zu schaffen oder zu heilen, weil sie intrinsische, neurobiologisch fundierte Bedürfnisse nach qualitativer menschlicher Kommunikation, die musikalisch, d. h. „in time" (2002, S. 26) organisiert seien, unterstütze. Damit schließt er aus der Beobachtung, dass bestimmte neurologische Übertragungsvorgänge rhythmisch synchronisiert sind, aufgrund der Analogie zum Rhythmus in der Musik auf einen Wirkfaktor von Musik. Auch Stern (2000a) nützt zur Beschreibung der Dynamik von Emotionen Begriffe, die aus der Musik sehr vertraut sind: crescendo, decrescendo, nachlassen, explodieren, etc. Einige Begriffe, die von Musikern und Musiktherapeuten als musikalische Begriffe wahrgenommen werden, beschreiben im Grunde allgemeine Naturphänomene wie zum Beispiel die Resonanz, der Rhythmus oder die Dynamik (Spitzer, 2002). Der Rückschluss: Weil diese Phänomene nicht nur in der Musik vorkommen, wirke Musik in einer bestimmten Weise, ist zu kurz gegriffen. Einfache, leicht nachvollziehbare und logisch anmutende Konzepte, die auf Analogien beruhen, überzeugen ein wenig kritisches Publikum.

Die Säuglingsforschung der letzten Jahrzehnte hatte Auswirkungen auf die Konzepte der Psychotherapie im allgemeinen (Beebe & Lachmann, 2002; Dornes, 2001). Auch in der musiktherapeutischen Literatur scheint ein Transfer insbesondere auf allgemeine psychotherapeutische Interaktionssituationen zu geschehen. Vieles, was z. B. Lenz und von Moreau (2003) beschreiben, gilt für Psychotherapie im Allgemeinen. Der Brückenschlag zur Musiktherapie ist überzeugend und doch bleibt beim kritischen Leser der Eindruck, diese Ziele der Mutter-Kind-Musiktherapie wären ohne Instrumente und einem einfühlsamen, stimmlich aktiven Therapeuten auch mit anderen psychotherapeutischen Methoden zu erreichen.

Die Mehrheit der sich auf die Säuglingsforschung beziehenden Musiktherapeuten scheint die Erkenntnisse zu Beziehungsaufbau und -gestaltung, sowie zu emotionalen Regulationsprozessen zur Erklärung musiktherapeutischer Behandlung und Wirkung zu nutzen.

Wenn der Fokus aber auf der emotionalen Bedeutung der Interaktion liegt, werden wesentliche Erkenntnisse aus der Mutter-Kind-Forschung in Bezug auf integrative und kognitive Prozesse außer Acht gelassen. Bildlich ausgedrückt, ist es sinnvoll, dass Musiktherapeuten nicht nur eine „nährende", stützende Haltung einnehmen, sondern auch fordernd-fördernde Aspekte berücksichtigen.

Welche Chancen ergeben sich für die Musiktherapie durch die inhaltliche Auseinandersetzung mit der Säuglingsforschung?

Die Mutter-Kind-Interaktionsforschung bietet nicht nur Erklärungsansätze zu Entstehungsbedingungen geglückter Beziehung und Interaktion, wie sie insbesondere von Stern oder Trevarthen beschrieben werden, sondern zeigt auch notwendige Faktoren für erfolgreiche Integrations- und Kognitionsprozesse auf. Papoušek stellt fest (Papoušek, 1996), dass die Bindungsforschung nur einen Teilaspekt der frühen Beziehungen erfasse, nämlich die Vermittlung von Schutz und emotionaler Sicherheit in Belastungssituationen. Andere gerade für die menschliche Frühentwicklung spezifischen Aspekte wie die integrativen und kommunikativen Prozesse und der aktive Beitrag des Säuglings im Wechselspiel mit einer spezifischen elterlichen Förderung kommen in der Bindungsklassifikation zu kurz. Gerade für die Behandlung von Müttern und ihren Kindern, sowie in der Kindermusiktherapie ist die Bewältigung anstehender Entwicklungsaufgaben (Regulation von Nahrungsaufnahme, Schlaf-Wach-Organisation, Aufmerksamkeit und affektiver Erregung, etc.) im Kontext der alltäglichen Eltern-Kind-Interaktionen im Zusammenspiel von selbstregulatorischen Kompetenzen des Säuglings und intuitiven koregulatorischen Kompetenzen der Eltern zu berücksichtigen (Papoušek, 1996). Methodische Probleme in der Bestimmung spezifisch musiktherapeutischer Wirkfaktoren sind auch auf die engen wechselseitigen Verknüpfungen von Verhaltensentwicklung, somatischen und allgemein psychischen Prozessen zurückzuführen. Aber auch in der Musiktherapie mit Erwachsenen ist die Bedeutung von Integrations- und Kognitionsprozessen nicht zu unterschätzen. Unter dem Schlagwort „Üben ohne Übung" (Schmölz, 1982) kann methodisch das Anbieten einer Zone nächster Entwicklung (Vygotsky, 1934/2000) im Rahmen musiktherapeutischer Improvisationen gesehen werden. Der Musiktherapeut gestaltet gemeinsam mit Erwachsenen in der therapeutischen Improvisation einen Raum, eine „Zone", in der notwendige Entwicklung entstehen kann.

Gerade die Universalien in der Mutter-Kind-Interaktion, die insbesondere mit musikalischen Parametern erfasst werden können, können als ein Beleg für gültige Wirkprinzipien der Musiktherapie dienen. Einzelne Schritte in diese Richtung sind bereits gemacht worden. So geht Trevarthen von beobachteten synchronen Rhythmen aus und legt darauf basierend ein (mehr oder weniger willkürlich anmutendes) neurologisches Grundkonzept vor. Da viele Universalien für die Wirkung von zwischenmenschlicher Kommunikation im Allgemeinen und Psychotherapie im Besonderen dienen können, ist es wichtig, die besondere Bedeutung der musikalischen Elemente hervorzuheben. Musikalische Elemente, bzw. der Prozess des gemeinsamen Musizierens und Improvisierens stehen in der musiktherapeutischen Behandlung im Vordergrund. Die Konzentration

auf die musikalisch-klanglichen Universalien unter Berücksichtigung von Interaktionskontexten (vgl. Papoušek, 1994) ermöglicht die Erweiterung bestehender Konzepte, die auf der Mutter-Kind-Interaktionsforschung beruhen, auch auf die Erwachsenentherapie.
Alle drei hier untersuchten Säuglingsforscher gehen von biologisch determinierten Motiven aus. Die Annahme eines interpersonalen Motivs (Stern, 2000b), kann auf der Grundlage universaler Wirkprinzipien musikalischer Parameter (vgl. Säuglingsforschung) und musikalischer Gestalten (vgl. Musikpsychologie) im Interaktionskontext erklären, weshalb eine musiktherapeutische Behandlung für jene besonders indiziert ist, denen Sprache nicht zur Verfügung oder im Wege steht.

Untersuchungen haben gezeigt, dass Säuglinge nicht so sehr an Tonlage/Stimmung oder Singen an sich interessiert seien (Trevarthen & Aitken, 2001). Vielmehr nehmen sie die emotionale Äußerung der Stimme wahr und spiegeln sie. Unklar bleibt, was den emotionalen Ausdruck ausmacht. Es drängt sich die Frage auf, ob der emotionale Ausdruck nicht doch sehr eng mit Stimmung/Tonlage und Melodieverlauf bzw. der Prosodie zusammenhängt? Auf der anderen Seite muss man sich fragen, ob das überhaupt, wenn auch nur konzeptionell trennbar ist. Trevarthen führt Studien an, die aufzeigen, dass eine gelungene, beide Seiten befriedigende Interaktion auch nur durch taktilen und gestischen Austausch möglich ist. Auch wenn es nicht der emotionale Austausch über Klang ist, der die Interaktion gelingen lässt, ist die Frage, ob man daraus schließen kann, dass es sich um eine taktile Vermittlung handelt. Könnte es nicht noch eine andere spür- und erlebbare Ebene geben? Trotz aller Unklarheiten bleibt festzustellen, dass durch die Übertragung von Erkenntnissen aus der Säuglingsforschung, Schritte in Richtung einer Klärung der musikalisch-klanglichen Wirkprinzipien im Rahmen musiktherapeutischer Improvisation gemacht wurden. Dabei muss in jedem Fall berücksichtigt werden, dass die Wirkung von Musik und somit von musiktherapeutischen Interventionen multifaktoriell beeinflusst ist.

Musik kann auch nur Selbstzweck sein, ist aber auch immer an die Kultur und Gesellschaftsform gebunden, in der sie entsteht. Musik besteht aus anlagebedingten Fähigkeiten, Selbstregulation und Kommunikation, sowie den Einflüssen der Kultur. Musiktherapeuten müssen sich aller Ebenen bewusst sein. Nur der exakte und reflektierte Umgang mit Begriffen ermöglicht die Beschreibung von therapiebezogenen Wirkprinzipien, wie sie für eine theoriegeleitete Rechtfertigung von Musiktherapie im Rahmen umfassender Gesundheitsversorgung notwendig ist.

Literatur

Beebe, B. & Lachmann, F. M. (2002). *Infant Research and Adult Treatment. Co-Construction Interactions.* Hillsdale, NY: The Analytic Press.
Decker-Voigt, H.-H. (2000). *Mit Musik ins Leben, Klänge in Schwangerschaft und früher Kindheit.* München: Ariston.
Dornes, M. (2001). *Der kompetente Säugling. Die präverbale Entwicklung des Menschen.* Frankfurt am Main: Fischer.
Haase, R. (1980). *Harmonikale Synthese.* Wien: Lafite.

Lenz, G. (1996). *Music Therapy and early interactional disorders – the example of the cry babies.* Unpublished paper, 8th Congress of Music Therapy „Sound and Psyche" Hamburg, Germany.
Lenz, G. & von Moreau, D. (2003). Resonanz und Synchronisation als regulative Faktoren von Beziehung – das spezifische Potential der Musiktherapie. In M. Nöcker-Ribaupierre (Hrsg.), *Hören – Brücke ins Leben. Musiktherapie mit früh- und neugeborenen Kindern.* Göttingen: Vandenhoeck & Ruprecht.
Nöcker-Ribaupierre, M. (Hrsg.). (2003). *Hören – Brücke ins Leben. Musiktherapie mit früh- und neugeborenen Kindern.* Göttingen: Vandenhoeck & Ruprecht.
Papoušek, M. (1994). *Vom ersten Schrei zum ersten Wort. Anfänge der Sprachentwicklung in der vorsprachlichen Kommunikation.* Bern: Huber.
Papoušek, M. (1996). Kommunikations- und Beziehungsdiagnostik im Säuglingsalter – Einführung in den Themenschwerpunkt. *Kindheit und Entwicklung, 5,* 136–139.
Papoušek, H., Papoušek, M. & Rothaug, M. (1996). Frühförderung der sozialen Integration des Kindes: Der Zukunft wegen ein Blick in die Vergangenheit. In G. Opp & F. Peterander (Hrsg.), *Focus Heilpädagogik* (S. 234–242). Projekt Zukunft.
Plahl, C. (2000). *Entwicklung fördern durch Musik. Evaluation musiktherapeutischer Behandlung.* Münster: Waxmann.
Plahl, C. & Koch-Temming, H. (Hrsg.). (2005). *Musiktherapie mit Kindern. Grundlagen – Methoden – Praxisfelder.* Bern: Huber.
Schlinger, H. D. (1992). Theory in Behavior Analysis. An Application to Child Development. *American Psychologist, 47* (11), 1396–1410.
Schmölz, A. (1982). Wiener Schule der Integrierten Musiktherapie. *Musiktherapeutische Umschau, 3,* 299–307.
Schumacher, K. (1999). *Musiktherapie und Säuglingsforschung.* Frankfurt am Main: Lang.
Spitzer, M. (2002). *Musik im Kopf. Hören, Musizieren, Verstehen und Erleben im neuronalen Netzwerk.* Stuttgart, New York: Schattauer.
Stern, D. N. (2000a). *Mutter und Kind. Die erste Beziehung* (5. Aufl.). Stuttgart: Klett-Cotta.
Stern, D. N. (2000b). *Die Lebenserfahrung des Säuglings* (7. Aufl.). Stuttgart: Klett-Cotta.
Stern, D. N., Bruschweiler-Stern, N., Harrison, A. M., Lyons-Ruth, K., Morgan, A. C., Nahum, J. P., Sander, L. & Tronick, E. Z. (1998). The process of therapeutic change involving implicit knowledge: some implications of developmental observations for adult psychotherapy. *Infant Mental Health, 19,* 300–308.
Trevarthen, C. (2002). Origins of Musical Identity: Evidence from Infancy for Musical Social Awareness. In R. A. R. MacDonald, D. J. Hargreaves & D. Miell (Eds.), *Musical Identities* (pp. 21–38). Oxford: Oxford University Press.
Trevarthen, C. & Aitken K. J. (1994). Brain development, infant communication, and empathy disorders: Intrinsic factors in child mental health. *Development and Psychopathology, 6,* 597–633.
Trevarthen, C. & Aitken, K. J. (2001). Infant Intersubjectivity: Research, Theory, and Clinical Applications. *Journal of Child Psychology and Psychiatry, 42* (1), 3–48
Vygotsky, L. (1934/2000). *Thought and Language.* Cambridge, London: MIT.
Warner, R. M. (2002). Rhythms of Dialogue in Infancy: Comments on Jaffe, Beebe, Feldstein, Crown, and Jasnow (2001). *Journal of Psycholinguistic Research, 31* (4), 409–420.

Weiterführende Literatur

Nöcker-Ribaupierre, M. & Zimmer, M.-L. (2004). *Förderung frühgeborener Kinder mit Musik und Stimme.* München, Basel: Reinhardt.

Papoušek, M. (1994). Melodies in Caregiver's Speech: A Species-Specific Guidance Towards Language. *Early Development and Parenting, 3* (1), 5–17.

Papoušek, M. (1996). Intuitive Parenting: A hidden source of musical stimulation in infancy. In I. Deliege & J. Sloboda (Eds.), *Musical beginnings. Origins and development of musical competence* (pp. 88–112). Oxford: Oxford University Press.

Schizophrenie und Musiktherapie in der Psychiatrie

Sylvia Kunkel

Sowohl eine Annäherung an „die Psychiatrie" als Teilgebiet der Medizin im Sinne der „Lehre von den seelischen Erkrankungen und ihrer Behandlung" (Pschyrembel, 1986, S. 1381) als auch an die „Psychiatrie" als Institution kann nur vor dem Hintergrund historischer Entwicklungen, soziokultureller Umstände und gesundheitspolitischer Aspekte gelingen. Gerade die Musiktherapie als Teil eines je unterschiedlich gestalteten und begründeten Gesamtbehandlungsplans kann bezüglich der ihr zugewiesenen Rollen und Funktionen sowie ihres durchaus nicht immer mit diesen übereinstimmenden Selbstverständnisses nicht losgelöst von diesen Aspekten betrachtet werden.

Dass hierauf im Rahmen des vorliegenden Beitrages dennoch lediglich hingewiesen werden kann, mag der Wahrung eines angemessenen Umfangs zugute kommen und zum Weiterlesen anregen (Blasius, 1994; Klee, 1980, 1994; van Deest, 1994; Dettmer, 1996; Tüpker, 1998; Metzner, 1999; Engelmann, 2000).

Zum gegenwärtigen Zeitpunkt arbeitet der größte Anteil aller in Deutschland tätigen Musiktherapeuten im Bereich der Psychiatrie (Lichte, 2000), mehr als die Hälfte aller psychiatrischen Kliniken beziehen Musiktherapie in irgendeiner Form in ihr Behandlungskonzept ein (Engelmann, 1995). Mecklenbeck (2002) weist darauf hin, dass die Musiktherapie in den psychiatrischen Einrichtungen in Deutschland „zu den am häufigsten angewandten Verfahren neben den anerkannten Verfahren der Psychoanalyse und der Verhaltenstherapie" gehört.

Nach Hoffmann (2002) ist die absolute Versorgung, also das Verhältnis Musiktherapeuten zu Patienten, dennoch als eher dürftig einzuschätzen. Der von Oerter, Scheytt-Hölzer und Kächele (2001) beklagte Umstand, dass die Musiktherapie in medizinischen Lehrbüchern so gut wie nicht erwähnt wird, scheint sich allerdings erfreulicherweise langsam zu ändern (vgl. z. B. Arolt et al., 2004; Möller et al., 2005).

Von der gewachsenen Etablierung der Musiktherapie in der Psychiatrie zeugt auch ihre Implementierung in den OPS 301 *(der Operationenschlüssel OPS beschreibt die ICD-10-Diagnosen und die dazugehörigen Maßnahmen/Tätigkeiten),* wo sie z. B. in den Leitlinien Schizophrenie inzwischen fest verankert ist.

Wissenschaftliche Untersuchungen zur Musiktherapie in der Psychiatrie belegen eine für die psychotherapeutische Arbeit gerade im psychiatrischen Bereich durchaus nicht vorauszusetzende, und doch so grundlegend wichtige große Akzeptanz und Offenheit der Patienten gegenüber der musiktherapeutischen Behandlung (Reker, 1989).

Positive Effekte sowohl im Hinblick auf Antriebs- und Stimmungsbesserung sowie im Erleben von Gemeinsamkeit (Pfeiffer et al., 1987; Meschede et al., 1983) werden vor allem in der subjektiven Beurteilung durch die Betroffenen selber beschrieben. Eine qualitativ ausgewertete Interviewstudie mit ausführlichen Ergebnissen findet sich bei Engelmann (2000, 2002; → Psychodynamische Psychiatrie und Musiktherapie).

Darüber hinaus wurden die Bedeutung der musikalischen Improvisation als diagnostisches Instrument (Inselmann & Mann, 2000, Pavlicevic & Trevarthen, 1989) sowie positive Effekte der Musiktherapie bezüglich Kontaktverhalten (Plum et al., 1998) und Verbesserung der Lebensqualität und Psychopathologie (Pavlicevic et al., 1994) beschrieben.

Diese Ergebnisse sollen jedoch nicht darüber hinwegtäuschen, dass es *die* „Musiktherapie in *der* Psychiatrie" nicht gibt: Das Thema „Musiktherapie in der Psychiatrie" umfasst musiktherapeutisches Arbeiten in so unterschiedlichen Institutionen und Bereichen wie der (Erwachsenen-)Psychiatrie, Kinder- und Jugendpsychiatrie und Gerontopsychiatrie, aber auch in sozialpsychiatrischen Einrichtungen, der Forensischen Psychiatrie oder Wohneinrichtungen für chronisch psychisch Kranke.

Darüber hinaus werden in psychiatrischen Kliniken Menschen mit unterschiedlichen psychischen Erkrankungen (Schizophrenien und andere psychotische Störungen, Persönlichkeitsstörungen, affektive Störungen, Angst- und Zwangsstörungen und anderen), akut oder chronifiziert, basierend auf verschiedenen Behandlungskonzepten, die wiederum auf je unterschiedlichem Krankheitsverständnis beruhen, versorgt. Behandlungstechnische Aussagen über „die" Musiktherapie in „der" Psychiatrie sind vor diesem Hintergrund weder möglich noch sinnvoll.

Die in der Psychiatrie aktuell gültigen Klassifikationssysteme ICD-10 und DSM-IV benennen in weitgehender Übereinstimmung elf diagnostische Hauptgruppen psychischer Erkrankungen, basierend auf einem weitgehend atheoretischen, deskriptiven Ansatz: „Entsprechend dem gegenwärtig noch begrenzten Wissensstand zu Ätiopathogenese, Verlauf und Therapierbarkeit psychiatrischer Störungen versuchen beide [...] ätiologische Annahmen und diagnostische Hierarchieregeln aufzugeben" (Berger, 2004). Infolge der immensen Fortschritte der Neurobiologie und insbesondere der bildgebenden Verfahren konnte die Dichotomisierung in als rein psychogen erachtete Erkrankungen wie beispielsweise die Neurosen einerseits und als vornehmlich biologisch verstehbare Erkrankungen wie die endogenen Psychosen andererseits überwunden werden.

Neben diesen Vorteilen hat die Anwendung der aktuellen Klassifikationssysteme ICD-10 und DSM-IV einen Nachteil, der nicht nur – aber auch! – für Musiktherapeuten sowohl in ihrer täglichen Praxis als auch berufspolitisch relevant ist: In einem der Lehrbücher, die die Grundlagen für die Weiterbildung zum Facharzt für Psychiatrie und Psychotherapie vermitteln (Berger, 2004), heißt es diesbezüglich: „Unbefriedigend ist weiterhin, dass aus den diagnostischen Kategorien im Einzelfall nur selten therapeutische Interventionen abzuleiten sind" (S. 67). Problematischer als dieser Umstand als solcher ist es, dass dem in der Praxis eher selten Rechnung getragen wird: „Die Institution Psychiatrie geht mit psychischen Krisen um, als gebe es objektive Beurteilungsmaßstäbe und Instrumentarien des Umgangs damit", beschreibt Engelmann (2000, S. 17) ein Dilemma, mit dem, wenn nicht in allen, so doch in zahlreichen psychiatrischen Kliniken zu rechnen ist.

Der überwiegende Teil der Veröffentlichungen zur Musiktherapie mit psychiatrischen Patienten trägt der Unmöglichkeit, aus diagnostischen Kriterien (musik-)therapeutische Interventionen abzuleiten, Rechnung: Auf dem Ansatz der Schöpferischen Musiktherapie nach Nordoff/Robbins beruhend, beschreibt Hoffmann (o. J.) eine „Haltung des Strebens nach Begegnung" (S. 9) als „Grundlage für Einfühlung, Mitvollzug und Verständnis". Wie auch Engelmann (2000) beschreiben die meisten Autoren ein „beziehungsorientiertes, nicht symptomorientiertes Arbeiten".

Dieser auch für die musiktherapeutische Arbeit mit anderen Patienten zutreffende Grundsatz findet eine Spezifizierung für den Bereich der Psychiatrie z. B. vor dem Hintergrund psychoanalytischer Theoriebildung, in deren Rahmen die meisten psychiatrischen Erkrankungen als Ich-strukturelle bzw. Grund- oder Frühe Störungen verstanden werden (vgl. z. B. Balint, 1997; Engelmann, 2000, 2002; Metzner, 1999; Moser, 2005).

Hier wird die Indikation zur Musiktherapie von strukturellen und psychodynamischen Besonderheiten der Patienten wie spezifischen Eigenschaften und Möglichkeiten des Mediums Musik und der musikalischen Interaktion sowie aus Überlegungen zur Ätiopathogenese abgeleitet. So schreibt beispielsweise Metzner (1999): „Bei der Behandlung von psychischen Erkrankungen, die nach psychoanalytischer Auffassung mit den misslungenen Interaktionen während der frühen Kindheit zu tun haben, sind die Materialeigenschaften der Musik geeignet, Szenen der Verschmelzung, Verfolgung, Überwältigung, Verlassenheit oder Unerreichbarkeit entstehen zu lassen. Hieraus leitet sich eine wichtige Indikationsstellung für die Musiktherapie in der psychiatrischen Behandlung ab" (S. 28).

Übergreifend und quer zu den je konkreten Diagnosen werden weniger konkrete Techniken oder Vorgehensweisen als vielmehr eine zugrunde liegende therapeutische *Haltung* als notwendig erachtet, die spezifische Atmosphären (Musiktherapeutische Umschau, 26, 2005) und damit je unterschiedliche Formen der Beziehungsgestaltung (s. u.) ermöglicht.

Um die Vielfalt musiktherapeutischer Handlungsansätze in der Psychiatrie überhaupt darstellen zu können, ist es deshalb hilfreich, nach den der jeweiligen Vorgehensweise zugrunde liegenden inneren Bildern und der daraus resultierenden Haltung der Autoren/ Musiktherapeuten zu fragen.

So untersucht z. B. Behrens (2000) anhand qualitativer Interviews mit sechs klinisch tätigen Musiktherapeuten zunächst sehr unterschiedlich anmutende musiktherapeutische Arbeitsweisen mit schizophrenen Patienten, die sich – das konkrete Vorgehen betreffend – anhand der Polarisierung in einerseits klar strukturierendes Vorgehen (Verabredung von Spielregeln in der Improvisation, Vermeidung von längeren freien Improvisationen) und andererseits freies Improvisieren ohne vorgegebene Spielregeln unterscheiden. Die von Behrens interviewten sechs Musiktherapeuten nehmen ihre schizophrenen Patienten erstaunlich ähnlich wahr, was für die vorliegende Literatur zum Thema bestätigt werden kann: Im Vordergrund steht dabei vor allem das Erspüren der Gefahr der seelischen Auflösung, des Auseinanderfallens, der Leere und/oder eines drohenden Chaos. Dementsprechend nutzen alle Musiktherapeuten vor allem die strukturierenden Möglichkeiten des musikalischen Materials sowie die spezifischen Besonderheiten der Beziehungsgestaltung in der musikalischen Interaktion.

Nicht unabhängig von der (psycho-)therapeutischen Ausrichtung, aber doch dieser übergeordnet identifiziert die Autorin schließlich „zwei Ausrichtungen und sechs Gestaltungen musiktherapeutischer Behandlung" (S. 62) und anhand dieser ein grundlegendes Verständnis des jeweiligen Musiktherapeuten von seinem schizophrenen Patienten und dessen Erkrankung, sich selber in seiner Rolle als Therapeut und der gemeinsamen Arbeit.

Sie beschreibt einerseits den Therapeuten, der an einem steilen Abgrund steht und an einem Seil zieht, an dessen anderem Ende der Patient hängt. Der Patient befindet sich an einem anderen Ort als der Therapeut und die Gefahr, dass der Patient in diesen gähnenden Abgrund (zurück-)fällt ist allgegenwärtig- ihr muss mit aller Kraft entgegengewirkt werden. Von einem sicheren Standort – der „Realität" – aus wird dem Patienten geholfen, in eben diese zu gelangen.

Das Seil symbolisiert die Musik als Hilfsmittel, das zur Rettung eingesetzt wird. Dieses Seil muss fest und stabil sein: Gezielte Struktur- und Spielvorgaben und eine klar umrissene Technik stellen dem Therapeuten wie dem Patienten ein handfestes Werkzeug zur Verfügung: So beschreibt z. B. Willms (1982) einen „Behandlungsplan, der in vier Teile gegliedert ist, die im Sinne eines Baukastensystems aufzufassen sind" (S. 228). Dazu gehören neben tänzerischer Gymnastik auch rezeptive und aktive Musiktherapie. Letztere steht „als Einzel- und Gruppenimprovisation im Mittelpunkt der Arbeit des Musiktherapeuten" (S. 230), wobei „Spielregeln von entscheidender Bedeutung" sind.

Auch das von Smeijsters (2000) beschriebene „Behandlungsmodell bei schizophrenen Erkrankungen", das er (2005) als Beispiel für eine evidenzbasierte Indikation für Musiktherapie anführt, entspricht diesem Bild: Als spezifisch musiktherapeutische Ziele formuliert der Autor die Verbesserung der sozialen Interaktion, der Anpassungsfähigkeit und Zusammenarbeit sowie ein Durchbrechen der Isolation. Mit Hilfe des Seiles/der Musik soll es dem Patienten ermöglicht werden, in die Welt des Therapeuten/die Realität zu gelangen: „Die musikalische Interaktion hilft ihm [dem Patienten], den Kommunikationspartner [Therapeuten] zu erfassen, sich auf ihn einzustellen und sich in sein Spiel einzufügen" (Smeijsters, 2000 S. 2, Anmerkungen der Autorin).

Gerade entgegengesetzt die (Spiel-)Haltung der Musiktherapeuten, deren innere Bilder Behrens (2000) folgendermaßen umschreibt: Wiederum ein Abgrund, auf halbem Wege *treffen* Patient und Therapeut aufeinander um sich *gemeinsam* an den Aufstieg zu wagen. „Statt eines gähnenden Abgrunds, in den der Patient unkontrolliert hineinfallen könnte, erscheint der Weg, auf dem sich ein Schizophrener befindet, auch für den Therapeuten gangbar", heißt es bei Behrens (S. 70; vgl. auch Zielen, 1987, für den „Psychose und Individuationsweg" durchaus zusammengehören *können*).

Bei aller Unterschiedlichkeit des konkreten musiktherapeutischen Vorgehens der von Behrens interviewten Musiktherapeuten, deren Arbeitsweise diesem inneren Bild entspricht (Hess, Engelmann und Kunkel), ist ihnen eine Grundhaltung gemeinsam, die Spielraum eröffnet für eine Identifizierung mit dem schizophrenen Patienten und damit eine Dualisierung des Erlebens ermöglicht, wie es der Psychiater und Psychoanalytiker Benedetti für die Psychotherapie schizophrener Patienten für unerlässlich hält (Benedetti, 1983, 1991).

Die erste Phase der von Benedetti beschriebenen vier Phasen der Psychotherapie der Psychosen beschreibt der Autor als „rekonstruierende Form des Zuhörens": Zunächst einmal geht es darum, die „Grundmuster der Welt des Patienten" zu erfassen, der Therapeut muss bereit sein, sich mit dem Patienten zu identifizieren, um bestimmte Erlebensweisen mit ihm zu teilen. Nach und nach kann es so zur Introjektion des therapeutisch verstehenden Ich als synthetisierende Kraft von Innen kommen. Der Patient identifiziert sich also nicht mit dem Therapeuten oder „sollte" dies tun, sondern kann sich mit sich selbst identifizieren, weil sich jemand mit ihm identifiziert hat.

Die „Grundmuster der Welt des Patienten" zu erfassen ist in der Arbeit mit schizophrenen Menschen jedoch äußerst schwierig, weil sie verbal oft kaum zu erreichen sind und von sich aus und über sich selbst zumeist nur wenig erzählen (können). Die strukturellen und psychodynamischen Besonderheiten schizophrener Menschen (u. a. Benedetti, 1983; Mentzos, 1993; Scharfetter, 1995) führen zu erheblichen Einschränkungen des Bereiches von Intersubjektivität; schizophrenes Erleben scheint, um es mit Lorenzer auszudrücken, aus dem Sprachkonsens herausgefallen zu sein.

Interaktionsmuster, die Steimer-Krause (2000) als „Negative Intimität" identifiziert, regulieren einerseits den Grundkonflikt der Betroffenen zwischen Nähe und Distanz (Mentzos, 1992, 1993), halten damit andererseits jedoch häufig einen Teufelskreis von Fremdheit, Isolation und Auflösung des Seelischen aufrecht (Kunkel, 2004a).

Fehlende Abgrenzungsmöglichkeiten führen zu von fast allen Betroffenen (Barnes, 1989; Strathenwert, 1999; Bock, 1997) beschriebenen extrem ängstigenden Gefühlen der Auflösung, die ein „Durchbrechen der Isolation" (s. o.) fragwürdig erscheinen lassen.

Wie aber kann sich eine Dualisierung des Erlebens ereignen, wo Nähe und Beziehung nur als Überwältigt- und Einverleibtwerden antizipiert werden können?

Bereits vor zehn Jahren stellte ich im Rahmen einer dreijährigen Weiterbildung in psychoanalytischer Psychosentherapie am Institut für Psychotherapie und Psychoanalyse e. V. München erstaunt fest, dass es kaum einen der anwesenden Ärzte oder Psychologen gab, der in der psychotherapeutischen Arbeit mit schizophrenen Patienten nicht irgendein „Medium" neben der Sprache *brauchte* – die einen erzählten (damals noch etwas verschämt) von Sand und Wasser oder Ton, die anderen von Stiften und Papier, einige auch von Musikinstrumenten.

Inzwischen hat sich in der psychoanalytischen Literatur zur Psychotherapie der Psychosen der Begriff des Handlungsdialogs (Böker, 1995; Dührsen, 1999) als notwendige Modifikation der Behandlungstechnik durchgesetzt. Handlungsdialog als Brückenschlag zum verbalen Dialog meint vorsprachlich agierende Verständigung, mittels derer Erkennungszeichen, die repräsentierbar und kommunizierbar sind, als Verständigungsmittel validiert und zu Symbolen werden können. Einen solchen Handlungsdialog *kann*, abhängig von der Spiel*haltung* des Therapeuten, auch die gemeinsame Improvisation innerhalb der Musiktherapie darstellen. Wenn der Therapeut den aktuellen Beziehungsentwurf des Patienten aufgreift, kann z. B. musikalisch eine Beziehung gestaltet werden, die das Gewähren von Fusionszuständen zu einem für den Patienten menschliche Nähe als angenehm erlebten Geschehen werden lässt, das aufgrund seiner Absicherung durch das musikalische Tun seine Identität nicht gefährdet und ggf. durch das sonstige Beziehungsverhalten des Patienten konterkariert werden kann. Eine Darstellung der Theorien Benedettis und Mentzos' und deren Implikationen für die Musiktherapie sowie ein ausführliches Beispiel aus der musiktherapeutischen Praxis finden sich bei Kunkel (2004b).

Auch Deuter (2005, 2007) verweist darauf, dass aufgrund der dargestellten psychodynamischen und interaktionellen Besonderheiten in der musiktherapeutischen Arbeit mit psychotischen Patienten „Beziehung nicht Ausgangspunkt der Behandlung sein kann" (2005, S. 224). Mit Bezug auf die spezifischen Interaktionsmöglichkeiten innerhalb der musikalischen Improvisation plädiert er für „ein Beziehungsangebot, das sich in erster Linie atmosphärisch definiert" (2005, S. 223) und beschreibt ein musiktherapeutisches Vorgehen, dem eine spezifische Haltung des Therapeuten zugrunde liegt, die es ermöglicht, in der gemeinsamen Improvisation ein „gemeinsames Anwesendsein im Sinne einer Vorform von Begegnung und Beziehung zu konstituieren" (2007). So entsteht ein „Raum, in dem man zunächst einfach *sein* kann, und in dem erst allmählich eine Annäherung an gegenseitige Wahrnehmung und Auseinandersetzung in Gang kommt" (2005, S. 224).

Praktische Konsequenzen hat diese Haltung vor allem bezüglich der Spielweise des Therapeuten: „Um dem gerecht zu werden, ist es von Vorteil, wenn die Haltung des Abwartens und der Offenheit in der Präsenz des Therapeuten eine für den Patienten sinnlich erfahrbare Qualität erhält. Der Therapeut [...] wartet nicht etwa ab, bis der Patient von sich aus zu spielen beginnt. Der Raum einer potenziellen Begegnung in der Musik wird vom Therapeuten eröffnet, der Patient kann ihn aufsuchen und auf seine Weise nutzen" (Deuter, 2005, S. 225).

Gerade in der ersten Phase der Psychotherapie mit schizophrenen Patienten vermag also die Musiktherapie Grundlegendes zu leisten, das auch für die psychotherapeutische Arbeit mit anderen psychiatrischen Patienten notwendig ist: Erfahrungsbereiche, die nicht in Worte gefasst werden können, werden im gemeinsamen Spiel mitteilbar, verschiedene Qualitäten von Gemeinsamkeit können sinnlich erfahrbar werden, ohne dem Patienten ein direktes Bezug-Nehmen und damit eine ihn möglicherweise noch destabilisierende Beziehung aufzuzwingen.

Dass Modelle, Theorien und bestimmte Sichtweisen auch auf psychiatrische Erkrankungen lediglich eine operative Wirklichkeit für sich in Anspruch nehmen können und sich letztendlich an ihrer nur von dem jeweiligen Patienten selbst erlebten psychotherapeutischen Wirksamkeit als „wahr" erweisen können, mag den abschließenden Hinweis auf eine „Bereitschaft zur Einmaligkeit und damit zu größtmöglicher Differenzierung" (Wendl-Kempmann in Schwarz et al., 2006, S. 11) rechtfertigen – denn das, was psychiatrische Patienten wie alle anderen auch benötigen und in der Musiktherapie finden können sollten, ist „das Recht auf einen vollkommen subjektiven Umgang mit der Erkrankung" (Engelmann, 2000, S. 17).

Literatur

Barnes, M. (1989). *Meine Reise durch den Wahnsinn*. München: Kindler.
Behrens, A. (2000). *Wege in die Realität. Bilder von Schizophrenie und ihr Einfluss auf die musiktherapeutische Behandlung*. Münster: Unveröffentlichte Diplomarbeit Westfälische Wilhelms-Universität Münster.
Benedetti, G. (1983). *Psychosentherapie*. Stuttgart: Hyppokrates.
Benedetti, G. (1991). *Todeslandschaften der Seele*. Göttingen: Vandenhoeck & Ruprecht.

Benedetti, G. (1992). *Psychotherapie als existentielle Herausforderung*. Göttingen: Vandenhoeck & Ruprecht.
Berger, M. (2004). *Psychische Erkrankungen. Klinik und Therapie* (2., vollständig neu bearbeitete und erweiterte Aufl.). München/Jena: Urban & Fischer.
Bock, Th. (1997). *Lichtjahre. Psychosen ohne Psychiatrie*. Bonn: Psychiatrie-Verlag.
Böker, H. (1995). Handlungsdialoge in multiprofessionellen Teams: Der Beitrag der Psychoanalyse zu einer integrativen Therapie psychotischer Patienten. *Psychiatrische Praxis, 22*, 201–205.
Deuter, M. (2005). Atmosphären-Wahrnehmungseinstellungen und Wirkungen in der musiktherapeutischen Behandlung. *Musiktherapeutische Umschau, 26* (3), 222–235.
Deuter, M. (2007). Beziehungsformen in der musiktherapeutischen Arbeit mit psychotischen Patienten. In R. Tüpker (Hrsg.), *Konzeptentwicklung musiktherapeutischer Praxis und Forschung* (2., überarb. u. erw. Aufl, S. 39–60). Münster: LIT.
Dührsen, A. (1999). *Handlung und Symbol. Ambulante analytisch orientierte Therapie mit Psychosepatienten*. Göttingen: Vandenhoeck & Ruprecht.
Engelmann, I. (1995). Musiktherapie in psychiatrischen Kliniken. *Nervenarzt, 66*, 217–224.
Engelmann, I. (2000). *Manchmal ein bestimmter Klang. Analytische Musiktherapie in der Gemeindepsychiatrie*. Göttingen: Vandenhoeck & Ruprecht.
Engelmann, I. (2002). Die Musiktherapie ist nie zu Ende. Die Verknüpfung von Psychose, Musiktherapie, Entwicklungspsychologie und Bewusstseinsgeschichte. *Musiktherapeutische Umschau, 23* (2), 121–138.
Hoffmann, P. (2002). *Zur (Wieder-)Entdeckung der Zeit. Die Bedeutung des Phrasierens in Improvisationen der Musiktherapie – eine Untersuchung an Improvisationen von Patienten der Erwachsenenpsychiatrie*. Unveröffentlichte Dissertation Universität Witten/Herdecke.
Hoffmann, P. (o. J.). Aspekte zur Musiktherapie in der erwachsenenpsychiatrischen Abteilung des Gemeinschaftskrankenhauses Herdecke. Zugriff am 30. 6. 2008: www.musictherapyworld.de/modules/archive/stuff/paper/Beitrhoffmann.doc
Inselmann, U. & Mann, S. (2000). Emotionales Erleben, Ausdruck und Kommunikation in Musikimprovisationen. *Psychotherapie, Psychosomatik und medizinische Psychologie, 50*, 193–198.
Kunkel, S. (2004a). Musiktherapie mit schizophrenen Patienten. In H. Hippius (Hrsg.), *Universitätskolloquien zur Schizophrenie* (S. 147–152). Darmstadt: Steinkopff.
Kunkel, S. (2004b). Verlockung zur Freiheit. Ein Behandlungsbeispiel über die (Not-)Wendigkeit der Musik(-therapie). *Psychosozial, 27* (96), 53–67.
Lichte, H. (2000). Zufrieden – als Musiktherapeut!? Empirische Untersuchung zu Arbeitsbedingungen und beruflicher Zufriedenheit von Musiktherapeuten. *Musiktherapeutische Umschau, 21*, 204–215.
Mecklenbeck, F. (2002). *Musiktherapie in der Psychiatrie*. Verfügbar unter: http://www.musiktherapie.de/index.php?id=75.
Mentzos, St. (1992). *Psychose und Konflikt*. Göttingen: Vandenhoeck & Ruprecht.
Mentzos, St. (1993). *Psychodynamische Modelle in der Psychiatrie* (3. Aufl.). Göttingen: Vandenhoeck & Ruprecht.
Meschede, H. G., Bender, W. & Pfeiffer, H. (1983). Musiktherapie mit psychiatrischen Problempatienten. *Psychotherapie, Psychosomatik, Medizinische Psychologie, 33*, 101–106.
Metzner, S. (1999). *Tabu und Turbulenz. Musiktherapie mit psychiatrischen Patienten*. Göttingen: Vandenhoeck & Ruprecht.
Moser, J. (2005). Atmosphären in der musiktherapeutischen Behandlung von frühen Störungen. *Musiktherapeutische Rundschau, 26* (3), 298–306.

Oerter, U., Scheytt, N. & Kächele, H. (2001). Musiktherapie in der Psychiatrie: Versorgungslage und Stand der Forschung. *Nervenheilkunde, 20,* 428–433.

Pavlicevic, M. & Trevarthen, C. (1989). A Musical Assessment of Psychiatric States in Adults. *Psychopathologie, 22,* 325–334.

Pavlicevic, M., Trevarthen, C. & Duncan, J. (1994). Improvisational Music and the Rehabilitation of Persons Suffering from Chronic Schizophrenia. *Journal of Music Therapy, 31,* 85–104.

Pfeiffer, H., Wunderlich, S., Bender, W., Elz, U. & Horn, B. (1987). Freie Musikimprovisation mit schizophrenen Patienten – Kontrollierte Studie zur Untersuchung der therapeutischen Wirkung. *Rehabilitation, 26,* 184–215.

Plum, F. J., Lodemann, E., Finbeiner, T., Bender, S. & Gastpar, M. (1998). Entwicklung des Kommunikationsverhaltens, des improvisatorischen Spielausdrucks und der Psychopathologie im Verlauf einer Gruppenmusiktherapie mit schizophrenen Patienten. In Landschaftsverband Rheinland (Hrsg.), *Hast Du Töne – Musik und Therapie im Rheinland.* Köln: LVR.

Pschyrembel, W. (1986). *Klinisches Wörterbuch* (255. Aufl.). Berlin: de Gruyter.

Reker, T. (1989). *Musiktherapie im Urteil schizophrener Patienten.* Unveröffentlichte Dissertation Westfälische Wilhelms-Universität Münster.

Scharfetter, C. (1995). *Schizophrene Menschen* (4. Aufl.). München: Urban & Schwarzenberg.

Schwarz, F., Tabbert-Haugg, C., Wendl-Kampmann, G., Hering, W. & Kapfhammer, H.-P. (2006). *Psychodynamik und Psychotherapie der Psychosen.* Stuttgart: Kohlhammer.

Smeijsters, H. (2000). *Moderne Forschungsansätze in der Musiktherapie.* Verfügbar unter: http://kenvak.hszuyd.nl/files/presentaties/moderne%20forschungsans.pdf

Smeijsters, H. (2005). *Sounding the Self: Analogy in improvisational music therapy.* Gilsum: Barcelona Publishers.

Steimer-Krause, E. (1996). *Übertragung, Affekt und Beziehung. Theorie und Analyse nonverbaler Interaktionen schizophrener Patienten.* Bern: Lang.

Steimer-Krause, E. (2000). Ein Beitrag emotionspsychologischer und entwicklungspsychologischer Forschung zum Verständnis schizophrener Erkrankungen. *Forum der analytischen Psychosentherapie, 3,* 34–47.

Stratenwerth, I. (1999). *Wahn und Sinn.* München: Piper.

Willms, H. (1982). Musiktherapie bei psychotischen Erkrankungen. In G. Harrer (Hrsg.), *Grundlagen der Musiktherapie und Musikpsychologie* (2. Aufl., S. 223–244). Stuttgart: Fischer.

Zielen, V. (1987). *Psychose und Individuationsweg.* Fellbach-Oeffingen: Bonz.

Weiterführende Literatur

Arolt, V., Dilling, H. & Reimer, C. (2004). *Basiswissen Psychiatrie und Psychotherapie* (5. Aufl.). Heidelberg: Springer.

Bacal, H. A. & Newman, K. M. (1994). *Objektbeziehungstheorien – Brücken zur Selbstpsychologie.* Stuttgart: frommann-holzboog.

Balint, M. (1997). *Therapeutische Aspekte der Regression. Die Theorie der Grundstörung* (2. Aufl.). Stuttgart: Klett-Cotta.

Blasius, D. (1994). *„Einfache Seelenstörung". Geschichte der deutschen Psychiatrie 1800–1945.* Frankfurt am Main: Fischer.

Bock, Th., Deranders, J. E. & Esterer, I. (1995). *Stimmenreich. Mitteilungen über den Wahnsinn.* München: dtv.

Deest, H. v. (1994). *Heilen mit Musik.* Stuttgart: Thieme.

Dettmer, B. (1996). Musiktherapie im Netz der Psychiatrie. *Musiktherapeutische Umschau, 17,* 106–114.

Klee, E. (1980). *Psychiatrie-Report* (4. Aufl.). Frankfurt am Main: Fischer.

Klee, E. (1994). „*Irrsinn Ost – Irrsinn West". Psychiatrie in Deutschland.* Frankfurt am Main: S. Fischer.

Möller, H.-J., Laux, G. & Deister, A. (2005). *Psychiatrie und Psychotherapie* (3., überarb. Aufl.). Stuttgart: Thieme.

Sechehaye, M. (1973). *Tagebuch einer Schizophrenen.* Frankfurt am Main: Suhrkamp.

Smeijsters, H. (1999). *Grundlagen der Musiktherapie.* Göttingen: Hogrefe.

Smeijsters, H. (2004). Kriterien für eine evidenzbasierte Indikation in der Musiktherapie. *Musiktherapeutische Umschau, 25* (3), 207–40.

Tüpker, R. (1998). Musiktherapie als Erweiterung des Behandlungsangebotes oder: Warum braucht die Psychiatrie die Kunst? *therapie kreativ. Zeitschrift für kreative Sozial- und Psychotherapie, 21,* 3–23.

Schreibaby

Gisela M. Lenz

Seit den 90er Jahren wird exzessives Schreien als Problematik in der frühkindlichen Entwicklung anerkannt. Für Eltern bedeutet exzessives, unstillbares Schreien eine enorme psychische Belastung, die sie mit existenziellen Versagensängsten, Gefühlen von Ohnmacht und Wut konfrontieren; dies kann zu Kindesmisshandlungen (Schütteltrauma) und im Extremfall zu Tötungsdelikten führen.

Nach der sogenannten „3er-Regel" (Wessel et al., 1954) wird exzessives Schreien wie folgt definiert: „Anfälle von Schreien, Irritierbarkeit und Nörgeln, die länger als 3 Stunden am Tag dauern, an mehr als 3 Tagen in der Woche auftreten und mehr als 3 Wochen angedauert haben."

Jedes siebte Kind – das sind 14 bis 25 % aller Neugeborenen – schreit in den ersten Lebensmonaten übermäßig viel, ohne dass seine Eltern eine Erklärung dafür finden können. Schreibabys sind permanent überreizt, übermüdet und können nicht einschlafen. Sie quengeln, schreien und reagieren auf neue Reize mit Schreiattacken. Mit den üblichen Strategien wie Stillen, Wickeln und Tragen lassen sie sich nicht beruhigen. Dabei sind körperliche Störungen wie „Dreimonatskoliken" eher selten der Auslöser. Der Organismus des Babys befindet sich vielmehr in einer intensiven Phase der Anpassung; das beginnt bei der Regulation innerer und äußerer Reize sowie bei der Anpassung an die ungewohnte Umwelt, Ernährungsgewohnheiten, Temperaturhaushalt, Schlaf- und Wachrhythmus.

Risikofaktoren bei der Entstehung einer Schreistörung sind Komplikationen bei der Geburt, Mangel- und Frühgeburten, sowie Alkohol-, Nikotin- und Drogenkonsum der Mütter während der Schwangerschaft. Zunehmend wird auch die Stressbelastung der Mütter während der Schwangerschaft untersucht: Unzufriedenheit in der Ehe, Verlusterfahrungen, frühere eigene Gewalterfahrungen, eine unbefriedigende finanzielle Situation, aber auch psychische Probleme und negative Projektionen aktivieren die Stressachse (HPA-Achse), die die hormonelle Situation der Mutter bestimmt. Nach Wurmser (Wurmser et al., 2006) sind es gerade belastende Erfahrungen in der ersten Hälfte der Schwangerschaft, die das Stresssystem der Mutter besonders stark aktivieren. Damit wird auch das Stresssystem des Feten aktiviert, wodurch die Entwicklung des kindlichen Gehirns beeinflusst wird. In der Folge kommen die Babys schon irritabel auf die Welt und stellen für ihre Eltern eine besondere Herausforderung dar. Das Schreien eines Babys verändert die Physiologie des Kindes – wie auch die Physiologie der Eltern; die (angeborenen) elterlichen intuitiven Kompetenzen versagen in einer Stressreaktion – alle Beteiligten geraten in einen Teufelskreis und finden keine Lösung; auf dieser Basis kann sich eine Regulationsstörung entwickeln.

Eine Fixierung auf die Vermeidung eines nächsten Schreianfalls beeinträchtigt das nonverbale, spielerische Repertoire der Eltern. Positive Reize des Säuglings werden zu wenig beachtet; Spielphasen und das Erleben von Freude aneinander fehlen oft ganz (van den

Boom, 1994). Steimer-Krause und Krause (1993) betonen, dass nur das gemeinsame Erleben von Freude eine negative emotionale Spirale durchbrechen könne.

Daher kommt auch bei unglücklichen Startbedingungen den frühen Interaktionserfahrungen eine besondere Bedeutung zu. Nach der Geburt können Eltern und andere Betreuungspersonen durch ihre Beziehungsgestaltung eine früh entstandene Irritabilität mildern und die weitere Entwicklung günstig beeinflussen. Damit wird das schon vorgeburtlich angelegte – und sensorisch kodierte – implizite Erfahrungswissen zu einem impliziten Beziehungswissen (Stern & Boston Group, 1998, 2005), da das Baby die Welt jetzt im Spiegel seiner zwischenmenschlichen Beziehungen erfährt.

In dieser Zeit ist das Baby auf Resonanz und Antwort angewiesen. Wie in keiner späteren Lebensphase spielen Gegenseitigkeit, Gleichzeitigkeit und das Teilen von Affekten und Gefühlen in den ersten Monaten *die* entscheidende Rolle. Vokale Gemeinsamkeit, das „Sich-anstecken-Lassen" von Affekten, auf einer Wellenlänge sein, sind Schlüsselmomente von Interaktion und die Basis subjektiver Intimität. Mutter und Kind begegnen sich wie in einem Duett. Es lässt sich kaum trennen: Wer ist der Initiator eines Impulses und wer hat darauf reagiert; alles läuft im bewusst nicht nachvollziehbaren Tempo intuitiver Verhaltensweisen ab. Beebe und Lachmann (2004) konnten mit der Mikroanalyse von Filmen zeigen, dass Mutter und Säugling in Sekundenbruchteilen miteinander kommunizieren und Verhaltensmuster weniger als eine halbe Sekunde dauern. Sie betonen, dass das Implizite Beziehungswissen außerhalb der Wahrnehmung und außerhalb des verbalen Bewusstseins operiert (Beebe & Lachmann, 2004, S. 237f.).

Alle Säuglinge erleben die Welt im Spiel dynamischer Kräfte; unterschiedliche Beziehungen werden als charakteristische, dynamische Intensitätskonturen gespeichert. Implizites Wissen ist prozedural, nonverbal, nicht symbolisch, vor- oder unbewusst (aber in Beziehungen erfahrbar) und dynamisch bewusst (Stern, 1998). Es ist schnellen Wechseln unterworfen, wie es intuitivem Verhalten eigen ist und bestimmt eine grundlegende Art und Weise, wie wir in Beziehungen mit anderen umgehen. Auf dieser Ebene spielt sich affektives Verhalten ab und auf dieser Basis entstehen Wiederholungszwänge. Wie ein mitschwingendes Band begleitet uns dieses frühe Erfahrungswissen und beeinflusst uns im späteren Leben, *wie* wir etwas empfinden. Säuglingsforscher wie Stern sowie Beebe und Lachmann betonen, dass das explizite Gedächtnis lebenslang durch das implizite Erfahrungswissen begleitet wird (Stern, 2005; Beebe & Lachmann, 2004). Dieses Zusammenspiel bestimmt auch den Erfolg therapeutischer Interventionen (Stern, 2005).

Schreibabys sind auch als Schulkinder oft noch schwierig (van den Boom, 1994). Eine frühe Intervention kann eine solche Entwicklung verhindern. Stress, Angst und Panik beeinträchtigen den Säugling bei der Ausbildung seiner angeborenen Fähigkeiten und beeinflussen alle Entwicklungsprozesse, angefangen bei sozialen und selbstregulativen Fähigkeiten bis hin zur Hirnreifung. Nach der Entdeckung der Spiegelnervenzellen (Bauer, 2002, 2005; Gallese, Keysers & Rizzolatti, 2004) kann man annehmen, dass auch die Fähigkeit zur Empathie angeboren ist, sich aber ebenfalls nur in guten zwischenmenschlichen Beziehungen entwickeln kann. Bauer betont in diesem Zusammenhang, dass selbst Gene durch Beziehungen gesteuert werden können (Bauer, 2002).

Im musiktherapeutischen Setting übernimmt die Therapeutin als „hilfreiche Dritte", wozu die Mutter noch nicht in der Lage ist: Dem Kind durch Kontakt Orientierung zu geben, es im akuten Schreianfall „in die Welt zurückzubringen", zu beruhigen und damit seinen inneren Zustand zu regulieren.

Mütter entdecken ihre angeborenen intuitiven Fähigkeiten und Ressourcen. Erfahrungen von Resonanz und Synchronisation, die sich in kurzen Augenblicken (Momenten der Begegnung, Stern, 2005; Lenz & v. Moreau, 2003) im „Jetzt" abspielen, regulieren Beziehungen und können implizite Erfahrungsmuster verändern. Wenn es uns als „hilfreiche Dritte" gelingt, einen Raum zu schaffen, in dem sich Mutter und Kind *wirk*lich und neu begegnen können, beobachten wir oft mit Staunen Quantensprünge in der kindlichen Entwicklung (Lenz, 2000; Lenz & v. Moreau, 2003).

Literatur

Bauer, J. (2002). *Das Gedächtnis des Körpers. Wie Beziehungen unsere Gene beeinflussen.* Frankfurt a. M.: Eichborn.
Bauer, J. (2005). *Warum ich fühle, was Du fühlst.* Hamburg: Hoffmann und Campe.
Beebe, B. & Lachmann, F. M. (2004). *Säuglingsforschung und die Psychotherapie Erwachsener.* Stuttgart: Klett-Cotta.
Gallese, V., Keysers, C. & Rizzolatti, G. (2004). A unifying view of the basis of social cognition. *Trends in Cognitive Science, 8,* 396–403.
Lenz, G. M. (2000). Musiktherapie bei frühen Interaktionsstörungen. *Musiktherapeutische Umschau, 21,* 126–140.
Lenz, G. M. & Moreau, D. v. (2003). Resonanz und Synchronisation als regulative Faktoren von Beziehung – das Spezifische der Musiktherapie. In M. Nöcker-Ribaupierre (Hrsg.), *Hören – Brücke ins Leben. Musiktherapie für früh- und neugeborene Kinder* (S. 109–134). Göttingen: Vandenhoeck & Ruprecht.
Steimer-Krause, E. & Krause, R. (1993). Affekt und Beziehung. In P. Buchheim, M. Cierpka & Th. Seifert (Hrsg.), *Beziehung im Fokus* (S. 71–83). Heidelberg: Springer.
Stern, D. N. (1998). The Process of Therapeutic Change Involving Implicit Knowledge: Some Implications of Developmental Observations for Adult Psychotherapy. *Infant Mental Health Journal, 19,* 300–308.
Stern, D. N. (2005). *Der Gegenwartsmoment – Veränderungsprozesse in Psychoanalyse, Psychotherapie und Alltag.* Frankfurt a. M.: Brandes & Apsel.
van den Boom, D. C. (1994). The influence of temperament and mothering on attachment and exploration: An experimental manipulation of sensitive responsiveness among lower-class mothers with irritable infants. *Child Development, 65,* 1457–1477.
Wessel, M. A., Cobb, J. C., Jackson, E. B., Harris, G. S. & Detwiler, A. C. (1954). Paroxysmal fussing in infancy, sometimes called „colic". *Pediatrics, 14,* 421–435.
Wurmser, H. et al. (2006). Association between life stress during pregnancy and infant crying in the first six months postpartum: A prospective longitudinal study. *Early Human Development, 82,* 341–349.

Weiterführende Literatur

Bauer, J. (2006). *Prinzip Menschlichkeit*. Hamburg: Hoffmann und Campe.
Gallese, V. (2003). The Roots of Empathy: The Shared Manifold Hypothesis and the Neural Basis of Intersubjectivity. *Psychopathology, 36,* 171–180.
Lenz, G. M. (2002). *Schrei-Babies in „Heilkraft der Musik"*. München: Beck.
Stern, D. N. (1992). *Die Lebenserfahrungen des Säuglings.* Stuttgart: Klett-Cotta.

Schwabe-Musiktherapie

Ulrike Haase und Axel Reinhardt

Grundlegende Aussagen zum Wesen der musiktherapeutischen Konzeption

Musiktherapie nach Christoph Schwabe ist eine umfassende Konzeption, die ihrem Wesen nach psychotherapeutisch ist, sich aber auf keine der bestehenden psychotherapeutischen Schulen speziell ausrichtet. Sie basiert auf einem biopsychosozialen (ganzheitlichen) Krankheits- und Therapieverständnis und arbeitet gezielt mit den therapeutisch nutzbaren Phänomenen, die sich aus dem Wesen der Musik in Verbindung mit einem handlungsorientierten Therapieansatz ableiten. Aus diesem Grund besitzt sie eine hohe Integrationspotenz in die unterschiedlichsten klinischen und außerklinischen therapeutischen Kontexte bis hinein in pädagogische und präventive Arbeitsfelder. Ihr therapeutischer Ansatz bezieht sich auf Störungen, die das Erleben, die Erlebnisverarbeitung und das Verhalten betreffen und die sich, übergreifend über spezielle Krankheitsbilder, zeigen als:

– Wahrnehmungsstörungen, bezogen auf die innere und die äußere Realität der Patienten/Klienten,
– Störungen im Bereich der Selbstausdrucksfähigkeit,
– Störungen im Bereich der Beziehungsfähigkeit zu sich selbst und zur Umwelt,
– Körperliche Störungen mit vorwiegend psychischen Ursachen.

Die musiktherapeutische Konzeption nach Schwabe ist im Kern durch die Dualität methodologischen und methodisch-didaktischen Denkens determiniert, was bedeutet: Aus den Faktoren der methodologischen Dimension des therapeutischen Prozesses resultieren folgerichtig Konsequenzen für die methodisch-didaktische Dimension, d. h. für die konkrete Umsetzung der therapeutischen Anliegen. Das macht eine genaue Trennung und Unterscheidung dieser beiden Ebenen erforderlich und unterscheidet die Konzeption von Ansätzen, die mit einer bloßen Applikation therapeutischer Wirkfaktoren arbeiten.

Zur Geschichte der Konzeption

Das musiktherapeutische Konzept befindet sich in einem mehr als 40 Jahre währenden Entwicklungsprozess, was bedeutet, dass wir es hier nicht mit einem abgeschlossenen Gebäude zu tun haben, sondern mit einem dynamischen System. Dieses ist gekennzeichnet durch die Dialektik zwischen der Invarianz seiner wesentlichen Bestandteile und den flexibel sich an unterschiedliche Realitätsbedingungen anpassenden Veränderungen und Weiterentwicklungen. Als Invarianten gelten spezifische Grundaussagen der Konzeption, die auch beim Eintritt bestimmter Veränderungen der Ausgangsbedingungen, wie z. B. des diagnostischen, institutionell-konzeptionellen, institutionell-personellen oder zeitlichen Rahmens, unveränderlich bleiben. Es sind dies

– das zugrunde liegende Psychotherapieverständnis,
– Aussagen über das Wesen und die Funktion der Musik im musiktherapeutischen Handlungsprozess,
– Aussagen zur methodologischen und methodisch-didaktischen Dimension musiktherapeutischen Handelns in ihrer spezifischen Dialektik.

Ausgangspunkt und Nährboden für die Entwicklung der musiktherapeutischen Konzeption durch Christoph Schwabe bildete die interdisziplinär vernetzte wissenschaftliche und praktische Arbeitsweise in der Abteilung Psychotherapie und Neurosenforschung der Klinik für Psychiatrie an der Leipziger Universität. In den 1960er Jahren hatte dort ein Forscherteam, bestehend aus Medizinern, Psychologen, Musiktherapeuten und Sozialarbeitern, unter der Leitung von Christa Kohler (1968) eine Psychotherapiekonzeption entwickelt, die aus heutiger Sicht als richtungweisend bezeichnet werden kann.

> Wesentliche Merkmale dieses neu entwickelten Psychotherapiekonzepts beruhten auf der Bedeutungsannahme sozial-interaktioneller Faktoren unter Berücksichtigung von biografisch-traumatischen Faktoren, die sowohl bei der Diagnosebildung als auch im therapeutischen Prozess Berücksichtigung fanden. Für den sozial-interaktionellen Ansatz standen Aussagen Pate, die Hans Hiebsch und Manfred Vorwerg an der Friedrich-Schiller-Universität Jena in den sechziger Jahren veröffentlicht hatten. (Schwabe, 2003, S. 11 f.)

In diesem Psychotherapiekonzept wurden zwei Handlungsrichtungen unterschieden: Die biografisch ausgerichtete Konfliktbearbeitung und die darauf folgende Realitätsbewältigung in der aktuellen Lebenssituation. Kohler nannte diese Handlungsrichtungen retrospektive und prospektive Phase, wobei sich hinter dem Begriff „retrospektiv" tiefenpsychologisches Handeln verbarg (Schwabe, 2003, S. 22 f.). Die Verschlüsselung dieses Begriffs war notwendig, weil psychoanalytische und tiefenpsychologisch orientierte Therapierichtungen zum damaligen Zeitpunkt in der DDR als obsolet galten, was sich später durchaus geändert hat. Wir haben es hier mit dem interessanten, quasi paradoxen Umstand zu tun, dass sich unter den restriktiven Bedingungen eines totalitären Staates ein Freiraum im Denken und Handeln entwickeln konnte, der, da er sich nicht in die Breite ausdehnen konnte, umso mehr an Tiefe und Intensität gewann. Das Resultat war die Entwicklung eigenständiger erkenntnistheoretisch fundierter Positionen zum Unter- und Unbewussten im menschlichen Erleben, Denken und Handeln, was in der Konsequenz zu ebenso eigenständigen psychotherapeutischen und musiktherapeutischen Positionen führte.

Am Ende der 1980er Jahre hatte sich die Musiktherapie in der DDR als eigenständiges Methodensystem im Rahmen der Psychotherapie etabliert. Ihre Entwicklung hatte sie stets im Schoße der Psychotherapie vollzogen, nie neben ihr oder gegen sie, und sie war zu einer weithin anerkannten und etablierten Therapieform geworden. Ihre anfängliche Verhaftung in den Prinzipien der Gruppendynamik hatte sie in den 1970er Jahren überwunden und ein eigenständiges theoretisch-didaktisches Konzept entwickelt, das als wichtiger Teil psychotherapeutischer Gesamtkonzeptionen galt. Diese verstanden sich nie als Methoden oder Schulen, sondern stets als ein System von Methoden, die, einander ergänzend, unterschiedliche Zugänge zum Patienten ermöglichten.

Neben der Arbeit an der Ausdifferenzierung der Musiktherapie für den klinisch-psychotherapeutischen Bereich gerieten in den 1980er Jahren zunehmend die außerklinischen

Anwendungsfelder, wie Behindertenarbeit, Sozialarbeit, Pädagogik und Gesundheitsvorsorge in den Blickpunkt. Diese Entwicklung wurde durch die weitreichenden Veränderungen im Gesundheits- und Sozialwesen seit der Vereinigung beider deutscher Staaten im Jahre 1990 noch verstärkt. Heute ist das musiktherapeutische Konzept nach Christoph Schwabe so lebendig wie in seinen Anfängen. An seiner Entwicklung bzw. Weiterentwicklung hatten und haben, außer der schon genannten Christa Kohler, Persönlichkeiten aus den unterschiedlichsten Fachdisziplinen Anteil – manche als Anreger und Mitgestalter, andere als Kritiker bzw. Kontrahenten. Zu nennen sind hier: Infried Tögel (Dresden), Harro Wendt (Uchtspringe), Kurt Höck (Berlin), Axel Reinhardt (Dresden), Tilo Liefke (Brandenburg), Otto Preu (Erfurt), Siegfried Thiele (Leipzig), Helmut Röhrborn (Erlabrunn), Ingrid Mederacke (Leipzig), Franziska Pfaff (Rostock) und Ulrike Haase (Dresden).

Im Folgenden sollen nun die eingangs genannten Invarianten, die das Grundgerüst des Konzepts bilden, näher betrachtet werden.

Das zugrunde liegende Psychotherapieverständnis

Der musiktherapeutischen Konzeption von Schwabe liegt eine schulenübergreifende, integrative, an einem biopsychosozialen (ganzheitlichen) Krankheits- und Therapieverständnis orientierte, Psychotherapieauffassung zugrunde. Sie hat sich vom Beginn ihrer Entwicklung an vom althergebrachten Schulendenken emanzipiert und sich als ein wichtiger Bestandteil komplexer psychotherapeutischer Behandlungskonzeptionen etabliert, mit der Spezifik, den therapeutischen Prozess primär über die Handlung zu entwickeln und Sprache, Denken und Reflektieren als zugeordnet zu betrachten. Das schließt einen differenzierten Umgang mit Übertragung und Gegenübertragung sowie mit Abwehr, Ich-Erhaltungsmechanismen und Widerstand in der Gruppe und in der Dyade ein.

Die musiktherapeutische Konzeption genügt folgenden Grundaussagen zum Wesen der Psychotherapie und leitet von da her ihren psychotherapeutischen Charakter ab:
– Psychotherapie ist eine Handlung, die dort beabsichtigt und gezielt zum Einsatz kommt, wo es darum geht, psychische, körperliche und/oder soziale Störungen unterschiedlichster Ätiologie und Pathogenese zu lindern oder, wenn möglich, zu beseitigen.
– Der Einsatz von Psychotherapie setzt eine möglichst genaue biopsychosoziale Diagnostik voraus, um Psychotherapie effektiv einzusetzen und von anderen Therapieverfahren abzugrenzen, mit dem Anliegen einer möglichst komplexen Kooperation untereinander.
– Psychotherapeutische Interventionen bestehen aus psychologischen bzw. psychosozialen Impulsen und zielen auf die Mobilisierung von entsprechenden Aktivitäten des Patienten/Klienten, durch die eine positive Beeinflussung von Störungen erwartet werden kann. In diesem Sinne ist Psychotherapie keine Applikation von Wirkstoffen, sondern ein Prozess, der die Eigenkräfte des Patienten/Klienten anregt.
– Aufgrund der engen Verbundenheit mit medizinischen, psychologischen und sozialen Faktoren gehört Psychotherapie sowohl zur Medizin als auch zur Psychologie und zur Sozialwissenschaft. Ein Ausschließlichkeitsanspruch der einen oder anderen

Seite schadet dem Fach; Psychotherapie hat per se interdisziplinären Charakter (Schwabe & Haase, 1998).

Der von seinem Wesen her psychotherapeutische Charakter des musiktherapeutischen Konzepts bedeutet allerdings nicht, dass seine Anwendung auf Institutionen der Psychotherapie beschränkt ist, sondern er lässt eine Wirkungsbreite in alle Bereiche zu, die Interventions- und Förderangebote bei Störungen im Erleben, Denken und Handeln machen.

Das Wesen und die Funktion der Musik

Musiktherapie ist ihrem Wesen nach menschliche Begegnung in Gruppe und Dyade, die dadurch zur Therapie wird, dass der Therapeut durch gezielte psychologische Handlungsimpulse beim Patienten einen Bewusstwerdungs-, Entwicklungs- und Lernprozess in Gang bringt, der sich auf folgenden psychologischen Handlungsfeldern vollzieht:
– auf dem wahrnehmungspsychologischen,
– auf dem sozial-interaktionellen,
– auf dem individuell-kreativen Handlungsfeld (Schwabe & Haase, 1998).

Diese Impulse zielen stets auf die Mobilisierung von Eigenaktivitäten und die Entwicklung von Eigenkräften des Patienten. Der Therapeut nutzt für diesen Prozess die therapeutischen Potenzen, die Musik auf den drei psychologischen Handlungsfeldern besitzt. Das komplexe Phänomen Musik wird dabei in der Vielfalt seiner unterschiedlichen Erscheinungsformen in den therapeutischen Prozess eingebracht: In Form von
– unmittelbarer, als Improvisation entstehender oder entstandener Musik,
– unmittelbarer, meist gesungener, Reproduktion bereits vorhandener musikalischer Strukturen, wie z. B. Lieder oder Kanons,
– komponierter Musik, die auf Tonträgern gespeichert ist, und die als Rezeptionsmedium im Sinne einer aktiven Begegnung und Auseinandersetzung dient.

Musik fungiert in therapeutischen Prozessen als Bedeutungsträger und Bedeutungsvermittler im Sinne eines spezifisch menschlichen Sprachsystems, das einerseits Selbstbegegnung ermöglichen, andererseits dem Ausdrücken eigener Gefühle und Stimmungen dienen und Beziehungsprozesse im Sinne sozialer Interaktion auslösen kann (Koelsch, 2004). Musik als Sprachsystem ist dabei vor allem Träger und Vermittler emotionaler Prozesse, die Bewusstseinsschichten berühren, die als teil- oder nichtbewusst charakterisiert werden können und die in relativer Unabhängigkeit von Rationalität und entsprechenden Kontroll- und Abwehrvorgängen ablaufen. Damit ist zugleich die hohe Brisanz musiktherapeutischer Prozesse angesprochen.

Darüber hinaus kann Musik im therapeutischen Kontext auch in der Funktion eines ideellen Objektes wirksam werden, einer klanglich-rhythmisch-dynamischen Struktur, die wahrnehmbar, beschreibbar, erkenn- und verstehbar ist. Musik wird hier als ein spezifischer Teil der äußeren Realität verstanden, auf den sich die Aufmerksamkeit richten kann, was eine Erweiterung des Wahrnehmungsspektrums auf eine Ebene bedeutet, die nicht durch Selbst- oder interpersonelle Begegnung charakterisiert ist. Hierbei kann Wahrnehmungsfähigkeit trainiert, differenziert und erweitert werden und nicht zuletzt ästhetische Erlebnis- und Genussfähigkeit entwickelt werden.

Musik wird im musiktherapeutischen Konzept nach Schwabe generell nicht als Kunst oder künstlerisches Medium im herkömmlichen Sinne verstanden, sondern als elementares menschliches Ausdrucks-, Kommunikations- und Rezeptionsmedium. Sie wird, oft auch in Verbindung mit dem anderen elementaren nonverbalen Ausdrucks- und Kommunikationsmittel „Körperbewegung", indikationsspezifisch für die therapeutischen Anliegen eingesetzt. In diesem Sinne schafft Musik den Zugang zum Patienten auf unterschiedlichen Bewusstseinsebenen primär über die Handlung, und dem üblichen Kommunikationsmittel „Verbalsprache" kommt eine zugeordnete, aber keine untergeordnete, Bedeutung zu. Nachdenken über den Handlungsprozess und die im Vollzug abgelaufenen intrapsychischen und interpersonellen Prozesse, deren Bewusstmachen, einschließlich des damit verbundenen individuellen und Gruppenerlebens sowie das Übersetzen in die Verbalsprache werden durch therapeutische Impulse im Anschluss an eine Handlung angeregt. In welcher Form und wie differenziert dies geschehen kann, ist selbstverständlich abhängig von verschiedenen Faktoren, wie Alter, Störungsbild sowie geistigen und sprachlichen Fähigkeiten. In jedem Falle aber zielen diese Impulse auf einen Entwicklungsprozess in Richtung veränderten Erlebens und Verhaltens. Damit kann – indikationsabhängig – sowohl die sozial-kommunikative Ebene mit ihren Defiziten und Behinderungen als auch das subjektive Gewordensein im Sinne lebensgeschichtlich abhängiger Konfliktauseinandersetzung zum Gegenstand der therapeutischen Bearbeitung gemacht werden, wobei immer auch der therapeutische Ansatz an den Ressourcen des Patienten/Klienten entsprechend einbezogen werden sollte.

Methodologische und methodische Dimension

Die musiktherapeutische Konzeption nach Schwabe ist im Kern durch die Dualität methodologischen und methodisch-didaktischen Denkens gekennzeichnet, was bedeutet, dass sich aus den Faktoren der methodologischen Dimension des musiktherapeutischen Prozesses folgerichtig Konsequenzen für seine methodisch-didaktische Umsetzung ableiten. Das erfordert eine genaue Unterscheidung und Trennung dieser beiden Ebenen. Christoph Schwabe beschrieb bereits 1978 unter der Bezeichnung „Kausalitätsprinzip musiktherapeutischen Handelns" die Faktoren Handlungsansatz, Handlungsprinzip, Handlungsmittel und Handlungsziel als die Kategorien, durch die musiktherapeutische Prozesse in ihrer methodologischen Dimension betrachtet, konzipiert und verstanden werden können (Schwabe, 1978, 1983; Schwabe & Reinhardt, 2006; Röhrborn, 1988; vgl. auch Senf & Broda, 1999).

Die Methoden bzw. Handlungsformen, mit denen sich die musiktherapeutische Arbeit in der Praxis vollzieht, sind also nicht die Konzeption selbst, sondern die taktisch-instrumentellen Mittel zu ihrer Umsetzung im Sinne komplexer Instrumentarien. Deshalb ist ihr Erscheinungsbild in hohem Maße kontextabhängig, insbesondere von den methodologischen Kategorien „Handlungsprinzip" und „Handlungsmittel". Aus der therapeutischen Nutzung des Mediums Musik in ihren verschiedenen Erscheinungsformen, auch in Verbindung mit dem Medium „Körperbewegung", haben sich folgende musiktherapeutische Handlungsformen bzw. Methoden entwickelt: Gruppensingtherapie, Instrumentalimprovisation, Bewegungsimprovisation nach „klassischer" Musik, Tänzerische Gruppenmusiktherapie, Bildgestalten mit Musik und Regulative Musiktherapie.

Aus den jeweils favorisierten Handlungsprinzipien und Handlungsmitteln ergeben sich auch Konsequenzen für das Therapeutenverhalten, den Umgang mit den dynamischen Prozessen in Dyade und Gruppe und die Fixierung spezifischer Zielvariablen. Weitere Ausführungen dazu z. B. in Schwabe (1983, 1991, 1999, 2000), Schwabe und Röhrborn (1996) sowie bei Schwabe und Haase (1998).

Die methodisch-didaktische Dimension der Konzeption umfasst die Bedingungen der Umsetzung des Prozesses, macht also z. B. Aussagen über die Funktion von Gruppe und Dyade und die jeweiligen Aufgaben des Therapeuten und Co-Therapeuten sowie zur Funktion von Handlungsimpulsen und zur Beziehung von Handlung und verbaler Reflexion (Schwabe 1983; Schwabe & Rudloff, 1997; Schwabe & Haase, 1998).

Die musiktherapeutischen bzw. psychotherapeutischen Handlungsansätze

Die methodologische Kategorie „Handlungsansatz" umfasst einerseits eine am biopsychosozialen Krankheits- und Therapieverständnis orientierte Befunderhebung in Bezug auf den einzelnen Patienten (phänomenologische Kategorie) und andererseits die sich daraus ableitende Entscheidung über den zu favorisierenden Zugang zum Patienten (methodisch-didaktische Kategorie). Es geht dabei um die Frage, wo sich der Patient aufgrund der Befundlage am ehesten für einen musiktherapeutischen Handlungsprozess öffnen kann oder welcher Zugang aufgrund anzunehmender Gefährdungen bzw. zu prognostizierender Ineffektivität zu meiden ist. Der Handlungsansatz befindet sich dabei immer im Spannungsfeld indikationsspezifischer Notwendigkeit und multifaktoriell-kontextgebundener Machbarkeit.

Phänomenologie des Handlungsansatzes meint eine möglichst umfassende Beschreibung der Ausgangsbedingungen für musiktherapeutisches Handeln mit Blick auf den konkreten Patienten, d. h. außer der Diagnose die Erfassung institutionell-konzeptioneller und -personeller Faktoren sowie Zeitdauer und Frequenz der Behandlung, außerdem die Erfassung der Ressourcen des Patienten (Grawe & Grawe-Gerber, 1999; Strauß, 2000) und strukturdiagnostische Erwägungen (Kernberg, 1971a, b).

Die methodisch-didaktische Seite des Handlungsansatzes unterscheidet die nachfolgend beschriebenen Zugänge zum Patienten bzw. Ausgangspunkte für musiktherapeutische Handlungsprozesse:
1. *Der symptomzentrierte Handlungsansatz.* Er ist dadurch charakterisiert, dass das äußere Erscheinungsbild der Erkrankung, die Symptomatik, als das dem Patienten bewusste Korrelat der Erkrankung, zum Ausgangspunkt musiktherapeutischen Handelns gewählt wird. Ausgehend von einem biopsychosozialen Krankheits- und Therapieverständnis, muss der Symptombegriff dabei sehr weit gefasst werden und neben körperlichen und psychischen Krankheitszeichen auch Störungen des Patienten in seiner sozialen Bedingtheit einbeziehen (Wahrnehmungs-, Selbstausdrucks- und Beziehungs-

störungen) (Schwabe & Haase, 1998). Symptomzentrierter Handlungsansatz ist nicht zu verwechseln mit symptomatischer Therapie, die eine möglichst schnelle Symptomminderung bzw. -beseitigung anstrebt. Vielmehr soll der Patient über die Beschäftigung mit dem Symptom und seinen Erlebniszusammenhängen schrittweise zur Bearbeitung von persönlichkeitsbedingten Faktoren der Krankheitsentstehung gelangen (Schwabe, 1997; Röhrborn, 1988).

2. *Der persönlichkeitszentrierte Handlungsansatz.* Unter Zurückstellung der Symptomatik werden hierbei bestimmte wesentliche Persönlichkeitsbereiche, wie Haltungen, Erlebnisweisen und Verarbeitungsformen, als Ausgangspunkt der therapeutischen Handlungen gewählt. Über die Bearbeitung von Störungen im Erleben und Verhalten soll indirekt eine Symptomänderung erreicht werden. Dies setzt wenigstens Teileinsichten des Patienten in seelische Zusammenhänge seiner Erkrankung voraus. Obwohl vielfach ein solches Vorgehen als eigentliche Psychotherapie angesehen wird, kommt es doch nur für einen kleinen Teil der Klientel erfolgreich zur Anwendung (Röhrborn, 1988).

3. *Der systemische Handlungsansatz.* Er richtet sich nicht auf einen einzelnen Klienten, sondern auf das System, in dem dieser in einer pathologischen und für ihn pathogenetisch bedeutsamen Beziehungsstruktur lebt. Im Mittelpunkt steht die Auseinandersetzung mit der zwischen den Beteiligten ablaufenden Kommunikation, die Aufdeckung ihrer Störungen und die Veränderung in Richtung gesünderen Erlebens und Verhaltens (Röhrborn, 1988).

4. *Der ressourcenorientierte Handlungsansatz.* Unter Zurückstellung bzw. Umgehung der Symptomatik und/oder ich-struktureller Defizite werden die Ressourcen des Patienten zum Ausgangspunkt des therapeutischen Handelns gewählt. Dabei geht es um die Förderung gesunder Persönlichkeitsanteile und die Wahrnehmung der bio-psychosozialen Reserven, was auch heißt, verschüttete Fähigkeiten freizulegen, bewusst zu machen, zu aktivieren bzw. zu reaktivieren.

5. *Der ich-strukturell orientierte Handlungsansatz.* Er wurde von Axel Reinhardt 2006 erstmalig in der Literatur beschrieben (Schwabe & Reinhardt, 2006). Im klinisch-psychiatrischen Setting werden zunehmend Patienten mit Störungsbildern registriert, die in der Literatur mit den Begriffen „frühe Störungen", „ich-strukturelle Störungen" oder „Persönlichkeitsstörungen" bezeichnet werden. Unter strukturdiagnostischem Aspekt wird bei ihnen das psychische Funktionsniveau der Borderline-Persönlichkeitsorganisation angenommen (Kernberg, 1971a, b). Sie hat ihre Ursachen in frühen Entwicklungsdefiziten, die geeignet sind, Beziehungen dysfunktional zu gestalten, das Ich in seinen regulierenden, integrierenden und differenzierenden Funktionen zu beeinträchtigen und somit die Entwicklung einer kohärenten Ich-Struktur zu verhindern (vgl. Rudolf, 2005; Lohmer, 2000). Der Zugang zum Patienten muss hier ein Höchstmaß an Struktur und Transparenz bieten, den Realitätsbezug fördern, weitere Regression weitgehend verhindern und Angst eindämmen. „Wahrnehmen" und „Wahrnehmungsreflexion" als zu intendierendes Prinzip im musiktherapeutischen Prozess kann am ehesten zu einem stabilisierenden, innere Klarheit stiftenden psychischen Ordnungsprinzip werden. Dies schließt im Prozess die zunehmende Bearbeitung des Umgangs mit emotional-affektiven Wahrnehmungsinhalten ein, was schließlich zu einer Reifung der Beziehungsfähigkeit führen kann.

Die musiktherapeutischen bzw. psychotherapeutischen Handlungsprinzipien

Musiktherapie bzw. Psychotherapie als Handlungsprozess aufzufassen, impliziert nach der Erfassung der phänomenologischen Seite des Handlungsansatzes und der Festlegung des sich daraus ableitenden Zugangs zum Patienten die Entscheidung über die zu favorisierende Strategie, die langfristiger Natur ist und nicht von Tag zu Tag geändert werden sollte. In diesem Verständnis wird in der Konzeption vom musiktherapeutischen bzw. psychotherapeutischen Handlungsprinzip gesprochen. Es werden fünf Handlungsprinzipien unterschieden:

1. *Das wahrnehmungsorientierte Handlungsprinzip.* Wahrnehmen ist ein aktiver, vom individuellen Subjekt ausgehender Prozess der Offenheit und Aufmerksamkeit nach innen und nach außen, der die Sinnerfüllung, das Verstehen und die Bedeutungserfassung der Wahrnehmungsgegenstände einschließt. Röhrborn (2003) weist darauf hin, dass alle Psychotherapie, da sie Bewusstwerden, Verstehen, Veränderung von Erleben, Verhalten und Einstellungen anstrebt, der Wahrnehmungsförderung als grundlegender Voraussetzung bedarf. Diese Position wird durch aktuelle Trends der Psychotherapieentwicklung bestätigt (Heidenreich & Michalak, 1999; Linehan, 1996).
Das Wesen des wahrnehmungsorientierten Handlungsprinzips besteht in der Anregung, Entwicklung und Differenzierung der Selbstwahrnehmung und der Wahrnehmung des jeweils aktuellen situativen Kontextes. Über Offenheit und Zugewandtheit gegenüber den Vorgängen des eigenen Körpers, den Gefühlen und Gedanken sowie den Reaktionen auf Vorgänge der Umgebung soll der Patient zu genauerer Kenntnis der eigenen Person bis hin zu bisher nicht bewussten psychischen Inhalten gelangen (Röhrborn, 1988). Zum Wahrnehmen gehört die verbale Beschreibung der Wahrnehmungsinhalte, was Interpretation und Deutung sowie das Verallgemeinern im Sinne von Schlussfolgerungen-Ziehen aus Wahrnehmungsdetails ausschließt (Schwabe & Haase, 1998). Dieses Handlungsprinzip hat in der Konzeption eine zentrale, übergreifende Stellung, auch für die Ausrichtung der verbalen Reflexion musiktherapeutischer Prozesse, die den anderen genannten Handlungsprinzipien folgen.

2. *Das sozial-interaktionelle bzw. dynamisch orientierte Handlungsprinzip.* Es nutzt die spezifischen Gesetzmäßigkeiten der sozialen Interaktion in Form von nonverbaler Kommunikation und anschließender verbaler Reflexion. Favorisiert und dem Medium Musik besonders angemessen, sind hierbei die Prozesse in der musiktherapeutischen Gruppe als Entwicklungsraum für das Individuum („soziales Laboratorium"); jedoch ist, indikationsabhängig, die Dyade ebenso einbezogen. Über gezielte Interventionen können Defizite in der Wahrnehmungs- und Kommunikationsfähigkeit sichtbar und bearbeitbar werden. Sie können sich z. B. richten auf den Schutz und die Entlastung des Ich in der Anonymität des Gruppen-Wir, die Kontaktaufnahme zu bzw. die Auseinandersetzung mit anderen, das Erproben von Nähe/Distanz, das Erproben unterschiedlicher Rollen, das Äußern von Gefühlen und Meinungen gegenüber anderen (Schwabe & Haase 1998).

3. *Das individuell-kreative Handlungsprinzip.* Eine Basisaussage des Konzepts ist es, den Patienten nicht nur in seiner Pathologie wahrzunehmen, sondern ebenso Lebensimpulse, Gestaltungskraft und individuelle Aktivitäten zu wecken. Der therapeutische

Prozess stellt diese für das Individuum bedeutsamen Ressourcen in den Mittelpunkt der Entwicklung. Das kann unter Umgehung der Störung oder unter ihrer Einbeziehung im Sinne eines „Trotzdem" geschehen (Schwabe & Haase, 1998).
4. *Das suggestiv orientierte Handlungsprinzip.* Wesentliches Merkmal dieses Handlungsprinzips ist die emotionale Einwirkung des Therapeuten bzw. des Therapeutikums, z. B. der Musik, auf den Patienten. Es findet dort Anwendung, wo Schmerzlinderung oder Ablenkung von Angstspannungen indiziert ist, z. B. bei operativen Eingriffen mit Lokalanästhesie. Dieses Prinzip ist nur für die Einzelsituation bedeutsam und ist aufgrund fehlender Eigenaktivität des Patienten nicht geeignet, nachhaltige therapeutische Prozesse anzuregen (Schwabe, 1983).
5. *Das rational orientierte Handlungsprinzip.* Dieses Handlungsprinzip bezeichnet zum einen das Vorgehen, durch das die rationale Einsicht des Patienten angesprochen wird, zum anderen die Vermittlung von therapienotwendigen Informationen. Motivation und bewusste Mitarbeit des Patienten setzen neben Leidensdruck durch Symptome und Konflikte auch das Verstehen seiner Situation und der therapeutischen Vorgehensweise voraus. Allerdings sind Vernunft und Wissen allein nicht ausreichend, um Veränderungen im Erleben und Verhalten dauerhaft herbeizuführen (Röhrborn, 1988).

Die musiktherapeutischen bzw. psychotherapeutischen Handlungsmittel

Sie stellen die taktisch-instrumentellen Faktoren dar, mit denen die im vorhergehenden Abschnitt beschriebenen Handlungsprinzipien umgesetzt werden. Handlungsmittel sind spezifische Tätigkeitsformen in psychotherapeutischen bzw. musiktherapeutischen Prozessen, die methodenübergreifenden Charakter haben (Schwabe, 1997). In der musiktherapeutischen Konzeption werden folgende Handlungsmittel unterschieden:
1. *Das Handlungsmittel „produktorientierte Tätigkeit".* Produktorientierte Tätigkeit bezeichnet ein auf Herstellung materieller oder ideeller Produkte (Musik) gerichtetes, also objektbezogenes Handeln. Es weist über das pathologisch intendierte Selbsterleben hinaus auf eine konkrete Umwelt und erweitert somit den Handlungs- und Wahrnehmungsraum, was zugleich schützend und Angst mindernd wirkt. Neben der Lenkung der Aufmerksamkeit auf die äußere Realität können aber, indikationsbedingt, auch die Beziehungen der Gruppenmitglieder während des Handlungsprozesses zum Wahrnehmungsgegenstand werden und damit zu weiteren sowohl kausal als auch final gerichteten psychotherapeutischen Folgeaktivitäten führen (Schwabe, 1997).
2. *Die Handlungsmittel „darstellende und agierende Tätigkeit".* Darstellen bedeutet in diesem Zusammenhang das Zeigen und Verdeutlichen eines Zustandes, einer Situation oder eines Sachverhalts mit musikalischen Mitteln. Es kann sich richten auf objekt- oder sachbezogene Situationen, wie z. B. Naturstimmungen, Tageszeiten oder Wettererscheinungen, aber auch auf Zustandssituationen, die zunächst unabhängig von der Situation der Gruppe oder des Einzelnen sind, wie z. B. Ruhe, Unruhe, Chaos, Ordnung, Angst, Freude und andere Gefühle. Sie kann sich aber auch auf Zustände oder Situationen richten, die das Subjekt selbst betreffen, z. B. „Wie fühle ich mich jetzt", „Sag mir, wie du mich empfindest". Damit bezieht sie sich direkt auf das Zeigen und Verdeutlichen konkret vorhandener Erlebnisprozesse und -qualitäten.

Agierende Tätigkeit („agierend" hier nicht im analytischen Sinne zu verstehen) hat demgegenüber den Charakter eines Verlaufs oder einer Entwicklung; sie orientiert „auf Handlungen, die sich unmittelbar oder mittelbar auf Entscheidungen hinsichtlich Rolle, Kontakt, Position usw. beziehen". Sie „richtet sich auf etwas Dynamisches, d. h. auf einen Prozess ... dessen Verlauf offen ist" (Schwabe & Haase, 1998). Die psychotherapeutische Bedeutung der darstellenden bzw. agierenden Tätigkeit lässt sich wie folgt zusammenfassen: Handlungen dieser Art weisen zunächst primär auf das eigene Erleben und ermöglichen es, eigene innere emotional-gedankliche Zustände zuzulassen und spontan nach außen mitzuteilen. Sie regen aber auch Wahrnehmung und Verständnis für andere an, entwickeln Konfliktfähigkeit und fördern Einsichten in deren Erleben und Handeln. Sie erweitern, vertiefen und differenzieren den Erlebnis- und Handlungsraum des einzelnen und können sowohl retrospektiv gerichtet pathologisch bedingte Einschränkungen freilegen als auch prospektiv gerichtete neue Sicherheiten im Erlebnis- und Handlungsraum vermitteln. Diese Vorgänge werden durch verbale Reflexion bewusst unterstützt (Schwabe, 1991).

3. *Das Handlungsmittel „reflektierende Tätigkeit".* Reflektierende Tätigkeit ist bewusste Auseinandersetzung mit sich selbst, d. h. mit pathologisch relevanten Störungen im Erleben und Verhalten und ihren Zusammenhängen, aber auch deren positiven Veränderungen. Sie vollzieht sich verbalsprachlich im Anschluss an eine Handlung über Nachspüren, Erinnern, Bewusstwerden oder Spiegeln und kann überall dort genutzt werden, wo Denken und Sprache, manchmal auch eingeschränkt, zur Verfügung stehen. Ist dies nicht der Fall, läuft der therapeutische Prozess ausschließlich über die nonverbale Kommunikation. Reflektierende Tätigkeit ist methodenübergreifend und kann in allen psychotherapeutischen Handlungsformen wirksam werden (Schwabe, 1991).

4. *Das Handlungsmittel „trainierende Tätigkeit".* Sie zielt auf das Aneignen und Verinnerlichen neu entwickelter, gesünderer Erlebnis- und Verhaltensweisen, die sich im Laufe des therapeutischen Prozesses herausgebildet haben. Sie kann sich aber auch auf von außen vorgegebene, externe Verhaltens- und Aktionsmodelle, z. B. das Erlernen von Entspannungstechniken richten. Sie ist das wichtigste Handlungsmittel zum Aufbau prospektiv gerichteter Einstellungs- und Verhaltensweisen (Schwabe, 1991).

Die musiktherapeutischen bzw. psychotherapeutischen Handlungsziele

Obwohl jeder psychotherapeutische Prozess unstrittig ein Ziel im Auge haben sollte, liegt in der ausschließlich zielorientierten Betrachtung und Prozessgestaltung – so eindeutig die diagnostischen Befunde ein Ziel auch erscheinen lassen – die Gefahr, die sich konkret vollziehenden Entwicklungsschritte des Patienten mit all ihren Unwägbarkeiten und Überraschungen aus dem Auge zu verlieren bzw. gar nicht erst wahrzunehmen, den Blick also nur in die Zukunft und auf das „Ergebnis" zu richten und dem aktuellen, gestaltbaren Augenblick nicht die notwendige Aufmerksamkeit zu schenken. Der musiktherapeutische Prozess sollte immer vom Handlungsansatz ausgehen, dabei die sich vielfältig ändernden Bedingungen und Entwicklungen beachten und die Zielstellungen im Dialog mit dem Patienten immer neu überprüfen und justieren. Deshalb sind unter „Handlungsziel" stets neu zu überprüfende differenzialdiagnostisch abgesicherte Teilziele zu verstehen, die die Dialektik des diagnostischen und therapeutischen Prozesses widerspiegeln. Das bedeutet, Weg und Ziel nicht miteinander zu verwechseln und sich immer wieder für die Betrachtungsweise „Der Weg ist das Ziel" zu öffnen.

Literatur

Grawe, K. & Grawe-Gerber, M. (1999). Ressourcenaktivierung. *Psychotherapeut, 44*, 63–73.
Heidenreich, T. & Michalak, J. (1999). Achtsamkeit („Mindfulness") als Therapieprinzip in Verhaltenstherapie und Verhaltensmedizin. *Verhaltenstherapie, 13*, 264–274.
Kernberg, O. F. (1971a). The structural diagnosis of Borderline personality organisations. In P. Hartocollis (Ed.), *Borderline personality disorders* (pp. 87–121). New York: International Universities Press.
Kernberg, O. F. (1971b). Prognostic considerations regarding borderline personality organisations. *The Journal of the American Psychoanalytic Association, 19*, 595–635.
Koelsch, S. (2004). *Das Verstehen der Bedeutung von Musik*. Max-Planck-Gesellschaft. Zugriff am 1. 7. 2008 http://www.mpg.de/bilderBerichteDokumente/dokumentation/jahrbuch/2004/neuropsych_forschung/forschungsSchwerpunkt/pdf.pdf
Kohler, C. (1968). *Kommunikative Psychotherapie*. Jena: Fischer.
Linehan, O. F. (1996). *Trainingsmanual zur dialektisch-behavioralen Therapie der Borderline Persönlichkeitsstörung*. München: CIP.
Lohmer, M. (2000). Abwehrmechanismen und Objektbeziehungsgestaltung bei Borderline-Patienten – eine psychoanalytische Perspektive. In O. F. Kernberg, B. Dulz & U. Sachse (Hrsg.), *Handbuch der Borderline-Störungen*. Stuttgart, New York: Schattauer.
Röhrborn, H. (1988a). Kausalitätsprinzip der Psychotherapie und psychotherapeutische Methoden – Versuch einer Systematik auf der Grundlage einer technologisch orientierten Psychotherapieauffassung. *Zeitschrift für die gesamte innere Medizin und ihre Grenzgebiete, 43*, 36–40.
Röhrborn, H. (1988b). Kausalitätsprinzip der Psychotherapie und unterstützende Methoden in der Gruppenpsychotherapie – Überlegungen zu den Grundlagen von Methodenkombination. *Psychiatrie, Neurologie, medizinische Psychologie, 40*, 8, 451–455.
Röhrborn, H. (2003). *Der wahrnehmungsorientierte Ansatz in der Psychotherapie – essentiell oder entbehrlich?* Vortrag zur Informations- und Weiterbildungsveranstaltung „Psychotherapie in der Psychiatrie", Asklepios Fachklinikum Wiesen. Wiesenburg, 22. 11. 2003 (unveröffentlicht).
Rudolf, G. (2005). *Strukturbezogene Psychotherapie*. Stuttgart: Schattauer.
Schwabe, C. (1978). *Die Methodik der Musiktherapie und deren theoretische Grundlagen*. Leipzig: Barth.
Schwabe, C. (1991). *Entspannungstraining mit Musik* (3. Aufl.). Leipzig, Stuttgart: Thieme.
Schwabe, C. (1997). *Aktive Gruppenmusiktherapie für erwachsene Patienten* (3. Aufl.). Crossen: Akademie für angewandte Musiktherapie Crossen.
Schwabe, C. (1999). *Regulative Musiktherapie* (4. Aufl.). Crossen: Akademie für angewandte Musiktherapie Crossen.
Schwabe, C. (Hrsg.). (2000). *Anwendungsmodifikationen von Regulativer Musiktherapie und Regulativem Musiktraining*. Crossen: Akademie für angewandte Musiktherapie Crossen.
Schwabe, C. (2003). *Regulative Musiktherapie (RMT). Die Entwicklung einer Methode zu einer Konzeption*. Crossen: Akademie für angewandte Musiktherapie Crossen.
Schwabe, C. & Haase, U. (1998). *Die Sozialmusiktherapie (SMT)*. Crossen: Akademie für angewandte Musiktherapie Crossen.
Schwabe, C. & Reinhardt, A. (2006). *Das Kausalitätsprinzip musiktherapeutischen Handelns nach Schwabe*. Crossen: Akademie für angewandte Musiktherapie Crossen.

Schwabe, C. & Röhrborn, H. (1996). *Regulative Musiktherapie* (3. vollständig überarbeitete und erweiterte Auflage). Jena, Stuttgart: Fischer.
Schwabe, C. & Rudloff, H. (Hrsg.). (1997). *Musiktherapie zwischen wissenschaftlichem Anspruch und gesellschaftlicher Realität.* Crossen: Akademie für angewandte Musiktherapie Crossen.
Senf, W. & Broda, M. (1999). Thesen zur Psychotherapie in Deutschland. *Zeitschrift für Psychotherapie, Psychosomatik und Medizinische Psychologie, 49,* 2–4.
Strauß, B. (2000). Wo schon etwas gewachsen ist, braucht man weniger zu düngen – Ressourcenorientierte Psychotherapie. In C. Schwabe & I. Stein (Hrsg.), *Ressourcenorientierte Musiktherapie* (S. 146–156). Crossen: Akademie für angewandte Musiktherapie Crossen.

Weiterführende Literatur

Röhrborn, H. (2000). Musiktherapie – Psychotherapie – Heilkunst versus Psychomarkt. In: C. Schwabe & I. Stein (Hrsg.), *Ressourcenorientierte Musiktherapie.* Crossen: Akademie für angewandte Musiktherapie Crossen.
Röhrborn, H., Grande, T. & Hennigsen, P. (2002). *Die Struktur der Persönlichkeit.* Stuttgart, New York: Schattauer.
Schwabe, C. (1979a). *Regulative Musiktherapie.* Jena: Fischer.
Schwabe, C. (1979b). *Entwicklungstendenzen der Musiktherapie vom pharmakologisch-mechanistischen zum handlungsorientierten Wirkungsprinzip.* Psychotherapiekongressmaterialien, Gesellschaft für ärztliche Psychotherapie der DDR, Kongress Leipzig, Juni 1979 (unveröffentlicht).
Schwabe, C. (1995). *Das Jahr 1991 oder Der weite Weg zur Musiktherapie.* Crossen: Akademie für angewandte Musiktherapie Crossen.
Schwabe, C. (2004). *Zehn musiktherapeutische Dokumente zur Wendezeit.* Crossen: Akademie für angewandte Musiktherapie Crossen.

Selbstpsychologie

Rosemarie Tüpker

Die Weiterentwicklung der freudschen Psychoanalyse durch die Selbstpsychologie spielt in der theoretischen Fundierung verschiedener Musiktherapien eine bedeutsame Rolle. Selbstpsychologie soll hier verstanden werden als eine Psychologie des Selbst, seiner Entwicklung und seiner objektrelationalen Strukturen. Sie geht damit über die ursprünglich engere Bedeutung des Begriffs bei Kohut hinaus und bezieht die Objektbeziehungstheorien mit ein (wie u. a. von Bacal & Newman, 1994, vorgeschlagen) sowie darüber hinaus auch die auf Säuglingsbeobachtungen beruhenden Konzeptionen Daniel Sterns (1992) zur frühkindlichen Entwicklung des Selbst und des Anderen. Gemeinsam ist diesen Richtungen, dass sie das Augenmerk auf das *Dazwischen* menschlicher Beziehungen legen, vor allem jenes, welches den Menschen in seiner frühesten Kindheit gestaltet und welches dann als ein Selbst – in Abgrenzung und im Zusammenwirken mit anderen – verinnerlicht wird – und im weiteren Leben immer wieder neu zu anderen in Beziehung tritt. In dieser Sichtweise auf das Seelische, dem Entstehen innerer „Selbstsubstanz" (Kohut) aus den zuvor (auch) äußeren Verhältnissen (Beziehung zu den „Selbstobjekten") gründet auch die Beziehung zur Musik als einer Kunst im Dazwischen, als Niederschlag, Ausdruck und Mitgestalterin seelischer Verhältnisse. Musik macht solche umwandelnd verinnerlichten Strukturen hörbar und wandelbar, in der Musik als Kunst wie in den Werken, die in der musiktherapeutischen Arbeit entstehen.

In der musiktherapeutischen Literatur finden wir Bezüge zur Selbstpsychologie am frühesten expliziert bei der Begründerin der psychoanalytischen Musiktherapie, Mary Priestley, die ihre Theorie unter dem Einfluss der psychoanalytischen Kreise um Melanie Klein, Wilfried Bion Donald Winnicott und Heinrich Racker in London entwickelte. Hervorzuheben ist die Bezugnahme zu den kleinianischen Konzepten der *schizoiden* und *depressiven Position*, der *projektiven Identifikation* sowie deren Weiterentwicklung in dem Begriffspaar *Container – Contained* durch Bion und der Möglichkeit des Haltens in der Musik (Winnicott: *holding function*). Priestley begegnete den auf diese Weise konzeptualisierten Prozessen vor allem in der engen personale Verwobenheit der gemeinsamen musikalischen Improvisation und beschrieb ihr Auftauchen in Formen der Übertragung und Gegenübertragung, wie sie von Racker dargestellt worden waren (Priestley, 1982). Die Beschreibungen Priestleys zur „Resonanzseite" des Therapeuten ähneln denen, die Kohut als *Resonanz im mütterlichen Selbstobjekt* (Kohut, 1981) bezeichnet hat. Direkt oder mittelbar (in Deutschland z. B. über Johannes Th. Eschen und Hans-Helmut Decker-Voigt) von Priestley ausgehend finden wir diese Bezüge dann bei zahlreichen Autorinnen und Autoren aus dem Bereich der Psychoanalytischen Musiktherapie sowie der Morphologischen Musiktherapie (→ Morphologische Musiktherapie).

Einen starken Einfluss auf die Musiktherapie nahmen die Konzeptionen Winnicotts, der mit der Verbindung von *Übergangsraum und Übergangsobjekten, Spiel, Kreativität* und kulturellem Erleben der Musiktherapie wertvolle theoretische Vorgaben gemacht hat, die sich häufig auch bei Autorinnen und Autoren auffinden lassen, die sich theoretisch ansonsten nicht auf psychoanalytische Modelle beziehen, sondern z. B. auf die Gestalttherapie,

Nordoff-Robbins-Therapie oder die Orff-Musiktherapie. Manche Formulierungen Winnicotts werden von Musiktherapeutinnen und -therapeuten wie eine direkte Begründung der Musiktherapie gelesen: „Ich gehe von dem Grundsatz aus, daß sich Psychotherapie in der Überschneidung zweier Spielbereiche vollzieht, dem des Patienten und dem des Therapeuten. Wenn der Therapeut nicht spielen kann, ist er für die Arbeit nicht geeignet. Wenn der Patient nicht spielen kann, muß etwas unternommen werden, um ihm diese Fähigkeit zu geben; erst danach kann die Psychotherapie beginnen. Der Grund, weshalb das Spielen so wichtig ist, liegt darin, daß der Patient gerade im Spielen schöpferisch ist" (Winnicott, 1993, S. 65 f.). Auch die Begriffe der *holding function,* des *Überlebens des Objektes,* des *wahren und falschen Selbst* und der *ausreichend guten Mutter* fanden Eingang in musiktherapeutische Theoriebildungen. Weitere Bezüge stellen vor allem Autorinnen und Autoren her, die, wie Winnicott selbst, mit jüngeren Kindern arbeiten. Als musiktherapeutische Autorinnen und Autoren, die sich auf Winnicott beziehen sind – ohne Anspruch auf Vollständigkeit – u. a. zu nennen: Loos (1986), Langenberg (1996), Niedecken (1988), Weymann (1990), Müller (1996), Pavlicevic (1997), Hegi (1998), Schumacher (2004), Guth (2002), Becker (2002), Mahns (2003), Collin (2003) sowie zahlreiche Autorinnen und Autoren in Bruscia (1998) und Hadley (2003). Metzner bezeichnet die Theorie der Übergangsphänomene als einen der bewährtesten Ansätze in der Musiktherapie (Metzner, 2001, S. 36). Kritisch anzumerken ist allerdings auch, dass der Gebrauch der Winnicottschen Begriffe in der Musiktherapie bisweilen eher etwas assoziativ-spielerisch anmutet und nicht immer der bei Winnicott gemeinten Begrifflichkeit entspricht.

Als ein weiterer Wegbereiter der Selbstpsychologie ist Balint (1966, 1973) zu nennen, dessen Werk für die Musiktherapie ebenfalls eine wichtige Rolle spielt. Seine Beschreibungen des Bereichs des *Grundmangels,* des Versagens von Sprache (bzw. von Deutungen) in einem bestimmten frühen Störungsbereich, der Funktion der *therapeutischen Regression* sowie des *Bereichs des Schöpferischen* halfen, die Notwendigkeit einer therapeutischen Kommunikation jenseits der Sprache zu begründen. Dieser Einfluss ist in der Literatur zum Teil nicht direkt aufzufinden, sondern stärker über die Weiterführungen bei Benedetti, Ciompi, Wulff und Mentzos. Er spielt vor allem dann eine wichtige Rolle, wenn es darum geht, die andersartige Beziehungsstruktur in der Musik in der Arbeit mit früh gestörten Patienten begrifflich zu etablieren (Deuter, 1996; Kunkel, 1996; Tüpker, 1996, 1998; Metzner, 1999; Engelmann, 2000). Weymann (2005) nimmt Bezug auf die Balintschen Begriffe der *primären Substanz* und des *Neubeginns.*

Weitere Bezüge, in deutlich geringerer Ausprägung, finden sich zu den Schriften Heinz Kohuts (z. B. Maler, 1989a, b; Albrecht, 1995; Kunkel, 1996; Guth, 2002; Hadley, 2003), Bions (z. B. Robarts u. a. in Hadley, 2003 zu dem Vorgang psychischer Integration durch die Umwandlung von *Beta- in Alpha-Elemente*) und zu Thomas H. Ogden (2000) (z. B. Langenbach, 1998; Becker, 2002; de Backer & van Camp in Hadley, 2003). Verstärkt finden sich in jüngerer Zeit auch Bezüge zur Bindungstheorie von John Bowlby (Maler, 1989a, b; Nirensztein & Rogers in Hadley, 2003; Collin, 2003; O'Gorman, 2006), auch dies vor allem bei Autorinnen und Autoren, die direkt mit kleinen Kindern (und ihren Müttern) arbeiten.

Neben Winnicott fanden in jüngster Zeit die selbstpsychologischen Ausführungen Daniel Sterns (1992) schulenübergreifend die wohl stärkste Aufnahme in die Theoriebildung der Musiktherapie. Viele seiner Beschreibungen der frühen Beziehungssituationen zwischen dem Säugling und seiner Umgebung spiegeln Erfahrungen wider, wie sie die Musiktherapeutinnen und -therapeuten unabhängig von ihrer theoretischen Orientierung in der musikalischen Improvisation mit ihren Patienten machen. Insbesondere die Konzeptualisierung der *Vitalitätsaffekte*, der *amodalen Wahrnehmung*, der *Affektabstimmung* und der Entstehung der *RIGs* gemahnen unmittelbar an musikalische wie musiktherapeutische Erfahrungen. Decker-Voigt sieht daher auch in dieser neuen Entwicklungspsychologie eine „mögliche Mitte" schulenverbindender Konzeptualisierung (2001, S. 30 f.). Deuter, Teichmann-Mackenroth und Weymann stellten 1991 im deutschen Sprachraum erste Verknüpfungen zur Theorie Sterns vor; die schnelle weitere Verbreitung spiegelt sich u. a. in den zusammenfassenden Herausgeberwerken wie Decker-Voigt (2001), Nöcker-Ribeaupierre (2003) oder Hadley (2003) sowie in zahlreichen Einzeldarstellungen wie z. B. Becker (2002) und Collin (2003). Schumacher entwickelte darüber hinaus ein auf Stern basierendes Modell der Einschätzung der Beziehungsqualität (EBQ) für die Arbeit mit autistischen Kindern (2004).

Eine äußerst spannende Weiterentwicklung selbstpsychologischer Erkenntnisse stellt m. E. die Konzeptualisierung des „Music Child" bei Nordoff und Robbins (1986) dar, wobei dies allerdings von den Autoren selbst nicht expliziert wurde. Unter dem Begriff „Keimselbst" habe ich versucht, die mit dem Music Child beschriebene paradoxe Konstruktion einer jedem Menschen unversehrt innewohnenden und individuellen (!), aber nur in der musikalischen Interaktivität in Erscheinung tretenden, Musikalität selbstpsychologisch zu umreißen und mit Beschreibungen Kohuts und Sterns zu vergleichen (Tüpker, 2003, S. 112 ff.). Abschließend seien weitere von mir ebendort (S. 129 ff.) näher begründeten Thesen zu Besonderheiten der Musiktherapie aus selbstpsychologischer Sicht aufgeführt:

1. In einem Teil der musiktherapeutischen Improvisationen spiegeln sich die verinnerlichten und zu Selbstsubstanz gewordenen Objektbeziehungen des Patienten.
2. Durch die besondere Beziehungssituation in der musikalischen Improvisation kann der *mitspielende* Therapeut für den Patienten Selbstobjektfunktion bekommen und der Patient kann die sich verändernde Musik so verinnerlichen, dass es zu einer Veränderung im Selbst kommen kann.
3. Die musiktherapeutische Arbeit begründet sich auch darin, dass der Musiktherapeut Musiker ist, in dem Sinne, dass für ihn die Musik Selbstobjektfunktion hat.

Literatur

Aus Platzgründen wurden nur diejenigen Werke ins Literaturverzeichnis aufgenommen, aus denen wörtlich zitiert wurde oder die neu in diesen Artikel aufgenommen wurden. Für alle anderen im Text erwähnten Literaturquellen sei auf das Verzeichnis des Originalartikels (Tüpker, 2003) verwiesen, welches auch online verfügbar ist unter www.uni-muenster.de/Musiktherapie. Zur Einführung in die hier dargestellten Konzepte der Selbst- und Objektbeziehungstheorie sei auf Bacall und Newman (1994) verwiesen.

Bacal, H. A. & Newman, K. M. (1994). *Objektbeziehungstheorien – Brücken zur Selbstpsychologie.* Stuttgart/Bad Cannstatt: frommann-holzboog.

Becker, M. (2002). *Begegnung im Niemandsland – Musiktherapie mit schwermehrfachbehinderten Menschen*. Weinheim: Beltz.

Bruscia, K. E. (Hrsg.). (1998). *The Dynamic of Music Psychotherapy*. Gilsum, NH: Barcelona Publishers.

Collin, S. J., van (2003). *Music Therapy process with young people who have severe and multiple disabilities*. Retrieved July 1, 2008, www.musictherapyworld.de

Decker-Voigt, H.-H. (Hrsg.). (2001). *Schulen der Musiktherapie*. München/Basel: Reinhardt.

Hadley, S. (Hrsg.). (2003). *Psychodynamic Music Therapy*. Gilsum, NH: Barcelona Publishers.

Hegi, F. (1998). *Übergänge zwischen Sprache und Musik*. Paderborn: Junfermann.

Kohut, H. (1981). *Die Heilung des Selbst*. Frankfurt a. M.: Suhrkamp.

Langenbach, M. (1998). „Nervenmesser" – zur körpernahen Qualität von Musik und Musiktherapie und der Angemessenheit ihrer graphischen Notation. *Musiktherapeutische Umschau, 19*, 17–28.

Metzner, S. (2001). Psychoanalytische Musiktherapie. In H.-H. Decker-Voigt (Hrsg.), *Schulen der Musiktherapie* (S. 33–54). München/Basel: Reinhardt.

Nöcker-Ribeaupierre, M. (Hrsg.). (2003). *Hören – Brücke ins Leben. Musiktherapie mit früh- und neugeborenen Kinder*. Göttingen: Vandenhoeck & Ruprecht.

Ogden, Th. H. (2000). *Frühe Formen des Erlebens*. Wien, New York: Springer.

O'Gorman, S. (2006). The Infant's Mother: Facilitating an Experience of Infant-Directed Singing with the Mother in Mind. *British Journal of Music Therapy, 20*, 22–30.

Pavlicevic, M. (1997). *Music Therapy in Context. Music, Meaning and Relationship*. London: Kingsley.

Priestley, M. (1982). *Musiktherapeutische Erfahrungen*. Stuttgart: Fischer.

Schumacher, K. (2004). *Musiktherapie und Säuglingsforschung. Zusammenspiel. Einschätzung der Beziehungsqualität am Beispiel des instrumentalen Ausdrucks eines autistischen Kindes* (3. Aufl.). Frankfurt a. M.: Lang.

Stern, D. N. (1992). *Die Lebenserfahrung des Säuglings*. Stuttgart: Klett-Cotta.

Tüpker, R. (2003). Selbstpsychologie und Musiktherapie. In B. Oberhoff (Hrsg.), *Die Musik als Geliebte. Zur Selbstobjektfunktion der Musik* (S. 99–138). Gießen: Psychosozial.

Weymann, E. (2005). Atmosphäre – ein Grundbegriff in der Musiktherapie. *Musiktherapeutische Umschau, 26*, 236–249.

Winnicott, D. W. (1993). *Vom Spiel zur Kreativität*. Stuttgart: Klett-Cotta.

Sinneswahrnehmung

Peter Petersen

Eine Theorie der Sinneswahrnehmung gehört zumindest aus zwei Gründen zum Fundament musiktherapeutischen Selbstverständnisses: Erstens beschreibt sie den erkenntnistheoretischen und wissenschaftstheoretischen Rahmen; theoriebezogene Argumente müssen davon hergeleitet werden. Zweitens werden im Wissenschaftsbetrieb unausgesprochen bestimmte wahrnehmungstheoretische Annahmen bei der Einordnung der Musiktherapie vorgenommen; diese unausgesprochene Zuschreibung hat bei der finanziellen Forschungsförderung dann rasch konkrete Folgen auch für die materielle Existenz der Musiktherapie.

Auch die Wahrnehmungstheorie befindet sich im Paradigmenwandel. Das bisher gültige, auch heute noch weitgehend beherrschende Paradigma lässt sich als *medizinisch-naturwissenschaftliches* (altes Paradigma) bezeichnen; das neue Konzept des Wahrnehmens möchte ich *phänomenologisch-therapeutisch* nennen. Das alte Paradigma betrachtet den Wahrnehmungsvorgang als *passiv* und *gespalten:* Objektive Schallwellen treffen auf das als komplizierte Apparatur gedachte Hörorgan, bringen diese Apparatur in Schwingungen und rufen über neurophysiologische (elektrisch-chemische) Vorgänge schließlich mehr oder weniger passiv subjektive Hörempfindungen hervor. Die vom cartesianischen Dualismus (seelenloser Körper, körperlose Seele) geprägte Objekt-Subjektspaltung erscheint hier in klassischer Form. Abgesehen von der Statik des so vorgestellten Wahrnehmungsvorganges beantwortet diese Theorie die Frage nicht: Wie kommt es zum Sprung von objektiven, messbaren, körperlichen Vorgängen zu subjektiven, qualitativen seelischen Empfindungen? Dagegen haben anthropologische Phänomenologen (Gadamer, 1972; Merleau-Ponty, 1966; Straus, 1976) das neue Konzept vorbereitet: Ausgangspunkt ist die Leiberfahrung und Sinneserfahrung als ganzheitlicher Prozess. Der Wahrnehmungsvorgang ist ein aktiver: Das wahrnehmende Subjekt konstituiert durch seine Intention das wahrgenommene Objekt mit („ich höre, was ich kenne"). Die statische Objekt-Subjekt-Spaltung wird durch eine dynamische Polarität von Identifizieren und Vergegenständlichen aufgehoben – dabei müssen drei phänomenologisch bestimmte Wahrnehmungskriterien gewahrt sein: Erkennen, Spezifität des jeweiligen Wahrnehmungsbereiches und Intentionalität (Scheuerle). Bei konsequenter Anwendung dieser Wahrnehmungskriterien ergibt sich eine neue Gliederung der Wahrnehmungsbereiche. Zu den bisher bekannten Sinnen: Getast, Gleichgewicht, Koenästhesie (Leibinnenwahrnehmung), Bewegung (instrumentiert z. B. durch Muskelspindeln), Geruch, Geschmack, Gehör, Sehsinn, kommen nach neuem Konzept mindestens noch drei weitere Bereiche: Gestaltsinn (Wahrnehmung von Ganzheiten, durch die Gestaltpsychologie des 20. Jahrhunderts beschrieben, wie sie in der morphologischen Psychologie Wilhelm Salbers wieder auftaucht), der Bedeutungssinn (Wahrnehmung für die Sinnhaftigkeit und Bedeutung eines Vorganges) und der Personsinn (unmittelbare Wahrnehmung einer Person sowie einer individuellen Stilbildung z. B. in der Kunst oder in der Improvisation). Auch diese neue Gliederung der Wahrnehmungsbereiche lässt erkennen, wie der jahrhundertealte Dualismus von Leib und Seele des alten Paradigmas aufgehoben werden kann: Personsein, Bedeutung und

Gestalt sind der *unmittelbaren* und *spezifischen* Wahrnehmung zugänglich, während sie nach der alten Anschauung nur mittelbar durch einen Akt des Verstandes und der emotionalen Empfindung *erschließbar* waren. Diese Erweiterung der Wahrnehmungsbereiche kann auch für das Konzept künstlerisch-therapeutischer Verfahren wesentlich sein: Psychotherapie – als Behandlung mit seelischen Mitteln, die sich ursprünglich nur des bedeutungshaft-begrifflichen Wortes bediente – ist dann auch allen anderen Verfahren zuzuordnen, so auch der Musiktherapie, allerdings unter der Voraussetzung: Die Grundlagen methodischer Psychotherapie müssen erfüllt sein.

Neben der *Erweiterung* der Wahrnehmungsbereiche gewinnt die Sinneswahrnehmung vor allem eine neue *Tiefe* im neuen Konzept. Diese Tiefe ist vor allem durch Therapeuten erschlossen worden. Die Tiefenwirkung von Musiktherapie (aber ebenso auch anderen Therapieformen) lässt sich grundsätzlich verschieden verständlich machen: kulturphilosophisch und entwicklungspsychologisch. Der Kulturphilosoph Jean Gebser unterscheidet im Laufe der Menschheitsgeschichte verschiedene Entwicklungsphasen, deren Spuren sich auch heute in jedem Menschen als Strukturen abgeschichtet haben. Die heutige, inzwischen überfällige rationale Struktur ist zielgerichtet, perspektivisch, basiert auf dem klaren Tagesbewusstsein. Die davorliegende mythische Struktur ist bildhaft, geleitet von den großen, sich in Traumbildern und Mythen niederschlagenden Urbildern; sie entspricht unserem heutigen Traumbewusstsein und ist historisch der griechischen Epoche zuzuordnen. Die magische Struktur ist auf Kraft- und Energieströme ausgerichtet, Bildinhalte und Inhalte überhaupt fehlen. Sie entspricht unserem heutigen Schlafbewusstsein. Historisch entspricht sie etwa dem Steinzeitalter mit seiner noch am Anfang dieses Jahrhunderts von Ethnologen beschriebenen magischen Naturpraktiken, wie z. B. Regenmachen (Lommel, 1969). Bei körperlichen Heilungen im produktiv-magischen Sinn, nicht aber im mechanistisch-kausalen Sinn, dürften Kraftströme der magischen Schicht angestoßen sein. So können auch musiktherapeutische Wirkungen verständlich werden, bei denen nicht nur Emotionen (als Ausdruck der mythischen Schicht), sondern auch Energieströme (magische Schicht) mit *direkter* körperlicher Auswirkung zum Tragen kommen (Ruland, 1990). Eine ahnungshafte Prophetie des Novalis könnte hier ihre Erfüllung finden: „Jede Krankheit ist ein musikalisches Problem – ihre Heilung eine musikalische Auflösung" (Neue Fragmente Nr. 393).

Die neuere Entwicklungspsychologie (Stern, 1992) erkennt frühkindliche Wahrnehmungsweisen (2. bis 7. Monat) als orientiert an episodischen Ganzheiten mit globalen Erfahrungsqualitäten wie Form, Intensität, Zeitmuster – dagegen sind die von der Physiologie des Erwachsenen abgeleiteten Sinneswahrnehmungen (Sehen, Hören usw. mit ihren *spezifischen* Modalitäten) im Vergleich zu diesen globalen, früheren Mustern fragmentiert. Wenn das Kind in die rationale, fragmentierende Erwachsenenwahrnehmung hineinwächst, wird zumindest zunächst das bewusste Erleben einer ganzheitlichen Wahrnehmung in diesem Sinne zerstört. Wie Musiktherapeuten (Teichmann-Mackenrodt, 1991) annehmen, wird durch Musiktherapie (aber auch andere künstlerische Therapien) diese ganzheitliche Erfahrungsmöglichkeit leichter angesprochen, als durch die fragmentierende, abstrahierende, symbolisierende und kodierende Sprache.

Literatur

Eberhard-Kaechele, M. (2002). Ästhetische Antworten: Medizin – Kunstbasierte Reflexion – Kunstbasierte Forschung? In P. Petersen (Hrsg.), *Forschungsmethoden Künstlerischer Therapien* (S. 250–270). Stuttgart: Mayer.

Gadamer, H.-G. & Vogler, P. (Hrsg.). (1972). *Neue Anthropologie* (7 Bde.). Stuttgart/München: Thieme/dtv.

Gebser, J. (1978/1986). *Ursprung und Gegenwart* (Ges. Werke, Bd. II–IV). Schaffhausen/München: Novalis/dtv.

Lippe, R. (2002). Sinnenbewusstsein – Grundlegung einer anthropologischen Ästhetik. In P. Petersen (Hrsg.), *Forschungsmethoden Künstlerischer Therapien* (S. 178–190). Stuttgart: Mayer.

Lommel, A. (1969). *Fortschritt ins Nichts. Die Modernisierung der Primitiven Australiens.* Zürich/Freiburg: Atlantis.

Merlau-Ponty, M. (1966). *Phänomenologie der Wahrnehmung.* Berlin: de Gruyter.

Petersen, P. (1992). Von der Notwendigkeit der Kunst in der Medizin. In P. Petersen et al. (Hrsg.), *Psychosomatik in Geburtshilfe und Gynäkologie.* Heidelberg/Berlin: Springer. Ebenso in (1993). *Musik-, Tanz- und Kunsttherapie, 4,* 220–233.

Petersen, P. (2006). *Künstlerische Therapien – ihre Prinzipien und mein wissenschaftliches Verständnis* (Vortrag Forum Kunst und Medizin, Medizinische Hochschule Hannover, 29. 11. 2006).

Ruland, H. (1990). *Musik als erlebte Menschenkunde.* Stuttgart/Kassel: Fischer/Bärenreiter.

Salber, W. (1980). *Konstruktion psychologischer Behandlung.* Bonn: Bouvier.

Scheuerle, H.-J. (1984). *Die Gesamtsinnesorganisation. Überwindung der Subjekt-Objekt-Spaltung in der Sinneslehre* (2. Aufl.). Stuttgart/New York: Thieme.

Scheuerle, H.-J. (1997). Neue Wahrnehmungskonzepte im 20. Jahrhundert – Sinne als Gestaltungsaufgabe. In B. Hanle & R. Wagner (Hrsg.), *Spannungsfeld Kunst* (S. 13–37). Stuttgart: Mayer.

Stern, D. (1992). *Die Lebenserfahrungen des Säuglings.* Stuttgart: Klett-Cotta.

Straus, E. (1978). *Vom Sinn der Sinne. Ein Beitrag zur Grundlegung der Psychologie* (2. Aufl.). Berlin/Heidelberg: Springer.

Teichmann-Mackenroth, O. (1991). *Echos frühkindlicher Erfahrungen in der Musiktherapie.* Vortrag auf der Tagung: Spielen und Sprechen in der Musiktherapie. Institut Musiktherapie und Morphologie, Hamburg.

Soziale Arbeit

Hartmut Kapteina

Die Durchsicht von Vorlesungsverzeichnissen der Studiengänge für Sozialpädagogik und Sozialarbeit an Hochschulen in Deutschland ergibt ein vielfältiges Professionalisierungsangebot auf dem Gebiet musikalischer Kompetenzen. Neben Vorlesungen und Seminaren mit theoretischen Einführungen reicht das Spektrum von allgemeinen historischen, gesellschaftlichen und ästhetischen Fragestellungen bis hin zu adressatenspezifischen Reflektionen über „Jugend und Musik", „Geschlechterrollen in musikalischen Jugendkulturen" und allgemeine didaktische Grundlagen der Musikpädagogik oder der Musiktherapie in Sozialarbeit und Sozialpädagogik sowie für einzelne Praxisprojekte, wie Rockmusik mit Jugendlichen, Kindermusical, Kinderkunstwerkstatt, musikalische Spielgruppen und Konzerte mit Kindern, Radiosendungen, Fest- und Feiergestaltung, Musik oder Folkloretanz mit Senioren. Darüber hinaus erhalten Studierende in Methodenseminaren und Übungen das methodische Rüstzeug für die musikpädagogische Arbeit mit den verschiedenen Klientengruppen. Es reicht von speziellen musikalisch handwerklichen Angeboten, wie Musiktheorie, Gehörbildung, Rhythmusarbeit, Singen und Instrumentalspiel mit Blockflöte, Gitarre, Rockmusikpraxis, auch Musik mit digitalen Medien, Hörspiel- und Videopraxis, über Verbindungen mit anderen Ausdrucksformen, wie Bewegung, Tanz, Sprache, szenischem Spiel, Instrumentenbau oder Malen nach Musik, bis hin zu musikalischen Selbsterfahrungsgruppen und Einführung in die Orff-Musiktherapie.

Mehrfach begegnet uns in den Vorlesungsverzeichnissen die musikalische Gruppenimprovisation. Sie ist nicht nur eine bewährte musikalische Methode in der Sozialpädagogik, sie repräsentiert vielmehr ein ganzheitliches ästhetisch-didaktisches Prinzip im Umgang mit Musik, welches in der Sozialen Arbeit als verbindlich anzusehen ist. „Gruppenimprovisation" ist ein schöpferisches musikalisches Vorgehen, bei dem musikalisches Handeln und Lernen mit seelischem und sozialem Erleben unauflösbar verknüpft entwickelt und reflektiert wird. Dabei werden implizit die lebensweltlichen Beziehungen des Menschen und die grundlegenden Bedingungen seiner Existenz thematisiert. Musikalisches, emotionales, soziales, ästhetisches und politisches Lernen bilden dabei im Einklang mit psychischer Entwicklung und spiritueller Orientierung eine sozialökologische Einheit (Kapteina, 2001). Die Gruppenimprovisation bietet als „elementare Musik ... einen Rahmen, der es möglich macht, als Einzelner, als Partner, als Gruppe, Erfahrungs- und Entwicklungschancen wahrzunehmen" (Leidecker, 2002, S. 28).

Die Merkmale der Gruppenimprovisation sind auf soziale Gruppenarbeit übertragbar: Es muss, ausgehend von den vorhandenen ästhetischen Fähigkeiten der Adressaten, ausreichend Raum und Zeit zur sinnlichen Erfahrung gegeben werden. Dabei können Spielregeln oder freie situations- oder personenorientierte Ideen zugrunde gelegt werden. Die Ergebnisse werden grundsätzlich nicht nach den Kategorien richtig oder falsch bewertet, sondern jede subjektive Lösung wird gewürdigt. Der Prozess wird in einem ausgewogenen Verhältnis zwischen sinnlichem Erleben und Reflexion gestaltet, wobei die ästhetischen Erfahrungen zum Alltagsleben in Beziehung gebracht werden (vgl. Mann et al., 1995). Die Kompetenz des Sozialpädagogen besteht darin, dass er über ein großes Repertoire an Möglichkeiten verfügt, ästhetische Erfahrungen anzuregen. Er ist in der Lage, die Universalität ästhetischer Erfahrung anzuerkennen und Sachaussagen, Assoziationen, Erinnerungen, Identifikationen, Projektionen sowie direkte Gefühlsäußerungen der Teilnehmer anzunehmen und für die Entwicklung der Einzelnen und der Gruppe zu nutzen (vgl. ebd.).

Für soziale Arbeit gilt wie für soziale Berufe generell der Grundsatz der Personenbezogenheit. Sie ist „Beziehungsarbeit" und dementsprechend „geprägt von situativer Offenheit, kommunikativer Flexibilität und inhaltlicher Ungewissheit" (Rauschenbach, 2005, S. 805). Musik in der Sozialen Arbeit befindet sich somit im Schnittfeld zwischen Musikpädagogik, „deren Ziel die Befähigung zum bewussten Umgang mit Musik, dem Verstehen von Musik und der Erlangung von Fähigkeiten und Fertigkeiten zum Interpretieren, Komponieren und Improvisieren von Musik ist", auf der einen Seite und Musiktherapie als Psychotherapie auf der anderen Seite (Wickel, 1998, S. 10). Soziale Berufskarrieren verlaufen nach drei unterschiedlichen Orientierungen: Entweder werden die in der Ausbildung erhaltenen Kompetenzen in das professionelle Beziehungsgeschehen mit einer bestimmten Klientel integriert oder es werden künstlerische und musikpädagogische Fähigkeiten im Rahmen von gemeinwesenorientierter Kulturarbeit und -management umgesetzt oder sie kommen in therapeutischen, rehabilitativen oder präventiven Maßnahmen des Gesundheitswesens zum Tragen. Entsprechende Zusatz- und Weiterbildungsangebote sind auf dem Markt (vgl. Seidel, 1992; Kapteina, 2008).

Musik und Soziale Arbeit mit Kindern wird von Sozialpädagogen in Vorschuleinrichtungen, Frühförderstellen und im Rahmen der schulbegleitenden Sozialen Arbeit praktiziert, um die Entwicklung ästhetischer sowie sozialer Kompetenz zu fördern und um bei der Entstehung von Verhaltensauffälligkeiten vorbeugend oder korrigierend einzugreifen. Spezielle Angebote für gefährdete Kinder werden als begleitende Fördermaßnahmen in Kindergarten und Kinderhort, Tageseinrichtungen und Schule eingeführt. Spielgruppen für Kinder und ihre Eltern sowie familienorientierte Angebote, wie Musikfreizeiten, Familienwochenenden etc. unterstützen die familiäre Sozialisation (vgl. Kapteina, 2008).

„Mobile Musikschulen" stellen lebensweltbezogene Projekte der Gemeinwesenarbeit dar (vgl. Kapteina, Klug & Schreiber, 2004; Tüpker, 2006, S. 222 f.).

Auch in der Jugendarbeit haben sich kommunalorientierte mobile Projekte bewährt. Rockmobile sind fahrende Musikstudios, zum Beispiel ausrangierte Linienbusse, die soziale Brennpunkte, Schulen oder abgelegene ländliche Ortschaften anfahren und dort Musikworkshops für Jugendliche und Unterricht im Gitarren-, Bass-, Keyboard-, Schlagzeugspiel und Gesang durchführen (vgl. Hill, 1996, 2000, 2004a, b; Dentler, 2001). Entwicklungsbedingt spielen in der Jugendarbeit musikpädagogische Maßnahmen auf dem Gebiet der Pop- und Rockmusik eine zentrale Bedeutung. Sie bestimmen auch in stationären Jugendhäusern unter kommunaler oder kirchlicher Trägerschaft die musikalische Praxis. Sie werden meist in übergeordnete sozialpädagogische Zielstellungen eingebunden, wie Gewaltprävention und Entwicklung von sozialer Kompetenz und Basisqualifikationen (Dentler, 2001; Rieger, 2006) oder Prävention.

Neben den bereits erwähnten bei Mann et al. beschriebenen musikalischen Angeboten in der Erwachsenenbildung kommt Musik im Bereich der Sozialen Arbeit bei der Beratung von Erwachsenen immer dann zum Tragen, wenn der verbale Diskurs die eigentlichen psychosozialen Problemstellungen nicht hinreichend erreicht. Das wurde für die ambulante Beratung und Behandlung von Suchtkranken und ihren Angehörigen von Kapteina und Hörtreiter exemplarisch dargestellt (1993). Auch in der Ehe- und Familienberatung können Rollenkonflikte, problematische Konstellationen im musikalischen Rollenspiel deutlich erkennbar und Lösungen erarbeitet werden.

In stationären Einrichtungen der Suchtkrankenhilfe bietet Musiktherapie in den Händen von Sozialarbeitern und -pädagogen mit entsprechender Zusatzausbildung wichtige Beiträge zur wirksamen Bearbeitung vermiedener Emotionen und verdrängter Erlebnisinhalte. Zeuch beschreibt und evaluiert rezeptive Musikanwendungen im Strafvollzug (2001, 2004).

Des Weiteren leistet Musik bei der Altenhilfe in Heimen und Pflegeeinrichtungen einen wichtigen Beitrag zur psychophysischen Gesundheit. Dabei kommt vor allem dem gemeinsamen Singen herausragende Bedeutung zu. Im Rahmen des Gruppen übergreifenden Dienstes organisieren Sozialpädagogen Singrunden und Tanznachmittage oder entwickeln zusammen mit Bewohnern Konzepte für die Gestaltung des akustischen und musikalischen Milieus in den Einrichtungen. „Musiktherapeutische Momente" (Leidecker, 2004, S. 21 ff.) sind dabei implizit. In der ambulanten Pflege und Betreuung alter Menschen gewinnen mobile Musiktherapieangebote zunehmend Bedeutung (vgl. Mager, 2006; Muthesius et al., 2005; Muthesius, 2006).

Die Abgrenzung von Sozialer Arbeit mit Musik und Musiktherapie verläuft über Diagnostik, Indikationsstellung, therapeutische Beziehung sowie räumlich und zeitlich angepasstes Setting. Schnittmengen liegen in präventiven und rehabilitativen Funktionen. Der schöpferische und improvisierende Umgang mit Musik, den Patienten in der Musiktherapie erleben, impliziert neue musikalische und psychosoziale Sensibilisierung im Alltag. Hier setzen gemeindeorientierte Konzepte an, die Musiktherapie und Soziale Arbeit miteinander in Beziehung bringen. Für Almut Seidel begegnen sich Sozialpädagogik und Musiktherapie in ihrer Alltagsorientierung; beide wollen einen Beitrag zur Lösung von Problemen leisten, die im Alltag auftauchen (1996, S. 348). Es kann sein, dass Musik und Soziale Arbeit bei gefährdeten Personen wirksam wird, bevor Probleme eskalieren; oder dass sie nach musiktherapeutischen oder psychiatrischen Behandlungen zur psychosozialen Stabilisierung beitragen. So richtet sich zum Beispiel das Projekt „Folkloretanz für Jung und Alt", ein seit vielen Jahren bestehendes offenes sozialräumlich orientiertes Gemeinschaftsprogramm von Universität und Kirchengemeinde an Menschen, die von Vereinsamung und Verelendung bedroht sind. Zugleich ist es Anlaufstelle für ehemalige Patienten der örtlichen Psychiatrie. Schließlich ist es auch ein Beitrag zur kommunalen Kulturarbeit (Kapteina, 2000). Die Mitarbeiter sind sozialpädagogisch und musiktherapeutisch qualifiziert. Konzeptionell sind solche Projekte an der „Musikalischen Elementarerziehung" (Schwabe & Rudloff, 1997, Johannes-Pluto et al., 1997; Leidecker, 2002) sowie der „Sozialmusiktherapie" (Schwabe & Haase, 1998) orientiert. Ein Vorbild bietet auch das Konzept „MUSICSPACE" von Leslie Bunt (1998), das auf kommunaler Ebene für „Menschen jeden Alters Einzel- und Gruppenmusiktherapie anbietet, bei der Ausbildung von Musiktherapiestudenten mitwirkt, Tagesfortbildungen und Workshops über den Einsatz von Musik im Gesundheitsdienst für

Kinder und Erwachsene sowie Forschung über die Wirkungen und Prozesse der Musiktherapie koordiniert und Proben und Aufführungen eines möglichst breiten Spektrums unterschiedlicher Musikarten fördert" (S. 189). Seit 2000 werden gemeinwesenorientierte Projekte der Musiktherapie als „Community Music Therapy" beschrieben und diskutiert (Ansdell, 2006). Stige formuliert die Prinzipien der „Community Music Therapy", in denen sich Musiktherapie und Sozialpädagogik begegnen: Erweiterte Programme, bei denen sich der Fokus von individuellen Veränderungen hin zum aktiven Interesse an gesellschaftlicher Veränderung und der Beziehung zwischen Individuum und sozialem Umfeld verlagert; Öffnung der Handlungsräume vom diskreten klinischen Setting hin zum öffentlichen oder semiöffentlichen Angebot; die beteiligten Akteure orientieren sich neu: An die Stelle der Expertenzentrierung tritt Teilhabe, bei der Funktionen und Verantwortlichkeit der handelnden Personen flexibel ausgehandelt werden, und schließlich sollen die Handlungen und ihre schöpferischen Ergebnisse mit breiterer Bedeutung belegt werden: Von der Funktion der Musik als Bedeutungsträger und Medium zum Verständnis der Musik als sozialökologische Veranstaltung (2005, S. 128; Übertragung ins deutsche, H. K.). Damit stehen Konzepte, die Soziale Arbeit mit Musik und Musiktherapie verbinden, auf der Linie der Agenda 21, dem „Aktionsprogramm für eine nachhaltige Entwicklung hin zu einer gesunden Umwelt, einer effizienten Wirtschaft und einer solidarischen Gesellschaft im 21. Jahrhundert" (Wendt, 2005, S. 852).

Literatur

Ansdell, G. (2006). Community Music Therapy – Ein neuer alter Gedanke. *Musiktherapeutische Umschau, 27,* 227–238.
Bunt, L. (1998). *Musiktherapie. Eine Einführung für psychosoziale und medizinische Berufe.* Weinheim: Beltz.
Dentler, K. H. (2001). *Partytime. Musikmachen und Lebensbewältigung. Eine lebensgeschichtlich orientierte Fallstudie der Jugendarbeit.* Opladen: Leske + Budrich.
Hill, B. (1996). *„Rockmobil" – eine ethnographische Studie aus der Jugendarbeit.* Opladen: Leske + Budrich.
Hill, B. (2000). *„Musik-Machen" in Gleichaltrigengruppen als sozialpädagogisches Angebot.* Universität Siegen. Zugriff am 1.7.2008, http://www.musiktherapie.uni-siegen.de/forum/jugendliche/vortraege/31hill.pdf
Hill, B. (2004a). Soziale Kulturarbeit mit Musik. In T. Hartogh & H. H. Wickel (Hrsg.), *Handbuch Musik in der Sozialen Arbeit* (S. 83–100). Weinheim: Juventa.
Hill, B. (2004b). Bandworkshop. In T. Hartogh & H. H. Wickel (Hrsg.), *Handbuch Musik in der Sozialen Arbeit* (S. 175–181). Weinheim: Juventa.
Johannes-Pluto, I., Pfaff, F., Hasselberg, B. & von Grüner, W. (1997). *Musik praktisch erfahren. Ein Elementarkurs für Erwachsene.* Kassel: Bosse.
Kapteina, H. (2000). „Im Tanz das Leben spielerisch gelingen lassen". Folkloretänze in Therapie und Prävention. C. Schwabe & I. Stein (Hrsg.), *Ressourcenorientierte Musiktherapie* (S. 394–414). Crossen: Akademie für angewandte Musiktherapie Crossen.
Kapteina, H. (2001). Gruppenimprovisation als Element des Qualifikationsprofils helfender Berufe. *Ringgespräch über Gruppenimprovisation, LXVII,* 35–44.
Kapteina, H. (2008). *Musiktherapeutische Zusatzausbildung für Helfende Berufe.* Zugriff am 1.7.2008, http://www.musiktherapie.uni-siegen.de

Kapteina, H. & Hörtreiter, H. (1993). *Musik und Malen in der therapeutischen Arbeit mit Suchtkranken.* Stuttgart/Kassel: Fischer/Bärenreiter.

Kapteina, H., Klug, H.-D. & Schreiber, B. (2004). Musik in der stadtteilorientierten Sozialen Kulturarbeit. In T. Hartogh & H. H. Wickel (Hrsg.), *Handbuch Musik in der Sozialen Arbeit* (S. 415–426). Weinheim: Juventa.

Leidecker, K. (2002). *Musik als Begegnung.* Wiesbaden: Reichert.

Leidecker, K. (2004). *Das Leben klingen lassen. Musikinterventionen in der Sozialpädagogik.* Essen: Die Blaue Eule.

Mager, A. (2006). Musiktherapie zuhause. *Musiktherapeutische Umschau, 27,* 261–264.

Mann, C. et al. (1995). *Selbsterfahrung durch Kunst.* Weinheim: Beltz.

Muthesius, D. et al. (2005). *Balsam für die Seele: Hausmusik. Verbesserung der häuslichen Pflegesituation gerontopsychiatrischer Patienten unter Einsatz von Musiktherapie.* Köln: Kuratorium Deutsche Altenhilfe.

Muthesius, D. (2006). „Balsam für die Seele: Hausmusik" – Eine Projektentwicklung. *Musiktherapeutische Umschau, 27,* 265–268.

Rauschenbach, T. (2005). Soziale Berufe. In D. Kreft & I. Mielenz (Hrsg.), *Wörterbuch Soziale Arbeit* (5., vollständig überarbeitete und ergänzte Auflage, S. 801–806). Weinheim: Juventa.

Rieger, G. (2006). Musiktherapie und Gemeinwesenarbeit. *Musiktherapeutische Umschau, 27,* 239–248.

Schwabe, C. & Haase, U. (1998). *Die Sozialmusiktherapie.* Crossen: Akademie für angewandte Musiktherapie.

Schwabe, C. & Rudloff, H. (1997). *Die Musikalische Elementarerziehung.* Crossen: Akademie für angewandte Musiktherapie.

Seidel, A. (1992). Sozialpädagogische Musiktherapie. Anmerkungen zu einem Praxis- und Ausbildungskonzept. *Musiktherapeutische Umschau, 13,* 298–306.

Stige, B. (2005). Toward a Notion of Community Music Therapy. In BVM (Berufsverband der Musiktherapeutinnen und Musiktherapeuten in Deutschland) (Hrsg.), *Jahrbuch Musiktherapie* (S. 107–134). Wiesbaden: Reichert.

Tüpker, R. (2006). Neue Wege der Musiktherapie. *Musiktherapeutische Umschau, 27,* 216–226.

Wendt, W. R. (2005). Sozialökologie. In D. Kreft & I. Mielenz (Hrsg.), *Wörterbuch Soziale Arbeit* (5., vollständig überarbeitete und ergänzte Auflage, S. 851–852). Weinheim: Juventa.

Wickel, H. H. (1998). *Musikpädagogik in der sozialen Arbeit. Eine Einführung.* Münster: Waxmann.

Zeuch, A. (2001). Rezeptive Musiktherapie im sozialtherapeutischen Strafvollzug. *Musik, Tanz und Kunsttherapie, 12,* 13–20.

Zeuch, A. (2004). Ergebnisse musiktherapeutischer Entspannung im sozialtherapeutischen Strafvollzug. *Musik, Tanz und Kunsttherapie, 15,* 16–23.

Sozialrecht in der Musiktherapie

Stefan Flach

Definitionen

Sozialrecht (Recht der sozialen Sicherung) dient der Erfüllung des grundgesetzlichen Auftrags zur Sicherung des Sozialstaatspostulats: Die Bundesrepublik Deutschland ist ein demokratischer und sozialer Bundesstaat (Art. 20 Absatz 1 Grundgesetz [GG]) und unterliegt als Staatsziel der Ewigkeitsklausel des Art. 79 Abs. 3 GG.

Das Recht des Sozialgesetzbuches soll zur Verwirklichung sozialer Gerechtigkeit und sozialer Sicherheit Sozialleistungen einschließlich sozialer und erzieherischer Hilfen gestalten (§ 1, Absatz 1, Satz 1, 1. Sozialgesetzbuch [SGB I]).

Historie

Formen öffentlicher sozialer Sicherung entwickelten sich seit dem Mittelalter. Vorläufer waren die als Zünfte und Bruderschaften auf genossenschaftlicher Basis gegründeten Selbsthilfeeinrichtungen. Seit dem 18. Jahrhundert nahm sich die staatliche Gesetzgebung zunehmend der sozialen Sicherung an (Preußisches Allgemeines Landrecht von 1794 und Preußische Allgemeine Gewerbeordnung von 1845). Die allgemeine wirtschaftliche, gesellschaftliche und politische Entwicklung, insbesondere die Auswirkungen der Industrialisierung, veranlasste Bismarck – basierend auf der kaiserlichen Botschaft vom 17. 11. 1881 – zur Schaffung einer reichseinheitlichen Sozialversicherung, deren wesentliche Merkmale (gliedertes System, Pflichtversicherung, Beitragsfinanzierung, begrenzte Staatszuschüsse, Rechtsansprüche auf Leistungen, Selbstverwaltung) sich bis heute erhalten haben. 1911 wurden die bis dahin selbstständigen Gesetzeswerke in der Reichsversicherungsordnung (RVO) zusammengefasst. Um der (ab 1950) erhobenen politischen Forderung nach einer Novellierung und Vereinheitlichung des Sozialrechts zu entsprechen, beschloss die Bundesregierung (1970), alle Bereiche des Sozialrechtes, die sozial- und rechtspolitische Gemeinsamkeiten aufweisen und sich für die Einordnung in ein Gesetzgebungswerk eignen, nach einheitlichen Grundsätzen zu überarbeiten und nach dem Vorbild des Bürgerlichen Gesetzbuches (BGB) zusammen zu fassen. Der Gesetzgeber entschied sich für ein stufenweises Vorgehen: 1976 trat der erste Teil (SGB I) in Kraft, das Gesamtwerk umfasst derzeit 12 Bände und ist nicht abgeschlossen (Schulin, 2006). Das Ergebnis dieser historischen Entwicklung ist eine starke Gliederung des Sozialrechts, ihr Preis eine Zersplitterung in zahlreiche Organisationen.

Gliederung

Zunehmend hat sich eine Systemeinteilung auf vier Säulen durchgesetzt (vgl. Schulin, 2006):
– *Soziale Vorsorge:* Systeme, die kalkulierbare Risiken einem vorweg geplanten Versicherungsschutz unterstellen (Sozialversicherung, bei denen Versicherte zwangsweise

oder freiwillig gegen erfasste Risiken [Krankheit, Pflegebedürftigkeit, Arbeitsunfall, Arbeitslosigkeit, Invalidität und Alter] Vorsorge treffen). Der Anspruch entsteht unabhängig von der individuellen Bedürftigkeit, der Leistungsanspruch ist durch Beitragszahlungen erkauft.
- *Soziale Entschädigung:* Schadensausgleich aus öffentlichen Mitteln für solche Gesundheitsschäden, für welche die Allgemeinheit eine besondere Verantwortung trägt (Kriegsfolgen, Wehrdienstschäden, Schäden aufgrund öffentlich empfohlener Impfungen und sogar Schäden bei Gewaltverbrechen). Die Leistungen werden unmittelbar aus Steuergeldern finanziert und unabhängig von Bedürftigkeit gewährt.
- *Soziale Förderung:* Form von Entfaltungshilfen, die unter Berücksichtigung der Bedürftigkeit gewährt werden, um die soziale Chancengleichheit zu verbessern (Ausbildungs- und Berufsförderung, Kinder- und Jugendhilfe, Kinder-, Erziehungs- und Wohngeld; zum Teil Hilfen für Behinderte). Finanziert wird die soziale Förderung aus allgemeinen Steuermitteln.
- *Soziale Hilfe:* Basissystem zur Bekämpfung von Notlagen und Sicherung des Existenzminimums. Sie orientiert sich an der individuellen Bedürftigkeit. Es besteht immer (nur) Anspruch, wenn alle anderen Unterstützungsmöglichkeiten privater oder öffentlicher Natur versagen.

Musiktherapie und Sozialgesetzbuch

Obwohl sich das Stichwort Musiktherapie im gesamten Sozialgesetzbuch nicht findet, ist der Einsatz dieser Methode auf allen vier Säulen denk- und durchführbar.

Musiktherapie und Krankenhilfe

Krankenhilfe gehört zur Säule der sozialen Vorsorge. Das SGB V (gesetzliche Krankenversicherung) stellt fest: Die Krankenversicherung als Solidargemeinschaft hat die Aufgabe, die Gesundheit der Versicherten zu erhalten, wiederherzustellen oder ihren Gesundheitszustand zu verbessern (§ 1, Satz 1, SGB V) und führt aus: Behandlungsmethoden, Arznei- und Heilmittel der besonderen Therapierichtungen sind nicht ausgeschlossen (§ 2, Absatz 1, Satz 2 SGB V). Der Gemeinsame Bundesausschuss (§ 92 SGB V) hat in der Neufassung der Heilmittelrichtlinien (in Kraft: 01.07.2004) erneut in Anlage 1 Musik- und Tanztherapie in der vertragsärztlichen Versorgung als nicht verordnungsfähiges Heilmittel benannt (Bundesministerium der Justiz, 2004). Es besteht kein Konsens, ob in der Richtlinie beide Verfahren (Musiktherapie und Tanztherapie) gemeint sind, oder eine kombinierte Musik- und Tanztherapie. Aus Sicht der Krankenkassen führt dieser Ausschluss derzeit regelmäßig zur Ablehnung einer Kostenübernahme für (auf vertragsärztliche Verordnung hin durchzuführende ambulante) Musiktherapie. Dagegen müsste die Zulassung von Musiktherapeuten zur Erbringung von Heilmitteln nicht scheitern, da das Bundessozialgericht entgegen der allgemeinen Praxis (Numerus clausus der Leistungserbringer) feststellt, dass § 124 SGB V keine Berufsgruppe als Leistungserbringer festschreibt (Mrozynski & Flach, 2005, S. 99; Flach,

2008b). Einigkeit besteht, dass die Heilmittelrichtlinie aufgrund der Verordnungsermächtigung im SGB V nur im Rahmen vertragsärztlicher Versorgung im Krankenhilferecht angewandt werden darf. In stationärer Arbeit ist Musiktherapie häufig (noch) Bestandteil interdisziplinärer Behandlungsmodelle und wird über pauschalierte Tagessätze abgegolten. In der Frage der Abrechenbarkeit von Einzelleistungen ist die Aufnahme von Musiktherapie in den Operationen- und Prozedurenschlüssel (OPS) (Dimdi, 2008) des Deutschen Instituts für medizinische Dokumentation und Information DIMDI und die Klassifikation therapeutischer Leistungen (KTL) der Deutschen Rentenversicherung (2006) von besonderer Bedeutung.

Musiktherapie und Eingliederungshilfe

Maßnahmen zur Eingliederungshilfe für behinderte und von Behinderung bedrohte Menschen finden sich im Sozialrecht auf den Säulen soziale Förderung und soziale Hilfe. Hier wird Musiktherapie in Frühförderung, Rehabilitation, als Leistung zur Teilhabe am Leben in der Gemeinschaft und als heilpädagogische Leistung durchgeführt (§ 35a SGB VIII, §§ 26, 55, 56 SGB IX, §§ 53 ff. SGB XII). Während ambulante Maßnahmen zur Eingliederungshilfe für seelisch behinderte Kinder und Jugendliche (im schulpflichtigen Alter) nach § 35a SGB VIII generell keine Heranziehung zu den Kosten kennen (§ 91 SGB VIII), sind auch einige Maßnahmen nach §§ 53, 54 SGB XII trotz des in der Sozialhilfe geltenden Grundsatzes zum Einsatz eigenen Vermögens durch Zuordnung auf die Säule soziale Förderung von Eigenbeteiligungen befreit (§ 92, Absatz 2 SGB XII).

Musiktherapie und weitere Leistungsträger

Musiktherapeutische Leistungen finden statt im Rahmen der Aufgaben der Unfallversicherung (SGB VII) und der Pflegeversicherung (SGB IX). Daneben stehen weitere öffentlich-rechtliche und private Träger (Flach, 2008a, S. 82 ff.).

Ausblick

Um eine weitere sozialrechtliche Absicherung ihrer Leistungen zu erlangen, ist die Musiktherapie vor allem in Fragen der eigenen (konzeptionellen) Verortung gefordert: Heilmittel, Ergotherapie, medizinische Rehabilitation, Psychotherapie, heilpädagogische Förderung (Mrozynski & Flach, 2005). Hier sind berufsrechtliches Fachwissen und berufspolitisches Handeln gefordert (→ Berufsrecht in der Musiktherapie). Weiter sind in der Ausgestaltung berufsqualifizierender Studiengänge sozialrechtliche Themenfelder ausreichend zu beachten.

Literatur

Bundesministerium der Justiz (Hrsg.). (2004). Bekanntmachung des gemeinsamen Bundesausschusses über die Neufassung der Richtlinien über die Verordnung von Heilmitteln in der vertragsärztlichen Versorgung (Heilmittel-Richtlinien). *Bundesanzeiger, 56,* Nummer 106a.

Deutsches Institut für Medizinische Dokumentation und Information (2009). *OPS – Operationen- und Prozedurenschlüssel.* Zugriff am 2.11.2008 http://www.dimdi.de/static/de/klassi/prozeduren/ops301/opshtml2009/fr-ops/htm

Deutsche Rentenversicherung (2006). *KTL – Katalog therapeutischer Leistungen.* Zugriff am 04.08.2006 www.deutsche-rentenversicherung-bund.de

Flach, S. (2008a). *Berufs- und Leistungsrecht für künstlerische Therapien.* München: Reinhardt.

Flach, S. (2008b). *Musiktherapie vor dem Gesetz.* Vortragsmanuskript. Vortrag gehalten am 16.11.2008. Universität der Künste, Berlin.

Mrozynski, P. & Flach, S. (2005). Musiktherapie und Sozialrecht. In Berufsverband der Musiktherapeutinnen und Musiktherapeuten in Deutschland e. V. (BVM) (Hrsg.), *Jahrbuch Musiktherapie* (Bd. 1, S. 97–106). Wiesbaden: Reichert.

Schulin, B. (2006). Einführung. In *Sozialgesetzbuch* (S. IX–LVIII). München: dtv.

Sozialgesetzbuch (2006). Textausgabe (Band I). München: dtv.

Weiterführende Literatur

Flach, S. (2002). Wer soll das bezahlen? *Musik und Gesundsein, 4,* 23.

Flach, S. (2006). Alles, was Recht ist! *Musik und Gesundsein, 11,* 19.

Mrozynski, P. (2004a). *SGB VIII Kinder- und Jugendhilfe Kommentar.* München: C. H. Beck.

Mrozynski, P. (2004b). *Praxiskommentar zum SGB IX, Teil 1, Regelungen für behinderte und von Behinderung bedrohte Menschen.* München: C. H. Beck.

Spielraum

Gertrud Katja Loos †

Gemeint ist jene psychische Dimension des menschlichen Daseinsbedürfnisses, in welcher ausreichende Möglichkeiten zur Ausdehnung, wie auch genügend erkennbare Schutzgrenzen gegen die Angst des Ausgesetztseins angeboten werden. Es geht um die Polaritäten Ausdehnung und Begrenzung, die ohne geistig-seelisch-körperliche Flexibilität erstarren, und die ohne fluktuierende Beziehung zueinander in feindliche Spaltung geraten können. – *Musik* braucht einen Spielraum, in dem sich ihr Klang und Rhythmus bestmöglich entfalten können, und der durch seine Grenzen und deren Echowirkung die musikalische Disposition unterstützt. So bedarf auch jeder geistige und emotionale Prozess den seiner Tendenz entsprechenden spielerischen Raum mit gewährleistenden Voraussetzungen und erkennbaren Grenzsignalen. – Der Mensch hat durch ererbte und erworbene Eignungen nicht weniger und nicht mehr als den durch seine eigenen Möglichkeiten befreienden wie auch einengenden Lebensraum zur Verfügung.

Der erste Spielraum des Menschen ist der *Uterus*. Ausdehnung und Begrenzung haben realistische, zeitliche und körperliche Abmessungen. Es werden aber grundlegende, raumübergreifende, manchmal schon im pathologischen Sinn spaltende Strebungen angelegt. Das leicht irritierbare Gleichgewicht zwischen Macht und Ohnmacht setzt bereits unbewusste Prägungen. Empfindungsqualitäten von Paradies oder Hölle können hier ihren Ursprung haben. Hier wird entschieden über Sein oder Nichtsein im psychosomatisch ungetrennten Dasein des Ungeborenen. Von den Vorgaben Mutter, Vater und anderen existenziellen Gegebenheiten wird die Daseinsberechtigung erteilt oder entzogen.

Der nächste, zunehmend für uns an Bedeutung gewinnende Entfaltungs- und Eingrenzungsraum ist die *vorsprachliche Zeit* des Kleinkindes, in der die meisten psychischen Defekte angelegt werden, mit denen wir es in der MT zu tun haben. Oft entstehen sie auf dem Boden eines bereits intrauterin und perinatal angelegten Missverhältnisses der Mutter-Kind-Beziehung. In verkürzter ätiologischer Unterscheidung verweisen wir die Gründung von *Defekten* und psychischen Mangelerscheinungen in den präverbalen Bereich, dagegen die Entstehung von neurotischen *Konflikten* in die Anbahnungszeit von Sprache, Denken, Bewusstsein. Die Defektgruppe, die sogenannten Frühstörungen, nennt Michael Balint Grundstörungen (Balint, 1968).

Die Etablierung von *Frühstörungen* veranschaulicht Gerald von Minden so: Bei der frühen Ich-Bildung entstehen Fehlstellen, d. h. kleine Ich-Inseln, die keine Verbindung untereinander haben. Mit diesem Not-Ich, das die Sprunghaftigkeit und plötzliche Orientierungslosigkeit der Betroffenen verständlich macht, balancieren sie zwischen Ablehnungswut und Verschmelzungs(sehn)sucht, zwischen Idealisierung und Abwertung hin und her (von Minden, 1988).

Diese im Gefühlsbereich Verstörten und Bindungsunfähigen entziehen sich weitgehend der Einordnung in das klassische Koordinatensystem der gängigen Neurosenlehre. Sie hinterlassen bei uns diffuse Mangelempfindungen von Unzugehörigkeit und Nichtgemeintsein. Für sie ist, wie Balint sagt, die Erwachsenensprache noch ungeeignet. Sie sind im höchsten Maß prädestiniert, sich im Spielraum der Musiktherapie mit dem *Ambivalenzkonflikt* auseinanderzusetzen, der in der Zwickmühle von Unabhängigkeitsdrang und Abhängigkeitswunsch entsteht und die Zeit zwischen dem 1. und 3. Lebensjahr des Kindes prägt (Rohde-Dachser, 1979; Asper, 1991).

Der *musikalische Spielraum* ist mehr als ein Zimmer mit Instrumenten. Er ist ein Teil von jener frühen Atmosphäre, die ahnend erinnert werden kann und manchmal in einem Klang, einem Rhythmus, einer Melodie aufleuchtet. Dieser Spielraum, zunächst warm, tragend, gewährend, bietet dem früh Unverstandenen und Unbeheimateten eine angstfreie und leistungsferne Wohnung an, in der die Spielsituation des Kindes Platz hat, worin Versuch und Irrtum mit strafloser Selbstentscheidung stattfindet. Er öffnet sich zum Handlungsspielraum, in dem die noch ungefesselte kindliche Kreativität und Imagination sich entfalten darf; denn die Sprache in diesem Raum ist (wie am Lebensbeginn) Rhythmus und Klang, die Bindungswünsche erfüllen können. Diese „Sprache" ist der primärprozesshaften frühen Mutter-Kind-Verständigung sehr nahe. Klang, Rhythmus und Berührung sind die Kommunikationsmittel in dem zur Regression einladenden musiktherapeutischen Spielraum.

In dieser Anordnung ist die *Aufgabe der Therapeutin* eine vielfache: Sie schafft den Raum, die „Sprache" und die Atmosphäre, sie ermutigt zum Spielerischen und erweitert die Grenzen durch ihre Resonanzfunktion, d. h. Antwort geben dem ungläubigen „Kind". Sie ist das Matrizentrum des Spielraumes (was natürlich auch der männliche Behandler sein kann, sein muss, weil allein eine matrizentrische MT das Heilen und Lösen von frühen schädlichen Fixierungen bewirken kann), sie sitzt nicht am Rand des Spielplatzes und schaut zu – sie steigt mit ein, bietet sich an als Spielfreundin und als Versuchsobjekt in Hass- und Liebesausbrüchen, auch als Verbindungsschaffende zwischen den Teil-Ich-Komplexen der Frühgestörten. Sie gibt in dem Spielraum die liebevolle und wachstumsfördernde Atmosphäre, die jedes reifende Lebewesen zum Gedeihen braucht.

Literatur

Asper, K. (1991). *Verlassenheit und Selbstentfremdung. Neue Zugänge zum therapeutischen Verständnis.* München: dtv.
Balint, M. (1968). *Therapeutische Aspekte der Regression. Die Theorie der Grundstörung.* Stuttgart: Klett.
Minden, G. v. (1988). *Der Bruchstückmensch. Psychoanalyse des früh-gestört-neurotischen Menschen der technokratischen Gesellschaft.* München, Basel: Reinhardt.
Rohde-Dachser, C. (1979). *Das Borderline-Syndrom.* Bern: Huber.

Spieltherapeutische Elemente in der Musiktherapie mit Kindern

Eckhard Thiel

Das freie kindliche Spiel mit unterschiedlichen Spielsachen bzw. als Rollenspiel ist unbestritten ein wichtiges Medium in der therapeutischen Arbeit mit Kindern. Donald W. Winnicott schreibt dem Spielen als einer „Grundform von Leben" (1974, S. 62) grundlegende Bedeutung für die Psychotherapie zu: „Gerade im Spielen und nur im Spielen kann das Kind und der Erwachsene sich kreativ entfalten und seine ganze Persönlichkeit einsetzen und nur in der kreativen Entfaltung kann das Individuum sich selbst entdecken" (ebd., S. 66). Er beschreibt auch, wie dieses Spielen in der analytisch orientierten Therapie, um die es auch im folgenden geht, auszusehen hat: „Dieses Spielen muss spontan sein, nicht angepasst oder gefügig, wenn Psychotherapie gelingen soll" (ebd., S. 63).

In psychoanalytischer Tradition haben A. Freud und M. Klein die ersten wichtigen Arbeiten über die Psychotherapie mit Kindern verfasst. A. Freud geht bei ihrer Konzeption der Kinderanalyse von der Erwachsenenanalyse aus. Für sie stellt die Übertragung das wichtigste technische Hilfsmittel in der Kinderanalyse dar (vgl. Freud, 1983, S. 53). Bei der freien Assoziation sieht sie sich jedoch mit Widerständen der Kinder konfrontiert: „Dagegen musste sich zeigen, dass das Kind nicht geneigt ist, sich auf freies Assoziieren einzulassen, und uns durch diese Weigerung nötigt, einen Ersatz für dieses wichtigste Hilfsmittel der Erwachsenenanalyse zu suchen" (ebd., S. 49). Sie sieht im Spiel im Wesentlichen eine Ersatzmethode für die freie Assoziation.

Demgegenüber stellt M. Klein die von ihr ausgearbeitete Spieltechnik in den Mittelpunkt ihrer therapeutischen Arbeit mit Kindern. Dass sie für jeden Spieleinfall eines Kindes dieselbe Stellung wie den freien Einfall erwachsener Patienten beansprucht und diese fortlaufend entsprechend deutet, kritisiert A. Freud jedoch als zu weitgehend – sie ist der Ansicht, dass Spielhandlungen gelegentlich auch harmlose Erklärungen zulassen können und nicht immer nur symbolisch zu deuten sind (vgl. ebd., S. 49 ff.).

Eine weitere wichtige Pionierin der Spieltherapie mit Kindern ist V. M. Axline. Sie hat ihre nichtdirektive Spieltherapie aus der klientzentrierten Psychotherapie C. Rogers entwickelt. Dementsprechend fußt ihre therapeutische Arbeit „(…) auf einer positiven Einstellung zu den inneren Möglichkeiten des Individuums. Sie setzt dem Wachstum der Persönlichkeit keine Grenzen. Sie beginnt dort, wo der Mensch im Augenblick steht und lässt ihn sich so weit entwickeln, wie es ihm möglich ist. Daher gibt es vor Beginn der Therapie keine diagnostische Voruntersuchung. Ungeachtet seiner Symptomatik wird der Mensch angenommen, so wie er im Augenblick ist. Deutungsversuche werden weitestgehend vermieden. Was in der Vergangenheit geschehen ist, gehört der Vergangenheit an" (Axline, 1984, S. 27).

Dieses Zitat macht die Unterschiede zur psychoanalytischen Kindertherapie deutlich. Dennoch schätzt Winnicott als Psychoanalytiker die Arbeit Axlines in besonderer Weise, weil sie mit dem in Einklang steht, was er in seinem Bericht über „Therapeutische

Beratung" herausgearbeitet hat: „Dass der entscheidende Augenblick der ist, in dem das Kind in Verwunderung gerät" (Winnicott, 1974, S. 63).

In anderen Konzepten therapeutischer Arbeit mit Kindern finden sich Elemente aus allen vorgenannten Ansätzen wieder – auf der Basis des jeweils zugrundeliegenden theoretischen bzw. therapeutischen Konzeptes – so z. B. in der Individualpsychologischen Kindertherapie, in der das Spiel ein wichtiges Medium unter anderen darstellt. Neben dem, was bisher bereits zur Bedeutung des Spiels aufgeführt wurde, werden hier noch die „(…) auf der Handlungsebene wirksam aufdeckenden und dem Training dienenden Ansätze des Spiels (…)" (Hollmann, 1982, S. 162) hervorgehoben. Auch wird darauf hingewiesen, dass das Spiel vor allem für die Therapie mit Kindern im Vor- und frühen Schulalter von Bedeutung ist (vgl. ebd. S. 161).

Für V. Oaklander ist das Spiel eines unter vielen Medien, die in der therapeutischen Arbeit mit Kindern eingesetzt werden können. Sie stellt in ihrem umfangreichen Buch (Oaklander, 1981) einen gestalttherapeutischen Ansatz vor und widmet dem Spiel an sich darin lediglich ein kurzes Kapitel – allerdings taucht das Spielen als Handlungskonzept immer wieder auch in ihrer Beschreibung der Arbeit mit den anderen Medien auf. Schließlich kommt ihm doch eine besondere Bedeutung zu: „Wenn Kinder in der Praxis des Therapeuten spielen, nutzt das nicht allein dem therapeutischen Prozess. Spielen macht dem Kind Spaß und fördert die notwendige Therapeut/Kind-Beziehung" (Oaklander, 1981, S. 209).

Aus der Bedeutung des freien Spiels (als Handlungskonzept), das zunächst nicht vorrangig der Klangerzeugung dient, werden für die musiktherapeutische Arbeit mit Kindern unterschiedliche Konsequenzen abgeleitet. Mary Priestley beispielsweise erkennt den wichtigen Stellenwert des Spiels für die therapeutische Arbeit mit Kindern an und sucht nach einem spezifisch musiktherapeutischen Äquivalent: „In der analytischen Musiktherapie mit Kindern zwischen zwei und zwölf Jahren tritt die musikalische Geschichte an die Stelle des freien Spiels mit Spielsachen" (1983, S. 206). Demgegenüber spannt Waltraud Vorel Musiktherapie in der Arbeit mit Kindern in einen sehr weiten Rahmen und riskiert auch, diesen gelegentlich zu sprengen. Sie gesteht auch anderen Medien als dem Klang (u. a. dem Rollenspiel, dem Malen, dem Kneten) Raum in ihrer Arbeit zu, damit sich der Klient in einem ihm gemäßen Medium bewegen kann (vgl. Vorel, 1993, S. 28).

Einerseits ist auch das Spiel mit Instrumenten zunächst eben Spiel. Zwei zentrale Kriterien, die Winnicott (1974, S. 63 f.) aus psychotherapeutischer, und Huitzinga (1951) aus kulturanthropologischer Sicht als wesentlich für das Spiel als Handlungskonzept herausstellen, treffen auch auf das freie Spiel mit Instrumenten zu: Es muss freies Handeln sein, befohlen ist es kein Spiel mehr (das gilt vor allem für die freie Improvisation aber auch für das Singen von Liedern mit Kindern), und es stellt ein Heraustreten aus dem „gewöhnlichen" Leben in eine Sphäre von Aktivität mit eigener Tendenz, eigener Zeit und eigenem Raum dar.

Andererseits hat der Klang, die Musik als Medium, ureigene und besondere Qualitäten, die die Musiktherapie zu einer eigenständigen Therapieform mit vielfältigen Möglichkeiten machen (vgl. Vorel, 1993, S. 7).

Für Kinder im Vor- und frühen Grundschulalter stellt jedoch das Spielen als allgemeines Handlungskonzept eine typische Aktivitätsform dar (vgl. Gerlach & Mußmann, 1980; s. o.), und sie gehen – ihrem Alter und der Art und dem Grad ihrer Störung entsprechend – in diesem Sinne spielend mit Musikinstrumenten um und damit ansatzweise immer wieder deutlich über das bloße Musikmachen hinaus:
– im symbolischen Gebrauch der Instrumente: Trommelstöcke werden als Schwerter, eine Flöte zum Nuckeln benutzt;
– in der deutlichen Zuweisung von Rollen: „Du bist jetzt der Lehrer und findest das ganz toll, was ich spiele!"
– im Aufstellen von Regeln und Spielanweisungen: „Wir gehen jetzt in das Holzhaus und machen da drinnen Musik."

Aus solchen Ansätzen können Spielszenen entstehen, in denen das Musikmachen nicht mehr das zentrale Medium ist oder ganz wegfällt. Hierzu findet sich ein illustratives Beispiel bei B. Friis-Zimmermann (1993, S. 41): „Sophie lag auf dem Boden, strampelnd und an der Flöte saugend. (...) Die Flöte wurde ein Übergangsobjekt, von dem sich Sophie nicht mehr trennen wollte, und das ihr Sicherheit gab. (...) Die Flöte als Instrument oraler Ausdrucksbedürfnisse befriedigte und tröstete."

Da Musikinstrumente in dieser Hinsicht begrenzte Anwendungsmöglichkeiten bieten, kann es hilfreich sein, wenn andere Spielsachen zur Verfügung stehen. Dem entspricht, dass nach Hollmann (1982, S. 162) die Nutzung der in Spielaktivitäten enthaltenen Möglichkeiten nicht unabhängig von den zur Verfügung stehenden Materialien ist: „Diese müssen den Umgang mit den oben genannten Aspekten von Rolle, Regel und Material auf unterschiedlichem Niveau von Strukturiertheit erlauben." Der Ausstattung des Therapiezimmers wird jedoch keine zentrale Rolle beigemessen.

Die Frage nach der Auswahl der Spielsachen, die zur Verfügung stehen sollen, kann noch unter dem Aspekt gesehen werden, dass der Spaß am Spielen auch von Bedeutung für eine Therapie ist (s. o.), und der stellt sich eher bzw. leichter ein, wenn für verschiedene Situationen angemessenes Spielmaterial zur Verfügung steht. Dabei ist u. a. wohl auch von Bedeutung, dass verschiedene Spielsachen genau oder ebenso wie Musikinstrumente für jede Person einen unterschiedlichen Appellwert haben. (Zum Appellwert von Musikinstrumenten vgl. z. B. Decker-Voigt, 1991, S. 311 f.)

Natürlich sind Symbolik, Rollenverteilung und Spielregeln bereits im Musikmachen enthalten – z. B. wurde bereits aggressiv getrommelt, bevor die Trommelstöcke als Schwerter benannt und eingesetzt wurden. Das weitergehende Spielen ist – wie Mary Priestleys musikalische Geschichte (s. o.) – vergleichbar mit dem aufarbeitenden Gespräch bei der musiktherapeutischen Arbeit mit Erwachsenen, nur dass es sich unmittelbar aus dem Spiel mit den Instrumenten entwickelt, nahtlos daraus hervorgeht.

Auch in Falldarstellungen aus der musiktherapeutischen Arbeit mit geistig behinderten (Niedecken, 1993) und krebskranken Kindern (Grießmeier & Bossinger, 1994) werden Spielszenen beschrieben, in denen außer Instrumenten auch andere Spielmaterialen benutzt bzw. die Instrumente „zweckentfremdet" werden.

So gesehen ist eine Trennung – Musiktherapie auf der einen, Spieltherapie auf der anderen Seite – zumindest problematisch, wenn nicht dem Gegenstand, der therapeutischen Arbeit mit Kindern, unangemessen; es sei denn, sie bezieht sich lediglich vordergründig auf den (vorrangigen oder auschließlichen) Gebrauch bestimmter Medien.

Literatur

Axline, V. M. (1984). *Kinderspieltherapie im nicht-direktiven Verfahren* (6., unveränderte Aufl.). München/Basel: Reinhardt.
Decker-Voigt, H.-H. (1991). *Aus der Seele gespielt.* München: Goldmann.
Freud, A. (1983). *Einführung in die Technik der Kinderanalyse.* Frankfurt am Main: Fischer.
Friis-Zimmermann, B. (1993). *Die Handharmonika weint – Verlauf einer analytischen Musiktherapie mit einem grenzpsychotischen Kind.* In H.-H. Decker-Voigt (Hrsg.), *Kindermusiktherapie* (S. 38–48). Lilienthal/Bremen: Eres.
Gerlach, G. & Mussmann, I. (1980). *Frühes Lernen* (Hrsg. v. Senator für Bildung). Bremen.
Griessmeier, B. & Bossinger, W. (1994). *Musiktherapie mit krebskranken Kindern.* Stuttgart, Jena, New York: Fischer.
Hollmann, I. (1982). *Kindertherapie.* In R. Schmidt (Hrsg.), *Die Individualpsychologie Alfred Adlers. Ein Lehrbuch* (S. 151–158). Stuttgart: Kohlhammer.
Huitzinga, J. (1951). *homo ludens – Wesen und Bedeutung des Spiels als Kulturerscheinung.* Basel: Akademische Verlagsanstalt Pantheon.
Niedecken, D. (1993). *Geistig Behinderte verstehen.* München: dtv.
Oaklander, V. (1981). *Gestalttherapie mit Kindern und Jugendlichen.* Stuttgart: Klett-Cotta.
Priestley, M. (1983). *Analytische Musiktherapie.* Stuttgart: Klett-Cotta.
Vorel, W. (1993). *Musiktherapie mit verhaltensgestörten Kindern.* Lilienthal/Bremen: Eres.
Winnicott, D.-W. (1974). *Vom Spiel zur Kreativität.* Stuttgart: Klett-Cotta.

Weiterführende Literatur

Axline, V. M. (1980). *Dibs. Die wunderbare Entfaltung des menschlichen Wesens.* Bern/München: Scherz.
Freud, A. (2006). *Das Ich und die Abwehrmechanismen* (19. Aufl.). Frankfurt a. M.: Fischer.
Klein, M. (1973). *Die Psychoanalyse des Kindes.* Berlin: Kindler.
Petersen, D. & Thiel, E. (2001). *Tonarten, Spielarten, Eigenarten – Kreative Elemente in der Musiktherapie mit Kindern und Jugendlichen.* Göttingen: Vandenhoeck & Ruprecht.

Spiritualität und Seelsorge in der Musiktherapie

Hartmut Kapteina

Alle Schöpfungserzählungen der Weltreligionen bringen die Erschaffung der Welt mit Klang und Bewegung in Verbindung: Das „Nada Brahma" der buddhistischen Tradition, der Tanz der Shiva der indischen Schöpfungsmythologie (Berendt, 1983, S. 226) und in der Bibel heißt es: „Und Gott sprach ... und es ward" (Bibel, Gen 1).

In allen Religionen pflegen Menschen die Musik, um mit Gott zu kommunizieren. Spiritualität ist folglich der Musik implizit und die Frage ist, wie ihr in der Musiktherapie Rechnung getragen wird. Musik hat es mit dem Unsagbaren, dem Unsichtbaren und Vergänglichen zu tun. Sie „gestattet es uns, an die Grenze des Lebens zu treten und wieder zurück zu kommen, einen Übergang zu erleben, einen Moment der Veränderung und Transzendenz. Musik belebt wie Sauerstoff, sie spricht von der Folge der Dinge. Sie ist der Bogen, der sich von der Vergangenheit durch die Gegenwart in die Zukunft spannt" (Munro, 1986, S. 88). Insbesondere bei der Arbeit mit Schwerstkranken und Sterbenden erweist sich „Musik als Offenbarung einer anderen Wirklichkeit" und lässt „die Existenz einer Realität" spürbar werden, die über Körperliches, über Verbalisierbares hinausgeht, die geistig-seelische Dimensionen erfasst und an spirituelle Erfahrungen anknüpfen kann" (Hoffmann, 1998, S. 75).

Theodor W. Adorno hat Musik einmal als „entmythologisiertes Gebet" bezeichnet. Ihr „theologischer Aspekt" liege darin begründet, dass was sie sagt, „als Erscheinendes bestimmt und zugleich verborgen" sei: „Ihre Idee ist die Gestalt des göttlichen Namens. Sie ist, befreit von der Magie des Einwirkens; der wie immer auch vergebliche menschliche Versuch, den Namen selbst zu nennen, nicht Bedeutungen mitzuteilen" (1963, S. 11).

Die besondere Affinität der Musik zum Unsagbaren (Handt, 1993, S. 85) ergänzt Faltin in Anlehnung an Wittgenstein mit dem Hinweis darauf, dass Musik, wie alle ästhetische Phänomene nicht erklärt werden kann. Wenn überhaupt, dann beschreibt man den tönenden Prozess, nicht aber die Musik; könnte man es, wäre Musik damit überflüssig. Außerdem können Aussagen des Gefallens oder Missfallens, wie weinen oder stöhnen, weder richtig noch unrichtig sein. Vielmehr konfrontiere Musik uns unausweichlich mit der Tatsache, „dass es auch jenseits der beschreibenden Sprache eine Welt gibt, deren Teil die ästhetische Welt ist, dass es hier nicht nur das gibt, worüber man streng logisch sprechen kann, sondern auch das, worüber man nur dichten oder eben schweigen kann, und dass man nicht über alles, was man nicht beschreiben kann, unbedingt schweigen muss" (L. Wittgenstein, in Faltin, 1985, S. 149 ff.).

Für Isabelle Frohne-Hagemann (2001) vermittelt Musik „sozusagen zwischen Himmel und Erde", weshalb Musiktherapeuten ihre eigene Haltung zur Entwicklung von Bewusstsein und Spiritualität reflektieren sollten, damit Patienten wissen, auf was sie sich einlassen. Sie zitiert Helen Bonny mit der Definition von Spiritualität als innere und äußere Suche nach dem Sinn des Lebens, nach Antworten über Leben und Tod, nach tieferem Wissen über sich selbst, aus dem Hingabe und die Akzeptanz der anderen folgt und die Erfurcht vor der Heiligkeit des Lebens" (Bonny in Frohne-Hagemann, 2001, S. 271 übers. H. K.). Diese Fragen nach dem Sinn des Lebens, nach dem was jenseits der Lebensgrenzen ist, nach Vergebung der Schuld und nach dem Geheimnis der Liebe sind dem wissenschaftlichen Diskurs nicht zugänglich sondern nur dem Glauben, der geheimnisvollen „Zuversicht auf das, was man hofft, und dem Nichtzweifeln an dem, was man nicht sieht" (Bibel, Hebr 11,1).

In ihrer Qualität als Zeiterleben hat Musik mit den Grenzen und Grundgegebenheiten unseres Lebens zu tun: Unser Denken, unser Fühlen, unser Handeln geschieht im zeitlichen Verlauf, und „Musikzeit ist eine intensiv erlebte Zeit"; die Musik greift in das Zeitgefühl und in das Zeitbewusstsein des Menschen ein und gestaltet es grundlegend. Sie ist „eine Art Zeitreise, die ihr eigenes Tempo, die Phasen der Beschleunigung und Beruhigung, Anfang und Ende hat" (Schneider, 1992). Sie ist Metapher für Geburt, Lebensspanne und Sterben, für „Chronos", das geplante Zeitgefühl, und „Kairos", den erfüllten Augenblick (Aldrige, 1999, S. 60ff.), und konfrontiert uns darin mit der Vergänglichkeit des Lebens und der Möglichkeit von Seinsweisen jenseits der Lebenszeit.

Gelegentlich wird die Verwendung der Musik in der Musiktherapie „schöpfungstheoretisch oder kosmologisch" begründet (z. B. bei Joachim-Ernst Berendt, 1983; Peter Michael Hamel, 1976; John Beaulieu, 1987; Steven Halpern, 1989; Marianne Kawohl, 1989; Ingo Steinbach, 1990; John Diamond, 1983): Die Musik könne die Ordnung des Kosmos und dessen Harmonie widerspiegeln, sie spreche die universale Schöpfungssprache und ermögliche die Erfahrung der Urtöne des Lebens und transzendiere die Möglichkeiten des rationalen Verstandes und führe in tiefere (z. B. archetypische) Bewusstseinsschichten. Peter Bubmann (1993, S. 130 f.) macht diesen kosmologischen Theorien gegenüber das vom Evangelium bestimmte Menschenbild geltend. Danach ist der Mensch auch in seiner musikalischen Tätigkeit „befreit von der Knechtschaft kosmischer Gesetzmäßigkeiten" und lediglich an das Primat der Liebe und Verantwortung gebunden und dem gemäß „befreit zum therapeutischen Dienst am anderen Menschen." Dazu kann er sich ebenso kosmisch oder psychisch-archetypisch strukturierter Musik bedienen, die sich als heilsam-ordnend erwiesen hat, wie auch Rockmusik, Zwölftonmusik oder freier Improvisationen. Maßgeblich seien „allein geschichtliche Erfahrungswerte sowie Ergebnisse der musikwissenschaftlichen Wirkungsforschung." Die christlich begründete Anwendung von Musik ergebe sich aus der Tatsache, dass der Mensch sowohl Teil der Schöpfung als auch „in die Freiheit gesetzt und mit der verantwortlichen Kultivierung des Erdkreises beauftragt" ist. „Befreit von vollständiger Instinktsteuerung und damit von vielen Zwängen der Natur" findet er im musikalischen Spiel, in freier Improvisation wie in der Ästhetik der autonomen Kunstmusik" den ihm gemäßen charakteristischen Ausdruck. Am christlichen Menschen- und Gottesbild orientierte therapeutische Musik zielt einzig auf „Heilung von Schädigung aller Art, auf Stabilisierung der Identität, auf eine ganzheitliche Lebensweise und auf mehr Lebensfreude" (ebd.). Musik ist als „sozialer Lebensvorgang" zu verstehen, der „eingebunden in personale Beziehungen wahrgenommen wird, in denen der leidende Mensch Gehör findet und sich aussprechen kann" (Heymel, 2004, S. 186).

Musikalische Improvisation, das wichtigste musiktherapeutische Arbeitsprinzip, wird immer wieder in Zusammenhang mit persönlichen Grenzerfahrungen gebracht; da gibt es Momente, in denen der Eindruck entsteht, „als hätte etwas anderes die Fäden in die Hand genommen," und der Spieler sei „lediglich der Mittler zwischen diesem anderen und dem Instrument" (Bailey, 1987, S. 90). In seinen psychologischen Untersuchungen zur musikalischen Improvisation zitiert Eckhard Weymann (2004) einige Musiker, die über solche Ausnahmezustände berichten: In einem sehr wachen Zustand erscheinen Gegenstände nicht mehr voneinander getrennt sondern wie komponiert und in Zusammenhang gebracht (S. 156), es „gebe eine geistige Kraft, die alles lenkt" (S. 165), es entstehe ein „Aufgehoben-Sein" und Verständigung auf einer Ebene, „wo man sich eigentlich nicht verständigen kann" (S. 173). Diese Aussagen belegen den meditativen Charakter der Improvisation: Den existenziellen Urgrund des eigenen Daseins erspüren, vergleichbar mit Versenkung im Gebet. Des Weiteren folgt die Improvisation den Impulsen der Intuition: Sie sei, so zitiert Peter Michael Hamel den indischen Philosophen und Musiker, Hazrat Inayat Khan „etwas, das jenseits der Persönlichkeit des Menschen liegt und über seinem Wissen von Dingen und Mitteln" (1976, S. 45). Und schließlich kommt in den zitierten Aussagen über Improvisationserfahrungen ein ungewöhnlich tiefes Gemeinschaftserlebnis zum Ausdruck. Kapteina und Hörtreiter berichten von höchst merkwürdigen Situationen „in der musikalischen Improvisation, bei denen die Spieler in einem tranceähnlichen Zustand im Vorhinein voneinander spüren, was sie spielen werden, wie die Musik verlaufen wird." Sie „erscheint wie ein bekanntes Musikstück, das bereits existiert" und das nun von den einzelnen Spielern nachgespielt wird, wobei den Spielern zuweilen instrumentale Fähigkeiten verfügbar sind, die sie sonst nicht haben" (1993, S. 168). In solchen ungewöhnlichen Erfahrungen wird das verborgene „Bewusstsein von Synchronizität" erlebt, welches Menschen miteinander verbindet (Berendt, 1985, S. 408 f.). Wolfgang Bossinger berichtet von Transzendenzerfahrungen beim gemeinsamen Singen (2005, S. 172 ff.). Zum Beispiel könnte hierbei eine morphische Resonanz mit den „Gesangsfeldern aller Kulturen und Zeiten der Menschheit entstehen und ozeanische Gefühle transpersonaler Verbundenheit erlebt werden (vgl. S. 184 f.).

Auch verschiedene Instrumente werden gelegentlich mit der spirituellen Sphäre in Verbindung gebracht. Solche Zusammenhänge sind aber nicht per se gegeben, wie Michael Ranta am Beispiel der Gongs in den asiatischen Religionen nachweist (1989, S. 184). Dennoch können Patienten „auf dem Boden einer stabilen therapeutischen Beziehung" (Strobel, 1995, S. 290) und in einer „Atmosphäre der Ruhe und des Vertrauens in die haltende und heilende Kraft der Existenz" (S. 282) sich auch über verschiedene Instrumente Erfahrungen von spiritueller Qualität nähern, wie z. B. beim Hören des Gongs Chau Lou Geburts- und Todessituationen, Krisis und Transformation (S. 289) oder Geborgenheit in der Ureinheit der intrauterinen Welt sowie der Gesetzmäßigkeit des Kosmos bei Klängen des Monochords (S. 285 f.) oder Visionen vom Heiligen Geist und dem auferstandenen Christus, wenn sie dem Spiel auf der hohen Klangschale lauschen und ihren Klang als „göttliche Kraft" wahrnehmen (S. 298 f.).

Isabelle Frohne-Hagemann (2001) bringt Spiritualität auch mit der therapeutischen Beziehung in der Musiktherapie in Verbindung. Mit der leiblichen und damit besonders elementar berührenden Qualität des Musikerlebens ist es verbunden, „tief in die Abgründe hineinzuschauen und sie nicht zu verdrängen, sondern sie zuzulassen und auszudrücken. Das ist für den Klienten/die Klientin oft schambesetzt, schmerzvoll und unerträglich und verlangt vom Therapeuten bzw. der Therapeutin Kraft, Zuversicht und

Liebe bei der Begleitung. Und wenn dies dazu beiträgt, dass das sich öffnende Bewusstsein für die tieferen und höheren Dimensionen unseres Seins auch die Dimension der Spiritualität einbezieht, dann soll das Irdische und Sinnliche nicht ausgeklammert werden, sondern willkommen geheißen" (S. 289 f.).

Um den traumatischen Abgründen mit Musik und Ästhetischem überhaupt zu begegnen, müssen wir uns „dem Gefühl für das Unbegreifliche des Seins" stellen und Situationen, wo „der Horizont des Erwartbaren durchbrochen wird" und wo „das Gefühls- und Begriffsvermögen mit dem netzlosen Hier und Jetzt" konfrontiert ist (ebd. S. 293).

Hoffnung ist Grundvoraussetzung jeder Therapie. June Boyce-Tilman betont, dass in der Musiktherapie Hoffnung entstehen kann, indem konsequent und verlässlich die Auffassung gilt, dass es keine richtigen und falschen Antworten auf musikalisches Geschehen gibt und dass die Improvisation als ein Spiel in sicherem und geschütztem Rahmen erlebt wird (2000, S. 219). Darin wird die therapeutische Gemeinschaft zur Metapher für die Qualität der christlichen Gemeinde, in der jeder in seiner jetzt gegebenen Lage eingeladen und angenommen ist (Jesus: „Kommt zu mir alle, die ihr mühselig und beladen seid. Ich will euch erquicken." Bibel, Mt 11,28). Zynismus und Resignation, denen wir bei Therapeuten oft begegnen, haben wahrscheinlich auch darin ihre Ursache, dass den Helfern die spirituelle Sinngebung für ihr Handeln fehlt. Sabine Bach hebt hervor, dass es in künstlerischen Therapien zu echten Begegnungen im zwischenmenschlichen Bereich kommt, deren Qualität sich dadurch auszeichnet, „dass die beteiligten Menschen unter Verzicht auf ein Machtgefälle ganz bewusst und offen für Unbestimmtes, Unvorhersehbares in der Begegnung eintreten" (2001, S. 299). Unvorhersehbares aber ist die wörtliche Übersetzung von Improvisation.

Im Zusammenhang mit therapeutischen Prozessen stellt sich immer auch die Frage nach dem Glauben. Jesus wies viele der Patienten, die er heilte darauf hin, dass ihnen ihr Glaube geholfen habe. Zwei Metastudien über die Wirksamkeit von Gebet, Handauflegen und andere Formen der Fernheilung (im einen Fall 23 methodisch hochwertige Studien, im anderen Fall 45 klinische und 45 Laborstudien) belegen in 57 bzw. 70 Prozent heilende Wirksamkeit. Theologisch inakzeptabel allerdings ist die medizinische Instrumentalisierung der Gottesbeziehung; gleichwohl beziehen vermehrt Hausärzte die religiöse Biografie und die aktuellen Glaubensüberzeugungen in die Anamnese ihrer Patienten ein (Utsch, 2005).

Die therapeutische Funktion der Musik wird in der Bibel einige Male angedeutet, zum Beispiel, wenn Elischa mit Hilfe eines Harfenspielers das Heer vor dem Verdursten rettet (2 Kön 3), von König Joschaphat berichtet wird, der die Sänger auf das Schlachtfeld führt und dort ein Danklied anstimmen lässt, woraufhin die feindliche Übermacht sich selbst vernichtet (2 Chron 20), wenn bei den Gefangenen Paulus und Silas unter ihrem Lobgesang die Ketten bersten und die Gefängnistüren aufspringen (Apg 16,25–27) oder wenn Paulus den Ephesern schreibt, sie sollten anstatt sich am Wein zu berauschen, einander mit Psalmen und Liedern ermuntern, die ihnen der Geist eingibt (Eph 5, 18 f.). Der Bericht über die musiktherapeutische Behandlung des an einer schwer Depression erkrankten König Saul durch den jungen David (1 Sam 16,14–23 und 18,5–16) enthält ein detailliertes Kompetenzprofil für Menschen, die Musik zu Heilzwecken einsetzen (1 Sam 16,18b), die Schilderung eines gelingenden Therapieprozesses (1 Sam

16,23) und des letztendlichen Scheiterns der Therapie aufgrund der gestörten therapeutischen Beziehung (1 Sam 18,5–16) (vgl. Gries & Kapteina, 2007, S. 267 ff.).

Tonius Timmermann zitiert den Benediktinerpater David Steindl-Rast, der Entfremdung als den zeitgenössischen Begriff für Sünde bezeichnet. Diese „Entwurzelung vom eigenen wahren Selbst, von anderen, von Gott oder was sonst von fundamentaler Bedeutung ist" (2003, S. 49). Musiktherapeutische Selbsterfahrungsgruppen könnten heute zur Überwindung von Entfremdungszuständen beitragen und als eine „moderne Form der Seelsorge" gelten (ebd. S. 47). Elisabeth Schubarth (2003) hat an den „Schnittstellen" zwischen ihrer Tätigkeit als Kirchmusikerin und als Musiktherapeutin aufgezeigt, wie „Musiktherapie in Seelsorge und Beratung" in einer Kirchengemeinde verwirklicht wird: Improvisationsgruppen als kollegiale Selbsterfahrung, Einzelarbeit mit Menschen in Lebenskrisen, musiktherapeutische Gruppen für Trauernde, musikalische Spielgruppen im Kindergarten und musiktherapeutische Begleitung von Kindern mit Verhaltensauffälligkeiten werden im kirchlichen Auftrag durchgeführt und als musikalische Umsetzung des Evangeliums in Seelsorge, Diakonie und Verkündigung verstanden, wie auch die klassischen kirchenmusikalischen Aufgaben im Gottesdienst, die Pflege des Gemeindegesangs, des Chorgesangs und musikalischer Trost und Gebet am Krankenbett. Eine detaillierte Konzeption für die musikalische Seelsorge hat Michael Heymel entworfen (2004, S. 175 ff.).

Literatur

Adorno, T. W. (1963). *Fragment über Musik und Sprache, Quasi und fantasia.* Frankfurt am Main: Suhrkamp.
Aldrige, D. (1999). *Musiktherapie in der Medizin.* Bern: Huber.
Bach, S. (2001). Musik in der Ausdruckstherapie. In H.-H. Decker-Voigt (Hrsg.), *Schulen der Musiktherapie* (S. 292–311). München: Reinhardt.
Bailey, D. (1987). *Improvisation. Kunst ohne Werk.* Hofheim: Wolke.
Beaulieu, J. (1987). *Heilen mit Musik und Klang.* München: Hugendubel.
Berendt, J.-E. (1983). *Nada Brahma. Die Welt ist Klang.* Reinbek: Rowohlt.
Berendt, J.-E. (1985). *Das Dritte Ohr. Vom Hören der Welt.* Reinbek: Rowohlt.
Bossinger, W. (2005). *Die heilende Kraft des Singens.* Norderstedt: Books on Demand.
Boyce-Tilman, J. (2000). *Constructing Musical Healing. The wounds that Sing.* London: Kingsley.
Bubmann, P. (1993). Heilender Klang. Zur therapeutischen Dimension der Kirchenmusik I und II. *Der Kirchenmusiker*, 89–96, 130–137.
Diamond, J. (1983). *Lebensenergie in der Musik.* Zürich: Bruno Martin.
Faltin, P. (1985). *Bedeutung ästhetischer Zeichen. Musik und Sprache.* Aachen: Rader.
Frohne-Hagemann, I. (2001). *Fenster zur Musiktherapie.* Wiesbaden: Reichert.
Gries, G. W. & Kapteina, H. (2007). Zur Beziehung zwischen Spiritualität, Seelsorge und Musiktherapie. *Musiktherapeutische Umschau, 28,* 259–272.
Halpern, S. (1989). *A New Age of Music in Medicine.* St. Louis, MO: MMB.
Hamel, P. M. (1976). *Durch Musik zum Selbst.* Bern: Scherz.
Handt, H. (1993). Vorspiel der Ewigkeit. Musik und Transzendenz. In P. Bubmann (Hrsg.), *Menschenfreundliche Musik* (S. 84–99). Gütersloh: Chr. Kaiser.
Heymel, M. (2004). *In der Nacht ist sein Lied bei mir. Seelsorge und Musik.* Waltrop: Spenner.

Hoffmann, P. (1998). *„Musik ist ein Gespräch zwischen Seele und Seele". Musiktherapie mit Schwerkranken und Sterbenden.* In D. Aldrige (Hrsg.), *Kairos II* (S. 72–80). Bern: Huber.

Kapteina, H. & Hörtreiter, H. (1993). *Musik und Malen in der therapeutischen Arbeit mit Suchtkranken.* Stuttgart: Fischer/Kassel: Bärenreiter.

Kawohl, M. (1989). *Heilkraft der Musik. Ein Leitfaden mit vielen Anwendungsbeispielen.* Freiburg: Herder.

Munro, S. (1986). *Musiktherapie bei Sterbenden.* Stuttgart: Fischer.

Ranta, M. (1989). Gongs und die traditionellen religiösen Instrumente in Asien. In H. Petzold (Hrsg.), *Heilende Klänge. Der Gong in Therapie, Meditation und Sound Healing* (S. 183–190). Paderborn: Junfermann.

Schneider, R. (1992). Musikzeit. *Musik und Unterricht, 14,* 4–11.

Schubarth, E. (2003). Musiktherapie in Seelsorge und Beratung. *Wege zum Menschen. Monatszeitschrift für Seelsorge und Beratung, heilendes und soziales Handeln, 55* (5), 300–311.

Steinbach, I. (1990). *Klangtherapie.* Südergellersen: Bruno Martin.

Strobel, W. (1995). Grenzzustände in der Musiktherapie. In W. Schroeder (Hrsg.), *Musik. Spiegel der Seele. Eine Einführung in die Musiktherapie* (S. 281–309). Paderborn: Junfermann.

Timmermann, T. (2003). Musiktherapeutische Selbsterfahrung. Plädoyer für eine moderne Form von Seelsorge in der säkularen Gesellschaft. *Musiktherapeutische Umschau, 24,* 44–52.

Utsch, M. (2005). Glaubensheilung?! *Psychotherapie und Seelsorge, 3,* 38–40.

Weymann, E. (2004). *Zwischentöne. Psychologische Untersuchungen zur musikalischen Improvisation.* Gießen: Psychosozial-Verlag.

Stimme

Sabine Rittner

Die Stimme ist eine primäre Expressivform des Menschen. Sie bildet die Basis für zwischenmenschliche Kommunikation und ist reflektorisch untrennbar verknüpft mit den Grundfunktionen von Atmung und Bewegung. Als Trägerin des tieferen Gehaltes der Sprache koppelt sie mithilfe der sog. *prosodischen Merkmale* den logisch-rationalen Sprachinhalt an die emotionale Bedeutung (Prosodie = das, was „hinzu singt", d. h. die extralingualen Bestandteile des sprachlichen Ablaufmusters wie Intonation, Artikulation, Akzentuierung, Pausenwahl etc.). Die Verarbeitung der durch die Stimme vermittelten Informationen beruht überwiegend auf unbewussten Vorgängen. Im sprachfreien, d. h. textlich ungebundenen, Singen oder Tönen tritt die emotionale Information mit Hilfe der klanglichen Intensivierung durch die Verlängerung der Vokale deutlich in den Vordergrund.

Persönlichkeitsmerkmale und anatomisch-physiologische Gegebenheiten komponieren auf vielschichtige Weise das individuelle Obertonspektrum, das jeder Stimme seine eigene, unverwechselbare Klangfarbe verleiht. Auch wenn sich unsere Stimme wechselnden Situationen, Stimmungen und Rollen anpasst, so tönt der individuelle Stimmklang als direktester Ausdruck unserer Persönlichkeit und unseres Lebens- und Reifeprozesses doch durch alle angenommenen „sozialen Masken" hindurch (griech. persona = Maske, lat. per-sonare = hindurchtönen).

„Stimme" ist mehr als Singen und tönender Eigenklang unterhalb gesprochener Worte. Das *Phänomen Stimme*, hier als Oberbegriff verstanden, vereint in sich das breite polare Spektrum von: Lallen und Schrei/Klang und Geräusch/Regression und Aggression/Isolation und Interaktion/Innenraum und Außenraum/Lachen und Schmerz/Macht und Schwäche/Enstase und Ekstase und vielem mehr.

Gundermann formuliert es treffend, wenn er sagt: „Stimme ist lauthafte Biografie" (1977). Adamek spricht davon, dass der Stimmklang als „Klanggestalt der Person" betrachtet werden kann, als „Klingendes Hologramm" der Persönlichkeit in seiner aktuellen psychischen wie physischen Befindlichkeit (1999, S. 225).

Physiologische Aspekte

Durch die Expiration der Luft aus den unteren Luftwegen wird ein Überdruck erzeugt, der die geschlossene Glottis (Stimmlippenpaar, bestehend aus elastischen Bindegewebssträngen und Schleimhautausstülpungen im Kehlkopf (Larynx) unterhalb des Kehldeckels) sprengt. Nach der myoelastischen-aerodynamischen Theorie Bernoullis kommt es, physikalischen Strömungsgesetzen entsprechend, zu einem streng periodischen Schwingungsvorgang an den Stimmlippen, der bestimmt wird vom subglottischen Anblasedruck, von Masse, Elastizität, Spannung, Kontur und Stellung der Stimmlippen. Mit Hilfe der willkürlichen und unwillkürlichen Einstellung der Stimmlippen durch entsprechende höchst komplexe Muskelsteuerungsvorgänge sowie durch akustische und kinästhetische Regulationsmechanismen und Regelkreise erfolgt die individuelle Gestaltung der Schwingungsabläufe (vgl. Gundermann, 1994; Eckert & Laver, 1994; Mathelitsch & Friedrich, 1995).

Das auf diese Weise entstandene primäre Stimmlippengeräusch wird danach im Ansatzrohr (Pharynx) zum geschlechts- und altersabhängigen individuellen Stimmklang moduliert, wobei auch die charakteristischen Obertöne hörbar werden.

Physikalisch betrachtet gibt es keine zwei gleichen Stimmen auf der Welt. Der individuelle Stimmklang eines Menschen ist einmalig. Unabhängig von vorübergehenden Stimmungen ist er mit einem unverwechselbaren „klanglichen Fingerabdruck" vergleichbar. (Die Kriminalistik hat aus dieser Erkenntnis heraus hochpräzise Stimmerkennungssysteme entwickelt.)

Die Stimme entspringt zwar dem Kehlkopf, dem kompliziertesten motorischen System des Körpers, benötigt aber unseren gesamten Organismus – von den Fußsohlen bis zum Schädeldach – als Resonanzkörper, um optimal klingen zu können. „Beim Sprechen sind mehr als 100 Muskeln von Kehlkopf, Zunge, Rachen, Kiefer und Lippen beteiligt. Dazu kommen noch die Muskelsysteme der Mimik und der Atemgebung" (Cramer 1998, S. 40). Jedes Wort, das unterlegt ist mit Stimmklang, jeder einzelne gesungene Ton bedeutet eine höchst komplexe Koordinationsleistung in der Feineinstellung all dieser Muskelspannungen und Nervenaktivitäten.

Stimmliche Informationen anderer Menschen nehmen wir ganz unmittelbar auf durch – je nach Situation unterschiedlich intensive – unwillkürliche Übertragung neuromuskulärer Vorgänge und Atemfrequenzen auf den eigenen Körper (Beispiel: Das eigene Räusperbedürfnis, wenn wir jemandem mit stark belegter Stimme zuhören). Dieses faszinierende Phänomen, das Sänger als „funktionellen Nachvollzug" bezeichnen, lässt sich auf die Aktivität sog. Spiegelneurone im Gehirn zurückführen (Rizzolati et al., 2003; Bauer, 2005). Die für diese Art „klanglich-organismischer Resonanz" (vgl. Rittner, 1990) verantwortlichen Neuronen befinden sich z. B. im Broca-Areal des motorischen Kortex (Großhirnrinde) und in Teilen des prämotorischen Kortex (Koelsch, 2008, S. 224).

Die Entschlüsselung stimmlicher Botschaften geschieht dabei höchst effizient: neueste neurobiologische Forschungen zeigen, dass das Gehirn mit Hilfe des Stimmklanges innerhalb von nur 150 Millisekunden entschlüsseln kann, in welcher emotionalen Verfassung der Sprecher bzw. die Sprecherin sich befindet (Spreckelmeyer et al., 2006).

Da die nervöse Versorgung der Kehlkopfmuskulatur durch Äste des nervus vagus erfolgt (nervus laryngeus recurrens und superior), ist jegliche Stimmgebung immer auch unmittelbar mit vegetativen Prozessen (die ihrerseits durch emotionale Prozesse beeinflusst werden) gekoppelt. Menschheitsgeschichtlich lässt sich vermuten, dass die direkte körperliche Übertragung vorsprachlicher Lautäußerungen und Signale äußerst sinnvoll und beispielsweise bei Gefahr oder zur Wahrung von Rangordnungen für einen engen sozialen Gruppenverband überlebensnotwendig war (vgl. hierzu auch Moses, 1956). Ebenso fördert die Funktion der Spiegelneurone in Form von unwillkürlicher Lautnachahmung die Eltern-Kind-Bindung (hier kann man von einer klanglichen „Spiegelung" sprechen) und unterstützt den Spracherwerb von Kindern (vgl. Dettmer, Nohr & Rittner, 2003; Nöcker-Ribaupierre, 2003; Koelsch, 2008, S. 225).

Wer sich detaillierter für die Zusammenhänge von Stimme und Gehirn interessiert, für die Funktionen der Klangwahrnehmung im auditorischen System und der Stimmklangverarbeitung im Kortex und im Limbischen System, sowie für die Aktivierung und Neubahnung emotionaler Netzwerke im Gehirn durch Gesang und Musik, dem sei empfohlen nachzulesen bei Goldstein (2008, S. 257 f.), Bossinger (2007, S. 133 f.), Hüther (2004) sowie bei Koelsch (2008, S. 222 f.).

Phylogenetische Aspekte

Von grundlegender Bedeutung ist, dass alle auf Atmung, Kehlkopffunktionen und Resonanzerscheinungen des Ansatzrohres beruhenden *Sekundärfunktionen* wie Sprechen und Singen in *Primärfunktionen* ruhen, die ursprünglich anderen, rein vitalen Zwecken dienen und nicht denen der Stimmerzeugung.

Beispielsweise sorgt die Atmung für den vitalen Gasaustausch zwischen Sauerstoff und Kohlendioxyd, und der Larynx für den Schutz der Luftröhre sowie der Bronchien, die er mit Hilfe eines komplizierten Zusammenspiels von Reflexen (husten, würgen) vor eindringenden Fremdkörpern bewahrt (vgl. z. B. das Idiom „etwas in den falschen Hals bekommen").

Die Primärfunktionen der Stimmorgane sind gänzlich subkortikal gesteuert, gewährleisten den Schutz vitaler Funktionen, den lebensnotwendigen Austausch zwischen Innenraum und Außenraum und beeinflussen maßgeblich alle phylogenetisch wesentlich jüngeren lautlichen Kundgebungen des Menschen.

Auf der jetzigen Entwicklungsstufe des Menschen besitzen die stimmerzeugenden Organe eine weitere *Tertiärfunktion* im Sinne eines *emotionalen Ventils*: Der Kehlkopf (mit seiner reflektorischen Verbindung zum Zwerchfell und damit zur Zentrale der Atemmuskulatur) sowie der Unterkiefer (mit seiner Beziehung zur Beckenbodenmuskulatur) arbeiten Hand in Hand, wenn es darum geht, belastende und angstbesetzte Gefühle zurückzuhalten. Das Aufeinanderpressen der Zähne bei zurückgehaltenem Ärger, das Zusammenpressen der Lippen bei Traurigkeit, das Zurückhalten des Atems bei Angst etc. verhindern einerseits das ungehemmte Hinausströmen von Gefühlsäußerungen und können andererseits das Hereinströmen von unangenehmen emotionalen Botschaften, die überfordern oder Angst machen, abschwächen.

All dies kann dazu führen, dass uns etwas „Atemberaubendes" „die Sprache verschlägt" oder „die Kehle zuschnürt", dass man „einen Kloß im Hals" hat oder etwas „zähneknirschend" hinnimmt, das einem schon längst „zum Halse raushängt". Der psychosomatische Kontext von Ausdrucksblockaden spiegelt sich facettenreich auch in Redewendungen unserer Alltagssprache.

Auf der rein lautlichen Ebene ist die Stimme ein Phänomen, das den Menschen in seine Herkunft aus dem Tierreich einbindet. Von seinen tierischen Vorfahren hat er die Fähigkeit zur nonverbalen Kommunikation mit Hilfe des Stimmklanges geerbt: „… das Brüllen als Zeichen der Aggressivität, das Kreischen vor Furcht, das Schreien vor Angst und Schmerz, das freundliche ‚Grunzen', die besänftigende Kindchen-Stimme, das Lachen, das Weinen etc." (Wagner & Sander, 1990, S. 97).

Ontogenetische Aspekte

Das Ohr ist das erste vollständig ausgebildete Wahrnehmungsorgan des Menschen. Das äußere Ohr, Mittel- und Innenohr sind anatomisch bereits in der 6. Schwangerschaftswoche angelegt. Der Fetus reagiert etwa ab der 16. bis 24. Schwangerschaftswoche auf Stimmen und Geräusche, die von außerhalb des Mutterleibes einwirken, da dann auch die erforderlichen Zellen der Hörrinde ausgebildet sind. Er „hört" aber weniger über das Ohr, sondern er nimmt Klang, Schwingungen, Vibrationen mit seinem gesamten Körper über die Haut und über die Knochenleitung wahr. Da der Fetus sich mit zunehmender Größe im Uterus an die Wirbelsäule der Mutter anschmiegt, werden vermutlich über diesen ersten direkten Körperkontakt zusätzlich Frequenzen der Stimme der Mutter über die Knochenleitung seines Rückgrats übertragen. Das Ohr ist nachgewiesenermaßen bereits vorgeburtlich ein wichtiges, bindungsrelevantes „Beziehungsorgan" (vgl. Gerhard & Abrams, 2003; Nöcker-Ribaupierre, 2003).

„Einen überragenden Stimulus stellt die mütterliche Stimme dar. Sie ist während der wesentlichen Phasen der fetalen Entwicklung und zu einem Zeitpunkt vorhanden, an dem sich viele biologische Systeme einschließlich des Gehörs ausbilden. Anhand der unmittelbaren Wirkung der mütterlichen Stimme auf den Fetus ließe sich die Entwicklung des Gehörs darstellen und gleichzeitig die fetale Fähigkeit erfassen, sensorische Information zu verarbeiten" (Fifer & Moon, 1988; zitiert nach Gerhard & Abrams, 2003, S. 53 f.).

Der Säugling entlädt seine Bedürfnisspannung reflektorisch, indem er schreit. Dieser *Schrei* differenziert sich im Laufe der ersten Wochen immer mehr zu einem gerichteten Appell, dient der gezielten Kontaktaufnahme. Demgegenüber steht das *Lallen* als lustbetontes, nach innen gerichtetes, autoerotisch-regressives Verhalten, wobei sich sogar die Lippen meist in Saugstellung befinden. Es bildet sich etwa ab dem zweiten bis dritten Lebensmonat heraus und ertönt im Allgemeinen nur, wenn alle momentanen Bedürfnisse befriedigt sind und der Säugling sich in einer Atmosphäre der Sicherheit und Geborgenheit befindet.

Schon in diesen beiden allerersten menschlichen Äußerungsformen, dem Schreien und dem Lallen, werden die grundlegenden, therapeutisch nutzbaren Polaritäten deutlich: Die Verbindung zwischen Innenraum und Außenraum, zwischen Regression, dem wohligen Sich-Einhüllen, und Progression, in der sich lebenserhaltende aggressive Impulse artikulieren. Der Umgang mit diesen Polaritäten ist einer der zentralen *Wirkfaktoren*, die den Einbezug des Singens und lautlicher Äußerungen in die musikpsychotherapeutische Behandlung unabdingbar erscheinen lassen.

Im Laufe der Sauberkeitserziehung und des Sozialisationsprozesses etablieren sich Hemmungsmechanismen, bestehend sowohl aus Scham- und Peinlichkeitsgefühlen als auch aus psychischen Instanzen, die als Gewissen und als Schuldgefühle empfunden werden.

Das Auftreten von Peinlichkeitsreaktionen ist beispielsweise oft in Vokalimprovisationen mit spontanen, unartikulierten Körpergeräuschen zu beobachten, in denen Erfahrungen aus dieser Entwicklungsphase unbewusst wieder anklingen. Singen wird jedoch auch als lustvoll erlebt, „weil es eine Regression bedeutet, d. h. weil es die Erlebnisse von frühkindlichen Gefühlszuständen vor der Schamhemmung weckt" (Klausmeier, 1978, S. 49). Dies kann auch bedeuten, dass das Singen als zu starker emotionaler Ausdruck abgewehrt und blockiert wird. In der Gruppensituation wird diese Hemmung in der Regel leichter überwunden, dort kann klanglich-spielerisch die o. g. Polarität zwischen völliger Verschmelzung und eigener Selbstständigkeit in Abgrenzung zu anderen erprobt werden.

Anthropologische Aspekte/Singen und Trance

„In vielen Schöpfungsmythen erklingt am Anfang das Wort, der Schrei oder der Schöpfungsgesang, aus dessen Klang die Welt in Erscheinung tritt" (Timmermann, 1989, S. 103). Auch etymologisch wird ein Zusammenhang zwischen „myth" und „mouth" (engl. = Mund) vermutet, denn „der Mythos ist immer etwas, was aus dem Mund geboren wird" (Gebser, 1986; zitiert nach Timmermann, 1989, S. 104).

Gesang war ursprünglich untrennbar verknüpft mit einer magischen Weltvorstellung, er war das Fahrzeug zur Kontaktaufnahme mit anderen Wirklichkeiten. „Das nordische Wort galdr = Zauberspruch kommt beispielsweise von dem Verbum galan = singen, französisch „chanter" (singen) steht in Bezug zu „charme" (= bezaubern)" (Timmermann, 1989, S. 105). Mythologische Überlieferungen wie der Gesang der Sirenen bei Odysseus oder die Zauberkraft der Stimme der Loreley legen Zeugnis davon ab.

Ein Beispiel für die magische Kraft von Gesängen aus dem ethnologischen Kontext: Bei den Shipibo-Conibo im Amazonastiefland von Ostperu stammen die Icaro-Gesänge der nächtlichen Heilrituale von den „Unsichtbaren", den Geistern selbst. Der Schamane hat die Gesänge in Form von Auditionen im veränderten Bewusstseinszustand von ihnen gehört und gelernt. Jedem Schutzgeist ist ein besonderer, eigener Gesang zugeordnet. „Das heißt auch, dass ein Schamane so viele Schutzgeister erscheinen lassen kann, als er Gesänge beherrscht. Von den Gesängen geht eine direkte Schutz- und Heilwirkung aus" (Baer, 1987, S. 74). Ein junger Schamane drückt dies folgendermaßen aus: „Die heilende Energie wird mit Hilfe der Gesänge in deinen Körper eindringen" (Näheres hierzu siehe die Feldforschungsstudie von Rittner, 2008b).

Singen ist ein Phänomen, das in traditionellen Gemeinschaften, meist in enger Verknüpfung mit Körperbewegungen und Tanz, Rituale trägt, die in veränderte Bewusstseinszustände führen. Auch unsere Kultur besitzt Überreste von trancefördernden Ritualen, die u. a. über die Stimme induziert werden: z. B. Kirchenchöre, das Fußballstadion, das Schunkeln, Schlaf- und Wiegenlieder.

Ein Grundprinzip der Induktion veränderter Wachbewusstseinszustände liegt in der *Focussierung von Wahrnehmung*. Hier stellt die Stimme neben dem Atem das intensivste körpereigene Medium mit hoher autosuggestiver Wirksamkeit dar. Die sich selbst potenzierenden Rückkoppelungseffekte der Klangwahrnehmung über Ohr und Knochenleitung sowie kinästhetische Vibrationsempfindungen tragen dazu bei, dass Singen immer eine Fokussierung von Aufmerksamkeit bewirkt (Näheres hierzu in Rittner, 1998).

Darüber hinaus wird in vielen Kulturen die bewusstseinsverändernde Kraft von Lautsilben auch in sakralen Zusammenhängen und Heilungsritualen gezielt zur Aufmerksamkeitsfokussierung eingesetzt: Rituelle Formeln mit wiederkehrenden Lautfolgen (z. B. Litaneien, Dhikr-Gebete und Mantren) nutzen das in Jahrtausende alten Erfahrungen kristallisierte Wissen über die gezielte Veränderung der Eigenresonanzen, vornehmlich durch den Klang der Vokale in bestimmten Körperräumen, um mit Hilfe veränderter Bewusstseinszustände spirituelle Erfahrungen und Heilungsprozesse anzuregen (vgl. hierzu auch Bossinger, 2007).

Lautäußerungen und Krafterleben sind von jeher eng miteinander verbunden. Schwerste körperliche Arbeit wurde traditionell durch das rhythmische Singen der Gemeinschaft im Arbeitslied erleichtert, dessen Rhythmus die Bewegungskoordination verbessert, die Synchronisierung unterschiedlicher Körperrhythmen unterstützt und den Atem intensiviert. Sein Klang mobilisiert im schwer körperlich Arbeitenden physische Kraftressourcen und in seinem Text lassen sich häufig autosuggestiv wirksame Formeln wiederfinden. Adamek konnte erstmals empirisch eine signifikante Erhöhung der körperlichen Leistungsfähigkeit nach einer gezielten kurzen Phase des Singens nachweisen (1999).

Abresch fasst zusammen: „Die Stimme ist alt, animalisch, primärprozesshaft, ausdrucksstark schon vor dem Entstehen von Bewusstsein. Sie ist in diesem Sinne „wahr", bildet das Hier und Jetzt des Individuums ab" (1988) (→ Trance, Klangtrance, Verändertes Wachbewusstsein).

Musiktherapeutische Relevanz der Stimme

Ergänzend zum Singen von unterschiedlichsten Arten von Liedern besitzt die freie *Improvisation mit der Stimme* (Vokalimprovisation) eine ganz besondere Relevanz für die Musiktherapie.

Definition der Vokalimprovisation

Vokalimprovisation ist der Einsatz des gesamten Ausdrucksspektrums stimmhafter wie stimmloser Äußerungen, meist im Schutz einer Gruppe mit oder ohne Themenvorgabe unter Gebundenheit an persönliche, situative, musikalische oder symbolische Inhalte mit musikalisch-künstlerischer, pädagogischer oder therapeutischer Zielsetzung. Die vokalen Äußerungen lassen sich aufgliedern in Körpergeräusche, stimmlose Konsonanten, stimmhafte Konsonanten, Vokale in Form von Einzeltönen, Lautierungen, kurzen Tonfolgen oder Melodien sowie sprachliche Elemente. (Zu den Grundlagen musikpsychotherapeutischer Arbeit mit der Stimme siehe Rittner, 1990, 2006, 2008a.)

Vokalimprovisation kann im Schutz der Gruppe bei entsprechender therapeutischer Begleitung eine sinnliche Regression zurück in frühkindliche Erfahrungsräume implizieren: In der freien Improvisation tauchen häufig lustvoll-erotische Lautäußerungen auf, die der *genitalen Entwicklungsphase* zugeordnet werden können (seufzen, säuseln, stöhnen etc.). Auch *anale* (pupsen etc.) *und orale Lautnachahmungen* (schmatzen, saugen, rülpsen, schlürfen etc.) werden von Gruppenteilnehmern und -teilnehmerinnen oft sehr genossen. Hierbei erleichtert die Gruppensituation ganz wesentlich die Überwindung der häufig existierenden Hemmschwelle; bei zu großem Widerstand kann auch stellvertretend für den verhinderten Eigenausdruck an der Lust am experimentierfreudigen stimmlichen Ausdruck der anderen partizipiert werden.

In der Gruppenmusiktherapie wird bei der therapeutischen Arbeit mit freier *klangorientierter Vokalimprovisation* häufig ein Gruppentrancephänomen beobachtet. Rein klangliche Phasen eines sprachfrei fließenden miteinander Tönens lassen *pränatale Erlebnisqualitäten* des „amniotischen Universums" Mutterleib anklingen.

Die Fähigkeit der Stimme, Distanz aufzuheben, auch wenn kein visueller oder körperlicher Kontakt zur Bezugsperson aufgenommen werden kann, ist bereits für das Kleinkind zur Regulation von Verschmelzung in Nähe und Individuation in Distanz von angstmindernder Bedeutung. Da in dieser Form von klangorientierter Vokalimprovisation gleichzeitig zum Gruppenklang auch aktiv eigene Töne produziert werden, geraten interpersonelle Grenzen ins Fließen. Dies kann bis hin zu Gefühlen von „ozeanischer Selbstentgrenzung" führen (vgl. Dittrich, 1985) und Tore zu transpersonalen Erfahrungsräumen öffnen. Voraussetzung hierfür bilden eine gründliche Vorbereitung über Achtsamkeit, Atem, Bodenkontakt, stützende und strukturierende Rituale sowie eine schützende und Halt gebende Begleitung durch die Therapeutin bzw. den Therapeuten.

Demgegenüber verändern *geräuschhafte Anteile*, die in Form von stimmhaften oder stimmlosen Konsonanten und nicht sprachlichen Mundartikulationen in die Vokalimprovisation einfließen, sehr schnell die Gruppenatmosphäre: Die Augen öffnen sich, es wird Kontakt aufgenommen, Unmittelbarkeit in konkreter Beziehung entsteht, Mimik und Gestik verstärken das Sich-mitteilen-Wollen in der Zweierbegegnung. Laute Phasen haben häufig spielerisch-experimentellen Charakter, es wird gelacht beim Ausprobieren von vorsprachlicher Lautierung, der Abbau von schambesetzten Hemmschwellen des Sozialisierungsprozesses weckt die sinnlichen Lustempfindungen des Kleinkindes beim Ausprobieren seines Körpers. Sehr wichtig ist für derartige Erfahrungen eine ermunternde und partizipierende Aktivität der Musiktherapeutin bzw. des Musiktherapeuten.

Artikulation ist die rhythmische Untergliederung des tönenden Ausatmens, und Rhythmus ist immer zugleich auch konkreter Kontakt: Zum Körper der Mutter, zum Boden, zum eigenen Körper, zum Du. Eine mithilfe der Gruppenaktivität intensivierte klangliche Rhythmisierung des Wahrnehmungsfeldes kann darüber hinaus zur Veränderung des Wachbewusstseinszustandes in Richtung Erregung, Hypererregung bis hin zu Ekstase führen (→ Verändertes Wachbewusstsein).

Innerpsychische und körperliche Phänomene sind in diesen Prozessen nicht zu trennen: Es handelt sich beim Singen um die *direkteste tönende Erscheinungsform leib-seelischer Einheit*, die dem Menschen möglich ist. Kein Instrument rührt in der aktiven Improvisation derart unmittelbar an tiefen emotionalen Schichten, kann derart starke körperliche Reaktionen auslösen und öffnet Tore zu eigenständigen und aufgrund der vielfältigen psychophysischen Resonanzphänomene auch körperlich heilsamen Ressourcen des Patienten wie die Stimme.

Singen geht „unter die Haut". Es stellt den Ausgleich zwischen Ein- und Ausdruckspotenzialen des Menschen wieder her. Dies hat vielfältige Ursachen, die zu kennen Voraussetzung ist für einen zielorientierten Einsatz in der Musikpsychotherapie. Ausdrückliches Ziel sollte es meiner Meinung nach sein, die fachlich fundierte psychotherapeutische Arbeit mit der *Stimme als eigenständigem Ausdrucksmedium* innerhalb der Musiktherapieausbildungen in Selbsterfahrung und Theorie zu intensivieren. Das große Spektrum der Wirksamkeit der Stimme (vgl. Rittner, 2008a) sollte durch Forschung weiter fundiert werden, um die Potenziale ihres therapeutischen Einsatzes wesentlich gezielter als bisher nutzbar zu machen (→ Stimmforschung, Verändertes Wachbewusstsein, Trance, Klangtrance).

Literatur

Abresch, J. (1988). Stimmstörung und Krisenvertonung. *Integrative Therapie, 1,* 40–62.
Adamek, K. (1999). *Singen als Lebenshilfe. Zur Empirie und Theorie von Alltagsbewältigung.* Münster: Waxmann.
Baer, G. (1987). Peruanische Ayahuasca-Sitzungen – Schamanen und Heilbehandlungen. In A. Dittrich & C. Scharfetter (Hrsg.), *Ethnopsychotherapie* (S. 74). Stuttgart: Enke.
Bauer, J. (2005). *Warum ich fühle, was du fühlst.* Hamburg: Hoffmann und Campe.
Bossinger, W. (2007). *Die heilende Kraft des Singens.* Battweiler: Traumzeit.
Cramer, A. (1998): *Das Buch von der Stimme.* Zürich: Walter.
Dettmer, B., Nohr, K. & Rittner, S. (2003). Die Stimme: Frühe Welterfahrung, frühe Seelennahrung und Angenommensein. Ein Briefwechsel. *Musiktherapeutische Umschau, 24* (4), 356–361.
Dittrich, A. (1985). *Ätiologie-unabhängige Strukturen veränderter Wachbewußtseinszustände.* Stuttgart: Enke.
Eckert, H. & Laver, J. (1994). *Menschen und ihre Stimmen.* Weinheim.
Fifer, W. P. & Moon, C. (1988). Auditory experience in the fetus. In W. Smotherman & S. Robinson (Eds.), *Behavior in the Fetus* (pp. 175–188). New York: Telford.
Gerhardt, K. & Abrams, R. (2003). Das fetale Hören: Implikationen für das Neugeborene. In M. Nöcker-Ribaupierre (Hrsg.), *Hören – Brücke ins Leben* (S. 44–60). Göttingen: Vandenhoeck & Rupprecht.
Goldstein, B. (2008). *Wahrnehmungspsychologie. Der Grundkurs.* Heidelberg: Springer.
Gundermann, H. (1977). *Die Behandlung der gestörten Sprechstimme.* Jena: Fischer.
Gundermann, H. (1994). *Phänomen Stimme.* München/Basel: Reinhardt.
Hüther, G. (2004). Ebenen salutogenetischer Wirkungen auf das Gehirn. *Musiktherapeutische Umschau, 25* (1), 16–26.
Kia, R. A. (1991). *Stimme – Spiegel meines Selbst.* Braunschweig: Aurum.
Klausmeier, F. (1978). *Die Lust sich musikalisch auszudrücken.* Reinbek: Rowohlt.
Koelsch, S. (2008). Die emotionale Stimme. *Musiktherapeutische Umschau, 29* (3), 221–228.
Mathelitsch, F. & Friedrich, G. (1995). *Die Stimme – Instrument für Sprache, Gesang und Gefühl.* Heidelberg: Springer.
Moses, P. J. (1956). *Die Stimme der Neurose.* Stuttgart: Thieme.
Rittner, S. (1990). Zur Rolle der Vokalimprovisation in der Musiktherapie. *Musiktherapeutische Umschau, 11* (2), 104–119.

Rittner, S. (1998). Singen und Trance. Die Stimme als Medium zur Induktion veränderter Bewusstseinszustände. In H. Gundermann (Hrsg.), *Die Ausdruckswelt der Stimme.* Heidelberg: Hüthig.

Rittner, S. (2006). Die Magie der Stimme in der Psychotherapie. *Musik und Gesundsein, 12,* 10–13.

Rittner, S. (2008a). Der Wirkfaktor Stimme in der Psychotherapie/in der Musiktherapie. *Musiktherapeutische Umschau, 29,* 201–220.

Rittner, S. (2008b). Klang-Trance-Heilung. Die Klang- und Mustermedizin der Shipibo im Amazonastiefland von Peru. In W. Bossinger & R. Eckle (Hrsg.), *Schwingung und Gesundheit* (S. 81–104). Battweiler: Traumzeit.

Rizzolatti, G., Craighero, L. & Fadiga, L. (2003). The mirror system in humans. In M. Stamenov & V. Gallese (Eds.), *Mirror Neurons and the Evolution of Brain and Language* (pp. 37–62). Amsterdam: Benjamins.

Spreckelmeyer, K., Kutas, M. et al. (2006). Combined perception of emotion in pictures and musical sounds. *Brain Research, 1070,* 160–170.

Timmermann, T. (1989). *Die Musen der Musik.* Zürich: Kreuz.

Wagner, H. & Sander, K. (1990). *Zur kommunikativen Wirkung von Singstimmen.* In Jahrbuch der Deutschen Gesellschaft für Musikpsychologie (Hrsg.), *Musikpsychologie. Empirische Forschungen – Ästhetische Experimente* (Bd. 7, S. 97–116). Wilhelmshaven: Heinrichshofen.

Stimmforschung

Sabine Rittner

Als Begründer einer systematischen Stimmforschung ist der griechisch-römische Arzt *Claudius Galen (129–199 n. Chr.)* anzusehen. Er führte ausführliche anatomische, physiologische und auch neurologische Studien am Kehlkopf und am gesamten Sprechapparat durch, zum Großteil an Schweinen, „weil sie die lauteste Stimme haben". Glaubte man noch im späten Mittelalter, der Vokaltrakt entspringe dem Herzen, so fertigte *Leonardo da Vinci (1452–1519)* bereits 1.500 Zeichnungen des Kehlkopfes an, die äußerst naturgetreu waren. *Johann Wolfgang von Kempelen (1734–1804)* konstruierte erstmals eine Sprechmaschine, die auf mechanischem Wege Vokale und Konsonanten erzeugen und diese auch zu Silben und Sätzen zusammensetzen konnte. Goethes Meinung nach Anhörung der Sprechmaschine war, dass „sie einige Worte sehr gut sagen kann, jedoch nicht geschwätzig ist" (Mathelitsch & Friedrich, 1995, S. 5 f.) (vgl. auch: Panconcelli-Calzia, 1961).

Die psycho-physische Funktion des Singens als resilienzförderndes menschliches Gesundheitsverhalten ist derzeit erst in Ansätzen erforscht. Die wissenschaftliche Auseinandersetzung mit der Entwicklung des Singens als Kunstform sowie als Störungsbild wurde hingegen vergleichsweise intensiv betrieben, sowohl unter funktionalen Gesichtspunkten der Stimmentwicklung (vgl. Rohmert, 1989, 1991, 2008) als auch aus medizinischer Sicht im Fachgebiet der Phoniatrie (ärztliche Stimmheilkunde) (vgl. Wendler et al., 2005, S. 71 ff.).

Einer der ersten, der sich im 20. Jahrhundert mit der Untersuchung des Zusammenhangs von Stimmklang und psychischen Störungsbildern befasst hat, war *Moses (1956)*. In seinem berühmten, inzwischen jedoch als historisch zu betrachtenden Buch „Die Stimme der Neurose" legt er sowohl seine „Technik und Theorie der Stimm-Analyse" dar, „als auch ihre Anwendung bei der Erforschung der normalen und der emotionell gestörten Persönlichkeit." Als ein Pionier auf diesem Gebiet schlägt er eine Brücke von der Phoniatrie zur Psychologie und Psychiatrie. Es sieht Stimmstörungen erstmals in einem psychosomatischen Zusammenhang und spricht davon, die „Stimmdynamik" sei das „Spiegelbild der Psychodynamik" (Moses, 1956, S. 12). Moses wandte die sog. akustische Untersuchungsmethodik an, bei der Stimmen von geschulten Untersuchern mithilfe des „nachschaffenden, funktionellen Hörens" beurteilt werden, indem diese die Stimmen nicht nur durch das Ohr wahrnehmen, sondern mithilfe des eigenen bewussten kinästhetischen funktionellen Nachvollzuges (siehe hierzu die Begriffe der *organismischen Resonanz* und der *Spiegelneurone* unter dem Stichwort „Stimme").

Von *Adamek (1999)* ist eine beeindruckende, umfassende Studie durchgeführt worden, die für MusiktherapeutInnen von ganz besonderer Relevanz ist. Im Sinne der Copingforschung versucht er empirisch aufzuzeigen, ob und, wenn ja, in welchen Ausprägungsformen das Phänomen des Singens als psychische Bewältigungsstrategie angesehen werden kann. In seiner Untersuchung kommt er zu folgenden Ergebnissen:

„Singen (…) scheint (…) als wichtige Verhaltensmöglichkeit erlebt zu werden, mit der die gefühlsmäßigen Schwankungen des Lebensalltags und manchmal sogar körperlicher Schmerz bewältigt werden" (Adamek, 1999, S. 126). „So wird Singen offensichtlich zur Bewältigung der Palette möglicher Gefühle genutzt, und zwar sowohl positiver wie negativer. Dabei geht es anscheinend um Gefühlslagen, die die Singenden als mehr oder weniger desorganisierend in ihrem momentanen Leben erfahren. (…) Singen fungiert in einer Situation als Entspannungs- und in der nächsten als Energetisierungsstrategie" (Adamek, 1999, S. 127). „Die Befragten erleben durch ihr Singen
– sowohl frohe als auch traurige Gefühle intensiver,
– finden innere Ruhe und kommen wieder zu sich,
– können aus lähmenden Gedanken aussteigen,
– erfahren so, wie sie auf diese Weise seelische Erstarrung auflösen und den freien Fluss der Gefühle wieder herstellen können" (Adamek, 1999, S. 128).

Gesungen werden zur Emotionsverarbeitung und Stimmungsregulation sowohl frei erfundene Melodien als auch Lieder, deren Texte einen Bezug zur Situation haben. Auch kommen spontane Neutextierungen bekannter Melodien vor. Es gibt lautes, z. T. bewusst „schiefes" Mitsingen zu Songs von Tonträgern, leises Singen, Summen oder auch lautloses Singen in Gedanken (vgl. Adamek, 1999, S. 128).

Die Herausbildung der Fähigkeit, Singen als Bewältigungsstrategie zu nutzen, „wird durch primäre und sekundäre Sozialisationserfahrungen signifikant gefördert oder behindert. Als einer von mehreren positiven Faktoren ist das frühkindliche Singen mit der Mutter und anderen Bezugspersonen dabei am bedeutendsten" (Adamek, 1999, S. 126).

Die hier dargestellte Untersuchung von Adamek bezieht sich auf das Singen als Alltagsverhalten und als *individuelle Bewältigungsstrategie*. Naheliegend ist, dass dieses Potenzial in der *therapeutischen Gruppensituation* noch deutlicher aktiviert und genutzt werden kann, da diese den Einzelnen vor zu großer Exponierung schützt, den erforderlichen haltgebenden Rahmen bietet und das klangliche Fundament für die Entfaltung der individuellen Entwicklungsmöglichkeiten durch stimmlichen Ausdruck liefert.

Beck (1990), ein Physiker, der im Bereich von Sondererziehung und Rehabilitation musiktherapeutisch arbeitete, konnte belegen, dass Personen an der Gestalt des Frequenzspektrums ihrer Stimme identifizierbar sind, vergleichbar einem Fingerabdruck, nur weitaus komplexer. Denn in jedem individuellen Klangmuster bilden sich darüber hinaus auch noch die gegenwärtigen emotionalen Regungen ab. Beck konnte erstmals messtechnisch belegen, dass sich bei Personen, die miteinander kommunizieren, die persönlichen Stimmfrequenzmuster aufeinander zu bewegen und sich „angleichen", wenn die Kommunikation gelingt. Die Redensart von einem Menschen, mit dem man sich gut versteht zu sagen, man habe die „gleiche Wellenlänge", zeugt von der intuitiven Erfassung dieses inzwischen auch mithilfe neurobiologischer Forschung nachweisbaren Resonanzphänomens (vgl. hierzu das Kapitel „Physiologische Aspekte" unter dem Stichwort → Stimme). Untersuchungen von Beck bestärken die Annahme, dass die Befindlichkeit und der Grad der Ausdifferenzierung der Persönlichkeit sich in einer zunehmenden und selektiven Ausprägung der Obertöne in der Stimme der betreffenden Person abbilden können (Beck, 1990). Bekannt ist, dass beispielsweise tiefe Depression mit einem „Stumpferwerden" der Stimme einhergeht, d. h. mit einer Verminderung der Intensität von Obertönen (vgl. Moses, 1956).

Im Kontext des Forschungsprojektes zur „Stimme und Musik in der Psychotherapie" (StimMusTher) an der Universitätsklinik Heidelberg wurden von *Rittner (1998, 2008)* acht verschiedene Kategorien extrahiert, die das komplexe Geschehen des Einsatzes der Stimme in der Musikpsychotherapie differenzieren und besser verstehen helfen:
– Stimme als Medium der verbalen und nonverbalen Beziehungsgestaltung,
– Stimme als Methode in der körperorientierten Musikpsychotherapie,
– Stimme als Diagnostikum im therapeutischen Gespräch,
– Stimme als Indikator für die therapeutische Übertragung- und Gegenübertragung,
– Stimme als Symptom,
– Stimme als Ausdrucksmittel,
– Stimme als Selbstheilungsmittel,
– Stimme als Medium zur Tranceinduktion
(Näheres siehe Rittner 1998, 2008; Veit, 2004; Kühn, 2005; Jungaberle, 2007).

In psychophysiologischer Hinsicht stimuliert der Klang der eigenen Stimme vielfältige messbare Veränderungen im Körper, die sich schon nach kürzester Zeit gesundheitsfördernd und stimmungsregulierend auswirken können:
– Singen intensiviert die Interozeption (Körperinnenwahrnehmung) durch die Klangwahrnehmung über die Knochenleitung sowie durch die Vibrationen der Luft in den Hohlräumen des Körpers und durch die Schwingungen verschiedener Körperflüssigkeiten.
– Singen steigert die Endorphinproduktion (Endorphine sind körpereigene Opiate, die schmerzstillend und stimmungsaufhellend wirken).
– Singen stimuliert die Ausschüttung des Bindungshormons Oxytocin (es lässt Menschen friedfertiger, vertrauensvoller und liebevoller bezogen sein).
– Die Resonanzen von Vokalen und auch von Strömungskonsonanten (wie z. B. „sss" oder „mmm") lösen Durchblutungsverbesserungen in bestimmten Körperregionen aus.
– Singen kann überschüssige Magensäure reduzieren und die Durchblutung der Magenschleimhaut verbessern (vgl. Bossinger 2007, S. 148 f).
– Singen stimuliert das Knochensystem, kann Heilungsprozesse im Skelett fördern und unterstützt die Beweglichkeit der Gelenke (vgl. Cramer, 1998, S. 201).
– Durch die Atemintensivierung und verstärkte Zwerchfellaktivität wird eine Stimulation sämtlicher Organfunktionen in der Bauchregion angeregt und die Verdauung reguliert.
– Singen steigert signifikant die physische Leistungsfähigkeit und weckt Kraftreserven, was traditionell in vielen Kulturen z. B. in Form von Arbeitsliedern genutzt wurde. Allerdings ist hierbei auch an aggressionssteigernde Kampflieder zu denken. Adamek wies nach, dass im Kontext seines Forschungsdesigns „der Leistungszuwachs, der auf Singen zurückgeführt werden kann, (…) bei 59 %" lag (Adamek, 1999, S. 185).
– Singen verbessert die Herzratenvariabilität (ein wichtiger Indikator für die Gesundheit des Herzens). Speziell das wiederholte Rezitieren von tradierten Lautformeln, gesungenen Gebeten oder einigen spezifischen Mantras kann die Atmung auf 6 Schwingungen pro Minute einschwingen. Hierdurch wird ein Resonanzeffekt mit endogenen

Rhythmen des Blutdrucks und des Herzschlages ausgelöst, der durch Rückkoppelungseffekte harmonische, regenerierende Pulsationen des Herzens herbeiführt (Herzkohärenz) (vgl. Bossinger, 2007, S. 130 f.).
- Singen stärkt das Immunsystem. Robert Beck, der diese Zusammenhänge an der University of California erforschte, fand bei Chorsängern eine Steigerung des Immunglobulins A auf bis zu 240 % des Ausgangswertes. Er entdeckte auch Zusammenhänge zur inneren Beteiligung der Sänger: „Je leidenschaftlicher und hingebungsvoller die innere emotionale Beteiligung beim Singen, umso stärker ist die heilende Wirkung" (Beck et al., 2000, zitiert nach Bossinger, 2007, S. 157 f.).
- Aktive Sänger (z. B. Opernsänger) und Menschen, die viel und lustvoll singen, sind gesünder und leben länger als der Durchschnitt der Bevölkerung (L. O. Bygren et al. in: Bossinger, 2007, S. 132).
- Singen kann als Bewältigungsstrategie in beängstigenden und lebensbedrohlichen Situationen dienen (z. B. Lieder, die in Konzentrationslagern entstanden. Vgl. Adamek, 1999; Cramer, 1998).
- Singen in Gemeinschaft stärkt, verbindet und kann krankmachender Vereinsamung entgegenwirken.

Singen fördert die Aktivierung emotionaler Netzwerke im Gehirn und kann auf diese Weise zu Neubahnungen beitragen. „Das Hören, Spielen oder Singen von Melodien führt immer dann, wenn es dabei zu einer Aktivierung subcorticaler emotionaler Netzwerke und Zentren im Gehirn kommt, zu einer vermehrten Ausschüttung von insbesondere solchen Botenstoffen, die zur Stärkung, Festigung und Bahnung von all jenen Nervenzellverschaltungen beitragen, die während dieser emotionalen Aktivierung besonders intensiv benutzt werden" (Hüther, 2004, S. 23). Derartig beschleunigte neuronale Neubahnungen können sowohl therapeutisch erwünschte emotionale Veränderungsprozesse fördern, sie erklären aber auch die Missbrauchbarkeit von Gesängen für gezielte Verhaltensmanipulation z. B. in Hinblick auf politische oder werbestrategische Ziele.

Für weitere Forschungsergebnisse zu den komplexen Wirkungen des Singens siehe Bossinger (2007).

Fachner und Rittner (2004, 2007) fanden in ihrer Studie „Klang und Trance im EEG – Brainmapping verschiedener Tranceinduktionsmethoden im rituellen Setting" an der Universitätsklinik Heidelberg, dass beim gemeinschaftlichen Singen der Lautsilbe „OM" im Vergleich zum Ruhezustand sowohl auf dem Alpha- als auch auf dem Theta-Band des EEG hochsignifikante Veränderungen in den visuellen Regionen der Großhirnrinde auftraten. Gleichzeitig zeigten sich erstaunlicherweise globale hochsignifikante Beta II-Änderungen. Die Daten deuten darauf hin, dass meditatives Singen in eine entspannte Form von bildhaftem Tranceerleben hineinführen kann, welches einhergeht mit Hyperwachheit und hoher Aufnahmefähigkeit. Befunde wie diese können als „paradoxical arousal" oder „entspannte Hochspannung" bezeichnet werden (Guttmann, 1992). Sie sind kennzeichnend für eine Gleichzeitigkeit von ergotroper und trophotroper Klangwirkung auf das vegetative Nervensystem, ähnlich wie sie sich in ekstatischen Trancezuständen und intensiver Meditation finden lässt.

Interessant ist darüber hinaus ein Phänomen, auf das neueste neurobiologische Forschungen aufmerksam machen: Wenn Menschen angenehme Musik hören, so werden in ihrem Gehirn gleichzeitig Areale aktiviert, die normalerweise dem aktiven Singen vorbehalten sind. Das bedeutet: Wann immer wir Musik hören, die uns gefällt, singt unser Organismus – bewusst oder unterschwellig – mit (Koelsch, 2005, 2008).

Wer sich für die Zusammenhänge von Stimme und Gehirn interessiert, für die Funktionen der Klangwahrnehmung im auditorischen System und der Klangverarbeitung im Kortex sowie für die Aktivierung und Neubahnung emotionaler Netzwerke im Gehirn durch Gesang und Musik, dem sei empfohlen nachzulesen bei Goldstein (2008, S. 257 ff.), Bossinger (2007), Hüther (2004), Wendler und Seidner (2005) sowie Koelsch (2005, 2008).

Nicht nur im *aktiven Singen* liegt ein großes Selbstheilungspotenzial, auch *rezeptiv* kann Gesang heilsam wirken. Dies wusste schon As-Suyûtî, ein arabischer Medizingelehrter aus dem 9. Jahrhundert. Er schrieb in seiner „Medizin des Propheten": „Gesang zu lauschen ist Wohlgeruch für Seelen, Beruhigung für Herzen, Nahrung für den Geist und gehört zu den wichtigsten Arten der seelischen Medizin. Dies ist *(nämlich)* eine Ursache für Vergnügen …, und maßvolles Vergnügen reinigt die angeborene Wärme *(des Körpers)*, stärkt die Kräfte der Seele, verlangsamt den Verfall des Alters, indem sie dessen Krankheiten vertreibt, macht die Komplexion reiner und erfrischt den ganzen Körper" (Elgood, zitiert nach Cramer, 1998, S. 212 f.).

Literatur

Adamek, K. (1999). *Singen als Lebenshilfe. Zur Empirie und Theorie von Alltagsbewältigung*. Münster: Waxmann.
Beck, G. (1990). *Klangmuster in der Therapie. Mikrostruktur akustisch orientierter Therapieprozesse und ihre Darstellung in Mustern von Musik und Sprache*. Münster: Paroli.
Beck, R., Cesario, T., Yousefi, S. & Enamoto, H. (2000). Choral Singing, Performance Perception and Immune System Changes in Salvary Immunglobulin and Kortisol. *Music Perception, 18* (I), 87–106.
Bossinger, W. (2007). *Die heilende Kraft des Singens*. Battweiler: Traumzeit.
Cramer, A. (1998). *Das Buch von der Stimme*. Zürich: Walter.
Fachner, J. & Rittner, S. (2007). EEG brainmapping of trance states induced by Monochord and Ritual Body Postures in a ritualistic setting. In I. Frohne-Hagemann (Hrsg.), *Receptive Music Therapy – Theory and Practice* (pp. 189–202). Wiesbaden: Reichert.
Goldstein, B. (2008). *Wahrnehmungspsychologie. Der Grundkurs*. Heidelberg: Spektrum.
Guttmann, G. & Langer, G. (1992). *Das Bewusstsein – Multidimensionale Entwürfe*. Wien: Springer.
Hüther, G. (2004). Ebenen salutogenetischer Wirkungen auf das Gehirn. *Musiktherapeutische Umschau, 25* (1), 16–26.
Jungaberle, H. (2007). Evaluation und Metaphernanalyse einer musiktherapeutischen Gruppenbehandlung. In ders., *Musik & Metapher – Psychotherapie im Wandel. Zur Theorie und Evaluation von Musik als therapeutischem Medium* (S. 437–757). Berlin: Pro Business.
Koelsch, S. (2005). Neurokognition der Musik. In S. Jochims (Hrsg.), *Musiktherapie in der Neurorehabilitation* (S. 93–114). Bad Honneff: Hippocampus.
Koelsch, S. (2008). Die emotionale Stimme. *Musiktherapeutische Umschau, 29* (3), 221–228.

Kühn, S. (2005). Veränderungsprozesse bei Patienten mit funktionellen Stimmstörungen im Rahmen einer musiktherapeutisch orientierten Gruppenpsychotherapie. Inauguraldissertation, Medizinische Fakultät der Universität Heidelberg.

Mathelitsch, L. & Friedrich, G. (1995). *Die Stimme – Instrument für Sprache, Gesang und Gefühl.* Heidelberg: Springer.

Moses, P.J. (1956). *Die Stimme der Neurose.* Stuttgart: Thieme.

Panconcelli-Calzia, G. (1961). *3000 Jahre Stimmforschung. Die Wiederkehr des Gleichen.* Marburg: Etwan.

Rittner, S. (1998). *Das Forschungsprojekt „Stimme und Musik in der Psychotherapie" (StimMus-Ther) an der Universitätsklinik Heidelberg.* 10. Ulmer Workshop für Musiktherapeutische Grundlagenforschung. Universitätsklinik Ulm, Abt. für Psychotherapie und Psychosomatische Medizin.

Rittner, S. (2008). Der Wirkfaktor Stimme in der Psychotherapie/in der Musiktherapie. *Musiktherapeutische Umschau, 29* (3), 201–220.

Rittner, S. & Fachner, J. (2004). Klang und Trance im EEG – Brainmapping verschiedener Tranceinduktionsmethoden im rituellen Setting. *Musiktherapeutische Umschau Online, 25* (1). Verfügbar unter: www.musiktherapie.de/index.php?id=193.

Rohmert, G. (1991). Der Sänger auf dem Weg zum Klang: Lichtenberger musikpädagogische Vorlesungen. *Dokumentation für Arbeitswissenschaft, 28.* Köln: Schmidt.

Rohmert, G. (2008). Wege zur Resonanz. *Musiktherapeutische Umschau, 29* (3), 267–277.

Rohmert, W. (Hrsg.). (1989). *Grundzüge des funktionalen Stimmtrainings.* Köln: Schmidt. (Dokumentation Arbeitswissenschaft, Bd. 12).

Veit, U. (2004). Veränderungen bei Patienten mit funktionellen Stimmstörungen unter musikpsychotherapeutischer Behandlung. Inauguraldissertation, Medizinische Fakultät der Universität Heidelberg.

Wendler, J., Seidner, W., Eyshold, U., Kittel, G. & Appel, H. (2005). *Lehrbuch der Phoniatrie und Pädaudiologie* (S. 71–200). Stuttgart: Thieme.

Stimmung

Sabine Rittner

„Stimmung ist ursprünglich ein im 16. Jahrhundert entstandener musikalischer Fachausdruck, der bezeichnenderweise in der Epoche der Empfindsamkeit, dem 18. Jahrhundert, auf die längere Zeit anhaltende Grundverfassung der Seele übertragen wurde. (…) Der Philosoph Heidegger sah in der Stimmung die ursprünglichste Seinsart des Menschen, seine Befindlichkeit erschließe die Welt noch vor dem theoretischen Verstehen und eröffne einen Sinnzusammenhang" (Gundermann, 1994, S. 13 f.).

Beide heutigen Bedeutungsgebungen des Begriffs „Stimmung", die *emotionale* wie die *musikalische*, sind jedoch miteinander verknüpft. Beispielsweise kann die spezifische Stimmung eines Instrumentes tiefgreifende Wirkungen auf die gefühlsmäßige Stimmung der Zuhörer haben, ebenso schlägt sich die seelische Stimmung eines Sängers in dessen Gesang nieder. Auch hört und erspürt der Säugling aus dem Klang der Stimmen, die ihn umgeben, Atmosphärisches, sowie bindungsrelevante emotionale Botschaften und reagiert entsprechend mit seinen ihm eigenen Möglichkeiten der Lautgebung. Er verleiht damit seiner Stimmung unüberhörbar klanglichen Ausdruck.

Emotionale Stimmung

Im Gespräch teilen sich über die Stimme nichtsprachliche Informationen über unseren Gesprächspartner mit, die wir überwiegend intuitiv deuten und die – wie auch Atemmuster, Körperhaltung, Muskeltonus, Mimik, Gestik und Geruch – als unbewusste Signale unsere Kommunikation und Interaktion maßgeblich beeinflussen und mitgestalten. Die extralingualen Bestandteile des sprachlichen Ablaufmusters – wie Intonation, Artikulation, Akzentuierung, Pausenwahl etc. – werden in der Phonetik *Prosodie* oder prosodische Merkmale genannt (Pros-odie = griech. „das, was hinzu singt").

Die Stimme vermittelt uns, in welcher „Stimmung" sich unser Gesprächspartner befindet, ob die vernommenen Worte „stimmig" sind und ob es „stimmt", was er sagt, sogar dann noch, wenn wir seine Mimik und Gestik nicht sehen können, wie z. B. beim Gespräch am Telefon.

Die Psychotherapeutin Rotraut Perner drückt dies folgendermaßen aus: „Wenn ich über die Liebe schreibe, dann komme ich an die Grenzen der Sprache. Wenn ich aber über die Liebe spreche, können die Zuhörer an meiner Stimme erkennen, ob ich liebe oder nicht" (in Mathelitsch & Friedrich, 1995, S. 2).

Worte wie „einstimmen, umstimmen, bestimmen, abstimmen, zustimmen, übereinstimmen, beistimmen, anstimmen, nachstimmen, verstimmt sein" usw., aber auch „Anklang finden" oder „im Einklang sein", „Ausklang" oder „sang- und klanglos" legen beredtes Zeugnis von dem in unserer Alltagssprache gespeicherten Wissen über die tiefe wechselseitige Beeinflussung des Menschen durch Stimme und Stimmung ab.

Verres definiert *Stimmungen* als „eher diffuse, die gesamte Befindlichkeit im Sinne eines Zumuteseins kennzeichnende Grundtönungen des Erlebnisfeldes für eine bestimmte Zeit, z. B. als Heiterkeit, Niedergeschlagenheit oder Missmut. Damit können sie einen Bezugsrahmen bedeuten, innerhalb dessen ein Mensch die ihn berührenden Ereignisse diffus-voreingenommen wahrnimmt und interpretiert" (Verres, 1994, S. 50). Stimmungen unterscheiden sich von Emotionen durch ihre längere Dauer und geringere affektive Intensität und müssen nicht generell einer konkreten Situation zuzuordnen sein (z. B. morgendliche Depression).

Demgegenüber sind *Emotionen* als Ergebnisse komplexer biologischer, sozialer und kultureller Interaktionen zu begreifen. Sie sind „Reaktionsmuster, die auf drei Ebenen (subjektiv-verbal, motorisch-verhaltensmäßig, biologisch) des menschlichen Verhaltens ablaufen und nach dem Grad der Aktiviertheit (erregend – desaktivierend) und der Valenz (Annäherung – Vermeidung) unterschieden werden" (Gerber & Kropp, 2007, S. 190). Die Emotionsforschung unterscheidet zwischen den sechs Grundgefühlen Glück/Freude, Trauer, Furcht, Wut/Ärger, Überraschung und Ekel, die weltweit in allen Kulturen aufzufinden sind und sich bereits in der frühkindlichen Entwicklung nachweisen lassen.

Affekte hingegen sind „meist kurz und heftig und entspringen akuten äußeren Anlässen (z. B. Panikreaktion bei einem Unfall)" (Gerber & Kropp, 2007, S. 190; vgl. auch Damasio, 1999).

Auf der *intrapersonellen Ebene* sind wechselnde emotionale Stimmungen ein Phänomen, das den Menschen sein Leben lang begleitet als Ausdruck endogener rhythmischer Prozesse im Organismus, für die sich vielfältige biochemische (z. B. endokrinologische), neurolophysiologische, aber auch äußerlich sichtbare Korrelate (Körperhaltung, Bewegung, Mimik, Gestik etc.) finden lassen. Bezieht man die *Psychomotorik* mit ein, so wird deutlich, dass sich Ursache und Wirkung von Stimmungen nur theoretisch voneinander trennen lassen, denn einerseits wirken sich psychophysiologische Veränderungen (z. B. Schmerzen) auf die Körperhaltung aus, andererseits beeinflusst jede deutliche Veränderung der Körperhaltung und -bewegung auch die innerseelische Gestimmtheit. Als Beispiel sei hier die unterschiedliche Wirkung genannt, die ein verkrampftes Zusammenkauern im Gegensatz zu einer fließenden meditativen Bewegung auf die Stimmung eines Menschen ausüben kann. Auch werden biografische Erfahrungen und atmosphärische Stimmungen der Kindheit körperlich gespeichert, wie Wilhelm Reich bereits entdeckte und die neuesten Erkenntnisse der Psychoneuroimmunologie und Neurobiologie bestätigen. Diese komplexen Zusammenhänge machen sich körpertherapeutische Verfahren in der Musikpsychotherapie zunutze (vgl. Rittner, 2008; Petzold et al., 1991; Hüther, 2004; Bauer, 2002).

Extrapersonell unterliegen Stimmungen vielfältigen äußeren, häufig nicht bewusst wahrgenommenen Einflüssen (z. B. Licht, Gerüche, Geräusche, Farben, Tages- oder Jahreszeit), aus denen sich atmosphärisches Erleben gestaltet (vgl. hierzu das Themenheft „Atmosphären" der Musiktherapeutischen Umschau, 2005; vgl. Tellenbach, 1968).

Auf der *interpersonellen Ebene* gestalten sich Stimmungen als ein wechselseitiger Prozess zwischen Sender und Empfänger, der in der Regel wesentlich intensiver von non- oder paraverbalen Informationen beeinflusst wird als von dem Inhalt der sprachlichen

Mitteilung. Beispielsweise teilt sich uns der Muskeltonus unseres Gegenübers hörbar über die Art seines stimmlichen Vokaleinsatzes beim Sprechen mit. Dieser kann verhaucht, weich, fest oder hart erfolgen (z. B. „**A**m **A**nfang ..."") Das bedeutet, dass wir, zumindest in der unverstellten Sprechsituation, rein klanglich auf einer menschheitsgeschichtlich archaischen Kommunikationsebene direkt vermittelt bekommen, ob es sich bei unserem Gesprächspartner um Freund oder Feind handelt, ob von ihm Zuwendung angeboten wird oder Gefahr droht. Dies macht sich z. B. die Kommandostimme beim Militär zunutze, die mit harten Vokaleinsätzen in Verbindung mit dem „Strammstehen" im Soldaten die Körperspannung erhöhen und auf diese Weise seine Kampfbereitschaft steigern soll (vgl. hierzu auch Moses, 1956, S. 14; Rittner, 2008, S. 205 f.).

Schon für den Säugling erweist es sich als überlebensnotwendig, die atmosphärische, emotionale Information, die er über die ihn umgebenden Stimmen, über Gerüche, aber auch über die kinästhetische Wahrnehmung des Muskeltonus beim Getragen und Gehaltensein erhält, zu deuten, um beispielsweise ggf. seine physischen Anstrengungen zu erhöhen, an Nahrung zu kommen.

In der psychotherapeutischen Beziehung haben Kenntnis und Achtsamkeit für diese zwischenmenschlichen Phänomene weitreichende Konsequenzen für den Umgang mit Übertragungs- und Gegenübertragungsprozessen (vgl. Rittner, 2008, S. 212). Die Faktoren wechselseitiger nonverbaler Beeinflussung in therapeutischen Beziehungen wurden in der Psychotherapieforschung gründlich untersucht (z. B. Mikroanalysen von Gesprächssituationen). Die Forschungsergebnisse legen nahe, dass das theoretische Konstrukt der Abstinenz, wie es in früheren Konzepten der Psychoanalyse postuliert wurde, nicht aufrechterhalten werden kann. Vielmehr scheint es sinnvoll, von zwischenmenschlichen *organismischen, seelischen und energetischen Resonanzphänomenen* zu sprechen, die bis in tiefste Körperschichten hinein Menschen unwillkürlich wechselseitig in Schwingung versetzen und Stimmungen ganzkörperlich übertragen (vgl. Fuchs, 2008; Bauer, 2005; Rizzolatti, 2003) (→ Stimme).

Musikalische Stimmung

In der vokalen wie instrumentalen Musik findet das Wort „Stimmung" seine Entsprechung in vielfältigsten Tonfärbungen und Skalensystemen (Modi). Bedauerlicherweise ist das Wissen um deren Wirkung auf die menschliche Psyche in unserer westlichen Musikkultur der letzten Jahrhunderte fast gänzlich verloren gegangen. Musikhistorisch lässt sich nachvollziehen, dass seit der Einführung der Notationsschrift zur Verbreitung des gregorianischen Chorals (etwa zwischen 900 und 1100 n. Chr.) die Vielfalt der bis dahin in der Volksmusik gebräuchlichen Tonleitern oder Modi stark eingeschränkt wurde. Dies bedeutet, dass eine Vielzahl von musikalischen „Tönungen" zur Unterstützung des Ausdrucks menschlicher Stimmungen in der europäischen Musik verloren ging.

In einigen außereuropäischen Kulturen ist das Wissen über die Wirkungen von Skalen und spezifischen Instrumentenstimmungen jedoch noch differenziert erhalten, speziell dort, wo modale Musik im Mittelpunkt der Musiktradition steht. In der indischen Musik bedeutet das Wort *Raga* „das was den Geist färbt". Weit über das reine Tonmaterial hinaus, aus dem eine spezielle Skala für ein Musikstück zusammengesetzt ist, geht es den indischen Sängern und Musikern darum, mit der musikalischen Gestaltung eines Rags Atmosphäre zu schaffen, Zeit und Raum klanglich so zu strukturieren, dass die Zuhörer in Schwingung versetzt werden, dass in ihnen Stimmungen erzeugt und Gefühlsqualitäten angeregt werden, die dem „Geist" des Rags und seiner jeweiligen spezifischen spirituellen Botschaft entsprechen.

In der westlichen Musik besteht ein Ganztonschritt aus zwei, eine Oktave aus zwölf Halbtonschritten. Demgegenüber wird ein Ganzton beispielsweise im Skalensystem (Makam) der türkischen und arabischen Musik in neun *Komas* unterteilt. Die klassische indische Musik unterscheidet innerhalb einer Oktave 22 *Shruties*. In Verbindung mit den improvisatorischen Anteilen bei der Gestaltung eines Rags oder eines Makams ergibt sich hieraus für den Musiker eine enorme Vielfalt an „Tönungen", mithilfe derer er im Zuhörer „Stimmungen" anregen kann. Im Laufe der Jahrtausende entwickelten Musiker, Heilkundige und Weise in verschiedenen orientalischen Kulturen eine Vielzahl unterschiedlichster Wirksamkeitszuschreibungen von speziellen Makams zu spezifischen Gefühlsqualitäten, Stimmungen und auch Körperorganen, die überwiegend auf Erfahrungswissen basieren, auf historisch überlieferten Mythen, z. T. aber auch auf Spekulationen (vgl. hierzu Danielou, 1975; Deva, 1974; Güvenc, 1985; Tucek, 2005).

Auf diesem Gebiet öffnet sich ein faszinierendes, allerdings forschungsmethodisch äußerst komplexes Feld für künftige musiktherapeutische Wirkungsforschung (→ Stimme, → Stimmforschung).

Literatur

Bauer, J. (2002). *Das Gedächtnis des Körpers.* Frankfurt a. M.: Eichborn.
Bauer, J. (2005). *Warum ich fühle, was du fühlst.* Hamburg: Hoffmann und Campe.
Damasio, A. R. (1999). *The Feeling of What Happens: Body and Emotion in the Making of Consciousness.* New York: Hartcourt Brace & Company.
Danielou, A. (1975). *Einführung in die indische Musik.* Wilhelmshafen: Nötzel.
Deutsche Gesellschaft für Musiktherapie (Hrsg.). (2005). *Musiktherapeutische Umschau.* Forschung und Praxis der Musiktherapie. Themenheft: Atmosphären, 3, Bd. 26.
Deva, B. C. (1974). *Indian Music.* New Delhi: Indian Council for Cultural Relations.
Fuchs, T. (2008). *Das Gehirn – ein Beziehungsorgan.* Stuttgart: Kohlhammer.
Gerber, W.-D. & Kropp, P. (2007). *Lehrbuch Medizinische Psychologie und Medizinische Soziologie.* Stuttgart: Wissenschaftliche Verlagsgesellschaft.
Gundermann, H. (1994). *Phänomen Stimme.* München: Reinhardt.
Güvenc, O. (1985). *Geschichtlicher Abriss der Musiktherapie im allgemeinen und im besonderen bei den Türken und ihr heutiger Stand.* Unveröffentlichte Dissertation, Istanbul.
Hüther, G. (2004). Ebenen salutogenetischer Wirkungen auf das Gehirn. *Musiktherapeutische Umschau,* 25 (1), 16–26.
Mathelitsch, L. & Friedrich, G. (1995). *Die Stimme – Instrument für Sprache, Gesang und Gefühl.* Berlin: Springer.
Moses, P. J. (1956). *Die Stimme der Neurose.* Stuttgart: Thieme.
Petzold, H. et al. (1991). *Die neuen Körpertherapien.* Paderborn: Junfermann.

Rittner, S. (2008). Der Wirkfaktor Stimme in der Psychotherapie/in der Musiktherapie. *Musiktherapeutische Umschau, 29* (3), 201–220.

Rizzolatti, G., Craighero, L. & Fadiga, L. (2003). The mirror system in humans. In M. Stamenov & V. Gallese (Eds.), *Mirror Neurons and the Evolution of Brain and Language* (pp. 37–59). Amsterdam: John Benjamins.

Tellenbach, H. (1968). *Geschmack und Atmosphäre.* Salzburg: Otto Müller.

Tucek, G. (2005). Musiktherapie aus dem Vorderen Orient und Zentralasien und ihre Anwendung in Europa – fünf Zugangsebenen. In M. Nöcker-Ribaupierre (Hrsg.), *Ritual, System, Ressource – Konzepte in der Musiktherapie* (S. 21–54). Wiesbaden: Reichert.

Verres, R. (1994). Emotion: Klassifikation, Messung der Qualität und Intensität, Ausdruck; Physikalische Erregung. In F. W. Wilker, C. Bischoff & P. Novak (Hrsg.), *Medizinische Psychologie und Medizinische Soziologie* (S. 49–53). München: Urban und Schwarzenberg.

Stationäre Behandlung von Suchtkranken

Hartmut Kapteina

Eine nicht repräsentative Untersuchung aus dem Jahre 2000 bei 25 Fachkliniken und Suchtabteilungen in Landeskliniken ergab, dass in 41 % der stationären Einrichtungen Musiktherapie vertreten ist (Mehlmann, 2000). In den psychiatrischen Kliniken kommt es in Abeilungen für stationäre Entgiftung i. a. zu sehr kurzen Therapieaufenthalten, so dass psychotherapeutisch ausgerichtete Maßnahmen selten angezeigt sind. Ein Konzept für den Einsatz von musikalischen Erfahrungsmöglichkeiten, die das Angebot der Qualifizierten Entgiftung hilfreich begleiten, wird bei Kapteina (2004, S. 255 ff.) beschrieben. Es orientiert sich an der bewussten Einbindung musikalischer Erfahrungen in das therapeutische Milieu der Suchtstation mit dem Ziel ästhetischen Genuss anstelle von süchtigem Konsum zu stellen. Der unkontrollierte individuelle Konsum von Musik über private Abspielgeräte wird untersagt. Stattdessen kommen Musikzeiten für die gesamte Station und Hörübungen, Musikmalen, Singen und Tanzen in therapeutischen Gruppen zur Anwendung. Auch in anderen Kliniken darf Musik nur im Aufenthaltsraum gehört werden, wobei die Mitarbeiter zuweilen auch die Musikauswahl vornehmen (vgl. Roth, 1977, S. 58; auch Formann-Radl & Kryspin-Exner, 1976, S. 88 f.). Stattdessen werden die Patienten zur aktiven Teilnahme an der Musikkultur und zu eigenem musikalischen Ausdruck ermutigt.

Längere musiktherapeutische Behandlungen in psychiatrischen Kliniken sind möglich, wenn Doppeldiagnosen vorliegen, wie z. B. bei Doris Sondermann beschrieben (2003, S. 5). Dann werden Abhängigkeitsstörungen im Zusammenhang mit anderen Diagnosen wie Depression oder Angst mitbehandelt.

Hinsichtlich der therapeutischen Ausrichtung stehen bis etwa Mitte der 1980er Jahre eher freizeit- und kulturpädagogische Zielstellungen im Vordergrund, wie etwa „Erziehung zur Selbstdisziplin, Steigerung der Lern- und Merkfähigkeit, Verbesserung des Konzentrations- und Auffassungsvermögens, Erweiterung des Interessenhorizontes, Hinführung zu kultureller Tätigkeit, Vermittlung von Gemeinschaftserlebnissen, Aufbau mitmenschlicher Kontakte, Mobilisierung des Pflicht- und Verantwortungsbewusstseins, Förderung der Fähigkeit zur Teilnahme an einem echten Leistungswettbewerb, Anregung zur Mit- und Selbstgestaltung sowie Förderung der Wissensbildung" bei Formann-Radl und Kryspin-Exner (1976, S. 91), wobei die Musikerfahrung „Ersatzbefriedigung gegenüber der Droge" vermitteln solle (S. 92; Lecourt, 1979, S. 101). Das Handlungsrepertoire besteht aus „Musik hören, gemeinsamem Singen und Musizieren, Improvisation, Rollenspiel und Musiktheater". Es soll das Gemeinschaftserlebnis fördern und zum Gespräch über persönliche Probleme anregen (v. Schulz, 1982, S. 101; vgl. auch Breitenfeld, 1971, S. 141 f.; Bullinger & Will, 1984; Rothenbacher & Truöl, 1981, S. 201 ff.).

Wolfgang Munderloh berichtet über die Wirksamkeit von Rockmusik-Praxis in der Therapie mit Drogenabhängigen. Blueskadenzen und Rockriffs ermöglichen schon bei relativ geringem Instrumentalkönnen Erfolge im Zusammenspiel. Damit werde der Wunsch vieler Jugendlicher, ein Instrument zu spielen und sich musikalisch auszudrücken aufgegriffen. Bei diesem aktiven Musizieren sei die emotionale Beteiligung sehr groß, so dass „Gefühle wie Wut, Ärger, Aggression oder Trauer" aufbrechen, die bis dahin oft mühsam mit den Rauschmitteln unterdrückt oder reguliert wurden." Das aktive Musizieren biete besondere Möglichkeiten, „Spannungen zu entladen und den Stimmungen Ausdruck zu verleihen". Große Lautstärke und Rhythmus erzeugen eine Art „High-Zustand, der als Gegenentwurf zur Praxis des Drogenkonsums zu sehen" sei. Die Skepsis, durch Rockmusik-Praxis werde die Rückfallgefahr erhöht, sieht Munderloh durch seine therapeutischen Erfahrungen nicht bestätigt. Vielmehr würden die Jugendlichen, je länger sie aktiv musizieren, desto eher beginnen, langfristige Perspektiven für ihr Leben zu entwickeln (vgl. 1993, S. 154 f.).

Die Anwendung rezeptiver Musiktherapieverfahren ist umstritten, kann sich doch im Hörerlebnis süchtiges Konsumverhalten wiederholen, zumal bestimmte Musikarten mit Orten und Situationen assoziiert werden können, die unmittelbar mit der Sucherfahrung zusammenhängen, wodurch Rückfallängste und -phantasien ausgelöst werden können. Deshalb muss die Hörerfahrung in ein psychotherapeutisches Setting integriert sein, das die Patienten zu aktiver Hörhaltung führt, wie etwa beim Musikmalen (vgl. Kapteina & Hörtreiter, 1993, S. 53 ff. u. S. 211 ff.; Arnold, 2003), oder bei der Kombination mit instrumentaler (vgl. Pfeiffer & Timmermann, 1986, S. 237 f.; Purdon & Hutschenreuter, 1983) oder mit tänzerischer Improvisation (Arnold, 2003).

Während die Musiktherapie, die Bullinger und Will dokumentieren, noch eher als freizeitpädagogische Animation akzentuiert ist – sie basiert auf gemeinsamem Gesang, Kontaktspielen, Konzentrations- und Entspannungsübungen mit Musik, auf Nachspielen z. B. von kleinen Beat-Stücken, Volkstänzen und Improvisation in Verbindung mit bekannten Instrumentalstücken oder über Dreiklängen (1981) – tritt mit stärkerer psychotherapeutischer Betonung bei den neueren Therapiekonzepten die freie Improvisation in den Vordergrund, wie etwa bei Purdon und Hutschenreuter (1983). Fritz Hegi hebt für seine Musiktherapie in einer Drogenklinik hervor, dass die Patienten in die angstbesetzte Situation geführt werden, sich ohne Drogen auf Gefühle und Beziehungen einlassen zu müssen. Die improvisierte Musik als Drogensubstitut ermögliche einerseits als Verhaltensspiegel neue Orientierung, andererseits könne sie aber auch zur „Ersatzdroge" werden, die das suchtspezifische Verhalten bestätigt und den Musiktherapeuten zum „Dealer" macht (vgl. 1986, S. 194 und S. 199).

Holger Ehrhardt beschreibt die Musiktherapie innerhalb eines Modellversuches an der Abteilung für Abhängigkeitskranke der Karl-Bonhoeffer-Nervenklinik in Berlin. Sie ist eingebunden in ein psychotherapeutisches Konzept, das sich ausschließlich auf nonverbale Methoden stützt: Autogenes Training, Bilderleben, Elemente des Psychodramas und verschiedene kunsttherapeutische Verfahren (1985, S. 247). In der Musiktherapie stehen die Entwicklung von Phantasie und Aktivität, emotionale Erlebnisse, Beziehungsstörungen, Schuld- und Minderwertigkeitsgefühle sowie Zukunftsprojektionen und Verhaltensmodelle im Vordergrund. Außerdem soll „durch musikalische Betätigung aus dem Stegreif Spannungs- und Affektabfuhr ohne Suchtmittel erlebt" werden (S. 252). Zentrale Behandlungsmethode ist die Improvisation nach Spielregeln, die vom Therapeuten vorgegeben werden.

Bei Schwabe wird zusätzlich zur instrumentalen Improvisation in der Gruppe jeweils einmal pro Woche Bewegungsimprovisation nach „klassischer" Musik als musiktherapeutische Intensivtherapie sowie einmal pro Woche Gruppensingtherapie als Training geselligen Miteinanders ohne Droge empfohlen (vgl. 1983, S. 193).

Bei Klaus Finkel wird die Verbindung von Musikimprovisation und Psychodrama dargestellt (1979). Ursula Jetter (1986, 1991) verknüpft sie mit musikalischem und szenischem Rollenspiel, bei dem Puppen-, Masken- und Schattenspiel hinzutreten, Malaktionen, Bewegungsimprovisationen u. a. m. Durch diese vielfältigen Handlungsanreize sollen die Risikobereitschaft gefördert; werden, die individuellen Ausdrucksmöglichkeiten und -bedürfnisse der Patienten berücksichtigt werden und das Prinzip der Improvisation als auf andere Erlebnisbereiche übertragbar und schließlich als Lebensprinzip erfahren werden, das neue Möglichkeiten im Umgang mit sich selbst und sozialem Kontext enthält (vgl. Kapteina & Hörtreiter, 1993, S. 228 f.).

Annette Golomski (2008) beschreibt eine Musiktherapie auf der Akutstation für Suchtpatienten an einem psychiatrischen Krankenhaus. Ihre Hauptmethode ist die musikalische Improvisation, die sie situationsgemäß themenorientiert, nach Spielregeln, mit dynamischen Elementen, an Gegensatzpaaren orientiert, nach vorgegebenen Klangbildern oder Gefühlszuständen oder auch frei gestaltet und im therapeutischen Gruppengespräch reflektiert. Prozessuale Diagnostik und Evaluation geschieht über differenzierte Dokumentation „der musikalischen Parameter Tempi, Lautstärke, Struktur und Dynamik, Intensität, Pausen, etc sowie Instrumentenwahl und die Gestaltung von Anfang und Ende der Improvisation, Stimmungen und Atmosphären, die musikalischen Beziehung der PatientInnen untereinander sowie auffallende Mimik und Körperhaltungen." Außerdem werden die Themen erfasst, die während der Reflexion aufkommen (S. 9).

Mund hebt hervor, dass bei auf Instrumenten gemeinsam improvisierter Musik „durch die symbolische Gestaltung musikalischen Materials und musikalisch-improvisatorisches Probehandeln" „pathologische Affektivität und Beziehungsgestaltung sowohl vermittelt zugänglich als auch vermittelt wandelbar" werden. Deshalb trage „Instrumentalimprovisation mit dazu bei, dass der Suchtkranke pathologische Objektbeziehungen zugunsten größerer Autonomie korrigieren kann und die Fähigkeit zur Sublimation" erwirbt (2000, S. 353). Veränderungen während der stationären Therapie in der Klinik für Suchtkranke wie in der forensischen Therapie Abhängigkeitskranker konstatiert er auf der „Symbolebene", wenn Patienten ihr musikalisches Handlungsspektrum erweitern und differenzieren, auf der „Ebene der Emotionen", wenn sie insbesondere nicht akzeptierte Gefühle zulassen können, und auf der „Ebene der Beziehungsgestaltung", wenn die Patienten flexible, eindeutige, autonome und sichere Beziehungen aufnehmen und gestalten können (2000, S. 356 und 2005, S. 343). Zum Nachweis solcher Therapieerfolge hat er ein verlaufsdiagnostisches Messinstrument entwickelt, das aus einem Patientenfragebogen und einem Beurteilungsbogen besteht (2000, S. 357 ff. und Flögel, 2005, S. 347 f.).

Einzeltherapien werden selten beschrieben (vgl. Langenberg, 1983; Timmermann, 1983) und scheinen in der stationären Suchttherapie entsprechend wenig durchgeführt zu werden. Überhaupt wäre die Ansiedlung der Musiktherapie im stationären Setting zu problematisieren. Wegen ihrer hohen Effizienz und Wirkungsdynamik sollte sie nicht als Begleittherapie durchgeführt werden. Kapteina und Hörtreiter beschreiben, wie Musiktherapie in die psychotherapeutische Gesprächsgruppe integriert werden kann, indem der gesprächstherapeutische Prozess durch musikalische Spiele oder thematisch orientierte

Improvisationen zu gerade aktuellen Themen wie z. B. Rückfall, Abschied oder körperlichen Empfindungen etc. vertieft und intensiviert werden kann (1993, S. 232 ff.).

Musiktherapie in einem „Wohnheim für chronisch mehrfachbelastete alkoholabhängige Menschen" beschreibt Anna Maria Unz (2008). In dieser soziotherapeutisch ausgerichteten Gruppenarbeit werden die Methoden „Lieder singen, instrumentale und vokale Improvisation, Musikspiele, Malen mit Musik, Bewegung, Tanz, Entspannungsübungen und Instrumentenbau" angewandt (S. 14). Nach langer Behandlungszeit wird erkennbar, dass Musiktherapie auch bei diesem Klientel die Möglichkeit bietet, in sicherem Rahmen „neue Erfahrungen auf sich wirken zu lassen und daran wachsen zu können" (S. 23).

Leideckers Studie „Klänge der Betäubung" (2002) dokumentiert musiktherapeutische Gruppen- und Einzeltherapie auf Grundlage der morphologischen Psychologie bei chronisch alkoholkranken Männern mit Korsakow Syndrom. Trotz massiver Gedächtnisstörungen, „brüchiger Bindung an Spiel- und Kommunikationsregeln", rascher Ermüdbarkeit oder „‚tröpfelnder' Motivation" können eigene Töne der Patienten „als ihr ureigenes" und „unverwechselbar erlebbare Klangaussage" erfahren werden und als „Ausgangspunkt für neue seelische Beweglichkeit" gelten (S. 147). Die Untersuchung einzelner Therapieausschnitte erfolgt „im Stile morphologischer Beschreibungen" nach dem Anhören von Tonaufzeichnungen anhand von Assoziationen, „Bildern, Gedanken, Erinnerungen", die von einer Studentengruppe zusammengetragen werden (S. 121).

Literatur

Arnold, O. (2003). Musik- und Tanztherapie in der ambulanten Rehabilitation Drogenabhängiger. Begründung, Erstellung und Umsetzung eines wissenschaftlichen Konzepts am Beispiel einer ambulanten Suchtberatungsstelle in Baden-Württemberg. *Zeitschrift für Musik-, Tanz- und Kunsttherapie, 2,* 19–31 und 100–117.
Breitenfeld, D. (1971). Erfahrungen mit Musiktherapie bei hospitalisierten Alkoholikern. In C. Kohler (Hrsg.), *Musiktherapie* (S. 141–142). Jena: Fischer.
Bullinger, M. E. & Will, D. (1984). *Wirkungen von Musiktherapie im Rahmen der Behandlung Alkoholkranker.* Heidelberg: Dissertation.
Ehrhardt, H. (1985). Musiktherapie innerhalb eines Modellversuchs zur Therapie Abhängigkeitskranker. In Berliner Studiengruppe für Musiktherapie, BSMT (Hrsg.), *Musiktherapeutische Ausbildung und Praxis* (S. 246–268). Berlin: Express Edition.
Finkel, H. (1980). „Einer spielt, wir alle spielen". Musikalisch erweitertes Psychodrama mit Suchtkranken. *Musik und Medizin, 1,* 33–45.
Finkel, K. (1979). Psychodrama und Musik in der Therapie mit Alkoholikern. In K. Finkel (Hrsg.), *Handbuch Musik und Sozialpädagogik* (S. 169–181). Regensburg: Bosse.
Flögel, U. (2005). Veränderungen durch Improvisation – Beobachtungen von musikalischen Abläufen und Interaktionen in der Gruppentherapie von Suchtpatienten. In U. Haase & A. Stolz (Hrsg.), *Improvisation – Therapie – Leben* (S. 346–349). Crossen: Akademie für angewandte Musiktherapie.
Formann-Radl, I. & Kryspin-Exner, K. (1976). Möglichkeiten der Musiktherapie bei Drogenabhängigen. *Psychotherapie medizinische Psychologie, 26,* 85–95.
Golomski, A. (2008). *Musiktherapie mit alkohol- und drogenabhängigen Erwachsenen in einer Klinik für Psychiatrie und Psychotherapie.* Forum Musiktherapie und Soziale Arbeit, http://

www.musiktherapie.uni-siegen.de/forum/erwachsene/vortraege/432_golomski.pdf [15.11. 2008].

Hegi, F. (1986). *Improvisation und Musiktherapie*. Paderborn: Junfermann.

Jetter, U. (1986). Musiktherapie in einem psychiatrischen Landeskrankenhaus. In G. Laux et al. (Hrsg.), *Klinische Psychiatrie* (Bd. II, S. 306–323). Stuttgart: Hippokrates.

Jetter, U. (1991). *Musiktherapeutisches Märchenspiel*. Tübingen: Schwäbische Verlagsgesellschaft.

Kapteina, H. (2004). Rezeptive Musiktherapie bei Suchtkranken. In I. Frohne-Hagemann (Hrsg.), *Rezeptive Musiktherapie* (S. 253–269). Wiesbaden: Reichert.

Kapteina, H. & Hörtreiter, H. (1993). *Musik und Malen in der therapeutischen Arbeit mit Suchtkranken*. Stuttgart: Fischer/Kassel: Bärenreiter.

Langenberg, M. (1983). Grenzenlosigkeit als Verführung. *Musiktherapeutische Umschau, 4,* 117–134.

Lecourt, E. (1979). *Praktische Musiktherapie*. Salzburg: Müller.

Leidecker, K. (2002). Studie „Klänge der Betäubung" – Musiktherapie mit Alkoholikern. In K. Leidecker (Hrsg.), *Musik als Begegnung. Schöpferisches Handeln zwischen Pädagogik und Therapie* (S. 85–154). Wiesbaden: Reichert.

Mehlmann, U. (2000). Musiktherapie im Kontext stationärer Behandlung von Abhängigkeitsstörungen: Konzepte, Methoden, Wirkungen. Unveröffentlichte Diplomarbeit: Universität Siegen.

Mund, F. (2000). Lebensgenuss und Freude – in der Musiktherapie Suchtkranker? In Ch. Schwabe & I. Stein (Hrsg.), *Ressourcenorientierte Musiktherapie* (S. 348–361). Crossen: Akademie für angewandte Musiktherapie.

Mund, F. (2005). Wie frei ist freie Improvisation? Improvisation in der Entwöhnungsbehandlung persönlichkeitsgestörter suchtkranker Rechtsbrecher. In U. Haase & A. Stolz (Hrsg.), *Improvisation – Therapie – Leben* (S. 340–345). Crossen: Akademie für angewandte Musiktherapie.

Munderloh, W. (1993). „With a little help of my friends" – Rockmusik in der stationären Drogentherapie. In W. Hering et al. (Hrsg.), *Praxishandbuch Rockmusik in der Jugendarbeit* (S. 151–156). Opladen: Leske + Budrich.

Pfeiffer, H. & Timmermann, T. (1986). Fallstudie: Gruppentherapie bei Süchtigen mit musiktherapeutischen Elementen. Gruppenpsychotherapie. *Gruppendynamik, 21,* 236–247.

Purdon, C. & Hutschenreuter, U. (1983). Musiktherapie bei der Entwöhnungsbehandlung von alkohol- und medikamentenabhängigen Patientinnen und Patienten. In O. Schrappe (Hrsg.), *Methoden der Behandlung von Alkohol-, Drogen- und Medikamentenabhängigen* (S. 197–203). Stuttgart: Schattauer.

Roth, D. (1977). *Modelle der Drogentherapie, Theorien und Praxisberichte*. Köln: Point-Press.

Rothenbacher, H. & Truöl, L. (1981). Ein differentielles Behandlungsprogramm für Suchtkranke im stationären Bereich. In E. Knieschewiski (Hrsg.), *Alkoholismustherapie. Vermittlung von Erfahrungsfeldern im stationären Bereich* (S. 185–204). Kassel: Nicol.

Schulz, J. v. (1982). *Heilende Kräfte in der Musik*. München: Drei Eichen.

Schwabe, C. (1983). *Aktive Gruppenmusiktherapie für erwachsene Patienten*. Stuttgart: Fischer.

Sondermann, D. (2003). Musiktherapie im Allgemeinen Krankenhaus Harburg. *Musik und Gesundsein, 3,* 4–6.

Timmermann, T. (1983). Einzelmusiktherapie mit einem suchtkranken Rockmusiker. *Musiktherapeutische Umschau, 4,* 39–50.

Unz, A. M. (2008). *Musikalisch-therapeutische Soziotherapie mit chronisch mehrfachbelasteten alkoholabhängigen Menschen*. Verfügbar unter: http://www.musiktherapie.uni-siegen.de/forum/erwachsene/vortraege/4.46_unz.pdf

Weiterführende Literatur

Auerbach, L. (1971). *Hören lernen – Musik erleben.* Wolfenbüttel: Möseler.
Auerbach, L. (1982). Musik als Massendroge unserer Zeit. *Intervalle, 4,* 41–48.
Barthel, R. & Fierlings, S. (1985). Laß 1000 Steine rollen. Hilfe für alkoholgefährdete Kinder und Jugendliche. In G. M. Krauß & W. Stefan (Hrsg.), *„... nichts mehr reindrücken". Drogenarbeit, die nicht bevormundet* (S. 85–94).Weinheim: päd.extra.
Berendt, E. (1985). *Das dritte Ohr.* Reinbek: Rowohlt.
Bolin, N. (1994). Musik – eine Droge!? *Musik und Unterricht, 24,* 9–35.
Butzko, H. (1979). Freie Gruppenimprovisation mit Drogenabhängigen. In K. Finkel (Hrsg.), *Handbuch Musik und Sozialpädagogik* (S. 147–160). Regensburg: Bosse.
Butzko, H. (1986). Musikimprovisation. Ein Beitrag zur Suchtprophylaxe. In Bundeszentrale für gesundheitliche Aufklärung (Hrsg.), *Dokumentation gemeindenaher Projekte zur Drogenprävention* (S. 45–86). Köln: BZgA.
Casriel, D. (1975). *Die Wiederentdeckung des Gefühls. Schreitherapie und Gruppendynamik.* München: Goldmann.
Cohn, R. (1975). *Von der Psychoanalyse zur Themenzentrierten Interaktion.* Stuttgart: Klett-Cotta.
Dentler, K. H. (1993). *Rockmusik-Machen als Medium sozialpädagogischen Handelns.* Siegen: Universität.
Dentler, K. H. (2001). *„Partytime". Musikmachen und Lebensbewältigung. Eine lebensgeschichtlich orientierte Fallstudie der Jugendarbeit.* Opladen: Leske + Budrich.
Dentler, K. H. (2006a). *Rockmusik-Machen als sozialpädagogisches Handeln mit straffällig gewordenen Jugendlichen zur Förderung sozialer Kompetenzen.* Forum Musiktherapie und Soziale Arbeit. Verfügbar unter: http://www.musiktherapie.uni-siegen.de/forum/jugendliche/vortraege/34_dentler_rockmusikmachen.pdf [21. 9. 2007].
Dentler, K. H. (2006b). *Punkmusik als Musik sozialpädagogischer Arbeit. Forum Musiktherapie und Soziale Arbeit.* Verfügbar unter: http://www.musiktherapie.uni-siegen.de/forum/jugendliche/vortraege/34_dentler_rockmusikmachen.pdf [21. 9. 2007].
Dörner, K. & Plog, U. (1986). *Irren ist menschlich.* Bonn: Psychiatrie-Verlag.
Ernst, A. (1982). Musik und Sozialpädagogik. Zur Neuorientierung der Schulmusik. *Zeitschrift für Musikpädagogik, 18,* 44–49.
Evers, S.(1994). Musik als biologische Droge? *Musik und Unterricht, 24,* 40–42.
Feuerlein, W. (1995). Alkoholkrankheit. In V. Faust (Hrsg.), *Psychiatrie* (S. 269–283). Stuttgart: Fischer.
Fey, W. (1993). „Lasting Value"-Blues in der therapeutischen Nachsorgewohngemeinschaft Eschenbachhaus. In W. Hering, B. Hill & G. Pleiner (Hrsg.), *Praxishandbuch Rockmusik in der Jugendarbeit* (S. 157–158). Opladen: Leske + Budrich.
Friedemann, L. (1971). *Kinder spielen mit Tönen und Klängen.* Wolfenbüttel: Möseler.
Friedemann, L. (1973). *Einstiege in neue Klangbereiche durch Gruppenimprovisation.* Wien: Universal Edition.
Friedemann, L. (1983). *Trommeln, Tanzen, Tönen.* Wien: Universal Edition.
Frohne, I. (1979). Therapeutische Ansätze mit Musik, Bewegung, Sprache und Szene in der Drogenberatung. In K. Finkel (Hrsg.), *Handbuch Musik und Sozialpädagogik* (S. 161–168). Regensburg: Bosse.
Frohne, I. (1987). Musik in der Therapie Drogenabhängiger. In R. Spintge & R. Droh (Hrsg.), *Musik in der Medizin* (S. 243–256). Basel: Springer.
Frohne, I. & Maak, M. M. (1976). *Musiktherapie in der Drogenberatung.* Lilienthal: Eres.
Fuchtmann, E. (1994). *Ambulante Suchttherapie.* Freiburg i. Br.: Lambertus.

Hartgenbusch, K. (1993). Erfahrungen mit Rockmusik in der Drogenarbeit. In W. Hering et al. (Hrsg.), *Praxishandbuch Rockmusik in der Jugendarbeit* (S. 159–161). Opladen: Leske + Budrich.
Haselauer, E. (1986). *Berieselungsmusik Droge und Terror.* Wien: Böhlau.
Hering, W. et al. (Hrsg.). (1993). *Praxishandbuch Rockmusik in der Jugendarbeit.* Opladen: Leske + Budrich.
Holthaus, K. (1993). *Klangdörfer. Musikalische und soziale Vorgänge spielend erleben.* Boppard: Fidula.
Jores, A. (1981). *Praktische Psychosomatik* (2. Aufl.). Stuttgart: Huber.
Jourdain, R. (1998). *Das Wohltemperierte Klavier. Wie Musik im Kopf entsteht.* Heidelberg: Spektrum.
Kapteina, H. (1989). Musiktherapie für Suchtkranke. Am Beispiel der stationären Langzeitbehandlung. *Musiktherapeutische Umschau, 10,* 17–32.
Kapteina, H. (1994). Musikunterricht und Suchtprävention. *Musik und Unterricht, 27,* 12–15.
Kapteina, H. (2007). *Einführung in die Musiktherapie. Musikpsychologische und klinische Grundlagen des Helfens und Heilens mit Musik.* Verfügbar unter: http://www.musiktherapie.uni-siegen.de/kapteina/material/lehrgebiete/skript_zur_vorlesung_september_2006.pdf [21. 9. 2007].
Kapteina, H. & Kröger M. (2004). Musik in der Therapie und Prävention bei Suchterkrankung und -gefährdung. In T. Hartogh & H. H. Wickel (Hrsg.), *Handbuch Musik und Soziale Arbeit* (S. 427–434). Weinheim: Juventa.
Klausmeier, F. (1978). *Die Lust, sich musikalisch auszudrücken.* Reinbek: Rowohlt.
Klemm, A. & Klemm, H. (1982). *Musiktherapie. Selbsterfahrung durch Musik.* Wilhelmshaven: Heinrichshofen.
Koelsch, S. (2005). Ein kognitives Modell der Musikrezeption. *Musiktherapeutische Umschau, 26,* 365–381.
Küntzel-Hansen, M. (1993). *Musikspielen.* Seelze-Velber: Kallmeyer.
Liedtke, R. (1985). *Die Vertreibung der Stille.* München: dtv.
Lutz, R. (1987). Musik und Genuß. In R. Spintge & R. Droh (Hrsg.), *Musik in der Medizin* (S. 413–422). Basel: Springer.
Marx, H. (1985). Gruppenunterstützte außerstationäre Therapie VgSeV. In G. M. Krauß & W. Steffan (Hrsg.), *„... nichts mehr reindrücken." Drogenarbeit, die nicht bevormundet* (S. 167–177). Weinheim: päd. extra.
Merkt, I. (1984). Wenn im Knast das Keyboard klingt. Sozialpädagogische Arbeit auch mit Musik in der Justizvollzugsanstalt. *Neue Musikzeitung, 5,* 32.
Merkt, I. (1986). Lieber Klänge als Koks und Heroin. Musiktherapie mit Drogenabhängigen: Aus der Arbeit einer Beratungsstelle. *Neue Musikzeitung, 2,* 29.
Meyer-Denkmann, G. (1970). *Klangexperimente und Gestaltungsversuche, im Kindesalter.* Wien: Universal.
Meyer-Denkmann, G. (1972). *Struktur und Praxis Neuer Musik im Unterricht.* Wien: Universal.
Müller, A. (1994). *Aktive Musiktherapie: Stimmungen, Therapieerleben und immunologisch relevante Speichelparameter.* Frankfurt am Main: Lang.
Neugebauer, L. (1998). Musik als Dialog – eine Untersuchung zu physiologischen Veränderungen während der Musiktherapie, *Musiktherapeutische Umschau, 19,* 29–43.
Panksepp, J. & Bernatzki, G. (2002). Emotional sounds and the brain; the neuro-affective foundations of musical appreciation. *Behavioural Process, 60,* 133–155.
Peter, T. (1987). Ganz normales Konzert einer jungen Band. Spiel-Raum für Spaß und Therapie-Musik im Kinder- und Jugendheim. *Neue Musikzeitung, 5,* 29.
Pleiner, G. & Müller, T. (1997). Rockmobil 1986–1996. Aufsuchende Musikpädagogik zwischen Drei-Akkord-Cover und originärer Schöpfung. In O. Kruse (Hrsg.), *Kreativität als Ressource für Veränderung und Wachstum* (S. 185–202). Tübingen: dgvt.

Pütz, W. (1989). Auf der Suche nach der verlorenen Ganzheit. Anmerkungen zur Rolle des Subjekts bei der Aneignung von Musik. *Zeitschrift für Musikpädagogik, 49,* 20–25.

Pütz, W. et al. (1987). Neue Musik handelnd erfahren. *Musik und Bildung, 5,* 350–358.

Rieger, G. (1992). Rockmusik mit jungen Aussiedlern. *Musiktherapeutische Umschau, 13,* 217–220.

Rotter, F. (1984). Sozialpsychologie der Musik – einige Grundannahmen und Überlegungen. *Musik und Kommunikation, 10,* 25–26.

Scheytt, N. (1983). Vegetative Veränderungen durch Musik. In H.-H. Decker-Voigt (Hrsg.), *Handbuch Musiktherapie* (S. 221–227). Eres: Lilienthal.

Schmidtbauer, W. & Scheidt, J. v. (1981). *Handbuch der Rauschdrogen* (6. Aufl.). München: Nymphenburger.

Schumann, C. (1982). *Musiktherapie und Psychoanalyse.* Freiburg: Schumann-Gehrmann.

Schwabe, C. (1987). *Entspannungstraining mit Musik.* Leipzig: Thieme.

Schwabe, M. (1992). *Musik spielend erfinden.* Kassel: Bärenreiter.

Schwabe, C. & Rudloff, H. (1997). *Die Musikalische Elementarerziehung.* Crossen: Akademie für angewandte Musiktherapie.

Seidel, A. (1976). *Musik und Sozialpädagogik.* Wiesbaden: Breitkopf und Härtel.

Smeijsters, H. (1994). *Musiktherapie als Psychotherapie.* Stuttgart: Fischer/Kassel: Bärenreiter.

Spitzer, M. (2000). *Musik im Kopf. Hören, Musizieren, Verstehen und Erleben im neuronalen Netzwerk.* Stuttgart: Schattauer.

Täschner, K.-L. (1995). Rauschdrogen. In V. Faust (Hrsg.), *Psychiatrie* (S. 285–330). Stuttgart: Fischer.

Tischler, B. (1990). *Musik aktiv erleben.* Frankfurt am Main: Diesterweg.

Tölle, R. (1985). *Psychiatrie* (7. Aufl.). Heidelberg: Springer.

Voeller, J. (1983). Musiktherapie bei Drogenabhängigen. In H.-H. Decker-Voigt (Hrsg.), *Handbuch Musiktherapie* (S. 85–87). Eres: Lilienthal.

Wahl, Ch. (1967). Die rollenden Steine von Hamburg. *Sozialmagazin, 6,* 27–29.

Willms, H. (1975). *Musiktherapie bei psychotischen Erkrankungen.* Stuttgart: Fischer.

Suchtkrankenberatung und -behandlung, Ambulante

Hartmut Kapteina

Ambulante Behandlung Suchtkranker setzt nach einer intensiven Beratungsarbeit ein (Motivationsphase), während welcher der Klient Kontakt zu einer Beratungsstelle aufnimmt, sich zur Entgiftung entschließt, die i. a. stationär erfolgt, um dann auf Grundlage eines Behandlungsvertrages zu lernen, suchtmittelfrei zu leben. Adressaten dieses Behandlungsangebotes können auch Angehörige von Suchtkranken sein. Es besteht aus Einzel- und Gruppenarbeit. Zur Anwendung kommen psychoanalytische Therapie, Verhaltenstherapie und systemische Therapie (Fuchtmann, 1994, S. 29, S. 75 ff.).

Musiktherapie wird in diesem Kontext relativ selten praktiziert, obwohl die in der Literatur berichteten Praxisbeispiele positive Wirkungen aufzeigen. „Gute Prognosen" sprechen Schmidtbauer und vom Scheidt „Konsumenten von Cannabis und anderen auch stärkeren Halluzinogenen (LSD, Meskalin)" bei ambulanter Therapie zu, „wenn die Persönlichkeit noch nicht zu sehr verändert ist." Durch die „Arbeit mit Träumen und anderen, den Gefühls- und Triebbereich direkt ansprechenden Methoden", wie z. B. durch Musik unterstützte Meditation lasse sich „verhältnismäßig rasch ein Ausgleich für den Verzicht auf die Räusche schaffen" (1981, S. 539). Edda Klessmann schlägt als Therapiemöglichkeit bei jüngeren Drogenabhängigen in Erziehungs- und Beratungsstellen katathymes Bilderleben mit z. T. psychedelischer Musikbegleitung vor (vgl. 1978, S. 401).

Peter Michael Hamel berichtet von Gruppen des Würzburger Klarinettisten und Psychotherapeuten Ernst Flackus, in denen „Tiefenentspannung durch Musikhören" praktiziert wird. Während Entspannungs- und Meditationsübungen werden leise Zen-Meditationsmusik, später auch elektronische Musik oder Aufnahmen mit Naturgeräuschen eingespielt, deren unterschwellige Wirkung den Vorgang der Entspannung und Versenkung verstärken soll. In Anlehnung an Kayser wird ein „Akkordbad" empfohlen, dessen regelmäßiger Genuss tief angelegte libidonöse Mangelerfahrungen auszugleichen vermöge (vgl. Hamel, 1976, S. 197 ff.; Smeijsters, 1994, S. 149).

Neben solchen rezeptiven Arbeitsweisen finden wir Hinweise auf aktive Musiktherapie bei Marx (1985, S. 169 und 179) und Hartgenbusch (1993). Das zunächst lockere Spiel lasse bei immer mehr Leuten den Wunsch entstehen, ein Instrument zu erlernen, um mit anderen Rockmusik zu machen. Dabei werde Musikmachen als Möglichkeit entdeckt, „den Kick" zu finden ohne Droge. Bei vielen sei diese Erfahrung „so sensationell, dass sie ihre Drogenproblematik u. U. geregelt kriegen" (S. 161).

Neben solchen sozialpädagogisch orientierten Ansätzen, bei denen die Betroffenen quasi „einen gesunden Ersatz für die Drogen" und zugleich ein „Lernfeld für das Leben ohne Drogen" (Butzko, 1979, S. 148) kennen lernen, stehen tiefenpsychologisch orientierte Arbeiten, gestalttherapeutisch inspirierte Therapie mit Suchtkranken bei Fritz Hegi (1986) oder Isabelle Frohne und Maria-Magdalena Maack (1976). Harald Butzko folgt in seiner Behandlung dem Prinzip der freien Gruppenimprovisation als eines regulationsfreien

Erfahrungsraumes, den die Gruppenmitglieder aufgrund ihrer gemeinsamen psychosozialen Erfahrungen in einer Weise eingrenzen, die ihnen sinnvoll erscheint: Das Vermögen, akzeptable Lösungen in konfliktbesetzten Sozialbeziehungen zu finden, wird zunächst musikalisch und als symbolhaftes Handeln für Änderungen im Alltag gelernt; ästhetisches und konsumtives Verhalten kann sich neu organisieren (1986, S. 54) und die Bereitschaft, sich mit der eigenen Sozialisation auseinander zu setzen und das Alltagsleben bedürfnisgerecht zu gestalten, wächst bei dieser Arbeit nachweislich (Butzko, 1979, S. 159 f.). Der Anteil derer, die Abstand von der Drogenszene nehmen und den Entschluss fassen, eine stationäre Entwöhnungsbehandlung aufzunehmen, wird mit 50 % angegeben (Merkt, 1986, S. 29).

Auch Haardt und Klemm (1982) arbeiten in ihrer ambulanten Therapie mit Suchtkranken auf der Grundlage musikalischer Improvisation, nach dem Prinzip der Themenzentrierten Interaktion (Cohn, 1975), wobei die Aufmerksamkeit aller Beteiligten in der Balance zwischen „der Einzelperson mit ihren Gedanken, Gefühlen, Bedürfnissen und Schwierigkeiten", dem Ich, der „Gruppe mit ihren speziellen Gruppenstrukturen, ihren Gruppenprozessen", dem Wir, sowie dem Thema, das hier die Musik bzw. die durch sie aktualisierten Konflikte und Lebensprozesse beinhaltet. Sie verbinden bei ihrer Arbeitsweise Improvisation mit Gruppenkompositionen (Haardt & Klemm, 1982, S. 21 ff.).

Kapteina und Hörtreiter dokumentieren in ihrem Buch „Musik und Malen in der therapeutischen Arbeit mit Suchtkranken" langjährige musiktherapeutische Erfahrungen in einer Suchtkranken Beratungs- und Behandlungsstelle. Die Musiktherapie ist eingebunden in den Gesamtplan der Beratungsstelle, poststationäre sowie präventive Behandlungsphasen umfasst. Musiktherapie geschieht je nach Therapieverlauf im Gruppen- oder Einzelsetting als integrierter Bestandteil der Gesprächstherapie, gestalttherapeutischen Übungen und primär- bzw. emotionaltherapeutisch orientierten Prozessen nach Cassriel (1975). Dabei werden durch Schreien Gefühle aktiviert und frühe traumatische Lebenssituationen aktualisiert. Die regredierende Person wird von der Gruppe musikalisch begleitet, mit Instrumenten oder der Stimme, und auch wieder aus dem erreichten Ausnahmezustand herausgeführt (vgl. entsprechende Fallbeispiele bei Kapteina & Hörtreiter, 1993, S. 132 f., 139 f. und 141 f.). Bei diesem Konzept werden die Möglichkeiten des Musikmalens besonders genutzt.

Die Arbeit wendet sich gleichermaßen an Suchtkranke wie an deren Angehörige und Familien; dabei gelten die Partnerinnen von Suchtkranken als gleichermaßen schwer belastete Personen, die den Suchtkranken brauchen, um eigene, meist depressive Persönlichkeitsanteile abzuwehren. Der Ausstieg aus der Sucht bei einem Familienmitglied hat die Umstrukturierung des gesamten Familiensystems zur Konsequenz, die von ambulanten Hilfsangeboten naturgemäß besser begleitet werden kann als von stationären. Kapteina und Kröger (2004) beschreiben eine musiktherapeutische Arbeit mit Kindern aus Suchtfamilien. Durch gemeinsames Musizieren können die Kinder neue soziale Erfahrungen machen; insbesondere beim Malen nach Musik können sie belastende Erfahrungen in ihren Bilddarstellungen verarbeiten.

Häufig wird aktiver Musikpraxis suchtpräventive Bedeutung zugesprochen. Rockmusikpraxis wirke auf gefährdete Jugendliche „stabilisierend und befriedigend", fördere „Beständigkeit und Initiative" und trage zur Entwicklung sozialer Kompetenz bei (Fey, 1993,

S. 158, vgl. auch Barthel & Fierlings, 1985, S. 85; Dentler, 1993, 2001, 2006a, b; Hartgenbusch, 1993; Merkt, 1984, S. 32; Peter, 1987, S. 29; Pleiner & Müller, 1997; Rieger, 1992, S. 21; Wahl, 1987, S. 27); ob in der Justizvollzugsanstalt, ob mit jugendlichen Aussiedlern, ob in Kinderheimen oder Jugendhäusern: Das kathartische Ausagieren intensiver aggressiver und lebensbejahender Gefühle in Lautstärke und Rhythmus, die erfahrene Wertschätzung und Anerkennung in der Gruppe und von Seiten des Publikums und die Genugtuung darüber, ästhetische und emotionale Bedürfnisse autonom zu befriedigen, ohne auf die Konsumartikel der Musikindustrie angewiesen zu sein, entfalten offensichtlich die Perspektive, dass es lohnend erscheint, suchtmittelfrei oder zumindest von Suchtmitteln unabhängig zu leben. Dentler, der mit delinquenten und gewaltbereiten Jugendlichen gearbeitet hat, hebt hervor, dass die Rolle des Pädagogen und Therapeuten darin bestehen, den Jugendlichen den Zugang zu Instrumenten und Probenraum zu ermöglichen und sie zu beraten, wenn sie auf ihn zukommen. Geplantes pädagogisches Vorgehen lässt den Prozess von Vornherein scheitern (2001, 2006a, b).

Als Alternative zum Konsum gilt neben der Eigenaktivität die aktive Aneignung genießenden Hörens. Der Süchtige kann nicht genießen. Genuss zu lernen ist folglich auch Gegenstand der Suchtprävention. Lutz (1987) schlägt eine „Kleine Schule des Genießens" für das Musikhören vor. Man solle sich „Zeit schaffen und Zeit lassen" zum Hören, sich die Erlaubnis geben, einmal nichts weiter zu tun, als nur der Musik zuzuhören und zu genießen und dabei das internalisierte Verbot des genussvollen Müßiggangs bewusst für sich aufheben. Man solle sich der Erfahrung des Klanggeschehens überlassen, sich ihr uneingeschränkt zuwenden, nicht „nebenbei" hören; für sich selbst herausfinden, welche Musik einem gut tut, ohne auf den allgemeinen Musikgeschmack zu achten. Des Weiteren solle man sich bewusst Ruhephasen im Alltag schaffen für diesen Musikgenuss und unter der Masse der Genussmöglichkeiten einiges wenige aussuchen. In diesem Zusammenhang kann auch das Entspannungstraining nach Christoph Schwabe Anwendung finden (1987). Arnold beschreibt eine ambulante Musik- und Tanztherapie, bei der rezeptive Verfahren mit Bewegungsimprovisationen verbunden werden (2003).

Auch der Musikunterricht in der Schule kann sich die „Erweiterung und Vertiefung des Erlebens und Wahrnehmens" sowie „der ästhetischen Genussfähigkeit" zum Ziel setzen. Suchtprävention bedeutet hierbei, dass die Lehrenden eine Unterrichtsatmosphäre schaffen, in der Lebensfreude, Genuss und Ekstase ohne Drogen möglich sind (Kapteina, 1994). Anselm Ernst fordert, dass im Unterricht Musik praktiziert wird, in der sich die Person als Ganzes erlebt (vgl. 1982, ebenfalls Pütz, 1987, 1989), bei der alle Beteiligten von Musik als einem Ereignis sprechen, das sie persönlich angeht. Anregungen und Materialien für solch ganzheitlichen Musikunterricht sind bei Auerbach (1971), Holthaus (1993), Küntzel-Hansen (1993), Friedemann (1971, 1973, 1983), Meyer-Denkmann (1970, 1972), Seidel (1976), Schwabe (1992), Tischler (1990) und anderen zu finden. Von 1983 bis 1989 führte Christoph Schwabe an der Hochschule für Musik „Karl Maria von Weber" in Dresden ein Forschungsprojekt durch, bei dem eine übergreifende musikpädagogische Konzeption für alle denkbaren schulischen, außerschulischen Lernsituationen entwickelt wurde. Als Zielbestimmung dieser „musikalischen Elementarerziehung" wird die „stabile und ‚reiche' Persönlichkeit angegeben, die in der Lage ist, sich Anforderungen und Belastungen ohne Gefahr von Behinderungen, aber auch von Schädigungen und frühem Verschleiß stellen zu können". Die vier „psychischen Eigenschaften", die über den musikpädagogischen Prozess gefördert werden sollen, sind „Fähigkeit zum differenzierten Wahrnehmen, Fähigkeit zur sozialen Kommunikation, Fähigkeit zum differenzierten Umgang mit Emotionalität und Fähigkeit zur spontanen und ausdauernden Handlungsfähigkeit" (Schwabe & Rudloff, 1997, S. 49).

Literatur

Arnold, O. (2003). Musik- und Tanztherapie in der ambulanten Rehabilitation Drogenabhängiger. Begründung, Erstellung und Umsetzung eines wissenschaftlichen Konzepts am Beispiel einer ambulanten Suchtberatungsstelle in Baden-Württemberg. *Zeitschrift für Musik-, Tanz- und Kunsttherapie, 3,* 19–31 und 100–117.
Auerbach, L. (1971). *Hören lernen – Musik erleben.* Wolfenbüttel: Möseler.
Barthel, R. & Fierlings, S. (1985). Laß 1000 Steine rollen. Hilfe für alkoholgefährdete Kinder und Jugendliche. In G. M. Krauß & W. Stefan (Hrsg.), *„… nichts mehr reindrücken". Drogenarbeit, die nicht bevormundet* (S. 85–94). Weinheim: päd.extra.
Butzko, H. (1979). Freie Gruppenimprovisation mit Drogenabhängigen. In K. Finkel (Hrsg.), *Handbuch Musik und Sozialpädagogik* (S. 147–160). Regensburg: Bosse.
Butzko, H. (1986). Musikimprovisation. Ein Beitrag zur Suchtprophylaxe. In Bundeszentrale für gesundheitliche Aufklärung (Hrsg.), *Dokumentation gemeindenaher Projekte zur Drogenprävention* (S. 45–86). Köln: BZgA.
Casriel, D. (1975). *Die Wiederentdeckung des Gefühls. Schreitherapie und Gruppendynamik.* München: Goldmann.
Cohn, R. (1975). *Von der Psychoanalyse zur Themenzentrierten Interaktion.* Stuttgart: Klett-Cotta.
Dentler, K. H. (1993). *Rockmusik-Machen als Medium sozialpädagogischen Handelns.* Siegen: Universität.
Dentler, K. H. (2001). *„Partytime". Musikmachen und Lebensbewältigung. Eine lebensgeschichtlich orientierte Fallstudie der Jugendarbeit.* Opladen: Leske + Budrich.
Dentler, K. H. (2006a). *Rockmusik-Machen als sozialpädagogisches Handeln mit straffällig gewordenen Jugendlichen zur Förderung sozialer Kompetenzen.* Forum Musiktherapie und Soziale Arbeit. Verfügbar unter: http://www.musiktherapie.uni-siegen.de/forum/jugendliche/vortraege/34_dentler_rockmusikmachen.pdf [21. 9. 2007].
Dentler, K. H. (2006b). Punkmusik als Musik sozialpädagogischer Arbeit. Forum Musiktherapie und Soziale Arbeit. Verfügbar unter: http://www.musiktherapie.uni-siegen.de/forum/jugendliche/vortraege/33_dentler_punkmusik.pdf [21. 9. 2007].
Ernst, A. (1982). Musik und Sozialpädagogik. Zur Neuorientierung der Schulmusik. *Zeitschrift für Musikpädagogik, 18,* 44–49.
Fey, W. (1993). „Lasting Value"-Blues in der therapeutischen Nachsorgewohngemeinschaft Eschenbachhaus. In W. Hering (Hrsg.), *Praxishandbuch Rockmusik in der Jugendarbeit* (S. 157–158). Opladen: Leske + Budrich.
Friedemann, L. (1971). *Kinder spielen mit Tönen und Klängen.* Wolfenbüttel: Möseler.
Friedemann, L. (1973). *Einstiege in neue Klangbereiche durch Gruppenimprovisation.* Wien: Universal Edition.
Friedemann, L. (1983). *Trommeln, Tanzen, Tönen.* Wien: Universal Edition.
Frohne, I. & Maak, M. M. (1976). *Musiktherapie in der Drogenberatung.* Lilienthal: Eres.
Fuchtmann, E. (1994). *Ambulante Suchttherapie.* Freiburg im Breisgau: Lambertus.
Haardt, A. & Klemm, H. (1982). *Selbsterfahrung durch Musik.* Wilhelmshaven: Heinrichshofen.

Hamel, P. M. (1976). *Durch Musik zum Selbst.* Bern: Scherz.
Hartgenbusch, K. (1993). Erfahrungen mit Rockmusik in der Drogenarbeit. In W. Hering et al. (Hrsg.), *Praxishandbuch Rockmusik in der Jugendarbeit* (S. 159–161). Opladen: Leske + Budrich.
Hegi, F. (1986). *Improvisation und Musiktherapie.* Paderborn: Junfermann.
Holthaus, K. (1993). *Klangdörfer. Musikalische und soziale Vorgänge spielend erleben.* Boppard: Fidula.
Kapteina, H. (1994). Musikunterricht und Suchtprävention. *Musik und Unterricht, 27,* 12–15.
Kapteina, H. & Hörtreiter, H. (1993). *Musik und Malen in der therapeutischen Arbeit mit Suchtkranken.* Stuttgart: Fischer/Kassel: Bärenreiter.
Kapteina, H. & Kröger M. (2004). Musik in der Therapie und Prävention bei Suchterkrankung und -gefährdung. In T. Hartogh & H. H. Wickel (Hrsg.), *Handbuch Musik und Soziale Arbeit* (S. 427–434). Weinheim: Juventa.
Klessmann, E. (1978). Therapiemöglichkeiten bei jüngeren Drogenkonsumenten in der Erziehungs- und Beratungsstelle einer Kleinstadt. In E. Biniek (Hrsg.). *Drogenabhängigkeit. Therapie und Rehabilitation* (S. 396–410). Darmstadt: Wissenschaftliche Buchgesellschaft.
Küntzel-Hansen, M. (1993). *Musikspielen.* Seelze-Velber: Kallmeyer.
Lutz, R. (1987). Musik und Genuß. In R. Spintge & R. Droh (Hrsg.), *Musik in der Medizin* (S. 413–422). Basel: Springer.
Marx, H. (1985). Gruppenunterstützte außerstationäre Therapie VgSeV. In G. M. Krauß & W. Steffan (Hrsg.), *„... nichts mehr reindrücken." Drogenarbeit, die nicht bevormundet* (S. 167–177). Weinheim: päd. extra.
Merkt, I. (1984). Wenn im Knast das Keyboard klingt. Sozialpädagogische Arbeit auch mit Musik in der Justizvollzugsanstalt. *Neue Musikzeitung, 5,* 32.
Merkt, I. (1986). Lieber Klänge als Koks und Heroin. Musiktherapie mit Drogenabhängigen: Aus der Arbeit einer Beratungsstelle. *Neue Musikzeitung, 2,* 29.
Meyer-Denkmann, G. (1970). *Klangexperimente und Gestaltungsversuche, im Kindesalter.* Wien: Universal.
Meyer-Denkmann, G. (1972). *Struktur und Praxis Neuer Musik im Unterricht.* Wien: Universal.
Peter, T. (1987). Ganz normales Konzert einer jungen Band. Spiel-Raum für Spaß und Therapie- Musik im Kinder- und Jugendheim. *Neue Musikzeitung, 5,* 29.
Pleiner, G. & Müller, T. (1997). Rockmobil 1986–1996. Aufsuchende Musikpädagogik zwischen Drei-Akkord-Cover und originärer Schöpfung. In O. Kruse (Hrsg.), *Kreativität als Ressource für Veränderung und Wachstum* (S. 185–202). Tübingen: dgvt.
Pütz, W. (1989). Auf der Suche nach der verlorenen Ganzheit. Anmerkungen zur Rolle des Subjekts bei der Aneignung von Musik. *Zeitschrift für Musikpädagogik, 49,* 20–25.
Pütz, W. et al. (1987). Neue Musik handelnd erfahren. *Musik und Bildung, 5,* 350–358.
Rieger, G. (1992). Rockmusik mit jungen Aussiedlern. *Musiktherapeutische Umschau, 13,* 217–220.
Schmidtbauer, W. & Scheidt, J. v. (1981). *Handbuch der Rauschdrogen* (6. Aufl.). München: Nymphenburger.
Schwabe, C. & Rudloff, H. (1997). *Die Musikalische Elementarerziehung.* Crossen: Akademie für angewandte Musiktherapie.
Schwabe, M. (1992). *Musik spielend erfinden.* Kassel: Bärenreiter.
Seidel, A. (1976). *Musik und Sozialpädagogik.* Wiesbaden: Breitkopf und Härtel.
Smeijsters, H. (1994). *Musiktherapie als Psychotherapie.* Stuttgart: Fischer/Kassel: Bärenreiter.
Tischler, B. (1990). *Musik aktiv erleben.* Frankfurt am Main: Diesterweg.
Wahl, C. (1987). Die rollenden Steine von Hamburg. *Sozialmagazin, 6,* 27–29.

Weiterführende Literatur

Auerbach, L. (1982). Musik als Massendroge unserer Zeit. *Intervalle, 4,* 41–48.
Berendt, E. (1985). *Das dritte Ohr.* Reinbek: Rowohlt.
Bolin, N. (1994). Musik – eine Droge!? *Musik und Unterricht, 24,* 9–35.
Breitenfeld, D. (1971). Erfahrungen mit Musiktherapie bei hospitalisierten Alkoholikern. In C. Kohler (Hrsg.), *Musiktherapie* (S. 141 ff.). Jena: Fischer.
Bullinger, M. E. & Will, D. (1984). *Wirkungen von Musiktherapie im Rahmen der Behandlung Alkoholkranker.* Heidelberg: Unveröffentlichte Dissertation.
Dörner, K. & Plog, U. (1986). *Irren ist menschlich.* Bonn: Psychiatrie-Verlag.
Ehrhardt, H. (1985). Musiktherapie innerhalb eines Modellversuchs zur Therapie Abhängigkeitskranker. In Berliner Studiengruppe für Musiktherapie (BSMT) (Hrsg.), *Musiktherapeutische Ausbildung und Praxis* (S. 246–268). Berlin: Express Edition.
Evers, S. (1994). Musik als biologische Droge? *Musik und Unterricht, 24,* 40–42.
Feuerlein, W. (1995). Alkoholkrankheit. In V. Faust (Hrsg.), *Psychiatrie* (S. 269–283). Stuttgart: Fischer.
Finkel, H. (1980). „Einer spielt, wir alle spielen". Musikalisch erweitertes Psychodrama mit Suchtkranken. *Musik und Medizin, 1,* 33–45.
Flögel, U. (2005). Veränderungen durch Improvisation – Beobachtungen von musikalischen Abläufen und Interaktionen in der Gruppentherapie von Suchtpatienten. In U. Haase & A. Stolz (Hrsg.), *Improvisation – Therapie – Leben* (S. 346–349). Crossen: Akademie für angewandte Musiktherapie.
Formann-Radl, I. & Kryspin-Exner, K. (1976). Möglichkeiten der Musiktherapie bei Drogenabhängigen. *Psychotherapie medizinische Psychologie, 26,* 85–95.
Frohne, I. (1979). Therapeutische Ansätze mit Musik, Bewegung, Sprache und Szene in der Drogenberatung. In K. Finkel (Hrsg.), *Handbuch Musik und Sozialpädagogik* (S. 161–168). Regensburg: Bosse.
Frohne, I. (1987). Musik in der Therapie Drogenabhängiger. In R. Spintge & R. Droh (Hrsg.), *Musik in der Medizin* (S. 243–256). Basel: Springer.
Golomski, A. (2007). Musiktherapie mit alkohol- und drogenabhängigen Erwachsenen in einer Klinik für Psychiatrie und Psychotherapie. Forum Musiktherapie und Soziale Arbeit, Verfügbar unter: http://www.musiktherapie.uni-siegen.de/forum/erwachsene/vortraege/432_golomski.pdf [21.9.2007].
Haselauer, E. (1986). *Berieselungsmusik Droge und Terror.* Wien: Böhlau.
Hering, W. et al. (Hrsg.). (1993). *Praxishandbuch Rockmusik in der Jugendarbeit.* Opladen: Leske + Budrich.
Jetter, U. (1986). Musiktherapie in einem psychiatrischen Landeskrankenhaus. In G. Laux et al. (Hrsg.), *Klinische Psychiatrie* (Bd. II, S. 306–323). Stuttgart: Hippokrates.
Jetter, U. (1991). *Musiktherapeutisches Märchenspiel.* Tübingen: Schwäbische Verlagsgesellschaft.
Jores, A. (1981). *Praktische Psychosomatik* (2. Aufl.). Stuttgart: Huber.
Jourdain, R. (1998). *Das Wohltemperierte Klavier. Wie Musik im Kopf entsteht.* Heidelberg: Spektrum.
Kapteina, H. (1989). Musiktherapie für Suchtkranke. Am Beispiel der stationären Langzeitbehandlung. *Musiktherapeutische Umschau, 10,* 17–32.
Kapteina, H. (2004). Rezeptive Musiktherapie bei Suchtkranken. In I. Frohne-Hagemann (Hrsg.), *Rezeptive Musiktherapie* (S. 253–269). Wiesbaden: Reichert.
Kapteina, H. (2007). *Einführung in die Musiktherapie. Musikpsychologische und klinische Grundlagen des Helfens und Heilens mit Musik.* Verfügbar unter: http://www.musiktherapie.uni-siegen.de/kapteina/material/lehrgebiete/skript_zur_vorlesung_2008.pdf [12.11.2008].

Klausmeier, F. (1978). *Die Lust, sich musikalisch auszudrücken.* Reinbek: Rowohlt.
Klemm, A. & Klemm, H. (1982). *Musiktherapie. Selbsterfahrung durch Musik.* Wilhelmshaven: Heinrichshofen.
Koelsch, S. (2005). Ein kognitives Modell der Musikrezeption. *Musiktherapeutische Umschau, 26,* 365–381.
Langenberg, M. (1983). Grenzenlosigkeit als Verführung. *Musiktherapeutische Umschau, 4,* 117–134.
Lecourt, E. (1979). *Praktische Musiktherapie.* Salzburg: Müller.
Leidecker, K. (2002). Studie „Klänge der Betäubung" – Musiktherapie mit Alkoholikern. In K. Leidecker (Hrsg.), *Musik als Begegnung. Schöpferisches Handeln zwischen Pädagogik und Therapie* (S. 85–154). Wiesbaden: Reichert.
Liedtke, R. (1985). *Die Vertreibung der Stille.* München: dtv.
Mehlmann, U. (2000). *Musiktherapie im Kontext stationärer Behandlung von Abhängigkeitsstörungen: Konzepte, Methoden, Wirkungen.* Diplomarbeit: Universität Siegen.
Müller, A. (1994). *Aktive Musiktherapie: Stimmungen, Therapieerleben und immunologisch relevante Speichelparameter.* Frankfurt am Main: Lang.
Mund, F. (2000). Lebensgenuss und Freude – in der Musiktherapie Suchtkranker? In C. Schwabe & I. Stein (Hrsg.), *Ressourcenorientierte Musiktherapie* (S. 348–361). Crossen: Akademie für angewandte Musiktherapie.
Mund, F. (2005). Wie frei ist freie Improvisation? Improvisation in der Entwöhnungsbehandlung persönlichkeitsgestörter suchtkranker Rechtsbrecher. In U. Haase & A. Stolz (Hrsg.), *Improvisation – Therapie – Leben* (S. 340–345). Crossen: Akademie für angewandte Musiktherapie.
Munderloh, W. (1993). „With a little help of my friends" – Rockmusik in der stationären Drogentherapie. In W. Hering et al. (Hrsg.), *Praxishandbuch Rockmusik in der Jugendarbeit* (S. 151–156). Opladen: Leske + Budrich.
Neugebauer, L. (1998). Musik als Dialog – eine Untersuchung zu physiologischen Veränderungen während der Musiktherapie, *Musiktherapeutische Umschau, 19,* 29–43.
Panksepp, J. & Bernatzki, G. (2002). Emotional sounds and the brain; the neuro-affective foundations of musical appreciation. *Behavioural Process, 60,* 133–155.
Pfeiffer, H. & Timmermann, T. (1986). Fallstudie: Gruppentherapie bei Süchtigen mit musiktherapeutischen Elementen. Gruppenpsychotherapie. *Gruppendynamik, 21,* 236–247.
Purdon, C. & Hutschenreuter, U. (1983). Musiktherapie bei der Entwöhnungsbehandlung von alkohol- und medikamentenabhängigen Patientinnen und Patienten. In O. Schrappe (Hrsg.), *Methoden der Behandlung von Alkohol-, Drogen- und Medikamentenabhängigen* (S. 197–203). Stuttgart: Schattauer.
Roth, D. (1977). *Modelle der Drogentherapie, Theorien und Praxisberichte.* Köln: Point-Press.
Rothenbacher, H. & Truöl, L. (1981). Ein differentielles Behandlungsprogramm für Suchtkranke im stationären Bereich. In E. Knieschewiski (Hrsg.), *Alkoholismustherapie. Vermittlung von Erfahrungsfeldern im stationären Bereich* (S. 185–204). Kassel: Nicol.
Schulz, J. v. (1982). *Heilende Kräfte in der Musik.* München: Drei Eichen.
Schumann, C. (1982). *Musiktherapie und Psychoanalyse.* Freiburg: Schumann-Gehrmann.
Schwabe, C. (1983). *Aktive Gruppenmusiktherapie für erwachsene Patienten.* Stuttgart: Fischer.
Schwabe, C. (1987). *Entspannungstraining mit Musik.* Leipzig: Thieme.
Sondermann, D. (2003). Musiktherapie im Allgemeinen Krankenhaus Harburg. *Musik und Gesundsein, 3,* 4–6.
Spitzer, M. (2000). *Musik im Kopf. Hören, Musizieren, Verstehen und Erleben im neuronalen Netzwerk.* Stuttgart: Schattauer.
Täschner, K.-L. (1995). Rauschdrogen. In V. Faust (Hrsg.), *Psychiatrie* (S. 285–330). Stuttgart: Fischer.

Timmermann, T. (1983). Einzelmusiktherapie mit einem suchtkranken Rockmusiker. *Musiktherapeutische Umschau, 4,* 39–50.

Tölle, R. (1985). *Psychiatrie* (7. Aufl.). Heidelberg: Springer.

Unz, A. M. (2008). *Musikalisch-therapeutische Soziotherapie mit chronisch mehrfachbelasteten alkoholabhängigen Menschen.* Verfügbar unter: http://www.musiktherapie.uni-siegen.de/forum/erwachsene/vortraege/4.46_unz.pdf

Voeller, J. (1983). Musiktherapie bei Drogenabhängigen. In H.-H. Decker-Voigt (Hrsg.), *Handbuch Musiktherapie* (S. 85–87). Eres: Lilienthal.

Willms, H. (1975). *Musiktherapie bei psychotischen Erkrankungen.* Stuttgart: G. Fischer.

Supervision und Musiktherapie

Eckhard Weymann

Unter Supervision versteht man bestimmte Formen berufsbezogener Beratung, wie sie für unterschiedliche Arbeitsfelder entwickelt wurden. „Super videre" heißt wörtlich „von oben betrachten", „überblicken". Man könnte es auch etwas freier mit „eine Außenperspektive einnehmen" übersetzen. Im Gespräch mit einem in der Sache möglichst unbefangenen, außen stehenden Supervisor wird eine problematische Situation oder eine Beziehungskonstellation aus dem Arbeitsfeld des Supervisanden noch einmal ‚neu' in den Blick genommen, es werden dadurch andere Aspekte erkennbar, Muster entdeckt oder Verstrickungen aufgespürt. Durch die thematische Fokussierung auf die berufliche Praxis der Supervisanden unterscheidet sich Supervision von Selbsterfahrung und Therapie, wenn auch die biografische Dimension nicht auszublenden ist. Supervision kann als berufsrollenbezogene Selbsterfahrung verstanden werden, als intensiver Lernprozess, der der beruflichen wie persönlichen Weiterentwicklung zugute kommt.

In der Supervision werden Beziehungen zu Klienten wie zu Kollegen reflektiert, institutionelle bzw. gesellschaftliche Strukturen sowie Arbeitsabläufe analysiert. Allgemein geht es in der Supervision um die Erweiterung der Wahrnehmungs- und Analysefähigkeit des Supervisanden für emotionale wie strukturelle „Verhältnisse" und Konstellationen im Berufsfeld. Das schließt die Beobachtung eigener, auch unbewusster Erlebens- und Verhaltensdispositionen ein. Die Haltung des Supervisors ist eher einfühlend, fragend und verstehen-wollend als wissend und urteilend. Durch eine allmähliche gemeinsame Einarbeitung in eine Problemlage und ihr Bedingungsgefüge entwickeln sich neue Perspektiven und Lösungen. In diesen kreativen Prozess werden möglichst viele Informationsquellen und Zugänge des Verstehens einbezogen. Neben „harten" Daten und Fakten sind dies insbesondere die Wahrnehmung von Gefühlen, von Atmosphären, der Übertragungs- und Gegenübertragungsdynamik und das szenische Verstehen. Auch wenn die Übertragungsbeziehung in der Supervision nicht systematisch thematisiert wird, kann sie doch ein wichtiges diagnostisches Hilfsmittel sein, da sich in den Supervisor-Supervisand-Beziehungen in der Regel Anteile der Beziehungsdynamik des zu untersuchenden „Falles" spiegeln.

Supervision als berufsbezogene Lernform hat ihre Wurzeln einerseits in der amerikanischen Sozialarbeit der achtziger Jahre des neunzehnten Jahrhunderts. Hauptberufliche Administratoren und Berater („Agent Supervisors") wurden den vorwiegend ehrenamtlichen Helferinnen der Wohlfahrtsorganisationen zur Seite gestellt, um ihnen in organisatorischer Hinsicht, aber auch unter dem Aspekt der Beziehungsklärung in der Klientenarbeit Anleitung und Unterstützung zu geben (Belardi, 1994). Eine andere Wurzel: Im Jahre 1920 wurde am Berliner Psychoanalytischen Institut mit der Kontrollanalyse eine Lehrveranstaltung eingeführt, bei der die angehenden Analytiker mit erfahrenen Kollegen ihre „Fälle" durchzusprechen hatten. Das Besondere war auch hier, dass es nicht allein um die Anleitung und Beurteilung des praktischen Vorgehens des Kandidaten und um die patientenbezogenen Daten und Fakten ging, sondern – ganz im Sinne der heutigen Supervision – auch um die Analyse der Beziehung zwischen dem Kandidaten und seinem Patienten.

Während sich historisch gesehen Supervision zunächst innerhalb der unterschiedlichen Berufsfelder (auch der Musiktherapie) als eine Lehr-, Kontroll- und Beratungsfunktion ausgeformt hat und von berufserfahrenen Kollegen übernommen wurde, befindet sich die Supervision heute auf dem Weg zu einer professionalisierten Fachkompetenz bzw. zu einer eigenständigen Profession. Die älteren Formen der Supervision existieren daneben weiter.

In der Geschichte der modernen Musiktherapie erschien Supervision als tiefenpsychologisch-sozialwissenschaftliche Beratungs- bzw. Lernform zunächst da, wo engere Verbindungen entweder zur Psychotherapie/Psychoanalyse oder zur Sozialarbeit bestanden. So begann Mary Priestley in den 1970er Jahren, Standards und Verfahrensweisen aus der Psychoanalyse in die Musiktherapie einzuführen. Sie entwickelte mit einer Kollegin und einem Kollegen ein kombiniertes kollegiales Selbsterfahrungs- und Supervisionssetting, das sie Intertherapie nannte. Neben persönlichen Themen wurde die musiktherapeutische Praxis der beteiligten Kollegen kontinuierlich reflektiert und beraten (Priestley, 1996). Eine erste systematische Einbeziehung von Supervision in musiktherapeutische Arbeitszusammenhänge erfolgte hierzulande in den siebziger Jahren in einer Fachhochschule für Sozialwesen (Decker-Voigt, 1988). Mittlerweile ist die Ausbildungssupervision curricularer Bestandteil aller staatlichen und auch der meisten nichtstaatlichen Musiktherapiestudiengänge (Tüpker, 1996). Es sind damit zweierlei Ziele verbunden: Einerseits werden die Beziehungsaspekte im Dreieck Therapeut – Patient – Institution reflektiert; andererseits unterstützt die Ausbildungssupervision den Einstieg in die Praxis und übernimmt damit auch Anteile von Praxisanleitung. Neben Fallanalysen werden auch die institutionellen Rahmenbedingungen und Probleme mit der Übernahme einer neuen beruflichen Rolle besprochen.

Der Ausbildungssupervision kann die Fortbildungssupervision gegenübergestellt werden. Sie dient einer kontinuierlichen Weiterentwicklung im Beruf und damit der Qualitätssicherung. „Supervision hilft Distanz schaffen, schützt vor Überforderung, destruktivem Konfliktverhalten, spezifischer ‚Blindheit' für bestimmte Wirkungen" (Brönnimann, 1994). Neben den Team- und Fallsupervisionen, die oft innerhalb der Institutionen von internen oder externen Beratern durchgeführt werden, existieren mancherorts Supervisionsgruppen oder Balintgruppen für Musiktherapeuten und -therapeutinnen (berufshomogen) oder für Mitglieder unterschiedlicher „verwandter" Berufe (berufsheterogen). Schließlich werden Einzelsupervisionen angeboten, die kontinuierlich oder für einen begrenzten Arbeitsprozess die Praxis begleiten und qualifizieren helfen. Die zuletzt genannten Formen sind häufiger ganz oder teilweise privat zu finanzieren, während Teamsupervisionen in der Regel vom Träger bezahlt werden.

Daneben existieren verschiedene Formen kollegialer Supervision, auch Intervision genannt, bei der sich Musiktherapeuten zusammenschließen, um gemeinsam ihre Praxis, deren Bedingungen und theoretische Konzeptionen zu reflektieren und weiterzuentwickeln. Alle diese Arbeitsformen leisten einen wesentlichen Beitrag zur beruflichen Realitätsdefinition der Musiktherapie.

Im Zusammenhang mit der Supervision musiktherapeutischer Arbeit taucht häufig die Frage nach der Feldkompetenz auf. Damit ist die Frage gemeint, ob ein Supervisor den Bereich, den er supervidiert aus eigener praktischer Erfahrung kennen, vielleicht sogar eine Berufsausbildung in diesem „Feld" absolviert haben sollte. Können Musiktherapeuten nur von Musiktherapeuten supervidiert werden? Gruppendynamische, sozio- und institutionsdynamische sowie psychodynamische Kenntnisse und Erfahrungen setzen den Berater instand, die „richtigen" Fragen zu stellen und seine Beobachtungen in theoretische Perspektiven einzuordnen. Dennoch bleiben für die Supervision musiktherapeutischer Arbeit Zweifel: Wie verhält es sich mit den spezifischen musikalischen, nonverbalen, künstlerischen Anteilen der musiktherapeutischen Praxis? Lässt sich dieser Bereich in ähnlicher Weise wie die kommunikativen, strukturellen, thematischen, organisatorischen Spezialitäten anderer Berufe und Arbeitsfelder in der Supervision erschließen, auch wenn der Berater keine musiktherapeutische Feldkompetenz hat? Hierzu kann derzeit nur eine vorläufige These gegeben werden, die mit der Vielfalt vs. Beschränktheit der kommunikativen Zugangsmöglichkeiten im konkreten Arbeitsfeld zu tun hat: Je sprachferner sich der Kontakt zum Klienten gestaltet bzw. gestalten musste, desto hilfreicher (bzw. notwendiger) ist die Einbeziehung und Analyse der musikalischen/ klanglichen Anteile der Therapie in die Supervision als sinnlicher Anhalt. In einem solchen Fall ist auf Seiten des Supervisors musiktherapeutische Fachkompetenz förderlich. In anderen Fällen und für die Analyse institutioneller und berufssoziologischer Probleme reicht die interessierte Offenheit für die speziellen Belange von Musiktherapeuten – wie in anderen Berufsfeldern auch – aus.

Aus der Praxis der Musiktherapie haben sich verschiedene musikbezogene Verfahrensweisen für die Supervision ergeben, die entweder in der allgemeinen Supervision, im Coaching (Neiwert, 2005) oder aber in der Beratung von Musiktherapeuten das Gespräch ergänzen können (zum Thema kreative Medien in der Supervision vgl. auch Richter & Fallner, 1993). Ein gut beschriebenes Beispiel ist die Musiktherapeutische Balint-Gruppenarbeit, wie sie von Strobel, Loos und Timmermann (1988) entwickelt wurde. Hierbei wird die verbale Fallbearbeitung durch musikalische Darstellungen ergänzt (vgl. auch Ruegg, 1996). Auch andere supervisorische Arbeitsformen (Weymann, 1996) verwenden die Improvisation, um ein Musikalisches Portrait eines Klienten, eines Teams, einer Institution etc. zu entwerfen. Musik kann als Mittel der Widerspiegelung, der Vergegenwärtigung, als Intensivierung und Verdeutlichung emotionaler Situationen dienen. Ein musikalisches Intermezzo kann als Medienwechsel und zur Vertiefung der verbalen Darstellung eingesetzt werden.

Speziell in der Supervision musiktherapeutischer Arbeit hat die Analyse von Audiomitschnitten einen wichtigen Stellenwert (→ Beschreibung und Rekonstruktion). Das Nachspielen und Variieren sucht musikalische Szenen aus der Praxis der Supervisanden gewissermaßen handelnd zu erkunden und neu zu beleben, indem durch den experimentierenden Umgang mit diesen musikalischen „Szenen" eine Erweiterung der Wahrnehmungs- und Analysefähigkeit gesucht wird.

Literatur

Belardi, N. (1994). Zur geschichtlichen Entwicklung: Von der Supervision zur Organisationsberatung. In H. Pühl (Hrsg.), *Handbuch der Supervision 2* (S. 335–343). Berlin: Marhold.

Brönnimann, U.-B. (1994). Professionalisierung der Supervision in der Schweiz. *Forum Supervision, 2,* 4, 35–47.

Decker-Voigt, H.-H. (1988). Visionen zur Supervision. In K. Hörmann (Hrsg.), *Musik und Tanztherapie* (S. 39–67). Münster: Hettgen.

Neiwert, P. (2005). *Kreatives Coaching – Musiktherapeutische Methoden in der beruflichen Weiterbildung.* Unveröffentliche Diplomarbeit, Westfälische Wilhelms-Universität, Münster.

Priestley, M. (1996). Erste Erfahrungen mit Intertherapie. Betrachtungen über den Klienten im Therapeuten und seinen Supervisor. *Musiktherapeutische Umschau, 17,* 205–210.

Richter, K. F. & Fallner, H. (1993). *Kreative Medien in der Supervision und Psychosozialen Beratung.* Hille: Ursel Busch.

Rüegg, U. (1996). Die Bedeutung der Gegenübertragung in der Musiktherapeutischen Balint-Gruppenarbeit. *Musiktherapeutische Umschau, 17,* 211–220.

Strobel, W., Loos, G. & Timmermann, T. (1988). Die musiktherapeutische Balint-Gruppenarbeit. *Musiktherapeutische Umschau, 9,* 267–283.

Tüpker, R. (1996). Supervision als Unterrichtsfach in der musiktherapeutischen Ausbildung. *Musiktherapeutische Umschau, 17,* 242–251.

Weymann, E. (1996). Supervision in der Musiktherapie. *Musiktherapeutische Umschau, 17,* 175–195.

Symbol

Dietmut Niedecken

Die neueren theoretischen Entwicklungen in der Musiktherapie stützen sich immer wieder auf die Annahme, dass Musik, ähnlich wie Sprache, ein Symbolsystem sei. Diese entstammt der Philosophie Susanne Langers, einer Schülerin von Ernst Cassirer, die in ihrem Buch „Philosophy in a New Key" eine Unterscheidung macht zwischen der diskursiven Symbolik der Sprache und dem, was sie präsentative Symbolik nennt und wozu sie Mythos, Ritual und die unterschiedlichen Erscheinungsformen der Kunst zählt. – Damit diese philosophischen Erörterungen für den psychotherapeutischen Umgang mit Musik fruchtbar werden konnten, mussten die Langer'schen Begriffe allerdings zunächst einmal vermittelt werden mit psychodynamischen Erkenntnissen. Hier ist bahnbrechend die Begriffsarbeit, welche Alfred Lorenzer in seinem Buch „Zur Kritik des psychoanalytischen Symbolbegriffs" geleistet hat.

In der Psychoanalyse war die Diskussion um den Symbolbegriff lange Zeit kontrovers. Schwierig gestaltete sich insbesondere die Anbindung des Symbolbegriffes an die psychoanalytische Metapsychologie und den Begriff vom Unbewussten. Am Anfang gebrauchte Sigmund Freud den Ausdruck „Erinnerungssymbol", welcher sich auf eine inhaltlich beliebige Verknüpfung bestimmter Gesten oder Symptome mit Erinnerungsinhalten bezog. Im nächsten Schritt seiner – zunächst eher beiläufigen – Begriffsbildung sprach Freud von Symbolisierung. In dieser Formulierung fand der für die Psychoanalyse essenzielle Schritt vom Erklären zum Sinnverstehen statt: Nicht mehr konnte ein Inhalt durch zufällige Zuordnung mit irgendeinem beliebigen „Erinnerungssymbol" verknüpft werden, vielmehr standen Symbol und symbolisierter Inhalt in inhaltlich sinnvollem Zusammenhang – etwa konnte die Lähmung eines Beines auf die Verdrängung eines Impulses zu treten hinweisen.

Auf diesen Übergang vom Erklären zum Verstehen folgte zunächst einmal eine längere Phase, in welcher die Autoren Wilhelm Stekel und C. G. Jung sich um weitere Begriffsklärung bemühten. Deren Verständnis von Symbolik führte zu einer Ontologisierung des Symbolbegriffs, welche letztlich den Anlass zum Bruch zwischen Freud und Jung gab: Stekel und Jung betrachteten Symbole als überindividuell-unabhängige Entitäten und glaubten, durch korrekte Übersetzung von Traumsymbolen die von Freud entwickelte assoziative Technik entbehrlich machen zu können. Dagegen wandte sich Sandor Ferenczi mit seiner ausführlichen Kritik an Jungs Begriff des Unbewussten. Ist bei ersterem das Unbewusste ein Reservoir an fertigen Symbolen, so ist nach Freud/Ferenczi Symbolbildung eine Leistung der individuellen Abwehrvorgänge, und demnach kann Symbolik auch nur im Nachvollzug dieser Vorgänge in ihrer Sinnhaftigkeit erfasst werden. Über diese und mit ihr verbundene Fragen kam es zum manifesten Bruch zwischen Freud und Jung, so dass im Gefolge zwei Schulen sich nebeneinander weiterentwickelten.

Ernest Jones bemühte sich in Folge des Bruches zwischen Jung und Freud und im Bemühen, die Freudsche Position zu klären, in seiner „Theorie der Symbolik" das, was er das „true symbol" nennt, rein als Abwehrkonfiguration zu beschreiben, auf die nur bei Regression und Notwendigkeit der Verdrängung zurückgegriffen wird. Das „true symbol" zeichnet sich nach Jones dadurch aus, dass ein zentraler Teil ihres Bedeutungsgehaltes im Unbewussten liege. „Alle psychoanalytische Erfahrung geht dahin, zu zeigen, dass die ursprünglichen Vorstellungen unserer Existenz, die einzigen, die symbolisch dargestellt werden können (…), im Unbewussten das ganze Leben hindurch ihre alte Bedeutung beibehalten (…). Da die Energie von ihnen ausströmt, aber nie zu ihnen hinströmt, und da sie den am stärksten verdrängten Anteil unseres Seelenlebens bilden, ist es begreiflich, dass sich die Symbolik nur nach einer Richtung hin bilden kann. Nur was verdrängt ist, wird symbolisch dargestellt, nur was verdrängt ist, bedarf der symbolischen Darstellung" (Jones, 1916/1987).

Nach dem Erscheinen der Jones'schen Arbeit war im Zusammenhang der Freud'schen Psychoanalyse die Diskussion für lange Zeit sistiert. Auf der anderen Seite bemühte sich Jung, in der zunehmenden Ausdifferenzierung seiner Archetypenlehre seinen ontologischen Symbolbegriff abzusichern. Dass diese Ontologisierung die Gefahr kulturspezifischer Verblendung beinhaltet, wird, nachdem aufgrund des Bruches zwischen Freund und Jung die Ferenczi'sche Kritik gar nicht mehr rezipiert wurde, erst heute von manchen der Jung-Nachfolgerinnen gesehen werden. Bisher freilich steht eine grundsätzliche ideologiekritische Diskussion der Archetypenlehre noch aus. In einem Einzelfall der Archetypen hat Ursula Baumgardt aufgrund von deren patriarchalen Inhalten für einen Verzicht auf die Archetypen von Animus und Anima plädiert (Baumgardt, 1988), ohne freilich deutlich zu machen, dass ihre Kritik die ontologische Festlegung des Jungschen Symbolbegriffs grundsätzlich in Frage stellen müsste.

In der Freud'schen Tradition wurde die nach Jones sistierte Diskussion durch einerseits Psychoanalyse-immanente Entwicklungen, andererseits durch Herausforderungen, die von außen an die Psychoanalyse herangetragen wurden, namentlich durch Autorinnen und Autoren wie Cassirer, Langer, Piaget, wieder in Bewegung gebracht. Letztere Autorinnen und Autoren beschreiben Symbolbildung als hohe Kulturleistung – eine Sichtweise, die dem Jones'schen „true symbol" als neurotisch regressivem Phänomen diametral entgegensteht. Trotz zahlreicher vorangegangener Versuche gelang erst Alfred Lorenzer in seiner Begriffsklärung eine Synthese, in welcher er zeigt, dass Symbolbildung weder dem Ich – wie es die These von der Kulturleistung fordert – eindeutig, noch dem Es zugeordnet werden muss, sondern dass von einem einheitlichen Symbolbildungszentrum auszugehen sei. „Es gibt (…) verschiedene Stufen des Bewusstseins und verschiedene Ebenen der Symbolbildung: Es ist eine auf unterschiedlichem Niveau operierende „einheitliche" Ich-Leistung anzunehmen. (…) Symbolbildung ist immer Produkt einer einheitlichen Ich-Leistung, die sich auf unterschiedlichen Ebenen abspielt und die ihre Resultate auf unterschiedlichem Niveau organisieren kann. Die Traumsymbole sind auf der niederen Stufe angesiedelt" (Lorenzer, 1972, S. 68 f.). „Es geht nicht um eine Zentrierung entweder im Ich oder im Es. Für die Symbolbildung sind grundsätzlich zwei Zentren zugleich anzunehmen" (S. 70). Einer einzigen Bildungsinstanz, dem Ich, komme die Funktion der Symbolbildung zu. „Das Unbewusste bzw. Es ist als Reizquelle besonderer Art und Intensität im Zusammenspiel mit dem Ich zu verstehen. Allerdings nicht als die einzige Reizquelle" (S. 71). Weitere Reizquellen, die zur Symbolbildung anregen, sind Körpervorgänge, Erinnerungen und Wahrnehmungen. Der Erfahrung der Psychoanalyse zufolge jedoch kommt dem Es als Quelle besondere Bedeutung zu.

Durch diese Begriffsklärung wird auch der kategoriale Unterschied zwischen diskursiver und präsentativer Symbolik greifbar, welcher für die musiktherapeutische Theoriebildung von besonderer Bedeutung ist. Hierbei betont Lorenzer, dass die auf niedrigerer Ebene der Symbolorganisation stattfindende präsentative Symbolbildung deswegen keineswegs als der höheren Organisationsebene entstammende sprachlich-diskursive Symbolik unterlegen angesehen werden kann. „Ein Vergleich vermag das schnell klar zu machen: Eine Symphonie gehört zur „niedrigeren" Gruppe der presentational symbols, während ein gewöhnliche Zeitungsartikel oder ein Schüleraufsatz zur diskursiven Symbolik zählt (...). Im Schüleraufsatz wird eine einfache Erfassung von ein paar Vorgängen in vorgegebenen diskursiven Begriffen verlangt, während die Musik sich die Formulierung des logischen Ausdrucks von Gefühlen an den Grenzen der Erfahrbarkeit zur Aufgabe gemacht hat" (S. 78). „So wird es bei der Kunst immer darum gehen, innere Erfahrungen, die sich einer diskursiven Erfassung widersetzen, auf dem bildhaften Niveau zu artikulieren. Denn gewiss kann Lyrik niemals durch wissenschaftliche Begriffsbildung eingeholt und ersetzt werden" (S. 78). Das gleiche gilt in sicher noch größerem Ausmaß für Musik – eine Erfahrungstatsache, welche in der Musiktherapie den Gedanken nahelegt, dass die musikalische Rezeption oder Improvisation per se therapeutisch sei, insofern in ihr sprachlich unzugängliche Erfahrungen formuliert seien. Dem gegenüber steht das Argument, dass es in psychotherapeutischen Zusammenhängen ja nicht um Erfahrungsinhalte an der kulturell geprägten Grenze der Erfahrbarkeit geht, sondern um solche, denen durch individuelle Einschränkungen und Fixierungen ein Zugang zum sprachlichen Bewusstsein verwehrt ist. Insofern könnten die improvisatorisch erarbeiteten musikalischen Gedanken etwa, wie in der Psychoanalyse einzelne Traumgedanken, „im Laufe eines Deutungsvorganges (...) von der Ebene bildhafter auf die diskursiver Erfassung gehoben werden. Die Bezeichnung „Anhebung" ist in diesem Falle insofern berechtigt, als bei diesem Vorgehen ein unbewältigtes Material zunehmend aufgehellt und begriffen wird. Hier wird schließlich etwas am Ende klar verstanden, was vorher wegen seiner Dunkelheit nur im topisch regressiven Status des Vbw (Vorbewussten; DN) auf der Ebene der presentational symbolization bewältigt werden konnte" (S. 78 f.). Es wäre daher noch grundsätzlich zu klären, inwiefern Musiktherapie tatsächlich, wie es als ihr Anspruch immer wieder formuliert wird, leichter und unmittelbarer an emotional hochbesetzte, aber sprachlich (noch) nicht fassbare Gehalte heranreicht. Eine Einholung der von Jung anhand zahlreicher Mythen aufgewiesenen überkulturellen Gültigkeit der Archetypen steht bis heute aus, sowohl in der von Freud kommenden Psychoanalyse, als auch in der psychoanalytisch orientierten Musiktherapie. Hierfür könnte der von H. Lincke (1971a, b) ausgearbeitete Introjektbegriff wertvoll sein, insofern in ihm das Kulturinvariante des menschlichen Seins erfasst ist, aber nicht, wie bei Jung, als abstrakte ontologische Konstante, sondern als das Moment von Instinktgebundenheit, das jede Sozialisierung und damit auch die menschliche Symbolbildung mitbestimmt. Von der musiktherapeutischen Perspektive aus wäre von besonderer Wichtigkeit die Untersuchung akustischer Aspekte der Instinktbindung, und wie solche jeweils sozialisiert und sozusagen in archetypischen Klangfiguren eingebunden werden.

Literatur

Baumgardt, U. (1988). *König Drosselbart und C.G. Jungs Frauenbild.* Olten: Walter.
Jones, E. (1916/1987). Die Theorie der Symbolik. In E. Jones (Hrsg.), *Die Theorie der Symbolik und andere Aufsätze* (S. 50–114). Frankfurt a. M.: Athenäum.
Lincke, H. (1971a). Der Ursprung des Ichs. *Psyche, 25,* 1–30.
Lincke, H. (1971b). Es-Autonomie und Ich-Entwicklung. *Psyche, 25,* 801–830.
Lorenzer, A. (1972). *Kritik des psychoanalytischen Symbolbegriffs.* Frankfurt a. M.: Suhrkamp.

Technische Medien in der Musiktherapie

Hans-Helmut Decker-Voigt

Nachfolgende Abschnitte gehen auf die derzeit gebräuchlichsten zwei technischen Medienbereiche ein, wie sie in verschiedenen Psychotherapien als Dokumentations- und Aufarbeitungshilfstechnik eingesetzt werden:
– Auditive Medien: Tonband, Musikkassette, CD/CD-ROM, Personal Computersound und -recording.
– Audiovisuelle Medien: Video, Film (digital/analog).

In der Musiktherapie und den angrenzenden Kunsttherapien (Maltherapie, Tanztherapie) werden technische Medien zur Dokumentation und Evaluation eingesetzt, aber über ihren technischen Einsatz hinaus werden sie im Therapieprozess in zentralen therapeutischen Funktionen genutzt.

Für alle genannten Medien gilt, dass sie in ihren Aufnahme- wie Wiedergabefunktionen und im therapeutischen Einsatzfeld differenziert eingesetzt werden zur Beobachtung und Evaluation des therapeutischen Prozesses oder aber als therapeutisches Interaktionsmittel innerhalb desselben.

Beobachtungs- oder interaktionsorientierter Einsatz technischer Medien findet sich außer im direkten Zusammenhang mit therapeutischen Prozessen auch zunehmend mehr in der Supervision und Ausbildung von Musiktherapeutinnen und -therapeuten.

Zu dieser Differenzierung im beobachtungsorientierten oder interaktionsorientierten Einsatz: Bei allem Einsatz von technischen Medien zur Beobachtung/Evaluation gilt als Ziel, mit dem gespeicherten Material einen möglichst hohen Level von Intersubjektivität durch das zusätzliche Ohr (des Mikrophons) bzw. Auge (der Kamera) zu erreichen, weil die meisten früheren Objektivitätshoffnungen ohnehin zwischenzeitlich relativiert wurden und in den Anspruch mehr oder minder qualifizierter Intersubjektivität mündeten.

So werden bei Beobachtungs-/Evaluationsaufgaben je nach Zielrichtung des dokumentierten Materials bestimmte Messungsabsichten die Basis für die Modalitäten von Aufnahme, Aufbereitung und Wiedergabe sein. Welche Perspektive auf das Verhalten des Patienten soll Thema sein? Was will der Beobachter sehen oder hören?

In der Musiktherapie hat der Einsatz von zunächst Tonband und zeitlich später der Musikkassette eine dem „Hörmedium" Musik adäquate und lange Tradition und zwar sowohl im Verfahrensbereich der aktiven als auch der rezeptiven Musiktherapie.

Von Beginn der musiktherapeutischen Ausbildungen und Weiterbildungen an (in der BRD seit Anfang der 60er Jahre) werden Musiktherapeutinnen und -therapeuten eingeübt in das Mitschneiden der musikalischen Interaktionen zwischen sich und dem Patienten.

Einmal kann dies so gewonnene „Kontrollmaterial" im anschließenden strukturanalytischen Abhören zusätzliche diagnostisch-therapeutische Erkenntnisse zur Psychodynamik des Patienten aufgrund dessen präverbalen, musikalischen Ausdruck bieten. Zum anderen kann dies Material eingebracht werden in Supervisions- oder Intervisionszusammenhänge, um auf dem Kollegiallevel die Intersubjektivität weiter auszubauen. Zum dritten kann dies Material mit dem Patienten zusammen als „auditive Spiegelung", als Erinnerungs- und neue Assoziationshilfe eingebracht werden, womit der Brückenschlag zur „interaktionsorientierten Funktion" einer Aufnahme/Wiedergabe vollzogen ist und zu weiteren therapeutischen Interventionen führt.

Spezifisch musiktherapeutischen Anspruch mit professionellem Musiker-Level als Hintergrund bilden z. B. Aufgaben wie diese: Die Tonbandaufnahme der Patientenimprovisation präzise in eine Partitur zu transkribieren, um auch visuell nachlesbar und wiederholbar bestimmte musikalische Muster und Entwicklungen des Patientenausdrucks in Bezug zu seinen Verhaltensmustern zu setzen und reflektieren zu können. An dieser Stelle des professionellen Anspruchs unterscheiden sich die Ausbildungen in Musiktherapie voneinander: Manche setzen aus diesem Grund eine professionelle Musikausbildung voraus, andere – z. B. eher sozialpädagogisch, soziotherapeutisch orientierte Ausbildungen – setzen den Schwerpunkt nicht auf diese Art der Nachbearbeitung, sondern bleiben im gemeinsamen Anhören des Tonbands mit dem Patienten.

Nur erwähnt werden sollen diejenigen Aufgaben der technischen Medien, die in den Bereich der Überwachung für den Patienten fallen (Sicherheitsverwahrung) und die hier nicht weiter von psychologischem oder gar therapeutischem Interesse sein können.

Zum Einsatz der technischen Medien in der rezeptiven Musiktherapie: Hier vollzog sich zunehmend der Wechsel vom spielenden Musiktherapeuten, der „dem Patienten etwas spielt", zum Einsatz des technischen Mediums mit dessen unbegrenzten Repertoire-Weiten und Wiedergabeperfektionierungen. Empfahl Mary Priestley noch an die ca. 40 Stücke, die eine Musiktherapeutin bzw. ein Musiktherapeut insgesamt im eigenen künstlerischen Repertoire (meist am Klavier) beherrschen solle, wird heute fast ausschließlich Musik vom Tonträger eingesetzt als Auslöser für innere Wege der Psychodynamik des hörenden Patienten.

Die CD- und CD-ROM-Anlage bietet heute dabei die genauesten Möglichkeiten der Differenzierung einzelner Musikwünsche und damit für die Erstellung eines „additiven Stückevorrats" für den einzelnen Patienten sowie technischen Schnellzugriff auf einzelne Tracks oder Track-Vignetten.

Heute orientieren sich rezeptiv-musiktherapeutische Ansätze überwiegend am Wunsch des Patienten, ein Musikstück als Ausdruck seiner selbst und seines Selbst (derzeit oder früher besonders positiv besetzte Musik) zu „erhören", was immer Selbstwahrnehmungsarbeit vertiefen helfen kann. Oder Musik wird als „Angebot" eingebracht, sich mit einem „fremden" Musikstück zu konfrontieren, um die Umgehensweise mit Fremdwahrnehmung deutlich und übbar machen zu können.

Interaktionsorientierung/Methoden technisch gestützter Musiktherapie

Folgende Motivationen einer Aufnahme und späteren Wiedergabe bilden den Hintergrund einer auditiven oder audiovisuellen Dokumentation mit Interaktionsorientierung: Der aufnehmende Partner (Therapeut) sieht sich als Teil des therapeutischen Prozesses. Er bezieht ausdrücklich seine eigenen Reaktionen und Gefühle aus dem Gegenübertragungserleben in die Gestaltung des technischen Mediums mit ein. Oder auch schlichte Motivation, „den Patienten mittels technischen Mediums zu begleiten" – immer mischt sich die „technische Begleitung" in die umfassendere „therapeutische Begleitung" des Gesamtauftrags hinein und steuert die Gegenwart des Hier und Jetzt ebenso wie die Zukunft des gemeinsamen Abhörens oder Betrachtens nach der präverbal gestalteten musikrezeptiven Phase.

Aus der Vielzahl der möglichen mehr oder weniger bewussten Zielrichtungen früherer Experimente mit technischen Medien haben sich heute ganze Verfahren ausgeprägt, die auditive oder visuelle oder audiovisuelle Dokumentationen als eigenen künstlerischen Ausdruck (des Therapeuten) in den therapeutischen Prozess einbringen. Dabei wird zum einen mal mehr der Feedbackcharakter an den Patienten betont, mal mehr der künstlerische Ausdruck des Therapeuten, der sich als Ergänzung, als Gegensatz oder als „containing" oder „support" versteht und entsprechende Bedeutungen in den dazugehörigen therapeutischen Gesprächen erhält. Erwähnt seien hier:

Die Verfahrensentwicklung des „Intermedialen Transfers" von Paolo J. Knill (1979/1992), in dem innerhalb des therapeutischen Prozesses ein Wechsel von einem Kommunikationsmedium (Bild) zu einem anderen (Bewegung) und (ggf.) zu einem dritten (musikalischer Ausdruck) erfolgt und in dem das technische Medium eine solche Station als „Spezialfall" (Knill) sein kann (ein Feedbackfilm des Therapeuten von und für den Patienten).

Die Verfahrensentwicklung der „Musiktherapeutischen Tiefenentspannung (MTE)" (Decker-Voigt, 1994/2009), in der der Patient während einer musikrezeptiven Phase in Trance begleitet und dabei gefilmt wird, wobei dieser Mitschnitt später als „visuelle Partitur" für eine anschließende Improvisation genutzt wird (1994–1998 an der Curschmann-Klinik entwickeltes Anschlussverfahren für das an der Medizinischen Hochschule Hannover 1977–1979 entwickelte Musiktherapeutische Video-Feedback – MVF, wobei in beiden Verfahren die technische Spiegelung durch eine Standkamera oder feedbackorientierte Kamera als Weiterführung des normalen Spiegels und seiner traditionellen Funktion im therapeutischen Behandlungsraum verstanden wird und ggf. die Spiegelungsprobleme narzisstisch gestörter Persönlichkeitsstrukturen begleiten kann).

Erwähnt sei das derzeit nur vereinzelt eingesetzte Equipment von PC-Sound und Monitor, das dem Verfasser ausschließlich aus einigen Kliniken mit Spezialpflegestationen für Unfallrehabilitation bekannt ist, wo der Rehapatient mit meist neurophysischen Störungen durch Interaktionsprogramme mit dem PC auf auditiver und visueller Ebene Trainingshilfen im Bereich von Aktions- und Reaktionsvermögen angeboten bekommt.

Die wachsende Selbstverständlichkeit der Integration technischer Medien in die Musiktherapie und in die angrenzenden künstlerischen Psychotherapien zeichnet sich z. B. dadurch ab, dass Knill eine „Didaktik für Aufnahme- und Wiedergabegestaltung" vorschlägt und lehrt (1983) und auch in europäischen Ausbildungszentren (nach den USA) Tonkassettenbeilagen und Video-Materialien in Examensarbeiten und Forschungsprojekten als den Print-Medien gleichberechtigte Komponenten möglich sind und genutzt werden.

Literatur

Decker-Voigt, H.-H. (1994). *Praxisforschungsbericht: Musiktherapie in der Kardiologie*. Timmendorfer Strand: Curschmann-Klinik.
Decker-Voigt, H.-H. (1994/2009). *Musiktherapeutische Tiefenentspannung (MTE). Einführung in die Methodik*. Lilienthal: Eres.
Knill, P. J. (1979/1992). *Ausdruckstherapie. Künstlerischer Ausdruck in Therapie und Erziehung als intermediale Methode* (2., überarb. Aufl., S. 82–156). Lilienthal: Eres.
Knill, P. J. (1983). *Medien in Therapie und Ausbildung. Video-, Ton- und Bilddokumentation in der Gruppen- und Einzeltherapie*. Lilienthal: Eres.

Therapeut als Künstler – Kunst als Therapie

Peter Petersen

Kunst und Medizin der Gegenwart führen in ihrem Denkansatz ein Leben ohne Berührungen. So ist es nur konsequent, wenn im „Genfer Gelöbnis", den heute verbindlichen Grundsätzen für ärztliches Wirken, 1948 vom Weltärztebund auf der Grundlage des sogenannten Hippokratischen Eides formuliert, überhaupt nicht die Rede von Kunst ist. Kunst und Medizin haben sich aber erst im Laufe der Neuzeit auseinanderentwickelt. Die in der griechischen Antike geborene Hippokratische Medizin verfolgte dagegen Grundsätze, die wohl in den modernen Psychotherapien ebenso wie in der Musiktherapie, kaum aber in der naturwissenschaftlich ausgerichteten Medizin anerkannt sind. Einige dieser Grundsätze zur Heil-Kunst sind: Die Heil-Kunst zeichnet sich durch milde Vorgehensweise aus; unnötige, zumal schädigende und gewaltsame Eingriffe werden vermieden. Aufgrund der Sinneswahrnehmungen forscht der Arzt nach ganz verschiedenartigen Ursachen, auch seelisch-geistiger Art. Heilung ist ein Transformationsprozess von krankheitsimmanenten Phasen (im Gegensatz zur modernen Auffassung mechanistischer Abläufe). Im Sinne dieses Denkens in Prozessen ist der Arzt für den Patienten ein „Führer im Unbekannten" und wird das Offensein für eine unkalkulierbare Zukunft angesprochen (im Gegensatz zum definierten Zweck oder einer statistisch ermittelten Prognose der naturwissenschaftlichen Medizin). Eine umfassende, philosophisch durchwirkte künstlerische Anthropologie ist der Grundbestand der ärztlichen Ausbildung und der ärztlichen Kunst – Selbstbescheidung ist eine hervorstechende Eigenschaft des Arztes.

In diesen Grundsätzen der Hippokratischen Medizin finden sich Grundanliegen moderner Therapien wieder, ebenso werden hier Brücken geschlagen zum Verständnis moderner Kunst. Drei Aspekte der Gemeinsamkeit von Kunst und Therapie seien genannt.

Der Dialog

Therapie entsteht nur im Dialog zwischen Patient und Therapeut. Im Dialog ereignet sich die freie und befreite Begegnung zwischen Ich und Du, ebenso zwischen Ich und Es. Aus dieser Spannung und dem sich gegenseitigen Einlassen kann „das Dritte" zwischen ihnen wachsen. Das Dritte ist immer neu, ungewohnt, überraschend, obwohl es nicht von weither kommt – denn es gehört zum Kontext des Ganzen. Das Dritte ist das zwischen ihnen entstandene gemeinsame Werk.

Beim Künstler und seinem Werk erscheint der Dialog auf zweierlei Art. Einmal ist es die Zwiesprache zwischen dem Künstler und seinem Geschöpf, dem Werk; sodann ist es der ebenso schöpferische Prozess zwischen dem Werk und dem Betrachter des Kunstwerks.

Ähnlich schildern Musiktherapeuten wie E. Weymann (1990) den dialogischen Prozess in mehrfachem Sinn: Nämlich zwischen Schöpfer und Werk, zwischen Werk und Betrachter und zwischen Therapeut und Patient. Das in diesem Zwischenbereich wirksame

Mittel ist in Kunst und Therapie das gleiche: Die Aufmerksamkeit in der Schwebe zu halten zwischen verschiedenen Bewusstseinszuständen. Diese schwebende und zugleich höchst disziplinierte und konzentrierte Aufmerksamkeit ist eine wesentliche Voraussetzung der Kreativität.

Der kunstimmanente Prozess

Damit ist ein Vorgang gemeint, der sich ausschließlich von der künstlerischen therapeutischen Aufgabe, von innen her steuert. Er läuft autonom ab, nach Gesetzen, die nur dem Kunstwerk innewohnen. Äußere Einflüsse mögen diesen Prozess anstoßen – aber sie bestimmen nie seine Gestalt, noch die im Prozess sich anbahnenden Umgestaltungen. Der Prozess ist auch deshalb autonom, weil der Künstler zwar seine ganze Aktivität und Aufmerksamkeit der Schöpfung des Werkes zuwendet – aber er macht es doch nicht. Es schafft sich selbst seine Form unter seinen Händen in der gesteigerten Aktivität. Kandinsky nennt diesen inneren Zwang zur Wahrheit des Werkes innere Notwendigkeit. Beuys spricht vom evolutionären Prozess.

Aus der allgemeinen Therapielehre, wie sie vor allen von den Psychotherapeuten entworfen wurde, ist dieser dort sogenannte therapeutische Prozess wohl bekannt. Verschiedene Autoren benennen seine Phasen unterschiedlich (zit. bei Petersen, 2000a). Allen gemeinsam ist: Wenn Patient und Therapeut im Dialog, also nicht manipulativ, an dem jetzt und hier aufgetauchten Problem sachlich und intensiv arbeiten, so vollzieht sich eine spontane Wandlung. Diese Metamorphose beinhaltet immer auch den bewusst vollzogenen, schmerzvollen Verzicht auf Gewohntes und Liebgewordenes, das überraschende Erscheinen des Neuen und eine neue Kommunikation mit sich selbst, mit den nächsten Menschen und mit der Lebenswelt. Dieser Wandlungsprozess führt in große Tiefen der Seele, er geht mit heftigen Erschütterungen einher; Freude und heitere Gelassenheit können am Ende sein.

Dieser Prozess fordert den ganzen Menschen: Wer sich nicht wandelt, wird durch die Krankheit vernichtet. So sagt Viktor von Weizsäcker: „Das Wesentliche der Krankheit ist nicht der Übergang von einer Ordnung zur anderen, sondern die Preisgabe der Identität des Subjektes (des Kranken). Das Ich des Kranken wird in diesem Riss oder Sprung vernichtet, wenn es sich nicht wandelt – nachdem der Kranke durch seine Krise gezwungen ist, das „Unmögliche" zu vollziehen" (Petersen, 2000a).

Mit diesem kurzen Ausflug in die Gefilde der Therapie möchte ich auf eine Ähnlichkeit zwischen therapeutischem und kunstimmanentem Prozess hinweisen, nämlich die Notwendigkeit zur Wandlung. Ähnliches sagt Beuys über die Notwendigkeit zur Wandlung in der Kunst: „Kein alter Begriff stimmt mehr. Jeder Begriff muss metamorphosiert werden" (Petersen, 2000a).

Kunst ebenso wie Therapie zielt nicht auf die Wiederherstellung, Restauration oder Reproduktion schon vorhandener Werke. Kunst will Neues schöpfen. Chagall sah in seinen Bildern ein neues Lebewesen. Die „Anzeichen des Neuen" (Weymann, 1989) gehören für Musiktherapeuten und überhaupt künstlerische Therapeuten, aber auch für Psychotherapeuten zum selbstverständlichen Erkennungszeichen individueller Reifung und Entwicklung und damit zum unabdingbaren Bestand von Therapie.

Intensiviertes, perspektivefreies Erleben

Kunst ebenso wie Therapie ist im Vollzug des „Hier und Jetzt" keinem System verpflichtet. Künstler, Patienten und Therapeuten nehmen eine *experimentelle* Haltung jenseits der gewöhnlichen systematischen Realität ein. Durch diese De-Realisierung, in der geordnete Systeme des Denkens und Fühlens aufgebrochen und aufgehoben werden, entsteht Bodenlosigkeit. Die Wirklichkeit, gegründet und getragen durch systematische Zusammenhänge und Sinnbezüge entschwindet: Beuys reflektiert dieses Erleben als Künstler, wenn er die vordergründigen Wirklichkeitsbezüge aufhebt: „Da ist ein Loch – und das ist die Wirklichkeit" (nach Petersen, 1992). Es kommt darauf an, mit Hilfe einer künstlerischen und therapeutischen Übung die „innere Substanz der Dinge" so wahrnehmen zu lernen, dass sie ihr eigenes Wesen offenbaren – damit kommt es zur Intensivierung des Erlebens.

Es sprengt unser seit 2.500 Jahren gewohntes Denksystem und lässt den Horizont von Intensitäten und neuen Wirklichkeiten aufleuchten. Intensitäten können in Therapie und Kunst in manchmal scheinbar belanglosen, langsamen oder langweiligen Wiederholungen erscheinen – Wiederholung ist ein Intensivierungsprozess, der zunächst in sich noch keinen Sinn erkennen lässt. Der französische Kulturphilosoph Jean Francois Lyotard (1982) weist darauf hin, wie in dieser Intensivierung Energieprozesse angestoßen werden, die zu spontanen Umwandlungen und Verwandlungen führen. Abschottungen, Abgrenzungen, überholte Verkrustungen schmelzen in diesem Prozess der Lyse (im Gegensatz zur Analyse als Rekonstruktionsprinzip) – und dies in gleicher Weise in Kunst und Therapie. Die Lösung oder sogar die Zerschlagung der Perspektive ist der Preis dafür, dass der Mensch sich mit der ihm bisher unbewussten Erlebnisschicht von Kraft und Energie mehr verbindet als bisher. Dieser Bewusstseinssprung, eine Mutation der Menschheit, kann auch ins Nichts und damit ins Verderben führen, denn sichere Gefilde werden verlassen. Dass dabei auch Destruktives, nicht nur sensibles und produktives Chaos hochschäumt, ist ein notwendiger Prozess. Diese Lösung von der Perspektive bezieht sich zunächst einmal auf die Malerei. Die Perspektive in der bildenden Kunst ist das Symbol des rationalen, verräumlichten Denkens: Unser so gestaltetes Denksystem macht Ereignisse immer in räumlicher Art fest: Die *Zeit* als immanente Kraft dagegen kann nicht begrifflich verortet werden, lokalisiert werden, wie das z. B. in der klassischen Psychoanalyse auf der biografischen Zeitachse geschieht; diese Zeitachse ist räumlich vorgestellt, nämlich mit Längen-Breiten-Ausdehnung („dann und dann ist es passiert, an dem und jenem Ort …"). Erst durch die Lösung vom Ort kommen wir zum Erleben von Intensitäten und von Energie – zu zeitimmanenten Kraftprozessen.

Literatur

Lyotard, J.-F. (1982). *Essays zu einer affirmativen Ästhetik*. Berlin: Merve.
Petersen, P. (1992). Heil-Kunst – Sprung in die therapeutische Zukunft. Eine Auseinandersetzung mit Kunst und Kunstbegriff in der modernen Medizin im Lichte neuerer Künste. In H.-H. Decker-Voigt (Hrsg.), *Spiele der Seele* (S. 57–109). Bremen: Trialog.
Weymann, E. (1989). Anzeichen des Neuen. Improvisieren als Erkenntnismittel. *Musiktherapeutische Umschau, 10,* 275–290.
Weymann, E. (1990). Kunstanaloges Vorgehen in der Musiktherapie. In I. Frohne (Hrsg.), *Musik und Gestalt* (S. 49–68). Paderborn: Junfermann.

Weiterführende Literatur

Petersen, P. (2000a). *Der Therapeut als Künstler – ein integrales Konzept für Psychotherapie und Künstlerische Therapie.* Stuttgart: Mayer.

Petersen, P. (2000b). Heilkraft der Sprache. In P. Nijs & P. Petersen (Hrsg.), *Alles hat seine Zeit* (S. 353–380). Leuven: Peeters.

Petersen, P. (2007). Wie lässt sich künstlerisch-therapeutische Forschung gestalten. In P. Sinapius & M. Ganß (Hrsg.), *Grundlagen, Modelle und Beispiele kunsttherapeutischer Dokumentation* (S. 31–56). Frankfurt/M.: Peter Lang.

Schottenloher, G. (2002). Prozessforschung in der Kunsttherapie. In P. Petersen (Hrsg.), *Forschungsmethoden künstlerischer Therapien* (S. 403–420). Stuttgart: Mayer.

Tinnitus und Hyperakusis

Elisabeth Sigron Krausse

Tinnitus ist die Bezeichnung für alle Arten von Ohr- oder Kopfgeräuschen ohne äußere Schallquelle und leitet sich vom lateinischen Wort „tinnire" (klingeln) ab. Der Begriff wurde vermutlich von Plinius dem Älteren in die Medizin eingeführt (Feldmann, 1998). Tinnitus wurde schon in der babylonischen Medizin im 17. Jahrhundert v. Chr., auf ägyptischen Papyri, im Ayur-Veda und im Corpus Hippocraticum erwähnt (Feldmann, 1998), und ist in den westlichen Industrienationen zu einer häufigen Erkrankung geworden. 8 % der Bevölkerung kennen Tinnitus aus eigener Erfahrung, 4 % haben chronisch Tinnitus und 1 % sind schwergradig betroffen (Pilgramm et al., 1999). Man unterscheidet zwei Formen: Der objektive Tinnitus wird durch eine Schallquelle innerhalb des Körpers (z. B. Blutfluss bei Gefäßanomalien) ausgelöst. Bei subjektivem Tinnitus kann nur der Betroffene selbst das Ohrgeräusch wahrnehmen. Eine innere Schallquelle ist nicht vorhanden. Die Ohrgeräusche werden von den Betroffenen ganz unterschiedlich beschrieben wie z. B. als Brummen, Pfeifen, Zischen oder Rauschen, wobei sie tief-, mittel-, hochfrequent oder kombiniert sein können. Der tschechische Komponist Bedrich Smetana berichtete von einem „ziemlich lästigen Sausen" und einem Rauschen, als ob er „neben einem starken Wasserfall stünde". Allabendlich plagte ihn zusätzlich ein starkes „Pfeifen in den höchsten Tönen – As-Dur, Sextakkord – viergestrichene Oktave". Die Lautheit des Tinnitus liegt meistens zwischen 5 und 15 Dezibel über der Hörschwelle des Betroffenen. Bestimmte Verstärker können das Ohrgeräusch in der subjektiven Wahrnehmung lauter erscheinen lassen. Dazu gehören: Negativer Stress, Müdigkeit, Lärm, Rückenbeschwerden, Kiefergelenksbeschwerden. In den meisten Fällen liegt eine Schädigung des Innenohrs vor. Tinnitus kann durch ständige oder plötzliche Lärmeinwirkung, durch einen Hörsturz, Viruserkrankungen oder einen Morbus Ménière ausgelöst werden. Selten ist Tinnitus Symptom für eine organische Störung der zentralen Hörbahn. Probleme mit der Halswirbelsäule oder im Zahn-Kiefer-Bereich, innere Erkrankungen wie Hypertonie, Diabetes mellitus oder Fettstoffwechselstörungen können auslösende oder verstärkende Ursachen sein. Tinnitus steht nicht im Kausalzusammenhang mit bestimmten Persönlichkeitsstrukturen (Schneider et al., 1994; Scott & Lindberg, 2001). Bei einer schwer- und schwerstgradigen Belastung sind psychische Komorbiditäten wie Depression und Angstneurose häufig (Hiller & Goebel, 1998). Der Schweregrad der Belastung wird mit dem standardisierten Tinnitusfragebogen nach Goebel und Hiller (Goebel & Hiller, 1998) ermittelt.

Die *Hyperakusis* ist eine allgemeine Geräusch- bzw. Lärmüberempfindlichkeit. Hörbares über den gesamten Frequenzbereich menschlicher Hörwahrnehmung wird bei geringer Intensität als laut, zu laut, unbehaglich wahrgenommen. Die Hyperakusis entsteht wie der Tinnitus durch Störungen bei der zentralen Verarbeitung von Schallsignalen in Verbindung mit deren Bewertungen. Die Hyperakusis tritt einseitig oder beidseitig oft zusammen mit Tinnitus auf, kann aber auch ohne Tinnitus vorkommen, oder diesem vorausgehen (Halzell & Sheldrake, 1992). Viele der von Tinnitus und Hyperakusis Betroffenen fühlen sich durch die Hyperakusis mehr gestört als durch den Tinnitus (Kellerhals & Zogg,

2004). Die als zu laut empfundenen Geräusche können vegetative Symptome wie Herzjagen oder Schweißausbruch hervorrufen. Sie können zu Angststörungen führen. Eventuell vorhandene Ohrgeräusche können dabei verstärkt werden. Die Hyperakusis kann mit einer Lichtüberempfindlichkeit und einer erhöhten Schmerzempfindlichkeit verbunden sein (Kellerhals & Zogg, 2004). Besonders problematisch wird es, wenn die Unbehaglichkeitsschwelle auf die Lautstärke von Umgebungssprache absinkt. In schweren Fällen ziehen sich die Betroffenen immer mehr zurück und vermeiden die Teilnahme am sozialen Leben. Die Ursachen der Hyperakusis liegen in der Regel im psychischen Bereich. Die Einteilung in unterschiedliche Schweregrade erfolgt nach dem Geräuschüberempfindlichkeitsfragebogen (Nelting et al., 2002).

Im Gegensatz zur generellen Geräuschüberempfindlichkeit der Hyperakusis besteht bei der *Phonophobie* nur eine Abwehr gegenüber bestimmten Geräuschen, die meist mit negativen Erfahrungen verbunden sind. Beispiele hierfür sind das Auslösen von Unbehagen durch Kinderstimmen bei Lehrern oder der PC-Lüfter bei EDV-Geschädigten. Phonophobie ist somit eine konditionierte Angstreaktion, wobei die Empfindlichkeit nicht vom Frequenzspektrum der Töne und Geräusche, sondern von deren persönlicher Bedeutung beeinflusst wird. Die Betroffenen sind häufig hörgesund und ertragen andere Höreindrücke im gleichen oder ähnlichen Frequenzbereich problemlos. Hingegen werden Symptom auslösende Geräusche schon bei geringer Lautstärke als störend und schädigend empfunden, was nicht selten zu Vermeidungsverhalten führt. Im Zuge einer zunehmenden Reizgeneralisierung können auslösende Reize immer unspezifischer werden, wodurch ein immer breiteres Geräuschspektrum mit Angst besetzt wird. Im Extremfall kann dies zu einer allgemeinen Geräuschüberempfindlichkeit führen. Eine weitere, spezielle Form der Geräuschüberempfindlichkeit wird durch den Funktionsverlust der äußeren Haarzellen zu linearer, statt normal nicht linearer, kompressiver Schallverarbeitung bedingt. Es handelt sich um das sogenannte *Recruitment*, auch als „fehlender Lautheitsausgleich" bezeichnet und betrifft den Frequenzbereich der Schwerhörigkeit Hörgeschädigter. Der Betroffene kann einerseits leise Geräusche nicht verstehen, andererseits reagiert er auf kaum lautere überempfindlich. Beethoven berichtet in einem Schreiben an seinen Freund Pfarrer Amenda 1801: „Manchmal hör ich den Redenden, der leise spricht, kaum, ja die Töne wohl, aber die Worte nicht; und doch, sobald jemand schreit, ist es mir unausstehlich." Besserung ist auch hier durch zunehmende Habituation möglich, vorausgesetzt, der Betroffene verhindert sie nicht durch Schon- und Vermeidungsverhalten. Im Extremfall kann ein dekompensiertes Recruitment zu Hyperakusis führen oder in eine Phonophobie übergehen (Schaaf et al., 2003).

Die *Hörtherapie* (Hesse, 2002; Sigron Krausse, 2006) ist ein wichtiger Bestandteil der Behandlung von Tinnitus und Hyperakusis. Die Bezeichnung legt die Vermutung nahe, diese Form der Therapie widme sich allein dem Hören. So bezeichnet Schulz (v. Schulz, 1982) die Hörtherapie als Teil der Klangtherapie, die, da sie noch nicht mit „geformter Musik" sondern „elementaren Klangphänomenen und Klangfarben" arbeite, eine „Vorstufe der Musiktherapie" darstelle. Sie findet vorwiegend Einsatz in der rehabilitativen Musiktherapie mit Schwerhörigen und Gehörlosen. Im Kontext von Tinnitus und Hyperakusis handelt es sich hingegen um eine multisensorische Therapie mit musiktherapeutischen Bestandteilen, in deren Mittelpunkt die Umstrukturierung der auditiven Fähigkeiten mittels bewusster Aufmerksamkeitslenkung steht. Ziele sind Defokussierung und

Habituation. Mit neu „geöffneten" Ohren soll die Freude an einem Hören zurückgewonnen werden, das alle Sinne einbezieht, angenehme Dinge in das Zentrum der Wahrnehmung rückt und Lebensfreude vermittelt. Ansatz ist hierbei die begrenzte Aufnahmefähigkeit des menschlichen Geistes, der meist nur ein Objekt mit einem Sinn bewusst erfassen kann. Je stärker das geschieht, desto mehr wird die Kraft des Geistes und damit die Intensität der Wahrnehmung von anderen Dingen und Sinnen abgezogen. Andere Sinneseindrücke treten in den Hintergrund. Gelingt es dem Patienten seine Aufmerksamkeit bewusst auf tinnitusferne Dinge zu richten, kann der Tinnitus automatisch aus dem Zentrum der Wahrnehmung treten. Er wird somit weniger bewusst, weniger intensiv und weniger störend empfunden. Obwohl es bisher keine einheitliche Begriffsbestimmung zur Hörtherapie bei Tinnitus und Hyperakusis gibt, umfasst sie im Wesentlichen fünf Bereiche, die sich gegenseitig durchdringen. Bei der Vermittlung theoretischer Grundlagen für und an den Patienten, dem sogenannten „Theorie erfahren", geht es zunächst um Austausch und Aufklärung über Tinnitus und Hyperakusis, ihre Wirkungsweisen und Begleiterscheinungen und damit verbunden um den Abbau von Angst und Unsicherheit. So sind nicht nur die Beschwerden, sondern auch die Hörvorlieben, Erwartungen und Ziele des Patienten im hörtherapeutischen Gespräch ein wichtiges Thema. Viele der schwer bis sehr schwer von Tinnitus und/oder Hyperakusis Betroffenen sind vom Kompetenz- in den Überlebensmodus geraten und ziehen sich zunächst mit den Ohren, später auch mit anderen Sinnen zunehmend aus dem sozialen Leben zurück. So dienen Wahrnehmungsübungen neben der Vertiefung theoretischer Grundlagen auch der Neusensibilisierung möglichst aller Sinne und damit schrittweise der genussvollen Rückführung in das alltägliche Lebensumfeld. Gezielte *Hörübungen* mit Geräuschen, Klängen, Sprache und Musik dienen dazu, vorhandenes Hörvermögen zu reaktivieren, zu trainieren, zu erhalten und damit subjektive Hörfertigkeiten zu verbessern. Das tägliche *Musikhörtraining* dient neben der bewussten Aufmerksamkeitslenkung hin zu angenehmen, selbst bestimmten Höreindrücken auch der „Ernährung" des Patienten und einer heilsamen Konditionierung. Die Musik sollte dem Patienten angenehm sein, zunächst eher trophotropen Charakter haben, möglichst viele Obertöne enthalten – etwa 80 % der Energiezufuhr bezieht das Hirn fast ausschließlich über den Empfang hoher Frequenzen – und den Tinnitus nicht überdecken. Hört der Patient die gleiche Musik bewusst und genussvoll über einen längeren Zeitraum, besteht die Möglichkeit eines neuen „Abdruckes" auf der Hörrinde in Form von erhöhter Hirnaktivität in den für die Verarbeitung zuständigen Hirnarealen. Untersuchungen haben gezeigt, dass bei Patienten mit chronisch dekompensiertem Tinnitus das Ohrgeräusch eine solche „Spur" hinterlassen hat (Mühlau et al., 2006). Die mit der Musik verbundenen Assoziationen und Empfindungen bleiben im Gegensatz zu anderen Sinnesreizen deutlich länger abrufbar (Decker-Voigt, 2000; Kellerhals et al., 1998). Das *aktive Klanggestalten* umfasst zunächst das spielerische Ergründen einfacher Klanginstrumente mit der Möglichkeit, nach und nach mit dem Klang zu verschmelzen, den Tinnitus zu umspielen, ihn spielend zu integrieren oder ihm einen selbst bestimmten Ton – auch unter Einbezug der Stimme – „als Antwort" entgegen zu setzen. Auch hier sollen möglichst viele Sinne angeregt werden. Deshalb enthält das hörtherapeutische Behandlungskonzept der Tinnitusklinik Waldhaus in Chur (Schapowal, 2006) im Bereich der aktiven Klanggestaltung den Instrumentenbau. Die Patienten haben die Möglichkeit in der Klinikschreinerei ein eigenes Klanginstrument wie z. B. ein südamerikanisches Regenrohr zu bauen, das sie ebenso wie die individuell gewählte Musik des Musikhörtrainings auf

Wunsch zum weiteren therapeutischen Gebrauch mit nach Hause nehmen können. *Entspannung* ist ein zentrales Thema in der Behandlung von Tinnitus und Hyperakusis. Nur wenige Patienten verfügen über entsprechende Techniken und sind in der Lage, diese auch anzuwenden (Cramer, 2002). Da Methoden wie das Autogene Training oder die Muskelrelaxation nach Jakobson allein, häufig die Wahrnehmung des Tinnitus verstärken, bietet sich als Alternative die Tiefenentspannung mit Klängen und Musik an (Cramer, 2002; Sigron Krausse, 2006; Kellerhals et al., 1998). Ein Großteil der Patienten spürt bereits während der ersten Anwendung eine deutliche Wirkung in Form von Gelöstheit, Wohlgefühl, körperlichen Empfindungen wie Wärme oder Kribbeln und „Schweben" in inneren Bildern. Doch auch die Verbindung von oben genannten Entspannungsverfahren mit Klängen und Musik kann sinnvoll sein (Cramer, 2002).

Die Formen hörtherapeutischer Behandlung und damit auch deren Definition sind vielfältig. In der Tinnitusklinik Bad Arolsen ursprünglich als vorwiegend multisensorische Therapie zur Schärfung aller Sinne entwickelt, wurden zunehmend auch musiktherapeutische Verfahren in die hörtherapeutische Behandlung einbezogen. So ist die Hörtherapie bei Cramer (2002) eine Säule der tinnituszentrierten Musiktherapie, während im Behandlungskonzept der Tinnitusklinik Chur Musiktherapie als Teil der Hörtherapie angewendet wird. Die Behandlung erfolgt je nach Erfordernissen als Einzel- oder Gruppentherapie im stationären, teilstationären oder ambulanten Rahmen, meist integriert in ein interdisziplinäres Behandlungskonzept. Die Wahl des therapeutischen Rahmens wird wesentlich vom Schweregrad der Betroffenheit, den Persönlichkeits-Auffälligkeiten und den möglichen psychischen Komorbiditäten beeinflusst. Nicht selten sprechen finanzielle Erwägungen für die Gruppentherapie. Die Erfahrungen der zweimal wöchentlich durchgeführten Einzeltherapie in der Tinnitusklinik Chur zeigen, dass schwergradig betroffene Patienten diese individuelle und intensive Form therapeutischer Begleitung meist als sehr entlastend und hilfreich wahrnehmen.

Literatur

Cramer, A. (2002). Grundlagen und Möglichkeiten der Musik- und Klangtherapie als Behandlungsmaßnahme bei Tinnitus. In W. Piel (Hrsg.), *Kölner Studien zur Musik in Erziehung und Therapie* (Bd. 7, S. 232–238). Köln-Rheinkassel: Dohr.

Decker-Voigt, H.-H. (2000). *Aus der Seele gespielt*. München: Goldmann.

Feldmann, H. (1998). *Tinnitus*. Stuttgart: Thieme.

Goebel, G. & Hiller, W. (1998). *Tinnitus-Fragebogen (TF) – Ein Instrument zur Erfassung von Belastung und Schweregrad bei Tinnitus* (Manual). Göttingen: Hogrefe.

Hazell, J. W. P. & Sheldrake, J. B. (1992). Hyperacusis and Tinnitus. In J. M. Aran & R. Dauman (Eds.), *Proceedings of the Forth International Tinnitus Seminar* (pp. 245–248). Amsterdam: Kugler.

Hesse, G. (2002). Therapeutische Ansätze zur Verbesserung der auditiven Perzeption. In E. Biesinger & H. Iro (Hrsg.), *HNO-Praxis heute* (Bd. 21, S. 197–212). Heidelberg: Springer.

Hiller, W. & Goebel, G. (1998). Co-morbidity of psychological disturbances in patients with chronic tinnitus. In G. Goebel (Ed.), *Psychosomatic Aspects of Complex Chronic Tinnitus* (pp. 63–84). London: Quintessence.

Kellerhals, B. & Zogg, R. (2004). *Tinnitus-Hilfe*. Basel: Karger.

Kellerhals, B., Zogg, R. & Decker-Voigt, H.-H. (1998). *Selbsthilfe bei Tinnitus. energon, das medizinisch-psychologische Musikprogramm* (CD). Hamburg: Polymedia.

Mühlau, M., Rauschecker, J. P., Oestreicher, E., Gaser, C., Röttinger, M., Wohlschläger, A. M., Simon, F., Etgen, T., Conrad, B. & Sander, D. (2006). Structural brain changes in tinnitus. *Cerebral Cortex, 16,* 1283–1288.

Nelting, M., Rienhoff, N. K., Hesse, G. & Lamparter, U. (2002). Die Erfassung des subjektiven Leidens unter Hyperakusis mit einem Selbstbeurteilungsbogen zur Geräuschüberempfindlichkeit (GÜF). *Laryngologie-Rhinologie-Otologie, 81,* 327–334.

Pilgramm, M., Rychlik, R., Lebisch, H., Siedentop, H., Goebel, G. & Kirschoff, D. (1999). Tinnitus in the Federal Republic of Germany: A representative epidemiological study. In J. W. P. Hazell (Ed.), *Proceedings of the Sixth International Tinnitus Seminar* (pp. 64–67). Cambridge: Tinnitus and Hyperacusis Center.

Schaaf, H., Klofat, B. & Hesse, G. (2003). Hyperakusis, Phonophobie und Recruitment. *Hals-Nasen-Ohrenheilkunde, 51,* 1005–1011.

Schapowal, A. (2006). Tinnitus, Hyperakusis, Phonophobie. *Hausarzt Praxis, 9,* 41–42.

Schneider, W. R., Hilk, A. & Franzen, U. (1994). Soziale Unterstützung, Beschwerdedruck, Stressverarbeitung und Persönlichkeitsmerkmale bei Patienten mit subjektivem, chronischen Tinnitus aurium und einer klinischen Kontrollgruppe. *Hals-Nasen-Ohrenheilkunde, 4,* 22–27.

Schulz, J. von (1982). *Heilende Kräfte in der Musik.* München: Drei Eichen.

Scott, B. & Lindberg, P. (2001). Epidemiologie, Auswirkung und Klassifikation. In G. Goebel (Hrsg.), *Ohrgeräusche. Psychosomatische Aspekte des chronischen Tinnitus* (S. 33–46). München: Urban & Vogel.

Sigron Krausse, E. (2006). Heil werden durch Harmonie – Hörtherapie in der Tinnitusklinik in Chur. *Tinnitus-Forum, 3,* 73–75.

Trance

Sabine Rittner, Jörg Fachner und Peter Hess

Trance (engl. vom Altfranzösischen *transe* = das Hinübergehen (in den Tod) und vom Lateinischen *transire* = hinübergehen) lässt sich definieren als Zustand veränderten Wachbewusstseins, der mit Hilfe verschiedener Verfahren mit unterschiedlichsten Zielsetzungen induziert werden kann und der Veränderungen von Körperfunktionen einschließt.

Die Trance stellt eine Sonderform des veränderten Wachbewusstseins (VWB) dar, wird gelegentlich im ethnologischen Kontext aber auch synonym dafür verwendet. Sie ist ein Sammelbegriff für verschiedenste leibseelische Veränderungen, die kulturunabhängig bei Menschen in veränderten Wachbewusstseinszuständen auftreten können. Der Auslöser, die Technik und das Ritual, durch die eine Trance induziert und strukturiert wird, sind vom jeweiligen soziokulturellen Kontext determiniert und können unterschiedlichste Formen haben. Trance kann darüber hinaus als „das psychologisch bedingte Verschwinden des Erlebens der umgebenden Realität bei fortbestehender Wachheit" definiert werden (Frigge, 1994, S. 231).

Trancezustände werden kulturabhängig zu unterschiedlichen Zielsetzungen meist ritualisiert und absichtsvoll aufgesucht, sie können jedoch auch spontan auftreten. Eine charakteristische Begriffskonnotation weist das arabische Wort für „Trance" auf: „wajd" bedeutet hier „finden". Abweichungen von den „normalen" Zuständen des Alltagswachbewusstseins sind von Fischer klassifiziert und auf einem psychophysiologischen Kontinuum zwischen ergotropen (erregenden) und trophotropen (entspannenden) Zuständen eingeordnet worden (Fischer, 1998). Trance und Ekstase (lat. *ecstasis* = Entzückung) sind dabei die im Zusammenhang mit Musik am häufigsten beschriebenen Abweichungen vom normalen Wachbewusstsein. Die Begriffe werden in der Literatur auf vielfältige, teils widersprüchliche Weise definiert (Meszaros, Szabo & Csako, 2002; Pekala & Kumar, 2000; Rouget, 1985).

Es gibt keine gemeinsamen musikalischen Merkmale, die ursächlich tranceinduzierend wirken. Allgemeinste Elemente sind jedoch: Kontinuierliche Steigerungen vor allem von Tempo und Lautstärke, Crescendo und Accelerando, eine extreme Repetitivität und Monotonie, eine lange Dauer, einfache Formen, minimale Variation, Liegeklänge (Bordune) oder Ostinati, wenig prägnante Motive, melodische Stufenschritte statt melodische Sprünge, Tonumspielungen, langsame Glissandi und ein enger Tonumfang der Melodie. Akustische Auslöser der Trance sind oft bestimmte transitorische Vorgänge und Akzentuierungen wie z. B. eine langsame, konstant an- und abschwellende Lautstärke (vgl. Fachner, 2006).

Unterscheiden lassen sich verschiedene Trancetiefen sowie die eher aktive (z. B. Mevlevi-Serma der Sufi-Derwische) und die eher passive Trance (z. B. Klassische Hypnose).

Das Spektrum der Tranceformen reicht von den Alltags- oder Minitrancen (z. B. Tagträumereien) bis hin zur religiösen Trance (z. B. das Orakel im tibetischen Buddhismus), von hypnoider Trance (z. B. das Autogene Training) bis hin zur Besessenheitstrance (z. B. die sog. Glossolalie, das „Sprechen in Zungen" bestimmter Pfingstgemeinden, vgl. Goodman, 1972). Intensive Tranceformen wie die letztgenannten sind in der Regel gefolgt von Amnesie (Ausschalten der Erinnerung) und gehen einher mit tief greifenden psychophysiologischen Veränderungen der Gesamtpersönlichkeit für den definierten Zeitraum der Trance (vgl. Goodman, 1992).

Gemeinsam ist allen Methoden der Tranceinduktion, dass sie Techniken zur Verfügung stellen, die helfen, die Wahrnehmung aktiv mit Hilfe der Fokussierung von Aufmerksamkeit zu verändern. Diese (meist jedoch nur anfängliche) Einengung des Wahrnehmungsfeldes kann z. B. durch formelhafte Wiederholungen von Worten (Autogenes Training), durch Achtsamkeitsschulung für Körper- und Sinneswahrnehmungen (Vipassana-Meditation), durch gesungene Mantren (u. a. im Hinduismus, Buddhismus), durch rituelle Körperbewegungen (Dhikr-Gebete im Sufismus) oder durch rituelle Körperhaltungen (Goodman, 1992; Rittner, 2004, 2007) erfolgen. Eine Ausnahme stellen hierbei lediglich die pharmakologisch eingeleiteten Trancen dar.

Im Grunde genommen gibt es kaum einen Sinnesreiz, der nicht zum Zweck der Tranceinduktion eingesetzt werden kann. „Es gibt so viele Möglichkeiten, eine Trance auszulösen, weil es nicht der Reiz an sich ist, der den Übergang von der einen Bewusstseinslage in die andere herbeiführt, sondern die Erwartung, dass dies geschehen wird. Diese Erwartung führt in Verbindung mit dem rituellen Geschehen zu einer starken Konzentration, die ihrerseits durch den Sinnesreiz unterstützt wird. Konzentration ist Voraussetzung für das Erleben von Trance" (Goodman, 1994, S. 49 f.). Zu den körperlichen Veränderungen in der Trance siehe das Stichwort → Verändertes Wachbewusstsein.

In neuerer Zeit spielt in der Hypnotherapie nach Milton H. Erickson die sog. „therapeutische Trance" eine bedeutende Rolle. Diese moderne Form der therapeutischen Arbeit mit indirekten Suggestionen entkräftet den Nimbus des Missbrauchs in der klassischen Hypnose und stützt die Eigenverantwortlichkeit des Patienten. In diesem Verfahren, wie auch dem Neurolinguistischen Programmieren (NLP), wird vom Therapeuten keine Lösung angeboten, sondern der Betreffende selbst sucht in der therapeutischen Trance nach eigenen Lösungsstrategien, um sie später im Alltag umzusetzen. Auf diese Weise werden die unbewussten Potenziale und Ressourcen des Patienten aktiviert und können gezielt nutzbar gemacht werden (ressourcenorientierter Ansatz, vgl. Erickson & Rossi, 1981; Grinder & Bandler, 1984).

Trancezustände an sich sind nicht heilsam. Sie können zutiefst regenerierende, aber auch körperlich erschöpfende Auswirkungen beim Menschen haben und vermögen, Tore zu vor- und unbewussten persönlichen Ressourcen zu öffnen. Ihre eigentliche therapeutische Wirksamkeit entfaltet sich jedoch erst durch die jeweilige individuelle und kollektive Bedeutungsgebung. Daher haben sich die psychotherapeutisch aufgearbeiteten Tranceerfahrungen immer erst in der Alltagswirklichkeit des Patienten zu bewähren. Rezeptive Formen der Musikpsychotherapie wie die → Klangtrance machen sich diese Erkenntnisse zunutze.

Auch in der aktiven Form der Musiktherapie kann es im Einzel- wie im Gruppensetting während der freien Improvisation spontan zu sog. Minitrancen kommen (z. B. im „Groove" oder in minimalistischen musikalischen Sequenzen). Diese aktiven Trancen erlauben nicht nur ein imaginiertes Durchspielen möglicher Lösungsstrategien (vgl. hierzu auch das „katathyme Bilderleben" nach Leuner, 1985), sondern eröffnen im Augenblick des Erlebens unmittelbare Ausdrucksmöglichkeiten im lösungsorientierten Probehandeln.

Aber auch „langandauernde, ruhige oder monotone Klangphasen mit geringer Variabilität können bei Klienten das innere Erleben begünstigen und verschiedene Trancephänomene wie z. B. innere Bilder und Assoziationen, verändertes Zeiterleben oder ungewohnte Körperempfindungen auslösen" (Bossinger & Hess, 1993, S. 247).

Ebenso können anhaltende rhythmische Prozesse in der Gruppe oder auch chaotische Phasen der Reizüberflutung in der Explorationsphase einer Gruppenimprovisation bei Einzelnen spontane ergotrope (aktivierende) oder trophotrope (in die körperliche Ruhe führende) veränderte Bewusstseinszustände auslösen (→ Klangtrance). Speziell in der sog. assoziativen Improvisation werden Trancephänomene häufig auch ohne spezielle Absicht und Wissen des Therapeuten induziert.

Nahe liegend ist es, Musiktherapie gezielt mit verschiedenen Verfahren der Induktion von veränderten Wachbewusstseinszuständen zu kombinieren, z. B. mit einer hypnotherapeutischen Einleitung eine thematisch fokussierte Gruppenimprovisation zu intensivieren oder die Achtsamkeitsschulung in Form von Meditationstechniken zur Einleitung von konfliktzentrierter Klangtrancearbeit nutzbar zu machen (→ Klangtrance, → Verändertes Wachbewusstsein).

Literatur

Bossinger, W. & Hess, P. (1993). Musik und außergewöhnliche Bewusstseinszustände. *Musiktherapeutische Umschau, 14,* 3, 239–254.
Erickson, M. H. & Rossi, E. L. (1981). *Hypnotherapie.* München: Pfeiffer.
Fachner, J. (2006). Music and altered states of consciousness – an overview. In D. Aldridge & J. Fachner (Hrsg.), *Music and Altered States – Consciousness, Transcendence, Therapy and Addictions* (pp. 15–37). London: Kingsley.
Fischer, R. (1998). Über die Vielfalt von Wissen und Sein im Bewusstsein. Eine Kartographie außergewöhnlicher Bewusstseinszustände. In R. Verres, H. C. Leuner & A. Dittrich (Hrsg.), *Welten des Bewußtseins* (S. 43–70). Berlin: VWB.
Frigge, H. H. (1994). Heilkundige in Trance. *Curare – Zeitschrift für Ethnomedizin, 17* (2), 229–240.
Goodman, F. D. (1972). *Speaking in Tongues. A Cross-Cultural Study of Glossolalia.* Chicago: The University of Chicago Press.
Goodman, F. D. (1992). *Trance – der uralte Weg zu religiösem Erleben. Rituelle Körperhaltungen und ekstatische Erlebnisse.* Gütersloh: GTB.
Goodman, F. D. (1994). *Die andere Wirklichkeit. Über das Religiöse in den Kulturen der Welt.* München: Trickster.
Grinder, J. & Bandler, R. (1984). *Therapie in Trance.* Stuttgart: Klett-Cotta.
Leuner, H. (1985). *Lehrbuch des Katathymen Bilderlebens.* Bern: Huber.
Meszaros, I., Szabo, C. & Csako, R. I. (2002). Hypnotic susceptibility and alterations in subjective experiences. *Acta Biologica Hungarica, 53* (4), 499–514.

Nauwald, N. & Goodman, F. D. (2004). *Ekstatische Trance. Das Arbeitsbuch.* Haarlem: Binkey Kok.

Pekala, R. J. & Kumar, V. K. (2000). Operationalizing „trance" I: Rationale and research using a psychophenomenological approach. *The American journal of clinical hypnosis, 43* (2), 107–135.

Rittner, S. (2004). Heilsame Ekstase. Eine Einführung in die Tranceinduktionsmethode der „rituellen Körperhaltungen" nach Felicitas D. Goodman. *Music Therapy Today – online.* University Witten/Herdecke. Verfügbar unter http://www.musictherapyworld.de/modules/mmmagazine/showarticle.php?articletoshow=94&language=de [3. 7. 2008].

Rittner, S. (2006). Trance und Ritual in Psychotherapie und Forschung. In H. Jungaberle, R. Verres & F. Dubois (Hrsg.), *Rituale erneuern* (S. 165–191). Gießen: Psychosozial Verlag.

Rouget, G. (1985). *Music and Trance. A Theory of the Relations between Music and Possession.* Chicago: University Press.

Trauma und sexueller Missbrauch und Musiktherapie

Gitta Strehlow

Die Beachtung und die Erforschung von psychischer Traumatisierung hat in den letzten 10 Jahren eine starke Expansion erlebt und nimmt in der Diskussion über Therapiemöglichkeiten aktuell einen hohen Stellenwert ein. Unabhängig von den spezifischen Therapieformen ist auch für das musiktherapeutische Arbeiten das Wissen über Traumafolgestörungen von großer Bedeutung. Sexueller Missbrauch ist eine Form der psychophysischen Traumatisierung in Kindheit und Jugend.

Trauma

Die Beschäftigung mit Traumatisierung lässt sich bis Sigmund Freud (1896) zurückverfolgen, der vor mehr als einem Jahrhundert als Ursache für die sogenannte weibliche Hysterie ursprünglich eine Traumatisierung im Kindesalter durch sexuellen Missbrauch annahm. Diese These wurde später modifiziert mit der Folge, dass der Fokus sich auf die subjektive Welt der Phantasien verschob. Die differenzierte Erforschung realer traumatischer Situationen stand zu dieser Pionierzeit nicht an. Erst durch die Untersuchung der psychopathologischen Auffälligkeiten von Kriegsopfern (Weltkriege, Vietnamkrieg) und durch die Verdienste der Frauenbewegung (Anerkennung sexueller Gewalt) konnten Kenntnisse über Traumafolgen allmählich auf ein wissenschaftliches Fundament gestellt werden, so dass Ende der 80er Jahre das Fachgebiet der Psychotraumatologie (Fischer & Riedesser, 1998) entstand.

Definition Trauma. Ein Trauma ist eine Extremsituation, die durch das unerwartete Eindringen schädlicher äußerer Ereignisse in die psychische Organisation gekennzeichnet ist. Die Folge ist ein Zustand der Überwältigung des Ichs durch innere und äußere Kräfte. Gefühle von Überwältigung, Hilflosigkeit, Ohnmacht und Ausgeliefertsein zeichnen das traumatische Erleben aus. Die objektive Benennung der außergewöhnlichen Bedrohungen scheitert, da Ereignisse subjektiv für eine Person als extrem traumatisierend erlebt werden können, während jemand anderes Möglichkeiten zur Kompensation besitzt. In einer Definition über Trauma müssen daher objektive Situationsfaktoren mit subjektiven Bewertungsdimensionen untrennbar miteinander verbunden werden.

Fischer und Riedesser (1998, S. 79) definieren die traumatische Erfahrung als „ein vitales Diskrepanzerlebnis zwischen bedrohlichen Situationsfaktoren und den individuellen Bewältigungsmöglichkeiten, das mit Gefühlen von Hilflosigkeit und schutzloser Preisgabe einhergeht und so eine dauerhafte Erschütterung von Selbst- und Weltverständnis bewirkt". Traumatisches Erleben kann die Grundüberzeugung von Sicherheit zerstören, so dass die Welt von Grund auf als schlecht angesehen wird. Stolz und Selbstständigkeit zerbrechen und das führt zu einem Gefühl des Verletztseins mit tiefem Zweifel an der eigenen Person und dem eigenem Wert.

Typologie. Ein wesentlicher Unterschied besteht zwischen den apersonalen Traumen, die nicht durch Menschen herbeigeführt werden und den personalen (men-made) Traumen, deren Verantwortlichkeit in Menschenhand liegt. Außerdem lassen sich bei Traumatisierungen gemäß Terr (1991) einmalig plötzliche (Typ-I-) und chronisch-kumulative (Typ-II-)Traumen unterscheiden. Die Typ-I-Traumen unterscheidet Terr in apersonale (Naturkatastrophen, Verkehrunfälle) und personale Traumen (Überfälle, Vergewaltigung, Tod, „Rufmord"). Dagegen lassen sich Typ-II-Traumen einteilen in solche von politischer Gewalt (Krieg, Folter, Geiselnahme) und den personaler Nahbereich betreffende, z. B. Kindesmisshandlung und -vernachlässigung, sexueller Missbrauch.

Symptome. Die traumatische Situation ist durch die „traumatische Zange" gekennzeichnet (Huber, 2003). Die Extremsituation führt dazu, dass der betroffene Mensch weder dagegen ankämpfen (no fight), noch fliehen (no flight) kann. Die Folge ist entweder die Erstarrung oder die Fragmentierung der Erlebnisse, so dass diese nicht mehr zusammenhängend wahrgenommen werden können.

Als Symptome nach einem traumatischen Ereignis werden vor allem beschrieben: (1) Übererregung, (2) unkontrollierbare, sich aufdrängende Erinnerungen an das zurückliegende Trauma (Intrusionen) und (3) Vermeidung von Aktivitäten, die an das Trauma erinnern könnten (Konstriktion).

Schutz- und Risikofaktoren. Die Verarbeitung traumatischen Erlebens wird durch aktuelle Umstände während der Zeit des Traumas und durch die Erfahrungen in der Vergangenheit beeinflusst. Je nach Verhältnis der Schutzfaktoren (sicheres Bindungsverhalten, familiärer Zusammenhalt, Intelligenz, aktives Temperament) und der Risikofaktoren (niedriger sozioökonomischer Status, schlechte Schulbildung, enger Wohnraum, chronische Disharmonie und Krankheit in der Primärfamilie) ist ein Mensch vulnerabel (Egle & Hoffmann, 2000). Mindestens eine vertrauensvolle Beziehung oder eine längere psychotherapeutische Behandlung schützt nachgewiesenermaßen davor, dass die traumatische Erfahrung an die nächste Generation weitergegeben wird (Erickson, in Fischer & Riedesser, 1998).

Während bei der Traumatisierung eines Erwachsenen vorhandene Strukturen zerstört werden, befindet sich ein Kind generell noch in einem Entwicklungsprozess. Die zukünftigen Reifephasen werden immer vor dem Hintergrund der erlebten Traumatisierung verlaufen. Die Übernahme der traumatischen Erfahrung in das Ich- und Weltbild ist bei einem Kind viel umfänglicher, da es keine alternativen Erfahrungen gibt. Traumatische Situationen im Laufe der Entwicklung eines Kindes entstehen nicht nur dann, wenn das Kind selbst betroffen ist, sondern auch, wenn zentrale Bezugspersonen von traumatischen Erfahrungen betroffen sind („watching victims").

Neurologie und Gedächtnis. Auf die vielfältigen aktuellen Veröffentlichungen zur Traumaforschung kann hier nur kurz verwiesen werden (z. B. Wöller, 2006; Sachsse, 2004). Traumatischer Stress bewirkt einen Zusammenbruch der hippocampalen Funktionen und damit eine Störung der Transformation der Erinnerungseindrücke in ein semantisch-sprachliches Gedächtnis. Zudem können die sensorischen Eindrücke nicht in den lebensgeschichtlichen Zusammenhang eingeordnet werden. Die neurobiologische Sichtweise erklärt die Sprachlosigkeit von Opfern traumatischer Erfahrung.

Trauma-Therapie. Das Ringen um eine traumaorientierte Psychotherapie hat zu einer Kombination von herkömmlichen Therapiemethoden (analytisch-tiefenpsychologisch und kognitiv-behavioral) geführt. Durchgesetzt hat sich ein Drei-Phasen-Modell mit den Stufen: (1) Stabilisierung (Psychoedukation, Ressourcenorientierung), (2) Traumabearbeitung (Bildschirmtechnik, Sachsse, 2004; Beobachtertechnik, Reddemann, 2004; EMDR-Verfahren, Hofmann, 1999), (3) Integration (Trauerprozess/Einordnung).

Sexueller Missbrauch

Innerfamiliärer sexueller Missbrauch ist eine Beziehungstraumatisierung, bei der das Vertrauen gerade zu den Personen, die für den Schutz des Kindes verantwortlich sein sollen, zerstört wird. Das besonders Schädigende ist die Gleichzeitigkeit von Gut und Böse, denn Bezugspersonen verhalten sich kaum nur traumatisierend. Die Bewältigungsversuche der Kinder nehmen tragische Formen an, denn sie versuchen die Bindungen zu den zentralen Bezugspersonen, um jeden Preis, notfalls durch eigene Schuldzuschreibung, weiter aufrecht zu erhalten. Das Charakteristische von Beziehungstraumatisierungen ist die Abhängigkeit und die ungleiche Beziehung zwischen dem Kind und dem erwachsenen Täter. Die traumatische Erfahrung bezieht sich auf zwei Dimensionen. Zum einen auf die Beziehungsverweigerung des Täters auf ein gutes Angebot, zum anderen auf die Abwesenheit eines hilfreichen Dritten (Missbrauch tolerierende Mutter). Typische Affekte, die in Verbindung mit sexuellem Missbrauch entstehen, sind: Ohnmacht, Hilflosigkeit, Ausgeliefertsein, Gefühle von Scham, Schuld, Ekel, Wut und Hass.

Zur Häufigkeit von sexuellem Missbrauch ist zu sagen, dass die Anzahl der vermuteten Taten mindestens zehnmal höher ist, als die bei der Polizei angezeigten Taten.

Trotz aller Kritik an dem Begriff „sexueller Missbrauch" beschreibt er das Erleben der Betroffenen, die sich ausgenutzt, ausgebeutet und somit „missbraucht" fühlen. Der Verein Dunkelziffer e. V. Hamburg definiert Missbrauch von Kindern:

> Sexueller Missbrauch an Kindern ist jede sexuelle Handlung, die an, mit oder vor einem Kind vorgenommen wird, der das Kind aufgrund körperlicher, psychischer, kognitiver oder sprachlicher Unterlegenheit nicht wissentlich zustimmen kann. Sexueller Missbrauch bedeutet, dass der Täter seine Macht und Autoritätsposition sowie das Vertrauens- und Abhängigkeitsverhältnis ausnutzt, um seine eigenen Bedürfnisse auf Kosten des Kindes zu befriedigen. Zentral ist dabei die direkte und/oder indirekte Verpflichtung zur Geheimhaltung. (Dunkelziffer e. V., 1999)

Häufig lässt sich das Missbrauchsgeschehen nicht genau abklären und der Zweifel gehört damit zum Bestandteil der Therapie. Sexueller Missbrauch ist nie ein isoliertes Geschehen, sondern muss immer auch in einem Gesamtzusammenhang unter Berücksichtigung der jeweiligen Familiendynamik und möglicherweise anderer Traumata betrachtet werden. Er stellt oft einen verzweifelten Lösungsversuch von bereits massiven Problemen einzelner Familienmitglieder dar (Egle & Hofmann, 2000). Nicht übersehen werden darf, dass sexueller Missbrauch häufig ein transgeneratives Phänomen ist, besonders wenn die Eltern oder ein Teil der Eltern eigene Traumatisierungen nicht verarbeitet haben (Fischer & Riedesser, 1998).

Sicher ist, dass die Täter überwiegend männlichen Geschlechts sind. Betroffen sind Mädchen genauso wie auch Jungen. Während die Täter von Mädchen meist aus dem direkten Familienkreis oder Bekanntenkreis kommen, werden Jungen häufiger außerfamiliär missbraucht (Engfer, 2000). Ist der Schutz des Kindes nicht genügend gewährleistet, muss das Kind außerhalb der Familie untergebracht werden. In diesem Fall hat das Kind nicht nur die Erfahrung des sexuellen Missbrauchs zu verarbeiten, sondern auch den Verlust bzw. den stark eingeschränkten Kontakt mit der Herkunftsfamilie.

Nach Motzkau (2000) gilt sexualisiertes Verhalten als leitendes Symptom, das als einziges signifikant mit Missbrauchserfahrungen korreliert. Symptome, wie soziale und Lernschwierigkeiten, Angst und Rückzug können Folgen eines sexuellen Missbrauchs sein, dennoch gibt es keine spezifischen Symptome, aus denen mit Sicherheit ein sexueller Missbrauch abgeleitet werden kann. Zeichnungen und Spielszenen von Kindern können jedoch wesentliche Hinweise geben. Bei Unklarheiten ist die Fachkompetenz von Beratungsstellen zu empfehlen.

Fischer und Riedesser (1998) beschreiben sechs Ebenen, auf denen der sexuelle Missbrauch stattfindet: (1) Zärtlichkeitsbedürfnis, (2) Wunsch nach dyadischer Beziehung, (3) Bereitschaft zu ödipalen Fantasien und (4) Bereitschaft zum Gehorsam, (5) Unfähigkeit des Kindes, eine zärtliche Annäherung von einer sexuellen Ausbeutung zu unterscheiden und (6) Angst des Kindes vor Zerstörung der Familie.

Musiktherapie

Die Erforschung der Themen Psychotraumatologie, sexueller Missbrauch und deren Relevanz für die Musiktherapie hat in den letzten Jahren zwar deutlich zugenommen, dennoch sind erst wenig Arbeiten veröffentlicht worden. Rosemarie Tüpker war die erste Musiktherapeutin, die bereits Ende der 80er Jahre zum Thema des sexuellen Missbrauchs publizierte (1989, 1996). Julie Sutton (2002) gebührt das Verdienst, sich dem Thema Musiktherapie und Trauma aus verschiedenen Perspektiven erstmals gewidmet zu haben. Eine erste umfassendere Veröffentlichung zum Thema ambulante musiktherapeutische Behandlung von Kindern mit sexuellen Missbrauchserfahrungen, durch die Analyse der Langzeitverläufe ergänzt, sowie theoretische Beiträge, erschienen 2005 (Decker-Voigt et al., 2005).

Besonderheiten in der Therapie mit sexuell traumatisierten Kindern und der Bezug zur Musiktherapie

1. Traumatische Erfahrungen sind über das Wort oft nicht zugänglich (Flatten, 2006). Sexueller Missbrauch geht häufig mit der massiven Drohung des Täters einher, über den Missbrauch nicht zu sprechen.
Musiktherapie eröffnet durch die vielseitige Verwendung des Mediums Musik einen Weg aus der Sprachlosigkeit. Gerade die Fähigkeiten zum Selbstausdruck und zur Kommunikation durch Musik stellen einen Weg aus dem Schweigen für das Kind dar seine Verletzungen hörbar zum Ausdruck zu bringen. Musikinstrumente werden von den betroffenen Kindern als Entlastung erlebt.

2. Die Angst des Kindes, erneut ausgenutzt zu werden, zeigt sich von Anbeginn der Therapie. Die Zerstörung der Fähigkeit in Beziehungen vertrauen zu können, führt zu Misstrauen und Unsicherheit (Bürgin & Rost, 2000).
In der Musiktherapie kann sich die Angst, erneut missbraucht zu werden, in der Vermeidung gleichzeitigen Musikspielens zeigen. Die Therapeutin bekommt die Rolle als Zuhörer, so dass zu große Nähe gar nicht entstehen kann und außerdem die Therapeutin keine unerwarteten Töne von sich geben kann. Auch durch das Festlegen von Instrumenten oder abgesprochenen Einsätzen versucht das Kind, sich durch kontrollierendes Handeln einen sicheren Raum zu schaffen, um missbräuchliche Situationen zu vermeiden.
Musiktherapie bietet ein reiches Repertoire, durch das die betroffenen Kinder sich geschützt fühlen können. Alte oder neue Lieder oder strukturierende Angebote (leichte Spielformen) stellen Sicherheiten her, auf die während der Therapie zurückgegriffen werden kann.

3. Gute innere Instanzen sind aufgrund der Beziehungstraumatisierung kaum vorhanden oder zerstört worden (Weinberg, 2005).
Musiktherapie bietet einen Spielraum, in dem das Kind durch die Exploration mit den Instrumenten gemeinsam mit der Therapeutin Räume entdecken und aufsuchen kann, die als gut und angenehm erlebt werden können. Gerade das Spielen auf bekannten wie auch unbekannten Musikinstrumenten knüpft an Ressourcen an. Die Erfahrung des Musikspielens führt erstens zu einer Konzentration auf das Tun in der Gegenwart und zweitens steht die Andersartigkeit, sich in Musik auszudrücken, in einem klaren Kontrast zu der traumatischen Erfahrung.
Der (Wieder-)Aufbau von guten inneren Instanzen erfordert Geduld und gelingt nur, wenn gleichzeitig die negativen Verinnerlichungen (Täterintrojekte) modifiziert werden. Austesten und Überprüfen der Therapeutin durch extrem lautes oder schädigendes Spiel auf den Instrumenten ist nur ein Beispiel. Das aktive Aufsuchen von guten Erfahrungen ist Aufgabe der Therapeutin. Erst wenn das Kind auf genügend gute und sichere Erfahrungen mit der Therapeutin zurückgreifen kann, ist der vertiefende Einstieg in traumatische Inhalte sinnvoll.

4. Die Fähigkeit zu mentalisieren wird zerstört. Die Fähigkeit, in sich selbst und anderen Gefühle wahrzunehmen und diese als psychische Phänomene, wie z. B. Bedürfnisse, Wünsche, Erwartungen zu begreifen, wird von Fonagy als Mentalisierung beschrieben. Das Hineinversetzen in die innere Welt der vertrauten Bezugsperson muss von dem Kind mit sexueller Traumatisierung vermieden und verweigert werden, um zwischen sich und der traumatischen Situation Abstand zu schaffen (Fonagy et al., 2004).
Musiktherapie bietet über das Spiel mit Instrumenten einen Handlungsraum an, in dem gespielt, variantenreich gespiegelt und „probegehandelt" werden kann. Das Kind kann deutlich hörbar erleben, dass die Therapeutin mit ihrem musikalischen Spiel Bezug auf das Spiel des Kindes nimmt. Die emotionale Nähe und die Dialogfähigkeit von Musik stellt besondere Chancen zur Verfügung, in denen die Erfahrung von markanter Affektspiegelung in der therapeutischen Situation umgesetzt werden kann, um so die Anbahnung des selbstreflexiven Denkens (als Schutzfaktor) vorzubereiten.

5. Thematisierung des sexuellen Missbrauchs, durch auffällig sexualisiertes Verhalten und Gefühle von Scham, Schuld und Ekel. Das Kind übernimmt in seine Struktur das abwertende Bild des Täters, ein verführerisches Kind zu sein (Introjekt) und fühlt sich für sein Verhalten schuldig (Hirsch, 2004). Asexualität, Gewichtszunahme oder kindliche Verhaltensweisen können als Versuch verstanden werden, sexuelle Themen zu meiden. In der Musiktherapie zeigen sich sexualisierte Verhaltensweisen z. B. in Gesangs- und Tanzszenen mit sexuell anmutenden Bewegungen mit intensivem Blickkontakt oder in dem Vorspielen verführerischer Musik für die Therapeutin. Die intensiven Gefühle von Scham und Schuld sind häufig zunächst in der Gegenübertragung der Therapeutin zu spüren. Die Vermeidung von Musik kann ein Hinweis auf intensive Schamgefühle sein.

Eine Besonderheit des musikalischen Spiels ist die Erfahrung von intensiver und lustvoller Nähe, ohne dass diese sexuell übergriffig ist.

6. Missbräuchliche Strukturen in der Interaktion zwischen Therapeut und Kind sind als Wiederholung des Missbrauchserlebnisses zu verstehen. Über die Teilhabe an und die Reflexion von Täter- und/oder Opfer-Verstrickungen kann die Therapeutin eine Ahnung von den übergriffigen Erfahrungen des Kindes bekommen (Mayr, 2000).

Das für den Missbrauch bestimmende Element des Übergriffes wiederholt sich im Umgang mit dem musikalischen Material. In der freien Improvisation und ebenso durch selbstmitgebrachte Musik können übergriffige Interaktionsmuster hörbar werden und Gefühle von Ohnmacht, Schreck, Schmerz, Ausgeliefertsein, Angst und Brutalität werden besonders spürbar. Die jeweilige Atmosphäre und emotionale Stimmung kann von der Therapeutin verbal sowie auch in einer musikalischen Äußerung dem Kind mitgeteilt werden und eröffnet einen Raum, in dem das Kind sich in einem geschützten Raum mit seinen schmerzhaften Erfahrungen auseinandersetzen kann. Eine selbst entwickelte „Musik zum Heilen" oder eine „Musik zum Trauern" hilft auf dem Weg zur Traumaverarbeitung und neue Handlungsweisen können erprobt werden.

Zusammenfassung

Innerfamiliärer sexueller Missbrauch gehört zu den Typ-II-Traumata, wodurch die (Wieder-)Herstellung von Vertrauen, guten Instanzen und die Aneignung der Mentalisierungsfähigkeit nur durch lang andauernde, verlässliche Psychotherapie (ca. 100 Sitzungen) erreicht werden kann. Zu Beginn der Behandlung stehen Struktur und Sicherheit für das Kind im Vordergrund. Die freie Improvisation ist mit der Gefahr der Retraumatisierung verbunden, so dass Begrenzung gerade zu Beginn häufig notwendig ist.

Musik bietet sich für die stabilisierenden Phasen an. Sie verdeutlicht auf besondere Weise die Qualität von Beziehungsstrukturen und eignet sich damit auch für die Traumaverarbeitung. Der Wechsel zwischen sichernden Musikerfahrungen und der vom Kind selbst dosierten vorsichtigen Konfrontation durch das freie Spiel (Improvisation, Puppen), eingebunden in das Verstehen durch die Therapeutin, eröffnet einen Weg zur Bearbeitung der sexuellen Missbrauchserfahrungen.

Ausgangspunkt ist das konkrete Handeln, doch erst die allmähliche Transformation in das gesprochene Wort stellt die notwendige Integration her, mit der über die traumatische

Erfahrung verfügt werden kann, so dass sie nicht mehr durch die Erinnerung zu einer erneuten Retraumatisierung führt.

Regelmäßige Supervision ist für die therapeutische Arbeit notwendig, denn die Arbeit mit sexuell missbrauchten Kindern ist durch das hohe Spannungspotenzial emotional sehr belastend.

Literatur

Bürgin, D. & Rost, B. (2000). Psychische und psychosomatische Erkrankung bei Kindern und Jugendlichen. In U. T. Egle et al. (Hrsg.), *Sexueller Missbrauch, Misshandlung, Vernachlässigung* (2. Aufl., S. 157–178). Stuttgart/New York: Schattauer.

Decker-Voigt, H.-H. (Hrsg.). (2005). *Der Schrecken wird hörbar. Musiktherapie für sexuell missbrauchte Kinder.* Bremen: Eres.

Dunkelziffer e. V. (Verein für sexuell missbrauchte Kinder) (Hrsg.). (1999). *Ratgeber und Wegweiser bei sexuellem Missbrauch.* Hamburg.

Egle, U. T. & Hoffmann, S. (2000). Pathogene und protektive Entwicklungsfaktoren in Kindheit und Jugend. In U. T. Egle et al. (Hrsg.), *Sexueller Missbrauch, Misshandlung, Vernachlässigung* (2. Aufl., S. 3–22). Stuttgart/New York: Schattauer.

Engfer, A. (2000). Gewalt gegen Kinder in der Familie. In U. T. Egle et al. (Hrsg.), *Sexueller Missbrauch, Misshandlung, Vernachlässigung* (2. Aufl., S. 23–39). Stuttgart/New York: Schattauer.

Fischer, G. & Riedesser, P. (1998). *Lehrbuch der Psychotraumatologie.* München, Basel: Reinhardt.

Flatten, G. (2006). Stand der psychodynamischen Therapie der PTBS. In A. Maercker & R. Rosner (Hrsg.), *Psychotherapie der posttraumatischen Belastungsstörung* (S. 49–67). Stuttgart/New York: Thieme.

Freud, S. (1896/1977). *Zur Ätiologie der Hysterie* (GW I, 5. Aufl., S. 423–459). Frankfurt: Fischer.

Fonagy, P., Gergely, G., Jurist, E. L. & Target, M. (2004). *Affektregulation, Mentalisierung und die Entwicklung des Selbst.* Stuttgart: Klett-Cotta.

Hirsch, M. (2004). *Psychoanalytische Traumatologie. Das Trauma in der Familie.* Stuttgart/New York: Schattauer.

Hofmann, A. (1999). *EMDR in der Therapie psychotraumatischer Belastungssyndrome.* Stuttgart/New York: Thieme.

Huber, M. (2003). *Trauma und die Folgen* (Teil 1). Paderborn: Junfermann.

Mayr, U. (2000). *Ohnmacht und Bewältigung – Gesichter des Inzests.* Stuttgart: Pfeiffer, Klett-Cotta.

Motzkau, E. (2000). Hinweise auf und diagnostisches Vorgehen bei Misshandlung und Missbrauch. In U. T. Egle et al. (Hrsg.), *Sexueller Missbrauch, Misshandlung, Vernachlässigung* (2. Aufl., S. 59–69). Stuttgart/New York: Schattauer.

Reddemann, L. (2004). *Psychodynamische-Imaginative-Traumatherapie (PITT). Das Manual.* Stuttgart: Pfeiffer, Klett-Cotta.

Sachsse, U. (2004). *Traumazentrierte Psychotherapie.* Stuttgart/New York: Schattauer.

Sutton, J. P. (2002). *Music, Music Therapy and Trauma. International Perspectives.* London: Kingsley.

Terr, L. (1991). Childhood traumas: An outline and overview. *The American journal of psychiatry, 148,* 10–20.

Tüpker, R. (1989). Vergewaltigung und sexueller Missbrauch. Kein Thema für die Musiktherapie? *Einblicke, 2,* 51–66.
Tüpker, R. (1996). Sexueller Missbrauch. In H.-H. Decker-Voigt, P. J. Knill & E. Weymann (Hrsg.), *Lexikon Musiktherapie* (S. 336–339). Göttingen: Hogrefe.
Weinberg, D. (2005). *Traumatherapie mit Kindern.* Stuttgart: Pfeiffer, Klett-Cotta.
Wöller, W. (2006). *Trauma und Persönlichkeitsstörung.* Stuttgart/New York: Schattauer.

Verändertes Wachbewusstsein

Peter Hess, Jörg Fachner und Sabine Rittner

Bewusstsein

Die Gesamtheit des menschlichen Bewusstseins ist dem Menschen selbst immer nur in Teilaspekten zugänglich. Auch differenzierteste Forschung über das Bewusstsein kann nur Modelle entwickeln, die jedoch zugleich geprägt sind vom ethischen und soziokulturellen Hintergrund des Forschenden. Schon seit der Frühzeit der Menschheitsgeschichte haben die verschiedenen Völker sehr differenzierte religiös-philosophische Bewusstseinsmodelle entwickelt, die z. T. unseren abendländisch-modernen Erklärungsversuchen zumindest ebenbürtig, wenn nicht gar überlegen sind. Als historisches Beispiel sei die etwa 2.800 Jahre alte, aus dem Hinduismus (Mandukya-Upanishad) stammende Silbe OM erwähnt, in deren Schriftzeichen vier Bewusstseins-Schichten symbolisiert sind:
1. Jagrat, das Wachbewusstsein,
2. Sushupti, das Traumbewusstsein,
3. Svapna, der traumlose Tiefschlaf,
4. Turiya, das Überbewusstsein oder kosmische, göttliche Bewusstsein bzw. die reine Leere (Fischer-Schreiber, 1986, zitiert nach Scharfetter, 1995).

Je nach der spezifischen Bedeutsamkeit im jeweiligen ethnischen Kontext lässt sich eine höchst komplexe Ausdifferenzierung bestimmter Bewusstseinsschichten beobachten (vgl. Gottwald & Howald, 1990).

Die Tiefenpsychologie von Sigmund Freud, die um die Jahrhundertwende die europäische Bewusstseinsforschung wieder einleitete, unterschied im wesentlichen zwischen dem *Bewussten* und dem *Unbewussten* und nahm verschiedene Übergänge zwischen diesen beiden Zuständen an. Carl Gustav Jung prägte darüber hinaus die Begriffe des *individuellen* und des *kollektiven Unbewussten*. Die jeweiligen Bedeutungsgebungen sowie Bewertungen dieser Bewusstseinsqualitäten erfuhren im Verlaufe der Psychotherapieentwicklung dieses Jahrhunderts starke Veränderungen (vgl. z. B. das Konzept des Unbewussten bei Milton H. Erickson: Erickson & Rossi, 1981 und Schmidt, 1989).

Darüber hinaus kann man den Tiefenpsychologen die „Höhenpsychologen" gegenüberstellen, die sich den *Überbewusstseinszuständen*, sog. „peak-experiences" (Maslow, 1971) widmen. Transpersonale Psychologen wie Wilber (1984) und Grof (1978) haben aufgrund ihrer Kenntnis westlicher und östlicher Philosophien sehr differenzierte Schichtenmodelle des Bewusstseins entwickelt.

Das Überblicksmodell in Abbildung 1 fasst die wesentlichsten derzeit bekannten Aspekte zusammen.

Jede der oben genannten Bewusstseinsschichten lässt sich wiederum ausdifferenzieren. Hervorgehoben sei, dass Erfahrungen in den transpersonalen Ebenen hierbei nicht nur als imaginative, also phantasierte Erlebnisse zu verstehen sind, sondern dass sie durchaus mit realen Körpertransformationsphänomenen einhergehen können.

Persönliche Ebene

Alltagsbewusstsein
– Ebene der freien Assoziationen
— Ebene diffuser Gefühlswahrnehmungen
—— Ebene der abstrakten ästhetischen Erfahrungen
——— Ebene der biografischen Erinnerungen:
    • (Verdrängte) Erinnerungen aus den letzten Jahren
    • Frühkindliche Erinnerungen – zurück bis zum Beginn der Sprachentwicklung
    • Prä- und perinatale Engramme
    • Ebene der Nah-Tod-Erfahrungen/schamanische Ich-Auflösung

Kollektiv menschliche Ebene
– Die eigenen Vorfahren und Ahnen — Eigene gesellschaftliche Strukturen —— Fremde, aber bekannte andere Kulturen ——— Vorher völlig unbekannte, aber noch existente Kulturen ———— Ausgestorbene, untergegangene (Hoch-)Kulturen ————— Archaische Engramme zu Beginn der Menschheitsgeschichte
Transhumane Ebene
– Tierische Ebene — Pflanzliche Ebene —— Mineralische Ebene ——— Planetarische Ebene ———— Universum (Makrokosmos) ————— Zelluläre Ebene (Mikrokosmos-Mesokosmos)

Abbildung 1: Schichten des Bewusstseins

Bewusstseinsforschung

Heute befasst sich die Bewusstseinsforschung auf medizinisch-physiologischem Gebiet z. B. mit der Aufzeichnung des Wachheitsgrades des menschlichen Gehirns (Vigilanz) im Elektroenzephalogramm.

Die hauptsächlichen Frequenzspektren der Hirntätigkeit lassen sich den verschiedenen Vigilanzstadien zuordnen. Der *Delta-Bereich* ist physiologisch im Tiefschlaf und pathologisch im Koma zu finden. Der *Theta-Bereich* ist in tiefer Versenkung oder in leichteren Schlafstadien anzutreffen. Der *Alpha-Bereich* lässt sich der Entspannung zuordnen, der *Beta-Bereich* der Aktivität und Erregung. Normalerweise bewegt sich unser Wachbewusstsein im Alpha- und Betabereich mit ca. eineinhalb bis zwei Stunden Umschaltung von Sympathikus nach Parasympathikus. Veränderte Wachbewusstseinszustände (Trance) sind sowohl nach oben in Richtung Erregung (Excitation) als auch nach unten in Richtung Schlaf und Koma möglich.

Auch die Erforschung der Stoffwechselveränderungen des Gehirns in der modernen Naturwissenschaft, wie sie z. B. mit Hilfe der Positronen-Emissions-Tomografie PET möglich ist, hat zu wichtigen Erkenntnissen über die Psychophysiologie des menschlichen Bewusstseins geführt (vgl. Guttmann & Langer, 1992; Pöppel, 1989; Vollenweider, 1992).

Tassi und Muzet (2001, S. 185) unterscheiden „physiologisch bedingte" (z. B. Wachheit, Ermüdung, Tagtraum) und absichtlich, also „bewusst hervorgerufene Bewusstseinszustände" (z. B. Meditation, Drogenrausch). Vaitl et al. (2005) berücksichtigen neben physiologischen und psychologischen Auslösern zusätzlich krankheitsbedingte (Koma, Psychose etc.) Veränderungen. Glickson (1993) betont, dass sich jeder veränderte Bewusstseinszustand durch die persönlich erlebte Bedeutung und nicht allein durch unterschiedliche Grade der körperlichen Wachheit auszeichnet. Demzufolge dominieren also veränderte kognitive Prozesse solche Zustände.

Vaitl et al. (2005, S. 114) diskutieren in ihrer neurophysiologischen Sichtweise veränderte Bewusstseinszustände wie folgt:
1. die Veränderungen der physiologischen Aktivierung, also der Bereitschaft des Organismus, mit seiner physikalischen und sozialen Umwelt zu interagieren,
2. die Veränderungen der Achtsamkeitsspanne (*engl.* awareness span) durch Verengung, Erweiterung oder Fokussierung der Aufmerksamkeit,
3. die Veränderung der wissensgebundenen Vergegenwärtigung von Seins-, Vorstellungs- und Erlebnisinhalten (*engl.* self-awareness) im Spannungsfeld von Selbst und Welt,
4. die Veränderungen der sensorischen Dynamik im Sinne reduzierter, verstärkter oder zusammenfließender sinnlicher Wahrnehmungsinhalte des subjektiven Erlebens.

Veränderte Wachbewusstseinszustände

Das Bewusstsein ist ein sich ständig veränderndes komplexes System von Zuständen. Dittrich (1996) unterscheidet zwischen dem Schlaf- und Wachbewusstsein und prägte den Begriff *Veränderte Wachbewusstseinszustände* um „Bewusstseinszustände während des Schlafes wie REM Träumen oder verwandte psychische Aktivitäten [voneinander] abzugrenzen" (Dittrich, 1996, S. 1). Der Begriff „Verändertes Wachbewusstsein" (VWB) leitet sich vom englischen Begriff „altered states of consciousness" ab, den Ludwig 1966 prägte. Er wird u. a. durch die folgenden Charakteristika gekennzeichnet:
– Veränderungen des Denkens,
– Veränderung des Zeitempfindens,
– Veränderungen bis Verlust der Kontrolle,
– Veränderung der Emotionalität,
– Veränderung des Körperschemas,
– Wahrnehmungsveränderungen,
– Veränderungen des Bedeutungserlebens,
– Gefühl des Unaussprechlichen,
– Gefühl von Erneuerung und Wiedergeburt,
– Hypersuggestibilität.

Auf körperlicher Ebene finden sich u. a. folgende Merkmale:
1. Veränderungen der Gehirnströme,
2. Veränderung des Schmerzempfindens,
3. Veränderungen der Körpertemperatur, der Schweißsekretion, des Herzschlages,
4. Veränderung der Stimmlage und der Lautbildung, ggf. verbunden mit charakteristischen Intonationsmustern (Glossolalie).

VWB können durch folgende *Stimuli* ausgelöst werden:
1. *Pharmakologische Stimuli*
   a) Halluzinogene 1. Ordnung: z. B. LSD, Psilocybin, Meskalin, Cannabis (THC),
   b) Halluzinogene 2. Ordnung: z. B. Muscimol, Scopolamin, Ketamin, Stickoxydul (Lachgas).
2. *Psychologische Stimuli*
   a) Reizentzug: z. B. Hypnose, Isolationstank, autogenes Training, Meditation, monotone Musik,
   b) Reizüberflutung: z. B. rhythmisches Trommeln, Trancetanz, Langstreckenlauf,
   c) weitere Techniken: z. B. Schlafentzug, Hyperventilation, Atembiofeedback.
3. *Kombinierte Verfahren*
   a) Kombination pharmakologischer Stimuli: z. B. LSD mit MDMA (Ecstasy),
   b) Kombination pharmakologischer und psychologischer Stimuli: z. B. schamanische Techniken, Technoparties mit Ecstasy,
   c) Kombination psychologischer Stimuli mit weiteren Techniken: z. B. Sufitanz, Bergsteigen, Discoerlebnis.

In seiner empirischen Untersuchung ätiologieunabhängiger Strukturen veränderter Wachbewusstseinszustände fand Dittrich 1985 heraus, dass gleichgültig durch welchen Stimulus der VWB ausgelöst wird, *fünf Kernerfahrungen* beschrieben werden: Ozeanische Selbstentgrenzung (OSE), angstvolle ICH-Auflösung (AIA), visuelle Umstrukturierung (VUS). In einer Überarbeitung des aus diesen Untersuchungen entstandenen psychometrischen Tests zur Identifizierung von VWB wurden als weitere Kernerfahrungen noch die auditive Veränderung (AVE) und die Vigilanzreduktion (VIR) hinzugefügt (Dittrich, Lamparter & Maurer, 2002). Einen Überblick über Forschungsstand und Konzeptionalisierung von VWB gibt Passie (2007).

Bezüge zur Musikpsychotherapie

Eine differenzierte Kenntnis der unterschiedlichen Bewusstseinsphänomene ist für Musiktherapeuten von großer Bedeutung, da sie in ihrer täglichen Praxis mit verschiedensten Formen veränderter Bewusstseinszustände konfrontiert werden, unabhängig davon, ob diese gezielt induziert wurden, spontan bei Patienten wie beim Therapeuten selbst auftreten oder Teil des sog. Krankheitsbildes von Patienten sind.

Beispielsweise stehen Musiktherapeuten im Bereich der neurologischen Rehabilitation einem breiten Spektrum von traumatischen, pathologisch bedingten oder erworbenen Bewusstseinsveränderungen gegenüber. Diese beeinflussen die auditorische Wahrnehmung und Verarbeitung der in den Therapien angebahnten Prozesse (Baumann & Gessner, 2004; Jochims, 2005; Baker, Tamplin & Kennelly, 2006). Erfahrung und Kenntnisse im Umgang mit veränderten Bewusstseinszuständen und Musikverarbeitung können den Betroffenen helfen, Kommunikationskanäle für die Beziehungsaufnahme zur Außenwelt herzustellen (Aldridge & Fachner, 2006).

Seit der Frühzeit der Menschheitsentwicklung spielen Klang, Rhythmus, Tanz und Gesang zur *Induktion* oder Auslösung von VWB eine bedeutende Rolle.

In der musikpsychotherapeutischen Arbeit mit den *Methoden der Klangtrance* ist die Musik sowohl als Einzelstimulanz als auch in den verschiedensten Kombinationen in zwei Richtungen wirksam:
1. physiologisch anregend (ergotrop) in Richtung *Ekstase* durch intensivierte Rhythmisierung des Wahrnehmungsfeldes, verbunden mit Tanzen und Singen, Hyperventilation u. a. oder
2. körperlich beruhigend und nach innen gekehrt (trophotrop) in Richtung *Enstase* mit Reduktion des Wahrnehmungsfeldes und Fokussierung mit Hilfe von monochromen Klängen, dem gleichförmigen Puls einer Trommel oder dem ruhigen Tönen im Klangfeld der Stimme (vgl. Rittner, 1998, 2006b).

In verschiedenen traditionellen Kulturen wurden mit diesen Stimuli oft sogenannte „heilige Pflanzen" wie Cannabis, Psilocybin oder Peyote kombiniert. Die psychoaktiven Substanzen dienen dabei im rituellen Kontext als mächtige Katalysatoren und Verstärker der VWB. Auch körpereigene Drogen wie z. B. durch Schmerzreize bzw. Überanstrengung ausgeschüttete Endorphine oder körpereigene Halluzinogene intensivieren den tranceinduzierenden Effekt von Musik (vgl. Fachner, 2006b).

Eine weitere wichtige Rolle der Musik ist neben der Induktion auch die *Steuerung* von VWB. Mit Hilfe gezielt eingesetzter Klänge, rhythmischer Elemente, Melodien auf spezifischen Skalen und auch speziell komponierter Musik lassen sich im Rahmen der Musikpsychotherapie verschüttete Erinnerungen wecken und Emotionen verstärken, so dass sie der therapeutischen Verarbeitung zugänglich werden. Gefühle wie Trauer, Wut, Verzweiflung oder Angst, die häufig abgewehrt oder blockiert sind, aber auch positiv besetzte Empfindungen wie vollkommene Geborgenheit, Freude, Liebe und Hingabe können in einem angemessenen psychotherapeutischen Kontext in ihrer ganzen Tiefe und Reichhaltigkeit durchlebt und dabei mit Wahrnehmungen aus dem aktuellen Wachbewusstsein in der Therapeut-Klient-Beziehung in Kontext gebracht werden.

Genauso wichtig ist die Musik auch beim Verlassen der VWB zur *Rücknahme*, zur Sammlung, zur Fokussierung der Aufmerksamkeit auf die Realitäten des Wachbewusstseins. Beispielsweise kann die Rückkehr ins Alltagsbewusstsein durch Intensivierung des Bodenkontaktes beim rhythmischen Stampfen und Klatschen oder durch die Eigenaktivität des Singens in Bewegung gefördert werden.

Wichtige Grundbegriffe für die Arbeit mit VWB sind *Set* (= psychosozialer Kontext sowie innere Erwartungen und Einstellungen) und *Setting* (= räumlicher und zeitlicher Rahmen, der sowohl symbolischen wie physikalischen Einfluss ausübt). Sowohl das Set als auch das Setting wirken sich – unabhängig von der jeweiligen Induktionsmethode – maßgeblich auf die Qualität der Erfahrungen in VWB aus (vgl. Rätsch, 1992; Hess, 1992).

Rituale besitzen in diesem Zusammenhang eine zentrale, strukturierende Schutzfunktion im veränderten Wahrnehmungsfeld des „Reisenden". Abhängig vom jeweiligen kulturspezifischen Rahmen bestimmen sie die Auswahl des jeweiligen Induktionsverfahrens, sichern in der Gruppe die Vertrautheit wiederkehrender Handlungsvollzüge, gestalten Zeitabläufe und legen Verantwortlichkeiten und Rollenverteilungen fest. Sie strukturieren den suggestiven Kontext von Set und Setting und „öffnen die biologische Tür" (Goodman) zu den verschiedensten Formen von VWB (Goodman, 1992; Rittner, 2006a). Der Erfolg einer indikationsspezifischen Arbeit mit VWB in der Musikpsychotherapie hängt ganz wesentlich von der differenzierten Kenntnis dieser Zusammenhänge ab.

Musik, ihre verändert wahrgenommenen Parameter und der Grad veränderter Bewusstseinszustände sind abhängig vom sozialen Kontext, der Persönlichkeit, der Physiologie der Person und den kulturellen Vorstellungen der- oder desjenigen, der oder die Veränderungen „für-wahr-nimmt". *Suggestibilität* scheint dabei eine wichtige persönliche Vorraussetzung für den Zeitpunkt, die Qualität und die Tiefe der jeweiligen Erfahrungen zu sein. Die durch Musik und ihren (rituellen) Kontext gelenkten Veränderungen des Aufmerksamkeitsfokus', die Dauer der Rituale, Wiederholungen, Monotonien, das An- und Abschwellen von Lautstärke und die Dichte der Klänge und Rhythmen bewirken veränderte Intensitätsmaße, veränderte Zeit- und Raumwahrnehmungen und daraus folgend veränderte Zuordnungen der musikalischen Parameter im akustischen Wahrnehmungsfeld (Fachner, 2006a).

Literatur

Aldridge, D. & Fachner, J. (Hrsg.). (2006). *Music and altered states – Consciousness, transcendence, therapy and addictions*. London: Kingsley.

Baker, F., Tamplin, J. & Kennelly, J. (2006). *Music therapy methods in neurorehabilitation: A clinician's manual*. London, Philadelphia: Kingsley.

Baumann, M. & Gessner, C. (Hrsg.). (2004). *Zwischenwelten – Musiktherapie bei Patienten mit erworbener Hirnschädigung*. Wiesbaden: Reichert.

Dittrich, A. (1996). *Ätiologie-unabhängige Strukturen veränderter Wachbewusstseinszustände. Ergebnisse empirischer Untersuchungen über Halluzinogene I. und II. Ordnung, sensorische Deprivation, hypnagoge Zustände, hypnotische Verfahren sowie Reizüberflutung* (2. Aufl.). Berlin: Verlag für Wissenschaft und Bildung.

Dittrich, A., Lamparter, D. & Maurer, M. (2002). *5D-ABZ – Fragebogen zur Erfassung außergewöhnlicher Bewusstseinszustände* (2. Aufl.). Zürich: PSIN PLUS.

Erickson, M. H. & Rossi, E. L. (1981). *Hypnotherapie*. München: Pfeiffer.

Fachner, J. (2006a). Music and altered states of consciousness – An overview. In D. Aldridge & J. Fachner (Eds.), *Music and altered states – Consciousness, transcendence, therapy and addictions* (pp. 15–37). London: Kingsley.

Fachner, J. (2006b). Music and drug induced altered states. In D. Aldridge & J. Fachner (Eds.), *Music and Altered States – Consciousness, Transcendence, Therapy and Addictions* (pp. 82–96). London: Kingsley.

Glicksohn, J. (1993). Altered sensory environments, altered states of consciousness and altered-state cognition. *The Journal of Mind and Behaviour, 14* (1), 1–12.

Goodman, F. D. (1992). *Trance – der uralte Weg zu religiösem Erleben*. Gütersloh: GIB.

Gottwald, F.-T. & Howald, W. (1990). Bewußtseinsentfaltung in spirituellen Traditionen Asiens.

In F. Resch (Hrsg.), *Veränderte Bewußtseinszustände* (S. 405–493). Innsbruck: Resch.
Grof, S. (1978). *Topographie des Unbewußten*. Stuttgart: Klett-Cotta.
Guttmann, G. & Langer, G. (Hrsg.). (1992). *Das Bewußtsein – Multidimensionale Entwürfe*. Wien, New York: Springer.
Hess, P. (1992). Die Bedeutung der Musik für Set und Setting in veränderten Bewußtseinszuständen. In H. C. Leuner & M. Schlichting (Hrsg.), *Jahrbuch des Europäischen Collegiums für Bewußtseinsstudien* (S. 133–140). Berlin:VWB.
Jochims, S. (Hrsg.). (2005). *Musiktherapie in der Neurorehabilitation. Internationale Konzepte, Forschung und Praxis*. Bad Honnef: Hippocampus.
Ludwig, A. M. (1966). Altered states of consciousness. *Archives of General Psychiatry, 15* (3), 225–234.
Maslow, A. (1971). *The farther reaches of human nature*. New York: Viking.
Passie, T. (2007). *Bewusstseinszustände: Konzeptionalisierung und Messung*. Münster: Lit.
Pöppel, E. (Hrsg.). (1989). *Gehirn und Bewußtsein*. Weinheim: VCH.
Rätsch, C. (1992). Setting – Der Ort der psychedelischen Erfahrung im ethnographischen Kontext. In H. C. Leuner & M. Schlichting (Hrsg.), *Jahrbuch des Europäischen Collegiums für Bewußtseinsstudien* (S. 123–132). Berlin: VWB.
Rittner, S. (1998). Singen und Trance. Die Stimme als Medium zur Induktion veränderter Bewusstseinszustände. In H. Gundermann (Hrsg.), *Die Ausdruckswelt der Stimme*. Heidelberg: Hüthig.
Rittner, S. (2006a). Trance und Ritual in Psychotherapie und Forschung. In H. Jungaberle, R. Verres & F. Dubois (Hrsg.), *Rituale erneuern* (S. 12–17). Gießen: Psychosozial-Verlag.
Rittner, S. (2006b). Die Magie der Stimme in der Psychotherapie. *Halbjahreszeitung für Musik in Therapie. Medizin und Beratung, 12,* Themenheft Musik und Gesundsein, 10–13.
Scharfetter, C. (1995). Welten des Bewußtseins und ihre Kartographen. *Curare, 18* (1), 161–171.
Schmidt, G. (1989). Wenn Sie ihr Unbewußtes treffen, grüßen Sie es von mir! *Hypnose und Kognition, 6,* Themenheft Hypnose und das Unbewußte, 19–31.
Tassi, P. & Muzet, A. (2001). Defining the states of consciousness. *Neuroscience and Biobehavioral Reviews, 25* (2), 175–191.
Vaitl, D., Birbaumer, N., Gruzelier, J., Jamieson, G. A., Kotchoubey, B., Kübler, A., Lehmann, D., Miltner, W. H. R., Ott, U. et al. (2005). Psychobiology of altered states of consciousness. *Psychological Bulletin, 131* (1), 98–127.
Vollenweider, F. X. (1992). Der Einsatz von PET (Positronen-Emissions-Tomographie) zum Studium neuronaler Aktivität während veränderter Bewußtseinszustände. In H. C. Leuner & M. Schlichting (Hrsg.), *Jahrbuch des Europäischen Collegiums für Bewußtseinsstudien* (S. 33–52). Berlin: VWB.
Wilber, K. (1984). *Halbzeit der Evolution*. München: Scherz.

Weiterführende Literatur

Dittrich, A. & Scharfetter, C. (1987). *Ethnopsychotherapie*. Stuttgart: Enke.
Dittrich, A., Hofmann, A. & Leuner, H. (Hrsg.). (1993–1994). *Welten des Bewußtseins* (Bd. 1: Ein interdisziplinärer Dialog, Bd. 2: Kulturanthropologische und philosophische Beiträge, Bd. 3: Experimentelle Psychologie, Neurobiologie und Chemie, Bd. 4: Bedeutung für die Psychotherapie). Berlin: VWB.
Eliade, M. (1975). *Schamanismus und archaische Ekstasetechnik*. Frankfurt am Main: Suhrkamp.

Hess, P. (1999). Musikpsychotherapie mit archaischen Klangkörpern. *Musiktherapeutische Umschau, 20,* 77–92.

Hess, P. (2008). Bedeutung und Variationen des Settings in der substanzunterstützenden Therapie. In H. Jungaberle, P. Gasser, J. Weinhold & R. Verres (Hrsg.), *Therapie mit psychoaktiven Substanzen* (S. 263–281). Bern: Huber.

Leuner, H. & Schlichting, M. (Hrsg.). (1991 bis 1994). *Jahrbuch des Europäischen Collegiums für Bewußtseinsstudien.* Berlin: VWB.

Scharfetter, C. (1987). Paranoid-halluzinatorische Zustandsbilder bei drogen-induzierten Psychosen. In F. Olhrich (Hrsg.), *Halluzination und Wahn* (S. 42–51). Heidelberg: Springer.

Wiener Schule der Musiktherapie

Elena Fitzthum

Neben den Bezeichnungen „Wiener musiktherapeutische Schule" (Koffer-Ullrich, 1965), „Wiener Schule der Integrierten Musiktherapie" (Schmölz, 1982) oder auch „Wiener Schule für Musiktherapie" genannt, setzte sich der Begriff „Wiener Schule der Musiktherapie" (Schmölz, 1986) durch. Der Begriff stand bis in die 90er Jahre in direktem Zusammenhang mit der neben London ältesten Musiktherapieausbildung Europas, beheimatet an der heutigen Universität für Musik und darstellende Kunst in Wien, ab 1947 Akademie, von 1971 bis 1998 auch Hochschule genannt.

Im Vorfeld der Wiener Schule, von etwa 1890 bis 1958, entwickelten sich Genealogien, die sie historisch in einen gemeinsamen Kontext mit den Reformbewegungen und dem neuhumanistischen Bildungsideal setzten. Vor allem in dem bis 1992 prägenden Rhythmikunterricht, der den heilpädagogischen Bereich der ersten Dekade abdeckte, liefen folgende Stränge zusammen: Von Emile Jaques-Dalcroze über Mimi Scheiblauer zu Margit Schneider bzw. von Dorothee Günther über Carl Orff zu Schneider. Weiter von Elsa Gindler über Heinrich Jacoby zu Alfred Schmölz. Ebenso von Rudolf Steiner zu den ersten Lehrenden, Editha Koffer-Ullrich, Ilse Castelliz und Schmölz. Eine direkte Linie verlief von Aleks Pontvik über Hans Kayser zu Editha Koffer-Ullrich (Fitzthum, 2003a). Bezüge solcher Art werfen eher die Frage auf, warum die Musiktherapie in Wien erst 1958 institutionalisiert wurde. Frühe musiktherapienahe Aktivitäten sind derzeit noch wenig beforscht, fest steht jedoch, dass mit dem Beginn des Nationalsozialismus in Österreich erste diesbezügliche Entwicklungen abgewürgt wurden. Frühe Protagonistinnen, wie die Wienerinnen Martha Brunner-Orne oder Vally Weigl, fanden nach ihrer Flucht 1938 in den USA Bedingungen vor, die es ihnen möglich machten, für die amerikanische Musiktherapie wichtige Beiträge zu liefern (Fitzthum, 2003b; Solomon, 2003). Offiziell beginnt die Wiener Schule der Musiktherapie am 26. November 1958 mit der Gründung der Österreichischen Gesellschaft zur Förderung der Musikheilkunde. 1959 fing der erste mehrjährige Lehrgang an der Akademie für Musik und darstellende Kunst in Wien an. Später entwickelten sich auch außerhalb der bis dato einzigen Ausbildungsinstitution weitere Protagonisten durch die Gründung des Berufsverbandes ÖBM (Österreichische Berufsverband der MusiktherapeutInnen) 1984 oder die Gründung des WIM (Wiener Institut für Musiktherapie) 1997.

In der Pionierphase 1958 bis 1970 (Oberegelsbacher, 1992) entwickelte sich die Wiener Schule originär und emanzipierte sich Ende der 60er Jahre methodisch und inhaltlich von der amerikanischen Musiktherapie. Zwar bereisten frühe Protagonisten aus Wien, wie der damalige Akademiepräsident Hans Sittner, die erste Leiterin Editha Koffer-Ullrich und die Musiktherapeutin Ilse Castelliz in den 50er- und 60er Jahren die Vereinigten Staaten, inhaltlich entwickelte sich jedoch die Wiener Musiktherapie selbstständig (Fitzthum, 2003a, b). In der ersten Dekade herrschten noch unterschiedlichste theoretische und praktische Ansätze vor. So existierte neben einem mathematischen Paradigma (Hans Kayser) ein naturwissenschaftliches Paradigma (Andreas Rett), und die Spannung zwischen irrationalen Begründungen, romantischen Heilvorstellungen und den strengen naturwissenschaftlichen Vorgaben der Mediziner war sehr groß. Die Institutionalisierung konnte jedoch dank der Bereitschaft zur Interdisziplinarität, der Kooperationen verschiedenster Institutionen und der Mitarbeit prominenter Persönlichkeiten aus Musik, Medizin, Psychologie und Psychotherapie schnell vollzogen werden.

Gründungsmitglieder von 1958 und spätere Kooperationspartner öffneten ab 1959 ihre Kliniken für die Musiktherapie und beschäftigten die erste musiktherapeutische Lehrgeneration. So entstand 1959 eine durchgehende Tradition der klinischen Lehre, Praxis und Forschung auf den drei klinischen Stationen der Gründerjahre – Psychiatrie, Pädiatrie und Psychosomatik – mit unterschiedlichen psychotherapeutischen Grundorientierungen, hauptsächlich jedoch tiefenpsychologisch orientiert. Dieser Umstand, verbunden mit viel Mut zum Eklektizismus, sollte die Wiener Schule prägen: Methodenvielfalt und Offenheit verschiedensten psychotherapeutischen Verfahren gegenüber waren die Folge. Die drei klinischen Teams mit ihren bereits etablierten Arbeitsstilen gaben durch folgende personelle Alliancen der sich entwickelnden Wiener Schule ein Profil: Stella Mayr und Ilse Castelliz arbeiteten zusammen mit Otto Hartmann, Psychiater und Analytiker, Albertine Wesecky arbeitete zusammen mit Andreas Rett im Feld der geistig behinderten Menschen mit behavioralem Arbeitsansatz, und Alfred Schmölz arbeitete zusammen mit Erwin Ringel, später mit dessen Nachfolger Peter Gathmann innerhalb der Psychosomatik, u. a. vor dem Hintergrund der Individualpsychologie (Fitzthum et al., 1998). Frühe Forschungen dieser Periode richteten ihre Aufmerksamkeit auf die Wirkung der Musik, zu Beginn besonders auf die Lehre der Harmonik, und orientierten sich stark an der Musikpsychologie.

Während einer zweiten, der Elaborationsphase 1970 bis 1992 (Oberegelsbacher, 1992) begann sich unter Schmölz die Musiktherapie von einem theoretischen und technischen Eklektizismus zu einer Differentiellen Therapie (v. Quekelberghe, 1979) zu entwickeln. Therapietechniken wurden transformiert und den individuellen Bedürfnissen des Patienten angepasst. Neoanalytische Ansätze, insbesondere die der Gestalttheorie und -therapie ergänzten den bereits existierenden theoretischen und praktischen Rahmen (Gathmann et al., 1990, S. 272). Die oben genannten Kooperationen blieben weiterhin bestehen und wurden vertieft. Die musikalische Improvisation als aktives Verfahren rückte durch Schmölz ins Zentrum der Lehre und somit der therapeutischen Arbeit. Eine Befragung Wiener Absolventen ergab, dass der Begriff „Wiener Schule" hauptsächlich mit ihm in Zusammenhang gebracht wird (Joham, 1999, S. 49). Untrennbar von der Wiener Schule wurden seine Begriffe, wie z. B. „Das instrumentale Partnerspiel" und „Einstimmung in der Musiktherapie" (Schmölz, 1983). Das Fundament aller Theorien bei Schmölz bildete – neben seiner Liebe zur Anthroposophie und einem tief empfundenen Humanismus – sein geistiger Lehrer Heinrich Jacoby und dessen Grundannahme, es gäbe nicht den nichtmusikalischen Menschen (Jacoby, 1994). Diese Akzentuierung der musikalischen Arbeit machte einheitliche Behandlungsmodi möglich, welche erstmals übertragbar und lehrbar wurden, und überbrückte die unterschiedlichen psychotherapeutischen Ausrichtungen. Schmölz befreite die Musiktherapie von jeglichem irrationalen Erbe der ersten Phase. Er lehnte jede generalisierende Wirkung der Musik ab und lenkte die Aufmerksamkeit in Richtung der Therapeutischen Beziehung. Die verbale Aufarbeitung evozierter Prozesse wurde unter klinischer Supervision erarbeitet und geübt, die musikalische Selbsterfahrung wurde wichtiger Bestandteil der Lehre und diente fortan auch der Psychohygiene des Therapeuten. Die improvisierte Musik wurde als Sprache des Unbewussten interpretiert, innere Konflikte konnten so erlebbar und in der verbalen Reflexion angesprochen werden. Die Improvisation war das Mittel der Wahl, um den Patienten aus seinem Status des Leidens heraus zur Konfrontation mit seinem Selbst, dem Gegenüber und der Gruppe zu führen. Die Orientierung lief in Richtung Psychotherapie; Mitte der 80er Jahre bezeichneten Autoren der Wiener Schule diese immer mehr als „psychotherapeutisch orientierte Musiktherapie". In dieser zweiten Phase etablierte sich neben dem medizinischen Paradigma das psychotherapeutische Paradigma. Das erste musiktherapeutische Forum außerhalb und unabhängig von der Hochschule entstand. Am 29. Juni 1984 wurde die erste Mitgliederversammlung des Österreichischen Berufsverbandes der Musiktherapeuten (ÖBM) einberufen. Der Berufsverband fungierte von da an als Plattform der Wiener Schule.

In einer dritten Phase, ab 1992, entwickelte sich die Wiener Schule in ständiger Korrespondenz zur Psychotherapie bzw. dem österreichischen Psychotherapiegesetz. Lehrmusiktherapie, früher „nur" musikalische Selbsterfahrung, wurde obligater Bestandteil des Curriculums. Weiterhin blieben die Grundorientierungen Tiefenpsychologie und Humanistische Psychologie prägend. Rezeptive Aspekte wurden wieder in die Lehre integriert. In dieser Phase war das psychotherapeutische Paradigma vorherrschend. Aufgrund der gesetzlichen Grundlagen der Universität hatte der Akademisierungsprozess der Ausbildung begonnen, die wissenschaftlichen Arbeiten der Wiener Schule waren im Wesentlichen qualitativer Natur und setzten sich vorwiegend mit der Integration psychotherapeutischer Phänomene innerhalb der Musiktherapie auseinander.

Am 19. November 1997 entstand eine weitere Plattform der Wiener Schule durch die Gründung des Wiener Instituts für Musiktherapie (WIM). Die ebenfalls 1997 begonnene Buchreihe des WIM, „Wiener Beiträge zur Musiktherapie", hat das Ziel, neuere Beiträge der Wiener Schule zu sammeln und wissenschaftliche Arbeiten einem Fachpublikum nahe zu bringen (bisher sind 8 Bände erschienen). Beide Institutionen – ÖBM und WIM – bemühen sich mit unterschiedlichsten Projekten, die gemeinsame Identität zu definieren und die tradierte Etikettierung „Wiener Schule" als künstlerische und wissenschaftliche Bündelung von ähnlich denkenden, handelnden und forschenden Musiktherapeuten zu kultivieren.

Ob und welche Auswirkungen auf die „Wiener Schule der Musiktherapie" die weiteren formalen Änderungen an der Universität in Wien haben werden, kann derzeit noch nicht beantwortet werden. Gemeint ist etwa das seit 2004 als interuniversitäres Studium geführte „Musiktherapiestudium", welches in Kooperation mit der medizinischen Universität geschaffen wurde. Neuste Forschungsergebnisse (Mössler, 2008) zeigen, dass der Schulenbegriff zu Recht seine Anwendung findet. Träger der Identität ist in der Wahrnehmung aller befragten österreichischen Musiktherapeuten vor allem das WIM. Die achtbändige Buchreihe, Präsenz auf internationalen Kongressen sowie Fortbildungsveranstaltungen „verdeutlichen den schulenbildenden Faktor des kommunikativen Rahmens" (Mössler, 2008).

Literatur

Fitzthum, E. (2003a). *Von den Reformbewegungen zur Musiktherapie* (Wiener Beiträge zur Musiktherapie, Bd. 6). Wien: Edition Praesens.

Fitzthum, E. (2003b). Die Musiktherapeutin Vally Weigl. In E. Fitzthum & P. Gruber (Hrsg.), *Give them Music* (Wiener Beiträge zur Musiktherapie, Bd. 5, S. 103–122). Wien: Edition Praesens.

Fitzthum, E., Oberegelsbacher, D. & Storz, D. (1998). *Roundtable „Wiener Melange – basic music therapeutical understandig with various psychotherapeutical backgrounds in practice and in teaching"*. Europäischer Kongress für Musiktherapie, Leuven, 1998. Vortrag auf Kongress-CD.

Gathmann, P., Schmölz, A. & de Backer, J. (1990). Klinische Musiktherapie des Asthma Bronchiale. In I. Frohne-Hagemann (Hrsg.), *Musik und Gestalt* (S. 253–276). Paderborn: Junfermann.

Jacoby, H. (1994). *Jenseits von „Begabt" und „Unbegabt"*. Hamburg: Christians.

Joham, J. (1999). *Kurzstudium Musiktherapie*. Unveröffentlichte Diplomarbeit. Universität für Musik und darstellende Kunst Wien.

Koffer-Ullrich, E. (1965). Musiktherapie in Österreich. *Wiener Ärztezeitung, 20*(6), 547–550.

Mössler, K. (2008). *Die Wiener Schule der Musiktherapie. Von den Pionieren zur Dritten Generation*. Wien: Praesens.

Oberegelsbacher, D. (1992). Zur Wiener Schule der Musiktherapie. *Zeitschrift des Österreichischen Berufsverbandes der Musiktherapeuten, 3*, 8–12.

Quekelberghe, R. v. (1995). Systematik der Psychotherapie. In R. Sponsel (Hrsg.), *Handbuch Integrativer Psychologischer Psychotherapie* (S. 650–651). Erlangen: IEC.

Schmölz, A. (1982). Wiener Schule der Integrierten Musiktherapie. *Musiktherapeutische Umschau, 3*, 299–307.

Schmölz, A. (1983). Einzelmusiktherapie; Das instrumentale Partnerspiel; Zum Begriff der Einstimmung in der Musiktherapie. In H.-H. Decker-Voigt (Hrsg.), *Handbuch Musiktherapie* (S. 55–59). Lilienthal/Bremen: Eres.

Schmölz, A. (1986). Die Wiener Schule der Musiktherapie. Lehr- und Forschungstätigkeit. *Blätter der Wiener Musikhochschule, 2*, 23–28.

Solomon, A. (2003). Valerie „Vally" Pick Weigl and the American Music Therapy Experience. In E. Fitzthum & P. Gruber (Eds.), *Give them Music* (pp. 123–133). Wien: Edition Praesens.

Die Autorinnen und Autoren des Bandes

Prof. Dr. David Aldridge
Nordoff/Robbins-Zentrum Witten
Ruhrstraße 70
58452 Witten
E-Mail: info@nordoff-robbins.org

Dr. Christian G. Allesch
Paris-Lodron-Universität Salzburg
Fachbereich Psychologie
Hellbrunnerstraße 34
A-5020 Salzburg
E-Mail: christian.allesch@sbg.ac.at

Dr. Udo Baer
Balderbruchweg 35
47506 Neukirchen-Vlyn
E-Mail: info@therapie-kreativ-baer.de

Dr. Waltraut Barnowski-Geiser
Am Hügel 6
41812 Erkelenz
E-Mail: Barnowski-Geiser@t-online.de

Dr. Maria Becker
Fischers Allee 73
22763 Hamburg
E-Mail: maelbecker@t-online.de

Prof. Dr. Herbert Bruhn
Schmarjestraße 6
22767 Hamburg
E-Mail: bruhn@uni-flensburg.de

Prof. Dr. Hans-Helmut Decker-Voigt
Allenbostel 35
29582 Hanstedt I
E-Mail: MuGDV@t-online.de

Dr. Barbara Dehm-Gauwerky
Eschenweg 50
22949 Ammersbek
E-Mail: b.dehm-gauwerky@gmx.de

Martin Deuter
Saurenhorn 259
CH-3054 Schüpfen
E-Mail: martin.deuter@bluewin.ch

Dr. Ingo Engelmann
Friedrichstraße 66a
21244 Buchholz
E-Mail: klangengel@t-online.de

Gabriele Engert-Timmermann
Oberwieser Weg 5
82405 Wessobrunn

Prof. Dr. Johannes Th. Eschen
Gusshausstraße 26/12
A-1040 Wien
E-Mail: johannes.th.eschen@chello.at

Dr. med. Josef Escher
Felsenweg 13
CH-3904 Naters
E-Mail: jescher@tele2.ch

Dr. Jörg Fachner
Finnish Center of Excellence in
Interdisziplinary Music Research
Department of Music
P.O. Box 35
FIN-40014 University of Jyväskylä
Finnland
E-Mail: jorg.c.fachner@jyu.fi

Die Autorinnen und Autoren des Bandes

Dr. Elena Fitzthum
Grünangergasse 12/21
A-1010 Wien
E-Mail: fitzthum@aon.at

Stefan Flach
Birkland 51
86971 Peiting
E-Mail: wirkstatt@arcor.de

Dr. Till Florschütz
Institut für ambulante Heilpädagogik
und Psychotherapie
Langenberg 17
21077 Hamburg
E-Mail: florschuetz@gmx.com

Gabriele Frick-Baer
Balderbruchweg 35
47506 Neukirchen-Vlyn
E-Mail: i.frohne-hagemann@
t-online.de

Prof. Dr. Isabelle Frohne-Hagemann
Forststraße 50
12163 Berlin
E-Mail: i.frohne-hagemann@t-online.de

Prof. Dr. Margot Fuchs
Felsengasse 36
CH-8200 Schaffhausen

Prof. Dr. Heiner Gembris
Institut für Begabungsforschung
in der Musik
Pohlweg 85
33100 Paderborn
E-Mail: heiner.gembris@uni-
paderborn.de

Dr. Frank G. Grootaers
Hauptstraße 96
53604 Bad Honnef
E-Mail: frank.grootaers@
johanneswerk.de

Prof. Dr. Dagmar Gustorff
Health Care Company
Schottengasse 4
A-1010 Wien
E-Mail: dgustorff@
healthcarecompany.at

Dipl.-Phys. Ulrike Haase
Fachklinik Klosterwald
Bahnhofstraße 33
07639 Bad Klosterlausnitz
E-Mail: haase@musiktherapie-crossen.de

Prof. Dr. Fritz Hegi
Alte Kalchbühlstraße 23a
CH-8038 Zürich
E-Mail: fritz.hegi@bluewin.ch

Ute Hennings
Onkologisches Zentrum
Universitätsklinikum Hamburg-
Eppendorf
Martinistraße 52
20246 Hamburg
E-Mail: hennings@uke.uni-hamburg.de

Dr. Peter Hess
Foltzring 20
67210 Frankenthal
E-Mail: mail@skh-ft.de

Ulrike Höhmann
Lippstraße 1
77716 Haslach
E-Mail: ulrike.hoehmann@t-online.de

Prof. Dr. Hannes Jahn
Andlawstraße 27
79102 Freiburg
E-Mail: hannes.jahn@art-of-coaching.net

Dr. Petra Jürgens
Institut für Musiktherapie Berlin
Waldhüterpfad 38
14169 Berlin
E-Mail: ifmberlin@hotmail.com

Prof. Hartmut Kapteina
Hochstraße 57
57076 Siegen

Barbara Keller, Dipl.-Musiktherapeutin
Schmale Straße 27
48149 Münster
E-Mail: b.keller@musikaufraedern.de

Prof. em. Dr. h. c. Paolo J. Knill, Ph. D.
Felsengasse 36
CH-8200 Schaffhausen
E-Mail: Pao4Arts@aol.com

Dr. med. Dr. phil. Adeleid Krautschik
Sommerfeld 15
45481 Mülheim a. d. Ruhr

Dr. Sylvia Kunkel,
Dipl.-Musiktherapeutin
Auf dem Blick 44
48329 Havixbeck
E-Mail: MthKunkel@aol.com

Gisela Lenz
Ismaninger Straße 106
81675 München
E-Mail: gmLenz@musikuz.de

Prof. Dr. Karl-Friedrich Maetzel
Dankwartsgrube 3
23552 Lübeck

Prof. Dr. Dr. Dr. Wolfgang Mastnak
Hochschule für Musik und Theater München
Arcisstraße 12
80333 München

Prof. Dr. Stella Mayr
Khevenhüller Straße 13
A-1180 Wien
E-Mail: stella.mayr@utenet.at

Prof. Dr. Susanne Metzner
Bismarckallee 45
22926 Ahrensburg
E-Mail: susanne.metzner@hs-magdeburg.de

Klaus-Benedikt Müller
Friedberghalde 1
CH-6004 Luzern
E-Mail: klaus-benedikt.mueller@bluewin.ch

Dr. Lutz Neugebauer
Nordoff/Robbins-Zentrum Witten
Ruhrstraße 70
58452 Witten
E-Mail: lutzn@nordoff-robbins.org

Dr. Dietmut Niedecken
Eppendorfer Landstraße 161
20251 Hamburg

Dr. Monika Nöcker-Ribaupierre
Wehrlestraße 22
81579 München
E-Mail: mnoeckrib@aol.com

Die Autorinnen und Autoren des Bandes

Dr. Johannes Oehlmann
Rossbergerstraße 20
35085 Ebsdorfergrund
E-Mail: praxis@johannes-oehlmann.de

Gisela Peters
Erikastraße 103
20251 Hamburg
E-Mail: gisela.peters@bsb.hamburg.de

Prof. Dr. Peter Petersen
Kühnsstraße 4
30559 Hannover
E-Mail: Prof.Dr.Petersen@t-online.de

Prof. Dr. Dr. h. c. Hermann Rauhe
Bredengrund 18
22149 Hamburg
E-Mail: info@hermannrauhe.de

Axel Reinhardt, Dipl.-Mus.
Nicodestraße 1
01465 Dresden-Langebrück
E-Mail: axel.reinhardt@tu-dresden.de

Sabine Rittner
Institut für Medizinische Psychologie
Universitätsklinik Heidelberg
Bergheimer Straße 20
69115 Heidelberg
E-Mail: Sabine_Rittner@med.uni-heidelberg.de

Hanna Schirmer
Weinmeisterhornweg 105
13593 Berlin
E-Mail: hanna.schirmer@musiktherapeutinnen.de

Prof. Dr. Karin Schumacher
Schorlemerallee 36
14195 Berlin

Dr. Frauke Schwaiblmaier
Prof.-Kurt-Huber-Straße 7
82166 Gräfelfing
E-Mail: frauke.schwaiblmair@musiktherapie.de

Prof. Dr. Michaela Schwarzbauer
Universität Mozarteum
Mirabellplatz 1
A-5020 Salzburg
E-Mail: michaela.schwarzbauer@moz.ac.at

Claudia Senn-Böning
Doratheenstraße 17
22301 Hamburg
E-Mail: info@praxis-musiktherapie.de

Elisabeth Sigron Krausse,
Dipl.-Musikerin
Pitgongas, Postfach
CH-7408 Cazis
E-Mail: elisabeth_sigron@gmx.ch

Prof. Dr. Henk Smeijsters
Zuyd University KenVak
Postfach 550
NL-6400 AN Heerlen
E-Mail: h.smeijsters@hszuyd.nl

Prof. Dr. Ralph Spintge
Paulmannshöher Straße 17
58515 Lüdenscheid
E-Mail: Ralph.Spintge@hellersen.de

Dr. med. Thomas Stegemann
Klinik für Kinder- und Jugend-
psychiatrie
Universitätsklinikum Hamburg-
Eppendorf (UKE)
Martinistraße 52
20246 Hamburg
E-Mail: t.stegemann@uke.uni-
hamburg.de

Dr. Axel Ster
Sandkamp 10
23611 Bad Schwartau
E-Mail: Axel.Ster@gmx.de

Dr. Dorothee Storz
Kettenbrückeng. 17/10
A-1050 Wien
E-Mail: storz@mdw.ac.at

Gitta Strehlow
Morgensternsweg 2
22305 Hamburg
E-Mail: Gitta.Strehlow@t-online.de

Prof. Dr. Wolfgang Suppan
Leonhardstraße 15
A-8010 Graz
E-Mail: wolfgang.suppan@kug.ac.at

Ole Teichmann-Mackenroth
Kreuzstraße 9
30159 Hannover
E-Mail: ole.teichmann@gmx.net

Eckhard Thiel
Im Dorfe 8
27711 Osterholz-Scharmbeck
E-Mail: eckhard.thiel@ewetel.net

Prof. Dr. Tonius Timmermann
Oberwieser Weg 5
82405 Wessobrunn
E-Mail: tonius@timmermann-domain.de

Dr. Gerhard Tucek
Institut für Ethno-Musik-Therapie
Bergstraße L8
A-3542 Gföhl
E-Mail: info@ethnomusik.com

Prof. Dr. Rosemarie Tüpker
Universität Münster
Philippistraße 2
48149 Münster
E-Mail: tupker@uni-muenster.de

Prof. Tilman Weber
Rehwiesenweg 7
34305 Niedenstein
E-Mail: weber.tilman@gmx.de

Prof. Dr. Eckhard Weymann
Kiefernweg 21
21255 Kakenstorf
E-Mail: weymann@praxisweymann.de

Dipl.-Soz.-Päd. Ilse Wolfram
Stader Straße 31
28205 Bremen
E-Mail: ilse.wolfram@t-online.de

Prof. Dr. Thomas Wosch
Fachhochschule Würzburg-Schweinfurt
Fakultät Sozialwesen und Pflege-
management
Münzstraße 12
97070 Würzburg
E-Mail: thomas.wosch@fhws.de

Sachwortregister

Abwehr, psychosomatische 399
Abwehrmanöver 399
Abwehrmechanismus 399
ADHS 187, 188
ADS 187, 188
Affekt 497
Affektgedächtnis 139
Afrika 328
Aktivierung emotionaler Netzwerke 493
Akutklinik 357, 358
Alltags- oder Minitrance 438
Alltagskultur 255
Altenheim 342
Alter 337, 341, 342
Amerika 329
Ammensprache 422
Analyse 76
Anamnese, gezielte musikalische 141
Appellspektrum 43
Appellspektrumsanalyse 42, 43
Appellwert 43, 473
Arbeit, rezeptive 217
Archetypenlehre, musikalische 180
Artikulation 487
Assoziations- oder Erinnerungswert einer Musikstruktur 142
Ästhetik 7, 8, 30
Atemtechnik 48
Atemtherapie 47, 48
Atmen, holotropes 238
Atmosphäre 192
auditory grouping 405
Aufnahmekommission 92
Ausbildung 85
Ausbildungslandschaft 334
Ausdruck 445
Australien 333
Autismus 67, 70
  – frühkindlicher 67
  – psychogener 67
  – somatogener 67
Autokorrelation 319
Awareness 155, 269

Balintgruppe 74, 75, 418
Bedeutung, immanente 26

Bedeutungsraum 263
Begegnen 104
Belastung 374
Beratungsformat 307, 308
Berimbao 40
Berufsausübung 86
Berufsbild 358
Berufsgesetz 85
Berufsverband 86, 89
Berufsverband für Anthroposophische Kunsttherapie e. V. (BVAKT) 89
Berufsverband klinischer Musiktherapeuten in der BRD e. V. (BKM) 91
Besessenheitstrance 438
Betonung 249
Betrachtungsweise, dynamische 12
Bewegungsspiel 139
Bewusstsein 209
bewusstseinsfähig 318
Bewusstseinsmodell 450
Bewusstseinsmutation 210
Bewusstseinsschicht 450
Bewusstseinsstörung 347
Bewusstseinszustand
  – klanginduzierter veränderter 235
  – veränderter 124
Beziehen 104
Beziehung 433, 447
  – hilfreiche 399, 401
  – therapeutische 75
Beziehungsästhetik 21
Beziehungsstörung 446
Beziehungstraumatisierung 444, 446
Beziehungsverhältnis 192
Bindungsunfähigkeit 469
Blockade 207
Brainmapping-Studie 237
Bundesarbeitsgemeinschaft Musiktherapie 95

Chaos 251
Chemotherapie 357, 359
Chronobiologie 24
Chronomedizin 24
Coaching 419
Cochlea 183, 184

Community Music Therapy 115, 328
Coping 320
Coping-Strategie 406

Denken
- beziehungsmedizinisches 22
- regulationsmedizinisches 22

Dependenz 163, 164
Deutsche Gesellschaft für Musiktherapie e. V. (DGMT) 91
Deutsche Musiktherapeutische Gesellschaft e. V. (DMtG) 89
Deutsche Musiktherapeutische Vereinigung zur Förderung des Konzepts nach Schwabe e. V. (DMVS) 90
Deutscher Berufsverband der Musiktherapeuten e. V. (DBVMT) 91
Dezentrieren 65
Diagnostik 403
- musiktherapeutische 99, 192, 215

Dialog 429
Didgeridoo 40
Dienstleistung 341, 342
Differenzial, semantisches 405
Dimension, musikalische 373
Diskriminierungsfähigkeit 184
Dreigliedrigkeit 34
Dyade 443, 444, 446
dynamic form 28, 267
Dynamik 167

EBQ-Instrument 70
Effekt, musikmedizinischer 304
Effektstärke 320
Eingliederungshilfe 467
Einstellung, musikalische 407
Einzelfallanalyse 79
Einzelfallstudie 76, 77, 80, 81, 128, 129
Einzeltherapie 143, 343
Ekstase 292
Emotion 497
Empathie 269
Empfindung, kinästhetische 351
Energie 246, 250
Entrainment 305
Entwicklung, berufspolitische 326
Entwicklungspsychologie 228
Erfahrung, pränatale 139

Erklärungsmodell, biologisches 11
Erleben 79–81, 135, 136, 441, 444, 445, 448–450, 453
- perspektivefreies 431

Erlebnis 441, 447, 449, 450
Erregungskontur 187, 263
Erregungsverlauf 189
Erziehung
- affektiv-moralische 411
- polyästhetische 312, 314

Ethik-Kodex 83
Ethnomusiktherapie 18
Europa 333
European Music Therapy Confederation (EMTC) 96, 334
Evaluation 403, 425
Evaluierungsmethode 130
expressive therapy 64
extralinguale Bestandteile des sprachlichen Ablaufmusters 496
extrapersonell 497

Fachverband 89
Fallpauschalengesetz 95
Figur 245, 246
Fokus, dynamischer 258
Fokussierung von Aufmerksamkeit 486
Förderung 214–216, 322, 324
- musiktherapeutische 337

Formästhetik 201
Forschung 76, 77, 79–81, 135, 136
- musikalisch-phänomenologische 33
- neuropsychologische 318

Forschungsdesign 355
Forschungsmethodologie 129
Frühstörung 469
Frühtraumatisierung 389
funktionelles MRT 305

Ganzes 244, 245
Ganzheit 252
Ganzkörper-Monochord 236
Geburtstrauma 388
Gedächtnis, motorisches 139
Gefühl 247, 444, 448, 449
Gefühlswelt 247
Gegenübertragung 46, 78, 80, 342, 453

geistig Behinderter 77, 80
geistige Behinderung 231
Gemeinsames Werk 275
Geräusch- bzw. Lärmüberempfindlichkeit 433
Geräuschüberempfindlichkeit 434
Geschichte 149
Gesellschaft für Orff-Musiktherapie e. V. (GfOMT) 90
Gesetz, kosmisch-harmonisches 411
Gespräch 343
Gestalt 244, 249
Gestalt-Musiktherapie 155
Gestaltbildung 193
Gestalttheoretiker 317
Gestalttherapie 269
Gestaltung 252
Gestik des Spielens 299
Gesundheitsverhalten 490
goetheanistisch 34
Gong 48
Gongtherapie 238
Grundfigur, psychoakustische 350
Grundformel, anthropologische 417
Grundgedanke, gestalttheoretischer 155
Grundmuster, rhythmische 416
Grundregel, psychoanalytische 191
Gruppe 339, 343, 443–446, 448
 – Beziehungen 449
Gruppen-Singtherapie 9
Gruppendynamik 160–162, 164
Gruppentrancephänomen 487
guided imagery and music (GIM) 238

Habituation 434, 435
Haltung, therapeutische 430, 433
Hämatologie 357
Handeln 442, 444, 450
 – musikalisches 176
Handlung 442, 443, 445, 448, 450
Handlungsansatz 445–448, 450
Handlungsbegriff 372
Handlungsdialog 432
Handlungsmittel 445, 446, 449, 450
 – psychotherapeutisches 449
Handlungsprinzip 445, 446, 448, 449
 – dynamisches 153
 – psychotherapeutisches 448

 – sozial-interaktionelles 448
 – suggestives 153
 – trainingsbezogenes 153
 – wahrnehmungsorientiertes 448
Handlungsraum 449
Handlungsziel 445, 450
 – psychotherapeutisches 450
Harmonie der Sphären 150
Heilkunde 86, 326
Heilmittelrichtlinien 466
Heilpädagogik, musikalische 311
Heilritual 331, 332
hermeneutisch-verstehend 100
Herzratenvariabilität 492
Hintergrund 245
Hintergrundmusik 407
Hirnschäden, erworbene 346
Homologie 27
Hör- und Sehbehinderung 231
Hören 343
Hörorgan 183, 184
Hörsystem 387
Hörtherapie 434–436
Hörwahrnehmung 433
Hospiz 357
Humantherapie 214
Hybridität 19
hyperaktiv 187

Ich-Funktion 2
Ich-Stärke 400
Ich-Struktur 447
Identifizierung 431
Identität 147
Imagination 172
Improvisation 38, 77, 80, 245, 285, 343, 354, 355, 432, 444, 453, 455
 – assoziative 9, 44
 – freie 472
 – materialorientierte 45
Improvisation Assessment Profile 27
Indikationsstellung 430
 – semispezifische 203
Inhaltsästhetik 201
Innenohr 183
Instrument
 – archaisches 234
 – Eigenschaften 42

– Symbolik 43, 44, 299
– therapiespezifisches 300
Instrumentenbau 300
Inter-Affektivität 139
Interaktion
– gestörte 139
– musikalische 259
– soziale 444, 448
Interaktionsaufbau 349
Interaktionsmuster 447
intermedialer Transfer 427
Intermezzo 419
Intermusiktherapie (IMT) 260
Interozeption 492
interpersonell 497
interpretive community 116
Intertherapie 418
Intervall 36
Interventionstechnik 69
Intervision 418
intrapersonell 497
Introjekt 446, 447
Intuition 422
Isomorphismus 28
Isoprinzip 69
ISPPM 386

Jung'sche Tiefenpsychologie 181

Kanner-Syndrom 67
Kasseler Konferenz musiktherapeutischer Fachvereinigungen 94
Kasseler Thesen zur Musiktherapie 94
Katamnese 81
Kausalitätsprinzip 445
Kernerfahrung 453
Kernselbst 26, 28–30
Kind und Familie 323
Kinderheilkunde 229
Kindermusiktherapie 228, 323, 424
Kinderpsychotherapie 229
Kindesmisshandlung 443
Kindesvernachlässigung 443
Klangarchetyp 235
Klangreise 46
Klangschale 49
Klangwahrnehmung 235
Klassifikationssystem 203
– ICD-10 und DSM-IV 429

Klavier 301
Knochenleitung 492
Knochenmarktransplantation 357, 358
Ko-Respondenz- und Konsensprozess 215
Kommunikation 344, 445, 450
– intrauterine 60
– nonverbale 423
kommunikativ 445
Kompetenz 83
Komposition 244–246
Konditionierung 270
Konsonanztheorie 319
Konstruktionserfahrung 224, 225
Kooperationsmodell 322
Kopfgeräusch 433
Körper 445, 448
Körperhaltung, rituelle 439
Körperklang 262, 264
Körperselbst, autonomes 351
Kraft 246, 249, 250
Krankenhilfe 466
Krankheitsverarbeitung 349, 360
Kreativität 230
Krebs 357, 360
Krebserkrankung 231
Kultur 255
Kulturbegriff, essenzialistischer 19
Kulturtransfer 19
kunstanalog 192

Lallen 484
Lautgebung 496
Lebensgeister als „Vehikel der Seele" 411
Lebensmethode 76–79, 81, 275
Lebensqualität 306, 357
Lehrtherapie 122
Leib 262
Leib-Seele-Problem 176, 398, 400
Leibbewegung 262, 263
Leier 37
Lernen, hirngerechtes 318
lived story 26, 27

Makammusik 20
Mandala 173
Material, musikalisches 372
Medien 425
Menschenkunde Rudolf Steiners 33
Mentalisierung 446

Mentalisierungsfähigkeit 447
Merkmal, prosodisches 481
Metapher 29
Metaphorisierung, totale 15
Methode 78, 79, 135–137, 337, 339, 341, 342, 442, 445, 446, 449, 450
– musiktherapeutische 307, 309
Methodik 76, 78, 79, 135–137, 343
Migration 338
Mittelohr 183
Modelle des menschlichen Ausdrucks 319
Monochord 40, 179
Morphologie, psychologische 275
multisensorisch 139
Music Child 455
Musik 441, 442, 444–446, 448, 449
– als autonome Tonkunst 285
– Funktionen 142, 412
– improvisierte 69, 211
Musikästhetik 7
Musikhören 212, 404
Musikhörtraining 435
Musikimagination (MI) 173
Musikimprovisation, freie 164
Musikimprovisationsgruppe, freie 163
Musikinstrument (s. a. Instrument) 359
Musikpsychotherapie, körperorientierte 492
Musikschule 322
Musikspiel 139
Musikstück, klassisches 173
musiktherapeutische Tiefenentspannung 427
Musiktherapie
– aktive 359
– altorientalische 18
– analoge 267
– analytische 268
– anthroposophische 312
– Definition 326, 327
– ethnische 123
– fokale 258
– funktionale 411
– integrative 156
– intermediale 216, 254
– klientenzentrierte 269
– kognitive 270
– metaphorische 267
– morphologische 28, 267
– music-centered 30

– psychotherapeutische 152
– regulative 270, 446
– ressourcenorientierte 324
– rezeptive 358, 388, 395
– verhaltenstherapeutische 269
– Wirksamkeit 320
– Ziele 360
Musiktherapieentwicklung 148
Musiktherapieform, aktive 354
Muskeltonus 498
Mutter-Kind-Bindung 60
Mutter-Kind-Interaktion 421
Mutter-Kind-Spiele 139
– frühe 69

Nachholprozess 257
Nachspielen und Variieren 419
Nachvollzug, funktioneller 482
Nationales Komitee 94
Nervensystem, autonomes 22
Neurorehabilitation 305
Neurowissenschaft 185
Neuseeland 333
Nordamerika 330

Oberton 179
Obertonspektrum 481
Objektbeziehung 69
Ohrgeräusch 433–435
OPS 301 428
Orient, vorderer und mittlerer 332
Ost-Asien 331
Ostdeutschland 148
Österreichischer Berufsverband der Musiktherapeuten e. V. (ÖBM) 90
ozeanische Selbstentgrenzung 487

Pädagogik 228
Palliativstation 357
Paradigma
– psychologisches 152, 267
– magisches 150
– mathematisches 150
– medizinisches 151
participatory approach 115
Patient-Therapeut-Beziehung 394
Pauke 44
– symbolische Bedeutung 45
perceptual affective therapy 238

performance 116
Phänomen, transgeneratives 444
Phänomenologie 35
phänomenologisch 36, 100
Phonophobie 434
Poesie-Therapie 367
polar 247, 248
Polarität 247, 371
Polaritätsprofil 405
Polaritätsverhältnis 371
Potenzial 354
Präferenz 407
Prävention 306, 324, 389
present moment 28
Primärfunktion 483
Primärprozess 120
Prinzip Antwort 395
Probehandeln, musikalisches 177
Projektion 221
Protosprache, universelle 320
Prozess
- kunstimmanenter 430
- musikalisch dialogischer 355
- therapeutischer 74
prozessdiagnostisch 245
Pseudo-Autismus 67
Psychästhetik 100, 275
psychästhetisch 274
Psychiatrie 428
Psychoanalyse 257, 258, 453
Psychologie
- morphologische 404
- perinatale 388
- pränatale 386, 387, 389
Psychologisches Psychotherapeutengesetz (PTG) 94
Psychomotorik 318
Psychoonkologie 357
Psychose 429
psychosozial 357
psychotherapeutisch 441, 442, 450
Psychotherapie 442–444, 447, 448
- anthroposophische 39
- musikorientierte 267, 270
- psychoanalytische 13
- psychoydynamische 387
Psychotherapiekonzept 442
Psychotraumatologie 442
Pulsation, gleichförmige 236

Qualitätsstandard 334

Rainmaker 47
Rassel 47
Recruitment 434
Reflektieren 443
Reflexion 448, 450
Regression 268, 269
- symbolische 14
Rehabilitation 360
Rehabilitationsklinik 357
Reliabilitätsanalyse 71
Resonanz 151, 188
- emotionale 309
- klanglich-organismische 482
Resonanzfähigkeit 68, 216
Resonanzkörper 192
Resonanzphänomen, organismisches, seelisches und energetisches 498
Ressource 207, 357, 446, 447, 449
Ressourcenorientierung 156
Rhythmus
- periodisch-zyklischer 416
- polarer 416
Rhythmizität 303, 305
Risikofaktor 443
Ritual 124, 485, 455
Rock/Pop 318
Runder Tisch psychosozialer Fachverbände 95

Säuglingsforschung 70, 394, 421
Schamane 123, 278, 279, 290
Schamanismus 279, 331
Schamhemmung 485
schizophren 431
Schlaganfall 341
Schmerz 295, 296, 358–360
Schmerzinterview 297
Schmerztherapie 296, 303
schöpferisch 212
Schreien 484
Schule 144, 337–339
Schutzfaktor 443
Schweizer Fachverband für Musiktherapie e.V. (SFMT) 90
Schwingung 247
Seinsbedingung 149
Sekundärfunktion 483

Sekundärprozess 120
Selbst 400
Selbstbehandlung 167
Selbsterleben 348
Selbstgefühl 69
Selbstverständnis 147
Semnos-Konzept 188
Set 454
Setting 77, 78, 81, 339, 358, 359, 454
Sichtweise, integrative 214
Singen 343
    – als Bewältigungsstrategie 491
    – psycho-physische Funktion 490
Sinnesreiz 139
Skala 402
Skalensysteme (Modi) 498
sozial-interaktionell 442, 444
Sozialgesetzbuch 465, 466
Spiel 230, 454, 471, 472
Spielform 69
Spielraum 25
Spiritualität 360
Sprach- und Sprechstörung 231
Sprachspiel 139
Stammzellentransplantation 357
Steigerung 374
Sterbebegleitung 13, 358, 360
Sterben 14, 15, 344
Sterbeprozess 13
Stereotypie 68, 69
Stimm-Analyse 490
Stimme 359
    – als eigenständiges Ausdrucksmedium 488
    – menschliche 301
    – mütterliche 235
    – Zauberkraft 485
Stimmfrequenzmuster 491
stimmig 496
Stimmklang 482, 490
Stimmlippe 481
Stimmstörung 490
Stimmung 497
Stimulation, auditive 60, 61, 387
Störung 443, 446, 449, 450
    – der Beziehungsfähigkeit 441
    – der Selbstausdrucksfähigkeit 441
    – des Sozialverhaltens 231
    – ich-strukturelle 447

    – im Erleben und Verhalten 447
    – körperliche 441, 443
    – pränatale 70
Strahlentherapie 357
streaming 405
Stress 110
Strukturierung, dynamische 373
Studie 360
Süd-Amerika 329
Südostasien 332
Suggestibilität 455
Supervisor 220
Symbol 25, 44, 398
    – therapeutisch-präsentatives 14
Symbolfunktion, Umkehrung 15
Symbolik
    – harmonikale 180
    – von Musikinstrumenten 43
symbolisch 268
Symbolkraft eines Instrumentes 44
Symbolsystem, präsentatives 288
Symptom 446, 447, 449
Symptomatik 446, 447
Synästhesie 292
Syndrom, apallisches 347
System
    – auditives 185
    – limbisches 185, 350
Systematik 76, 80

T-Gruppe 160
Tagtraum 120, 452
Tagung, themenzentrierte 92
Tam-Tam 48
Technik, gestalttherapeutische 156
Teil 244, 245
Teilung 244
Tertiärfunktion 483
Theragnose 215
Therapie
    – kognitive 29
    – kunst- und ausdrucksorientierte T. (KAT) 254
    – präventive 387
Tiefenentspannung 436
tiefenhermeneutisch 99
Tiefeninterview 100
Tonfärbung 498
Tongespräch, freies 38

Tonsprache 200
Trance 290, 292
– ergotrope 237
– hypnoide 438
– religiöse 438
– therapeutische 439
– trophotrope 237
Tranceprozess 46
Transformation 79
Trauer 344
Trauerarbeit 61
Traumabearbeitung 444
Traumatisierung 442
Tree of Science 214
Triangulierung 394
Trommel 47, 290
Typus 274

Übergangsobjekt 473
übergreifendes Berufsbild der Künstlerischen Therapien 96
Übertragen 104
Übertragung 78, 80, 257, 259, 269, 342, 453, 471
Übertragungs- und Gegenübertragungsphänomen 348

Variabilität der Herzfrequenz 304
Verein zur Förderung der Nordoff-Robbins Musiktherapie e.V. (NoRo) 90
Verfahren, qualitatives 274, 320
Vergleich, internationaler 328
Verhalten 441, 445, 448, 449
– sexualisiertes 445, 447
Verinnerlichung, umwandelnde 80
Verknüpfung, intermediale 64
Verstärker 269

Verstehen 78, 79, 136, 344
Verwandlung 223, 252
Videografie 70
Vieldeutigkeit 44
vier Wege der Heilung und Förderung 215
vitality affect 26, 28–30
Vokalatemraum 47
Vokalimprovisation 486
vorbewusst 318
Vorgehen, kunstanaloges 100
vorgestaltlich 275

Wachheit 452
Wachheitsgrad 451
Wachkoma 346
wahrnehmbar 444
Wahrnehmen 447, 448
Wahrnehmung 446, 450
Wahrnehmungsfähigkeit 68, 444
Wahrnehmungsgedächtnis 139
wahrnehmungspsychologisch 444
Wahrnehmungsraum 449
Wahrnehmungsstörung 441
Wahrnehmungsübung 435
Wahrnehmungsverarbeitungsstörung 67
Wiederholung 248, 249
Wirkfaktor 423
Wirkprinzip 425
Wirkung 99, 181
Wirkungsanalyse 224
Wirkungslehre 226
World Federation of Music Therapy (WFMT) 327, 331

Ziel 450, 451
Zirkularatmung 48

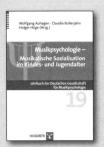

Wolfgang Auhagen · Claudia Bullerjahn · Holger Höge (Hrsg.)

Musikpsychologie

Musikalische Sozialisation im Kindes- und Jugendalter

(Reihe: »Jahrbuch der Deutschen Gesellschaft für Musikpsychologie«, Band 19), 2007, 226 Seiten,
€ 29,95 / sFr. 49,90
ISBN 978-3-8017-2068-1

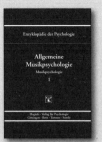

Thomas H. Stoffer
Rolf Oerter (Hrsg.)

Allgemeine Musikpsychologie

(Enzyklopädie der Psychologie, Serie »Musikpsychologie«, Band 1)
2005, XXII/1003 Seiten, Ganzleinen,
€ 169,– / sFr. 267,–
(bei Abnahme der gesamten Serie
€ 149,– / sFr. 235,–)
ISBN 978-3-8017-0580-0

Themen des Bandes: Die Theorie musikalischer Selbstsozialisation: Elf Jahre ... und ein bisschen weiser?; »Musikalische Selbstsozialisation«. Strukturwandel musikalischer Identitätsbildung oder modischer Diskurs?; Selbstinitiierte musikbezogene Aktivitäten von Kindern im Grundschulalter; Die Offenohrigkeit und ihr Verschwinden bei Kindern im Grundschulalter; Über den Einfluss musikalischer Aktivitäten auf den erfolgreichen Abschluss der Schullaufbahn. Eine Ex-post-Studie an der freien Waldorf-Schule in Rendsburg; Motivation und autodidaktisches Lernen auf dem Prüfstand. Zur biographischen Bedeutung des Engagements in Schülerbands.

Dieser Band vermittelt einen breit angelegten und aktuellen Überblick über die Musikpsychologie aus allgemeinpsychologischer Perspektive, d.h. es stehen die theoretischen und empirischen Grundlagen im Mittelpunkt, die es gestatten, die zum Hören und Verstehen sowie die zur Produktion von Musik notwendigen kognitiven und emotionalen Prozesse zu erklären. International renommierte Fachleute bieten eine integrative Darstellung des jeweiligen Forschungsgebietes unter Berücksichtigung der neuesten Forschungsergebnisse.

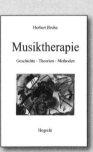

Herbert Bruhn

Musiktherapie

Geschichte – Theorien – Methoden

2000, VIII/195 Seiten,
€ 26,95 / sFr. 44,80
ISBN 978-3-8017-1325-6

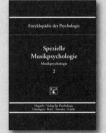

Rolf Oerter
Thomas H. Stoffer (Hrsg.)

Spezielle Musikpsychologie

(Enzyklopädie der Psychologie, Serie »Musikpsychologie«, Band 2)
2005, XX/762 Seiten, Ganzleinen,
€ 159,– / sFr. 251,–
(bei Abnahme der gesamten Serie
€ 139,– / sFr. 220,–)
ISBN 978-3-8017-0581-7

Seit Jahrtausenden wird Musik von Menschen zur Heilung von Krankheiten eingesetzt, aber erst ab Mitte des 20. Jahrhunderts sind die vielfältigen Methoden so weiterentwickelt worden, dass ein gezielter Einsatz von Musiktherapie als Psychotherapie möglich wurde. Das Buch beschreibt die Entwicklung der Musiktherapie, den Kern der Methoden, der allen Richtungen der Musiktherapie gemeinsam ist, sowie die Anwendungsfelder der Musiktherapie.

In diesem Band werden entwicklungs- und sozialpsychologische, differenzielle und angewandte Aspekte der Musikpsychologie behandelt. Namhafte Experten aus dem In- und Ausland beschäftigen sich mit musikalischen Leistungen in der frühen Kindheit. Weitere Beiträge erörtern Themen wie Musikalische Begabung sowie Musikpädagogik und -didaktik. Über die Nutzung aktueller musikpsychologischer Erkenntnisse in Unterricht, Therapie und Wirtschaft informieren Beiträge zur musikalischen Erziehung, zur Musiktherapie sowie zur Musik in der Werbung.

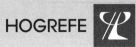

Hogrefe Verlag GmbH & Co. KG
Rohnsweg 25 · 37085 Göttingen · Tel. (0551) 49609-0 · Fax: -88
E-Mail: verlag@hogrefe.de · Internet: www.hogrefe.de

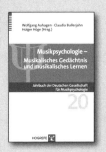

Wolfgang Auhagen · Claudia
Bullerjahn · Holger Höge (Hrsg.)

Musikpsychologie

*Musikalisches Gedächtnis –
musikalisches Lernen*

(Reihe: »Jahrbuch der Deutschen
Gesellschaft für Musikpsychologie«,
Band 20), 2009, 286 Seiten,
€ 39,95 / sFr. 68,–
ISBN 978-3-8017-2242-5

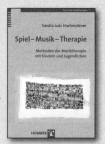

Sandra Lutz Hochreutener

Spiel – Musik – Therapie

*Methoden der Musiktherapie
mit Kindern und Jugendlichen*

(Reihe: »Praxis der Musiktherapie«, Band 1)
2009, 315 Seiten,
€ 29,95 / sFr. 49,90
ISBN 978-3-8017-2198-5

Der Band beschäftigt sich schwerpunktmäßig mit folgenden Themen: Strukturen und Entwicklungen im Forschungsfeld des musikalischen Lernens – Zur kognitiven Elektrophysiologie der Musikrezeption: Zugänge zu Kognition, Emotion und Ästhetik – Zum Wesen der Konsonanz: Neuronale Koinzidenz, Verschmelzung und Rauhigkeit – Eine Konsonanztheorie auf der Basis einer neuronalen Autokorrelation mit Unschärfe – Das Gedächtnis für Tonarten bei Nichtabsoluthörern: Einflüsse von Hörhäufigkeit und musikalischer Ausbildung – Aktivations- und Arousal-Modulation mittels Musik im Alltag und deren Beziehungen zu musikalischen Präferenzen, Persönlichkeit und Gesundheit – Zur Phänomenologie des «Ohrwurms» – Komponisten und ihr Gedächtnis: Spuren in Biographien und Werkstattzeugnissen.

Dieser Band behandelt die unterschiedlichen Varianten und Möglichkeiten musiktherapeutischer Arbeit mit Kindern und Jugendlichen. In zahlreichen Fall- und Anwendungsbeispielen gibt die Autorin wertvolle Hinweise für die musiktherapeutische Praxis. Die Autorin behandelt wesentliche Themen wie Merkmale, therapeutische Funktionen und entwicklungspsychologische Aspekte des Musikspiels, sie geht auf Spielmaterial, die therapeutische Haltung und Beziehung sowie auf therapeutisches Handeln ein.

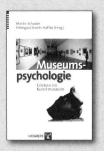

Martin Schuster
Hildegard Ameln-Haffke (Hrsg.)

Museumspsychologie

Erleben im Kunstmuseum

2006, 348 Seiten,
€ 34,95 / sFr. 59,90
ISBN 978-3-8017-1682-0

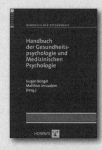

Jürgen Bengel
Matthias Jerusalem (Hrsg.)

Handbuch der Gesundheitspsychologie und Medizinischen Psychologie

(Reihe: »Handbuch der
Psychologie«, Band 12)
2009, 619 Seiten, geb.,
€ 59,95 / sFr. 99,–
(Bei Abnahme von mind. 4 Bänden
der Reihe € 49,95 / sFr. 84,–)
ISBN 978-3-8017-1843-5

Das Buch beschäftigt sich mit dem Erleben und Verhalten von Menschen im Kunstmuseum. Museumsdirektoren, Kunstwissenschaftler, Kunstpädagogen und Kunstpsychologen behandeln unterschiedliche Aspekte des Museumsbesuchs und der Museumsgestaltung.

Renommierte Expertinnen und Experten geben in diesem Handbuch in über 60 Beiträgen einen umfassenden Überblick über zentrale Themen der Gesundheitspsychologie und der Medizinischen Psychologie sowie über Einflussfaktoren auf Gesundheit und Krankheit. Einen weiteren Schwerpunkt des Bandes bilden die Gesundheitsförderung und Prävention.

HOGREFE

Hogrefe Verlag GmbH & Co. KG
Rohnsweg 25 · 37085 Göttingen · Tel: (0551) 49609-0 · Fax: -88
E-Mail: verlag@hogrefe.de · Internet: www.hogrefe.de